성 인 간 호 학

Vol.I

성인간호학

ADULT HEALTH NURSING Vol. I

[대표저자]

김 분 한 (한양대학교 명예교수)

[편집저자]

김 진 경 (강릉영동대학교)
전 혜 원 (꽃동네대학교)
권 영 은 (청운대학교)
황 선 영 (한양대학교)
이 경 남 (한림성심대학교)
이 동 숙 (강원대학교)
안 수 연 (한림대학교)
정 승 은 (혜전대학교)
정 미 영 (목포과학대학교)
김 애 리 (성신여자대학교)
서 길 희 (강릉원주대학교)
홍 정 주 (경동대학교)
강 화 정 (부산여자대학교)
정 영 미 (대구한의대학교)
(무순)

[저 자]

김 유 정 (경동대학교)
송 충 숙 (경동대학교)
윤 성 자 (경동대학교)
심 환 희 (부산여자대학교)
김 연 자 (동서대학교)
이 윤 복 (동서대학교)
조 준 아 (강릉영동대학교)
최 동 희 (강릉영동대학교)
박 미 영 (강릉영동대학교)
김 용 숙 (대구한의대학교)
김 경 운 (서정대학교)
박 혜 숙 (서정대학교)
한 숙 원 (백석문화대학교)
이 은 주 (백석문화대학교)
하 루 미 (한양대학교병원)
윤 계 숙 (한세대학교)
권 미 형 (배재대학교)
장 혜 영 (한양대학교)
서 윤 경 (한양대학교)
박 선 아 (강릉원주대학교)
박 경 옥 (강릉원주대학교)
김 현 정 (한림대학교)
한 수 정 (건양대학교)
양 남 영 (공주대학교)
송 민 선 (건양대학교)
박 정 윤 (울산대학교)
장 희 경 (경상대학교)
김 산 옥 (송곡대학교)
김 경 희 (세경대학교)
정 현 주 (남부대학교)
최 자 윤 (전남대학교)
김 혜 원 (서울여자간호대학교)
박 경 (목포과학대학교)
김 민 수 (의정부성모병원)
조 진 희 (동남보건대학교)
문 길 제 (동남보건대학교)
홍 성 경 (동남보건대학교)
박 정 애 (두원공과대학교)
오 경 미 (건국대학교병원)
(무순)

dh 대한나래출판사

DaehanNarae Publishing, Inc.

#1507 SK V1 Tower
Younmujang 5 gagil 25, Sungdong-gu,
Seoul 04782, Korea
TEL: +82-2-922-7080
FAX: +82-2-922-0841
E-mail: nrpub@naver.com
Website: www.dhpub.com

성인간호학 Vol. I
Adult Health Nursing

발행일 2020년 2월 25일
저자 김분한 외
발행인 최용원
편집디자인 이은의
표지디자인 이은의
교정·교열 염정혜
발행처 **대한나래출판사** (등록 제2012-000051호/1994.6.10)
주소 서울시 성동구 연무장 5가길 25, SK V1 Tower 1507호 (성수동 2가 315-61)
전화 (02) 922-7080
팩스 (02) 922-0841
이메일 nrpub@naver.com
홈페이지 www.dhpub.com

ISBN 978-89-5741-690-7

정가 55,000원

머리말

참으로 오랜 시간 동안 끊임없이 보고, 넣고, 빼고 하면서 마음에 부담과 조바심이 들기도 하였습니다.

번역서로 양이 차지 않아 시작하게 된, 성인간호 교과서를 45년 동안의 성인간호 임상 실무와 연구 이론을 바탕으로 저술하고 싶은 희망이 여기까지 오게 하였습니다.

뜻을 같이하는 성인간호학 교수들과 제자들이 손을 들어 주어 시작한 이 일이 이렇게 힘들 줄은 몰랐습니다.

이제 탈고하면서 돌아보니 아직 보완할 부분도 있고 부족함이 마음에 남습니다. 그러나 학생을 가르치는 편집자·저자 교수님들이 계속 더 좋은 책이 되도록 보완해 주실 줄 믿고 용기를 내고자 합니다

여러모로 도와주신 대한나래출판사 사장님과 염 부장님 감사합니다. 교정에 수고해 주신 이재구, 이순우, 장지희 후배 선생님 고생하셨습니다.

이 책이 재학생들에게 많은 도움이 되길 간절히 기도합니다.

2019년 문막 연구실, 가을의 문턱에서

대표저자 김 분 한

목차 Vol. I

CHAPTER 1
성인 간호의 개요 1

1. 검사 전·후 간호 2

1) 진단검사 종류 및 목적 · · · 3
(1) 종류 · · · 3
(2) 목적 · · · 4

2) 진단의학검사 · · · 4
(1) 혈액검사 · · · 4
(2) 소변검사 · · · 11
(3) 대변검사 · · · 14
(4) 검체 수집 · · · 15

3) 진단영상검사 · · · 19
(1) 진단검사 과정 · · · 19
(2) 종류별 진단검사 · · · 20

2. 항상성 유지 간호 34

1) 체액 불균형 · · · 35
(1) 체액 · · · 35
(2) 체액의 이동 · · · 35
(3) 체액 불균형 · · · 38

2) 전해질 불균형 · · · 45
(1) 나트륨 불균형 · · · 46
(2) 칼륨 불균형 · · · 50
(3) 칼슘 불균형 · · · 55
(4) 인 불균형 · · · 59
(5) 마그네슘 불균형 · · · 60

3) 산-염기균형 · · · 63
(1) 산-염기균형 · · · 63
(2) 산-염기조절 · · · 63
(3) 산-염기불균형 · · · 65

3. 응급간호 71

1) 응급간호 · · · 72
(1) 응급간호의 기원 · · · 72
(2) 생명위협 상태에 대한 간호 · · · 73
(3) 외상간호 · · · 80
(4) 중독간호 · · · 85
(5) 재난간호 · · · 87
(6) 응급간호의 비판적 사고 · · · 99
(7) 엔클렉스 스타일 복습 문제들 · · · 100

4. 수술주기간호 102

1) 수술주기간호의 기본 개념 · · · 103
(1) 수술 전 단계 · · · 103
(2) 수술 중 단계 · · · 103
(3) 수술 후 단계 · · · 103

2) 수술의 준비사항 유형 · · · 103
(1) 수술 시행 시점에 따른 분류 · · · 103
(2) 입원 여부에 따른 분류 · · · 103
(3) 수술실 간호사의 역할 · · · 104
(4) 수술 환자의 간호사정 · · · 105
(5) 환자 중심의 수술간호 · · · 107
(6) 수술 환자 안전관리 · · · 108
(7) 안전한 수술을 위한 잠재적 위해 요인 파악 · · · 109

(8) 저체온증 예방 114
(9) 수술 환자의 감염 예방 117

3) 소독과 멸균 123
(1) 용어의 정의 123

4) 수술실 감염관리 124
(1) 감염률에 영향을 미치는 요인 124
(2) 오염원 124

5) 수술 부위 감염 127
(1) 수술 부위 감염 분류 127
(2) 수술 부위 감염 발생에 영향을 미치는 요인 128
(3) 수술 부위 감염 예방 129
(4) 수술 부위 감염 요인 129
(5) 수술 부위 감염 예방을 위한 전략 130
(6) 상처 치유 132
(7) 상처 분류 133
(8) 상처 치유에 영향을 미치는 요인 134
(9) 상처 간호 135
(10) 수술 중 상처에 영향을 미치는 요인 138
(11) 상처 열개 138

6) 수술실 환경관리 138
(1) 감염성/비감염성 조직과 폐기물 관리 139
(2) 재활용 141
(3) 자원 보존 141
(4) 물품 보존 및 관리 업무 142
(5) 재사용, 수리 142

7) 수술주기의 간호과정 143
(1) 수술 전 간호 143
(2) 교육전략 143
(3) 일반적 지침 144
(4) 수술 부위 준비 145
(5) 수술 전 투약 145
(6) 수술실로의 환자 이송 146
(7) 수술 중 간호 147
(8) 수술 후 간호 149
(9) 수술 후 통증 154
(10) 수술 후 합병증 156

8) 마취간호 163
(1) 마취의 종류 163
(2) 전신마취의 단계 163

CHAPTER 2
소화와 영양 대상자 관리 165

1. 소화기계 대상자 간호 166

1) 소화기계 해부생리 167
(1) 구강 167
(2) 인두 168
(3) 식도 168
(4) 위 168
(5) 소장 169
(6) 대장 169
(7) 노화에 따른 위장관계 변화 169

2) 소화기계 건강사정 170
(1) 건강력 170
(2) 신체사정 170

3) 소화관질환의 증상 172
(1) 소화관의 통과장애 172

4) 소화기계 주요 질환 178
(1) 구강암 178
(2) 위식도 역류질환 180
(3) 식도이완불능증 184
(4) 식도열공탈장 186
(5) 식도게실 187
(6) 식도암 188
(7) 위염 189
(8) 소화성 궤양 192
(9) 위암 201
(10) 충수염 202
(11) 복막염 204
(12) 게실 205
(13) Crohn 질환 207
(14) 궤양성 대장염 211
(15) 결장직장암 217
(16) 장폐색 221
(17) 탈장 225
(18) 치질 226

5) 소화기계 건강문제를 가진 대상자의 사례와 간호과정 229

2. 간·담도계 및 췌장 질환 대상자 간호 231

1) 간·담도계 및 췌장 해부생리 232
(1) 간 232
(2) 담도 234
(3) 췌장 234

2) 간·담도계 및 췌장 건강사정 235
(1) 건강력 235
(2) 신체검진 235
(3) 진단검사 236

3) 간질환 240
(1) 간염 240
(2) 간경화증 244
(3) 지방간 248
(4) 간종양 249

4) 담도계 질환 250
(1) 담석증 250
(2) 담낭염 253

5) 췌장염 254
(1) 급성 췌장염 254
(2) 만성 췌장염 257

6) 간·담도계 및 췌장 건강문제를 가진 대상자의 사례와 간호과정 259

7) 간·담도계 및 췌장 건강문제 관련 연구 261

CHAPTER 3
호흡기계 대상자 관리 263

1. 호흡기계 대상자 간호 264

1) 호흡기계 해부생리 265
(1) 호흡기계의 구조 265
(2) 호흡기계의 기능 268

2) 호흡기계 건강사정 273
(1) 일반적인 호흡기계 사정 273
(2) 호흡기계 신체사정 277

3) 호흡기계 진단검사 · · · · · · 282
(1) 호흡기 기능 평가검사 · · · · · · 282

4) 호흡기계 건강문제의 일반적 간호중재 · · · · · · 287
(1) 기도개방 증진 간호중재 · · · · · · 287
(2) 호흡 양상 개선 간호중재 · · · · · · 288

5) 상부호흡기계 건강문제와 대상자 간호 · · · · · · 291
(1) 외적 원인에 의한 장애 · · · · · · 291
(2) 후두의 비감염성 장애 · · · · · · 295
(3) 감염성 질환 · · · · · · 297
(4) 신생물질환 · · · · · · 302
(5) 외상성 장애 · · · · · · 307

6) 하부호흡기계 건강문제와 대상자 간호 · · · · · · 308
(1) 무기폐 · · · · · · 308
(2) 호흡기감염: 폐렴 · · · · · · 311
(3) 호흡기감염: 폐결핵 · · · · · · 320
(4) 폐부종 · · · · · · 326
(5) 급성 호흡부전 · · · · · · 327
(6) 급성 호흡곤란증후군 · · · · · · 329
(7) 폐고혈압 · · · · · · 332
(8) 폐색전 · · · · · · 332
(9) 정맥공기색전증 · · · · · · 335
(10) 직업성 폐질환 · · · · · · 336
(11) 흉부 종양 · · · · · · 338
(12) 흉부 외상 · · · · · · 350
(13) 만성 폐쇄성 폐질환 · · · · · · 355
(14) 천식 · · · · · · 362
(15) 급성 환기부전 · · · · · · 366

7) 호흡기계 건강문제 관련 연구 · · · · · · 370
(1) 비염 · · · · · · 370
(2) 폐쇄성 수면무호흡증 · · · · · · 370
(3) 두경부암 · · · · · · 370
(4) 폐렴 · · · · · · 371
(5) 폐암 · · · · · · 372
(6) COPD · · · · · · 372

CHAPTER 4

심장계 대상자 관리 375

1. 심장계 대상자 간호 376

1) 심장계 해부생리 · · · · · · 378
(1) 심장의 구조 · · · · · · 378
(2) 심장의 기능 · · · · · · 380

2) 심장계 건강사정 · · · · · · 386
(1) 건강력 · · · · · · 386
(2) 신체사정 · · · · · · 389
(3) 심장의 시진과 촉진 · · · · · · 391
(4) 심장질환자의 기타 증상 · · · · · · 393
(5) 진단검사 · · · · · · 393

3) 심장계 건강문제의 일반적 간호중재 · · · · · · 401

4) 심장계 건강문제와 대상자 간호 · · · · · · 401
(1) 부정맥 · · · · · · 401
(2) 심부전 · · · · · · 435
(3) 심근증 · · · · · · 437
(4) 염증성 심장질환 · · · · · · 440
(5) 구조적 심장질환 · · · · · · 449

5) 심장계 건강문제를 가진 대상자의 사례와 간호과정 · · · · · · 454

6) 심장계 건강문제 관련 연구 · · · · · · 455

CHAPTER 5
혈관계 대상자 관리 457

1. 혈관계 대상자 간호 458

1) 혈관계 해부생리 459
(1) 혈관의 구조 459
(2) 혈관의 기능 460

2) 혈관계 건강사정 460
(1) 건강력 460
(2) 신체사정 460
(3) 진단검사 463

3) 혈관계 건강문제의 일반적 간호중재 464
(1) 말초조직 관류 증진 464
(2) 통증 예방 465
(3) 피부손상 및 합병증 예방 465

4) 혈관계 건강문제와 대상자 간호 465
(1) 동맥질환 465
(2) 정맥질환 480
(3) 림프질환 489
(4) 고혈압 491

5) 혈관계 건강문제를 가진 대상자의 사례와 간호과정 497

6) 혈관계 건강문제 관련 연구 500

CHAPTER 6
혈액계 대상자 관리 501

1. 혈액계 대상자 간호 502

1) 혈액계 해부생리 503
(1) 혈액의 구조와 기능 503

2) 혈액계 건강사정 509
(1) 건강력 509
(2) 신체사정 510
(3) 진단검사 510

3) 혈액계 환자의 일반적 간호중재 512
(1) 출혈 예방 512
(3) 감염 예방 512

4) 혈액계 건강문제와 대상자 간호 512
(1) 적혈구 관련 건강문제와 간호 512
(2) 백혈구 관련 건강문제와 간호 519
(3) 혈소판, 지혈, 응고장애 522
(4) 조혈기관장애 525

5) 혈액계 건강문제의 일반적 간호중재 528
(1) 합병증의 예방 528

6) 혈액계 건강문제 관련 연구 529

참고문헌 531

참고 웹사이트 537

찾아보기 539

목차 Vol. II

CHAPTER 7

근골격계 대상자 관리 551

1. 근골격계 대상자 간호 552

1) 근골격계 해부생리 553
- (1) 뼈 553
- (2) 근육 555
- (3) 관절 557
- (4) 노화로 인한 근골격계 변화 558

2) 근골격계 건강사정 560
- (1) 건강력 560
- (2) 신체검진 562
- (3) 진단검사 565

3) 근골격계 건강문제의 일반적 간호중재 571
- (1) 석고붕대 적용 대상자 간호 571
- (2) 견인장치 적용 대상자 간호 572
- (3) 골절 환자의 전반적인 간호 573

4) 근골격계 건강문제와 대상자 간호 575
- (1) 외상성 대상자 간호 575
- (2) 대사성 대상자 간호 601
- (3) 염증성 대상자 간호 607
- (4) 종양성 대상자 간호 631
- (5) 척추질환 대상자 간호 638

5) 근골격계 건강문제를 가진 대상자의 사례와 간호과정 649

6) 근골격계 건강문제 관련 연구 653

CHAPTER 8

신경계 대상자 관리 655

1. 신경계 대상자 간호 656

1) 신경계 해부생리 657
- (1) 신경계 구조 657
- (2) 중추신경계 658
- (3) 말초신경계 661
- (4) 자율신경계 665

2) 신경계 건강사정 666
- (1) 건강력 666
- (2) 신체검진 668
- (3) 활력징후 668
- (4) 정신상태 668
- (5) 두부, 목, 등 669

3) 신경계 진단검사 670
- (1) 비침습적 구조검사 670
- (2) 비침습적 기능검사 671
- (3) 혈관의 비정상에 대한 비침습적 검사 672
- (4) 침습적 구조검사 672
- (5) 침습적 기능검사 673

4) 신경계 건강문제의 일반적 간호중재 674
- (1) 무의식 환자 674
- (2) 두개내압 상승 684
- (3) 두통 691

5) 신경계 건강문제와 대상자 간호 696
- (1) 뇌와 척수의 종양성 장애 696
- (2) 신경계의 외상성 장애 704
- (3) 감염성 신경장애 721

(4) 퇴행성 신경장애 · · · 723
(5) 말초신경장애 · · · 735
(6) 뇌혈관장애 · · · 739
(7) 척추 쇼크와 자율신경반사이상 · · · 742
(8) 신경계 장애 · · · 744

6) 신경계 건강문제 관련 연구 · · · 749

CHAPTER 9
내분비계 대상자 관리 751

1. 내분비계 대상자 간호 752

1) 내분비계 해부생리 · · · 753
(1) 내분비선 · · · 754
(2) 호르몬의 기능과 조절 · · · 754
(3) 호르몬의 분류와 작용 · · · 754

2) 내분비계 건강사정 · · · 759
(1) 간호력(과거력 및 임상증상을 포함한 현재력) · · 759
(2) 신체검진 · · · 760
(3) 진단적 검사 · · · 760
(4) 갑상선의 건강사정 · · · 760

3) 내분비계 건강문제와 간호 · · · 764
(1) 뇌하수체질환 · · · 764
(2) 갑상선질환 · · · 771
(3) 부갑상선질환 · · · 796
(4) 부신질환 · · · 802
(5) 당뇨 · · · 817

4) 내분비계 건강문제를 가진 대상자의 사례와 간호과정 · · · 841

5) 내분비계 건강문제 관련 연구 · · · 842

CHAPTER 10
비뇨기계 대상자 관리 845

1. 비뇨기계 대상자 간호 846

1) 비뇨기계 해부생리 · · · 847
(1) 신장 · · · 847
(2) 요관 · · · 849
(3) 방광 · · · 850
(4) 요도 · · · 850
(5) 노화와 배뇨 기능 · · · 851

2) 비뇨기계 건강사정 · · · 851
(1) 건강력 · · · 851
(2) 주관적 증상 · · · 853
(3) 신체사정 · · · 854
(4) 임상검사 · · · 855
(5) 방사선검사 · · · 859
(6) 내시경 및 기타 검사 · · · 860

3) 비뇨기계 건강문제의 일반적 간호중재 · · · 862
(1) 감염 예방을 위한 일반적 간호중재 · · · 862
(2) 결석 예방을 위한 일반적 간호중재 · · · 862
(3) 비뇨기계 건강을 위한 생활습관 · · · 862

4) 비뇨기계 건강문제와 대상자 간호 · · · 863
(1) 선천성 질환 · · · 863
(2) 감염성 질환 · · · 865
(3) 신생물 질환 · · · 868
(4) 폐쇄성 질환 · · · 872
(5) 외상 · · · 873

CHAPTER 11

면역 대상자 관리 875

1. 면역 대상자 간호 876

1) 면역의 개념 877
(1) 면역반응 877

2) 면역의 형태 878
(1) 자연면역 878
(2) 획득면역 878

3) 면역세포 종류와 기능 878
(1) T세포 878
(2) B세포 879
(3) 자연살해세포(NK) 879
(4) 단핵식세포계(MPS) 879
(5) 다핵형과립백혈구 및 혈소판 879
(6) 비만세포 879

4) 항원·항체 반응 880
(1) 항체의 생산 880
(2) 항원·항체 반응 형태 880

5) 자가면역질환 881
(1) 과민반응 881
(2) 후천성면역결핍증 882

6) 면역 건강문제 관련 연구 892

CHAPTER 12

암 대상자 관리 893

1. 암 대상자 간호 894

1) 암의 병태생리 895
(1) 세포주기 895
(2) 암세포의 특성 895
(3) 종양유전자 895
(4) 발암현상 896
(5) 전이 896
(6) 위험 요인 897
(7) 면역기능의 역할 898

2) 암의 예방 898
(1) 일차 예방 898
(2) 이차 예방 899

3) 암의 진단 899
(1) 진단적 평가 899
(2) 암의 범위에 따른 분류 900

4) 암의 치료요법 900
(1) 수술요법 900
(2) 방사선요법 901
(3) 항암화학요법 903
(4) 조혈모세포 이식 906
(5) 표적치료요법 906
(6) 온열요법 906

5) 암환자에서 발생하는 응급상황 906
(1) 폐쇄로 인한 응급상황 907
(2) 대사성 응급상황 908
(3) 침윤성 응급상황 910

6) 암성 통증 · · · 910
(1) 통증의 분류 · · · 911
(2) 통증의 평가 · · · 912
(3) 통증조절의 약물요법 · · · 912

7) 암환자의 심리사회적 문제 · · · 915
(1) 죽음에 대한 심리적 반응 · · · 915
(2) 죽음에 대한 사회적 지지 · · · 916

8) 암환자 건강문제 관련 연구 · · · 917

9) 호스피스 간호 · · · 917
(1) 호스피스의 정의 · · · 917
(2) 호스피스 철학 · · · 917
(3) 우리나라 호스피스의 역사 · · · 917
(4) 호스피스 유형 · · · 917
(5) 호스피스의 원칙과 표준 · · · 918
(6) 호스피스 대상자 선정 기준 · · · 918
(7) 호스피스 팀 · · · 918
(8) 죽음의 견해 · · · 918
(9) 사별 가족 간호 · · · 919
(10) 연명치료 중단에 대한 지견 · · · 919

CHAPTER 13
유방, 생식기계 대상자 관리 921

1. 유방질환 대상자 간호 922

1) 여성의 생식기, 유방 해부생리 · · · 923
(1) 구조 · · · 923
(2) 여성의 생식 · · · 925
(3) 여성 생식기계 노화 · · · 928

2) 여성의 생식기, 유방 건강사정 · · · 928
(1) 건강력 · · · 928
(2) 신체사정 · · · 932
(3) 진단검사 · · · 936

3) 유방 건강문제와 대상자 간호 · · · 938
(1) 유방암 · · · 938

4) 유방 건강문제의 환자 사례와 간호과정 · · · 961
(1) 환자 사례 · · · 961

CHAPTER 14
감각과 피부 대상자 관리 963

1. 시각장애 대상자 간호 964

1) 시각계 해부생리 · · · 965
(1) 눈의 구조 · · · 965
(2) 눈의 기능 · · · 967
(3) 노화로 인한 눈의 구조와 기능 변화 · · · 968

2) 시각계 건강사정 · · · 968
(1) 주관적 자료 · · · 968
(2) 객관적 자료 · · · 970

3) 시각계 건강문제의 일반적 간호중재 · · · 972
(1) 눈 질환자 간호 시 주의사항 · · · 972
(2) 약물 점안 시 간호 · · · 972
(3) 눈 드레싱 간호 · · · 972

4) 시각계 건강문제와 대상자 간호 · · · 973
(1) 녹내장 · · · 973
(2) 백내장 · · · 976

(3) 망막의 장애 · · · 977
(4) 노인성 황반변성 · · · 980
(5) 각막의 장애 · · · 981

5) 시각계 건강문제를 가진 대상자의 사례와 간호과정 · · · 985

6) 시각계 건강문제 관련 연구 · · · 986

2. 청각장애 및 평형장애 대상자 간호 987

1) 청각계 해부생리 · · · 988
(1) 청각계 외부 구조 · · · 988
(2) 청각계 기능 · · · 989
(3) 노화로 인한 청각기능 변화 · · · 990

2) 청각계 건강사정 · · · 990
(1) 건강력 · · · 991
(2) 신체검진 · · · 992
(3) 진단검사 · · · 994

3) 청각계 건강문제의 일반적 간호중재 · · · 995
(1) 청각장애 환자 간호 · · · 995

4) 청각 및 평형 장애 건강문제와 대상자 간호 · · · 996
(1) 청각장애 · · · 996
(2) 평형장애 · · · 1005

5) 청각 및 평형 장애 건강문제를 가진 대상자의 사례와 간호과정 · · · 1007

6) 청각 및 평형 장애 건강문제 관련 연구 · · · 1008

3. 피부장애 대상자 간호 1009

1) 피부계 해부생리 · · · 1010
(1) 피부계 구조 · · · 1010
(2) 피부계 기능 · · · 1012
(3) 노화에 따른 변화 · · · 1013

2) 피부계 건강사정 · · · 1013
(1) 건강력 · · · 1014
(2) 신체검진 · · · 1015
(3) 진단검사 · · · 1021

3) 피부계 건강문제의 일반적 간호중재 · · · 1022
(1) 치료적 목욕 제공 · · · 1022
(2) 약물치료 제공 · · · 1022
(3) 드레싱 · · · 1024
(4) 상처 치료기구 · · · 1026

4) 피부계 건강문제와 대상자 간호 · · · 1027
(1) 비감염성 피부질환 · · · 1027
(2) 감염성 피부질환 · · · 1029
(3) 기생충 감염질환 · · · 1032
(4) 면역성 피부질환 · · · 1032
(5) 피부종양 · · · 1037

5) 피부계 건강문제를 가진 대상자의 사례와 간호과정 · · · 1044

6) 피부계 건강문제 관련 연구 · · · 1046

4. 화상 대상자 간호 1047

1) 화상의 원인 · · · 1048
(1) 열에 의한 화상 · · · 1048

(2) 화학적 화상 · · · 1048
(3) 전기적 화상 · · · 1048
(4) 방사선 화상 · · · 1048
(5) 흡입에 의한 화상 · · · 1049

2) 화상 병태생리 · · · 1049
(1) 피부의 직접적인 손상 · · · 1049
(2) 체액 이동 · · · 1050
(3) 호흡기계 · · · 1051
(4) 심근기능 저하 · · · 1051
(5) 피부통합성의 변화 · · · 1051
(6) 면역기능 저하 · · · 1052
(7) 심리적 반응 · · · 1052

3) 화상의 증상 및 징후 · · · 1052
(1) 손상 정도 · · · 1052
(2) 저체온증 · · · 1052
(3) 수분과 전해질 불균형 · · · 1052
(4) 호흡의 변화 · · · 1054
(5) 심박출량 감소 · · · 1054
(6) 통증반응 · · · 1055
(7) 의식수준의 변화 · · · 1055
(8) 심리적 변화 · · · 1055
(9) 화상의 범위 · · · 1056

4) 화상 건강문제와 대상자 간호 · · · 1056
(1) 응급기 · · · 1058
(2) 급성기 · · · 1065
(3) 재활기 · · · 1073

5) 화상 건강문제를 가진 대상자의 사례와 간호과정 · · · 1077

6) 화상 건강문제 관련 연구 · · · 1079

참고문헌 · · · 1080

참고 웹사이트 · · · 1086

찾아보기 · · · 1088

CHAPTER

1 성인 간호의 개요

1. 검사 전·후 간호
2. 항상성 유지 간호
3. 응급간호
4. 수술주기간호

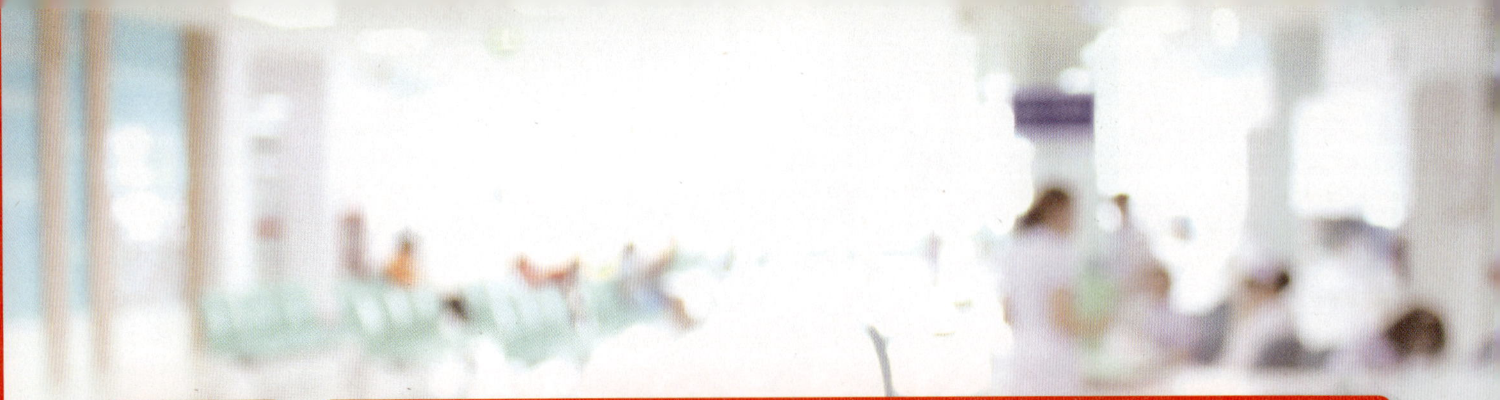

1 검사 전·후 간호

학습목표

1. 진단검사 종류 및 목적을 설명한다.
2. 진단검사의 결과를 해석한다.
3. 방사선, 핵의학, 혈액학적 검사 등을 위한 전·후 간호를 수행한다.
4. 내시경 검사 대상자의 간호를 수행한다.
5. 천자술을 받는 대상자의 간호를 수행한다.
6. 혈관조영술을 받는 대상자의 간호를 수행한다.
7. 생검 대상자의 간호를 수행한다.

용어

- 감별진단(differential diagnosis)
- 대변잠혈반응검사(fecal occult blood test)
- 동맥혈가스분석(artery blood gas analysis)
- 복강천자(abdominal paracentesis)
- 소변검사(urinalysis)
- 양전자방출단층촬영(positron emission tomography; PET)
- 요침사검사(urinary sediment)
- 자기공명영상(magnetic resonance imaging; MRI)
- 전산화단층촬영검사(computed tomography; CT)
- 전혈구검사(complete blood count; CBC)
- 절개생검(incisional biopsy)
- 절제생검(excisional biopsy)
- 혈관조영술(angiography)
- 혈액배양검사(blood culture)
- 혈중 삼투압(serum osmolality)
- 혈청전해질검사(serum electrolytes test)

1) 진단검사 종류 및 목적

(1) 종류

진단검사는 크게 진단의학검사와 진단영상검사로 구분할 수 있다. 진단의학검사는 검체검사(specimen test)라고도 하는데 혈액, 소변, 대변, 체액 및 조직 등 각종 인체로부터 채취되는 검체에서 분자 및 세포 성분을 검사하며, 진단영상검사는 방사선, 핵자기공명, 초음파, 방사성동위원소 등에 의해서 생기는 영상을 이용하는 검사이다(표 1-1).

표 1-1 진단검사 종류별 주요 항목과 검사 목적

진단검사 종류		주요 항목	검사 목적
진단의학검사	혈액학적 검사	• 일반혈액검사	• 빈혈, 혈소판 감소 등의 진단
		• 혈액응고검사	• 출혈경향, 응고이상에 대한 진단
		• 생화학검사	• 간기능이상, 신장기능이상에 대한 진단
	소변검사	• 요시험지법검사 • 현미경을 이용한 요침사검사	• 요시험지법에 의한 일반적인 선별검사: 요단백, 요당, 요잠혈 등 검출 • 요침사를 통한 요로감염, 신장장애 진단
	대변검사	• 잠혈검사	• 대장암검진의 선별검사
	조직학적 검사	• 검체를 고정, 염색해 현미경으로 검사	• 암 등의 최종 확정 진단
	세균, 미생물학적 검사	• 혈액, 소변, 객담, 기도 분비물, 농양 등을 배양	• 감염균 진단, 결핵의 배균 확인
	유전자검사	• 목적: 유전자증식, 유전자해석	• 가족성 질환 진단, 세균과 바이러스 검출 등
	면역학적 검사	• 간염검사, CRP(C반응단백), 자가면역항체검사 등	• 면역부전, 자가면역질환 진단 등
	염색체검사	• 염색체 분석	• 다운증후군 등의 진단
진단영상검사	X선검사	• 단순촬영	• 흉부(chest)와 복부(abdomen)의 폐야(lung field), 심음영(cardiac silhouette), 가스상, 이상음영 등의 소견을 얻음
		• 조영	• 혈관조영, 소화관조영, 요로조영, 자궁난관조영 등이 있으며 협착, 폐쇄, 통과장애 등의 소견을 얻음
		• CT 검사	• 전신 슬라이스상 및 재구축에 의한 3D 영상에 의해 해부학적으로 진단함
	내시경검사	• 상부소화관, 대장, 기관, 관절강	• 진단 및 치료: 내시경을 삽입해 직접 관찰하고, 동시에 생검(biopsy)으로 조직 검체를 얻거나 내시경하 절제로 치료하는 경우도 있음
	초음파검사	• 심장, 복부, 유선	• 해부학적 진단, 내부구조 진단
	MRI 검사	• 두부	• 해부학적 진단, 질적 진단
	전기생리검사	• 심전도(electrocardiogram; ECG)	• 심근의 허혈, 부정맥 등 진단
		• 근전도(electromyogram; EMG)	• 근질환, 신경질환 진단
		• 뇌파도(electroencephalogram; EEG)	• 간질, 의식장애 등 진단

(2) 목적

진단검사는 질병의 선별(screening), 진단 및 경과 관찰, 치료 및 예후 판정 등 질병의 특성과 범위를 평가하는 데 활용될 수 있다. 진단검사 실시의 목적은 (1) 확실한 진단 및 감별진단(differential diagnosis), (2) 질병의 경중(severity) 및 시기(stage) 결정을 통한 치료 방침 수립 및 치료 효과 판정, (3) 대상자의 추적관찰 및 예후 판정, (4) 건강검진이나 선별검사를 통한 질병 발견 또는 예방, (5) 입원 또는 수술을 위한 사전 준비, (6) 의료상의 법적 뒷받침 또는 객관적 자료 제공, (7) 유전상담 등 다양한 목적으로 실시하고 있다.

간호사는 정확하고 원활한 검사를 위해 검사 전 대상자에게 요구되는 상태를 준비하고, 대상자와 가족을 교육하며 검사 후 대상자에게 필요한 간호를 준비하는 데 일차적인 역할을 수행하므로, 임상에서 가장 흔히 행하는 진단검사 및 절차에 대한 지식을 갖추어야 한다(표 1-1).

2) 진단의학검사

(1) 혈액검사

혈액검사는 가장 흔하게 사용되는 진단의학검사로 여러 가지 신체 질환을 사정하기 위해 시행된다. 혈액검사에는 일반혈액검사, 혈액응고검사, 생화학검사 등이 있으며 채혈하는 방법에 따라서 정맥천자, 동맥천자, 중심정맥접근 장치로 나눌 수 있다.

가. 전혈구검사(Complete blood count; CBC)

전혈구검사에는 적혈구, 혈색소, 적혈구 용적률, 적혈구계수(평균적혈구용적, 평균적혈구혈색소량, 평균적혈구혈색소농도), 적혈구 분포폭, 백혈구, 백혈구 감별계산(호중구, 림프구, 단핵구, 호산구, 호염기구), 혈소판 등의 검사가 포함된다(표 1-2).

적혈구(red blood cell; RBC)는 원판 형태를 한 혈액의 주성분으로 총 중량의 약 1/3을 혈색소(hemoglobin, Hb)가 차지하고 있다. 혈색소는 산소를 신체 각 조직으로 옮기고 이산화탄소를 폐로 배출하는 작용을 한다. 적혈구 용적률(hematocrit, Hct)은 전체 혈액량에서 적혈구의 용적을 백분율로 표시한 것이다. 적혈구, 혈색소, 적혈구 용적률은 빈혈과 적혈구증가증의 유·무 및 그 정도를 조사하기 위해 시행한다. 정상 혈색소와 적혈구 용적률은 남성이 여성보다 높다. 혈색소와 적혈구 용적률은 탈수 시에는 증가하며, 과혈량증으로 혈액이 희석된 경우에는 감소한다. 적혈구계수는 적혈구 수, 혈색소, 적혈구 용적률의 관계를 나타내는 계산식으로 산출한 계수를 가리키며 빈혈 종류의 진단지표가 된다. 적혈구계수에는 평균적혈구용적(MCV), 평균적혈구혈색소량(MCH), 평균적혈구혈색소농도(MCHC)가 있다. 적혈구 분포폭(red blood cell distribution width; RDW)은 적혈구 크기의 다양성을 나타내는 수치로 빈혈을 감별할 때 참고한다. 철(Fe), 비타민B_{12}, 엽산 등은 적혈구가 성숙하는 과정에서 필요한데, 이들이 부족하면 형성된 적혈구의 크기가 고르지 않아 적혈구 분포폭(RDW) 수치가 높아진다. 이밖에도 용혈 등에서도 적혈구의 크기가 불규칙해져 적혈구 분포폭(RDW) 수치가 높게 나온다. 적혈구 분포폭(RDW) 수치 감소의 경우 임상적 의의는 적으며 참고치와 상승에 의미를 둔다.

백혈구(white blood cell; WBC)는 체내에 침입한 세균이나 이물질을 탐식해 소화 분해하는 작용을 한다. 염증질환이 발생하면 세균 등을 소화분해하기 위해 백혈구 수도 증가하며, 항암화학요법 후 골수 억제로 인한 영향, 혈액질환, 결합조직질환, 약물 영향 등에 의해 백혈구 수가 감소한다. 백혈구증가증은 임상에서 감염을 시사할 가능성이 매우 높으며 이때는 C 반응성 단백(CRP)이나 적혈구침강속도(ESR) 등 급성 염증자극에 의해 상승할 수 있는 검사결과와 함께 판단한다. 백혈구감소증은 적혈구, 혈소판 수치 변화를 함께 주목하는 것이 중요하다.

백혈구는 호중구, 림프구, 단핵구, 호산구, 호염기구 등 다섯 종류가 있다. 백혈구 감별계산이란 백혈구 비율을 종류별 백분율로 표시한 것으로 보통 호중구가 가장 많이 존재한다. 백혈구 수가 증가 또는 감소 시 먼저 어떤 종류의 백혈구가 증감했는지 검토해야 한다.

표 1-2 전혈구검사의 정상 수치

항목		정상치	비정상	
			증가 시	감소 시
적혈구(RBC)		• 남: 4.5~5.3×10^6/㎕ • 여: 4.1~5.1×10^6/㎕	• 진성 적혈구증가증, 이차성 적혈구증가증	• 적혈구 생산장애에 의한 빈혈, 적혈구 파괴 항진에 의한 빈혈, 실혈성 빈혈, 속발성 빈혈
혈색소(Hb)		• 남: 13.8~18g/dL • 여: 12~16g/dL	• 진성 적혈구증가증, 이차성 적혈구증가증	• 적혈구 생산장애에 의한 빈혈, 적혈구 파괴 항진에 의한 빈혈, 실혈성 빈혈, 속발성 빈혈
적혈구 용적률(Hct)		• 남: 37~49% • 여: 36~46%	• 적혈구증가증, 탈수, 화상	• 혈액 손실, 수분 과잉, 식이결핍, 빈혈
적혈구계수	평균적혈구용적(MCV)	• 남: 78~100fL • 여: 78~102fL	• 비타민B_{12} 결핍, 엽산 결핍, 알코올 의존증, 간질환	• 철결핍성 빈혈
	평균적혈구혈색소량(MCH)	• 25~35pg		• 철결핍성 빈혈
	평균적혈구혈색소농도(MCHC)	• 31~37%		• 철결핍성 빈혈
적혈구 분포폭(RDW)		• 11.5~13.8%	• 비타민B_{12} 결핍, 엽산 결핍, 자가면역용혈빈혈	
백혈구(WBC)		• 4,500~11,000/mm^3	• 감염증(세균감염증), 백혈병, 심근경색, 알레르기 질환	• 바이러스감염증, 중증 패혈증, 급성 백혈병, 재생불량빈혈, 전신홍반루프스, 항암제 투여
백혈구감별계산	호중구	• 55~70%	• 급성 감염, 스트레스	• 바이러스성 질환 약품, 방사선 치료
	림프구	• 20~40%	• 바이러스성 질환, 단핵구증가증, 결핵, 만성 세균감염, 림프구성 백혈병	• 스테로이드 및 면역억제 약물, 자가면역질환, 심한 영양불량
	단핵구	• 2~8%	• 만성 염증성 장애, 결핵, 원충류감염, 만성 궤양성 대장염	• 약물치료
	호산구	• 1~4%	• 알레르기반응, 기생충감염	• 스테로이드치료
	호염기구	• 0~2%	• 만성 골수백혈병	• 급성 알레르기반응, 스테로이드, 급성 감염
혈소판(PLT)		• 150,000~350,000/mm^3	• 진성 적혈구증가증, 악성종양	• 특발 혈소판감소자반증, 바이러스 감염, 급성 백혈병, 재생불량빈혈

혈소판(platelet; PLT)의 주요 작용은 지혈로 혈관이 손상되면 혈관벽에 모여들어 출혈을 막는 역할을 한다. 혈소판 수 검사는 출혈 경향이 있거나 혈액질환, 감염질환, 간질환, 결합조직질환이 의심될 때 시행한다.

나. 혈청전해질검사(Serum electrolytes test)

혈청전해질검사는 전해질과 산염기 불균형을 선별하기 위해 처방되는 검사이다. 가장 흔히 처방되는 전해질은 나트륨, 칼륨, 염소, 중탄산 이온이다(표 1-3).

나트륨(Na)은 체액삼투압, 산염기평형 유지와 밀접한 관련이 있다. 나트륨은 음식물을 통해 경구 섭취되며 소변, 땀 등으로 배출된다. 나트륨이나 수분이 체외로 유실되는 경로에는 신장과 그 외의 장기(위장관 등) 두 가지 경로가 있다. 혈청 나트륨 수치에 이상이 있으면 신장을 통한 유실인지 그 외 장기를 통한 유실인지 판단하기 위해 요검사가 중요한 역할을 하며, 요삼투압, 요중 Na 농도, (1일)요량 측정이 필요하다.

칼륨(K)은 세포 내 전해질의 주성분으로 주로 세포내액에

표 1-3 혈청전해질검사 정상 수치

항목	정상치	비정상	
		증가 시	감소 시
나트륨(Na)	• 135~145mEq/L	고나트륨혈증 • 수분결핍증(설사, 구토, 발한, 다뇨, 수분 섭취 부족) • 염분과잉증(쿠싱증후군, 원발성 알도스테론증 등)	저나트륨혈증 • 나트륨결핍증(애디슨병, 신증후군, 설사, 구토 등) • 수분 과잉(항이뇨호르몬분비이상증후군, 저장성 수액제제의 과잉 투여 등) • 기타(울혈심부전, 간경변 등)
칼륨(K)	• 3.5~5.0mEq/L	고칼륨혈증 • 칼륨배출장애(애디슨병, 급·만성 신부전, 대사산증 등) • 세포내 칼륨 유출(용혈성 질환, 대사산증, 화상 등)	저칼륨혈증 • 칼륨 섭취 부족 • 칼륨 소실(구토, 설사, 원발성 알도스테론증, 급성 신부전의 이뇨기 등)
칼슘(Ca)	• 4.5~5.5mEq/L 혹은 8.5~10.5mg/dL * 이온화칼슘(Ca^{2+}): 총 칼슘의 56%(2.5mEq/L 혹은 4.0~5.0mg/dL)	고칼슘혈증 • 원발성 부갑상선기능항진증 • 악성종양 • 비타민D 제제 과잉 섭취, 티아지드계 이뇨제 복용	저칼슘혈증 • 과호흡증후군 등에 의한 알칼리증 • 부갑상선기능저하증후군
염소(Cl)	• 98~108mEq/L	• 설사, 구토, 다뇨 • 알도스테론 결핍 • 호흡알칼리증	• 설사, 구토 • 애디슨병 • 호흡산증
마그네슘(Mg)	• 1.7~2.6mg/dL	고마그네슘혈증 • 급·만성 신부전 • 갑상선기능저하증 • 심한 탈수증	저마그네슘혈증 • 단백영양불량증 • 소장 절제 후, 장기간 소화액 흡인, 설사 • 급성 췌장염
인(P)	• 2.5~4.5mg/dL	• 원발성 부갑상선기능저하증 • 만성 신부전	• 원발성 부갑상선기능항진증

존재하지만 혈청에도 일정량 존재한다. 삼투압, 산염기평형뿐만 아니라 근육이나 신경에도 관여하는데 그 중에서도 심근에 큰 영향을 미친다.

칼슘(Ca)은 생체 내 약 1kg 정도 존재한다. 99%는 치아나 뼈와 같은 단단한 조직을 구성하고 나머지 1% 중 0.1%가 혈청 내 존재한다. 혈청 내 칼슘의 50% 전후는 이온형(ionized Ca; Ca^{2+})이며, 생체 내에서 효소의 활성화, 혈액응고, 근수축, 신경자극전도 등에 필수적인 원소이다. 혈청 내 총 칼슘은 혈청 인(P)과 함께 부갑상선기능이상이나 골질환 관련 검사로 활용된다.

염소(Cl)는 혈중의 대표적인 음이온으로 대부분이 세포외액 내 나트륨(Na)과 함께 염화나트륨 형태로 존재하며, 삼투압이나 산염기평형 등에 중요한 역할을 한다. 산염기평형은 염소와 나트륨을 함께 측정해 양쪽의 균형을 보고 진단하며, 산염기평형에 이상이 있으면 anion gap[Na^+ + (Cl^- + HCO_3^-)]을 계산해 병태를 판단한다.

마그네슘(Mg)은 인체에 필수적인 물질로 체내에서는 대부분이 뼈와 연부조직에 들어 있으나 혈액 중에도 소량 존재하며 부정맥, 고혈압, 허혈성 심질환과 연관이 있다. 고마그네슘혈증은 Ca^{2+}을 포함한 여러 가지 전해질 이상을 야기하고, 저마그네슘혈증은 저칼슘혈증의 원인이 되기도 하므로 마그네슘과 칼슘은 함께 측정하는 것이 바람직하다.

인(P)은 성인의 경우 체내에 약 700g이 존재하며, 그 중 약 85%가 뼈에, 약 15%가 뇌와 신경 등에 있다. 뼈와 치아의 형성, 근육과 내장 등의 기능에 영향을 미친다. 인은 칼슘과 짝을 이루어 작용하기 때문에 칼슘과 함께 측정해야 한다.

다. 혈청화학검사(Serum chemistry test)

혈청화학검사는 혈액에 존재하는 특정 효소, 혈청 포도당, 호르몬, 콜레스테롤, 중성지방 등을 측정한다(표 1-4). 혈청화학검사는 임상적으로 진단적 단서를 제공한다.

AST와 ALT는 거의 모든 장기에 존재하는 효소로 두 가지가 비슷한 기능을 하지만 생체 내 분포는 달라서 AST는

표 1-4 혈청화학검사 정상 수치 *(계속)*

항목	정상치	비정상	
		증가 시	감소 시
Alanine aminotransferase (ALT)	• 남: 10~55U/L • 여: 7~30U/L	• 간염, 급성 췌장염 • 급성 심근경색, 심부전	
Aspartate aminotransferase (AST)	• 남: 10~40U/L • 여: 9~25U/L	• 간질환, 빈혈 • 급성 심근경색 • 골격근질환	• 만성 신장투석 • 비타민B 결핍증
Alkaline phosphatase (ALP)	• 25~100U/L	• 간질환 • 부갑상선기능항진증 • 심근경색, 심부전 • 만성 신부전	• 영양불량, 악성빈혈 • 갑상선기능저하증 • 마그네슘 결핍증
Creatine kinase(CK)	• 남: 57~197IU/L • 여: 32~180IU/L	• 뇌경색 • 다발성 근육염	• 갑상선기능항진증
Creatine kinase-MB (CK-MB)	• 15~15IU/L	• 급성 심근경색 • 심근염 • 심막염	

(계속)

표 1-4 *(계속)* 혈청화학검사 정상 수치

항목		정상치	비정상	
			증가 시	감소 시
Lactate dehydrogenase (LDH)		• 120~245IU/L	• 악성빈혈, 급성 심근경색, 용혈빈혈 • 백혈병, 악성림프종 • 급성 간염, 간경변	
Bilirubin	Total Bil	• 0.3~1.0mg/dL	• 간염, 담낭/담관 폐쇄, 악성빈혈, 겸상적혈구빈혈	
	Direct Bil	• 0.0~0.2mg/dL	• 췌장암, 담낭결석	
	Indirect Bil	• 0.1~1.0mg/dL	• 용혈성 빈혈 • 약물중독 • 수혈반응	
Gamma-glutamyl transferase (GGT)		• 남: 1~94U/L • 여: 1~70U/L	• 간질환 • 알코올 남용	
Total cholesterol(TC)		• 120~219mg/dL	• 가족성 고콜레스테롤혈증 • 만성 신부전 • 알코올의존증 • 고지방 식이	• 간경변 • 갑상선기능항진증 • 영양불량 • 만성 빈혈
High-density lipoprotein-cholesterol(HDL-C)		• 40~65mg/dL	• 만성 간질환 • 장기간 유산소/근력 운동	• 고지질혈증 • 당뇨병 • 만성 신부전
Low-density lipoprotein-cholesterol(LDL-C)		• 65~139mg/dL	• 특발 고콜레스테롤혈증, 가족성 고콜레스테롤혈증 • 향후 허혈질환, 뇌경색, 당뇨병의 위험인자	• 간경변 • 갑상선기능항진증 • 저지단백혈증
Prothrombin		• 11~13초 • Critical value: >20	• 간질환, 비타민K 결핍증, 총담관폐쇄, 응고인자 II, V, VII, X의 결핍	
Bleeding time(BT)		• 1~8분(Ivy법) • 1~3분(Duke법)	• 혈소판 감소, 혈소판기능 저하	
Total protein		• 6.7~8.3g/dL	• 탈수증 • 자가면역질환 • 다발골수종 • 만성 간염	• 간장애 • 신증후군 • 영양장애, 악액질
Albumin		• 3.8~5.3g/dL	• 탈수증	• 간장애 • 신증후군 • 영양장애, 악액질
Blood urea nitrogen (BUN)		• 8~20mg/dL	• 신기능장애 • 탈수 • 위장관 출혈	• 간부전 • 중증 감염질환
Creatinine(Cr)		• 남: 0.61~1.04mg/dL • 여: 0.47~0.79mg/dL	• 신기능장애	• 장기간 와상 상태 • 근위축

심근, 신장, 간, 골격근에 많이 존재하는 데 반해 ALT는 간 세포 내에 많이 존재한다. AST는 간 이외의 조직에도 들어 있기 때문에 간 특이성이 낮으며, AST만 단독으로 상승한 경우에 어느 장기나 조직에 이상이 발생했는지 찾기 위해 추가 검사가 필요하다. ALT는 간의 세포질에 많이 함유되어 있고 다른 장기나 조직에 별로 없기 때문에 ALT가 상승하면 대부분 간장애를 의미한다. 따라서 ALT가 상승하면 간기능장애의 원인을 파악하기 위한 추가 검사를 시행해야 한다.

ALP는 알칼리 조건에서 인산에스테르를 가수분해하는 효소로 대부분의 장기에 존재한다. 폐쇄황달이나 간내담즙울혈이 의심되는 경우 전립선암, 유방암 등의 전이 여부를 확인하기 위한 목적으로 검사한다.

빌리루빈(bilirubin)은 헤모글로빈, 미오글로빈에서 유래하는 헴(heme)의 대사물이다. 생성된 빌리루빈의 약 80%는 적혈구 내의 헤모글로빈에서 유래한 것으로 대부분은 혈청 알부민과 결합해 간으로 운반된다. 간으로 운반된 간접빌리루빈(indirect Bil)은 글루쿠론 포합을 통해 직접빌리루빈(direct Bil)이 되고, 이는 담즙으로 들어가 담관, 담낭을 거쳐 십이지장으로 배출된다. 빌리루빈은 간기능장애, 총담관결석 등 담관폐색이 의심되는 경우, 황달, 빈혈이 관찰되는 경우 검사한다.

HDL-콜레스테롤(HDL-C)은 고밀도지질단백으로 지방 50%, 단백질 50%로 구성된 복합체이다. 각 조직에서 과잉 콜레스테롤을 운반하고 이화시키는 작용이 있기 때문에 동맥경화를 예방하는 역할을 한다. LDL-콜레스테롤(LDL-C)은 콜레스테롤을 간에서 말초조직으로 운반하는 역할을 하기 때문에 동맥경화를 일으키는 위험인자로 알려져 있다. HDL-C과 LDL-C는 이상지질혈증을 확진하는 필수 항목으로 이상지질혈증의 병력, 증상, 소견이 있을 때 지질이상의 원인이 되는 병태, 질환을 상정해 검사한다.

알부민(albumin)은 단백질의 한 종류로 간에서 합성되며, 혈청 단백질의 60~70%를 차지한다. 단백질 대사를 반영하며 간에서만 합성되므로 영양상태나 간기능을 나타내는 지표로 유용하다.

요소질소(BUN)는 혈청 내 질소 성분인 비단백성 질소(NPN)의 약 50%를 차지하고 있으며, 소변에서는 약 80%를 차지한다. 요소질소(BUN)는 주로 단백질 분해산물인 암모니아(NH_3)가 간에서 대사된 것으로 대부분은 신장 사구체에서 여과되어 소변으로 배출된다. 혈청 크레아티닌과 함께 대표적인 신기능장애의 지표이나 혈청 크레아티닌과 달리 다양한 원인에 의해 상승하기 때문에 신기능장애의 평가와 더불어 혈청 크레아티닌과의 비율(BUN/Cr 비)을 평가한다. BUN/Cr 비가 10이면 정상으로 간주하고, 10 이상이면 탈수증, 심부전, 위장관 출혈, 부신피질스테로이드 사용, 고단백 식이 등을 의미하기 때문에 심장기능검사, 일반혈액검사, 대변 잠혈, 식사 내용, 복약 내용을 확인한다.

라. 동맥혈가스분석(artery blood gas analysis)검사

혈액 중에 녹아 있는 가스를 혈액가스(blood gas)라고 하며 보통 상태에서는 산소, 이산화탄소, 질소의 3종류가 주요 요소이다. 특히 동맥혈 중 혈액가스의 비율을 측정하는 검사가 동맥혈가스분석(artery blood gas analysis)이며 가스분압 mmHg로 표시한다(표 1-5). 혈액가스분석기로 혈액가스뿐만 아니라 혈액의 pH, 중탄산염 농도, 산소포화도, 염기 과잉(BE) 측정도 동시에 할 수 있다. 동맥혈가스분석은 폐기능의 병태생리학적 변화의 종합적인 결과와 호흡기능장애의 정도를 나타내며, 저산소혈증, 선천성 심질환, 고탄산가스혈증 등에서 이상을 보인다.

마. 혈중 삼투압(serum osmolality)검사

혈중 삼투압은 혈액 내의 용해된 용질의 농도 측정치이다. 입자들에는 나트륨 이온, 포도당, BUN 이 있으며 나트륨과 염소 이온이 혈중 삼투질의 주된 결정 인자이다. 혈중 삼투압 수치는 주로 체액 균형을 평가하는 데 사용되며, 정상치는 285~295mOsm/kg H_2O이다. 혈액 내 수분의 양이 증가하거나 용질의 양이 적으면 삼투압은 줄어들고, 혈액 내 수분의 양이 감소하거나 용질의 양이 증가하면 삼투압은 증

표 1-5 동맥혈가스분석검사

항목	정상치	의미	비정상	
			증가 시	감소 시
pH	• 7.35~7.45	• 동맥혈의 수소 이온 농도	• 알칼리증	산증
PaO_2	• 80~100mmHg	• 동맥혈 내 산소분압		호흡부전
$PaCO_2$	• 35~45mmHg	• 동맥혈 내 이산화탄소분압	고탄산혈증 • 폐포저환기 • 호흡근, 신경 장애 • 폐, 흉막 질환	저탄산혈증 • 과환기증후군 • 대사성 산증의 호흡성 보상 • 임신, 발열, 운동
HCO_3^-	• 22~26mEq/L	• 동맥혈 내 중탄산염 농도		
SaO_2	• 96~100%	• 동맥혈 산소포화도		
BE: Base Excess	• −2~+2mEq/L	• 염기 과잉		

가한다. 따라서 삼투압의 증가는 체액량 결핍(탈수)을 의미하고, 감소는 체액량 과다를 의미한다. 또한 삼투압은 혼수 환자를 평가하는 데도 중요하다. 385mOsm/kg H_2O 삼투압은 고혈당을 가진 환자가 의식이 혼미해진 것과 연관이 있다. 400~420mOsm/kg H_2O 정도면 대발작이 일어날 수 있고 420mOsm/kg H_2O 이상은 치명적이다. 삼투압 문제를 판독하고 평가하기 위해서는 소변 삼투압검사를 병행하는 것이 유용하다.

바 혈액 배양검사(Blood culture test)

혈액 배양은 혈액 내 세균 유·무를 확인하기 위한 검사로 치명적인 감염질환과 균혈증 유·무를 확인하거나 패혈증의 원인균을 동정하기 위해 검사한다. 일반적으로 열이 심하게 나거나 패혈증의 위험이 큰 환자, 패혈증성 쇼크의 양상을 보이는 환자에게서 시행한다. 혈액 배양 민감도를 높이고, 피부상재균 오염 여부를 식별하기 위해 호기성 1병, 혐기성 1병을 1세트로 하여 매 세트 다른 부위에서 30분 간격으로 2~3세트 채혈한다. 총 채혈량이 많을수록 검출률이 높아지므로 채혈량은 각 병마다 10mL씩 총 40mL가 이상적이다. 모든 배양검사물은 항생제 요법 시작 전에 시행해야 하며, 이미 항생제를 사용한 경우에는 가능하면 일단 투여를 중지하고 2~3일 후 채혈을 하는데, 채혈 시기는 약물의 혈중농도가 가장 낮은 시점 다음 항생제 투여 직전이 가장 적합하다. 만약 환자가 배양 시기에 항생제를 복용했다면 검사실에 알려야 한다. 검사실에서는 배양 배지에 레신을 첨가하여 세균 성장을 억제하는 항생제 효과를 억제한다.

대부분의 미생물은 검사실에서 성장하는 데 24시간이 걸리나 일부 미생물은 48~72시간이 걸리기도 하고, 혐기성 미생물은 호기성 미생물에 비해 성장하는 데 시간이 더 오래 걸린다. 호중구 감소 환자가 열이 나면, 혈액 배양을 위한 채혈 후 즉시 항생제를 투여해야 한다.

혈액 배양검사법

① 천자할 부위를 알코올 솜(70% isopropyl 또는 ethylal-cohol)으로 닦아내고, 그 다음에 포비돈요오드 등으로 소독한다. 요오드를 이용할 때는 소독 후 1~2분간 마를 때까지 기다린다.
② 채혈은 멸균장갑을 착용하고 무균적으로 시행한다. 천자 부위 오염을 방지하기 위해 마스크 등의 방호구를 착용할 수 있다.
③ 배양병 입구도 알코올 솜(70% isopropyl 또는 ethylal-cohol)으로 소독한다.
④ 혐기병에 공기가 들어가지 않도록 한다. 주사기 채혈 시

에는 혐기병부터 주입하고, 진공관 채혈 시에는 호기병부터 주입한다.
⑤ 검체는 즉시 검사실로 보낸다.

(2) 소변검사

소변검사는 채취가 용이하고 대상자에게 주는 부담이 적을 뿐만 아니라 검사 방법도 비교적 간단하기 때문에 건강검진, 임신 중, 입원 혹은 수술 전 검사 목적으로 모든 대상자에게 일차적으로 시행하는 기본 검사이다(표 1-6). 또한 소변검사는 요로감염 등의 신장 및 비뇨기계 질환, 내분비질환, 대사성 질환 및 전해질이상을 비롯한 각종 질환의 선별검사로 이용된다.

일반적인 소변검사는 물리적 성상검사, 화학적 검사, 요침사검사로 구성된다. 물리적 성상검사는 소변의 육안적 색조, 혼탁도, 냄새 등을 검사하며, 화학적 검사는 요당, 요단백, 요잠혈 등을 반정량적으로 검출하는 검사이다. 요침사검사는 현미경을 이용하여 적혈구, 백혈구, 세균 및 각종 결정 등을 관찰하는 검사이다. 일반적으로 병원에서 소변검사(urinalysis)라고 부르는 검사는 물리적 성상검사와 요시험지봉을 이용한 화학적 검사를 의미하며 요침사검사는 필요에 따라 소변검사와 동시에 시행되거나 소변검사 결과에 따라 나중에 시행될 수 있다. 일반적인 소변검사 외에도 소변 내의 호르몬, 요당, 요단백, 전해질 및 특수한 물질 등에 대한 정량검사와 소변 내 세균 배양검사 등이 있다.

가. 일반적인 소변검사

일반적인 소변검사에는 소변의 색조, 혼탁도, 냄새 등의 물리적 성상검사와 요당, 요단백, 요잠혈 등을 반정량적으로 검출하는 화학적 검사가 포함된다. 정상적인 소변은 밝은 노란색을 띠고, 혼탁하지 않고 맑으며, 소변 특유의 향이 난다. 소변의 농축 정도에 따라 색조가 더 짙거나 흐릴 수 있으며 섭취한 음식물이나 약제, 감염, 각종 대사산물에 의해 비정상적인 소변색조가 유발될 수 있다. 혼탁뇨는 세균이나 농의 침전으로 생길 수 있다.

요비중은 요중 물과 물 이외의 비율을 나타낸 것으로 탈수 상태 여부와 신장의 농축 기능을 반영한다. 정상 요비중은 1.003~1.030이며, 1.010 미만은 상대적으로 수화된 상태, 1.020 초과는 탈수 상태를 나타낸다. 요비중은 수분섭취 정도 및 뇌하수체후엽 상태에 따라 달라질 수 있으며, 요량과 함께 판단해야 하고 심한 이상치가 나온 경우에는 요삼투압검사로 확인하는 것이 좋다.

소변의 산도(pH)는 소변이 알칼리성인지 산성인지 알아보는 검사로 체내 산염기평형을 어느 정도 파악할 수 있다. 소변의 산도(pH)는 5~9까지 다양하게 나타날 수 있으며 정상적으로는 대사활동산물로 인해 pH 5.5~6.5 정도로 약산성이고, 섭취한 음식물이나 운동 등에 따라 변동이 크다. 소변 pH는 요로감염 진단에 유용하게 이용될 수 있다. 요로감염을 흔히 일으키는 세균 중 프로테우스균은 요소(urea)를 분해하여 암모니아(NH_3)를 생성함으로써 소변 pH를 증가시킨다. 따라서 소변에서 백혈구와 세균이 발견되면서 소변 pH가 증가했다면 프로테우스균에 의한 요로감염을 의심할 수 있다.

요잠혈검사란 소변 속에 존재하는 적혈구, 미오글로빈, 헤모글로빈을 검출하기 위한 검사이다. 만성 신장염, 신장 또는 요로계 종양, 결석 등의 선별검사로 시행한다. 요시험지봉검사에 의한 요잠혈반응은 헤모글로빈이 나타내는 과산화효소(peroxidase) 활성을 이용하므로 적혈구 이외에도 미오글로빈, 헤모글로빈 역시 양성 반응을 나타낸다. 따라서 요시험지봉검사에서 잠혈 양성인 경우 혈뇨(적혈구), 미오글로빈뇨, 헤모글로빈뇨를 감별하기 위해서 요침사검사를 시행해야 한다.

요단백이란 소변으로 배설되는 단백질을 말한다. 보통 사구체로 여과되어 세뇨관으로 재흡수되므로 소변 속 단백질은 극히 미량만 남는데, 질환이나 상태 변화에 의해 소변으로 단백질이 빠져나올 수 있다. 24시간 소변에서 단백이 150mg/dL 이상 혹은 임의 수집 소변에서 10~20mg/dL 이상인 경우 단백뇨라고 한다. 요시험지봉 단백검사 결과 1+의 경우

표 1-6 소변검사 결과 기준

구성 요소	정상치	비정상	
		증가 시	감소 시
비중	1.003~1.030	농축뇨 • 신증후군, 탈수, 당뇨병, 심부전, 항이뇨호르몬이상	희석뇨 • 요붕증, 중증 신부전, 알도스테론증, 이뇨제 투여 시
산도(pH)	4.5~7.5	알칼리뇨 • 요로감염, 대사성·호흡성 알칼리증, 야채 등의 알칼리성 음식 섭취	산성뇨 • Ⅳ형 신세뇨관산증, 통풍, 대사성·호흡성 산증, 심한 설사, 고열, 육류 등의 산성 음식 섭취
색	옅은노란색에서 짙은호박색	• 무색: 희석된 소변(요붕증) • 노란색-오렌지색: 농축된 소변(탈수, 고열) • 붉은색: 혈뇨, 헤모글로빈뇨, 미오글로빈뇨, 약물(리팜핀 등) • 암갈색-검은색: 악성흑색종, 약물(메틸도파, 레보도파) • 녹색-푸른색: 녹농균 감염 • 유백색: 지방구, 농뇨	
투명도	투명	• 혼탁: 세균, 농, 염류 침전 등	
잠혈	음성(-)	양성(+) • 적혈구(혈뇨): 신장요로계 염증, 요로결석, 종양 • 헤모글로빈뇨: 부저합 수혈, 용혈빈혈 • 미오글로빈뇨: 심근경색 등	
단백	음성(-)	양성(+) • 알부민(+) : 급성 감염질환, 사구체신염, 신증후군 등 • 헤모글로빈(+) : 용혈빈혈 • 미오글로빈(+) : 골격근장애	
당	• 정성: 음성(-) • 정량: 100mg/일 이하	양성(+) • 혈당치 높음: 당뇨병, 쿠싱증후군, 스테로이드 투여 시 • 혈당치 낮음: 신장성 당뇨, 판코니증후군, 임신, 약물중독 등	
케톤체	음성(-)	양성(+) • 당뇨병(특히 당뇨병케톤산증), 기아, 중증 탈수증 등	
아질산염	음성(-)	양성(+) • 요로감염	
백혈구	음성(-)	양성(+) • 요로감염	
빌리루빈	음성(-)	양성(+) • 빌리루빈, 우로빌리노겐 모두 이상 시: 간세포성 황달(급성 간염, 간경변, 약물성 간장애) • 빌리루빈만 이상 시: 폐쇄황달(간종양, 결석, 담도폐색) • 우로빌리노겐만 이상 시: 용혈황달(용혈빈혈, 악성빈혈)	
우로빌리노겐	음성(-): ±		

해당되는 단백량은 약 30mg/dL, 2+의 경우 100mg/dL, 3+의 경우 300mg/dL, 4+의 경우 1,000mg/dL 정도이다. 소변검사에서 일단 단백뇨가 관찰되면 이는 신장질환의 가장 중요한 소견 중의 하나이므로 추가 검사를 시행하여 확인해야 한다.

요당이란 소변 속에 나타나는 당을 말한다. 당은 정상적으로 신장사구체에서 여과된 후 근위세뇨관에서 거의 대부분 재흡수되는데, 세뇨관의 재흡수능을 초과할 정도로 많은 양의 당이 존재할 때 소변으로 당이 배출된다. 요당검사는 당뇨병 선별검사로 시행되는 경우가 많으므로 혈당치 등과 조합하여 검사 결과를 판단한다.

케톤체는 지질의 대사산물로 정상적으로는 소변에서 발견되지 않으나 심한 운동, 단식, 임신, 스트레스, 구토, 탈수, 당조절이 안 된 당뇨병 환자의 경우 소변으로 케톤체가 배출된다. 임상에서 가장 널리 사용되는 케톤체검사는 요시험지봉검사이며, 이 경우 반드시 배뇨 후 2시간 이내의 신선뇨를 사용해야 한다.

아질산염은 정상적으로는 소변에서 발견되지 않는다. 질산염을 아질산염으로 환원시키는 효소를 가진 세균에 감염되어 있을 경우 양성 반응을 보이게 되는데, 많은 그람음성세균과 일부 그람양성세균이 질산염을 아질산염으로 환원시킬 수 있다. 아질산염검사는 매우 특이적이어서 양성이 나오면 요로감염 진단에 도움이 되지만, 검사의 민감도는 낮은 편이어서 음성으로 나온다고 요로감염을 배제할 수는 없다.

백혈구는 정상적으로는 소변에서 발견되지 않으며, 소변에서 양성 반응을 나타낼 때 요로감염으로 인한 농뇨가 있음을 의미한다.

빌리루빈은 적혈구의 헤모글로빈 등이 분해된 최종산물로 간에서 직접빌리루빈으로 변환되어 담관을 통해 장으로 배출된다. 담관을 통해 장으로 배출된 직접빌리루빈이 장내세균에 의해 우로빌리노겐으로 환원되므로 정상인 경우 소변에 빌리루빈이 나타나지 않는다. 혈액에 직접빌리루빈의 양이 크게 증가하는 경우 수용성인 직접빌리루빈은 소변에도 나타나게 되므로, 소변에서 빌리루빈이 발견될 경우 혈액에서 빌리루빈을 증가시키는 원인 질환인 간질환, 담도폐쇄질환 및 용혈성 질환 등에 대한 면밀한 검사를 시행해야 한다.

우로빌리노겐은 직접 빌리루빈으로부터 변환되어 대변으로 배설되거나, 장에서 혈액으로 재흡수된 후 간으로 운반되어 대사되는데 이 과정 중에 우로빌리노겐이 신장을 통과하면서 여과되어 요로 배설된다. 정상적인 소변에는 우로빌리노겐이 약 1mg/dL 존재하며 이는 요시험지봉검사에서 음성이나 극소량의 양성 반응(±)을 나타낸다.

나. 요침사검사(Urinary sediment)

요침사검사는 원심분리기를 이용하여 소변 내에 존재하는 적혈구, 백혈구, 상피세포, 원주, 결정 등을 침전시켜 현미경으로 확인하는 검사이다(표 1-7). 요단백, 요잠혈이 양성이거나 신장·요로질환이 의심되는 경우 시행한다. 일반적

표 1-7 요침사검사 정상 참고치

항목	참고치	비정상(참고치 이상)
적혈구	• 1시야에서 1개 이하	• 신장, 비뇨기 출혈 • 급성·만성 신장염, 신장결석, 요로결석, 요도염, 신장종양 등
백혈구	• 1시야에서 4개 이하	• 요도염, 방광염, 신우신염 등
상피세포	• 1시야에서 1개 이하	• 사구체신염, 방광염, 요도염, 신중후군 등
원주	• 전 시야당 2~3개	• 급성·만성 신장염, 신우신염, 사구체신염, 급성 세뇨관괴사 등
결정	• 1시야에서 소량	• 신장결석, 급성 신장염, 통풍 등

으로 현미경검사로 매 시야당 개수를 알아보며, 소변 채취 후 1시간 이내의 신선뇨로 검사한다. 여성의 경우 월경 시의 채뇨는 피하거나 카테터로 채뇨한다. 최근에는 영상분석법이나 유세포분석법을 이용한 자동화된 요침사검사 장비들이 개발되어 현미경으로 시행하는 기존의 요침사검사와 함께 사용되고 있다.

요침사검사법

① 요침사용 원심관에 신선한 소변 10mL를 채운 후 500g으로 5분간 원침 한다.
② 원침된 소변을 0.5~1.0mL만 남도록 상청액을 버리고 잘 혼합되도록 가볍게 흔든다.
③ 잘 섞은 침사 한 방울을 슬라이드에 점적하여 커버 글라스를 덮은 뒤 현미경으로 관찰한다.
④ 저배율(100배)에서 원주체 및 상피세포와 전체적인 배경을 관찰한다.
⑤ 고배율(400배)에서 혈구 등의 세포와 결정체, 지방구, 세균 등을 10시야 이상 관찰하여 여러 가지 세포수의 평균치를 구하고 세균 존재 유·무를 관찰한다.

다. 소변배양검사

소변배양검사는 소변을 도말배양해 원인균을 동정하기 위한 검사이다. 방광염 등 요로감염에서는 요 세균검사가 치료 방침 결정에 유용하다. 도말검사 시 1,000배 시야 중 1시야 내 1개 이상 세균이 관찰되면 유의한 균량이 있다고 추정하며, 배양검사 시에는 일반적으로 10^5/mL 이상 균량을 양성으로 하여 유의하게 여긴다. 소변배양검사를 위해 대상자는 회음부를 깨끗하게 하고 소변을 본 다음, 중간에 배뇨를 멈춘 후 다시 소변을 보면서, 멸균 용기에 검사물을 수집하는 멸균소변(중간소변)을 채취해야 한다.

(3) 대변검사

대변은 섬유소와 소화되지 않은 음식물, 세균, 물(70%)로 구성되어 있다. 그 외 상피세포, 소량의 지방, 유로빌린 형태의 담즙색소, 전해질 등이 포함되어 있다. 대변검사는 육안적 검사, 현미경검사, 기생충검사, 대변잠혈반응검사 등으로 나뉜다. 육안적 검사로서 대변 성상(stool condition)과 함께 기생충의 충체나 편절을 관찰할 수 있고, 현미경검사로는 지방변의 유·무, 백혈구의 존재, 기생충 충란, 아메바 등 원생동물의 영양형 및 포낭형의 유·무를 관찰할 수 있다. 또한 대변잠혈반응검사는 대변 중의 눈에 안 보이는 혈액을 검출해서 하부위장관계의 출혈성 질환 유·무를 밝혀내는 데 이용된다.

가. 대변 성상(Stool condition)

대변은 소화기관의 상태를 반영할 수 있으며 색깔, 냄새, 경도, 모양 등의 변화를 관찰함으로써 병적인 상태를 판별하는 데 유용하게 이용된다. 흑색변은 타르변이라고도 하며 상부 위장관(식도, 위, 십이지장) 등에서 출혈 시 산화되어 대변이 흑색을 띤다. 흑색변 발생 시 대변잠혈검사와 함께 일반 혈액검사에서 빈혈 유·무를 확인해야 하며 확진을 위해 상부위장관 내시경이 필요하다. 철분제를 복용하는 사람도 흑색변이 나오므로 대변검사 시 철분제 복용 여부를 확인해야 한다. 혈변은 대변에 피가 섞인 상태를 말한다. 하부위장간인 대장병변에서 발생하는 경우가 많지만 치핵에서도 나타난다. 육안으로도 혈변이 분명하다면 빈혈검사를 시행하고, 확진을 위해 대장내시경검사가 필요하다. 회색변은 담즙분비장애를 의미한다. 담도폐색, 담석증, 담낭암 등에서 회색변이 나타날 수 있으며, 췌장 염증 시 아밀라아제 분비장애에 의해 소화가 되지 않은 채 대변이 되기 때문에 백색을 나타내기도 한다. 원인 규명을 위해 복부 CT, 복부초음파검사를 비롯한 영상검사가 필요하다. 가느다란 변은 대장암, 직장암, 항문협착 등에서 나타나며 확진을 위해 대장내시경이 필요하다. 토끼똥 모양 변은 과민성 대장증후군을 비롯한 변비에서 나타나는 경우가 많다.

나. 대변잠혈반응검사(Fecal occult blood test)

대변잠혈반응검사는 위장관 출혈 유·무를 알기 위해 시행한다. 소량의 출혈인 경우 변에 혈액이 섞여 있어도 육안으로는 확인할 수 없다. 따라서 미량의 혈액을 검출하기 위해 시행하는 검사가 대변잠혈반응검사이다. 대변잠혈반응검사는 화학검사법과 면역검사법이 있는데 채취한 변에 시약을 첨가해 사람 유래 Hb(헤모글로빈)의 존재를 증명하고 출혈 유·무를 확인하는 면역검사법이 주로 이용된다. 면역검사법은 하부위장관 출혈 검출률이 높기 때문에 일반검진에서 실시하고 있으며 대장암 선별검사로 이용된다. 대장암 출혈의 경우는 혈액이 변 표면에 잘 부착하므로 변의 표면에서 검체를 채취해야 한다. 면역검사법에 의해 대변잠혈 양성이 나오면 하부위장관 출혈을 의심해 대장내시경이나 바륨관장검사를 시행한다. 대장에 출혈 부위가 없는 경우에는 상부위장관 내시경검사를 한다.

다. 기생충 충란검사(Fecal helminth egg test)

기생충 충란검사는 대변 중 기생충란 유·무를 확인하기 위한 검사이다. 대개 여행자 설사 감별을 위해 시행하며 아메바증, 람블편모충증(giardiasis)이 의심될 때 검사한다. 아메바증은 아시아 지역 여행 후 약 1개월 내 발생하는 경우가 많은데 자각증상이 거의 없는 경우부터 급성 복통을 나타내는 중증 예까지 다양하다. 람블편모충은 전 세계에 넓게 분포해 있는데 감염자는 열대·아열대를 중심으로 위생환경 불량 지역에 많다. 잠복기는 2~3주 정도이고 설사가 주증상인 경우가 많은데, 중증도는 다양하다.

(4) 검체 수집

소변, 혈액, 대변, 객담, 상처 배액물 같은 검체의 진단검사는 건강문제를 진단하는 데 중요한 정보를 제공할 뿐만 아니라 치료에 대한 반응 정도도 알려 준다. 정확한 검사 결과는 정확한 검사물을 채취하는 데 있으며, 이는 정확한 방법으로 적절한 용기에 적절한 시간에 수행하는 것이 중요하다. 간호사는 검체 수집과 관련하여 다음의 역할을 수행해야 한다.

- 검체를 수집하는 목적과 검체를 확보하는 절차를 설명한다.

표 1-8 검체 채취와 관련된 오류

1. 대상자 착오
2. 검체 표기 오류
3. 검체량 부족/잘못된 항응고제와 혈액 간 비율
4. 혼합 오류/응고 형성
5. 잘못된 채혈관/잘못된 항응고제
6. 용혈/지혈증
7. 혈액 농축
8. 빛 노출/극단적인 온도
9. 부적절한 시기에 채취된 검체/검사실로의 검체 운반 지연
10. 검체 처리 과정 중의 문제: 불완전한 원심분리, 부적절한 검체 보관

- 대상자에게 편안함과 사생활 보호, 안전을 제공한다.
- 검체를 얻기 위해 정확한 절차를 따르고 있는지 확인한다.
- 대상자가 검사 결과에 영향을 미칠 수 있는 약물을 투여하고 있는지 확인하며, 약물과 관련된 정보를 검사실과 공유한다.
- 검체를 즉시 검사실로 보내거나 권고된 온도로 보관한다.
- 비정상 검사 결과는 적시에 다른 의료진과 공유한다.

무엇보다 정확한 검사물을 채취하는 것이 가장 중요하며, 이를 위해 검체의 정확한 표기, 저장, 운반을 확인해야 한다. 검체 채취와 관련된 오류들은 표 1-8과 같다.

검사 결과는 여러 요소에 영향을 받는다. 검체 채취 전 변동 요인으로 일중 변동(diurnal variation), 운동, 자세, 식이, 흡연, 스트레스, 성별, 나이 등이 있다. 검사 전 대상자 준비에 있어서나 결과 해석에 있어서 이러한 변동 요인을 고려해야 한다(표 1-9).

가. 혈액 검체 수집

혈액검사는 병원의 임상병리검사실이나 병동에서 이루어진다. 혈액검사에는 주로 정맥혈이 검체로 필요하며, 말초정맥을 이용하여 정맥혈 검체를 수집한다. 채혈 방법에 따라 정맥천자, 동맥천자, 중심정맥접근 장치 이용이 있다.

표 1-9 검체 채취 전 변동 요인이 검사에 미치는 영향

검사 항목	영향
Cortisol	새벽 4~6시에 가장 높고 저녁 8~12시에 가장 낮음: 스트레스에 의해 증가
ACTH	밤에 낮음: 스트레스에 의해 증가
Plasma renin activity	밤에 낮음: 누워 있을 때보다 서 있을 때 높음
Aldosterone	밤에 낮음
Insulin	밤에 낮음
Growth hormone	저녁과 밤에 높음
Acid phosphatase	저녁과 밤에 높음
Thyroxine(T4)	운동 시 증가
Prolactin	새벽 4~8시, 저녁 8~10시에 높음: 스트레스에 의해 증가
Iron	아침에 높고 하루 종일 30%까지 감소
Calcium	누워 있으면 4% 감소

① 채혈 방법

a. 정맥천자

정맥천자는 needle/adapter를 포함한 진공채혈관을 이용하는 방법과 기존의 주사기를 사용하는 방법이 있다. 최근에는 needle/adapter system이 주사침 찔림 사고 위험이 적어 사용이 권장되나 혈관의 크기가 작은 대상자에서는 혈관 허탈(collapse)이 일어날 수 있으므로, 채혈 부위가 손등이나 발목인 경우 또는 어린아이인 경우에는 주사기나 나비바늘을 이용하는 것이 도움이 될 수 있다.

b. 동맥천자

동맥천자는 정맥천자보다 채혈 과정이 어렵고 혈압에 의해 혈종이 생길 가능성이 높다. 보통 노동맥, 위팔동맥, 대퇴동맥을 사용한다. 동맥천자는 주로 동맥혈가스분석(artery blood gas analysis)검사를 위해 시행한다. 동맥천자는 출혈, 신경의 손상 등 그 위험성이 높기 때문에 특별한 훈련을 받은 의료요원에 의해 이루어져야 한다.

c. 중심정맥 접근 장치

중심정맥 접근 장치를 통한 채혈 시에는 환자에게 주입되고 있는 수액의 영향을 받을 수 있으므로 각별한 주의가 필요하다. 또한 도관(catheter)에서 채혈을 할 때는 헤파린 등에 의한 오염을 방지하기 위해 최소한 2~5mL 이상의 혈액을 버린 후 채혈하여야 한다.

② 혈액 채취

a. 일반적 주의사항

- 항응고제가 필요한 용기에 검체 채취 시 항응고제와 혈액이 충분히 혼합되지 않으면 미세응괴가 생길 수 있다. 이는 혈소판 수, 백혈구 수 및 혈액응고검사에 오차를 초래할 수 있기 때문에 검체 용기를 약 10회 정도 부드럽게 위·아래로 혼합한다.
- 검체가 용혈되지 않도록 검체를 너무 많이 흔들거나 세게 흔들지 않도록 한다.
- 채혈 시 지혈대를 1분 이상 묶지 않는다. 장기간 지혈대 사용은 혈액 정체와 농축을 초래할 수 있다.
- 투석용 동정맥루가 있는 팔, 유방 절제술이나 액와림프절 절제를 한 쪽에서는 채혈하지 않는다.
- 만약 혈액 배양이 필요하다면 항생제 치료를 시행하기 전에 수집한다.
- 다음과 같은 검사는 식사에 따라 영향을 받으므로 공복 시에 검사하는 것이 필요하다.
  - 8시간 공복이 필요한 검사: Glucose, phosphorus, potassium
  - 12시간 공복이 필요한 검사: Triglyceride, phospholipid, LDL-cholesterol, HDL-cholesterol, total cholesterol 등
- 검사를 반복 시행하여 대상자를 추적관찰하는 경우에는 매일 일정한 시간에 채혈한다.
- 특정 채혈 시간이 필요한 검사
  - Creatinine clearance 검사: 24시간 소변 검체와 채뇨 중간의 말초혈액이 필요하다. 병실 환자의 경우 채

뇨 중간 시점의 말초혈액을 채취하는 것을 원칙으로 하고, 외래 환자의 경우는 부득이하게 마지막 채뇨 시간에 말초혈액을 채취한다.

– 치료적 약물 농도 측정을 위한 검체 채취 시기: 약물의 종류와 약물 농도를 측정하려는 목적에 따라 채혈해야 하는 시간이 달라질 수 있으므로, 이에 대한 검사 안내 지침서를 참조한다. 최고 혈중 농도(peak level)는 약물독성이 의심될 때 측정하고, 최저 혈중 농도(trough level)는 치료 농도의 유지 여부를 알고자 할 때 측정하는데, 일반적으로 다음 복용 직전에 측정하게 된다.

b. 채혈량

- 검사에 필요한 충분한 양의 혈액을 채취하는 것이 중요하다. CBC 검사는 2~3mL 정도 채취해야 한다. 혈액응고검사 시에는 항응고제와 혈액의 비율이 1:9가 되도록 채취해야 하는데, 일반적으로 검체 용기에 항응고제가 0.3mL 포함되므로 2.7mL를 채취한다. 일반화학검사는 검사 종목 수에 따라 다르지만 보통 5mL 이상 채취한다.
- 여러 검사를 동시에 의뢰하기 위해 채혈량이 많이 필요한 경우 주사기보다는 진공시험관을 이용하여 채혈하는 것이 충분한 양의 혈액을 얻는 데 용이하다. 항응고제가 포함된 진공시험관으로 채취할 경우 혈액이 더 이상 나오지 않을 때까지 채취하면 가장 적절한 채혈량이 된다.

c. 적절한 항응고제 용기의 선택

혈장의 경우 검사 종목에 따라 적절한 항응고제가 포함된 용기를 사용하여야 하며 응괴가 생기지 않도록 10회 이상 부드럽게 위·아래로 혼합해야 한다.

d. 용기 채혈 순서

진공채혈관을 이용할 경우 다음과 같은 순서로 채혈한다(표 1-10).

- 혈액배양용 용기(blood culture bottles) → Plain tube → Citrate tube → SST(serum separator tube) → PST(plasma separator tube) → Heparin tube → EDTA tube

표 1-10 진공시험관 홀더를 사용하는 경우 채혈 순서

순서	마개 색깔	시험관	첨가제	용도	혼합 횟수
1	파란색/노란색	Blood culture bottles	• 세균 배양액	Blood culture • 파란색: Aerobic • 노란색: Anaerobic	8~10
2	적색	Plain tube	• 없음	• Serum: Chemistry, serology, blood bank tests	0
3	파란색	Citrate tube	• Sodium citrate 또는 CTAD	• Plasma: Coagulation, platelet function test	3~4
4	주황색	SST(serum separator tube)	• Clot activator 및 gel	• Serum: Chemistry, serology, blood bank tests	5
5	녹색	PST(plasma separator tube)	• Lithium heparin 및 gel	• Plasma: Chemistry	8~10
6	녹색	Heparin tube	• Lithium heparin 또는 sodium heparin	• Plasma: Chemistry, ammonia, HLA	8~10
7	보라색	EDTA tube	• K_2 또는 liquid K_3 EDTA	• Whole blood: CBC, PBS	8~10

나. 소변 검체 수집

소변 채취는 소변검사 목적에 따라 올바른 방법을 적용하여야 한다. 물리적 성상과 화학적 검사를 위한 일반적인 소변검사는 대부분 아침 첫 소변의 중간뇨를 수집하고, 소변 내의 호르몬, 요당, 요단백, 전해질 및 특수한 물질 등에 대한 정량검사 시에는 소변을 24시간 수집하며, 소변 내 세균 배양검사 시에는 무균적으로 중간뇨를 수집한다. 간호사는 대상자가 적절하게 검사물을 수집할 수 있는지 그 능력을 사정해야 한다.

① 일반적인 소변검사를 위한 소변 채취 방법

일반적인 소변검사를 위한 소변 채취는 어느 때에 수집하여도 무방하지만 가장 좋은 것은 아침 첫 소변이다. 아침 첫 소변은 가장 농축된 상태이고 식이에 의해 영향을 덜 받기 때문에 이상 결과를 발견하는 데 용이하다. 정확한 소변검사를 위해서 세균 등의 오염이 적은 중간뇨를 채취한다. 깨끗한 용기에 소변을 받아야 하며, 이렇게 수집한 소변은 무균적으로 수집한 것은 아니기 때문에 배양검사에 사용할 수는 없다. 소변 구성물은 불안정하므로 소변 채취로부터 2시간 이내에 검사를 시행해야 하고, 부득이하게 검사가 지연될 경우는 소변 용기의 마개를 덮고 냉장 보관하여야 한다. 대상자는 소변검사를 위해 금식을 할 필요는 없다. 심한 운동은 미세혈뇨를 유발할 수 있으므로 격렬한 육체 활동은 피하도록 하고, 여성의 경우 생리 중이거나 질 분비물이 있을 경우 이것들이 소변 검체에 혼입되어 검사 결과에 혼동을 초래할 수 있으므로 검사 전 이에 대한 확인이 필요하며, 검사실에 소변 검체를 보낼 때 이에 대해 알려야 한다.

중간뇨 수집 방법

a. 소변 채취 시 처음에 나오는 30mL 가량의 소변은 흘려보낸다.
b. 이후 나오는 소변(중간뇨)을 병원에서 제공하는 용기에 약 30~50mL 정도 받는다. 용기가 외음에 닿지 않게 주의한다.
c. 채취 후 나머지 소변은 흘려보낸다.

② 정량 검사를 위한 소변 채취 방법

소변에서 하루 중 배설이 일정하지 않은 호르몬, 단백 및 전해질 등을 정량하고자 할 때는 12시간 또는 24시간 소변을 수집한다. 24시간 소변을 모으는 동안 소변 내 세균 증식을 억제하고, 소변 내 물질을 안정화시키며, 소변 내의 세포 성분을 고정시켜 장기간 보관이 가능하도록 하기 위해 소변 보존제를 사용한다. 소변 보존제는 측정하고자 하는 물질에 따라 염산이나 톨루엔 등의 화학보존제를 각각 사용한다. 소변 보존제는 24시간 소변 전용 용기와 함께 지급되며 피검자가 직접 동봉된 설명서에서 지시하는 대로 주의해서 24시간 소변 전용 용기에 넣어야 한다. 이미 24시간 소변 용기에 보존제가 담겨 있는 경우는 보존제가 피부에 닿지 않도록 주의하여야 한다.

24시간 소변검사에서 검사 결과에 오차가 생기는 가장 큰 원인은 검체 채취 및 보존이 지침대로 정확하게 이루어지지 않기 때문이다. 피검자가 정확하게 소변을 모으는 것이 매우 중요한데, 24시간 소변 수집 시 대변 볼 때 나오는 소변과 마지막 소변(다음 날 오전 7시)까지 잊지 말고 반드시 모아야 한다. 또한 보존제를 넣지 않거나 냉장 보관을 하지 않으면 측정할 물질이 파괴되어 검사 결과에 큰 오차가 생기기 때문에 24시간 소변 전용 용기에 지정된 보존제를 넣고 24시간 동안 냉장 보관하며 채뇨해야 한다.

24시간 소변 수집 방법
(예: 오전 7시부터 다음 날 오전 7시까지 24시간)

a. 정해진 채취 시작 시간(오전 7시)에 환자에게 소변을 보게 하여 이때 나온 소변은 버린다.
b. 그 이후부터 다음 날 오전 7시까지 나오는 모든 소변을 병원에서 지급한 24시간 소변 전용 용기에 모은다.

③ 소변 세균배양검사를 위한 소변 채취 방법

소변 내 박테리아를 확인하기 위해 가장 흔히 사용되는 방법은 무균적으로 중간뇨를 채취하는 것이다. 요도 입구에 묻어 있는 세균이나 오염물을 소독용액으로 닦아낸 후 무균적 중간뇨 10mL 정도를 병원에서 지급하는 무균 용기에 받는다. 무균적 중간뇨를 받을 수 없는 환자의 경우 도뇨관이나 치골상부 흡인법이 이용될 수 있다. 유치도뇨 카테터를 가지고 있는 경우 샘플 포트에서 가능한 한 신선한 소변을 채취하는데, 이때 샘플 포트를 알코올 솜 등으로 소독한 후 소변을 채취한다. 세균배양검사는 소변을 채취한 후 1~2시간 이내에 즉시 실시하여야 하며, 부득이하게 검사가 지연될 경우 소변 검체를 냉장 보관해야 한다. 소변 자체가 세균 등의 미생물이 자랄 수 있는 배지 역할을 하므로 실온에서 1~2시간 이상 보관된 소변 검체, 소변을 모으는 소변주머니에 정체된 소변은 배양검사에 이용될 수 없다.

무균적 중간뇨 수집 방법

a. 요도구를 클로르헥시딘이나 포비돈 소독용액으로 잘 닦아 낸다.
  - 남자는 요도구 부분을 안쪽에서 바깥쪽으로 둥글게 닦아 낸다.
  - 여자는 요도구 윗부분에서 아랫부분으로 닦아 낸다.

b. 소변 채취 시 처음에 나오는 30mL 가량의 소변은 흘려보낸다.

c. 이후 나오는 소변(중간뇨) 10mL 정도를 병원에서 지급하는 무균용기에 받는다. 용기가 외음에 닿지 않게 주의한다.

d. 채취 후 나머지 소변은 흘려보낸다.

다. 대변 검체 수집

대변은 깨끗하고 물기가 없는 용기에 수집하는데, 대개는 병원이나 검진기관에서 제공하는 검은색 대변용기를 사용한다. 대변 채취 시 소변이 섞이지 않게 채취해야 하며, 채취 부위는 농, 혈액, 점액이 많은 부위를 택하여 강낭콩 크기 정도(약 5g)로 채취한다. 검사가 지체될 경우 수집된 검체는 차고 서늘한 곳 혹은 4℃ 냉장 보관을 한다.

3) 진단영상검사

(1) 진단검사 과정

진단검사 과정은 검사 전·중·후로 구분된다. 간호사는 검사 준비에서부터 즉각적인 의학적 중재가 필요한지 결정하기 위해 검사 결과를 해석하는 전 과정에서 일차적인 역할을 수행해야 한다.

가. 검사 전

검사 전 단계에서 가장 중요한 간호는 대상자 준비이다. 대상자의 진단검사가 계획되었다면 대상자의 신체상태, 감각능력, 정신상태 및 기능적 상태뿐만 아니라 심리적, 사회적, 문화적, 영적 측면까지 포함하는 통합적인 사정이 이루어져야 한다. 통합적인 사정을 통해 간호사는 의사소통 방법과 교육전략을 선택할 수 있다. 또한 대상자의 검사 수행과 관련된 제한들은 성공적인 진단검사 수행에 영향을 미친다. 예를 들어, 심맥관계 혹은 호흡기계 장애들은 대상자에게 요구되는 자세 변화를 지속시키는 데 심각한 제한을 초래한다. 감각적인 제한(예: 청각 또는 언어 손상)이나 정신적인 손상은 검사를 이해하고 수행하는 대상자의 능력을 방해할 수 있다. 대상자가 검사에 동의하기 전에 간호사는 대상자가 검사의 목적과 절차에 대해 이해하는지 확인해야 한다.

간호사는 특정 검사에 필요한 장비와 물품, 수집할 검체의 종류와 수집 방법, 검사 전 필요사항이나 제한 사항, 금식 여부와 금식이 필요한 시간, 검사 전 약물 준비 여부와 소요 시간, 수액 제한의 필요성, 동의서 필요성 등 대상자의 준비 및 관련 간호를 위한 지침을 숙지하고, 이에 대해 대상자와 그 가족에게 충분히 설명해야 한다. 또한 제공된 간호에 대해 대상자의 반응과 제공한 자료에 대해 기록해야 한다.

나. 검사 중

검사 중 단계에서는 특정 진단의학검사를 수행하거나 보조하고, 검체를 수집하는 것이 초점이 된다. 간호사는 검사 중 표준주의와 무균법을 적절하게 활용하며, 검사의 유형 및 대상자의 상태에 따라 적절한 체위를 유지하도록 돕는다. 검사 동안 간호사는 대상자를 모니터링하고, 정서적이며 신체적인 지지를 제공한다. 정확한 검사물을 획득하는 것이 가장 중요한데, 이를 위해 검체의 정확한 표기, 저장, 운반을 확인해야 한다.

다. 검사 후

검사 후 단계에서는 검사 후 대상자 간호가 중요하다. 간호사는 검사 후 대상자가 안정을 취하도록 하며 대상자의 상태를 확인하기 위해 활력징후를 측정하고, 필요시 통증, 출혈 유·무를 사정한다. 또한 조영제 배출을 위해 수분섭취를 격려하는 등 검사와 관련된 적절한 간호중재를 수행하고 검사 후 간호에 대해 대상자와 보호자를 교육한다. 또한 수집된 검체를 관리하고, 간호기록을 실시하며 검사 결과를 다른 의료인들과 공유한다.

(2) 종류별 진단검사

진단영상검사는 방사선, 핵자기공명, 초음파, 방사성동위원소 등에 의해서 생기는 영상을 이용하며, 대표적인 검사로는 X선검사, 자기공명영상(MRI)검사, 핵의학검사, 초음파검사 등이 있다. 최근에는 검사를 통한 진단뿐만 아니라 중재적 시술(intervention)을 통해 치료를 겸하기도 한다.

가. X선검사

X선은 조직을 관통할 수 있기 때문에 이 검사는 인체구조의 윤곽을 제시한다. X선 필름은 흑백사진의 음화필름과 같이 X선이 필름에 도달하면 브롬화은과 요오드화은에서 은 원자를 형성하여 X선이 많이 도달한 곳은 검고 X선이 덜 도달한 곳은 희게 보인다. X선 사진에서 검게 보이는 부분은 '방사선투과성이 있다(radiolucent)' 또는 '음영이 감소되었다(decreased density)'고 하며, 희게 보이는 부분은 '방사선비투과성이다(radio-opaque)' 또는 '음영이 증가되었다(increased density)'고 한다. X선은 물질을 통과하면서 점차 흡수되어 방사선량이 감쇄(attenuation)하는데, 그 물질의 밀도, 원자번호, 그람당 전자수의 세 가지 요소와 비례하여 감쇄가 증가한다. 이 중 가장 중요한 인자는 밀도이며, 이는 X선 영상에서 희거나 검게 보이는 가장 기본적인 원인이 된다. 인체 내의 공기, 지방, 물, 뼈의 밀도는 각각 0.00129, 0.91, 1.00, 1.85g/cm^{3}순이며 공기, 지방, 물, 뼈로 가면서 점점 X선 감쇄가 증가하여 적은 양의 X선이 필름에 도달하게 된다. 따라서 X선 필름상에 지방, 물, 뼈의 순서로 점차 희게 보인다(그림 1-1). 즉, 방사선투과가 안 되는 밀도가 높은 물질은 희게 나타나고, 투과가 잘되는 물질은 그 정도에 따라 회색이나 검은색으로 나타난다. 예를 들면, 폐는 공기로 채워져 있기 때문에 검은색 음영이 된다. 심장과 같은 장기는 대부분 물로 구성되어 있으므로 폐보다 밝은 액체 음영으로 나타나고 뼈는 칼슘으로 구성되어서 밀도가 높아 X선 필름상에 흰색으로 보인다. 방사선 영상에서는 밀도에 따른 음영 형태뿐만 아니라 모양(form and shape)에서 합리적이고 유용한 추론을 이끌어 내야 한다. X선 필름 위의 영상들은 2차원이므로 다양한 관점이 필요할 경우 전후(antero-posterior; AP: 앞에서 등 뒤로 보는 상), 후전(postero-anterior; PA: 등 뒤에서 앞쪽으로 보는 상), 측면(lateral: 옆), 사선(OB: 각으로 보는 상) 등을 찍는다.

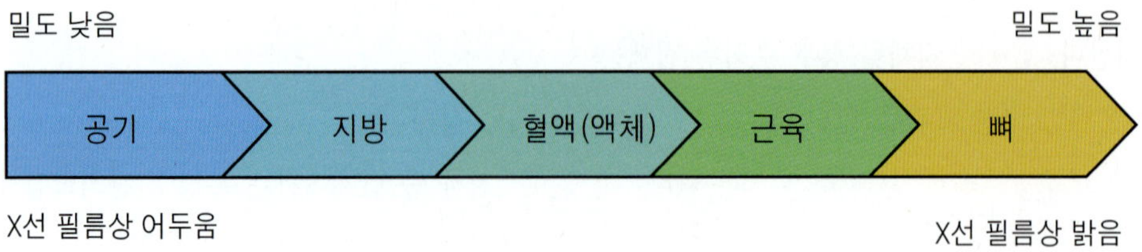

그림 1-1. 조직에 따른 X선 음영.

① X선검사 종류

X선검사의 종류는 단순 촬영과 조영제를 사용하는 X선 대조 촬영, 컴퓨터단층촬영(CT)으로 크게 나눌 수 있다. 단순 촬영에는 단순 흉부 촬영, 단순 복부 촬영, 단순 골격 촬영, 단순 부비동 촬영, 단순 경부 연조직(neck soft tissue) 촬영, 유방 촬영 등이 있다. 단순 흉부 촬영은 가장 빈번하게 행해지는 방사선검사 중 하나이며, 폐와 심장 계통에 관해 많은 정보를 제공해 준다. 단순 복부 촬영은 비정상적으로 가스가 찬다거나 종양, 폐색, 장협착 등 비정상 징후를 확인할 수 있다. 단순 골격 촬영은 골절이 의심될 때 주로 시행한다.

X선 대조 촬영은 바륨과 같은 방사선불투과성 물질을 투여하여 검사하고자 하는 기관의 구조나 조직을 더욱 잘 볼 수 있도록 하는 검사로 혈관 조영술, 소화관 조영술(상부위장관 촬영, 하부위장관 촬영 등), 요로 조영술, 자궁난관 조영술 등이 있다.

컴퓨터단층촬영(CT)은 단순 X선검사보다 뼈와 연부조직의 대조도가 뛰어나며 3차원 영상에 의해 해부학적으로 진단이 용이하다. 뇌, 흉부, 복부, 척추, 골반을 확인하는 데 많이 이용된다.

② 검사 전 간호

X선검사 전 대상자에게 최근 X선검사에 관해 사정하고, 요오드 염료에 대한 알레르기를 평가한다. 요오드 염료에 대한 알레르기반응은 경미한 홍조, 가려움증과 담마진에서부터 중증의 생명을 위협하는 아나필락시스(호흡부전, 혈압하강, 쇼크 등)까지 다양하다. 가임기 여성이나 임신부의 경우 태아 손상의 위험이 있기 때문에 X선검사를 해서는 안 된다. X선검사와 다른 검사를 동시에 시행하는 경우 잘 연계하여 계획을 잡아야 한다. 예를 들면, 조영제가 필요하지 않는 X선검사는 조영제를 필요로 하는 검사보다 먼저 시행해야 하고, 바륨을 사용하는 X선검사는 초음파검사 후에 계획을 잡아야 한다. 또한 식이 제한(금식), 장 준비, 검사 동의가 필요한지 확인해야 하며, 검사 시야를 가릴 수 있기 때문에 X선 촬영 전에 방사선불투과성 물질인 목걸이와 시계, 벨트 같은 금속물품은 제거하도록 한다. 인공심박동기나 인공관절 등은 X선 비고란에 기록해 둔다.

③ 검사 후 간호

검사 후 간호는 X선검사 유형에 따라 결정된다. 대부분은 X선검사 후 특별한 간호가 필요 없지만, 조영제를 사용한 침습적 X선검사는 잠재적 합병증을 예방하기 위해 포괄적인 간호가 필요하다. 검사 시 조영제를 사용했을 경우 조영제에 대한 지연된 반응(호흡곤란, 발진, 빈맥, 구진 등)을 평가해야 하는데, 이는 검사 후 보통 2~6시간 내에 발생하며, 항히스타민제나 스테로이드로 치료한다.

a. 단순 흉부 촬영

단순 흉부 촬영은 호흡기질환 진단을 위한 기본적인 검사방법일 뿐만 아니라 심질환과 종격질환 진단에도 유용한 정보를 제공해 준다. 신체검사의 기본 항목 중 하나로 수행되며, 대부분의 수술 전에 시행된다. 또한 기침, 혈액이 섞인 객담, 흉통, 흉부 외상, 감염, 가쁜 호흡 등의 흉부 증상이 있는 경우에 시행되며, 보통 처음에는 정면상(후전, PA)과 측면상(lateral, 옆)의 두 방향에서 촬영하고, 필요에 따라서 사위 촬영(OB), 폐첨 촬영, 단층촬영 등을 추가해 실시한다. 이상 음영을 보이는 경우에는 이상 음영의 크기, 퍼진 형태, 부위 등을 좌우대칭으로 주의 깊게 관찰하여 적절한 호흡기 진단을 내린다.

• 절차

약 5~10분 이내로 소요되며 대상자의 불편감은 없다.

① 상의를 속옷까지 탈의하고 검사용 가운으로 갈아입는다. 서 있는 자세나, 앉거나 누워서 촬영할 수도 있다.

② 촬영기에 흉부를 밀착시키고 촬영하는 동안 호흡을 참도록 한다.

③ 보통 1~2장을 촬영하며 전면과 측면을 촬영하게 된다.

④ 촬영이 끝나면 다시 옷을 갈아입고 방사선이 투과되지

않는 물체가 촬영되지 않았는지 확인하여 재촬영이 필요한 경우 반복한다.

• 검사 전 간호

- 검사 전 특별한 준비 사항은 없으며 대상자(혹은 보호자)에게 검사 절차를 설명한다.
- 이동이 불편한 대상자의 경우 침대나 촬영기로의 이동을 도와준다.
- 임신한 여성의 경우는 시행하지 않으나 꼭 필요한 경우 자궁 부위를 납치마나 방사선 보호대로 방사선투과를 차단시키고 촬영하도록 한다.
- 검사 전 몸에 지니고 있는 X선이 투과되지 않는 물질 및 귀금속류는 모두 제거하도록 한다.

• 검사 후 간호

특별한 주의사항은 없다.

b. 상부위장관 촬영(Upper gastrointestinal series)

상부위장관 촬영은 조영제(바륨)와 발포제(공기, vesicant)를 따로 마신 후 생기는 흑백의 농염 차이를 이용하여 궤양, 용종, 열공성 탈장, 움직임에 문제가 있는지를 확인한다.

• 적응증

- 대변잠혈반응이 양성인 경우
- 복통, 복부위화감, 오심, 구토 등이 있는 경우
- 식욕 부진, 체중 감소, 빈혈 등

• 금기

- 체위 변환이 불가능한 경우
- 장폐색, 궤양천공, 복막자극 증상을 보이는 급성 복통, 식도파열, 식도기관지루
- 토혈 병력(토혈이 지속적으로 늘어나는 경우는 상부 위장관 X선 촬영이 아닌 상부소화관 내시경검사를 해야 한다.)

• 절차

약 30분 정도 소요된다.

① 대상자에게 45mL의 조영제를 마시도록 한다.
② 조영제가 상부위장관계를 충분히 채우도록 하기 위해 앙와위, 복와위, 측위 등 체위 변경을 한다.

• 검사 전 간호

- 검사 전날 가볍게 먹고, 21시 이후는 금식한다.
- 검사 전에 화장실을 다녀온다.
- 검사 5~10분 전에 항콜린제를 근육주사 한다.

• 검사 후 간호

- 완화제를 투여하고 수분을 많이 섭취하도록 한다.
- 활력징후가 불안정한 대상자, 상부 위장관 천공이 의심되는 대상자에게는 검사 중 관찰이 필요하다.
- 검사 후 잠재적 합병증으로는 대장과 소장에 농축된 바륨으로 인한 변비나 장폐색이 있다. 조영제로 바륨을 사용한 경우에는 수분 흡수로 인해 바륨이 굳어져 분변매복을 일으킬 수 있기 때문에 하제를 사용해야 한다.
- 대상자에게 대변이 정상적인 색깔로 돌아오기까지는 하루 반이 걸린다는 것을 설명한다.

c. 컴퓨터단층촬영(Computed Tomography; CT)

컴퓨터단층촬영은 대상자를 중심으로 360° 회전하는 X선 관구(tube)에서 가느다란 빔 형태의 X선을 대상자에게 투과시켜 대응하는 검출기(detector)로 X선 흡수량을 측정하고, 컴퓨터로 이 수치를 계산하여 영상으로 재구축하는 것이다. 고식적 CT에서는 1슬라이드마다 측정하여 각각의 슬라이드 영상을 따로 얻는 데 반해, 나선식 CT(spiral 또는 helical CT)는 나선형으로 연속해 측정함으로써 보다 빠르게 영상정보를 얻을 수 있어 3D 영상 재구축이 용이하다. 특히 숨을 한번 참고 여러 단면의 촬영이 이뤄질 수 있기 때문에 고식적 CT에서 대상자가 숨을 참을 때마다 달라지는 장기의 위치 때문에 생길 수 있는 오등록 인공물(misregistration artifact)이 감소한다. CT는 병변의 질적 진단에 한계가 있기 때문에 조영제를 투여하여 촬영함으로써 혈류가 풍부한 부위를 강조하는 등의 방법으로 진단 정밀도를 높인다.

• 적응증

- 장기의 염증, 궤양, 혈종, 천공, 암 등의 비정상 유·무를 알아보기 위해 시행
- X선상에서 볼 수 없었던 부조직(혈액, 뇌척수액, 회질, 백질, 종양 등)의 병변을 확인
- 질병 진행이나 치유과정 등 경과를 관찰하기 위해 시행

• 임상적 응용

- 뇌 CT: 두개내 신생물, 대뇌경색, 뇌실 위치 이상, 뇌실 크기 증대, 피질의 위축, 뇌동맥류, 뇌정맥류, 두개내 출혈과 혈종 및 동정맥 기형, 염증 등
- 흉부 CT: 종양, 결절, 낭포, 늑막삼출, 비후된 림프절 등
- 복부 CT: 종양, 낭종, 폐색, 결석, 기형, 염증, 복수, 간경화증, 췌장. 특히 췌장의 검사에 유용한데, 그 이유는 췌장이 복막에서 떨어져 있으며 다른 복부기관들에 감추어져 있기 때문이다.
- 척추 CT: 디스크(추간판탈출증), 척추분리증, 척추암, 척수암 등
- 골반 CT: 무혈성 괴사, 자궁암, 난소암, 방광암, 직장암 등

• 검사 전 간호

- 대상자와 가족에게 검사 과정을 설명하고 동의서를 받는다.
- 복부 CT 시에는 반드시 검사 시간 4~6시간 전부터 금식한다.
- 검사 전 목걸이, 귀걸이, 금속단추, 가발, 머리핀 등은 제거한다.
- 대상자에게 요오드나 다른 조영제에 대한 알레르기 여부를 확인한다.

• 절차

검사 소요 시간은 약 20~30분 정도이다. 촬영 동안 대상자는 똑바로 누운 자세를 하고 촬영될 신체 부위가 촬영기의 도넛 모양 고리 위에 위치하도록 한다. 검사 중 기계에서 나는 금속음을 들을 수도 있으며, 밀실 공포증을 호소할 수도 있으나, 촬영 동안 방사선사와 대화할 수 있다. 검사 동안 움직이면 사진이 흐리게 나오므로 움직이지 않아야 하며, 어린 아동이나 검사 중 부동성을 유지할 수 없는 환자라면 필요에 따라 검사 전에 진정제를 투여할 수 있다. 진정제가 필요하다면 대상자에게 다음 사항을 지키도록 한다. (1) 검사 당일 술이나 카페인을 금하고, (2) 검사 2시간 전부터 식사를 금하고, (3) 검사 후 대상자를 집으로 데리고 갈 다른 사람을 데려오도록 하고, (4) 최소 12시간 동안은 운전을 금한다.

검사의 목적에 따라 다음과 같이 검사 방법이 다양해진다.

- 뇌 컴퓨터단층촬영: 일반적으로 2번 시행한다. 첫 번째는 조영제 없이 검사하고 두 번째는 똑같은 위치에 혈관 조영제를 주입하면서 검사한다. 머리핀, 클립, 가발 등은 뇌사진을 방해할 수 있으므로 검사 전에 제거한다. 검사 중 머리를 움직이지 않도록 하고 말을 하거나 한숨을 쉬지 않도록 한다.
- 흉부 컴퓨터단층촬영: 혈관 조영제를 정맥주사 하면서 동시에 컴퓨터 촬영이 이루어진다. 흉부검사 또한 정확한 검사를 위하여 검사 중에 마이크를 통해 나오는 검사실 직원의 지시에 따라 호흡조절을 잘해야 한다.
- 복부 컴퓨터단층촬영: 검상돌기에서 치골까지 검사한다. 혈관 조영제만을 사용하는 경우와 위장관 조영제와 혈관 조영제를 함께 사용하는 경우가 있다. 위장관 조영제를 사용하는 경우는 위장관 조영제를 대략 500~900cc 정도 마시고 검사를 시작한다. 하복부(항문, 난소, 전립선 등)의 이상을 촬영할 때에는 항문으로 공기를 주입하므로 불편감이 있을 수 있다. 상·하복부 검사를 할 때에는 정

확한 검사를 위하여 검사 중에 마이크를 통해 나오는 검사실 직원의 지시에 따라 호흡조절을 한다.
- 척추 조영 컴퓨터촬영: 척추에 조영제를 주입 후 조영제의 고른 흡수 및 확산을 위하여 최소한 1~2시간 긴 의자나 침대에 똑바로 누워서 기다린 후 촬영을 한다.

• 검사 후 간호
- 대상자에서 조영제에 대한 이상반응이 있는지 사정한다.
- 주사 부위에 혈종이 생기지 않았는지 조영제가 투여된 부위의 말초혈류의 박동을 사정한다.
- 다른 진단검사가 계획되지 않았다면 대상자가 정상적인 활동을 하도록 한다.
- 대상자에게 조영제로 인해서 소변량이 많아질 수 있음을 설명한다.
- 조영제를 빨리 배설시키고 간세포 독소로 인한 손상을 방지하기 위해서 충분한 수분을 섭취하도록 한다.

d. 혈관 조영술(Angiography)

혈관 조영술은 조영제 주사 후 X선 촬영을 이용하여 혈관 구조와 기능의 이상 및 혈류를 사정하는 방사선적 기술이다. 혈관 조영술검사를 하는 가장 흔한 이유는 혈관의 협착 및 폐쇄이다. 모든 혈관을 조영술로 볼 수 있지만 주로 신장, 부신, 뇌와 복부 혈관이 촬영되며, 관상동맥 조영술은 심도자법(cardiac catheterization)으로 시행한다. 신혈관 조영술은 혈역학적 상태, 비정상적인 혈관, 과다혈관성 신장암, 혈관성 신낭종을 구별하기 위해 시행하며, 부신혈관 조영술은 부신과 부신의 동맥체계를 보기 위해 시행한다. 뇌혈관 조영술은 경동맥이나 추골동맥의 촬영을 통해 동맥류, 폐색, 협착, 동정맥 기형 등의 뇌순환이상을 확인하기 위해 시행한다. 하지혈관 조영술은 복부대동맥과 하지동맥의 폐색 부위를 확인하기 위해 시행한다. 혈관 조영술은 주로 대퇴동맥이나 상완동맥을 통하여 검사하므로 이 부위를 소독한 후 국소마취를 시행한다. 국소마취 후 피부를 2~3mm 절개한 뒤 상지나 하지 혈관을 통해 삽입된 가늘고 긴 카테터를 통해 조영제를 주입함으로써 X선 영상을 얻는다. 이때 투시 영상을 보면서 카테터를 조작하기 때문에 검사하고자 하는 혈관에 카테터를 위치시킬 수 있다. 조영제 주입 시 대상자는 약간의 통증과 작열감을 느낄 수 있지만 그 정도는 심하지 않고 수초 후에 해소된다. 검사는 보통 1시간 정도 소요된다.

• 금기
- 해산물이나 요오드 염료에 알레르기가 있는 환자
- 협조가 불가능한 환자
- 임신, 신장애, 출혈 경향, 탈수 환자

• 검사 전 간호
- 혈관 조영술검사 과정에 대해 대상자가 이해할 수 있도록 설명하고 사전 동의를 받는다.
- 요오드와 같은 조영제에 대한 알레르기반응이 있는지 확인하고 기록한다.
- 염료가 주입될 때 온몸이 타는 듯한 작열감이 느껴질 것임을 대상자에게 알려준다.
- 혈관 조영술을 실시하기 전 6~8시간 동안 금식한다.
- 계획된 천자 부위를 면도한다.
- 항응고제, 혈전용해제, 비스테로이드성 소염제 등의 복용 여부를 확인한다. 이러한 약물들은 검사 1주일 전에 중단하여야 한다.
- 요오드 염료가 삼투성 이뇨 작용이 있기 때문에 검사 전에 배뇨하도록 교육한다.
- 검사 후 말초맥박을 사정하기 위해 검사 전에 펜으로 말초맥박 부위를 표시한다.

• 검사 후 간호
- 천자 부위에 출혈이나 혈종 징후가 있는지 자주 사정한다.
- 카테터 삽입 부위 아래쪽의 말초맥박을 사정한다.
- 시술 후 8시간은 검사 부위에 모래주머니를 올린 상태로 침대에 똑바로 누워 있도록 한다.

- 검사하지 않은 쪽 사지의 색깔과 온도를 비교하고 기록한다.
- 염료의 이뇨작용으로 인한 탈수를 막기 위해 수분섭취를 격려한다.
- 천자 부위에 약간의 불편감이 있는 경우 경한 진통제를 투여할 수 있으며, 지속적으로 심한 통증이 있다면 의사에게 보고한다.
- 혈관 조영술의 부작용으로는 천자 부위가 멍이 들거나 붓는 경우가 있으나 수일에서 수 주 내에 자연치유가 됨을 알려 준다.

나. 자기공명영상(Magnetic Resonance Imaging; MRI)검사

자기공명영상(Magnetic Resonance Imaging: MRI)은 강력한 자기장과 영상을 형성하기 위한 무선 주파수 박동을 이용한 비침습적인 영상검사로 컴퓨터단층촬영(CT)과 달리 방사선을 사용하지 않는다는 장점이 있다. 또한, 자기공명영상검사는 컴퓨터단층촬영에 비해 연부조직(soft tissue)의 음영대조(contrast)가 훨씬 뛰어나고 횡단면촬영만이 가능한 컴퓨터단층촬영과는 달리 관상면과 시상면 등 원하는 어떤 단면의 영상이라도 얻을 수 있다는 장점이 있기 때문에 이를 통하여 인체의 해부·병리 형태 변화를 3차원적으로 영상화하여 신경계, 근골격계, 심혈관계 질환의 진단에 있어서 정확한 병소의 위치 파악뿐만 아니라 수술 방법의 결정 및 치료계획의 수립에 이르기까지 매우 유용하게 사용된다. 조영제를 투여하지 않아도 림프절과 혈관이 쉽게 구별되지만 대상자의 질병과 검사를 받을 신체 부위를 고려해서 이미지를 더 확실하게 보고자 할 때 조영제를 사용할 수도 있다. 검사 소요 시간은 60분~1시간 30분 정도이다. 대상자는 좁은 테이블에 반듯하게 누운 상태로 검사를 받게 되는데, 스캐너에서 기계 돌아가는 시끄러운 소음이 나기 때문에 귀마개나 이어폰을 착용해야 하며, 검사 동안 밀실 공포증을 느낄 수 있기 때문에 대상자에게 검사하는 동안 검사자와 의사소통할 수 있음을 알려 주어야 한다. 자기공명영상은 음영 이미지가 컴퓨터단층촬영과 반대로 나오게 된다. 즉, 뼈는 컴퓨터단층촬영에서는 흰색인 데 반해 자기공명영상에서는 검은색으로 나타난다.

• 금기
- 인공심박동기나 금속성 삽입물이 있는 환자
- 임신한 여성
- 심한 비만 환자
- 폐쇄 공포증 환자

• 검사 전 간호
- 대상자와 가족에게 자기공명영상검사의 목적, 검사 과정에 대해서 설명 후 동의서를 받는다.
- 검사하는 동안 대상자가 듣고 느끼게 될 소리나 감각을 설명한다.
- 검사 전 모든 금속성 장신구를 제거한다.
- 인공관절, 인공심박동기, 동맥류 클립 등의 인공보철물이 있다면 촬영 결과에 영향을 주기 때문에 반드시 검사실 담당자에게 알려야 한다.
- 복부 또는 골반 부위의 자기공명영상 시에는 검사 전 6시간 동안은 금식해야 한다.
- 복부 또는 골반 부위의 검사가 아니라면 평상시대로 식사를 해도 된다.
- 대상자에게 60~90분 동안 움직이지 않고 누워 있어야 함을 설명한다. 움직이지 않는 것을 견딜 수 없거나 안절부절못하는 대상자는 검사 전에 진정제를 투여할 수도 있다.
- 만약 조영제의 사용이 계획되었다면 조영제 알러지 유·무에 대해 확인하고 기록한다.

• 검사 후 간호
- 대상자가 다른 진단검사가 계획되지 않았다면, 정상적인 활동을 하도록 한다.
- MRI 검사를 위해 사용되었던 조영제로 인해서 소변량이

많아질 수 있음을 설명한다.

- 조영제에 대한 과민반응(오심/구토, 피부발진, 소양감, 호흡곤란, 흉통)이 있는 경우 의사에게 알린다.

다. 내시경검사

내시경은 광선이 달린 유연한 기구를 이용하여 위, 결장, 관절, 기관지, 요로계 및 담도와 같은 인체의 내부 구조를 직접 보는 것이다. 이는 검사자가 직접 출혈되는 원인이나 표면의 상처를 확인할 수 있고, 치료의 정도를 결정할 수 있기 때문에 방사선검사보다 더 정확하다. 또한, 내시경검사는 병변의 직접 관찰 외에도 생검조직의 채취와 폴립 절제술, 내시경 점막 절제술, 출혈성 궤양의 전기응고 등의 치료를 할 수 있다.

관절 부위는 관절경을 사용하는데, 관절경은 큰 절개 없이 다양한 관절을 검사하도록 만들어진 가는 섬유성 기구이다. 관절경검사를 통해 관절연골의 비정상 사정, 생검 조직 채취뿐만 아니라 비정상 연골을 깎을 수도 있다. 위장관 내시경검사는 상부위장관 내시경과 하부위장관 내시경이 있다. 상부위장관 내시경은 식도 내시경과 식도위 내시경이 있는데, 급성 또는 만성의 출혈, 심각한 빈혈, 식도의 손상, 연하곤란, 흉골 하부의 통증, 상복부 불편감 등을 사정하기 위해서 이용된다. 하부위장관 내시경은 결장 내시경과 대장 내시경이 있다.

• 검사 전 간호

- 내시경검사를 위한 준비는 검사하고자 하는 인체기관에 따라 다양하다. 위검사 시 내시경이 식도를 통해 위로 통과해야 하기 때문에 대상자의 오심, 구토, 흡인을 막기 위해 검사 전 8~12시간 동안 금식이 필요하다, 결장경검사 시 내시경은 직장을 통해 결장 내로 통과해야 하므로 장은 깨끗해야 하고 장을 볼 수 있도록 대변물질이 없어야 한다. 슬관절에 시행하는 관절경검사는 보통 전신마취하에 시행하므로 정규적인 수술 전 간호가 필요하다.
- 바륨검사 전에 내시경검사를 계획한다.
- 내시경검사를 위한 동의서를 받는다.
- 결장 내시경검사 시 장관강의 개존을 유지하여 장을 잘 볼 수 있도록 검사 동안 장내에 공기를 주입하는데, 이로 인해 때때로 가스통이 유발될 수 있음을 알려 준다.

• 검사 후 간호

- 검사 후 특별한 중재는 시행한 내시경검사의 유형에 따라 결정된다. 모든 검사는 천공과 출혈의 잠재적 합병증을 가지고 있으므로 이에 대해 사정한다.
- 대부분의 검사는 진정제를 투여하기 때문에 진정제 효과가 사라질 때까지 최소 12시간 정도는 운전을 금하는 등의 안전 수칙을 지키도록 한다.
- 결장경검사의 경우 대상자가 직장 불편감을 호소할 수 있는데, 따뜻한 통목욕은 불편감을 완화시킴을 알려 준다.
- 상부위장관계 내시경 시행 후 2시간 동안 금식을 하도록 한다. 연하, 구개, 기침반사가 돌아올 때까지 구강으로 수분이나 액체 섭취를 허용하지 않는다.

라. 초음파검사(Ultrasound examination, Ultrasonography, Sonography)

초음파검사는 연조직을 확인하기 위해서 고주파 음파를 이용한다. 고주파의 음파를 몸속에 쏘아 준 후 장기와 경계면에서 반향되어 음향 변환기(transducer)로 되돌아오는 음파를 기록하여 신체의 절편 영상을 만든다. 초음파검사는 대상자의 몸을 얇은 단면으로 자른 형태의 2차원 초음파 영상을 실시간으로 얻기 때문에 장기의 구조뿐 아니라 움직임까지도 관찰할 수 있으며, 혈관 내부의 혈류도 측정할 수 있다. 혈류를 측정하는 초음파검사를 도플러 초음파검사(Doppler ultrasonography)라고 하며 도플러 초음파검사는 복강, 팔, 다리, 목의 중요 동맥과 정맥의 혈류량을 측정할 수 있고, 협착 정도를 평가할 수 있다. 도플러 초음파검사에는 혈류의 방향에 따라 색을 정하고, 혈류의 속도에 따라 그 밝기를 정하는 색조 도플러 초음파검사(color Doppler ultrasonography), 혈류 방향을 알 수 없지만 색조 도플러 검사보다 더 민감하게 혈류를 볼 수 있는 출력 도플러 초음파검사(power Doppler ultrasonography), 혈류 속도를 그래프로 측정한 후 수치화하여 평가하는 분음 도플러 초음파검사(spectral Doppler ultrasonography)가 있다(그림 1-2). 최근에는 초음파 기술이 발전되어 3차원으로 몸속의 장기나 태아를 보여 주는 3차원 초음파검사(3D ultrasonography)가 널리 행해지고 있으며, 3차원 영상의 움직임까지 표현되는 4차원 초음파검사(4D ultrasonography)도 이용되고 있다(그림 1-3).

초음파검사는 간, 담낭, 췌장, 비장, 신장 등의 상복부 장기와 방광, 자궁, 난소, 전립선 등의 골반강 장기 외에도 갑상선, 유방, 음낭, 근골격계, 심장 등 다양한 인체 장기를 사정하는 데 이용된다. 초음파검사는 일반적으로 산전 태아검사 시 가장 많이 이용되며, 통증이나 염증이 있을 때 원인을 찾기 위해, 증상이 없는 대상자에서 종양을 조기에 진단하기 위해 시행한다. 또한 조직검사 시에도 이용되는데 초음파 영상을 실시간으로 보면서 조직검사를 하면 안전하고 쉽게 시행할 수 있다. 초음파검사의 장점으로는 (1) 주사나 절개 등이 필요 없는 비침습적인 검사이고, 대부분 무통검사이다. (2) 방사선을 사용하지 않아 생물학적 손상을 주지 않기 때문에 임산부와 태아의 검사에도 안전하며, 검사를 여러 번 반복 시행할 수 있다. (3) 컴퓨터단층촬영(CT)이나 자기공명영상(MRI) 검사보다 일반적으로 비용이 저렴하다. (4) 중증 환자를 검사해야 할 경우 장비를 가지고 가서 검사할 수 있다. 하지만, 초음파는 공기와 뼈를 전혀 투과하지를 못하므로 공기가 차 있는 위장관을 검사하기에 부적절한 경우가 많고 뼈 속을 평가할 수 없다. 이와 같은 장기들은 X선검사나 MRI가 초음파검사보다 유용한 검사라고 볼 수 있다. 또한 비만이 심한 경우에는 초음파가 지방층을 잘 투과하지 못하여 영상을 얻기 어려운 경우가 있다. 이외에도 컴퓨터단층촬영이나 자기공명영상촬영과 달리 실시간으로 결과를 판단해야 하므로 검사자에 대한 의존도가 높아 초음

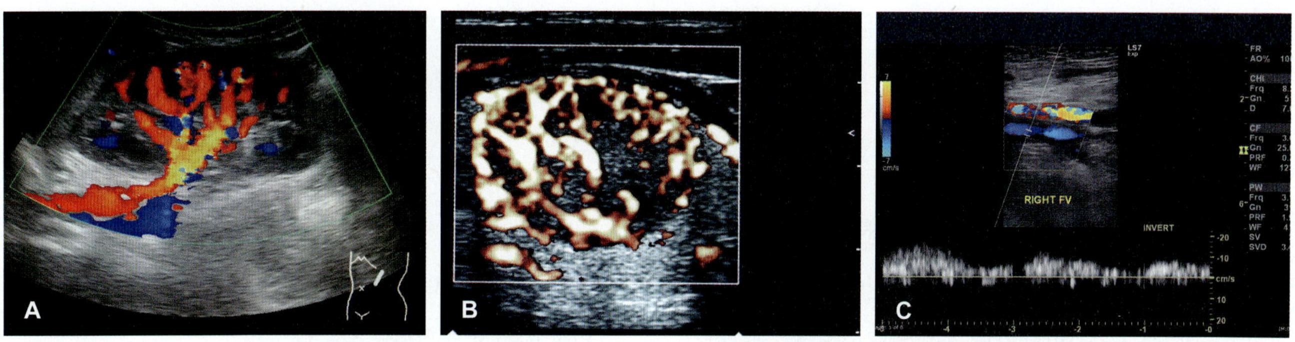

그림 1-2. 도플러 초음파 검사. A, 색조. B, 출력. C, 분음.

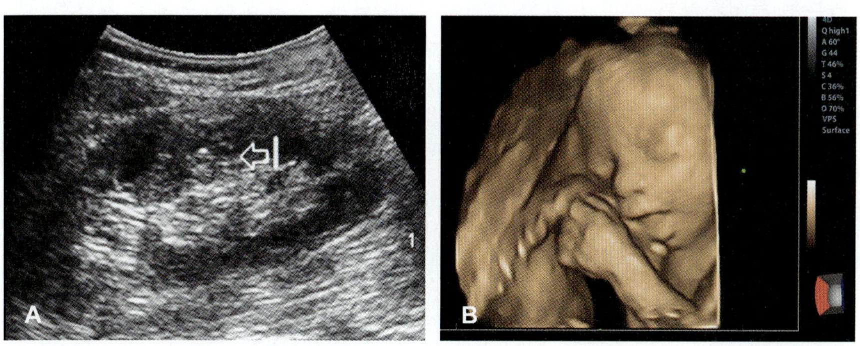

그림 1-3. 초음파 영상. A, 일반. B, 3차원.

파검사의 질과 진단 정확도가 달라질 수 있다.

• 검사 전 간호

- 초음파검사 전에 특별히 주의해야 할 사항은 없다. 하지만 검사에 따라서 사전 처치가 다르다. 상복부 초음파검사는 6시간 이상의 금식을 해야 하고, 골반강 초음파검사는 방광이 팽만되어야 하기 때문에 검사 전에 물을 많이 마시고 소변을 참아야 한다.
- 초음파검사 시 검사하고자 하는 기관 위의 피부에 젤(gel)을 바른다. 이는 공기가 인체로의 음전파를 방해하기 때문에 음전파의 수용을 증가시키기 위해 사용한다.
- 대부분의 초음파검사는 대상자가 천장을 보고 똑바로 누워 있는 상태에서 시작하며, 검사 중에 움직이거나 엎드리거나 일어설 수도 있다.
- 바륨은 복부검사 시 방해가 될 수 있다. 그러므로 바륨검사 전에 복부 초음파검사를 계획한다.

• 검사 후 간호

- 초음파검사는 비침습적 방법이기 때문에 초음파용 젤(gel)을 제거하도록 대상자를 돕는 것 외에 검사 후 특별히 요구되는 간호는 없다.

마. 복강천자(Abdominal paracentesis)

복수(ascites)는 2~3L 정도 되면 시진이나 촉진으로 확인이 가능한데, 진단이나 치료 목적으로 복수를 채취하기 위해 복강 내로 바늘이나 카테터를 삽입하는 것을 복강천자라고 한다. 진단 목적으로 복강천자를 수행할 경우 채취한 복수의 단백질 농도를 기준으로 여출액(3.0g/dL 이하)과 삼출액(3.0g/dL 이상)으로 구분한다. 여출액과 삼출액을 초래하는 각각의 원인 질환이 다르므로 복수의 원인을 확인하는 데 유용하다. 여출액은 울혈성 심부전, 간경변증, 신부전, 문맥성 고혈압, 복막투석 등에 의해 발생하며, 삼출액은 급성 담낭염, 담관염, 췌장염 등의 염증과 간세포암, 위암, 췌장암, 대장암 등 신생물이 있을 때 가장 많이 발견된다. 치료 목적으로 수행되는 복강천자는 주로 복부 팽만감을 경감시키고 복강 내압을 완화시키기 위해 복강으로부터 많은 양의 수분을 제거한다. 복강천자로 복수를 제거함으로써 환자는 복수 때문에 발생하는 짧은 호흡, 복부 팽만, 조기 포만감 등의 일시적인 증상이 호전된다. 복수로 전반적인 양상(색깔), 적혈구, 백혈구, 단백질, 포도당, 아밀라아제, LDH, 세포학, 진균, 세균, CEA 등 여러 검사들을 평가한다. 검사에 소요되는 시간은 약 30분 정도이며, 일반적으로 제거하는 체약량은 한번에 4L를 넘지 않도록 제한하는데 이는 복수가 빠르게 재축적될 때 나타나는 저혈량을 피하기 위함이다.

• 절차

- 좌위를 취한다.
- 바늘 삽입 부위를 무균적으로 소독하고 국소마취를 한다.
- 외과용 메스를 사용하여 바늘이 들어갈 수 있도록 작은 절개창을 만든다.
- 탐침, 관, 바늘 등을 절개창을 통해 삽입한다.
- 튜브를 관에 연결하고 튜브의 다른 끝은 수집기에 연결한다.

• 검사 전 간호

- 복부천자의 필요성, 방법 등 검사 과정에 대해 충분히 설명하고 검사 동의서를 받는다.
- 국소마취로 삽입 부위의 통증은 크게 없지만 바늘이 삽입될 때 압통을 느낄 수 있음을 설명한다.
- 외상성 방광을 예방하기 위해 천자 직전에 자연배뇨를 유도하거나 요도 카테터를 삽입하여 방광을 비운다.
- 한꺼번에 대량의 복수를 채취하면 허탈 상태에 빠지므로 활력징후를 확인한다.
- 금식이나 진정제가 필요 없음을 알려 준다.
- 대상자의 복부둘레와 몸무게를 잰다.

• 검사 후 간호

- 바늘 삽입 부위에 작은 반창고를 붙인다.
- 검사물을 즉시 검사실로 보낸다.
- 천자 부위에 출혈, 지속적인 배액, 염증 증상 등이 있는지 관찰한다.
- 대상자의 복부둘레와 몸무게를 측정하여 검사 전 수치와 비교한다.
- 시술 후 활력징후와 말초순환을 사정한다.
- 많은 체액이 제거되면 저혈압 증상이 나타날 수 있기 때문에 창백, 빈맥, 혈압 저하, 핍뇨, 호흡곤란 등의 저혈량성 쇼크의 증상을 관찰한다.
- 복수의 고단백 성분 때문에 손실된 단백질을 보상하기 위해 복강천자 후 알부민을 주사한다.
- 혈청 단백질과 전해질 수치를 모니터링한다.

바. 방사선 핵의학검사

방사선 핵의학검사는 체내의 특정 장기에 섭취되는 특성을 가진 방사성동위원소(radioisotope)를 주사하거나 경구투여 한 후에 방사성동위원소가 붕괴할 때 나오는 감마선 에너지를 카메라로 촬영하고 그 분포를 영상화하여 몸속 각종 장기의 생리적 또는 병적 상태를 평가하여 질병을 진단한다. 영상을 얻기 위해 몸속에 투여하는 방사성동위원소는 촬영에 필요한 정도의 시간 동안 인체 내에 머물러서 감마선을 방출하되 대상자의 방사능 피폭량을 최소화하기 위해 반감기가 짧은 것이 좋다. 테크네슘-99m(Technetium-99m; ^{99m}Tc)은 값싸고 6시간의 짧은 반감기를 가지기 때문에 핵의학검사에서 가장 널리 사용되고 있다. 이 ^{99m}Tc을 각종 장기에 알맞은 생리적 물질과 결합시켜 사용하는데 ^{99m}Tc-pertechnetate는 갑상선 스캔에, ^{99m}Tc-MAA는 폐관류 스캔에, ^{99m}Tc-methylene diphosphonate는 뼈 스캔에 이용된다. 심장혈류 진단에는 thallium-201 같은 동위원소도 많이 이용된다. 방사선 핵의학검사는 다른 검사와 달리 질병으로 인한 해부학적인 이상이 생기기 이전에 나타나는 기능적인 이상을 찾아내기 때문에 질병을 조기진단할 수 있으며 심장, 갑상선, 간, 뇌, 뼈, 신장, 비장, 췌장, 폐, 담낭의 질환을 진단하는 데 중요하게 이용된다. 방사능은 그 기관의 정상적인 활동과 비교해서 더 증가되거나 감소될 수 있다. 감소된 활동 영역을 냉점상(cold-spot imaging)이라고 부르며, 일반적으로 대사작용이 저하되어 조직이 부적절하게 기능함을 나타낸다. 대사작용이 활발한 조직에서는 감마선이 많이 검출되어 어둡게 나타나며, 이를 온점상(hot-spot imaging)이라 부른다. 예를 들면, 갑상선의 질환이나 뼈의 감염의 경우 온점상(hot-spot imaging)으로 나타날 수 있다. 방사성 핵의학검사는 요오드가 포함된 물질이나 바륨을 이용하는 검사 이전에 실시해야 한다. 이러한 물질이 방사성 핵의 양자 방출을 막기 때문이다. 특히 방사선 활성화 요오드 갑상선 스캔(radioactive iodine thyroid scan)에서는 검사 결과에 영향을 주기 때문에 매우 중요하다. 대표적인 방사선 핵의학 영상검사의 종류로는 bone scan(뼈관절 스캔), myocardial SPECT(심근관류검사), PET-CT(양전자방출단층촬영) 등이 있다.

• 검사 전 간호

- 이전 검사는 현재 검사 결과를 해석하는 데 방해가 될 수 있기 때문에 대상자가 최근 방사선에 노출된 적이 있는지 확인한다.
- 투여할 방사성물질(radionuclide)의 양을 계산하기 위해 대상자의 연령, 몸무게, 키를 확인한다.
- 방사선 핵의학검사는 임신, 모유 수유의 경우 금기이기 때문에 임신, 모유 수유 여부를 확인한다.
- 신체기관의 관찰을 막는 내부 삽입물의 존재(인공심박동기 등)를 확인한다.
- 대상자에게 방사성물질이 극소량의 방사능을 가지고 있음을 설명한다.
- 복부 스캔이 계획되었다면, 먼저 관장을 실시한다.

• 검사 후 간호

- 방사선, 핵물질의 배출을 돕기 위해 대상자에게 수분을

섭취하도록 격려한다.

- 소변으로 빠져나온 방사선, 핵물질의 양이 매우 적을지라도 간호사는 고무장갑을 끼고 소변을 다루도록 한다.

① 뼈관절 스캔(Bone scan)

방사성동위원소를 정맥주사 하고 일정 시간이 지난 후, 방사성동위원소가 전신 골격에 섭취되는 것을 특수한 장비를 이용하여 영상화하는 검사이다(그림 1-4). 뼈의 생리학적 변화와 해부학적 구조를 영상화하여 골절, 종양 발생 및 전이 여부, 감염 및 관절질환의 범위와 중증도를 평가한다. 방사성동위원소는 정맥주사 후 보통 3~5시간 내에 전신 뼈에 골고루 섭취되기 때문에 환자는 주사를 맞은 후 3~5시간 정도 기다렸다가 촬영을 해야 한다. 일반적으로 전신을 촬영하고 나서 중요한 곳을 부분적으로 정밀촬영하며, 검사에 소요되는 시간은 30~45분이다. 뼈관절 스캔 시 가능한 한 음료나 물을 많이 먹고 소변을 자주 보면 영상도 좋아지고 방사선 피폭도 줄일 수 있다. 소변이 옷이나 피부에 묻는 경우 이상 부위로 오인될 수 있기 때문에 묻지 않도록 주의해야 하며, 소변이 묻은 경우에는 잘 닦고 옷을 갈아입은 후 촬영을 한다.

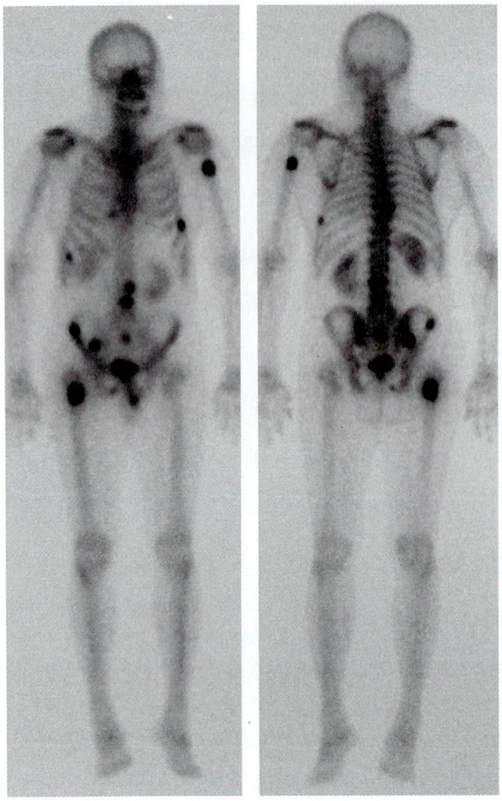

그림 1-4. 뼈관절 스캔.

② 심근관류검사(Myocardial SPECT)

심근 SPECT 검사는 심근에 섭취되는 방사성동위원소를 정맥주사 한 뒤 SPECT 카메라를 이용하여 심근의 단층영상을 얻는 검사이다(그림 1-5). 촬영은 안정시와 부하(운동) 시 2번 하며, 관상동맥질환의 진단, 심근경색증의 진단 및 병소 부위의 감별과 심근의 생존능력을 평가할 수 있고, 경피적 관상동맥풍선확장술(PTCA)이나 관상동맥우회이식술(CABG)의 효과를 분석하여 관상동맥질환의 예후를 추정할 수 있다. 부하(운동) 시 검사는 약물을 이용하여 심근에 부하를 주는 것으로 환자에 따라 심근에 부담을 주어 가슴이 두근거림, 흉통, 현기증, 가벼운 저혈압, 복통이나 두통 등의 부작용이 있을 수 있다. 약물 주사 중 심전도와 혈압을 수시로 측정하여 상태를 관찰한다. 부하(운동) 시 드물게 심근경색이나 급성 기관지 경련이 나타날 수 있기 때문에 기관지천식으로 기관지 확장제를 투여받고 있는 경우는 검사실

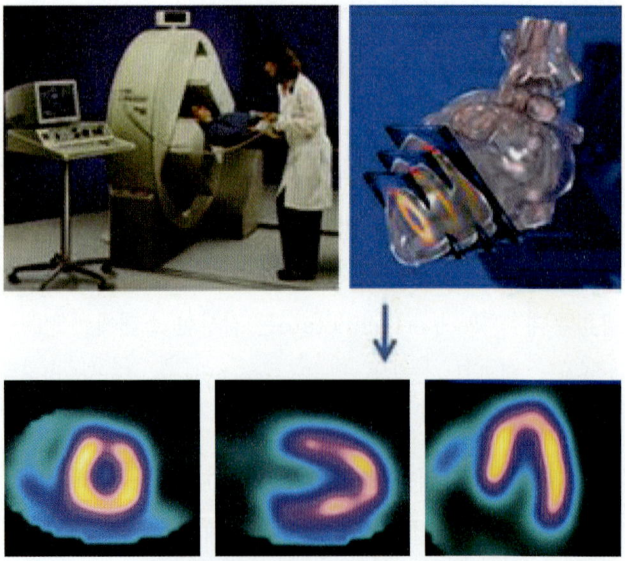

그림 1-5. 심근 SPECT(myocardial SPECT).

에 알려야 한다. 카페인이 들어 있는 음식은 검사에 영향을 미치므로 검사 2일 전부터 먹지 않도록 한다.

③ 양전자방출단층촬영 (Positron Emission Tomography; PET)

양전자방출단층촬영은 양전자단층촬영이라고도 부르며 양전자 방출을 이용하는 핵의학검사 방법 중 하나로 양전자를 방출하는 방사성동위원소를 결합한 의약품을 체내에 주입한 후 양전자방출단층촬영기를 이용하여 이를 추적하여 체내 분포를 알아보는 방법이다(그림 1-6). 양전자방출단층촬영은 특정 신체조직으로 흐르는 많은 양의 혈액을 확인하기 위해서, 약이나 신경전달물질 같은 혈액 감수체를 조직이 얼마나 적절히 이용하는지를 보고자 할 때, 혈류나 혈당대사, 산소의 추출 등을 측정하기 위해서 이용한다. 주로 뇌졸중, 뇌종양, 간질을 진단하기 위해 이용되며, 알츠하이머병의 과정, 파킨슨병의 과정, 뇌손상이나 정신분열증, 양측성 장애나 심장성 저산소혈증의 진행 과정을 기록하기 위해서 실시된다.

양전자는 방사선의 한 종류로서 C-11, N-13, O-15, F-18 등의 방사성동위원소에서 방출되는데, 이러한 원소들은 생체의 주 구성 물질이기 때문에 이를 이용하여 의약품을 만든다. 가장 흔히 이용하는 방사성의약품인 F-18-불화디옥시포도당(F-18-FDG)는 포도당유사물질이어서, 이를 주사하면 몸 안에서 암과 같이 포도당대사가 항진된 부

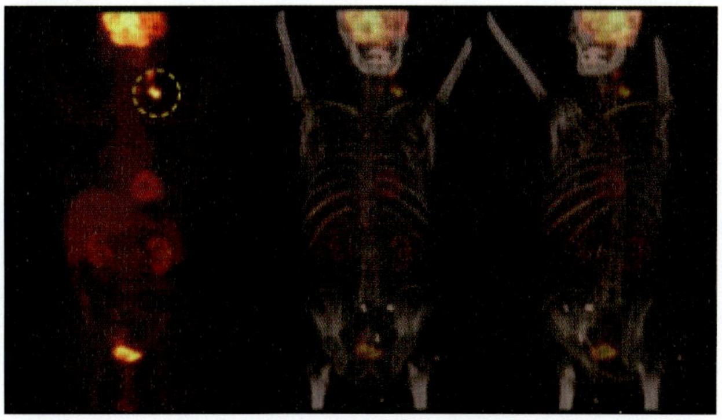

그림 1-6. 양전자방출단층촬영(PET-CT).

위에 많이 모이게 된다. 이처럼 PET 스캔은 암의 당대사 증가 병변을 쉽게 발견할 수 있으므로 암 조기진단과 정확한 병기 결정에 이용되고 있다. 최근에는 양전자단층촬영 스캐너와 컴퓨터단층촬영(CT) 스캐너를 하나로 결합시킨 양전자/컴퓨터단층촬영(PET/CT) 스캐너가 널리 사용되고 있다. 양전자/컴퓨터단층촬영은 컴퓨터단층촬영 스캐너의 첨가로 해부학적 정보 제공과 함께 좀 더 정확한 영상 보정이 가능하여 기존 양전자단층촬영에 비해 영상 화질이 한층 더 우수한 장점이 있다.

대상자는 검사 전 4시간 동안 금식을 유지해야 하며, 만약 대상자가 당뇨가 있다면 대상자의 혈당은 150mg/dL 이하로 유지하는 것이 좋다. 대상자는 45분 정도 움직임이 없어야 하며, 만약 대상자가 안절부절못한다면 진정제를 투여할 수 있다.

사. 생검

생검은 생체의 일부분을 간단히 절취하여 조직병리학적 진단을 내리는 검사이다. 조직을 채취하여 악성종양인지 양성종양인지를 판정하는 암의 확진에 중요한 검사이다. 생검은 외과적 절개 없이 진단 장비를 이용하는 폐쇄생검과 외과적인 절개를 하는 개방생검이 있다.

폐쇄생검의 종류는 다음과 같다.

- **미세침 세포흡인술(fine-needle aspiration biopsy):** 가는 바늘을 병변 부위에 찔러 소량의 세포를 얻어 현미경으로 검사하는 방법이다. 이 방법은 빠르고 통증이 적다는 장점이 있지만 적은 양의 세포를 체취할 수밖에 없어서 정확한 진단이 어려울 수 있다. 암으로 진단된 경우 침윤 여부를 알 수 없으며, 경우에 따라 세포 채취가 어려워 재검사를 하거나 아니면 다른 조직검사가 더 필요할 수 있다(그림 1-7).
- **중심부 침생검(core needle biopsy):** 미세침 세포흡인술에서 사용하는 바늘보다 조금 더 굵은 바늘을 자동총 같은 기구에 끼워 넣고 조직을 얻는 방법으로 비교적 한꺼번에 중심부의 조직을 많이 얻을 수 있어 병변의 구조를

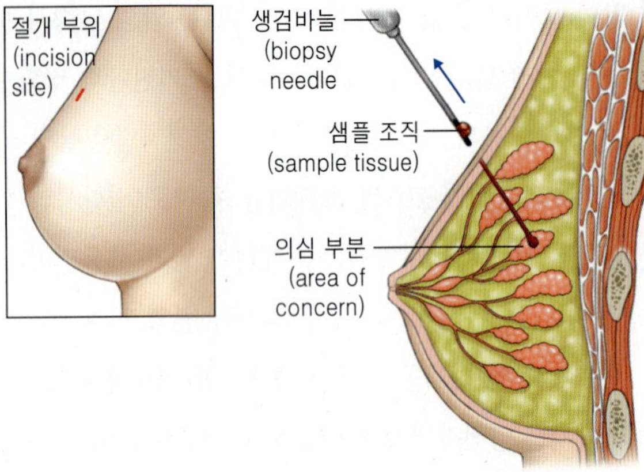

그림 1-7. 미세침 세포 흡인술.

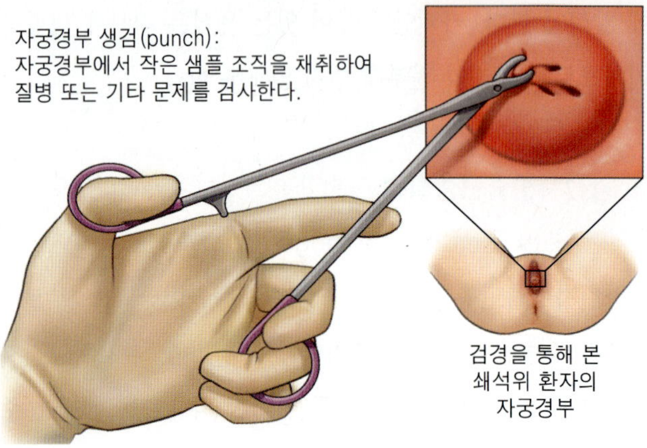

그림 1-8. 펀치 생검.

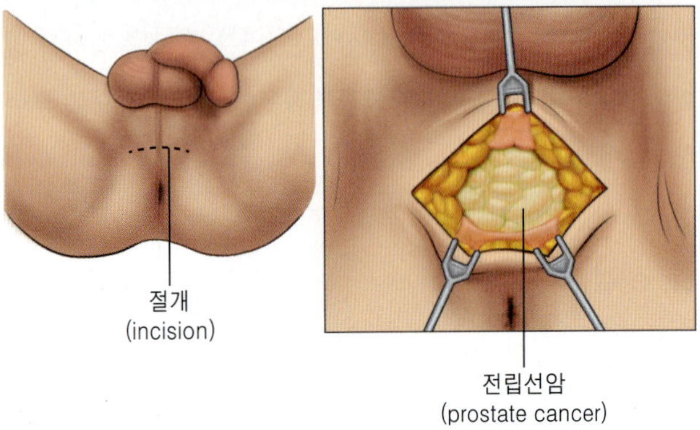

그림 1-9. 절개생검.

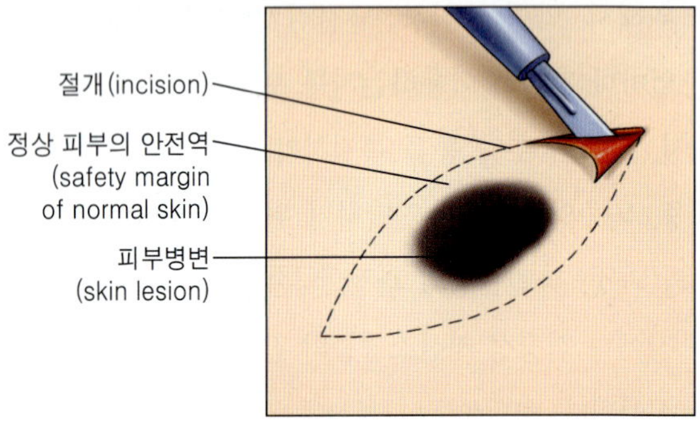

그림 1-10. 절제생검.

보다 자세하게 관찰할 수 있다.

- **펀치 생검(punch biopsy):** 조직을 직접적으로 뚫거나 또는 피부를 통해서 뚫을 수 있는 특별한 기구를 이용하여 조그마한 표본을 잘라내는 방법이다. 피부(skin), 자궁경부(uterine cervix)에 주로 사용된다(그림 1-8).

개방생검의 종류는 다음과 같다.

- **절개생검(incisional biopsy):** 마취를 하고 피부 절개 후 병변 부위를 일부만 떼어내어 검사하는 방법으로, 종괴가 너무 커서 한 번에 절제하기가 어려운 경우 전이성 유방암 또는 국소진행암의 경우 일차 전신요법 시행 전 진단을 확실하게 하기 위하여 주로 사용한다(그림 1-9).
- **절제생검(excisional biopsy):** 마취하에 종괴를 완전히 떼어내고 그 조직을 전체적으로 검사하는 방법으로 정확한 진단을 내릴 수 있다(그림 1-10).

- 검사 전 간호

- 생검 전에 대상자에게 검사의 목적을 설명하고 사전 동의를 받는다.
- 대상자가 생검의 결과에 대해 불안하다고 말할 수도 있다. 대상자와 가족의 심정에 동감하고 충분히 이해해 주어야 한다.
- 혈액응고검사 결과를 조사하여 혈액응고에 이상이 없음을 확인한다.
- 검사 8시간 전에는 금식해야 함을 설명한다.
- 생검 중 대상자의 협조가 필요한 경우 이에 대해 설명한다. 예를 들면, 간생검 동안 열상의 위험을 줄이기 위해

서 대상자는 호흡을 멈추어야 한다.

• 검사 후 간호

- 검사 후 간호는 실시된 생검의 종류에 따라 다양하다. 만약 간, 폐, 신장과 같은 조직의 경우 대상자는 출혈이나 복막염, 기흉의 위험이 있으므로 이에 대해 사정한다.
- 검사 후 12~24시간 침상 안정한다.
- 활력징후를 측정하고 출혈 증상을 관찰한다.
- 시술 부위의 드레싱, 혈종 형성 등에 대해 관찰한다. 천자 부위의 지혈을 위해 최소 6시간은 모래주머니를 대고 압박을 해 준다.
- 통증을 사정한다.
- 검사 후 식사는 당일 저녁부터 가능하며, 샤워는 24시간 후에 검사 부위에 출혈이 없으면 가능함을 설명한다.

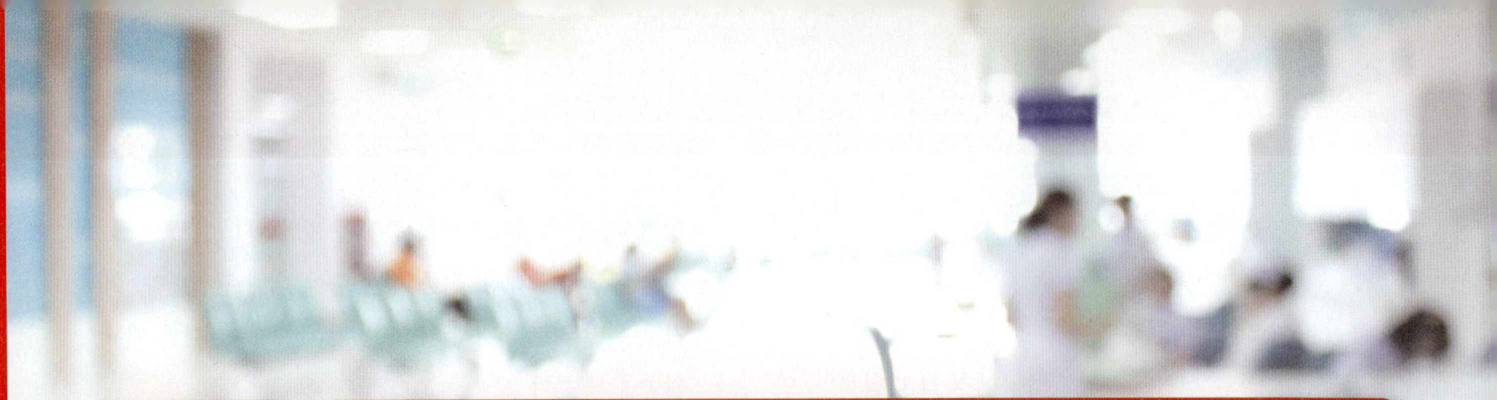

2 항상성 유지 간호

학습목표

1. 체액과 전해질 균형의 생리기전을 설명한다.
2. 체액과 전해질 불균형의 증상과 징후를 사정한다.
3. 체액과 전해질 불균형에 대한 간호중재를 수행한다.
4. 산-염기균형의 생리기전을 설명한다.
5. 산-염기불균형의 증상과 징후를 사정한다(ABGA 포함).
6. 산-염기불균형에 대한 간호중재를 수행한다.

용어

- 고나트륨혈증(hypernatremia)
- 고마그네슘혈증(hypermagnesemia)
- 고인산혈증(hyperphosphatasis)
- 고칼륨혈증(hyperkalemia)
- 고칼슘혈증(hypercalcemia)
- 고혈량(hypervolemia)
- 능동수송(active transport)
- 산-염기균형(acid-base balance)
- 산증(acidosis)
- 삼투(osmosis)
- 수분중독증(water intoxication)
- 알칼리증(alkalosis)
- 여과(filtration)
- 저나트륨혈증(hyponatremia)
- 저마그네슘혈증(hypomagnesemia)
- 저인산혈증(hypophosphatasis)
- 저칼륨혈증(hypokalemia)
- 저칼슘혈증(hypocalcemia)
- 저혈량(hypovolemia)
- 탈수(dehydration)
- 확산(diffusion)

1) 체액 불균형

수분과 전해질은 신체의 구조와 기능 유지 및 항상성 유지에 필요하다. 체액과 전해질 불균형으로 인한 탈수 또는 부종은 항상성이 유지되지 못할 때 발생한다. 체액과 전해질 불균형은 특히 노인에게 흔하게 볼 수 있고, 현대 사회에서 고령화가 진행될수록 체액과 전해질의 불균형 문제는 더 증가될 것으로 보인다. 이 장에서는 체액과 전해질 불균형의 문제를 갖는 대상자의 건강 회복과 증진 및 유지에 대하여 다룬다.

(1) 체액

인체를 구성하고 있는 수분을 체액(body fluid)이라 한다. 체액은 건강한 성인 체중의 약 60%를 차지하고 있으나, 이는 개인적인 특성이나 건강상태에 따라 변화될 수 있다. 신생아의 체액은 체중의 75%를 차지하고 있으며, 체액은 성장할수록 감소되어 노인이 되면 체중의 약 45% 정도를 차지한다. 또한 체지방이 적을수록 체액의 함량은 증가한다. 따라서 근육량이 많고 체지방이 적은 사람이 수분 함량이 높다.

체액은 세포 안에 존재하는 세포내액(intracellular fluid; ICF)과 세포 바깥에 존재하는 세포외액(extracellular fluid; ECF)으로 구분될 수 있다. 체액의 2/3는 세포내액, 1/3은 세포외액으로 이루어져 있다. 세포외액은 혈관 속에 들어 있는 혈장(plasma)과 세포 사이사이에 위치하는 간질액(interstitial fluid)으로 구성된다. 세포와 세포 사이의 세포사이공간(intercellular space)은 간질공간(interstitial space)이라고도 불린다. 림프관을 흐르는 림프, 윤활주머니 속의 윤활액, 뇌척수공간의 뇌척수액, 여러 기관에서 분비하는 소화효소나 분비물 등도 세포외액에 포함된다(그림 1-11).

체액의 항상성을 유지시키기 위해 필요시 세포내액과 세포외액은 서로 이동할 수 있다. 세포내액은 세포막을 사이에 두고 세포 밖으로 이동하여 간질액, 즉 세포외액이 될 수 있다. 또한 세포 주변의 간질액이 세포 속으로 이동하여 세포내액이 될 수도 있다. 대표적인 세포외액인 혈장은 세포와 간질액 사이로 호흡가스와 영양분, 전해질 등을 운반한다.

(2) 체액의 이동

신체의 수분은 다음의 원리에 의해 이동한다.

가. 여과(Filtration)

체액이 압력이 높은 곳에서 낮은 곳으로 막을 통과하여 이동하는 것을 여과라고 한다. 여과는 막 사이에 위치하는 액체의 압력, 즉 정수압(osmotic pressure)(그림 1-12)의 차이에 의해 일어나며 에너지를 사용하지 않는 수동적 이동이다. 세동맥이 모세혈관으로 이행될 때 세동맥 속의 혈장의 압력은 주변 조직의 압력보다 높다. 이런 경우 세동맥 속의 혈장은 내피세포의 세포막을 통과하여 간질공간으로 이동하게 된다. 또한 간질공간 속 체액이 주변의 모세혈관보다 압력이 높아지면, 체액은 모세혈관 속으로 또는 림프관으로

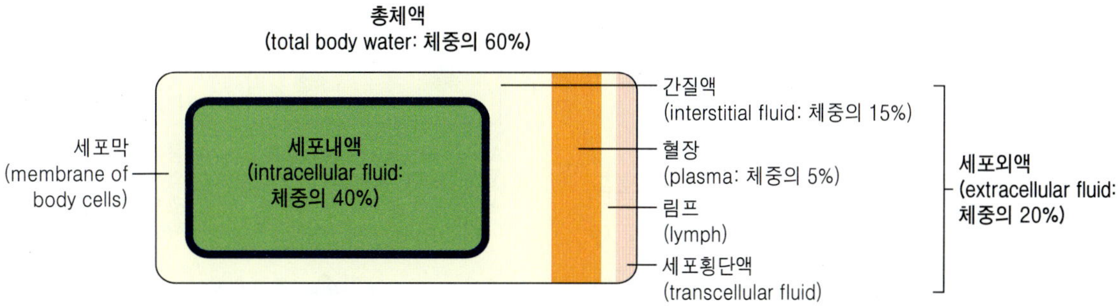

그림 1-11. 체액의 구성.

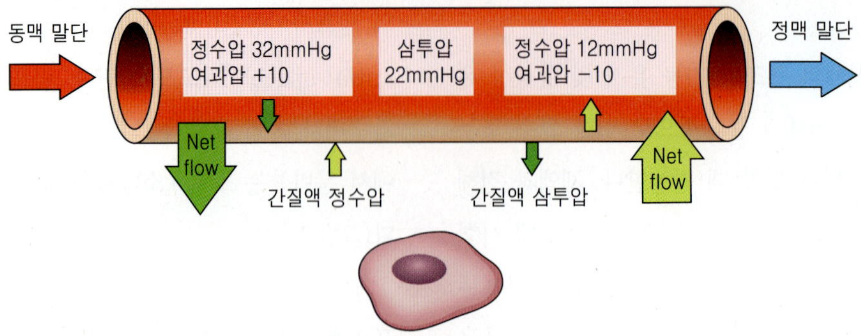

그림 1-12. 모세혈관 정수압.

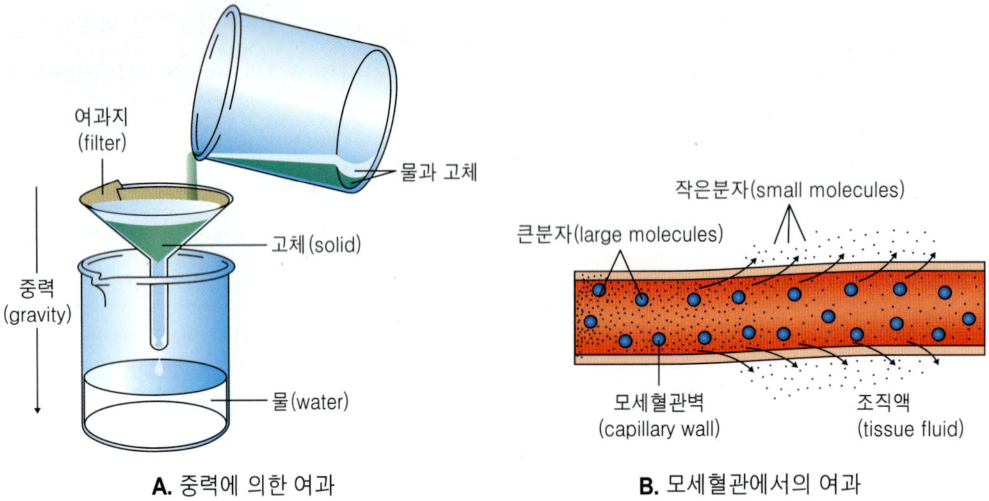

그림 1-13. 여과.

이동한다. 여과액의 이동은 양쪽 액체의 압력이 같아질 때까지 계속된다(그림 1-13).

나. 확산(Diffusion)

용액의 농도 차이에 의해 용액 속의 입자(용질)나 물(용매)이 막을 통과해 이동하는 것을 확산이라 한다. 용질의 이동은 고농도에서 저농도 부위로 이동하며, 용질의 평형이 이루어질 때까지 확산된다(그림 1-14).

확산은 물이나 공기 중에서 쉽게 일어난다. 확산은 호흡 가스나 영양분, 노폐물 같은 물질들이 혈액과 간질 공간 사이를 이동하는 중요한 수단이며, 물질들은 막을 가로질러 확산된다. 확산은 이동하는 분자의 크기와 용액이 온도에 영

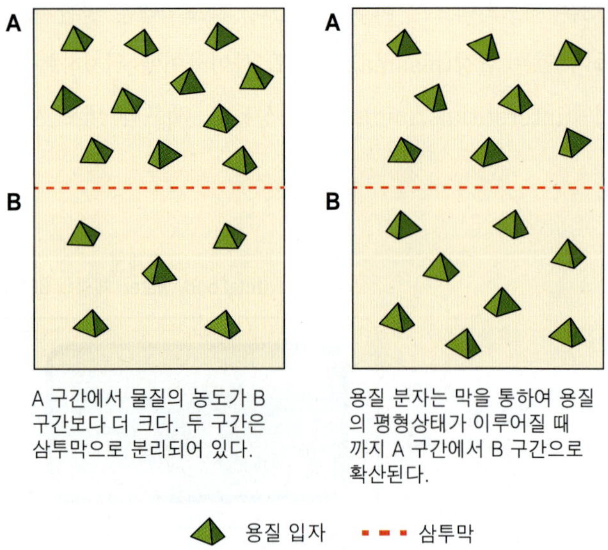

그림 1-14. 물질의 확산.

향을 받는다. 분자가 크거나, 용액의 온도가 낮으면 확산률은 감소한다.

다. 삼투(Osmosis)

세포막이나 선택적 투과성 막을 통하여 물(용매)이 이동하는 것을 삼투라 한다. 물의 이동은 저농도 용액에서 상대적으로 농도가 높은 용액 쪽으로 일어나며, 이때 용액 속의 입자(용질)는 이동하지 않는다(그림 1-15). 삼투가 더 이상 일어나지 않는 데 필요한 정수압을 삼투압(osmotic pressure)이라고 하며, 삼투평형이 이루어질 때까지 물의 이동이 일어난다.

삼투질 농도(osmolarity)는 물 1kg 속에 녹아 있는 용질의 오스몰(osmol) 수를 나타내고, 삼투압 농도(osmolarity)는 용액 1L 속의 용질의 농도를 나타낸다. 용질이 많을수록 삼투질의 농도는 높아진다. 삼투질 농도와 삼투압 농도는 엄밀히 말하면 차이가 있지만, 항상성이 잘 유지되고 있는 사람의 정상 체액에서 그 농도의 차이는 미미하다.

체액의 삼투질 농도를 측정할 때는, 혈장에서 가장 풍부한 나트륨 농도를 사용한다. 정상 혈장의 삼투질 농도는 275~295mOsm/kg H_2O이다. 체액이 함유한 물과 용질의 양이 거의 같은 비율인 경우를 등장성(isotonic) 상태라 한다. 295mOsm/kg H_2O보다 높은 경우를 고장성(hypertonic), 275mOsm/kg H_2O보다 낮은 상태를 저장성(hypotonic) 상태라고 한다.

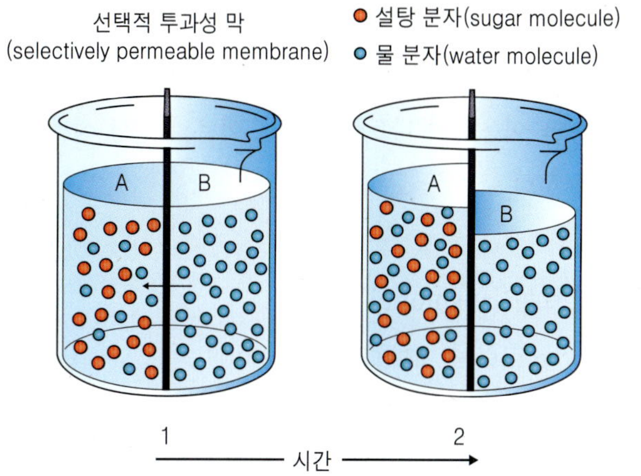

그림 1-15. 삼투현상. **1.** 선택적 투과막을 사이에 두고 A 구역은 물과 설탕(농도가 높음), B 구역은 물(농도가 낮음)을 같은 수위로 둔다. 이때 설탕 분자는 입자가 커서 막을 통과할 수 없으며 농도차를 없애기 위해 물만 B에서 A 구역으로 이동된다. **2.** A 구역으로 들어온 물분자 때문에 A 구역은 수위가 높아져 있다.

라. 능동수송(Active transport)

물질들이 세포막을 통과하여 농도가 낮은 곳에서 높은 곳으로 이동하는 것을 능동수송이라 한다(그림 1-16). 능동수송에는 세포가 합성한 adenosine triphosphate(ATP)가 필요하다.

나트륨 이온과 칼륨 이온은 세포 안과 밖의 농도가 다르다. 나트륨 이온은 세포 밖, 즉 간질액에 더 많고, 칼륨 이

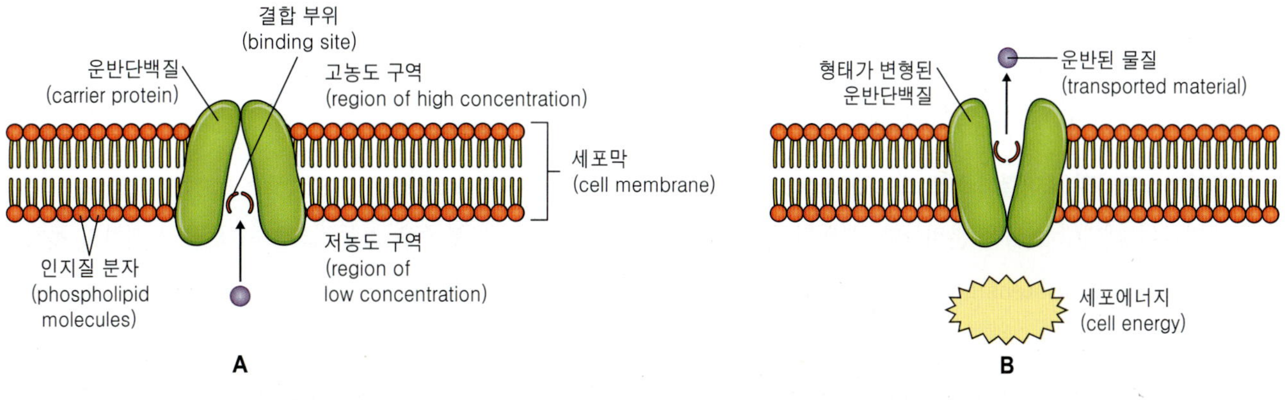

그림 1-16. 능동수송. **A,** 저농도 구역에 있는 분자나 이온은 운반체(운반단백질)와 결합하여 그 결과로 운반체 분자의 형태가 변화한다. **B,** 이 과정은 에너지를 필요로 하며 물질이 세포막을 통과하여 저농도에서 고농도로 이동된다.

온은 세포 안에 더 많이 분포되어 있다. 이들 이온들은 확산을 통해 농도 평형을 유지하려 하기 때문에, 세포는 능동수송을 이용하여 나트륨과 칼륨 이온의 정상 상태를 유지하게 한다.

마. 호르몬(Hormone)

① 항이뇨호르몬(Antidiuretic hormone; ADH)

항이뇨호르몬은 바소프레신(vasopressin)이라고도 불리며, 시상하부에서 생성되어 뇌하수체 후엽에 저장되어 있다가 필요시 분비되어 소변의 생성을 느리게 한다. 혈장의 삼투질 농도가 증가되면 시상하부에서 이를 감지하여 뇌하수체후엽의 ADH 분비를 유도한다. 분비된 ADH는 원위세뇨관(먼쪽세뇨관)과 집합관에서 수분 재흡수를 증가시켜 체액의 양을 증가시키고, 소변의 배출량을 감소시킨다.

금식 상태, 수분섭취의 부족, 조절되지 않는 수분손실, 농축된 음료나 음식의 섭취, 마취제, 수면제, 진정제의 사용으로 ADH 분비가 유도되며, 이 외에도 수술, 외상, 신체적·정신적 스트레스 등도 ADH 분비를 유발시킬 수 있다. 이와는 반대로 수분섭취의 증가, 혈액량의 증가, 이뇨제, 항정신성 약물의 사용 등은 ADH 분비를 억제시킨다.

② 알도스테론(Aldosterone)

알도스테론은 부신의 겉질에서 생성되는 호르몬으로 신장에서 나트륨과 물의 재흡수를 촉진시키고, 칼륨의 배설을 돕는다. 신장으로 유입되는 혈류의 양이 감소하거나 콩팥동맥의 압력이 감소되면 레닌-안지오텐신 시스템이 활성화된다.

콩팥동맥으로 들어오는 혈류가 감소하면, 사구체로 들어오는 수입세동맥벽의 토리곁세포(juxtaglomerular cell)가 이를 감지하여 레닌(renin)을 분비한다. 분비된 레닌은 간세포에서 합성된 angiotensinogen을 angiotensin Ⅰ으로 전환시킨다. Angiotensin Ⅰ은 폐에서 합성된 전환효소(converting enzyme)에 의해 angiotensin Ⅱ로 전환된다. Angiotensin Ⅱ는 혈관을 수축시켜 감소된 혈압을 증가시키며, 부신겉질의 알도스테론 분비를 자극하여 수분 재흡수를 유도한다.

③ 심방성 나트륨이뇨펩타이드(Atrial natriuretic peptide; ANP)

심방성 나트륨이뇨펩타이드는 심방근육세포에 의해 생성되는 호르몬으로, 혈관을 이완시키고 수분과 나트륨의 배출을 유도한다. 혈류 또는 체액량이 증가하면 심방에서 ANP가 분비되어 사구체의 여과율과 소변 생성 및 배출을 증가시킨다.

(3) 체액 불균형

가. 세포외액량 감소, 저혈량(Hypovolemia)

세포외액량 감소(extracellular volume depletion)는 혈장과 간질액이 감소되는 현상으로 흔히 탈수(dehydration)라고 불린다. 세포외액량 감소는 저혈량증으로 오게 되며 물과 나트륨이 체외로 배설되어 생긴다. 경한(mild) 세포외액량 감소는 1~2L의 수분 또는 체중의 2% 손실, 중증도(moderate) 세포외액량 감소는 3~5L의 수분 또는 체중의 5% 손실, 심각한(severe) 세포외액량 감소는 5~10L의 수분 또는 체중의 8% 손실이 있을 때 나타난다.

① 원인

성인의 평균 하루 수분섭취량은 약 1.5~2L 정도이며, 섭취량과 배설량이 같을 때 체액 균형이 유지된다. 수분섭취의 부족이나 배설 과다는 체포외액량의 감소, 즉 탈수를 일으킬 수 있다. 또한 갈증, 림프, 호르몬, 신장 등 체액 균형 조절인자의 변화는 체액 불균형을 일으키거나 위험성을 증가시킨다(그림 1-17).

수분섭취의 부족은 능동적으로 수분을 섭취하지 못하거나, 연하곤란이나 흡인의 위험이 있거나 고장액으로 위관영양을 시행하고 있는 사람들에게 생길 수 있으며, 거동이 불편하거나 무기력 등을 경험하는 노인에게 발생할 수 있다. 대부분의 건강한 사람들은 체액이 감소하면 갈증중추가 활

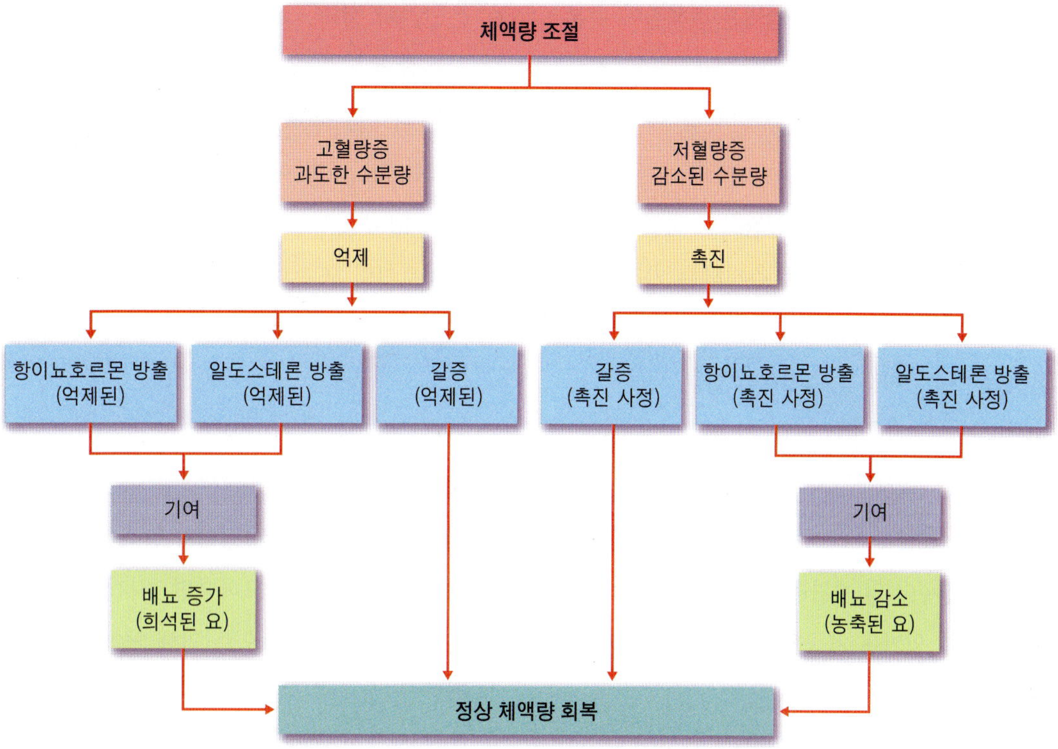

그림 1-17. 체액 불균형. 항이뇨호르몬, 알도스테론, 갈증과 수분 역동에 의한 체액량 조절.

성화되어 수분섭취의 욕구가 증가한다. 그러나 갈증기전이 약화 또는 손상되어 있으면 수분을 섭취해야 한다는 욕구를 인식하지 못한다.

수분손실의 가장 흔한 원인은 심각한 구토와 설사이다. 또한 강력한 이뇨제를 사용한 경우, 발한, 열, 고혈당, 위장관 흡인, 회장루, 결장루, 화상, 출혈, 과호흡 상태에서 생길 수 있으며, 갑상선기능항진증, ADH의 분비 감소, 신경성 또는 신성 요붕증, 에디슨질환 등의 질환에서도 생길 수 있다. 노인의 경우 신장의 소변 농축 기능의 감소, ADH 반응장애, 체지방 증가에 따른 체내 수분 비율의 감소, 약물상호작용의 증가 등으로 수분손실의 위험이 높은 편이다.

② 병태생리

수분을 섭취하지 못하거나 지나친 수분손실로 인하여 혈장의 수분이 감소하면, 혈량을 복구시키기 위해 간질액이 혈관 속으로 이동하며, 수분을 조절하는 보상기전이 시작된다.

ADH와 알도스테론이 분비되어 신장에서 물과 나트륨의 재흡수를 증가시킨다. 또한 회장과 대장의 수분 재흡수가 증가된다. 감소된 혈류량을 감지한 압력수용체(barorecp-tors)는 교감신경계를 활성화시켜 말초혈관을 수축시키고, 심장박동수를 늘린다. 또한 혈액 내 증가된 나트륨 농도는 시상하부의 삼투수용체(osmoreceptor)를 활성화시켜 갈증기전을 작동시켜 입안과 인두점막을 건조하게 만들고 목마름 신호를 보낸다. 건강한 성인에서는 이러한 보상과정이 계속 일어나 수분상실을 교정한다. 그러나 수분상실이 지속적이고 혈액량이 회복되지 못하면 탈수상태, 저혈량상태에 빠지게 된다.

③ 임상증상

세포외액량 결핍에는 세 가지 유형이 있다.

고삼투성(hyperosmolar) 수분결핍은 전해질의 손실보다 수분이 더 많이 손실된 경우이고, 등삼투성(iso-osmolar) 수분결핍은 같은 양의 전해질과 수분이 손실된 경우, 마지막으로 저삼투성(hypoosmolar) 수분결핍은 전해질이 수분보다 많이 손실된 경우이다.

a. 체중 감소

체중의 주요 구성 성분인 수분이 소실됨으로 저혈량증 초기에 흔하게 나타난다. 체중은 체액을 측정하는 가장 중요한 지표이므로, 대상자는 동일한 체중계를 이용하여 같은 시간대에 같은 옷을 입고 체중을 측정해야 한다.

b. 섭취량과 배설량의 변화

섭취량과 배설량(intake/output; I/O)을 사정하여 수분섭취의 감소 또는 수분손실의 증가를 확인한다. 그러나 기록하는 사람의 오류가 있기에 체중처럼 정확한 지표는 되지 못한다.

c. 활력징후의 변화

불충분한 수분은 수축기압을 감소시키고, 약한 맥박과 빈맥, 중심정맥압 감소, 호흡수 증가를 일으킨다. 체위성 저혈압(postural hypotension)은 수분량 감소의 고전적인 증상이다. 감소된 조직관류를 보상하기 위해 교감신경계는 혈관을 수축시키고 심박동수를 증가시킨다. 그러나 이러한 반응은 일시적이며, 체액균형이 교정되지 않으면 수축기압은 70mmHg 이하로 낮추게 되며 뇌, 심장, 신장으로 가는 혈류를 감소시킨다.

d. 세포 탈수

입과 눈의 점막이 건조해지고, 혀에 깊은 주름이 생길 수 있고, 삼키기 어려워질 수 있다. 피부 긴장도와 탄력성이 감소한다. 그러나 노인에게서 관찰되는 피부 긴장도 감소는 수분결핍의 진단적 기준은 되지 못한다. 소변량이 감소하고 비중은 증가한다. 대뇌증상으로는 걱정, 안절부절, 두통이 생길 수 있으며, 수분결핍이 심각해지면 환각, 혼동, 혼수상태를 일으킬 수 있다.

e. 진단검사 결과

- 삼투질 농도 295mOsmo/kg 이상
- 혈장 나트륨 145mEq/L 이상
- BUN 25mg/dL 이상
- 혈당 120mg/dL 이상
- 헤마토크릿 55% 이상
- 요비중 1.030 이상

④ 간호관리

대상자사정

a. 체액 부족(FVD)을 사정하기 위해 I/O를 8시간마다 규칙적으로 확인하고 필요하다면 1시간마다 측정한다.

b. 다뇨, 설사, 구토 등으로 인해 체액 부족이 생기는지 사정한다.

c. 체액 부족이 심해지면 신장에서 보상기전으로 성인에서 소변량이 30mL/h 이하로 적어질 수 있으므로 해당 증상이 있는지 확인한다. 신장관류가 몇 시간 동안 부적절하면 영구적인 신장손상이 생길 수 있다.

d. 매일 체중을 측정한다. 대략 500mL의 수분손실은 체중 0.5kg 손실로 나타난다.

e. 기본 활력징후를 측정한다. 약하고 빠른 맥박과 체위성 저혈압을 관찰한다(예: 누운 자세에서 앉은 자세로 변경할 때 수축기 혈압이 15mmHg 이상 낮아짐).

f. 고위험 상태의 환자는 매일 체중과 섭취량, 배설량을 감시하며 섭취량과 배설량 자료 비교는 모든 종류의 섭취량(음식 속의 수분, 투약, 경관식이, IV)과 배설량(소변, 설사, 발한, 과호흡 등)을 정확히 기록한 것을 기본으로 한다.

g. 피부와 혀의 긴장도를 기본으로 측정한다. 보통 건강한 사람에서는 집어 올린 피부는 빨리 제자리로 되돌아가지만 일반적으로 체액이 부족할 때 피부 긴장도는 피부를 집어 올린 후에 몇 분 동안 그대로 남아 있고 각질이나 피부가 건조한 상태가 된다. 그러나 피부 긴장도는 노인에서도 노화로 인해 떨어질 수 있으니 체액 부족으로 인

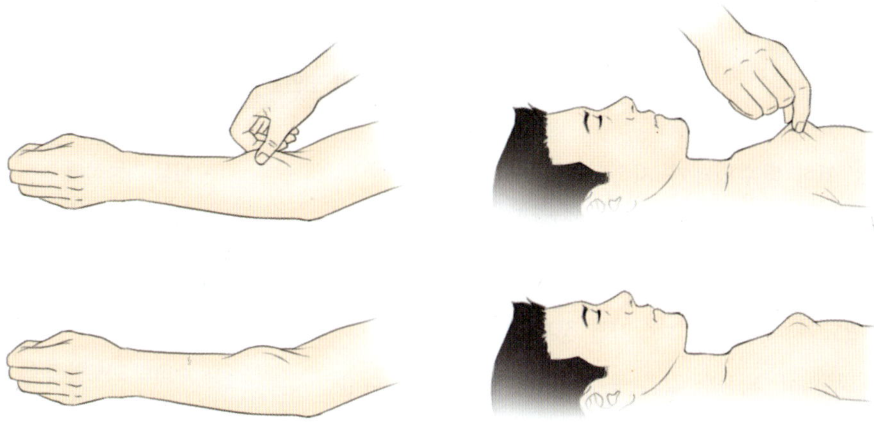

그림 1-18. 피부 긴장도 사정.

한 것인지 감별할 필요가 있다(그림 1-18). 반면 혀의 긴장도는 나이에 영향을 받지 않지 않으므로 체액 부족이 있으면 구강점막이 건조하고 백태가 끼며 갈라질 수 있다. 또한 말을 하고 삼키는 데 어려움이 있는지 사정한다.

h. 소변 비중으로 소변 농축 정도를 모니터링한다.

i. 정신상태와 체온의 변화를 확인한다. 심각한 체액 부족일 때 뇌로 가는 혈류의 흐름이 감소되기 때문에 정신상태의 변화가 나타날 수 있고 말초로 가는 혈액량이 적어지기 때문에 사지의 체온이 떨어질 수 있다.

⑤ 간호중재

a. 체액 부족 예방

체액 부족을 예방하기 위해 환자에게서 나타날 수 있는 위험성과 체액 부족을 최소화할 수 있는 방법들을 확인하고 적용한다. 예를 들어, 환자가 설사를 한다면 설사를 조절할 수 있는 방법들로 지사제 약물 복용과 대체 수액 투여, 자주 소량의 음식 섭취 등을 환자에게 적용시켜 본다. 특히 설사에는 몇 가지 원인이 있으므로 우선 환자의 처방과 처방받지 않은 약물 리스트를 확인하여야 한다. 만약 소르비톨 함유된 약 복용 후 설사가 시작되었다면 다른 약물 처방이 가능한지 알아보아야 하고, 락토오스 내성 때문이라면 유제품을 피하도록 격려해야 한다.

b. 체액 부족 교정

- 경증이나 중등도일 경우에는 환자가 삼킬 수 있고, 입으로 액체 섭취가 가능하다면 구강섭취를 통해서 교정이 가능하므로 수분섭취를 격려한다.
- 수분은 손닿기 쉬운 곳에 두고 빨대 같은 보조기구를 사용하게 한다.
- 음료수를 제공할 때에는 환자가 좋아하는지 안 좋아하는지 파악하여 음료수를 제공한다.
- 구강 불편으로 인해 음료수를 먹지 못하는 경우에는 구강간호를 자주 제공하고 자극적이지 않는 음료를 제공한다.
- 환자가 먹거나 마시지 못하는 경우에는 비경구적 요법인 정맥내 경로를 통한 수분공급을 고려한다. 비경구용법을 통한 빠른 수분보충은 세포 내 보충 없이 과량의 이뇨작용을 가져올 수 있어 이뇨작용은 탈수를 함께 가져오고 고나트륨혈증을 일으킬 수 있음을 인지하여야 하며 특히 노인 혹은 심장이나 신장질환이 있다면 빠른 공급은 폐부담을 줄 수 있으므로 하지 않는다.
- 구강 섭취 부족으로 인해 구강점막이 손상된 경우에는 2~4시간마다 양치질 또는 가글링을 제공하고 입술 습윤제를 도포한다. 또한 자주 입안을 헹구어 주며 환자의 입안에 상처가 없는지 입을 살펴야 한다. 특히 점막을 건조하게 하는 알코올 함유된 가글제를 사용하지 않

도록 한다.

나. 세포내액량 결핍

세포외액의 결핍으로 인한 탈수상태가 지속되면 세포의 탈수가 일어날 수 있다. 세포의 탈수는 건강한 성인에서는 잘 일어나지 않지만, 노인 또는 급성 수분손실 상태에서 일어날 수 있다. 갈증과 핍뇨가 가장 흔한 보상기전 징후이다. 상태가 지속되면 혼돈, 무의식, 뇌출혈 같은 중추신경계 변화가 일어나며 열이 생긴다.

초기에 정맥으로 수분량을 보충해 주며, 근본 원인을 찾아 의학적 치료와 간호중재를 제공해야 한다.

다. 세포외액량 과다/고혈량(Hypervolemia)

세포외액량 과다(extracellular volume excess)는 나트륨의 증가와 더불어 수분이 과다할 경우 생긴다. 과다한 체액은 과혈량을 일으키거나, 간질공간(세포사이공간)에 축적되어 부종(edema)을 일으킨다.

① 원인

세포외액량 과다는 수분의 과도한 공급 또는 수분 배설이 실패하였을 때 생긴다. 정맥내 수액의 과도한 공급, 스테로이드 요법을 사용하고 있을 때, 심각한 간·심장·신장 질환도 원인이 될 수도 있다. 또한 림프관이 막히거나 조직손상으로 모세혈관의 투과도가 증가되는 상황에서 부종이 생기기도 한다(표 1-11).

표 1-11 세포외액량 과다의 원인

발생 원인	대표적 질병
수분조절의 손상	• 혈장단백질의 감소 • 신장 기능장애 • 심장 기능장애 • 간경화 • 갑상선기능저하 • 림프 또는 정맥 흐름의 폐쇄
수분 또는 염분의 과도한 섭취	• 수액의 과도한 정맥 주입 • 고염분 식이 섭취 • 염분이 많이 포함된 약물 또는 관장액 이용
항이뇨호르몬과 알도스테론 증가	• 고알도스테론혈증 • 항이뇨호르몬분비증후군 • 글루코코르티코이드 사용 • 쿠싱증후군 • 전신마취 • 일부 barbiturates와 몰핀 같은 마취제 사용

② 병태생리(그림 1-19)

수분 과다 상태에서 모세혈관이전세동맥(precapillary arteriole)의 정수압은 정상보다 높다. 높은 압력 때문에 많은 양의 혈장 수분이 간질강으로 이동하게 되며, 모세혈관이전세동맥의 높은 압력은 모세혈관과 모세혈관이후세정맥(postcapillary venule)에서 수분 재흡수를 방해한다. 따라서 말초 부종이 생기게 된다.

혈장단백질, 특히 알부민(albumin)의 감소는 모세혈관 내 삼투압을 감소시키고, 체액은 삼투평형을 유지하기 위해 혈관에서 간질강으로 이동하여 부종을 일으킨다. 화상이나 감염 등으로 조직의 손상이 있는 경우 모세혈관의 투과도가 증가하게 되어 간질강으로 체액 이동이 증가한다. 또한 림프의 흐름이 차단되면 단백질이 간질강으로 유입되며 간질의 삼투압이 증가해서 체액이 간질강 내로 이동하여 부종이 생긴다.

간질조직 내 수분의 증가는 말초혈관저항을 증가시킨다. 말초혈관의 저항은 순환계통 전체에 대한 저항을 증가시켜 결국 좌심실의 압력을 증가시키고 좌심방에 대한 압력도 증가시키게 된다. 좌심방의 압력이 높아지면 폐정맥 울혈이 생기며 이는 폐모세혈관의 정수압을 증가시켜 결국 폐부종을 일으킨다. 우심부전이 생기게 되면 우심방의 압력이 높아져 신체에서 유입되는 정맥에 울혈이 생기고 이는 결국 말초조직에 부종을 유도한다. 좌심부전은 우심부전을, 우심부전은 좌심부전을 유도할 수 있기에 양쪽 폐부종과 말초부종이 동시에 생길 수도 있다.

신장장애로 인한 체액 과부담은 나트륨과 수분 배출의 감

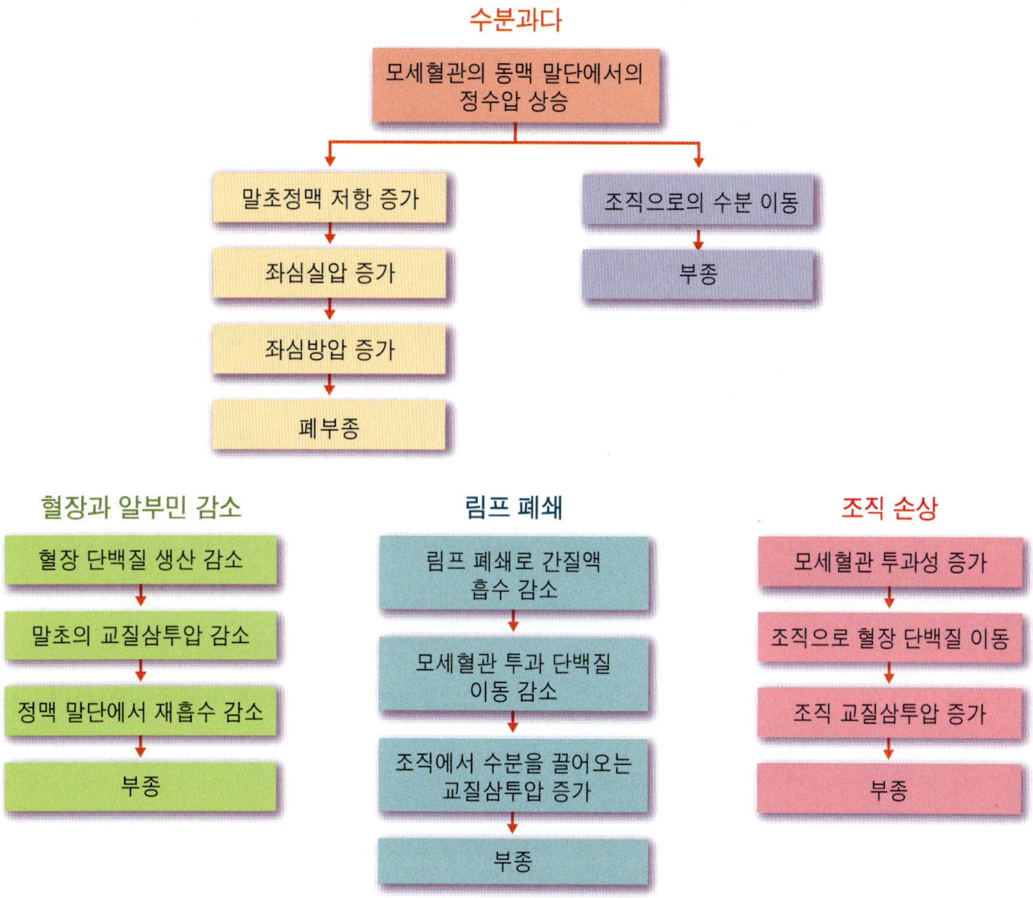

그림 1-19. 부종의 형성기전.

소로 일어난다. 체액량이 증가하면 심장의 박출량이 증가하고, 빈맥이 나타나며 이를 보상하기 위해 심장비대가 생긴다. 보상기전이 실패하면 심부전이 나타나게 되며, 조절되지 않는 심부전은 모든 기관의 기능장애(organ failure)와 전신부종(anasarca)을 일으켜 사망에 이르게 할 수 있다.

③ 임상증상

a. 체중 증가

수분 과다의 가장 정확한 지표는 체중 증가이다. 말초 부종이 없이도 체중은 증가할 수 있다.

b. 섭취량과 배설량의 변화

섭취량과 배설량(intake/output; I/O)을 사정하여 수분 섭취의 증가 또는 수분손실의 감소를 확인한다.

c. 호흡기계의 변화

폐포 내 수분 축적으로 기침, 호흡곤란, 악설음(crackles)이 생긴다. 호흡가스의 교환이 부적절하게 일어나 창백, 청색증, 조직관류의 감소 등이 일어난다. 심한 경우 늑막삼출이 일어나기도 한다.

d. 심혈관계의 변화

힘차게 뛰는 도약맥, 중심정맥압과 혈압 증가, 심실 충만의 지연, 경정맥 확장, 전신적인 정맥울혈이 관찰된다.

e. 부종

모세혈관 정수압의 증가로 부종이 생긴다. 부종은 서 있거나 앉아 있는 사람은 하지에 잘 생기며, 누워 있는 사람은 엉치뼈 부위에 부종이 발생할 수 있다. 부종이 있는 부위를 손가락으로 눌렀을 때 눌린 자국이 수초 동안 유지된다면 이를 요흔성 부종(pitting edema)이라 한다.

f. 피부

부종이 생긴 부위의 피부는 순환이 잘 안 되기 때문에 창백하고, 차가우며, 팽팽하고, 부드럽다.

g. 진단검사 결과

- 삼투질 농도 275mOsmo/kg 이하
- 혈장 나트륨 135mEq/L 이하(수분 과다의 유형에 따라 다름)
- BUN 8mg/dL 이하
- 헤마토크릿 45% 이하
- 요비중 1.010 이하

④ 간호관리

대상자사정

a. 체액 과다(FVE)를 사정하기 위해 섭취량과 배설량을 규칙적으로 확인한다.

b. 매일 몸무게를 측정하고 급격한 체중 증가는 보고한다.

c. 특히 비경구영양제가 투여되는 고위험 환자에서는 호흡음을 사정한다.

d. 부종이 생기면 사지 둘레를 측정하여 말초 부종 정도와 pitting edema 정도를 사정한다.

e. 혈장 삼투질 농도, 나트륨 수치, 헤마토크릿, 요비중을 관찰한다.

f. 뇌척수액 이동이 있을 수 있으므로 의식수준 변화를 사정한다.

g. 대상자가 선호하는 편안한 자세를 확인한다. 대부분의 호흡곤란이 있는 대상자는 앉거나 서며 호흡하기가 쉽다. 만일 대상자가 장시간 똑바로 앉아 있었다면 욕창 증상을 확인하기 위해 천골 주위 피부를 사정해야 한다.

h. 매일 아침 천골과 다리의 요흔성 부종이 있는지 촉진하고 손과 양쪽 목의 정맥울혈이 있는지 사정한다.

⑤ 간호중재

중재 방법으로 나트륨 섭취 제한, 비경구 수액용법 모니터링, 적절한 약물요법이 있다.

a. 체액 과다의 정도와 상태에 따라 중재법은 다양하나 대부분의 환자들은 염분 제한 식이를 하게 된다.

b. 일부 약에는 염분이 포함될 수 있기 때문에 임의로 약국에서 사서 복용하지 않도록 하고 만약 복용하던 약이 있다면 의료진에게 확인받도록 한다.

c. 처방식이를 함에도 불구하고 체액 과다가 지속된다면 염분을 없애기 위해 연수기를 사용해 볼 수 있다.

d. 수분섭취 제한을 식사시간에 경구투약 계획을 세운다.

e. 염분과 수분 제한을 엄격히 한다.

f. 체액 과다가 있는 대부분의 환자는 이뇨제가 처방되므로 이뇨제에 대한 환자의 반응을 관찰한다.

g. 비경구 수액 공급이 있는 환자의 반응을 주의 깊게 관찰한다.

h. 호흡곤란이 있거나 기좌호흡이 있다면 반좌위를 취해준다.

i. 부종이나 혈관질환으로 말초조직관류장애가 있을 때는 피부 간호를 자주 제공하고 자주 체위를 변경시켜 준다.

j. 만성적으로 체액 과다 상태에 있는 환자에게는 I/O와 매일 체중 변화를 확인할 것을 교육한다.

k. 부종에 대한 교육을 시행한다. 체액 과다의 가장 흔한 증상이 부종이다. 따라서 환자는 부종의 증상을 이해하고 중요성을 이해해야 한다. 부종은 발목처럼 국소적으로 생기거나 심부전, 신부전으로 인해 전신적으로 올 수 있다.

l. 이뇨제와 디지털리스를 복용하는 환자라면 혈장 전해질을 모니터하고 저칼륨혈증의 2차적인 디지털리스 독성 작용을 예상한다. 또한 혈장 전해질 수치, 특히 칼륨 수치를 주의 깊게 관찰한다.

라. 세포내액량 과다/수분중독증 (Water intoxication)

세포는 수분 이동에 어느 정도 저항성을 갖는다. 그러나 일부 급성·만성 수분 과다는 보상되지 못하고 세포 내 수분을 증가시킬 수 있다. 세포내액의 과다를 수분중독증이라고도 한다. 세포내액량 과다는 수분 과다 또는 일차적인 나트륨 손실로 인해 생긴다. 수분이 과다하면 용질의 수는 정상 또는 희석되거나 용질, 즉 나트륨의 결핍은 수분은 정상이나 분자 수가 너무 적은 경우에 생긴다.

① 원인

저장성 용액의 과도한 주입, 항이뇨호르몬의 부적절한 분비증후군, 강박적인 수분섭취, 부적절한 염분 섭취, 저염식이 등에 의해 생긴다.

② 병태생리

간질의 저삼투성 용액은 삼투작용에 의해 나트륨의 농도가 상대적으로 높은 세포 내로 수분이 이동한다. 따라서 세포 내 수분이 축적되고 세포부종이 일어나게 된다. 교정되지 않는 수분중독은 뇌부종을 초래할 수도 있다.

③ 임상증상

식욕부진, 오심, 구토, 체중 증가와 부종, 짧은 호흡음, 청진 시 나음이 들릴 수 있다. 뇌부종이 발생했을 경우 두통, 성격 변화, 경련, 반사작용 감소 등이 생길 수 있다.

④ 간호사정 및 중재

a. 체액 과다(FVE)를 사정하기 위해 섭취량과 배설량을 규칙적으로 확인한다.
b. 매일 몸무게를 측정하고 급격한 체중 증가는 보고한다.
c. 음식과 수분의 경구섭취를 증진시킨다.
d. 혼돈이나 지남력 상실 등의 변화를 관찰하고 적절한 안정감을 제공한다.

2) 전해질 불균형

전해질은 세포외액과 세포내액에 위치하는 전하를 띤 이온으로, 수분균형과 삼투압을 조절한다. 양성의 전하를 띠는 것을 양이온(cation), 음성의 전하를 띠는 것을 음이온(anion)이라 한다. 나트륨(Na^+), 칼륨(K^+), 칼슘(Ca^{2+}), 마그네슘(Mg^{2+}), 수소(H^+)는 양이온이고, 염소(Cl^-), 인산염(HPO_4^{2-}), 중탄산염(HCO_3^-), 단백질은 체내의 주된 음이온이다. 세포외액과 세포내액에 위치하는 이온의 농도는 서로 차이가 있고, 역할도 다르다. 세포내액에는 칼륨이온이 주된 양이온이고, 세포외액의 주된 양이온은 나트륨이온이다. 전해질은 신경세포와 근육세포 사이의 흥분을 촉진시키고, 체액량의 삼투질 농도를 유지하고, 수분의 항상성 유지, 산-염기균형을 조절하는 데 관여한다(그림 1-20).

혈장의 전해질은 측정하기가 쉬운 반면, 간질액 속의 전해질은 측정하기 어렵기 때문에 임상에서는 혈장에서 측정한 전해질 농도를 사용한다. 혈장 전해질 농도는 mEq/L (milliequivalents per liter) 또는 mg/dL로 표현된다. mEq/L 농도에 1.2를 곱하면 mg/dL로 변환할 수 있다(표 1-12, 1-13).

사람은 매일 섭취하는 음식에는 다양한 종류의 전해질이 포함되어 있으며, 호르몬에 의해 과량의 전해질은 배출되어 전해질의 균형이 유지된다. 나트륨과 칼륨, 염소는 알도스테론과 ADH, 심방성 나트륨이뇨펩타이드에 의해서 조절된

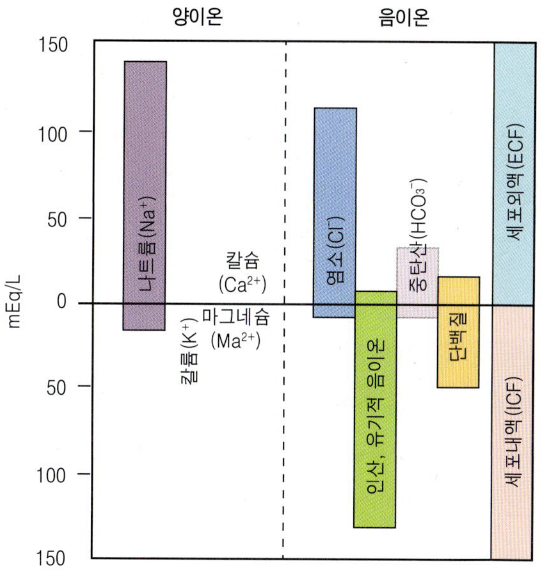

그림 1-20. 전해질의 구성 비교.

표 1-12 체액의 전해질 농도

체액	농도(mEq/L)				
	Na^+	K^+	Cl^-	HCO_3^-	H^-
혈장	135~145	3.5~5.0	98~106	25~29	7.35~7.45
위액	55~100	10~15	120	5~10	90
췌장액	145~160	5	65~90	50~80	—
담즙	130~145	5~9	75~100	10~45	—
회장	125	10~80	55	60	—
땀					
감지할 수 없는	8	10	15	—	—
감지할 수 있는	10~80	6	5~85	—	—

수준은 신체의 생리적 상태에 따라 다양할 수 있다.
Na^+: sodium(나트륨), K^+: potassium(칼륨), Cl^-: chloride(염소), HCO_3^-: bicarbonate(중탄산), H^-: hydrogen(수소).

표 1-13 혈장 전해질의 정상 범위

전해질	정상 범위
Na(sodium)	135~145mEq/L
Cl(chloride)	98~106mEq/L
K(potassium)	3.5~5.5mEq/L
Ca(calcium)	4.5~5.5mEq/L
이온화된 Ca(ionized calcium)	1.18~1.30mEq/L
P(phosphorus)	1.2~3.0mEq/L
Mg(magnesium)	1.5~2.5mEq/L

다. 칼슘과 인산은 비타민D와 칼시토닌에 의해 조절된다. 인슐린과 에피네프린은 세포 속으로 칼륨이 이동을 촉진시킨다. 소화기관에서 분비되는 가스트린(gastrin)과 콜레시스토키닌(cholecystokinin), 세크레틴(secretin)은 장내 전해질 흡수에 영향을 준다.

전해질 불균형은 매우 흔하게 볼 수 있다. 대상자는 스스로 긍정적인 건강 상태에 도달할 수 있도록 위험 요인을 제거하고 잠재적 원인을 제거 및 건강 증진 및 유지하기 위해 노력해야 한다.

(1) 나트륨 불균형

나트륨은 소듐(sodium)의 라틴어이다. 나트륨 불균형은 혈장 속의 나트륨 농도가 낮아서 생기는 저나트륨혈증과 높아서 생기는 고나트륨혈증이 있다. 나트륨이온(Na^+)은 세포외액의 주요 양이온이며, 이동할 때는 항상 염소이온(Cl^-)과 함께 이동한다. 따라서 나트륨이온의 증가 또는 감소는 염소이온의 증가 또는 감소가 수반된다. 또한 나트륨은 수분과 함께 이동한다. 혈장 나트륨의 정상 범위는 136~145mEq/L이다. 섭취하는 나트륨의 양이 변하여도 여러 조절기전에 의해서 거의 정상 범위를 유지한다.

정상적으로 나트륨의 수치가 감소하면 신장의 사구체결장치에서 이를 감지하여 레닌-안지오텐신 기전을 활성화시킨다. 사구체결장치에서 분비된 레닌은 결국 안지오텐신Ⅱ를 활성화시켜 혈관을 수축시키고, 알도스테론의 분비를 촉진하여 신장에서 나트륨과 수분 재흡수를 촉진시킨다. 이와 반대로 신장의 먼쪽세뇨관(distal tubule)에서 분비되는 칼리크레인(kallikrein)은 키닌(kinin)을 분비하게 하여 신장에서 나트륨의 배설을 촉진시킨다. 심방성 나트륨이뇨펩타이드는 혈관을 확장시키고, 나트륨의 배설과 요배설을 촉진시켜 나트륨의 정상범위를 유지한다.

가. 저나트륨혈증(Hyponatremia)

저나트륨혈증은 혈장 속의 나트륨 수치가 135mEq/L 이하인 상태로 정의된다. 항상 나트륨이 수분보다 적기 때문에 저삼투성 상태가 유도되며, 세포부종이 생기게 된다. 성인과 노인에서 흔하게 생기는 전해질장애로 다음 네 가지 저나트륨혈증의 유형이 있다(표 1-14).

- 저혈량성 저나트륨혈증(hypovolemic hyponatremia): 나트륨 손실이 수분손실보다 클 경우
- 정상 혈량성 저나트륨혈증(euvolemic hyponatremia): 총 수분량이 중간 정도로 증가하고 총나트륨이 정상 수준일 때
- 고혈량성 저나트륨혈증(hypervolemic hyponatremia): 나트륨양보다 총 수분량의 증가가 클 때
- 재분배성 저나트륨혈증(redistributive hyponatremia): 총 수분량이나 총 나트륨양의 변화는 없지만, 나트륨 농도에 따라 세포 내와 세포 외 구간에서 수분 이동이 있을 때

① 원인

저나트륨혈증의 원인은 나트륨의 과다한 배설, 나트륨 섭취의 부족, 혈장 나트륨의 희석 때문에 생긴다. 과도한 발한, 이뇨제 투여, 상처 배액, 알도스테론 분비가 감소하거나 신장질환이 있는 경우 나트륨 배설이 과도하게 일어날 수 있다. 금식이나 지속적인 저염식이도 나트륨의 농도를 낮출 수 있다. 또한 저장성 용액의 다량 섭취, 저장성 용액으로 세척, 신부전, 고혈당 등은 혈장 나트륨의 농도를 희석시킨다.

② 병태생리

나트륨 손실은 세포외액의 나트륨 농도를 감소시키고, 이는 세포막의 탈분극을 지연, 세포막의 흥분성을 감소시킨다. 뇌세포는 세포막의 흥분성 변화에 가장 민감하게 반응한다. 또한 세포외액의 농도가 상대적으로 감소함으로써 저삼투성 상태가 된다. 이러한 삼투성 변화는 세포 내로 수분의 이동을 촉진시키게 되고, 세포부종이 생길 수 있다. 뇌세포로 수분 이동이 증가하면 여러 신경학적 증상이 나타나게 된다.

세포외액의 나트륨 농도가 감소하면 세포 내의 칼륨이 세포외액으로 이동함으로써 칼륨 불균형이 생길 수도 있다.

③ 임상증상

a. 신경계 증상

대표적인 초기 신경학적 증상으로는 두통과 불안이 있다. 두개내압이 증가될 수 있으며, 혈장 나트륨이 115mEq/L 이하로 떨어지면 혼돈, 환각, 행동변화, 근육경련 같은 변화가 생기며, 지속적인 뇌부종은 뇌탈출(hernia)을 유도할 수도 있다.

b. 심혈관 증상

저혈압, 기립성 저혈압, 약한 맥박, 빈맥 등이 생긴다. 저혈량성 저나트륨혈증의 경우 혈압이 60mmHg 이하로 감소하

표 1-14 저나트륨혈증 유형

저나트륨혈증	원인
저혈량성 저나트륨혈증	이뇨제 사용, 당뇨, 알도스테론 결핍, 신장질환, 구토, 설사, 과다한 발한, 화상, 회장 누공 설치
정상 혈량성 저나트륨혈증	항이뇨호르몬 부적합 분비증후군 항이뇨호르몬의 과다 분비를 유발하는 상황(통증, 스트레스, 약물 사용, 종양)
고혈량성 저나트륨혈증	울혈성 심장기능장애, 간경화, 신증후군, 신장기능장애
재분배성 저나트륨혈증	가성 저나트륨혈증, 고혈당, 고지혈증

여 저혈량 쇼크 상태를 유발하기도 한다. 고혈량성 저나트륨혈증은 혈압의 상승과 빠른 맥박을 특징으로 한다.

c. 호흡계 증상

폐포 내로 수분이 이동함에 따라 청진 시 악설음(crakles)이 들릴 수 있고, 호흡수를 증가시키며, 호흡곤란, 기좌호흡, 얕은 호흡이 생길 수 있다.

두개내압의 증가로 인해 체인-스토크 호흡(Chenyne-Stokes), 신경학적 과호흡, 무호흡성 호흡, 운동실조성 호흡 등이 나타날 수 있다.

d. 위장관 증상

오심, 구토, 장음항진, 복부경련, 설사 등의 증상이 생긴다.

e. 피부와 점막 증상

간질액의 감소로 피부, 혀, 입안점막의 건조가 생긴다. 이들은 피부통합성의 장애와 감염의 위험성을 증가시킬 수 있다.

f. 진단검사 결과

혈장 나트륨 수치 135mEq/L 이하는 저나트륨혈증 진단에 도움이 된다. 그러나 125mEq/L 이하로 떨어지기 전까지 대상자는 대부분 무증상을 경험한다. 혈장 염소 98mEq/L 이하로 감소, 요중 나트륨 수치 40mEq/L 이하로 감소된다.

④ 간호사정

a. 위험요소와 나타난 증상을 사정한다.
b. 의사 처방 없이 복용할 수 있는 약물, 한약 등을 포함한 식이와 투약에 대한 자료를 수집한다.
c. 행동변화, 두통, 허약함이나 졸림의 증가, 현기증, 심계항진이 있었는지를 사정한다.
d. 키, 체중, 체질량을 확인하여 이상적인 체중을 계산한다고 측정치와 비교한다.
e. 섭취량과 배설량, 말초정맥 재충혈 시간, 활력징후를 측정한다.
f. 혈장 나트륨 수치와 혈장삼투압을 모니터링한다.
g. 고혈량성 저나트륨혈증에서는 혈장 나트륨 수치가 정상이나 낮은 것처럼 보인다는 점을 감안해야 한다.

⑤ 간호중재

a. 고위험 대상자를 확인하여 저나트륨혈증에 대한 모니터링을 한다. 초기에 감별하여 치료를 하는 것은 추후 심각한 결과를 미연에 방지할 수 있다.
b. 저나트륨혈증 위험이 있는 환자에서는 수분섭취량과 배설량 확인 및 체중을 매일 측정한다.
c. 혈장 나트륨 수준 감소에 대한 위장관계 평활근 반응으로 식욕부진, 오심, 구토 그리고 복부경련 등과 같은 소화기계 증상과 비정상적인 나트륨 손실과 수분증가가 있는지 확인한다.
d. 기면, 혼돈, 근연축 그리고 경련과 같은 중추신경계 변화도 주의 깊게 관찰한다.
e. 저나트륨혈증 위험성이 있는 환자에서는 혈장 나트륨 수준과 소변 나트륨 수준, 소변 비중을 모니터링한다.
f. 일반적으로 구강으로 나트륨 섭취를 증가시키고 수분섭취는 제한한다.
g. 저나트륨혈증의 원인이 다량의 수분이거나 신장의 수분배설 기능이 비정상적인 경우에는 장기간의 수분제한이 필요하므로 수분섭취와 배설량을 측정하고 수분제한의 필요성에 대해 환자에게 교육한다.

나. 고나트륨혈증(Hypernatremia)

고나트륨혈증은 혈장 속의 나트륨 수치가 145mEq/L 이상인 상태로 정의된다. 급성, 만성에 상관없이 높은 사망률을 보인다. 고나트륨혈증은 수분손실 또는 나트륨 섭취의 증가와 관련이 있으며, 나트륨양에 비해 수분이 적은 고삼투성 상태이다. 고삼투성 상태는 세포내액의 수분을 세포외액으로 이동하게 하며 세포의 탈수 상태를 유도한다.

① 원인

고나트륨혈증을 일으키는 수분손실은 신장 요인 또는 신장 외적인 요인에 의해 생길 수 있으며, 다음 세 가지 유형으로 분류할 수 있다(표 1-15).

- 저혈량성 고나트륨혈증(hypovolemic hypernatremia): 총 수분량이 나트륨에 비해 감소된 상태
- 정상 혈량성 고나트륨혈증(euvolemic hypernatremia): 총나트륨양은 정상이나 총 수분량이 감소된 상태
- 고혈량성 고나트륨혈증(hypervolemic hypernatremia): 나트륨양의 증가가 총 수분량이 증가된 상태

고혈량성 고나트륨혈증은 가장 드문 형태이다. 노인과 허약한 사람들은 고나트륨혈증의 위험군이다. 가장 흔한 위험요인은 갈증과 함께 부적절한 수분섭취이다. 금식 상태, 발열, 구토, 설사, 과도한 배액, 다뇨, 경관급식, 고장성 식염수의 정맥 주입, 과도 호흡 등도 고나트륨혈증의 원인이 될 수 있다.

나트륨의 정체는 심장, 신장, 쿠싱증후군, 알도스테론과잉증, 당뇨나 요붕증에서 나타날 수 있다.

② 병태생리

나트륨이 세포외액에 축적되어 고삼투성 상태가 되면 세포 내의 수분은 삼투평형을 맞추기 위해 세포 외로 이동한다. 즉, 세포탈수를 일으킨다. 또한 고나트륨혈증은 알도스테론 분비와 항이뇨호르몬의 기능을 억제한다.

표 1-15 고나트륨혈증의 유형

고나트륨혈증	원인
저혈량성 고나트륨혈증	• 수분소실의 증가 – 신장성 상실: 삼투성 이뇨, 이뇨제, 심각한 고혈당 – 그 외의 상실: 과도한 발한, 발열, 감염, 설사, 화상, 탈수, 고삼투성 수액 주입
정상 혈량성 고나트륨혈증	• 피부와 폐로의 과도한 체액 상실 • 노인 또는 신생아의 갈증 저하 • 요붕증
고혈량성 고나트륨혈증	• 고장성 경관 영양, 고도한 미네날코르티코이드 주입 • 과도한 소금 섭취

③ 임상증상

a. 초기 증상

고나트륨혈증의 초기에는 임상증상이 명확하게 나타나지 않는다. 순환혈류에 영향을 주기 때문에 핍뇨 후 다뇨, 식욕부진, 오심, 구토, 허약과 안절부절못함 등을 경험하게 된다. 식욕부진, 오심, 구토는 위의 수분 정체 증가와 관련이 있으며, 신경학적 증상과 근육 약화는 뇌세포의 수분 이동과 관련이 있다.

b. 신장 증상

고혈량성 고나트륨증인 경우 신장은 과도한 수분을 배출하고, 저혈량성 상태에서는 핍뇨가 나타난다.

c. 심장 증상

저혈량성 고나트륨증에서는 보상성 빈맥과 기립성 저혈압이 생긴다. 이와 반대로 고혈량성 고나트륨증에서는 고혈압, 경정맥 팽창, 심잡음, 체중 증가와 부종 등의 증상이 나타난다. 세포막의 흥분도가 변하기 때문에 부정맥이 생길 수도 있다.

d. 호흡계 증상

고혈량성 고나트륨증에서는 정수압의 증가로 수포음, 호흡곤란, 흉막삼출 등이 나타난다.

e. 신경계 증상

나트륨 수치가 155mEq/L 이상이 되면, 수분 이동에 민감한 뇌세포의 탈수가 진행된다. 이로 인해 혼돈, 경련, 혼수와 같은 신경학적 변화가 생기게 되고, 비가역적 뇌손상이 생길 수도 있다. 변화된 신경세포의 흥분성과 민감한 근육세포는 경련, 진전, 과반사, 발작의 증상을 일으킨다. 경

직성 마비의 진전은 위험한 증상이다.

f. 피부와 점막 증상

세포외액, 즉 간질액의 감소로 피부는 건조하게 되고 붉은 빛을 띠게 되며, 점막은 건조하게 되며 혀는 거칠어진다. 갈증이 생기고 수분량 감소로 체온이 상승한다.

g. 진단검사 결과

- 혈장 나트륨 145mEq/L 이상
- 혈장 삼투압 295mOsm/kg 이상
- 혈장 염소 106mEq/L 이상

일반적으로 혈장 나트륨이 155mEq/L 이상이 되기 전에 대상자에게는 증상이 나타나지 않는다.

④ 간호사정

a. 임상증상을 사정한다. 특히 두부 손상과 그 외 고위험 환자는 더욱 주의를 기울인다.
b. 고나트륨 성분이 들어 있는 코르티코스테로이드계 약물, 처방전 없이 살 수 있는 기침약이나 음식 양념, 향신료와 같은 식이와 투약에 대한 정보를 사정한다.
c. 환자의 상태에 따라 활력징후(매 4~8시간마다)와 말초정맥의 재충혈 시간을 사정한다.
d. 매일 섭취량과 배설량을 측정하고 체중을 측정한다.
e. 구강점막과 피부 상태를 관찰한다.
f. 흥분, 과민, 혼돈과 같은 의식상태 변화의 초기 징후들을 관찰한다.
g. 호흡음을 2~4시간마다 청진한다.
h. 고나트륨 혈증 위험성이 있는 환자에서는 수액의 손실과 증가에 대해 주의 깊게 관찰하여야 한다.

⑤ 간호중재

a. 환자의 갈증 또는 체온 상승을 기록하고 다른 임상적 증상과 관련하여 평가할 필요가 있다.
b. 호흡음을 2~4시간마다 청진하고 증가된 폐의 과부하에 대해 의사에게 보고한다.
c. 저혈량성이거나 정상 혈량성 고나트륨혈증 대상자에게는 매시간 물과 수액을 공급한다.
d. 고혈량성 고나트륨혈증 대상자에게는 수액과 나트륨 섭취를 제한한다. 대상자와 가족에게 제한해야만 하는 이유와 함께 제한해야 할 식품에 대해 지도한다.
e. 체중 증가나 폐, 심장 또는 신경학적인 증상과 같이 고나트륨혈증이나 수분 과다의 악화를 보이는 증상에 대해 의사에게 알린다.
f. 1mL/kal의 고장성 식이 용액을 제공한다. 새로운 위관영양은 천천히 시작한다. 만약 환자가 설사가 없고 시간당 잔여량이 식이량의 절반 이하나 100mL 이하인 경우처럼 영양에 견딜 수 있으면 속도를 증가시킨다.
g. 고나트륨혈증으로 인해 구강점막이 건조하다면 비알코올성 구강 세척 용액으로 가글하게 한다. 또한 사과 주스와 같이 차갑고 비산성 음료를 제공하거나 제한된 얼음 조각을 주는 것은 건조한 점막의 불편을 감소시킬 수 있다.
h. 이뇨작용을 일으킬 수 있는 과도한 카페인 음료를 피하도록 교육한다.

(2) 칼륨 불균형

칼륨(potassium, K^+)은 나트륨과는 대조적으로 세포내액에 주로 분포하고 있다. 혈장 내 칼륨의 정상 농도는 3.5~5.0mEq/L이고, 세포내액의 칼륨 농도는 140mEq/L이다. 칼륨은 세포내액의 삼투압을 조절하고 신경세포, 근육세포, 심장세포의 활동전위를 유발하고 전달하는 데 중요한 역할을 한다. 칼륨은 또한 간으로의 당 저장을 증진시키며, 수소와 교환되며 산-염기균형을 유지한다. 혈장 칼륨의 농도가 2.5mEq/L 이하이거나 7.0mEq/L 이상이 되면 심장마비가 생길 수 있다.

칼륨은 체내에 거의 저장되지 않기 때문에 매일 칼륨을 섭취하여야 한다. 거의 모든 음식에 칼륨이 포함되어 있으며, 평균 1일 섭취량은 2~20g 정도이다. 칼륨은 특히 야채, 과일, 견과류, 육류에 풍부하다. 과도한 칼륨은 신장에서 80~90% 이상이 배출되며, 나머지는 대변과 함께 배출된다. 신장을 통한 칼륨의 배출은 혈장 칼륨 농도, 신장 내 혈액, 산-염기 상태, 나트륨의 농도, 호르몬 등에 영향을 받는다.

알칼리증 상태에서 세포 내 수소이온이 세포 밖으로 이동하며 알칼리증을 교정하게 되는데, 이때 칼륨이 세포 내로 이동하여 혈장 칼륨 수치가 감소하게 된다. 산증에서는 이와는 반대 현상이 일어난다.

인슐린은 나트륨-칼륨 펌프를 활성화시켜 세포 내로 칼륨 이동을 촉진시킨다. 글루카곤은 간세포와 근육세포에서 칼륨 유리를 촉진시킬 수 있다. 코티졸과 알도스테론은 신장을 통한 칼륨의 배설을 촉진시킨다. 또한 세포의 파괴나 다량의 세포괴사, 화상 등은 세포 내 칼륨을 밖으로 이동시킨다.

가. 저칼륨혈증(Hypokalemia)

저칼륨혈증은 혈장 속의 칼륨 수치가 3.5mEq/L 이하인 상태로 정의되며, 특히 노인에서 흔하게 나타나는 전해질장애이다.

① 원인

칼륨은 체내에 거의 저장되지 않기 때문에, 부적절한 칼륨의 섭취는 저칼륨혈증을 일으킨다. 그러나 대부분의 음식에 칼륨이 포함되어 있기에 정상적인 식이 섭취가 가능하면 큰 문제가 되지 않는다. 쇠약, 영양 부족, 식욕 부진, 저칼륨 식이, 칼륨 제한 식이 등을 경험하는 사람에게 생길 수 있다.

또한 칼륨의 배설이 섭취보다 많을 때 생긴다. 구토, 설사, 비위관 흡인, 장의 누공이나 인공항문을 갖고 있는 사람에게 생기기 쉽다. 당뇨성 케톤산증으로 생긴 삼투성 이뇨, 코티졸의 상승으로 인한 칼륨 배출 증가가 생길 수 있다.

칼륨 배설 이뇨제, 변비약, 스테로이드, 아미노글리코시드, 암포테리신 B, 베타 아드레날린 제제, 시스플란틴, 중탄산 같은 약물은 저칼륨혈증을 유발시킨다.

나트륨 섭취의 증가, 인슐린 수치 상승, 광범위한 조직 손상 등도 저칼륨혈증을 유발시킬 수 있으며, 이 외에도 쿠싱증후군, 신부전의 이뇨 단계, 알도스테론 과다증, 간질환, 종양, 바터증후군, 만성적 전해질손실증후군도 저칼륨혈증을 일으킬 수 있다.

② 병태생리

혈장 칼륨 수치가 감소되면, 세포 안과 밖의 칼륨 경사도가 감소되고 이로 인해 세포막의 안정막전압은 증가되며, 세포의 흥분성은 감소된다. 이로 인해 세포막은 자극에 반응하기가 어려워지고, 임상증상 대부분은 흥분성 감소로 인한 근육약화와 근긴장도 저하로 나타난다.

③ 임상증상

경미한 저칼륨혈증(3~3.4mEq/L)의 경우에는 증상이 나타나지 않을 수 있다. 임상증상은 느려진 세포막의 흥분성 감소로 인해 나타난다.

a. 신경근육계 증상

느려진 골격근의 수축으로 근육약화와 근무기력, 다리경련 등이 일어나며 피로, 감각이상, 반사 감소 등이 나타난다.

b. 심혈관계 증상

심장근육세포의 흥분성 저하로 약한 맥박, 저혈압, 약한 심음 등이 생기며, 저칼륨혈증이 진행되면 심전도의 변화가 생긴다. ST분절 하강과 지연, T파 하강 또는 역전이 생길 수 있다. 심근의 재분극이 지연되면서 U파가 나타나기도 한다. 칼륨이 2.5mEq/L 이하이면 심실세동과 심정지의 위험이 높아진다(그림 1-21).

c. 호흡기계 증상

얕은 호흡, 짧은 호흡, 무호흡이 생길 수 있으며, 심한 경우 호흡정지가 생길 수 있다.

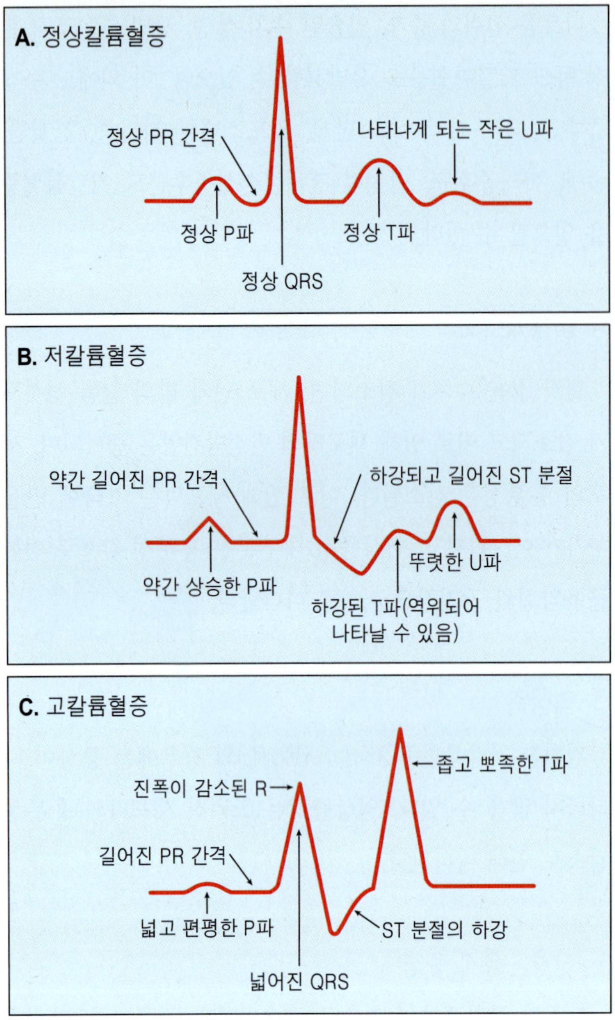

그림 1-21. 칼륨 불균형 시 심전도의 변화.

d. 신장 증상

소변의 농축하는 능력이 감소하게 되어, 다뇨증, 야뇨증, 혈장 삼투압의 감소가 나타난다.

e. 소화기계 증상

느려진 평활근의 수축으로 식욕 부진, 복부팽만, 변비 등의 증상이 일어나며, 구토와 장운동의 감소로 마비성 장폐색이 생길 수 있다.

f. 신경학적 증상

변화된 신경전도는 실어증, 혼돈, 우울, 경련, 무반사, 혼수의 증상을 초래하게 된다.

g. 진단검사 결과

혈장 칼륨 3.5mEq/L 이하

④ 간호사정

a. 저칼륨혈증은 생명을 위협할 수 있으므로 위험성이 있는 대상자를 미리 파악하는 것이 중요하다.

b. 다음과 같은 증상이 있는지 사정한다.

- 심맥관계 증상: 맥박 수의 변화(흔히 빨라짐), 실처럼 가늘고 약한 맥박, 촉진하기 어려운 말초맥박, 기립성 저혈압, 비정상적인 심전도 소견(ST분절 하강, T파 역전)
- 호흡기계 증상: 호흡음 감소, 약해진 호흡근으로 인해 약하고 비효율적인 호흡
- 신경기계 증상: 불안, 기진맥진, 혼돈, 혼수, 촉감 분별력 상실, 전반적인 골격근 허약감, 심부건반사 감소, 갑작스런 이완성 마비
- 소화기계 증상: 장운동 감소, 장음 감소 혹은 소실, 오심, 구토, 복부팽만, 마비성 장폐색, 변비
- 신장기계 증상: 소변 농축 능력 감소, 다뇨, 요비중 감소

⑤ 간호중재

a. 다음과 같이 칼륨이 풍부한 음식 섭취를 증가시키도록 한다.

- 육류, 특히 내장육과 저장육
- 유제품
- 건과일
- 칼륨이 많은 과일: 바나나, 키위, 오렌지
- 칼륨이 많은 채소: 아보카도, 브로콜리, 건조한 콩, 버섯류, 감자, 고구마, 해초, 두유, 시금치

b. 저칼륨혈증으로 인해 근육허약증이 있는 대상자에게는 낙상 예방 활동을 제공한다. 안전기구를 사용하고 위험을 제거하며 보행 시 보조한다. 통로에 장애물이나 미끄러운 곳이 없도록 하고 미끄럼 방지 신발을 신도록 교육

한다.

c. 저칼륨혈증으로 인해 변비가 있는 경우에는 고섬유질 식이와 수분제한이 없는 대상자에게는 충분한 양의 수분을 공급하고 연동운동을 자극하기 위하여 부피 용적과 섬유질을 포함한 변비 완화제를 투여한다. 또한 신체활동은 장운동을 증가시키므로 될 수 있으면 걷게 한다. 만약 신체활동이 어려운 환자의 경우에는 자주 체위 변경을 시키고 침상운동을 하도록 한다.

d. 구강으로 정맥으로 처방된 칼륨을 투여한다. 칼륨은 정맥수액에 희석해서 투여하며 정맥으로 직접 주입은 하지 않도록 한다. 또한 한꺼번에 많은 양이 들어가지 않도록 하여야 심장마비를 일으킬 수 있는 위험을 막을 수 있다.

e. 완화제와 같은 처방 없이 살 수 있는 약은 의사에게 허락받지 않는 한 복용하지 않도록 교육한다.

f. 칼륨 제품은 위장관자극이 있을 수 있으므로 음식과 함께 먹도록 교육한다.

나. 고칼륨혈증(Hyperkalemia)

고칼륨혈증은 혈장 속의 칼륨 수치가 5.0mEq/L 이상인 상태로 정의된다. 고칼륨혈증은 건강한 사람에게서는 드물지만 신부전 환자의 50% 이상에게 영향을 준다.

① 원인

고칼륨혈증은 칼륨이 많은 음료나 음식을 다량 섭취하거나, 칼륨의 과다한 정맥주입으로 인해 생길 수 있다. 또한 칼륨 배설이 부적절할 때 세포내액의 칼륨이 세포외액으로 이동할 때 발생한다.

감소된 신장 기능으로 칼륨 배설이 원활하지 않거나, 칼륨 보존성 이뇨제의 사용, ACE 길항제 등의 사용으로 고칼륨혈증이 생길 수 있으며, 부신의 기능이 감소되었을 때도 고칼륨혈증이 생긴다.

화상이나, 괴사, 심한 감염 등으로 세포가 파괴되어 세포 내의 칼륨이 세포 외로 배출되어 고칼륨혈증이 생길 수 있다.

② 병태생리

고칼륨혈증은 세포막의 흥분역치를 감소시켜 세포가 쉽게 흥분되어 만든다. 신경과 근육세포의 흥분성이 증가되어 여러 증상이 생긴다. 그러나 심각한 고칼륨혈증은 근육 약화와 이완성 마비를 일으킨다.

③ 임상증상

급성 고칼륨혈증은 칼륨이 6.0mEq/L 이상만 되어도 증상이 생길 수 있다. 그러나 상태가 서서히 진행된다면 칼륨 농도가 7.0mEq/L에 가까워질 때까지 증상이 나타나지 않을 수 있다. 칼륨 농도가 7.0mEq/L에 가까울수록 나트륨 통로는 비활성화되며, 신경과 근육의 기능장애를 일으키게 된다.

a. 신경근육계 증상

허약감, 무감각이나 저림 같은 감각이상, 경련, 통증 등이 나타난다.

b. 심혈관계 증상

심장근육세포의 흥분성 증가로 빈맥이 생기며, T파 상승, P파 감소, QRS파가 넓어진다. 심실빈맥과 심실 조기수축, 심실세동으로 심정지의 위험이 높아진다.

c. 호흡기계 증상

호흡근마비가 진행될 수 있다.

d. 신장 증상

핍뇨와 무뇨증이 고칼륨혈증의 전조 증상으로 관찰된다.

e. 소화기계 증상

간헐적인 위장관 산통, 설사

f. 진단검사 결과

• 혈장 칼륨 5.0mEq/L 이상

• 심전도 검사

④ 간호사정

a. 고칼륨혈증이 나타날 위험성이 있는 환자를 미리 파악한다.

b. 고칼륨혈증이 나타날 위험성이 있는 환자에게 다음과 같은 증상이 있는지 사정한다.
  - 심맥관계 증상: 불규칙적인 심박수, 흔히 느린 맥박, 혈압 감소, 비정상적인 심전도 소견(T파 뾰족해짐, QRS파 넓어짐, PR 간격 연장, P파 편평해짐), 부정맥, 심실세동, 이완기 시 심정지
  - 호흡기계 증상: 후기까지 영향을 미치지 않지만, 골격근 허약감이 심한 경우 호흡부전의 원인이 될 수 있음
  - 신경기계 증상:
    ① 초기 혹은 경한 고칼륨혈증—근육뒤틀림, 경련, 이상감각
    ② 후기 혹은 심한 고칼륨혈증—심한 허약감, 원위부에서 근위부 방향으로 이완성 마비가 상행하여 팔과 다리 마비
  - 소화기계 증상: 장운동성 및 장음 증가, 설사

c. 활력징후, 장기능, 소변 배설량, 호흡음, 말초부종을 4~8시간마다 지속적으로 사정한다.

d. 혈장 칼륨과 크레아티닌 그리고 BUN 수치를 관찰한다.

e. 심각한 고칼륨혈증에서는 매시간 심첨맥박을 포함한 활력징후를 측정한다.

f. 증상 호전에 대한 치료적인 반응뿐만 아니라 과도한 교정의 증상도 관찰한다.

⑤ 간호중재

a. 고칼륨혈증 위험이 있는 대상자에게 식이, 약물, 고칼륨혈증 증상 등에 대해 교육한다.

b. 식이교육으로 다량의 칼륨이 함유된 식품과 섭취 가능한 식품을 알려 주며, 칼륨 함유량을 확인하기 위해 약물이나 식품의 라벨을 읽도록 교육하고, 칼륨이 함유된 나트륨 대용품을 피하도록 주의를 준다.
  - 피해야 할 식품:
    ① 육류, 특히 내장육과 저장육
    ② 유제품
    ③ 건과일
    ④ 칼륨이 많은 과일: 바나나, 키위, 오렌지
    ⑤ 칼륨이 많은 채소: 아보카도, 브로콜리, 말린 콩, 버섯류, 감자, 고구마, 해초, 두유, 시금치
  - 허용되는 식품:
    ① 계란
    ② 빵
    ③ 버터
    ④ 곡류
    ⑤ 설탕
    ⑥ 칼륨이 적은 과일(신선한 것, 냉동 혹은 통조림)—사과, 살구, 앵두, 포도, 복숭아, 파인애플
    ⑦ 칼륨이 적은 채소—양배추, 당근, 콜리플라워, 샐러리, 가지, 완두콩, 상추, 양파, 완두, 후추, 과즙(음료)

c. 혈액 샘플에서 hemolysis가 생기는 경우에 혈청 칼륨 수치가 올라갈 수 있기 때문에 혈액 샘플 채취 후에는 가능한 한 빨리 검사실로 보낸다.

d. 부정맥이나 심근에 대한 고칼륨혈증 증상을 초기에 발견하기 위해 심장 모니터를 한다.

e. 만약 수혈을 받고 있고 고칼륨혈증의 위험이 있다면 오래된 혈액이 공급되지 않도록 조절한다.

f. 신장이 정상이라면 신장의 칼륨 배출을 증진하기 위해 처방대로 수액을 투여한다. 저칼륨혈증으로 진행하는 증상과 2시간 연속된 시간당 30mL 이하 또는 하루 720mL 이하의 소변량을 관찰하고 보고한다.

g. 칼륨이 포함된 수액의 주입을 중지하고 구강용 칼륨 보충제도 중지한다.

(3) 칼슘 불균형

칼슘(calcium, Ca^{2+})은 세포 내와 외에 존재하는 양이온이다. 정상 칼슘 수치는 4.4~5.5mEq/L(9~11mg/dL)이다. 칼슘의 99%는 뼈와 치아에 분포되어 있고, 약 1% 정도가 조직과 혈관 내에 존재한다. 칼슘은 알부민과 결합한 상태로 존재하거나, 이온화된 상태로 존재한다.

칼슘은 신경자극전달을 조절하며, 근육세포를 수축시키고, 세포의 투과력을 조절한다. 효소의 반응을 촉진시키고, 혈액응고과정, 특히 프로트롬빈이 트롬빈으로 전환되는 데 필요하며, 뼈의 강도와 밀도를 증가시킨다.

혈장의 칼슘 농도는 부갑상선호르몬(parathyroid hormone; PTH)과 칼시토닌(calcitonin)에 의해 조절된다. 부갑상선호르몬은 뼈에서 혈액으로 칼슘의 이동을 촉진, 즉 뼈의 재흡수를 증가시키고, 위장관과 신장에서 칼슘이온의 흡수를 증가시킴으로 혈장의 칼슘 농도를 증가시킨다. 이와 반대로 칼시토닌은 혈장 칼슘을 뼈로 이동시켜 혈장의 칼슘 농도를 감소시킨다(그림 1-22).

가. 저칼슘혈증(Hypocalcemia)

저칼슘혈증은 혈장 속 칼슘 수치가 4.5mEq/L(9.0mg/dL) 이하인 상태로 정의된다. 저칼슘혈증은 노인에게 흔하게 나타나는데, 주로 섭취 부족 때문에 일어난다.

① 원인

저칼륨혈증은 칼슘의 섭취 부족이나 흡수장애가 있는 경우 생길 수 있다. 비타민D 흡수를 저해하는 질환이 있거나 흡수 부족으로 인해 칼슘 흡수에 장애가 생길 수 있으며, 락토오스 불내인성, 위장관계 질환, 간질환, 알코올의존증, 식욕부진 등과 같은 상태도 비타민D가 부족할 수 있으며, 햇빛 부족으로 비타민D 합성과 활성화가 부족한 경우에도 저칼슘혈증이 일어날 수 있다.

부갑상선질환으로 부갑상선호르몬이 감소하면 저칼륨혈증이 일어난다.

칼슘 배설을 증가시키는 신부전의 이뇨 단계, 설사, 지방

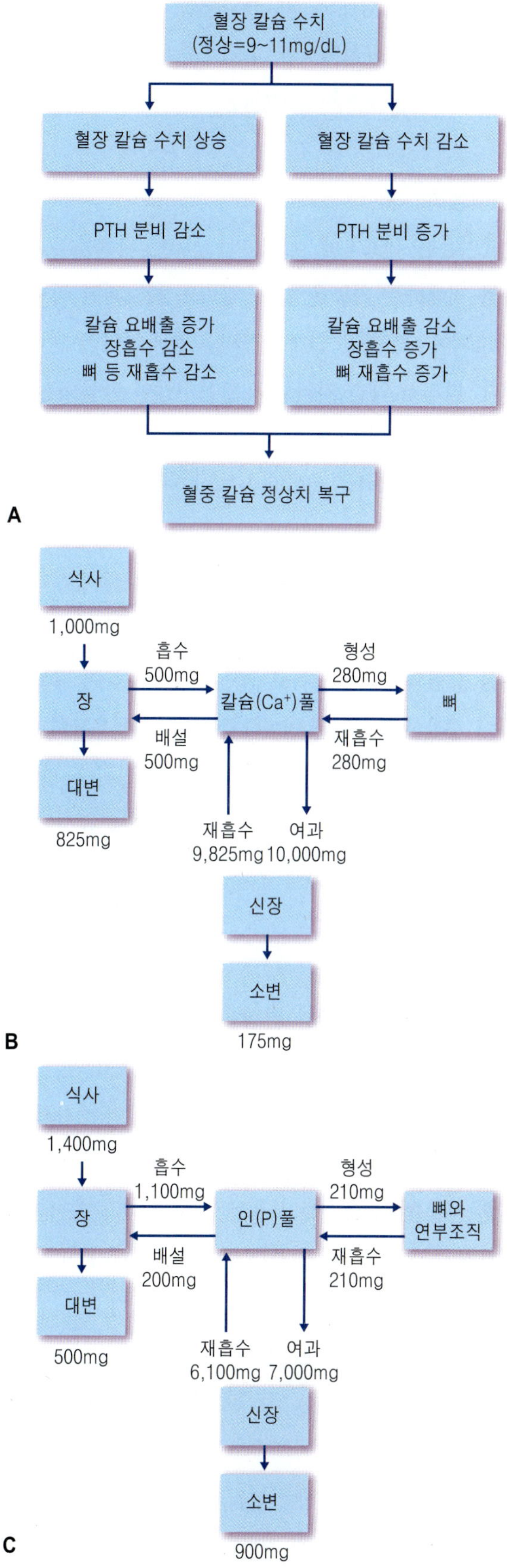

그림 1-22. A~C, 칼슘과 인의 조절.

변, 위장관 배액 상태도 저칼륨혈증을 유발시키며, 알칼리증, 고단백혈증, 급성췌장염, 고인혈증은 이온화된 칼슘을 감소시켜 저칼륨혈증을 유발한다.

② 병태생리

칼슘이온은 세포막에 배열되어 있으며, 나트륨의 세포막 투과를 저해하는 기능을 한다. 칼슘이 감소되면 역치 전위가 감소되어 나트륨은 쉽게 세포막을 통과하여 탈분극을 일으킨다. 따라서 약한 자극에도 활동전압이 만들어진다. 운동신경과 감각신경 모두 흥분성이 증가하게 되어 과민하게 반응한다. 근경련이나 얼얼한 느낌이 생기며, 심한 경우 경련과 강축(tentany)도 생긴다.

저칼슘혈증은 심근수축력을 감소시켜 심박출량을 감소시키고, 이로 인해 저혈압과 약한 맥박이 나타난다.

또한 장벽의 민무늬근육도 과민하게 반응하여 장의 연동운동이 증가하고 설사가 일어나게 된다. 혈액응고의 내인성 경로에 문제가 생기게 되어 출혈 시간이 지연된다. 만성적인 저칼슘혈증은 뼈의 재흡수를 촉진시켜 뼈의 칼슘 소실을 증가시키고 결국 골절이 쉽게 발생한다.

③ 임상증상

저칼슘혈증의 특징적인 증상은 신경근육의 과흥분성과 관련되어 있다. 경미한 저칼슘혈증에서는 손가락, 발가락, 입술 등 말단 부위의 무감각과 저림, 얼얼함이 생기고, 과민하고 불안한 증상이 나타낸다.

심한 저칼슘혈증에서는 심부전, 저혈압, 부정맥, 심전도상 QT 간격 증가, 경련, 출혈 시간 지연이 나타난다. 발작, 후두천명, 강직, 심장허탈, 사망에 이를 수도 있다.

혈장 칼슘 수치 4.5mEq/L(9.0mg/dL) 이하로 나타난다.

④ 간호사정

a. 대상자의 만성질환, 식이 섭취, 그리고 의사 처방 없이 살 수 있는 약물을 포함한 전반적인 사항에 대해 사정한다.

b. 특히 식이력 사정이 중요한데, 대상자에게 칼슘 함유 식품의 섭취와 칼슘 보충제를 규칙적으로 복용하고 있는지 확인한다.

c. 다음과 같은 병력을 사정한다.
- 최근 정형외과 수술을 받았거나, 뼈 치유 병력 유·무
- 내분비장애나 치료 유·무
- 갑상선 수술의 병력

d. 다음과 같은 증상을 사정한다.
- 신경기계 변화
  - 저린 감각이나 무감각과 함께 이상감각이 먼저 나타난다.
  - 저칼슘혈증이 지속되거나 악화되면 근육뒤틀림과 통증이 있는 경련이 발생하고 이상감각은 입술, 코, 귀에도 나타난다. 이러한 문제는 신경근의 자극 과다이거나 테나티 발생의 징후이다.
  - 고위험 대상자의 트루소 징후(Trosseau's sign)와 크보스텍 징후(Chvosteck's sign)를 검사하여 저칼슘혈증을 사정한다.

    ※ 트루소 징후는 혈압계 커프를 대상자 팔에 감아 5분간 이완 압력으로 부풀렸을 때 수근, 손가락, 손의 경련이 발생하는 것이다.

    ※ 크보스텍 징후는 대상자 안면의 관자놀이 아래를 건드렸을 때 안면신경이 지배하는 근육의 경련이 발생하는 것이다.
- 심혈관계 변화
  - 심박동이 정상보다 느려지거나 빨라지고, 약하고 가는 맥박이 될 수 있다.
  - 저혈압
  - 심전도 변화: 길어진 ST 분절과 QT 간격
- 소화기계 변화
  - 연동운동을 증가시키므로 증가된 장음을 청진할 수 있다.
  - 통증이 있는 복부 경련과 설사를 호소한다.

e. 심전도와 활력징후, 특히 심첨맥박과 리듬을 관찰하여 대상자의 심장 상태를 사정한다.

f. 말초로의 심박출량 평가를 위해 색깔, 온기, 움직임 그리고 감각과 말초맥박을 사정한다.

g. 잇몸의 출혈, 피부의 점상출혈 또는 반상출혈을 관찰한다.

h. 소변색과 대변색을 관찰한다.

⑤ 간호중재

a. 병리적 골절을 예방하기 위해 체위 변경이나 이동 시 주의한다. 환자가 침상에서 침상으로 이동할 때 보행 벨트를 사용하거나 다른 직원이 도와주어 걷거나 이동할 수 있게 한다.

뼈가 부서지기 쉬운 환자를 끌어당기기보다는 시트를 이용한다.

b. 관절운동 범위와 뼈 부위의 표면에 비정상적인 돌출이나 함몰이 있는지 관찰한다.

c. 우유, 치즈, 요구르트 그리고 녹색 잎채소와 같은 칼슘이 풍부한 음식에 대해 환자에게 교육한다. 흡수를 돕기 위해 칼슘 보충제를 고기와 비타민D가 함유된 우유와 함께 먹도록 권유한다.

d. 염화칼슘은 피하조직을 극도로 자극한다. 칼슘 정맥주입 시 정맥주사 부위의 침윤이나 정맥염이 있는지 관찰한다.

e. 체중부하운동을 격려하여 뼈의 재흡수를 예방한다.

나. 고칼슘혈증(Hypercalcemia)

고칼슘혈증은 혈장 속 칼슘 수치가 5.5mEq/L(11.0mg/dL) 이상인 상태로 정의된다. 저칼슘혈증은 흔한 전해질장애로, 심각한 합병증을 일으킬 수 있다.

① 원인

고칼슘혈증은 칼슘 보충제와 비타민D의 구강섭취 등의 칼슘 흡수 증가 또는 칼슘 배설 감소로 생긴다. 또한 뼈의 재흡수를 증가시키는 상황에서도 생길 수 있다.

Thiazide계 이뇨제 사용, 신부전도 칼슘 배설을 감소시켜서 고칼슘혈증을 일으킨다. 부갑상선기능항진증으로 인한 뼈의 재흡수 증가와 폐, 유방, 난소, 전립선, 방광, 뼈, 신장, 두경부, 리프조직의 악성종양은 뼈의 재흡수를 증가시킨다. 악성종양은 뼈조직을 직접 파괴시키거나 부갑상선호르몬 분비를 증가시킴으로 고칼슘혈증을 일으킨다. 또한 장기간의 부동 상태는 뼈의 재흡수를 촉진시킨다.

② 병태생리

칼슘의 농도가 높으면, 세포막의 역치 전위는 양성으로 되어 세포막의 흥분성을 감소시키고, 신경과 근육의 활동을 억제하게 된다. 이러한 흥분성의 감소는 결국 심장의 활동을 억제하고 위장관운동을 억제시키며, 쉽게 피로하게 만든다. 심부건반사는 감소하거나 소실된다.

세포외액의 칼슘은 신장을 통해 배설되는데, 과도한 칼슘은 신장 주변에 침착되어 결석을 형성한다. 신장결석은 장기간의 부동 상태에서 잘 생긴다.

③ 임상증상

경미한 고칼슘혈증(5.5mEq/L)은 보통 무증상으로 칼슘이 함유된 제산제를 복용하거나 많은 양의 칼슘 보충제를 먹은 경우 신장에서 일시적으로 배설되지 못할 때 생긴다.

중등도의 고칼슘혈증(6.2mEq/L) 상태에서는 염산, 가스트린, 췌장 효소의 유리를 자극하고, 연동운동을 감소시켜 식욕부진, 오심, 구토, 복부팽만, 변비 등을 일으킨다. 근육쇠약, 피로, 기면, 탈수는 신경학적 반응의 저하로 생기며, 삼투성 이뇨를 일으켜 탈수와 갈증을 초래한다. 또한 과도한 칼슘은 신장결석을 형성하게 해서 산통(colicky pain)을 유발한다. 또한 사구체 혈류를 손상시켜 신부전을 일으킬 수 있다.

고칼슘혈증이 진행되면 극심한 무력감, 감각 약화, 혼돈, 혼수상태를 나타내고, 고칼슘혈증 위기에 빠지게 한다. 고칼슘혈증 위기(7.1mEq/L)는 전도 기간은 길어지고 재분극이 짧아지게 되어 QT 간격이 짧아지고, T파가 넓어진다. 부정맥, 심정지가 생길 수 있다.

④ 간호사정

a. 고위험 대상자를 확인한다.

b. 위험요인, 약물 그리고 식이에 중점을 둔 과거력을 조사한다.

c. 활력징후, 심첨맥박, 심전도를 대상자의 상태에 따라 매 1~8시간마다 사정한다.

d. 장음, 신기능 그리고 수분공급 상태도 매8시간마다 사정한다.

e. 섭취량과 배설량을 측정하고 결석으로 인해 소변에 혈액이 섞이는지, 뿌옇거나 통증이 있는지 사정한다.

f. 다음과 같은 임상증상을 사정한다.

- 심혈관계 변화
  - 경한 고칼슘혈증: 처음에는 심박동수와 혈압을 증가시킴
  - 심하거나 장시간의 고칼슘혈증: 전기전도능력을 감소시키고 느린 맥박을 만듦
  - 심전도 변화: 부정맥, QT 간격 짧아짐
  - 청색증이나 창백함 같은 조직의 혈류 감소 증상
- 신경기계 변화
  - 이상감각이 없는 심한 근육 허약감과 심부건반사의 감소가 있다.
  - 중추신경계 증상은 의식수준 변화로 혼돈과 기진맥진함부터 혼수상태가 나타난다.
- 소화기계 변화
  - 조기증상: 연동운동 감소
  - 변비, 식욕부진, 오심, 구토, 복통, 감소된 장음 또는 장음 소실
- 신장기계 변화
  - 소변량 증가하여 탈수를 초래한다.
  - 만성 고칼슘혈증은 소변으로 칼슘 침전물이 증가되어 신석증을 초래한다.

⑤ 간호중재

a. 고칼슘혈증 위기를 예방하기 위해 수분이 금기가 아니라면 수분공급을 증가시킨다.

b. 생명을 위협하는 심각한 고칼슘혈증은 혈액투석이나 복막투석 혹은 혈액 초여과를 시행하여 혈장 칼슘을 빠르게 낮춘다.

c. 고칼슘혈증 환자는 부정맥과 심박출량 감소를 확인하기 위해 지속적으로 심장 모니터링을 실시한다. 또한 대상자의 기존 심전도와 최근 심전도를 비교하고, 박동수와 리듬의 변화뿐 아니라 특히 T파와 QT 간격의 변화를 관찰한다.

d. 2시간 연속 시간당 30mL 이하의 소변량이 확인되면 의사에게 알린다.

e. 부정맥의 심각성이 증가하거나 감각이 감소하는 것 또는 과도한 교정의 증상 등 임상 상태가 나빠지는 증상은 모두 의사에게 알린다.

f. 칼슘 함유 정맥수액은 제한하고 칼슘 보충제나 비타민D가 함유된 약품섭취를 피하도록 대상자에게 교육한다.

g. 고섬유 식이와 수분섭취는 변비를 예방하고 산성 식이는 결석의 형성 위험을 감소시킬 수 있으므로 대상자에게 권유한다.

h. 옆구리 통증, 혈뇨, 불규칙한 맥박이나 심계항진과 같은 신장결석 증상에 대해 교육한다.

i. 대상자가 혼돈, 기면 또는 혼수의 증상이 있다면 침상을 낮추고 침상난간을 올리는 것과 같은 안전간호를 제공한다.

j. 저항적 관절가동운동과 체중부하 활동을 함으로써 뼈로부터 칼슘 소실을 감소시킨다.

k. 체액량의 보충은 정상적인 칼슘수준을 유지하는 데 도움이 된다. 나트륨은 소변으로 칼슘 배설을 증가시키기 때문에 흔히 0.9% 생리식염수를 정맥으로 공급한다.

l. Thiazide계 이뇨제를 중단하고 furosemide(Lasix, Furoside) 같은 칼슘 배설을 증가시키는 이뇨제로 대체한다.

m. 약물요법으로 고칼슘혈증을 예방하는 약물을 투여한다. 이러한 약물에는 뼈에서 칼슘 용해를 방지하는 인, 칼시

토닌, 프로스타글란딘 합성 억제제(aspirin, 비스테로이드항염제), biphosphonates 등이 해당된다.

(4) 인 불균형

인(phosphate, P)의 정상 수치는 1.2~3.0mEq/L(3.0~4.5mg/dL)이다. 인은 유기물과 무기물 형태로 체내에 존재한다. 인의 80%는 뼈, 14%는 연조직, 1%는 혈장에 포함되어 있다. 인은 세포내액의 주된 음이온으로 세포외액보다 높다.

인은 뼈와 치아를 단단하게 만들고, ATP 형성에 관여하며, 세포분열을 조절하고, 세포의 대사활동을 조절하며, 산-염기 완충 작용과 칼슘의 항상성 유지에 관여한다.

부갑상선호르몬은 위장관에서 인의 흡수를 증가시키고, 신세뇨관에서 인의 재흡수를 방해하고, 뼈조직으로 인의 재흡수를 증가시킴으로 혈장의 인 수치를 감소시킨다.

가. 저인산혈증(Hypophosphatasis)

저인산혈증은 혈장 속의 인 수치가 1.2mEq/L 이하인 상태로 정의된다. 저인산혈증은 성장기나 조직 치유기, 영양결핍 상태에서 회복될 때 인의 소실이나 섭취 부족으로 인해 발생한다.

① 원인

오랜 기간 제산제를 복용한 경우 경관급식 또는 고농도의 포도당을 정맥으로 투여하게 되면 당의 인산화를 위해 인이 세포 내로 이동하여 저인산혈증이 생긴다. 쿠싱증후군으로 인한 나트륨의 증가, 부갑상선기능항진으로 인한 칼슘 증가, 만성 호흡성 알칼리증의 동맥혈 이산화탄소 분압($PaCO_2$) 감소는 인을 세포 내로 이동시킨다. 또한 신장에서 배출이 증가할 때도 저인산혈증이 생긴다.

② 병태생리

저인산혈증은 ATP 변환 및 합성을 방해한다. 그 결과 ATP 합성이 붕괴된다. 이로 인해 여러 가지 세포 기능에 장애가 생길 수 있다.

③ 임상증상

심장기능과 호흡기능의 감소, 근육쇠약, 피로가 생기며, 골기질의 약화로 인한 골절 발생 증가, 골통증, 혼돈경련이 일어난다.

④ 간호사정

a. 장기간 제산제 복용 유·무를 확인한다.
b. 대상자에게 쿠싱증후군 또는 화상과 대사성 알칼리증으로 인해 인의 손실이 생길 수 있으므로 해당 유·무를 파악한다.
c. 혈장 인 수치를 확인한다.
d. 저인산혈증의 초기 증상인 다음과 같은 증상이 있는지 사정한다.
   심장과 호흡 기능의 감소, 근육쇠약, 피로, 부스러지기 쉬운 뼈, 골통증, 안절부절못함, 혼돈, 경련
e. 대상자의 과거력, 임상검사, 약물 그리고 임상증상을 사정하여 인결핍을 확인한다.

⑤ 간호중재

a. 경한 저인산혈증은 음식과 식이성 보충제로 치료할 수 있다. 따라서 균형 잡힌 식사를 하도록 환자를 교육한다.
b. 저인산혈증을 악화시키는 약물(제산제, 삼투성 이뇨제, 칼슘 보충제 등)의 투여를 중단한다. 특히 장기간 과다한 제산제 복용은 인결핍을 유발할 수 있음을 교육한다.
c. 비타민D가 함유된 구강용 인 보충제는 중 정도의 저인산혈증을 교정하거나 위험을 예방한다.
d. 혈장 인의 수준이 1mg/dL 이하이고 심각한 증상이 있을 때에만 정맥으로 인을 투여한다.
e. 심각한 인 불균형이 있는 환자는 종종 다른 많은 영양 결핍 상태에 있는 경우가 많으므로 보통 혈장 수치가 안정적일 때까지 TPN을 고려할 수 있다.
f. 인이 풍부한 식이의 섭취를 증가시키고, 아울러 칼슘이

많은 식품의 섭취는 감소시킨다.

저인산혈증에 대한 식이관리는 다음과 같다.

- 피해야 하는 식품: 우유, 치즈, 요구르트, 양배추
- 권장 식품: 생선, 소고기, 닭고기, 돼지고기, 육류, 견과류, 통곡류와 시리얼

나. 고인산혈증(Hyperphosphatasis)

고인산혈증은 혈장 속의 인 수치가 3.0mEq/L 이상인 상태로 정의된다. 고인산혈증은 흔하지는 않지만 심각한 장애이다. 인의 섭취 증가나 배설 감소로 인해 발생한다.

① 원인

과도한 고인산 식이, 비타민D 과다 복용, 부갑상선기능저하, 애디슨병에서 생길 수 있다. 또한 신부전으로 인의 배출이 어려울 때 생긴다.

② 병태생리

고인산혈증은 칼슘의 재흡수를 방해하여 이차적인 저칼슘혈증을 유발한다.

③ 임상증상

초기에는 빈맥, 심계항진, 안절부절못함과 증상이 나타난다. 고인산혈증이 교정되지 않으면 식욕부진, 오심, 구토, 반사항진, 테타니, 부정맥이 나타난다.

④ 간호사정

a. 가장 흔한 원인인 고인산식이의 과다 섭취, 비타민D 과다 섭취, 흡수 증가로 인한 결장의 운동성 장애, 부갑상선기능저하 그리고 애디슨병이 대상자에게 존재하는지 사정한다.

b. 임상증상은 고인산혈증의 정도와 이차적인 저칼슘혈증과 관련이 있으므로 해당 증상(빈맥, 심계항진, 안절부절못함, 식욕부진 오심, 구토, 반사항진, 테타니, 심각한 부정맥 등)을 사정한다.

⑤ 간호중재

a. 경미하거나 증상이 없는 고인산혈증에서는 특히 우유, 아이스크림, 치즈, 많은 양의 육류와 생선 그리고 탄산음료 등 고인산염 식품을 제한한다.

b. 인과의 결합 및 분비를 촉진하는 칼슘이나 알루미늄 제제를 투여한다.

c. 보존적 치료에 반응하지 않는 신부전이 생기는 경우 투석을 고려한다.

(5) 마그네슘 불균형

마그네슘(magnesium, Mg) 정상 수치는 약 2.0mEq/L이다. 마그네슘은 세포 내에서 두 번째로 많은 양이온이다. 마그네슘의 약 60%는 뼈에 저장되어 있고, 39%는 세포내액에, 1%는 세포외액에 분포되어 있다.

혈장 속 마그네슘 중 30%는 단백질과 결합되어 있고, 15%는 음이온과 결합되어 있으며, 55%는 이온화된 상태로 존재한다.

마그네슘은 근육세포의 수축에 관여하고, 나트륨과 칼륨이 세포막을 통과하여 이동하게 하며, 여러 효소의 활성화에 관여하고, 탄수화물과 단백질 대사에 관여한다. 또한 ATP가 ADP로 전환될 때 필요하며 말초동맥과 소동맥의 혈관확장을 유도한다(그림 1-23).

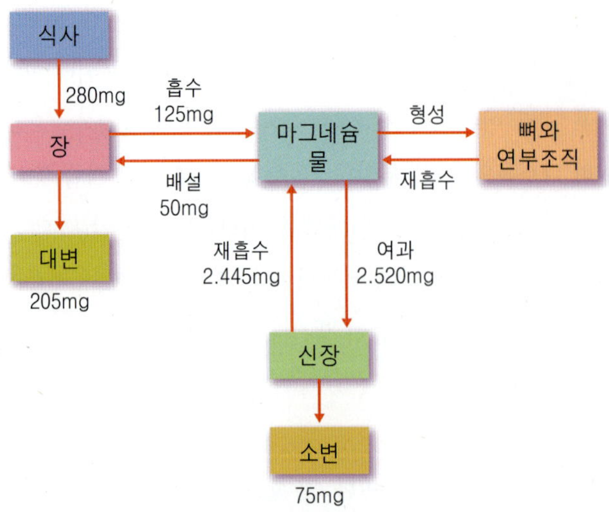

그림 1-23. 마그네슘 항상성.

가. 저마그네슘혈증(Hypomagnesemia)

저마그네슘혈증은 혈장 속의 마그네슘 수치가 1.5mEq/L 이하인 상태로 정의된다. 마그네슘 흡수는 칼슘이 흡수되는 소장에서 일어난다.

① 원인

저마그네슘혈증은 마그네슘의 부적절한 섭취와 배설의 증가, 세포 내 이동 등에 의해 생긴다. 영양불량, 기아, 설사, 지방변, 장질환, 크론병 등은 마그네슘 섭취와 흡수를 감소시켜 저마그네슘혈증을 일으킨다. 이뇨제, 아미노그리코시드계 항생제, 시스플라틴, 사이클로스포린의 사용은 마그네슘의 배설을 증가시킨다. 또한 고혈당증과 인슐린 주입은 마그네슘의 세포 내 이동을 촉진하며, 패혈증과 알칼리증도 저마그네슘혈증을 유발한다.

② 병태생리

혈장 마그네슘의 감소는 아세틸콜린의 분비를 증가시키며, 신경근육연접에서 아세틸콜린수용체 민감도를 증가시키고, 운동신경의 흥분 역치를 감소시키고, 근육의 수축력을 강하시킴으로써 신경근의 흥분성을 증가시킨다.

③ 임상증상

수축력 감소로 인해 식욕부진, 오심, 복부팽만과 같은 임상증상이 생길 수 있고, 우울, 신경증, 혼돈 같은 정신적 증상이 생길 수도 있다.

중증의 저마그네슘혈증은 크보스텍 징후, 트루소 징후를 일으키며, 테타니, 경련, 뇌졸중을 유도한다. 심실의 조기수축, 심방세동, 심실세동을 일으키며, 심전도에서 QT 간격 지연, QRS와 T파가 넓어진다.

④ 간호사정

a. 혈장 마그네슘, 칼륨 그리고 칼슘 수치를 확인한다.

b. 대상자의 심부건반사검사를 시행한다.

c. 당뇨가 있는 대상자의 고혈당은 포도당 관련 삼투성 이뇨로 마그네슘 상실 위험을 증가시킬 수 있으므로 주의 깊게 사정한다.

d. 다음과 같은 임상증상을 사정한다.
- 경미한 저마그네슘혈증
  - 위장관 변화: 식욕부진, 오심, 복부팽만
  - 정신적인 변화: 우울, 신경증, 혼돈
- 중증의 저마그네슘혈증
  - 신경학적인 증상: 크보스텍 징후, 트루소 징후, 테타니, 경련, 뇌졸중
  - 심전도 변화: QT 간격의 지연, QRS 넓어짐, T파 넓어짐

e. 고위험 대상자 확인: 과도한 제산제 사용자, 알코올의존증 환자, 중환자, 폐경 후 에스트로겐 요법을 시행하는 자(에스트로겐은 조직의 마그네슘 섭취를 촉진하여 저마그네슘혈증 야기)

⑤ 간호중재

a. 4~8시간마다 활력징후를 관찰하고 매시간마다 심전도를 관찰한다.

b. 극도의 혼돈이나 경련 위험이 있는 대상자를 위해 안전과 경련 예방 방법을 시행한다.

c. 만약 대상자에게 심각한 영양결핍이 있거나, 3일 이상의 금식 상태였거나, 또는 치료 후에도 저칼륨혈증이나 저칼슘혈증 증상이 있다면 마그네슘 유지와 보충에 대해 의사와 상의한다.

d. TPN은 흔히 동반되는 영양불균형을 교정하기 위해 필요할 수 있다.

e. 대상자와 가족에게 마그네슘이 풍부한 음식에 관한 정보를 제공하여 마그네슘 결핍을 예방하고 경미한 결핍을 교정하도록 한다.

※ 고마그네슘 음식(75mg per serving)
- 구운 견과류 1/4컵
- 콩과 같이 요리한 음식 1컵
- 근대국 1/2컵

• 두부 1/4모

f. 알코올의존증 환자에게 신경재생을 증진하기 위해 티아민과 함께 마그네슘을 투여한다.

g. 마그네슘 소실을 증가시키는 loop 이뇨제, 삼투성 이뇨제, aminoglycoside계 항생제 같은 약물과 인이 포함된 약물은 중단한다.

h. 저마그네슘혈증이 심할 때에는 마그네슘설페이트($MgSO_4$)를 정맥주입하여 마그네슘을 보충한다.

i. 마그네슘 정맥주사를 맞고 있는 대상자는 그 효과를 관찰하고 고마그네슘혈증을 예방하기 위하여 적어도 1시간마다 심부건반사를 사정한다.

j. 구강용 마그네슘은 흔히 설사를 유발하여 마그네슘 소실을 증가시킬 수 있음을 고려한다.

k. 만약 흔히 저칼슘혈증이 함께 있다며 혈장 칼슘 수준을 증가시키는 약물요법을 한다.

나. 고마그네슘혈증(Hypermagnesemia)

고마그네슘혈증은 혈장 속의 마그네슘 수치가 2.5mEq/L 이상인 상태로 정의된다. 드물게 나타나는 장애로 과도한 마그네슘의 주입, 신부전 환자에게 마그네슘이 포함된 제산제의 과다 사용, 칼륨 보존성 이뇨제 투여와 함께 발생할 수 있다.

① 원인

과도한 마그네슘의 섭취 증가, 신부전으로 인한 마그네슘 배설의 감소로 인해 생긴다.

② 병태생리

혈장 내에 마그네슘이온이 증가하면, 아세틸콜린의 유리가 차단되며, 근육의 흥분성을 감소시켜 여러 증상이 나타난다.

③ 임상증상

신경계와 근육계의 흥분성이 현저하게 감소하기 때문에 생긴다. 심한 근육약화, 기면, 졸림, 심부건반사소실, 호흡마비, 의식소실을 유도한다. 또한 넓어진 QRS, 상승된 T파, 심장블록, 심실조기수축으로 나타난다.

④ 간호사정

a. 다음과 같은 임상증상을 사정한다.
- 경미한 고마그네슘혈증
  - 심전도의 변화: 길어진 PR과 QT 간격
  - 저혈압
- 심한 고마그네슘혈증
  - 심전도의 변화: 넓어진 QRS, 상승된 T파, 심장블록, 심실조기수축, 심장마비
  - 심한 근육약화, 기면, 졸림, 심부건반사의 소실
  - 호흡마비, 의식소실

⑤ 간호중재

a. 다음과 같은 부분은 매1~4시간마다 사정한다.
활력징후, 호흡기능, 심전도기록, 소변량, 무감각 정도

b. 혼돈이나 경련 위험이 있다면 대상자를 위해 안전과 경련 예방 방법을 시행한다.

c. 심부건반사의 변화는 반드시 확인하고 의사에게 알린다.

d. 중증의 고마그네슘혈증을 응급으로 교정하기 위해 응급 카트에 정맥 칼슘염을 보관한다.

e. 특히 소변량이 감소된 대상자에게는 마그네슘이 포함된 하제나 제산제의 지속적인 사용을 피하도록 교육한다. 배변을 촉진하기 위한 방법으로 섬유소가 포함된 음식을 먹고 충분한 수분섭취를 격려한다.

f. 신기능부전이 없다면 마그네슘이 포함되지 않은 수액을 정맥으로 주입하여 혈장 마그네슘 수준을 감소시킨다.

g. Furosemide(lasix, furoside) 같은 loop 이뇨제는 혈장 마그네슘 수준을 감소시키고 심장문제가 심할 때에는 칼슘을 투여하여 고마그네슘혈증의 심장 영향을 역전시킬 수 있다.

h. 식이요법으로 육류, 땅콩, 콩류, 생선, 야채, 통곡류 시리

얼 등을 제한한다.

i. 고마그네슘혈증의 재발을 방지하기 위해 마그네슘이 함유된 제산제, 변비 완화제, 관장제와 같은 마그네슘을 증가시키는 약물을 피하도록 교육한다.

3) 산-염기균형

산-염기균형은 체액 내의 수소이온(H^+) 농도에 영향을 받는다. 수소이온의 농도 증가는 산증을, 감소는 알칼리증을 유발한다. 수소이온 농도의 변화는 임상에서 흔하게 나타날 수 있다. 이에 건강관리전문가들은 산-염기균형을 유지하기 위해 적절한 사정과 치료, 예방하도록 노력해야 한다.

(1) 산-염기균형

수소이온(H^+)의 농도는 pH로 나타낸다. 수소이온의 농도는 이온화된 수소이온 무게의 -log(negative logarithm)이므로, 수소이온 농도가 높아지면 pH는 감소하고, 수소이온 농도가 낮아지면 pH는 증가하는 것을 의미한다.

수소이온과 수산기(OH^-)의 농도가 같은 용액을 중성용액이라 하며, pH 7.0으로 나타낸다. 중성 용액보다 pH가 높은 것을 알칼리 또는 염기 용액, pH가 낮은 것을 산성 용액이라 한다.

정상 혈청 pH는 7.35~7.45를 유지하고 있으며, 이 범주를 벗어나면 세포손상이 일어난다. pH 6.8 이하이거나 pH 7.8 이상으로 변하게 되면 치명적인 손상을 입게 된다.

(2) 산-염기조절

세포가 대사활동을 하는 동안 수소이온이 만들어지고, 이는 세포 밖, 즉 체액으로 방출된다. 방출된 수소이온은 pH를 변화시킨다. 그러나 인체에서는 정상 범위의 pH를 유지하기 위해 혈액과 폐, 신장의 조절기전을 이용하여 산-염기균형을 조절한다.

가. 혈액에서의 완충

혈액에는 수소이온과 결합하거나 수소이온을 방출하는 몇 개의 완충제(buffer)가 있으며, 그 중 탄산-중탄산염 시스템(H_2CO_3-$NaHCO_3$ system)이 대표적이다. 혈액에서 수소이온이 감소하면 탄산이 분리되어 수소이온이 방출되고, 수소이온이 증가하면 수소이온은 중탄산염과 결합된다.

• 산의 완충

$$HCl + (H_2CO_3\text{-}NaHCO_3) \rightarrow H_2CO_3 + NaCl$$

• 염기의 완충

$$NaOH + (H_2CO_3\text{-}NaHCO_3) \rightarrow NaHCO_3 + H_2O$$

음전하를 띠고 있는 단백질도 수소이온과 결합하여 pH를 조절하는데, 적혈구의 헤모글로빈이나 알부민은 혈액의 완충제로 작용한다. 혈액의 완충 체계는 작은 pH의 변화에도 빨리 작용하여 산-염기불균형에 의한 손상을 감소시킨다. 그러나 폐나 신장처럼 산이나 염기를 체외로 제거하지는 못한다.

나. 폐에서의 완충

세포는 대사활동을 하며 이산화탄소(CO_2)를 계속 만들어낸다. 세포에서 세포외액으로 방출된 이산화탄소는 혈액 내로 확산되어 물과 결합한 뒤 수소이온과 염기를 만들어낸다. 이러한 반응은 혈장보다는 적혈구의 세포질에서 일어난다. 적혈구세포질에 있는 탄산탈수소효소(enzyme carbonic anhydrase; CA)가 촉매로 작용하여 더 빨리 일어난다.

$$H_2O + CO_2 \leftrightarrow H_2CO_3 \leftrightarrow HCO_3^- + H^+$$

적혈구 안에서 생성된 수소이온(H^+)은 헤모글로빈에 의해 완충되어 적혈구의 pH 변화를 줄여 준다. 적혈구 내의 중탄산염(HCO_3^-)은 혈장으로 확산되며, 혈장 내의 Cl^- 이온이 세포 내로 들어오며 적혈구는 전기적 평형을 유지하게 된다(그림 1-24).

폐에서 혈장의 이산화탄소는 농도차에 의해 허파꽈리 내

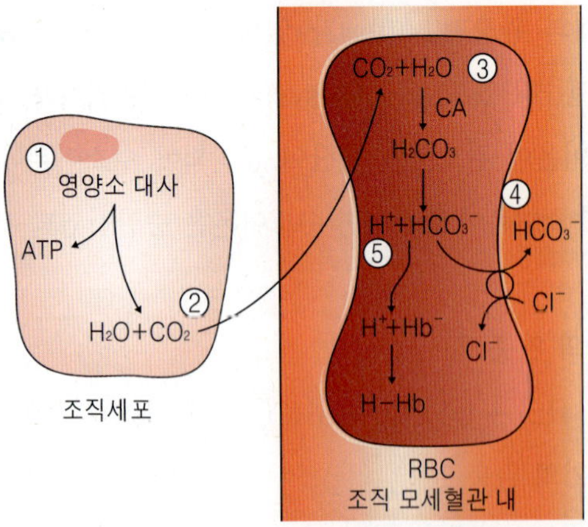

그림 1-24. 조직에서의 가수분해. ① 이산화탄소(CO_2)는 세포의 에너지대사 동안에 생성된다. ② 이산화탄소는 혈장 안으로 확산되고 적혈구 안으로 들어간다. ③ 이산화탄소는 탄산탈수소효소에 의해 가수분해를 촉진하며, 수소이온(H^+)과 중탄산염(HCO_3^-)을 산출한다. ④ HCO_3^-는 Cl^-와 교환되어 혈장으로 확산된다. ⑤ H^+는 헤모글로빈과 다른 세포 내 완충장치에 의해 완충된다.

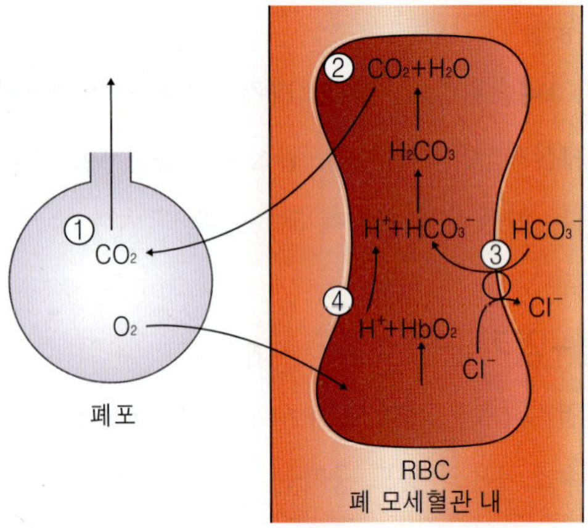

그림 1-25. 폐에서의 가수분해. ① 이산화탄소가 혈액에서 폐포로 이산화탄소의 확산을 위해 농도차가 발생하면서 발산된다. ② 이산화탄소의 제거는 적혈구 내에서의 가수분해의 전도를 이끈다. ③ 중탄산염은 Cl^-과 교환되어 적혈구 내로 재진입한다. ④ 헤모글로빈을 결합한 산소가 수소이온의 방출을 촉진한다(역Haldane 효과).

로 확산된다. 이때 적혈구 내의 이산화탄소는 가수분해반응과는 반대로 진행된다. 즉, 적혈구로 중탄산염(HCO_3^-)이 들어가고 Cl^- 이온이 혈장으로 나온다(그림 1-25).

적혈구에서 허파꽈리 내로 확산된 이산화탄소는 호기를 통해 체외로 배출된다. pH가 낮아지게 되면 호흡수와 깊이는 증가하여 이산화탄소의 배출을 증가시켜 탄산을 감소시킨다. pH가 높아지면 호흡수와 깊이는 감소하여 혈액과 조직 내에 이산화탄소를 보유시켜 많은 탄산을 형성하게 되어 pH가 낮아진다.

폐의 완충 능력은 혈액 완충 체계보다 2배 이상이다.

다. 신장에서의 완충

정상적인 대사과정에서 형성된 산 중 호흡으로 배출되지 못하는 비휘발성 산은 신장을 통해 소변으로 배출된다. 황산과 인산, 단백질대사 중 발생하는 산, 지방대사에서 발생하는 케톤, 탄수화물의 혐기성 당분해과정에서 발생하는 젖산, 약물의 대사과정에서 생성되는 산은 신장을 통해 배설된다. 신장이 pH를 조정하는 데는 10~20시간이 걸린다. 혈액이나 폐를 통해 pH가 조절되는 것보다 긴 시간이 소요되지만 신장은 하루 500mmol의 산이나 알칼리를 제거하는 강력한 완충계이다.

① 중탄산염

신장은 수소이온(H^+)과 중탄산염(HCO_3^-)을 분비 또는 재흡수하여 pH를 조절한다. 토리(사구체, glomerulus)에서 여과되어 세뇨관으로 이동한 중탄산염(HCO_3^-)은 세뇨관에서 능동적으로 분비된 수소이온(H^+)과 결합하여 이산화탄소와 물로 전환된다. 이러한 변화는 세뇨관 내 소변의 pH가 약 4.5가 될 때까지 일어난다(그림 1-26).

$$HCO_3^- + H^+ \leftrightarrow H_2CO_3 \leftrightarrow H_2O + CO_2$$

물은 소변으로 배출되며, 이산화탄소는 세뇨관세포로 재흡수된다. 이산화탄소는 세뇨관세포 안에서 탄산탈수소효소에 의해 수소이온(H^+)과 중탄산염(HCO_3^-)으로 가수분해된다. 중탄산염은 나트륨이온(Na^+)과 함께 혈액으로 재흡수되고, 수소이온은 나트륨이온과 교환되면서 다시 세뇨관 내로 분비된다.

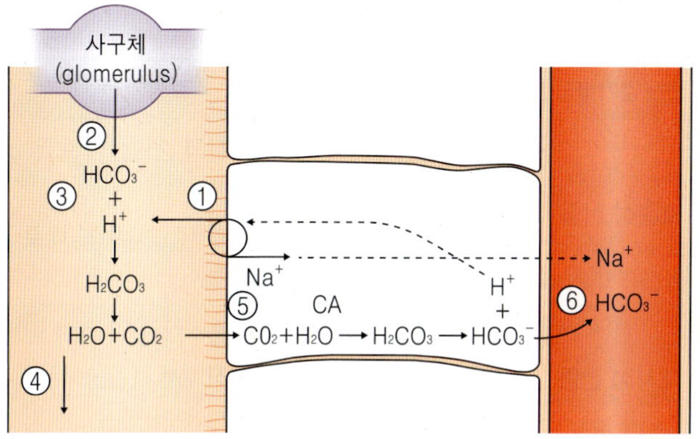

그림 1-26. 신장에서 중탄산염의 완충 작용. ① 수소이온이 나트륨과 교환되어 세뇨관 안으로 능동적으로 분비된다. ② 중탄산염이 사구체에서 세뇨관으로 여과된다. ③ H^+과 $H_2CO_3^-$가 물(H_2O)과 이산화탄소(CO_2)를 산출하면서 역가수분해에 들어간다. ④ 물은 재흡수되지 않는다면 소변으로서 세뇨관 안에 남아 있다. ⑤ 이산화탄소는 탄산탈수소효소에 의해 촉진되어 수소이온과 중탄산염을 산출하면서 세뇨관 세포 안으로 확산된다. ⑥ 중탄산염은 나트륨과 함께 혈액 속으로 재흡수된다.

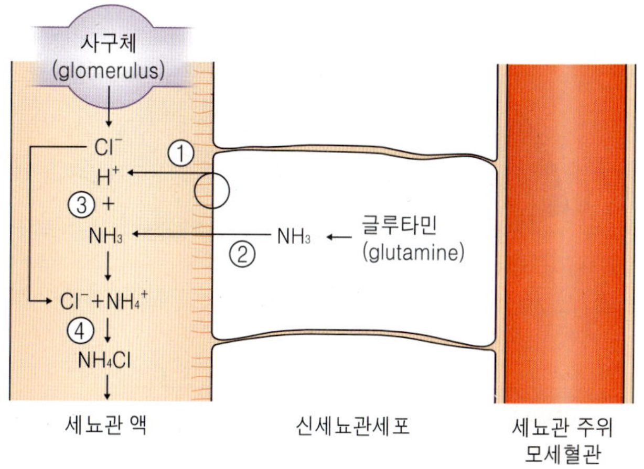

그림 1-27. 신장에서 암모니아의 완충 작용. ① 수소이온이 세뇨관 액 안으로 능동적으로 분비된다. ② 암모니아는 세뇨관세포 안에서 형성되어 세뇨관 안으로 확산된다. ③ 수소이온(H^+)이 암모니아(NH_3)와 결합하여 암모늄(NH_4^+)을 형성한다. 이것은 재흡수될 수 없다. ④ 암모늄은 소변으로 분비를 위해 여과된 Cl^-과 결합한다.

② 암모니아

세뇨관세포 내에서 생성된 암모니아(NH_3^+)는 세뇨관 내로 확산되어 수소이온과 결합하여 암모늄(NH_4^+)을 형성한다. 암모늄은 큰 전하를 띠고 있어 다시 재흡수될 수 없으며, Cl^-과 결합하여 소변으로 분비된다(그림 1-27).

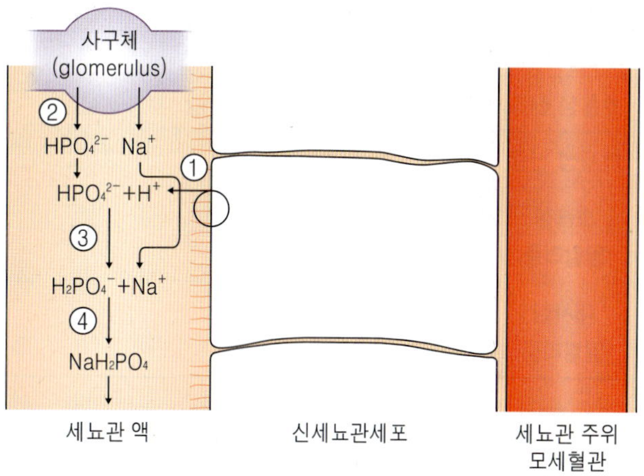

그림 1-28. 신장에서 인산염의 완충 작용. ① 수소이온이 세뇨관으로 능동적으로 분비된다. ② 수소인산염(HPO_4^{2-})과 나트륨이 사구체에서 세뇨관 안으로 여과된다. ③ 수소이온과 수소인산염이 결합하여 $H_2PO_4^-$을 형성한다. ④ $H_2PO_4^-$이 소변으로 배출되기 위하여 여과된 나트륨과 결합한다.

③ 인산

사구체에서 여과된 수소인산염(HPO_4^{2-})은 세뇨관 내에서 능동적으로 분비된 수소이온과 결합하여 $H_2PO_4^-$을 형성하고, 이는 나트륨이온과 결합하여 소변으로 배출된다(그림 1-28).

(3) 산-염기불균형

산-염기균형은 헨더슨-하셀바흐 관계를 간단하게 나타낸 그림으로 쉽게 이해할 수 있다(그림 1-29).

산 또는 중탄산염의 부족이나 과다는 산증이나 알칼리증을 유도한다. 정상적인 산-염기 완충 체계가 작용한다면, 탄산(H_2CO_3)과 중탄산(HCO_3^-)은 1:20을 유지하게 된다.

산증(acidosis)은 체내에 수소이온이 증가한 상태이고, 알칼리증(alkalosis)은 체내에 수소이온이 감소한 상태, 즉 염기가 많이 있는 상태를 말한다. 이와 비슷한 용어로 산혈증(acidemia)과 알칼리혈증(alkalemia)이 있는데, 이는 혈액 내, 즉 혈장의 수소이온이 증가 또는 감소되는 좁은 의미로 사용된다(표 1-16).

산-염기평형 상태는 임상적으로 동맥혈가스분석을 통해

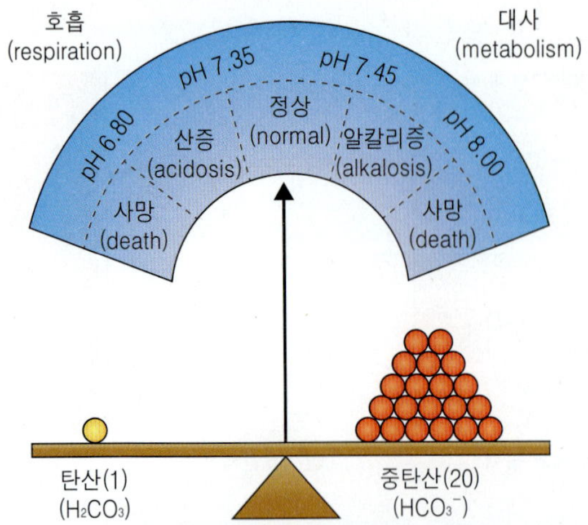

그림 1-29. 헨더슨-하셀바흐 관계.

표 1-17 동맥혈가스분석

	pH	$PaCO_2$	HCO_3^-
정상	7.35~7.45	35~45mmHg	22~26mEq/L
호흡성 산증	<7.35	>45mmHg	정상
대사성 산증	<7.35	정상	<22mEq/L
호흡성 알칼리증	>7.45	<35mmHg	정상
대사성 알칼리증	>7.45	정상	>26mEq/L

확인할 수 있다(표 1-17).

가. 산증

① 호흡성 산증(Respiratory acidosis)

호흡성 산증은 이산화탄소의 과다 생성이나 축적으로 인해 체액에 과도한 산이 존재하는 상태이다.

a. 원인

폐의 환기 저하에 의해 생긴다. 호흡근마비, 폐기종, 천식 등의 만성 폐쇄성 폐질환(COPD) 등에서 나타나는 부적절한 환기, 그리고 뇌나 척수의 손상으로 인한 호흡중추의 억제 등으로 생길 수 있다.

표 1-16 산-염기불균형의 종류

산-염기불균형	원인	보상기전
호흡성 산증	탄산 과잉 - 호흡 저하	• 신장의 중탄산염 보유 증가 • 소변 내 수소이온 배출 증가
대사성 산증	중탄산염 부족 - 당뇨성 케톤증 - 산의 과다 섭취	• 호흡수와 깊이 증가 • 신장에서 중탄산이온 형성 증가
호흡성 알칼리증	탄산 부족 - 과다 환기	• 신장의 중탄산염 배출 증가
대사성 알칼리증	중탄산염 과잉 - 중탄산염 과다 섭취 - 중탄산염 정체	• 호흡수와 깊이 감소 • 신장에서 중탄산염 배출 증가

급성 호흡성 산증은 기관지확장증, 기흉, 호흡마비 또는 약물로 인한 호흡억제에 의해 생긴다. 만성 호흡성 산증은 COPD 또는 폐암 환자에서 생길 수 있다.

드물기는 하지만 과도한 탄수화물대사로 인해 과량의 이산화탄소가 생성되는 경우 호흡성 산증이 생길 수 있다.

b. 병태생리

혈액 내 이산화탄소의 축적은 $H_2O + CO_2 \rightarrow H_2CO_3 \leftrightarrow HCO_3^- + H^+$ 반응을 일으킨다. 신장에서는 다량의 수소이온 분비와 중탄산의 생성이 일어나며, 신장의 암모니아 생성이 증가하고 신장의 암모니아 완충계가 활성화되어 단백질이 소모된다. 보상작용으로 혈장 HCO_3^-이 증가하고 Cl^-이 많이 분비되어, 만성 호흡성 산증에서는 저염소혈증이 발생한다. 신장에 K^+ 정체와 세포로 양이온의 이동은 고칼륨혈증을 유발하고, 알부민에서 칼슘이온의 분리로 인해 고칼슘혈증이 생긴다.

급성 호흡성 산증에서 빠르게 증가하는 $PaCO_2$는 저산소증을 유발한다.

c. 임상증상

동맥혈 가스분석에서 낮은 pH, $PaCO_2$가 증가된다. 산혈증으로 혈관긴장도 감소, 심근수축력 감소, 전해질 불균형이 생기며, 허약, 흥분, 불안정, 빈맥, 포타슘 증가에 따른 심실세동이 나타난다.

d. 간호사정

호흡성 산증 대상자는 처음 24~48시간의 간호가 중요한다. 적절한 기도 유지와 환기를 유지하는 것이 가장 중요하다. 산증 발생 위험요인인 연령, 영양, 현재의 증상 등을 사정한다.

- 연령: 노인은 특히 산-염기, 체액과 전해질 불균형을 야기하는 약물인 아스피린과 이뇨제를 복용하는 경우가 많아 산-염기불균형의 위험성이 더 높으므로 약물복용 여부에 대해 자료를 수집한다. 또한 호흡문제, 신부전, 당뇨병, 설사, 췌장염, 발열과 같은 위험요인을 사정한다.
- 영양: 총칼로리 섭취와 탄수화물, 지방, 단백질 섭취 비율을 확인하며 지난 일주일 동안 금식 또는 제한 식이를 했는지 사정한다.
- 산증의 임상증상에 대해 다음과 같이 사정한다.
  - 중추신경계 증상: 기진맥진, 혼돈, 혼미, 혼수
  - 신경근 증상: 과도반사, 골격근 허약감, 이완성 마비
  - 심맥관계 증상: 전기전도 연장(서맥부터 심정지, 뾰족해진 T파, 넓어진 QRS파, PR 간격 연장), 저혈압, 약한 맥박
  - 호흡기 증상: 쿠스말 호흡(대사성 산증에서 호흡 보상으로 발생), 호흡 변화(호흡성 산증에서 흔히 비효율적인 호흡 변화 발생)
  - 피부 증상: 따스하고 홍조 띤 건조한 피부(대사성 산증), 창백하거나 청색을 띤 피부(호흡성 산증)
- 심리사회적 사정: 행동 변화가 산증의 임상증상 중 하나이기 때문에 대상자의 행동을 주관적으로 해석하지 않고 객관적으로 관찰하고 기록한다. 또한 가족들에게 대상자의 행동이 평소와 같은지를 확인하고 추후 다른 사정 결과들과 비교할 수 있는 기준을 마련한다.

e. 간호중재

지속적인 기도 유지와 가스 교환을 증진시키는 것으로 중재의 목적으로 방법에는 약물요법, 산소요법, 체위배액과 호흡 방법, 수분 공급, 기계 환기 등이 있다.

- 약물요법
  - 상부기도와 하부기도의 직경을 증가시키는 약물: 기관지 평활근을 이완시키는 약물로 교감신경항진제와 methylxanthines 제제가 있다.
  - 기관지 분비물을 묽게 하는 약물: 점액용 해제로 acetylcysteine(Mucomyst, Mucosil)을 사용한다.
  - 산소요법: 호흡성 산증 대상자의 가스 교환 증진에 도움이 되지만, 만성 폐쇄성 폐질환 환자와 이산화탄소의 정체로 PaO_2가 높은 대상자에 대해서는 산소를 투여할 때 주의한다.
  - 체위배액과 호흡 방법: 폐 분비물의 제거를 돕는 체위를 유지하고 폐포 팽창을 유지함으로써 기도저항을 감소시키는 호흡 방법을 적용한다. 또한 폐확장을 증가시키기 위해 좌위나 반좌위를 취하도록 돕는다.
  - 기계 환기: 산소포화도를 90%로 유지할 수 없거나 호흡근의 피로가 있는 대상자에게는 기계적 환기가 필요할 수 있다.

② 대사성 산증(Metabolic acidosis)

산의 증가 또는 중탄산염의 감소로 인해 체액에 산이 과다한 상태이다.

a. 원인

정상적인 음이온 격차는 10±4mEq/L 정도인데, 임상적으로 음이온 격차가 있는 높아진 산증과 정상인 산증으로 구분할 수 있다.

높은 음이온 격차 산증의 원인은 조직의 산이 더해짐으로써 발생한다. 사구체 여과장애로 단백질대사의 최종부산물

을 배설하지 못하는 경우(질소혈증 신부전), 인슐린 부족으로 지방대사가 증가하여 케톤산이 축적되는 경우(당뇨병성 케톤증), 혐기성 탄수화물대사로 젖산이 증가하는 경우, 산성 유독물질을 투여한 경우이다.

음이온 격차가 없는 산증은 염기의 손실로 발생하는데, 이를 과염소성 대사성 산증이라고 부른다. 체외로 과도한 중탄산이 소실되는 신세뇨관 산증, 장 분비물이 장배액관이나 설사로 분비되는 경우, 탄산탈수소효소 저해 약물의 복용으로 중탄산 재생이 억제되는 경우, 생리식염수 또는 수액만을 과다 공급받을 경우 나타난다.

b. 병태생리

대사성 산증의 보상작용으로 과대 환기가 나타난다. 산혈증이 심할 경우 인슐린 저항이 생기고 당분해가 억제될 수 있다. 과도한 수소이온이 세포 내로 이동하며 고칼륨혈증이 생긴다. 산의 증가에 대한 완충작용으로 중탄산이 소모된다. 신장 기능이 정상이면 수일이 지난 뒤 중탄산의 재생과 수소이온의 분비가 증가된다.

c. 임상증상

동맥혈가스분석상 낮은 pH와 HCO_3^-이 나타난다. 폐의 보상작용으로 $PaCO_2$이 감소된다. 과대 환기가 동반되고 쿠스말 호흡이 나타나며, 산혈증에 따른 전신증상은 호흡성 산증과 유사하다.

d. 간호사정

대사성 산증의 간호사정은 호흡성 산증에 준한다.

e. 간호중재

- 수화와 산증의 원인을 파악하여 원인이 되는 약물이나 치료를 제공한다. 예를 들어, 산증의 원인이 장기간의 설사에 의한 경우라면 수분공급과 지사제를 투여하고, 당뇨병성 케톤산증에 의한 경우라면 고혈당을 교정하고 케톤체의 생산을 억제하기 위해 인슐린을 투여하여야 한다.
- pH 수준이 감소되는지 동맥혈가스분석 결과를 모니터링한다.
- 섭취량과 배설량을 모니터링한다.
- 지속적인 정맥주입통로를 확보한다.
- 처방수액을 투여한다.
- 위장관을 통한 중탄산의 소실에 대해 모니터링한다.(예: 설사, 취장누공, 소장루, 회장도관)
- 주위의 산소전달에 대한 결정 인자인 PaO_2, SaO_2, 혈색소, 심박출량에 대해 모니터링한다.
- 발작에 대한 예방 조치를 세우고 투석을 준비한다.

나. 알칼리증

① 호흡성 알칼리증(Respiratory alkalosis)

이산화탄소의 과다 배출로 체액 내 산이 감소하며, 염기가 상대적으로 증가한 상태이다. 24시간 정도 지속되는 급성 호흡성 알칼리증과 그 이상 지속되는 만성 호흡성 알칼리증으로 구분할 수 있다.

a. 원인

폐포의 환기가 과도하게 증가하여 이산화탄소가 다량 배출되어 생긴다. 폐렴이나 폐부종, 폐색전증, 천식, 성인호흡곤란증후군(ARDS) 등과 같은 질환, 불안, 호흡중추에 작용하는 같은 약물에 대한 반응으로도 생길 수 있다. 만성 호흡성 알칼리증은 산소가 부족한 환경에 거주하는 대상자나 임산부에서 생길 수 있으며, 폐포의 환기가 잘되지 않는 폐질환에서도 발생할 수 있다.

b. 병태생리

동맥혈의 산소분압이 낮아지면 경동맥체나 대동맥궁에 위치하고 있는 말초화학수용체가 이를 인지하고 숨뇌(연수)의 호흡중추를 자극하여 호흡수와 호흡의 깊이를 증가시킨다. 호흡중추와 중추화학수용체는 화학물질과 독성물질에 의해 자극되어 알칼리증을 유발하기도 한다. 알칼리혈증이 심해지면 단백질의 이온화가 증가하여 여러 장기의 기능 손상과 전해질 불균형을 일으킬 수 있다. 단백질과 칼슘이온의 결합이 증가된다.

급성 호흡성 알칼리증의 완충작용이 진행되면, 산이 세포에서 혈액으로 이동하게 되고, 중탄산염(HCO_3^-)은 Cl^-과 교환되며 세포 속으로 이동한다. 과도한 젖산이 생성되면서 당분해가 증가된다. 만성 호흡성 알칼리증에서는 신장의 보상작용으로 HCO_3^-이 과도하게 분비되고, 산(H^+) 분비는 감소되며, 산성뇨의 배출이 감소한다. 이러한 변화들은 보상성 대사성 산증의 원인이 될 수 있다.

c. 임상증상

동맥혈가스분석상 높은 pH와 낮은 $PaCO_2$이 나타난다. 만성 호흡성 알칼리증의 보상작용으로 HCO_3^-이 낮아지며, 혈장의 젖산 탈수소효소(LDH)가 상승한다. 과환기가 나타나며 감각이상, 혼돈 등의 중추신경계증상, 저칼륨혈증 및 저칼슘혈증으로 인한 뼈대근육과 심장근육의 약화 등이 생길 수 있다. 급성 호흡성 알칼리증에서는 오심, 구토, 설사가 나타날 수 있다.

d. 간호사정

- 호흡성 알칼리증의 증상을 사정한다.
  - 과환기, $PaCO_2$ 감소, pH 증가
  - 흔하게 관찰되는 증상: 혼수, 저칼슘혈증, 저칼륨혈증, 머리가 어지러움
  - 중증 증상: 부정맥, 사지와 입 주변의 마비와 저림, 근약화, 흉통, 오심, 구토, 설사
- 호흡성 알칼리증의 위험요인을 사정한다.
  - 폐렴, 폐색전증, 천식, ARDS, 폐부종과 같은 폐질환으로 인한 저산소혈증으로 인해 호흡성 알칼리증이 발생할 수 있으므로 해당 병력에 대해 자료를 수집한다.
  - 높은 고도에서 거주하거나 임신한 경우 경미하거나 만성 호흡성 알칼리증을 유발할 수 있으므로 거주 현황과 임신 여부를 파악한다.
  - 에페네프린, 살리실산염과 같은 호흡중추 약물 복용 여부에 대해 파악한다.

e. 간호중재

알칼리증을 교정하기 위해서는 원인을 해결하고 정상적인 체액과 전해질, 산-염기균형을 유지하기 위한 약물요법을 시행한다.

- 동맥혈가스분석검사를 시행하여 pH 수준이 증가되는지 모니터링한다.
- 낮은 $PaCO_2$, 호흡근피로, 낮은 SaO_2 등과 같은 절박한 호흡부전을 나타내는 증상을 모니터링한다.
- 저산소혈증, 중추신경계 손상, 대사항진 상태, 위장관팽만, 통증, 스트레스로 인해 과다 환기가 유발되는지 모니터링한다.
- 부정맥, 심박출량 감소, 과다 환기 등과 같은 호흡성 알칼리증의 심폐증상을 모니터링한다.
- 필요한 경우 산소요법을 실시한다.
- 안위 증진, 발열 조절, 불안 감소 등과 같은 중재를 통해 산소 소모량을 감소시켜 과다 환기를 최소화한다.
- 필요한 경우 기계적 환기를 적용한다.

② 대사성 알칼리증(Metabolic alkalosis)

중탄산염의 축적이나 산이 소실되어 염기가 상대적으로 증가한 상태이다.

a. 원인

산의 과도한 소실이나 염기의 축적으로 생길 수 있으며, Cl^-이 많이 포함된 체액 손실이 원인이 된다. 알칼리염의 과다한 경구/비경구적 주입으로 생길 수 있으며, 우유와 제산제의 과다 사용, 구토나 위 흡인으로 산이 소실되는 경우, 설사와 구토 등으로 포타슘이온이 과다 소실되었을 때 발생할 수 있다. 또한 만성 호흡성 산증의 보상작용으로 과탄산성 대사성 알칼리증이 나타나기도 한다.

b. 병태생리

낮은 환기와 저산소증은 호흡기계의 보상작용을 제한하기 때문에 세포외액의 보상작용이 주로 일어난다. 알칼리증에서 혈장 단백질과 칼슘이온의 결합이 증가되고 단백질을 이온화하기 때문에 여러 장기의 기능장애를 유발한다. 칼륨이온의 세포 내 이동과 신장에서의 배출로 인해 저칼륨혈증이 흔하게 나타난다.

c. 임상증상

동맥혈가스분석상 높은 pH와 HCO_3^-이 나타난다. 보상작용으로 $PaCO_2$이 증가하며, 저환기가 나타날 수 있다. 저칼륨혈증, 저마그네슘혈증으로 인한 부정맥, 기면, 혼돈, 경련의 증상이 나타날 수 있다.

d. 간호사정

- 대사성 알칼리증의 증상을 사정한다.
  - HCO_3^- 증가, pH 증가, 저환기
  - 흔하게 관찰되는 증상: 혼수, 의식수준 저하, 저칼슘혈증, 저칼륨혈증, 저마그네슘혈증, 저혈량증, 사지의 마비와 저림
  - 중증 증상: 부정맥, 심박출량 감소, 저혈압, 저산소증, 근경련 또는 테타니, 근육떨림, 경련
- 대사성 알칼리증의 위험요인에 대해 사정한다.
  - 체액 손실 여부 파악
  - 비위관 흡인이나 구토로 인한 위액의 손실도 HCl의 손실을 가져와 대사성 알칼리증을 유발하므로 비위관 흡인이나 구토 여부 확인
  - 수혈 여부 확인: $NaHCO_3$로 산증을 과도하게 교정하는 경우 알칼리증을 유발할 수 있는데 과도한 수혈로도 유발될 수 있다.
  - 장기간의 코르티코스테로이드의 사용 여부 파악: 장기간의 코르티코스테로이드의 사용은 알도스테론과 같은 효과를 나타내므로 알도스테론 과다에 의한 알칼리증이 나타날 수 있다.

e. 간호중재

알칼리증을 교정하기 위해서는 원인을 해결하고 정상적인 체액과 전해질, 산-염기균형을 유지하기 위한 약물요법을 시행한다.

- 동맥혈가스분석검사를 시행하여 pH 수준이 증가되는지 모니터링한다.
- 정맥주입통로를 확보한다.
- 섭취량과 배설량을 모니터링한다.
- PaO_2, SaO_2, 혈색소, 심박출량을 모니터링한다.
- 중탄산 정맥주사, 제산제의 구강 혹은 비위관 투여 등과 같은 알칼리 물질의 투여를 피한다.
- 식염수의 정맥주사로 세포외액의 결핍을 보충한다.
- HCl 소실을 유발할 수 있는 구토 증상을 조절하기 위해 진토제를 투여한다.
- 저칼륨혈증, 저칼슘혈증, 저염소혈증과 같은 전해질불균형이 있는지 모니터링한다.

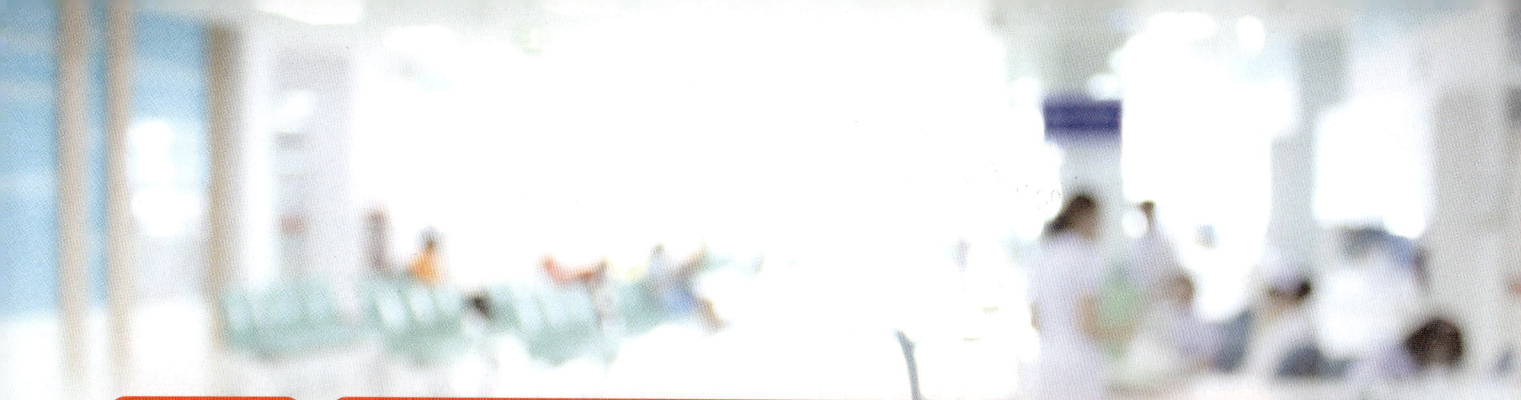

3 응급간호

학습목표

1. 응급의료전달체계를 설명한다.
2. 응급환자를 사정하고 중증도 분류를 수행한다.
3. 응급관리의 우선순위를 결정하고 응급소생술을 수행한다.
4. 응급상황(외상, 출혈, 화상, 약물, 교상, 중독)에 따른 응급간호를 수행한다.
5. 긴박한 상태를 가지고 있는 대상자를 위해 도입된 가장 우선적인 응급 방안들을 논의한다.
6. 병원재난계획의 기본적인 요소를 설명한다.
7. 재난응급환자 분류와 응급상황에서의 응급환자 분류의 차이점을 설명한다.
8. 많은 사상자 또는 대량살상무기와 관련된 사건에서 필요로 하는 수준별 개인 보호와 오염 제거를 평가한다.
9. 화학작용제와 신경작용제의 효과와 필요로 하는 오염 제거와 치료행위를 확인한다.

용어

- 국가사고관리체계(National Incident Management System; NIMS)
- 기관내삽관(endotracheal intubation)
- 긴박(urgent)
- 대량 사상자 발생(mass casualty incident; MCI)
- 비응급(nonurgent)
- 빠른 길(fast-track)
- 사고현장지휘체계(Incident Command System; ICS)
- 응급(emergent)
- 응급중증도지표(Emergency Severity Index; ESI)
- 응급환자분류체계(triage)
- 재난(disaster)

1) 응급간호

간호과정은 응급부서에서 문제를 해결하기 위한 논리적인 틀을 제공한다. 응급부서에 있는 환자들은 넓고 다양한 실제의 또는 잠재적인 문제들을 가지고 있고, 그들의 상태는 지속적으로 바뀌게 될지도 모른다. 따라서 간호사정은 계속적으로 이루어져야 하고, 간호진단은 환자의 상태에 따라 바뀌어야 한다.

응급간호는 응급환자분류체계에 대한 이해와 일반적인 급성 장애와 손상에 대한 사정과 관리가 요구된다.

(1) 응급간호의 기원

가. 응급환자분류체계

응급환자분류체계(triage)는 대상자들의 건강문제의 심각도와 반드시 치료되어야 하는 긴급한 문제들을 기반으로 대상자들을 분류하기 위해 사용된다. 모든 응급부서들은 잠재적인 인명손실을 기초로 하여 이런 분류체계의 특성들을 공유한다. 기본적이고 폭넓게 사용되는 응급환자분류체계가 오랜 시간 동안 이용되어 왔는데 3개의 범주로서 응급(emergent), 긴급(urgent), 비응급(nonurgent)으로 구성되어 있다(Gilboy, Tanabe, Travers et al., 2005)(표 1-18). 이전에 사용된 이 중증도 시스템에서는 많은 자원을 필요로 하지만 낮은 중증도의 요구를 가진 대상자들이 낮은 응급환자분류체계 단계를 할당받아 대상자들에게 필요로 하는 진료를 반영하지 못했다. 더욱이 3개 범주의 시스템은 응급부서에서의 대상자 흐름의 관리, 과잉 수용과 대기 시간의 쟁점들에 대해서 논의하지 않음으로써 일관된 신뢰와 타당성을 갖지 못한다.

표 1-18 전통적 응급분류체계 시스템

3개의 범주	
응급	가장 높은 우선순위 또는 생명을 위협받는 상황을 가지고 있는 대상자
긴급	즉각적으로 생명에 위협이 된다고 여겨지지 않는 심각한 건강문제를 가지고 있는 대상자
비응급	생명에 위협이 되는 질병을 가지고 있지 않은 대상자
4번째 단계	
'빠른 길(fast-track)'이라는 용어도 표현되며, 간단한 응급처치 또는 기본적인 1차 진료 그리고 응급실에서 치료받거나 안전하게 의원 또는 건강 서비스 제공자의 사무실로 문의될 수 있는 대상자를 포함한다.	

이보다 더 많이 개선된 포괄적인 응급환자분류체계 시스템이 응급상황과 상례적인 건강관리를 위해 응급실의 이용 변화를 포함시키도록 이행되었다.

이 시스템은 5개의 단계를 가지고 있고, 1~5까지 심각한 순서로 번호가 매겨졌다.

1. 소생법: 대상자가 죽어가고 있을 때
2. 응급: 대상자가 기다릴 수 없을 때
3. 긴급: 대상자가 2개 이상의 수단을 필요로 함을 기대할 때
4. 비응급: 대상자가 1개의 수단을 필요로 함을 기대할 때
5. 별로 중요하지 않은 상황: 대상자가 아무런 수단을 필요로 함을 기대할 때(Gilboy et al., 2005.)

응급환자분류체계 단계의 증가는 중증도 분류 간호사가 대상자의 요구를 좀 더 정확하게 결정하는 데 도움을 준다. 응급중증도지표(Emergency Severity Index; ESI)는 미국에서 표준화된 응급환자분류체계 시스템으로서 미국응급의사협회와 응급간호사협회에 의해 인증된다. 그리고 이것은 대상자를 치료하는 데 필요한 대상자의 임상적 병변, 활력징후, 자원의 양과 종류(예: 검사, IV 수액공급, 방사선 검사, 간단한 또는 복잡한 절차들, 약, 상담 등)를 고려한다(Gilboy et al., 2005; Lahdet, Suserud, Jonsson, & Lundberg, 2009; Shelton, 2009). 응급환자분류체계의 지역에 있는 간호사들은 통증사정, 현병력과 과거력, 현재 복용 중인 약들, 간단한/행동적인 정신상태 사정, 키, 몸무게, 알레르기 그리고 현재 존재하는 대상자의 호소와 임상적 병변에 중점을 둔 계통별 검토 등을 포함하여, 활력징후의 기본적인 자료들을 수집한다. 이 자료들은 대상자를 치료하는 건강관리 팀 구성원에 의해 참고를 위해 기록된다.

표 1-19 간호사에 의해 수집된 응급환자 중증도 분류

응급환자분류체계 중증도 분류 간호사에 의해 수집된 자료들
• 호소하는 질병이나 손상의 존재
• 통증의 정도
• 의식의 정도
• 상황들, 손상과 질병을 일으킨 사건들, 위치, 시간
• 응급실에 도착하기 전의 손상 또는 질병에 대한 치료
• 응급실에 도착한 방법
• 의사나 건강 서비스 제공자에 의한 응급하지 않는 진료
• 손상이나 질병 전의 건강상태
• 의학적 질병 및 수술경력과 관련된 병력
• 이전의 입원 여부
• 약, 달걀, 라텍스, 견과류 등을 포함한 알레르기
• 현재 복용 중인 약들
• 유흥으로 복용하는 약들의 이용
• 흡연 경력
• 현재 면역에 대한 평가(파상풍)
• 우울증이나 자살성 사고를 위한 행동 건강 검사를 포함한 신체를 시스템별로 간단하게 사정
• 마지막 생리일(출산할 나이의 여성)
• 마지막 식사시간 또는 구강 섭취량
• 현재 호소하고 있는 문제와 관련된 계통을 집중하여 사정
• 특히 치료와 관련하여 제한점과 관련된 환자의 특별한 환경 또는 요구사항들(즉, 소생술 여부 또는 혈액제재의 거부)

일반적인 사정 자료들을 표 1-19에서 보여 주고 있다.

나. 1차, 2차적인 조사

건강 우선순위를 효과적으로 확립하고 평가하기 위한 조직적인 접근 방법은 1차, 2차적인 조사 접근 방법이다. 1차적 조사는 생명위협의 조건을 안정화시키는 것에 중점을 둔다. 응급실의 직원들은 협력적으로 일을 하고, 다음의 ABCD(기도, 호흡, 순환, 장애) 방법을 따른다.

- 환자의 기도를 확보하는 것
- 충분한 환기를 제공하고 필요할 때 소생술을 사용하는 것. 외상 환자의 경추를 보호하는 것은 환기와 소생법을 필요로 할 때 필수적이다.
- 저체온증을 방지하거나 관리하는 것을 포함하여, 출혈을 조절하고, 쇼크를 방지하며 치료하고, 효과적인 순환을 유지하거나 회복시킴으로써 심박출량을 평가하거나 회복시키는 것
- 신경학적 기능을 글라스고우(GCS) 혼수척도를 이용하여 사정함으로써 신경학적 장애를 결정한다. 만약에 나타난다면 척수의 손상을 평가한다.

이러한 우선순위들이 검토된 후에, 응급실 팀은 2차 조사를 진행한다. 조사에는 다음 내용을 포함시킨다.

- 건강력과 머리부터 발끝까지의 사정
- 진단적 검사와 검사실의 검사
- 심전도 전극, 동맥관 또는 유치도뇨관 같은 감시 장치를 삽입하거나 적용하는 것
- 의심되는 골절 부위에 부목을 대는 것
- 상처 부위를 깨끗이 하고 봉합, 드레싱 하는 것
- 환자 상태에 기초하여 다른 필요한 중재를 행하는 것

(2) 생명위협 상태에 대한 간호

응급간호사는 종종 기도폐쇄와 출혈에 직면한다. 이러한 상태들은 생명을 위협하는 것이고 죽음을 막기 위해 즉각적인 중재를 필요로 한다.

가. 기도 폐쇄

급성 상기도 폐쇄는 생명을 위협하는 의료적인 응급상황이다. 기도는 부분적 또는 완전하게 폐쇄될 수 있다. 기도의 부분적인 폐쇄는 진행적인 저산소증, 고탄산혈증(혈액 속에서 이산화탄소가 증가하는 것), 호흡 또는 심정지를 이끈다. 만약에 기도가 완벽하게 폐쇄되었다면, 저산소증 다음으로 3~5분 안에 영구적인 뇌의 손상 또는 죽음에 이를 것이다. 완전한 기도 폐쇄의 존재하에서는 공기 흐름이 없다. 혈액의 산소포화도는 빠르게 감소하는데, 왜냐하면 폐쇄된 기도는 폐 속으로 공기가 들어가는 것을 막기 때문이다. 뇌에서 산소 부족이 일어나면 이것은 의식불명을 유발하며 빠르게 죽음을 불러일으킨다.

나. 원인

상기도 폐쇄에는 이물질의 흡인, 아나필락시스, 바이러스 또는 박테리아 감염, 외상, 흡입 또는 화학 화상을 포함한 많은 원인이 있다. 특히 장기요양센터에 있는 노인들에게 진정제 또는 졸음을 유발하는 약, 운동 협응에 영향을 미치는 질병(예: 파킨슨병), 정신적 기능장애(예: 치매, 정신지체) 등은 음식에 의해 질식을 일으키는 위험요소들이다. 성인에게 있어서는 고기 덩어리의 흡인이 가장 흔한 기도 폐쇄의 원인이다. 소아는 음식뿐만 아니라 보통 작은 장난감, 단추, 동전, 기타 물건들이 흡인된다. 편도주위농양, 후두개염 그리고 후인두의 다른 급성 전염 과정 또한 기도 폐쇄를 일으킨다.

다. 임상적 증상들과 사정

일반적으로 이물질로 기도가 폐쇄된 사람은 말을 할 수 없고, 숨을 쉴 수 없으며, 기침을 할 수 없다. 대상자는 엄지와 다른 손가락들 사이로 목을 꽉 움켜쥘 것이다(이것이 보편적인 고통의 신호로 알려져 있음). 다른 일반적인 신호와 증상들로는 숨이 막히고, 불안한 모습을 보이며, 흡기성 협착음과 호기성 협착음, 가쁜 숨소리, 부수적인 근육의 사용(흉골상부와 늑골 간의 함몰), 넓은 콧구멍, 불안 증가, 차분하지 못함, 혼란스러워함이 있다. 저산소증이 심해지면 청색증과 의식 소실로 진행된다.

이물질로 기도가 막힌 대상자의 사정은 간단하게 사람들에게 숨이 막히는지 그리고 도움이 필요한지 물어보는 것이다. 만약 사람이 의식이 없다면, 구강인두의 관찰에서 문제가 되는 물체를 발견할 수 있다. X선영상, 후두경 또는 기관지 내시경 검사 또한 필요할 수 있다.

만약 대상자가 숨을 쉬고 기침을 자연적으로 한다면, 부분적인 폐쇄를 의심해 볼 수 있다.

라. 치료와 간호관리

부분적인 기도 폐쇄에서는, 대상자가 기침을 세게 하고 지속적으로 자발적인 기침과 호흡 노력을 충분한 공기 교환이 존재할 때까지 하는 것이 권장된다. 산소포화도는 산소화를 평가하기 위해 관찰되어야 한다. 보충용 산소는 투여되어야 한다. 기침 사이에 일부 천명음이 있을 수 있다. 만약에 약하고 충분하지 못한 기침, 흡기 동안 고음의 소음, 호흡의 어려움이 증가하거나 청색증을 보인다면, 대상자에게 완전한 기도 폐쇄가 있었던 것처럼 관리되어야 한다.

폐쇄되었던 것이 제거가 된 후에는, 대상자가 호흡의 노력이 없거나 충분하지 않을 때 구조 호흡이 시작되어야 한다. 만약에 대상자의 맥박이 없다면 심장압박이 시작되어야 한다. 이 방법들은 뇌, 심장 그리고 다른 주요 장기들에 확정적인 의료적 처치가 복귀되고, 정상적인 심장과 환기 활성이 지원될 때까지 산소를 제공한다.

마. 기도의 확보

기도를 확보하는 것은 혀가 인두를 폐쇄하는 것을 막기 위해 대상자의 머리를 재배치하는 것처럼 간단할 수 있다. 대신에 복부를 미는 것(횡경막 및 복부를 미는 것), 머리를 뒤로 젖히고 턱을 올리는 방법, 하악견인법 또는 기구를 삽입하거나 전문화하는 것과 같은 다른 방법들이 기도를 열고, 이물질을 제거하며, 기도 유지를 위해 필요할 수도 있다. 표 1-20은 하임리히 요법과 복부와 가슴을 밀어내는 방법의 행동 지침을 제공한다. 이 모든 방법에서 경추는 손상되지 않도록 반드시 보호되어야 한다. 이 모든 방법이 행해진 후에 간호사는 대상자의 호흡을 확인하기 위해 흉곽의 움직임을 보며 공기의 흐름을 듣고 느낌으로써 호흡을 사정한다.

머리를 뒤로 젖히고 턱을 올리는 방법은 경추에 의심되는 손상이 없을 경우에만 사용된다. 이것은 다음과 같은 방법에 의해 수행된다.

- 대상자를 딱딱하고 평평한 표면 위에 앙와위로 위치시킨다.
- 만약에 대상자가 얼굴을 바닥에 대고 누워 있다면, 비틀림 없이 머리와 어깨, 몸통이 하나의 단위로 동시에 움직여서 몸을 돌린다.
- 다음에 머리를 뒤로 젖히고 턱을 올리는 방법 또는 하

표 1-20 이물질에 의한 기도폐쇄의 관리

하임리히 요법 (횡격막 밑 복부를 미는 것) [Heimlich maneuver (subdiaphragmatic abdominal thrusts)]	의식이 있는 환자를 위해서(앉아 있거나 서 있는 경우): 1. 환자의 뒤에 서고 환자의 허리 주위를 팔로 감싼다. 만약에 환자가 구조자보다 키가 작을 경우 구조자는 환자 뒤에서 무릎을 꿇을 수 있다. 2. 한 손으로 주먹을 만든다. 3. 주먹의 엄지손가락 쪽을 환자의 배꼽과 검상돌기 중간에 위치한다. 4. 다른 손으로 주먹을 꽉 잡고, 환자의 복부를 누르면서 주먹을 재빠르게 위쪽으로 밀쳐 올린다. 5. 기도로부터 막힌 것이 나올 때까지 또는 환자가 반응이 없을 때까지 복부를 밀쳐 올리는 행동을 반복한다. 6. 질식을 해소하기 위해 매회 분리되고 뚜렷한 동작으로 복부를 미는 행동을 한다. 복부를 미는 행동은 질식한 환자가 반응이 있거나 누워 있을 경우에 실시될 수 있다.
흉부 밀어내기 (chest thrusts)	임신 3기의 임산부 또는 현저하게 뚱뚱한 환자가 의식이 있으면서 앉아 있거나 서 있는 경우: 1. 환자의 뒤에 서서, 팔을 환자의 겨드랑이 밑으로 넣고 환자의 가슴을 둥글게 감싼다. 2. 주먹에서 엄지손가락 쪽을 검상돌기 부분과 흉곽의 가장자리 부분을 피해서 환자의 흉골 중앙에 위치시킨다. 3. 다른 손으로 주먹을 꽉 잡고, 이물질이 나오거나 또는 환자가 의식이 없을 때까지 주먹으로 뒤쪽 방향으로 밀어낸다. 각각의 밀어내는 행동은 질식을 해소하기 위해 강하게 실시되도록 해야 한다.
반응이 없는 질식, 누워 있는 성인의 질식	만약에 질식한 환자가 반응이 없는 상태가 된다면 도움을 요청하고(또는 병원이 아닌 환경에서의 응급 시스템을 가동시킴) 연속해서 심폐소생술을 시작해야 한다. 구조자의 숨을 불어넣기 위해 기도를 열 때는 환자의 입을 넓게 열고 다른 이물질이 있나 보며, 보이는 이물질이 있다면 제거한다. 이물질을 더 깊이 기도로 밀어 넣지 않도록 조심한다. 손가락으로 눈에 보이지 않는 이물질을 찾기 위해 쓸어 보는 것은 추천되지 않는다. 기도가 여전히 막혀 있다면 머리를 다시 원래대로 위치시키고, 두 번째로 다시 구조자의 숨을 불어넣는 시도를 한다. 흉부에 압력을 주면서 계속해서 전문 인명 구조술을 실시한다.

악견인법을 이용하여 기도를 연다.

- 머리를 뒤로 젖히고 턱을 올리는 방법(head-tilt-chin-lift maneuver)에서는 한 손을 환자의 이마에 대고 머리를 뒤쪽으로 기울이기 위해 손바닥을 이용하여 뒤쪽으로 압력을 가한다. 이것은 혀를 앞쪽으로 움직이게 한다(기도의 뒤쪽으로부터 멀어진다). 다른 손의 손가락들은 아래턱(chin: 입 아래 부분에 튀어나온 뼈, 즉 아래턱의 중앙 부분) 근처의 아래턱(하악골)의 뼈 부분 밑에 위치시키고 부드럽게 올린다. 턱과 치아들은 올라가고 그래서 치아들은 거의 다물어지게 된다.
- 하악견인법(jaw-thrust maneuver)에서는, 환자의 턱(jaw: 왼쪽귀 밑 오목한 부분에서부터 오른쪽 귀 밑 아래 오목한 부분까지) 각각에 한 손씩 올리고, 환자의 아래턱 모퉁이를 꽉 잡고 올린다. 하악골이 앞으로 옮겨진다.

이것은 목 손상이 의심되는 환자의 기도를 열기 위한 안전한 접근법이다. 왜냐하면 이것은 목의 확장이나 연장 없이 이루어질 수 있기 때문이다.

① 구인두기도기

구인두기도기는 의식이 없고 숨을 자연적으로 쉬는 환자의 혀 뒤쪽을 넘어서 낮은 인두 뒷부분까지 삽입되는 반원형의 관 또는 관 같은 모양의 플라스틱 도구이다. 이와 같은 관은 인두의 후부에서 혀가 뒤로 말리는 것과 기도 폐쇄를 방지한다. 이것은 또한 의료진들이 분비물들을 흡인하는 것을 가능하게 해 준다(표 1-21).

② 삽관

기관 내 삽관(endotracheal intubation)은 호흡부전과

표 1-21 간호를 위한 지침

	구인두기도기 삽입	
장비	• 구인두기도기 • 비멸균 장갑 • 분비물이 많거나 환자가 기침을 할 경우를 위한 보호안경 • 흡인을 위한 장비	
수행	**활동**	**근거**
	1. 무의식 환자에게만 삽입을 한다. 틀니가 있다면 삽입하기 전에 틀니를 제거한다. 2. 머리를 따라서 구인두기도기를 잰다. 정확한 크기의 기도기는 입의 가장자리에서부터 귓불의 끝까지 연장되어야 한다(Reardon, Mason, & Clinton, 2010). 3. (경추가 손상을 입지 않았을 때에만) 한 손을 턱밑의 뼈 아래에 위치하면서 환자의 머리 부분을 연장시킨다. 다른 손으로는 턱을 앞으로 올림과 동시에 이마 쪽에 압력을 주면서 머리를 뒤쪽으로 기울인다. 환자의 입을 연다. 4. (A) 구인두기도기의 끝부분을 얼굴의 위쪽으로 해서 혀의 뿌리 부분 쪽으로 구인두기도기를 목젖을 통과할 때까지 삽입한다. (B) 구인구기도기의 끝부분을 180°로 회전시켜, 구인두기도기의 끝부분이 인두 쪽으로 아래 부분을 가리키게 한다. 5. 구인두기도기의 끝부분에서 먼 쪽이 하인두에 위치해 있는 것을 확인하고, 관의 받침 부분은 대략 환자의 입술 부분에 위치시킨다. 혀가 기도기 쪽으로 밀리지 않도록 확인한다.	1. 의식이 있는 환자 또는 의식이 완전하지 않는 환자에게서는 구토와 후두경련이 기도기에 의해서 아마도 자극이 될 것이다. 틀니는 기도 폐쇄를 막기 위해 제거한다. 2. 정확한 치수를 재는 것은 기도가 혀로 가려지는 것을 막기 위해 기도기에 적당한 크기인지 확인하기 위해 필요하다. 3. 삽입을 위해 머리를 위치시킬 때 경추가 완전할 경우만 머리를 뒤쪽으로 기울여야 한다. 잠재적인 경추 손상의 환자는 기도기 삽입을 위해 머리를 위치시키기 위해 하악견인법을 이용한다. 이 자세가 삽입을 가능하게 한다. 4. 이것은 혀를 앞쪽으로 옮겨놓고, 환자는 기도를 통해서나 기도기 주위에서 숨을 쉬게 된다. 5. 정확하지 않은 위치에 위치한 기도기는 혀를 하인두 쪽으로 밂으로써 그 자체가 기도 폐쇄를 유발한다.

저산소증을 가진 환자의 기도를 확보하고 유지하기 위해 사용된다. 기관 내 삽관의 적응증은 다음과 같다. (1) 구인두기도기로 충분히 환기시키지 못하는 환자의 기도를 확보하기 위해서, (2) 상기도의 폐쇄를 우회하기 위해서, (3) 흡인을 방지하기 위해서, (4) 기계적인 인공호흡기와 인공호흡용 백을 환자와 연결하는 걸 허용하기 위해, (5) 기관지의 분비물 배출을 용이하게 하기 위해서이다. 이 절차들은 기술을 요구하기 때문에, 기관 내 삽관은 전문적인 훈련을 받은 사람에 의해서만 행해진다.

그러나 응급간호사는 보통 삽관을 도와주라는 요구를 받는다(그림 1-30).

환자가 입원해 있지 않거나 현장에서 삽관을 할 수 없다면, 응급의료인은 아마도 콤비튜브를 삽입할 것이다. 이 튜브는 빠르게 인두의 환기를 제공할 것이다. 이 튜브가 기관

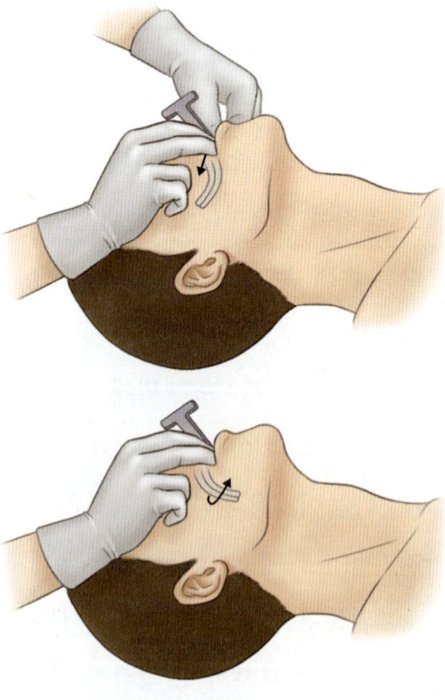

그림 1-30. 튜브 삽입.

으로 삽입될 때 이것은 기관내관처럼 기능을 한다.

튜브를 둘러싸고 있는 2개의 풍선은 튜브가 삽입된 후에 부풀려진다. 하나의 풍선은 크고(100mL) 구강인두를 가린다. 이것은 후두를 통해 공기를 강제로 넣음으로써 환기를 가능하게 한다. 작은 풍선은 15mL의 공기만큼 부풀려지고 이것이 부주의로 기관에 위치한다면 기관을 가릴 수 있다(Gomella & Haist, 2007). 풍선이 부풀고 난 후에, 구강인두 풍선(또는 커프)이 성문을 폐쇄하지 않았다는 것이 확인되면 호흡음의 청진이 된다. 관이 기관 또는 식도 등 어디에 위치해 있는지에 따라서 환자는 둘 중 하나의 관 구멍(기관 또는 식도)을 통해서 환기된다.

③ 윤상갑상막절개술

윤상갑상막절개술은 기도를 확보하기 위해 윤상갑상막을 여는 것이다. 이 시술은 기관 내 삽관이 불가능하거나, 광범위한 악골안면 외상으로부터의 기도폐쇄, 경추손상, 후두경련, 후두부(알레르기반응 또는 발관 후에), 목조직의 출혈 또는 후두의 폐쇄와 같은 금기상황인 응급상황에서 사용된다.

④ 기도의 유지

기도가 폐쇄되지 않았음이 결정되고 난 후에는 간호사는 반드시 충분한 환기가 유지되고 있음을 확인해야 한다. 만족스러운 환기의 관리는 저산소증과 과탄산혈증을 방지할 수 있다. 간호사는 반드시 빠르게 호흡음의 상실 또는 감소, 인공호흡이 환자에게 전달되는 것의 어려움을 사정해야 한다. 간호사는 환자가 기도 또는 환기의 도움이 필요하다면 산소포화도, 카프노그라피(호기 시 이산화탄소의 양을 관찰하는 것), 동맥혈가스를 관찰하여야 한다.

간호사는 긴장성 기흉이 저혈량증처럼 보이는 것을 알아차려서, 환기의 사정이 출혈을 위한 사정보다 앞서야 한다. 기흉 또는 개방된 가슴 상처는 흉관 삽입으로 흉곽 내 양압을 증가(보통은 흉곽내압은 음압)시키는 즉각적인 경감과 충분한 환기를 유지해야 한다(기흉과 흉관 삽입술 및 관리는 제3장 참조).

⑤ 간호경고

외상 환자들은 척추가 움직이지 않도록 들것에 실려 있게 된다. 척추교정판은 환자를 X선 부서나 수술실, 중환자 집중치료실에 옮겨질 때 사용하게 된다. 경추는 경추 X선 영상을 얻을 때까지와 경추 손상을 배제하게 되었을 때까지 부동으로 유지되어야 한다. 척수장애와 변하는 의식수준을 사정하는 진행 중인 신경학적 검사는 필수적인 것이다.

⑥ 출혈

응급상황 또는 재난상황에서 진료와 환자의 생존을 위해 출혈을 멈추게 하는 것은 필수적인 것이다. 순환하는 혈액의 양을 감소시키는 출혈은 쇼크를 일으키는 주된 요인이다. 보통 정맥출혈인 약간의 출혈은 환자가 출혈장애나 항응고제를 먹는 경우가 아니면, 일반적으로 자연적으로 멈춘다.

⑦ 임상적 증상과 사정

환자는 쇼크의 징후들과 증상들을 사정받게 된다. 즉, 차갑고 축축한 피부(충분하지 못한 말초의 관류에서 기인), 혈압의 감소, 맥압의 감소, 심박동수의 증가, 느려지는 모세혈관 재충만, 소변량의 감소이다. 이러한 기준들은 거의 1,500~2,000mL까지의 혈액 또는 30~40%의 혈액량 손실과 대략 관련이 있다. 간호사들은 혈액손실의 빠른 증상들을 사정하는 것이 좋다(예: 불안의 증가). 수분과 혈액손실에 대한 평가는 표 1-22를 참조한다.

⑧ 치료와 간호관리

혈액손실 환자를 위한 응급관리의 목적은 출혈을 조절하고, 조직의 산소화를 위해 충분히 순환하는 혈액량을 유지하고 쇼크를 막는 것이다. 출혈을 가진 환자는 부수적인 산소결핍증과 함께 저혈량증에 의해 심정지의 위험을 가지고, 계속적인 심전도의 감시가 필요하다. 간호중재는 다른 응급 건강의료 팀의 직원들과 함께 협력적으로 수행된다.

표 1-22 출혈성 쇼크의 등급

등급 1 출혈: 최대 15%의 혈액량 손실 (70kg의 성인에서 최대 750mL)	등급 2 출혈: 15~30%의 혈액량 손실 (750~1,500mL)	등급 3 출혈: 30~40%의 혈액량 손실 (1,500~2,000mL)	등급 4출혈: 40% 이상의 혈액량 손실 (2,000mL 이상)
심박수 <100	심박수 >100	심박수 >120	심박수 >140
수축기혈압 정상	수축기혈압 정상	수축기혈압의 감소	현저하게 감소된 수축기혈압
호흡수 14~20	호흡수 20~30	호흡수 30~40	호흡수 35 이상
증가하거나 정상적인 맥압	감소된 맥압	감소된 맥압	매우 좁은 맥압
약간의 불안	경증 불안	정신상태의 중요한 변화: 불안 또는 혼동	침체된 정신상태: 혼동, 무기력, 의식소실
소변량 30mL/hr(시간당)	약간 감소한 소변량 (20~30mL/hr)	현저하게 감소한 소변량 (5~15mL/hr)	무시할 수 있을 정도의 아주 적은 양의 소변량

⑨ 수액대체

언제든지 환자가 외적 또는 내적인 출혈을 경험할 때 순환하는 혈액의 손실은 체액량 부족과 심박출량을 감소시키는 결과를 초래한다. 따라서 수액보충이 순환을 유지하기 위해 반드시 이루어져야 한다. 일반적으로, 큰 게이지 IV 카테터 2개가 수액과 혈액의 보충을 위해 삽입되고, 혈액 채취는 분석, 혈액형 종류, 교차적합을 위해 시행한다. 수액보충은 손실된 액체의 양과 종류에 대한 임상적 평가에 따라 처방에 의해서 수행된다. 수액보충에는 등장 전해질 용액(젖산 링거 수액, 생리식염수), 콜로이드와 혈액성분치료가 포함된다.

적혈구의 농축액(PRBCs)은 많은 양의 혈액손실이 있을 때 주입된다. 응급상황에서는 Rh^- 의 O형은 출산하는 여성의 나이에서 선호되고, Rh^+의 O형은 남자와 폐경 후의 여성에서 선호된다(Shaz, Dente, Harris et al., 2009). 많은 양의 혈액손실 상황에서의 소생술에서 혈액의 교차적합 또는 종류를 분류하고 혈액을 알아내고 하는 것에 대한 시간이 없다. Rh^- O형의 혈액은 Rh^- 혈액의 여성이 Rh^+의 혈액에 대하여 감작 없이 즉시 안전한 혈액의 공급을 제공한다(감작은 임신 말기 중에 신생아합병증을 일으킬 수 있다).

추가적인 혈소판과 응고인자들은 많은 양의 혈액이 필요할 때 주어진다. 왜냐하면 수혈되는 적혈구의 농축액(PRBCs)은 응고인자들이 부족하기 때문이다. 이러한 추가적인 것들은 혈소판 또는 응고부족이라고 나온 응고검사의 결과에 따라 주어진다.

⑩ 혈액소실의 조절

만약에 환자가 외적으로 출혈 중이라면(예: 상처로부터) 출혈 부위를 찾아내는 시도를 위해 환자의 옷을 잘라냄으로써 신체적인 사정이 빠르게 이루어져야 한다. 직접적이고 확실한 압력을 출혈 부위 또는 상처보다 체간에 가까운 (위의) 동맥과 관련된 부위에 적용한다(그림 1-31). 대부분의 출혈은 멈추거나 직접적인 압력을 적용함으로써 최소한은 조절할 수 있다. 그렇지 않으면 확인되지 않은 동맥출혈은 죽음이라는 결과를 가져온다. 견고한 압박드레싱을 적용하고 가능하다면 정맥과 모세혈관의 출혈을 멈추기 위해 손상당한 부위를 올린다. 손상당한 부위가 사지라면, 혈액손실을 조절하기 위해 사지를 움직이지 않게 고정시켜야 한다.

외부 출혈이 어떠한 다른 방법으로도 조절이 안 되거나 즉각적인 수술이 실현 가능하지 않을 때 지혈대는 사지에 오직 마지막 수단으로서 적용된다. 사지를 잃을 위험성 때문에

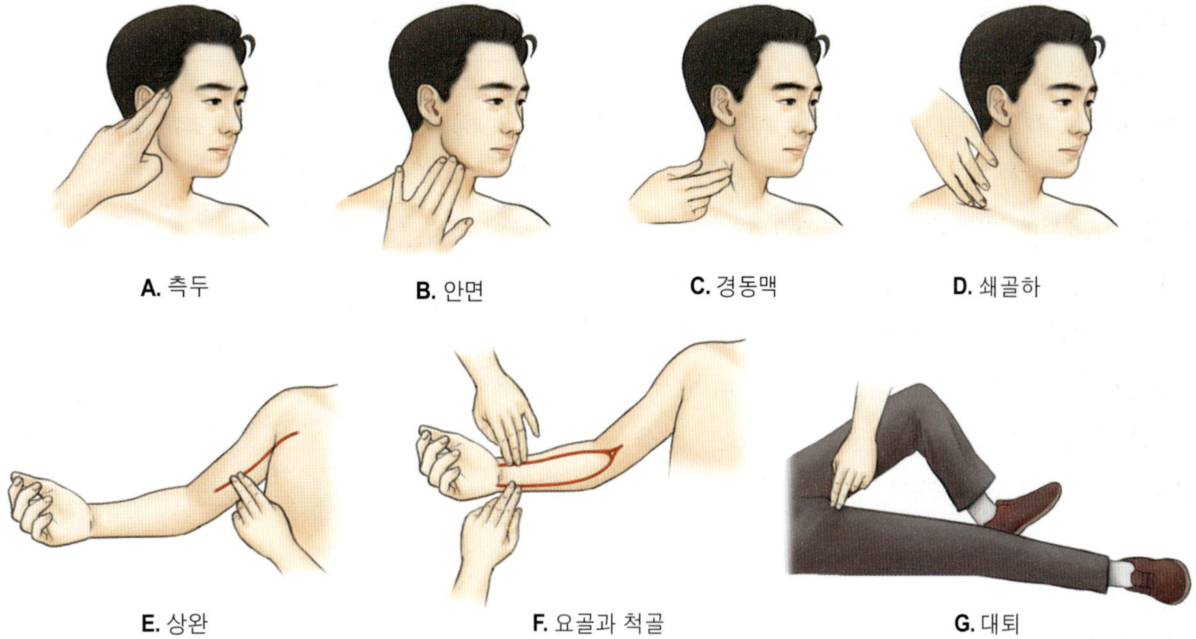

그림 1-31. 출혈조절을 위한 압박 지점들.

지혈대가 적용될 때 지혈대는 상처보다 체간에 가까이 적용되어야 하고, 동맥혈 흐름의 조절이 충분할 정도로 꽉 묶여야 한다. 지혈대 적용의 기록은 중요해서 모든 의료진들은 시간과 장소를 알 수 있게 된다. 이를 위해 플로 시트(flow sheet: 시간에 따른) 기록, 이마 위의 'T' 표시를 위해 연필 또는 접착테이프를 사용하고, 지혈대가 위치한 곳과 지혈대를 적용한 시간의 표 부착이 포함된다. 만약에 동맥혈의 출혈이 없다면 지혈대는 제거되고, 압박드레싱을 적용한다. 환자가 조절되지 않는 출혈과 함께 외상성 절단을 경험한다면, 환자가 수술실에 있을 때까지 지혈대는 제거하면 안 된다.

만약에 환자가 출혈에 대한 외적인 징후를 보이지 않으나 빈맥, 떨어지는 혈압, 목마름, 불안, 시원하고 축축한 피부 또는 느려지는 모세혈관 재충전을 보인다면 내부출혈을 의심해 볼 수 있다. 일반적으로, 적혈구 농축액이 빠른 속도로 주입되고, 환자는 좀 더 확실한 치료법을 위해 준비된다(예: 수술, 내시경, 약물요법). 게다가 전혈구(CBC), 전해질, 응고인자, 혈액형 종류와 교차적합, 동맥혈가스분석 표본을 포함한 검사실 표본들이 폐기능과 조직관류를 평가하고, 기본적인 혈류역학요소를 확립하기 위하여(이것들은 그 다음에는 환자가 견딜 수 있고, 치료에 반응할 수 있는 수액보충의 양을 결정하기 위한 지표로서 이용) 얻는다. 환자는 앙와위 자세로 유지되고, 혈류역학적 또는 혈액순환하는 요소들이 좋아질 때까지 또는 환자가 확실한 치료나 계속적인 치료를 받기 위해 옮겨질 때까지 관찰된다.

충분한 수액 소생과 확실한 출혈 근본 원인 조절의 실패는 저혈량성(출혈성) 쇼크를 야기한다. 이것은 외상 후 사망하는 제일 흔한 원인이고, 그 다른 것이 증명될 때까지 저혈압 외상 환자에게서 의심되어야 한다(Cowell & Moore, 2010). 저혈량성 쇼크는 심각한 혈액이나 체액의 손실(구토 또는 설사)이 일어나는 것과 같은 어떠한 응급상황에서도 예상되어야 한다. 치료의 목표는 조직관류를 회복하고 유지하며, 생리학적인 이상을 교정하는 것이다.

전체적인 환자의 계속적인 간호 감시는 유지된다. 혈압, 심박수, 호흡수, 피부 온도와 색깔, 맥박산소, 신경학적 상태, 중심정맥압, 동맥혈가스, 심전도기록, 헤마토크리트, 헤모글로빈, 응고분석, 전해질, 소변량이 치료에 대한 환자의 반응을 사정하기 위해 연속적으로 감시된다. 일반적으로, 플로 시트는 이러한 요소들을 기록하기 위해 사용되는데 이는 환자 상태의 개선점이나 악화를 나타내기 위해서 하나의 값보다는 추세의 분석을 제공한다.

게다가, 신체 방어기전은 지지된다. 환자는 재확인되어야 하고, 안심시켜야 한다. 진정제는 불안을 경감시키기 위해 분별력 있게 사용된다. 진통제는 통증을 경감하기 위해 조심스럽게 사용된다. 신체온도는 신체가 충족할 수 없을 정도의 대사요구 증가를 막기 위해 정상 범위에서 유지되어야 한다. 많은 양의 IV 결정액, 혈액제재, 또는 둘 다의 주입은 저체온증을 야기할 수 있다. 저체온증은 주입되는 수액을 따뜻하게 함으로써 방지할 수 있다.

(3) 외상간호

외상(신체 자신이 보호할 수 없는 방법으로부터 신체에 가해진 의도하지 않았거나 의도한 상처 또는 손상)은 미국에서 5번째로 죽음을 부르는 요인이다(Heron, Hoyert, Murphy et al., 2009).

알코올과 약물 남용은 종종 둔상과 관통성 외상 둘 다의 요인으로 보인다.

응급상황에서 어떠한 환자를 사정하거나 관리할 때, 특히 환자가 외상을 경험할 때, 모든 상처의 설명, 손상의 방법, 사건이 일어난 시간, 증거를 모으는 것을 포함한 문서화가 필수적이다. 외상간호에서, 간호사는 반드시 모든 잠재적인 증거를 다루고, 문서화를 적절히 하는 것에 대해서 대단히 조심해야 한다.

외상성 손상을 가지고 있는 환자를 위한 기본적인 간호관리에서 어떠한 환자(살아있거나 죽었거나)에게 있는 외상은, 만약에 범죄활동이 의심된다면 잠재적인 법적 또는 법죄과학의 영향에 대한 이해를 포함한다. 이러한 이유로, 의학적이고 범죄과학의 관점으로부터의 적절한 관리가 필수적이다. 표 1-23은 자료 수집을 설명하고 있다.

다발성 외상은 적어도 2개의 분리된 장기들이나 기관계에 생명을 위협하는 손상을 일으키는 재앙과 같은 하나의 사건에 의해서 발생된다. 다발성 외상 환자들의 사망률은 손상의 심각도 및 관련된 계통과 장기의 수와 관련이 있다. 손상

표 1-23 범죄과학 증거

외상을 경험한 환자로부터 옷이 제거될 때, 간호사는 만약에 범죄활동이 의심된다면 옷에 존재하는 어떠한 찢어진 부분이나 구멍들, 핏자국 또는 먼지들을 방해해서 잘라내지 않도록 반드시 주의해야 한다. 옷의 각 조각은 별도의 종이 가방에 보관하여야 한다. 만약에 옷이 젖었다면 마르도록 걸어 둬야 한다. 옷을 가족들에게 주지 않는다. 귀중품들은 병원의 안전한 곳에 두거나 가족에게 주는데, 명확하게 어떠한 가족에게 주었는지 문서화해야 한다. 만약에 환자로부터 옷이나 어떠한 물건들을 수집하는 경찰관이 있다면 각각의 물건들에 라벨을 붙인다. 경찰관에게 관리하는 것이 넘겨졌다면 경찰관의 이름, 날짜, 시간들은 문서화되어야 한다.
사망한 외상 환자로부터 자살 또는 살인이 의심된다면, 검시관들이 현장에서 신체를 조사하거나 부검을 위해 신체가 검시관 사무실로 옮겨진다. 모든 관과 끈들은 반드시 그 장소에 남아 있어야 한다. 환자의 손은 손 위나 손톱 밑의 증거들을 보호하기 위해 반드시 종이 백으로 덮어 놔야 한다. 살아남은 환자에서는 조직 샘플이 잠재적인 증거로서 손이나 손톱으로부터 면봉으로 채취될 수 있다. 상처 또는 옷의 사진은 필수적으로 참고할 자(ruler)가 한 사진에는 포함되어야 하고, 다른 하나의 사진에는 자가 없어야 한다.
문서화될 때는 환자에 의한, 환자 자신의 말로 만들어진 진술서가 포함되어야 하고 진술서의 처음과 끝을 큰따옴표로 표시해야 한다. 증거의 일련들은 필수적이다. 만약 환자에게 나중에 판결이 내려진다면, 명확한 문서는 재판 절차를 돕고 응급 부서에서 일어난 활동을 확인하는 데 도움이 된다.

후 즉시, 신체는 과잉대사가 되고, 응고항진이 되며, 심각한 스트레스를 받는다.

다발성 외상 환자의 간호는 치료의 조화를 책임질 한 사람이 포함된 팀에 의한 접근 방법을 필요로 한다. 간호제공자들은 환자를 사정하고 감시하고, 기도와 IV 접근을 확보하며, 처방된 약을 투여하고, 검사실 가검물을 모으며, 활동과 환자의 반응을 문서화하는 것에 대한 책임을 가지게 된다.

외상의 총체적 증거는 약간이거나 없을 수도 있다. 다발성 외상 손상을 가진 환자는 척수손상이 증명이 되지 않았다면, 척수손상이 있음을 가정해야 한다. 모습이 최하위인 것처럼 보이는 손상도 치명적인 것일 수 있다. 예를 들면, X선 영상을 찍을 때까지 확인되지 않는 골반 골절은 골반강으로 피를 내뿜는 환자의 손상일 수도 있다. 또 다른 예는, 방심

할 수 없게 크기가 증가하는 긴장성 기흉은 응급실의 팀이 외부의 열상을 치료하는 데 중점을 두는 동안, 결국에는 심장과 폐 둘 다를 누르게 된다. 분명한 팔의 절단은 분명하고 엄청난 손상을 가하는 손상에도 불구하고, 신체의 정상적인 혈관수축의 반응으로 벌써 출혈이 멈출 수도 있는데 그동안에 환자는 내부의 적게 보이는 상처로부터 죽을 수도 있다.

치료의 목표는 손상의 크기를 정하고 우선순위의 치료를 정하는 것이다. 생명유지와 관련된 생리학적 기능(예: 기도, 호흡, 순환)에 간섭하는 어떠한 손상들은 즉시 생명을 위해 치료되어야 하고, 즉각적인 치료를 위해 가장 높은 우선순위를 가진다. 필수적인 인명구조 절차는 응급 팀에 의해서 동시에 시행된다. 환자가 소생되자마자 옷은 보통 잘리고 빠른 신체사정이 이루어지게 된다. 현장관리로부터 응급실로 옮겨지는 것은 응급의학 서비스로부터의 구두 보고와 함께 반드시 질서 있게 관리되어야 한다. 큰 외상을 입은 환자의 경우 1등급 외상센터에서의 치료가 적절하다.

가. 상처

연조직의 손상과 관련된 상처는 작은 찢어짐부터 심각한 압궤손상까지 서로 다를 수 있다. 치료의 주요 목표는 흉터를 최소화하고 감염을 막으면서, 신체의 완전한 상태와 손상된 조직의 기능을 회복시키는 것이다. 정확한 서술과 정확한 전문용어를 사용한 상처 특징의 적절한 문서화는 필수이다. 그와 같은 정보들은 범죄과학의 증거를 위해 미래에 필요할 수도 있다. 사진은 도움이 될 수 있는데, 정확하고, 상처를 볼 수 있는 묘사를 제공하기 때문이다. 사진들은 또한 위급한 상처(상처들은 치료될 것이고 나중에 알아볼 수 없게 됨)를 위해 중요하게 될 수도 있다. 가정폭력 또는 외상과 연관된 환자들은 손상의 정도를 시각적으로 설명하기 위해 나중에 사진이 필요할 수도 있다.

언제, 어떻게 상처가 발생했는지 결정하는 것은 중요하다. 왜냐하면 지연되는 치료는 감염 위험을 증가시키기 때문이다. 무균법을 이용하여 임상의학자는 기저 구조의 손상 정도를 규명하기 위해 상처를 조사한다. 상처의 보이는 오염은 상처감염 위험을 증가시킨다. 게다가 간호사는 물린 상처는 입안에서의 높은 박테리아 균체 형성 때문에 감염을 위한 중요한 위험을 수반한다는 것을 알아야 한다. 감각, 운동 기능, 혈관의 기능은 합병증을 나타낼지도 모르는 변화를 위해서 사정되어야 한다.

털이 상처 봉합에 방해가 된다면, 상처 주위의 털을 제거한다. 면도는 피하여야 한다. 모공에 많은 박테리아가 살고 있기 때문에 면도는 상처감염 정도를 증가시키는 결과를 가져온다(Hollander & Singer, 2010). 눈썹 털의 제거는 다시 자랄 수 없기 때문에 피해야 한다.

상처의 가장자리를 통해서 또는 국소적인 차단에 의해 국소 피내 마취제가 그 구역에 스며들 수 있다. 연조직의 손상을 입은 환자는 손상당한 부위에서 국소적인 통증을 가지고 있다. 그렇다면 간호사는 상처를 세척하고 괴사조직을 제거할 때 의사와 전문간호사를 도와야 한다.

상처를 소독해서 괴사조직의 표면과 오염물질을 제거하는 동안 상처조직의 화학적이고 기계적인 손상을 최소화하기 위한 방법이 필요하다(Gardner & Frantz, 2008). 일반적으로 상처 주위 부분은 생리식염수 또는 중합체(예: Shur-Clens)와 함께 소독된다. 포비돈요오드(베타딘) 또는 클로르헥시딘과 같은 항세균제들은 상처 주위의 손상되지 않은 피부에 사용된다. 하지만 이 용액들은 방어 체계를 감소시키고, 따라서 상처감염의 위험성을 증가시키므로, 상처 안으로 스며들어가는 것은 허용되지 않는다. 항생제 내성의 출현과 함께, 일부 연구가들은 특히 오염되고 감염된 상처를 관리할 때 소독용액 사용의 재평가를 요구하였다(Khan & Naqvi, 2006). 현재는 상처 소독의 표준화된 관리가 아직 설립되어 있지 않다. 상처감염 발생 정도를 줄이기 위해, 간호사는 상처 세척과 죽은 상처조직을 제거하는 둘 모두의 사용을 미리 고려한다. 상처는 부드럽게 그리고 방대하게 멸균생리식염수액으로 표면의 먼지 제거를 위해 세척된다. 열상의 1cm당 대략 50~100mL의 식염수 세척이 일반적인 지침에 따라 고려된다(Sherman & Webber, 2007). 간호사는 안면 보호용 개인보호장비가 필요한지 파악해야 한다.

죽은 조직과 이물질은 의사가 제거하는데, 왜냐하면 이것들은 치료를 지연시키고 감염을 유발할 수 있기 때문이다. 적은 출혈이 있는 혈관들은 클램프를 하거나, 묶거나, 소작술로 지혈된다. 상처 치료 후에는 비접착성 드레싱을 일반적으로 상처 보호를 위해 적용한다. 드레싱은 부목으로 또한 환자에게 그 범위는 손상을 입은 부위라고 상기시켜 주는 목적으로 제공된다.

상처를 봉합하는 결정은 상처의 특성과 상처가 지속된 이후부터의 시간, 오염의 정도, 조직의 혈관분포에 따라 결정된다. 1차 봉합이 나타난다면, 환자는 국소마취나 가벼운 진정제 중 하나를 받고, 상처는 봉합되거나 꺾쇠(stapled)로 고정된다. 봉합은 상처 가장자리 근처에 위치하게 되는데, 최적의 치유를 촉진하기 위해 피부의 가장자리를 조심스럽게 편평하게 만든다. 봉합 대신에, 보강된 미소공성의 멸균 테이프(sterile strips) 또는 접착제(피부접착제)가 깨끗하고 깊지 않은 상처를 닫는 데 사용된다.

1차적 봉합의 지연은 조직이 없어졌거나 감염의 높은 잠재력이 있음을 가리킨다. 밀폐 드레싱에 의해 덮인 얇은 막의 거즈가(배액이 되는 것을 확인하고 삼출물이 고이는 것을 막기 위해) 사용된다. 다른 방법들은 상피조직의 기능을 자극하기 위해 중간층 시체 동종이식 또는 돈피 이종이식을 포함한다. 상처는 몸의 움직임을 막고, 구축 가능성을 줄이기 위해 기능적인 자세로 부목이 된다. 감염을 막기 위한 항생제 사용은 어떻게 손상이 일어났는지, 상처가 얼마나 오래됐는지, 오염의 위험성, 상처 치유를 감소시키는 환자의 병력에서의 위험요소(당뇨, 스테로이드 사용, 화학요법제, 만성 신부전, 말초혈관질환, 고령, 빈혈증, 영양실조) 같은 요인에 따라 달라진다. 이 장소는 부동이고, 상처의 간질 내 공간에 액체가 모이는 것을 제한하기 위해 높인다.

파상풍 예방은 상처 상태와 환자의 면역 상태에 기초하여 처방에 의해서 투여된다. 만약에 환자의 마지막 파상풍 예방주사가 5년보다 더 전에 주어졌다면, 또는 환자의 면역상태가 알려지지 않았다면, 파상풍 예방접종을 반드시 해야 한다. 환자는 감염의 증후와 증상에 대해서 교육을 받으며, 만약에 갑작스러운 또는 지속적인 통증, 열 또는 오한, 출혈, 빠른 종창, 악취가 나는 냄새, 배액 또는 상처주의의 발적이 있다면 의료진이나 병원에 연락하도록 교육을 받는다.

나. 복부 내 손상

복부 내의 손상은 관통성 외상 또는 둔상으로 분류된다. 관통성 복부 외상(예: 총상, 자상)은 비어 있는 장기, 특히 소장에서 발생 빈도가 높다. 따라서 심각하며 수술이 요구된다. 간은 가장 자주 손상을 받는 고형 장기이다. 총상에서는 총알이 몸속에 들어오는 속도가 가장 중요한 요인이다. 더 빠른 속도일수록 더 넓은 조직손상이 발생한다. 복막을 가로지르는 모든 또는 복막의 징후와 연관이 있는 모든 복부 총상은 수술적인 탐구를 필요로 한다. 반면에, 자상은 수술요법 없이 관리되기도 한다. 간호사는 정확하게 상처의 위치와 수를 문서화해야 한다. 만약에 복부내장이 튀어나왔다면 즉시 멸균되고, 습식 생리식염수 드레싱으로 내장 건조를 막기 위해 덮어야 하고, 봉합하기 위해 즉시 수술실로 가는 것이 예상된다.

다. 간호경고

간호사는 다음에 따라오는 복막염의 징후에 경계해야 한다. 즉, 날카로운 압통의 복부 부위의 방어와 보호 그리고 판자 같은 복부의 경직, 기침할 때의 통증 또한 복막염 표시이다. 환자에게 기침을 하라고 하고 그 통증이 심해진다면, 이것은 확실히 복막과 관련된 것으로 여겨진다(Bickley & Szilagyi, 2009).

복부 쪽의 둔상은 자동차의 충격, 낙상, 타격 또는 폭발로부터의 결과일 수 있다. 둔상은 보통 가슴, 머리 또는 팔·다리 쪽의 복부 외 손상과 관련이 있다. 둔상의 환자는 난제인데 왜냐하면 손상을 찾아내기가 어렵기 때문이다. 지연되고 외상과 관련된 합병증의 발병은 관통성 손상보다 더 많다. 이것은 특히 복막강 내로 대량의 혈액손실을 이끌 수 있는 간, 신장들, 비장 또는 혈관과 관련된 둔상에 적용된다.

라. 임상적 증상과 사정

외상적 사건의 병력을 얻음으로써 복부는 관통의 손상, 멍 그리고 찰과상을 포함한 명백한 손상의 징후를 위해 검사된다. 복부사정은 기록되는 기준 자료로부터의 변화를 제공하기 위해 장음의 청진과 함께 계속된다. 장음의 부재는 복강 내 관련의 조기징후일 수 있다. 추가적인 복부의 사정은 진행적인 복부팽창, 복부근육경련, 압통, 통증, 근육경직 또는 반동압통, 장음의 변화를 나타낼 수 있고, 이것들은 복막자극의 징후들이다. 저혈압과 쇼크의 징후들과 증상들을 기록한다. 추가적으로 흉부와 다른 신체계통은 자주 복부 내의 손상을 동반하는 손상을 위해 평가된다.

복부사정에 도움이 되는 검사들은 다음과 같다.

- 혈뇨를 찾아내기 위해 요분석검사(요로의 손상을 나타냄)
- 체액 저류를 평가하기 위한 복부 초음파
- 복부 체액 저류를 평가하기 위한 복막관류
- 복부장기 손상, 체액, 이물질을 평가하기 위한 방사선 또는 컴퓨터단층촬영(CT) 스캔
- 출혈의 존재 또는 부재를 반영한 경향을 평가하기 위한 순차적인 헤모글로빈과 헤마토크리트 수치
- (일반적으로 외상과 관련이 있는) 상승된 백혈구(WBC) 수치
- 췌장 손상 또는 위장관 천공을 나타내는 증가된 수치를 찾아내기 위한 혈청 아밀라제 분석

특히 간 또는 비장이 외상을 받았을 때 출혈은 자주 복부 손상을 동반한다. 따라서 환자는 외부와 내부 출혈의 징후와 증상 계속적으로 사정되어야 한다. 몸의 앞부분, 측면 그리고 뒷부분은 푸르스름한 변색, 비대칭, 찰과상, 둔상이 있나 조사된다. 복부 CT 스캔은 복부 내용물과 복막 뒤 검사의 자세한 평가를 가능하게 한다. 복부 초음파검사는 빠르게 혈류역학적으로 불안정한 환자에게서 복강 내 출혈을 찾아내기 위해 사정할 수 있다. 이것을 외상 환자의 초음파검사에 대한 집중사정(Focused Assessment for Sonographic Examination of the Trauma Patien; FAST)이라고 한다.

간호사는 만약에 환자가 오른쪽 어깨의 통증을 호소한다면 복강 내 출혈과 비장 손상을 의심한다. 이 증상은 Kehr's 징후로 명명되고, 이 증상은 비장 손상 또는 복부 내 출혈과 연관이 있는 횡격막 자극에 따른 연관통이다. 오른쪽 어깨의 통증은 간의 열상으로부터 초래될 수 있다. 연관통은 복강 내의 손상을 알려줄 수 있는 중요한 발견이다. 복부는 압통, 반동압통, 근육경련, 경직, 경련, 증가된 팽만과 통증을 위해 사정된다. 복강 내 손상과 출혈이 있는지 여부에 대해서 결정하기 위해, 환자는 보통 복부 초음파검사 또는 복부 CT 스캔과 같은 진단과정을 위해 준비된다. 복강 내 체액의 존재를 결정하는 민감성(90%), 특수함(95%), 정확성(99%) 때문에 FAST는 진단적 복강 세척술(diagnostic peritoneal lavage; DPL)을 대신하게 되었다(Manthey & Nicks, 2008). 추가적으로, CT 스캔은 그것들의 속도와 정확한 결과 때문에 안정적인 환자에게서는 주로 진단적 복강 세척술을 대신하게 되었다. 그러나 복막관류는 심각한 폐쇄적인 머리 손상 또는 높은 척수 손상의 환자한테는 비어 있는 장기 손상 또는 순차적 CT 스캔이 이루어지지 못할 때 사정을 하기에 유용하다. 이것은 젖산 링거 수액 또는 생리식염수 1L를 복강 내로 점적 주입하는 것과 관련되어 있다. 적어도 400mL가 되돌아온다면, 체액 샘플 분석을 위해 검사실로 보내진다. 양성 검사실 결과는 적혈구 수치가 100,000/mm^3보다 많을 때, 백혈구 수치가 500/mm^3보다 많을 때 또는 담즙, 대변 또는 음식이 존재하는 것이 포함된다.

자상의 환자에게서 간호사는 외과전문의가 복막 공간 천공에 대한 사정을 할 것을 예상해야 한다. 수액 소생이 필요할지 모르며, 만약에 천공이 확인되었다면 수술실에서 조사됨을 예상한다. 파상풍 예방접종의 필요가 평가될 것이며, 항생제 투여가 예상된다.

마. 치료와 간호관리

환자의 상태에 따라 소생 절차들이(기도의 복원, 호흡, 순환) 시작이 된다. 환자의 기도는 유지되어야 하며 호흡, 순환

그리고 신경계 안정을 위한 시도가 이루어진다. 어떠한 외부 출혈이 있는 상처와 흉부 상처의 폐색은 직접적인 압박 적용으로 출혈이 조절된다. 순환하는 혈액의 양은 혈액성분치료를 포함하는 IV 수액 보충을 통해 유지되고, 간호사는 안정이나 악화의 증거를 찾기 위해 환자의 활력징후, 산소포화도, 소변량 그리고 정상 활동을 감시해야 한다.

일반적으로, 환자에게서 복부 내 손상이 있을 때 수술을 예상해서 구강으로 액체섭취를 제한하고, 위의 압력을 줄이고 흡입을 막기 위해 비위관이 삽입된다. 파상풍 예방과 광범위항생제가 처방된다.

응급실에 머무르는 내내 환자 상태는 계속적으로 어떠한 변화가 있나 관찰된다. 만약에 계속적인 쇼크나 혈액손실, 횡격막 아래의 자유 공기, 내장 적출, 혈뇨, 심각한 머리 손상 또는 의심되거나 알려진 복부 손상 증거가 있다면, 환자는 재빨리 수술을 위해 옮겨진다. 대부분이 경우 타박성 간과 비장의 손상은 비수술적 요법으로 관리된다.

바. 압좌손상

압좌손상은 서로 반대로 작용하는 힘 사이에 노출될 때 발생한다(예: 이동차량에 치일 때, 기계에 의해 눌릴 때, 두 차 사이에서 눌렸을 때, 무너지는 건물 밑에 눌렸을 때).

① 임상적 증상들과 사정

다음과 같은 것이 환자에게서 관찰된다.

- 압축이 되고 나서, 혈액과 혈장이 손상된 조직으로 유출되는 결과로부터 생기는 저혈량성 쇼크
- 신체 부위의 마비
- 피부의 홍반과 수포
- 부어오르고, 긴장되며, 딱딱하게 보이는 손상된 신체 부위(보통은 팔·다리)
- 신기능장애(장기적인 저혈압은 신장 손상과 급성 신기능부전을 일으킴, 미오글로빈뇨증은 근육 손상 다음에 오는데 이것은 급성 세뇨관괴사와 급성 신부전을 일으킬 수 있음)

② 치료와 간호관리

기도, 호흡, 순환의 유지와 함께 환자는 급성 신기능부전이 관찰된다. 등의 손상은 심각한 신장손상을 일으킬 수 있다. 심각한 근육손상은 허혈의 골격근에서 미오글로빈이 주목할 만하게 방출되는 횡문근융해증을 일으킬 수 있고 이는 급성 세뇨관괴사를 야기시키는 결과를 가져온다. 주요 연조직손상은 출혈과 통증을 조절하기 위해 초기에 부목을 댄다. 수액 소생이 예상되고, 활력징후, 소변량과 혈류학적 요소의 안정화와 함께 혈청 젖산의 수치는 성공적인 소생의 변수로서 감시된다.

만약에 팔·다리가 손상을 입었다면, 부종과 압력을 감소하기 위해 올려야 한다. 신경혈관의 기능을 회복하기 위해 의사는 근막 절개술을 실시할 수도 있다(근막의 수술적인 절개). 통증과 불안을 위해 처방된 약이 투여되고, 환자는 상처의 괴사조직 제거와 골절 교정을 위해 재빨리 수술실로 옮겨지게 된다. 고압 산소실은 필요하면 눌린 조직의 과산소화를 위해 이용되기도 한다.

사. 비뇨생식기의 손상

직장 또는 질 검사는 골반, 방광 또는 장벽의 손상을 확정하기 위해 1차 진료제공자에 의해 실시된다. 방광의 압력을 줄이기 위해 소변량을 관찰하고, 비뇨생식기 부위의 시간적인 검사와 직장검사가 끝난 후에(전에 말고) 유치도뇨관이 삽입된다. 남자 환자에게는 직장검사 중에 상위전립선의(비정상적인 위치)발견은 잠재적인 요도 손상을 나타낸다.

아. 아나필락시스 반응

아나필락시스 반응은 약들과 라텍스, 벌레 물림 또는 음식과 같은 다른 물질들과 같은 특정한 이물질에 노출된 후 몇 초나 몇 분 내로 발생하는 급성 전신 과민반응이다. 반복적인 비경구 또는 경구약제의 투여(예: 반복적인 페니실린 노출) 역시 처음에 오직 가벼운 알레르기 반응이 일어날 때만 아나필락시스 반응을 촉발시킨다.

아나필락시스 반응과 함께 개방된 기도를 확립해야 하고

환기는 필수적이다. 이것은 다른 사람이 에피네프린을 투여하는 동안 수행된다. 빠른 기관 내 삽관은 기도의 개방성을 지키기 위해 필수적이고, 구인두흡인은 과도한 분비물을 제거하기 위해 필요하다. 소생 방법은, 특히 천명과 진행적인 폐부종을 가지고 있는 환자를 위해 이용된다. 만약 성문 부족이 발생한다면, 응급적인 윤상갑상연골절개술이 기도 제공을 위해 필요해진다.

기도 관리와 동시에, 수분을 함유한 에피네프린이 빠른 과민반응을 경감하는 것을 제공하기 위해 처방한 대로 투여된다. 에피네프린은 만약에 필요하여 처방되었다면, 다시 투여된다. 다음에 나오는 투여 경로들 중 하나를 선택하기 위한 판단이 필요하다.

① 가볍고 일반적인 증상에는 피하주사
② 반응이 좀 더 심하거나 진행형일 때, 그리고 혈관허탈이 약의 흡수를 지연시킬 때는 근육주사
③ IV 경로(생리식염수에 희석을 시킨 수분을 함유한 에피네프린과 천천히 투여)는 완전한 의식불명과 심각한 심혈관의 허탈과 같은 드문 사례에서만 이용된다. 이 방법은 심부정맥을 촉발시킬 수도 있고, 그래서 즉시 이용 가능한 제세동기와 함께 심전도검사의 관찰이 필요하다. 이 방법은 논란이 많고, 보통 추천되지는 않는데 왜냐하면 이것은 처음 존재했던 것보다 더 많은 고통을 가져올 수 있기 때문이다.

생리식염수의 IV 주입은 혈관에 응급상황에서의 접근을 제공하고 저혈압을 치료하기 위해 시작된다.

추가적인 치료법들은 다음 내용을 포함한다.

① 추후 히스타민이 표적세포와 결합하는 걸 막기 위한 항히스타민제들[예: diphenhydramine(Benadryl)]
② 다른 치료로 다루기 힘든 심각한 기관지경련과 천명을 위해 IV 점적에 의한 aminophylline
③ 기관지수축을 줄이기 위해 Albuterol(Proventil, Ventolin) 흡입기 또는 습기를 제공하는 치료. 연장된 저혈압을 치료하기 위한 크리스탈로이드, 콜로이드 또는 혈관수축제
④ 심박출량을 줄이기 위한 isoproterenol(Isuprel) 또는 dopamine(Intropin)
⑤ 발작을 조절하기 위해 IV benzodiazepines[예: diazepam(Valium)], 지속적인 저혈압과 기관지경련과 함께 연장된 반응을 위한 코르티코스테로이드[예: 히드로코르티손(Solu-Cortef)]

급성 증상들의 심각도에 따라서, 환자는 관찰을 위해 병원에 입원을 할 것이다. 환자는 아나필락시스 반응을 막기 위한 방법에 대해서 통지받아야 한다.

(4) 중독간호

독은 그 물질들을 섭취하거나, 흡입하거나, 흡수하거나, 피부에 바르거나 또는 상대적으로 적은 양이 신체 안에서 생산될 때 화학적 작용에 의해 신체에 손상을 가한다. 의도를 하였든, 하지 않았든 독성이 있는 물질을 흡입하거나 섭취해서 얻는 중독은 심각한 건강 위험과 응급 상황 상태로 만든다. 다음에 나오는 목표를 위해 응급치료가 시작된다.

- 독이 흡수되기 전에 제거하거나 비활성화시키기
- 생명유지와 관련된 기관계를 위해 지지적인 치료를 제공하는 것
- 특정한 독을 중화시키기 위해 특정한 해독제를 투여하는 것
- 흡수된 독을 배출하기 위해 서둘러서 치료를 시행하는 것

가. 섭취(삼킨) 독

삼켜진 독은 부식을 일으킬 수 있다. 부식 독은 들어오고 나서 점막과 접촉을 한 후에 조직 파괴를 일으킬 수 있는 알칼리성제와 산성제를 포함한다. 알칼리 제품은 가성소다, 배수관 세제, 수세식 변기용 세제, 표백제, 무인산염 세제, 오븐 세제 그리고 버튼 배터리를 포함한다(배터리들은 시계, 계산기, 카메라에 사용된다). 산성 제품은 수세식 변기용 세제, 수영장 세제, 금속 세제, 녹 제거제 그리고 전지 산을 포함한다.

① 치료와 간호관리

기도, 환기와 산소화의 조절은 필수적이다. 뇌와 신장의 손상 없이, 환자의 예후는 호흡과 순환의 성공적인 관리에 크게 좌우된다. 심혈관계와 다른 신체기능을 안정화하기 위한 방안들이 도입되었다. 심전도, 활력징후 그리고 신경학적 상태는 변화에 대비하여 가깝게 관찰된다. 심기능 억제 물질의 섭취로 다리에서의 정맥울혈, 모세혈관 투과성의 증가로 순환하는 혈액량의 감소를 가져와 쇼크 결과를 가져올 수도 있다. 유치도뇨관은 신장기능을 관찰하기 위해 삽입된다. 혈액 샘플은 약 또는 독의 농도를 결정하기 위해 얻는다.

어떠한 물질이 섭취되었는지 알아내기 위해 노력이 이루어진다. 즉, 섭취 후로부터의 시간, 통증 또는 작열감, 입 또는 인후에서의 발적 또는 화상의 증거, 삼킬 때의 통증 또는 삼키는 것이 불가능, 구토, 또는 침을 흘리는 것과 같은 징후들과 증상들, 나이와 환자의 몸무게 그리고 관계있는 건강력이다 .

방안들은 독을 제거하거나 또는 흡수를 줄이기 위해 도입된다. 독극물관리센터와의 상담은 확정적인 해독제와 계속적인 관찰을 위해 강하게 추천된다. 부식 독을 섭취한 환자에게는 희석을 위해 물이나 우유가 주어진다. 그러나 만약에 환자가 급성 기도부종이나 폐색을 가지고 있거나 식도, 위 또는 장에 화상이나 천공의 임상적 증거가 있다면, 희석은 시도되지 않는다. 위를 비우기 위한 다음과 같은 절차는 처방에 따라 사용된다.

a. 기민한 환자에게 구토를 유발하기 위한 이페칵(ipecac) 시럽(부식 독에서는 절대 사용하지 않음) 사용

b. 환자를 완화시키기 위한 위세척. 위흡인은 저장되고 독성 검사를 위해 검사실로 보내진다.

c. 독이 숯에 의해 흡수되었다면 활성탄 투여

d. 적절할 때 하제 사용

특정한 화학적 또는 생리적 길항제(해독제)가 독의 효과를 반대로 하거나 줄이기 위해 가능한 한 빨리 투여된다. 만약 이 방법이 효과가 없다면, 섭취된 물질을 제거하기 위한 절차들을 시작한다. 이러한 절차들에는 여러 번의 숯 복용 혹은 관을 이용한 투여, (신장에 의해 물질을 배설시키기 위한) 이뇨, 투석 또는 일단 적절한 입원 환자 환경에서 허락된 혈액관류를 포함한다. 혈액관류는 체외의 순환과 숯과 수지를 포함한 흡착성이 있는 카트리지를 통해 처리되고, 깨끗해진 혈액이 환자에게 되돌아간 후를 통한 혈액 해독작용과 관련이 있다.

해독작용을 통해서 환자의 활력징후, CVP(중심정맥압), 체액과 전해질의 균형은 가깝게 관찰되어야 한다. 저혈압과 심부정맥이 나타날 가능성이 있다. 발작 또한 가능성이 있는데, 왜냐하면 독 또는 산소 결핍으로부터 중추신경계(CNS)의 흥분 때문이다. 만약에 환자가 통증을 호소한다면 진통제는 주의 깊게 투여된다. 심각한 통증은 혈관운동허탈과 정상적인 생리적 기능의 반사억제를 일으킨다.

섭취된 중독 환자는 우연히 섭취하였는지 또는 자살 시도나 다른 정신활동의 방해로 인해 의도적으로 섭취를 하였는지에 대해서 평가될 필요가 있다.

환자의 상태가 안정화된 후에 독 섭취와 관련된 잠재적인 문제점들의 징후와 증상들, 그리고 1차 진료 제공자에 의해 평가가 필요한 징후와 증상들이 나타나 있는 서면 자료가 환자에게 주어져야 한다.

나. 일산화탄소중독

일산화탄소중독은 산업적 또는 가정 내의 사건 또는 자살 시도의 결과로 일어난다. 이것은 알코올을 제외한 다른 독소들보다 좀 더 죽음과 연관되어 있다.

의도하지 않았던 일산화탄소중독이 일어났을 때 보건소에 연락을 해야 하며, 의심스러운 주택 또는 건물은 조사되어야 한다. 일산화탄소는 그 독소 효과가 순환하고 있는 헤모글로빈과 결합함으로써 발휘되고 그것 때문에 혈액의 산소운반능력이 감소한다.

① 임상적 증상과 사정

중추신경계는 산소에 대한 심각한 요구를 가지고 있기 때문에 중추신경계 증상들은 일산화탄소 독성을 능가한다. 일

산화탄소중독 환자는 뇌 저산소증으로 인해 중독된 것처럼 보인다. 다른 징후들과 증상들은 혼수로 빠르게 진행될 수 있는 두통, 근력 약화, 심계항진, 어지러움, 혼동을 포함한다. 분홍 또는 선홍색에서부터 청색과 창백함까지 나타내는 피부색은 믿을 만한 신호가 아니다. 맥박산소 또한 유효하지 않다. 왜냐하면 헤모글로빈은 잘 포화되기 때문이다. 이것은 산소와 포화가 되는 건 아니지만, 맥박산소는 헤모글로빈의 포화 상태에 큰 의미는 두지 않는다. 이 경우에는 산소보다는 일산화탄소와 포화된다.

② 치료와 간호관리

일산화탄소의 노출은 즉각적인 치료를 필요로 한다. 관리의 목표는 뇌와 심근의 저산소를 유발하는 일산화탄소 배출을 서두르는 것이다. 언제든지 환자가 독을 흡입했을 때 다음의 일반적인 방안들이 적용된다.

a. 즉시 환자를 신선한 공기가 있는 곳으로 운반한다. 모든 문과 창문을 연다.
b. 모든 꽉 죄는 옷들을 느슨하게 한다.
c. 필요하다면 심폐소생술을 시작한다. 100% 산소를 주입한다.
d. 오한을 막기 위해 담요로 환자를 감싼다.
e. 가능한 한 조용하게 환자를 유지한다.
f. 어떠한 형태로든 알코올을 주지 말고 또 환자의 흡연을 금지한다.

게다가, 일산화탄소중독 환자를 위해, 일산화탄소헤모글로빈 수준이 응급실에 도착했을 때와 가능하다면 산소와 함께 치료하기 전에 분석된다. 100%의 산소는 대기압 또는 오히려 고압에서 저산소증을 뒤집고 일산화탄소의 배출을 가속화하기 위해 투여된다. 산소는 일산화탄소헤모글로빈의 수치가 5%보다 낮을 때까지 투여된다. 환자는 계속적으로 관찰된다. 정신병, 경련성 마비, 운동실조, 시력장애, 정신상태와 행동의 저하가 소생술 후에 계속될 수도 있고, 영구적인 뇌손상의 증상일 수 있다.

(5) 재난간호

세계보건기구(2005)는 재난을 지역사회자원들을 압도하는 인위적인/자연적인 사건으로 정의하였다. 자원들은 지역, 주 그리고 연방기관이 필요로 한다. 국제기관의 지원은 광범위한 중재가 요구되는 경우에서 요구된다. 테러행위, 전쟁, 항공기 또는 철도 사고, 전국적인 유행병, 날씨와 관련된 사고들, 독극물 방출 또는 산사태와 지진과 같은 지질학적 사건들은 사상자들을 내는 일부 일반적인 재난사건들의 예이고, 보건의료시설과 그들의 지역사회 자원들에 무거운 짐을 지운다.

가. 미국의 예: 응급사태에 대한 연방, 주 그리고 지역의 반응

대량 사상자 발생(mass casualty incident; MCI) 시 초기 검토와 반응이 지역적 수준에서 일어난다. 지역응급반응기관들은 (봉사기관을 포함하여)일반적으로 긴급구조원이다. MCI의 규모는 평가되고 필요로 하는 서비스의 범위가 사정됨으로써, 주정부 자원으로부터 그러고 나서 연방정부 자원의 도움에 협력을 얻는 진행이 공식적인 경로들을 통해 만들어진다. 지역과 주의 비상대책반들은 관계 부처 간의 노력을 조직화한다. 이러한 기관들은 응답하는 사람, 설계자, 행정직원과 보조원을 포함한 비상관리인원의 단체를 유지한다. 연방정부 자원의 요구는 일반적으로 지역 자원이 엄청난 규모의 사건 때문에 고갈되거나 고갈될 것이라고 예상될 때 만들어진다. 비록 어떠한 재난반응에 대한 책임을 떠맡기보다는 의도가 지역과 주의 노력을 지원하는 것일지라도, 연방정부의 자원은 여러 개 부서를 통해 이용 가능하다. 표 1-24에 연방정부 자원들의 목록을 기입하였다.

사고현장지휘체계(Incident Command System; ICS)는 응급상황에서 인원, 시설들, 장비와 의사소통을 조직화하는 지역조직이다. ICS는 연방정부의 지시 권한을 가지며, 국가사고관리체계(National Incident Management System; NIMS)의 구성 요소이다. 연방긴급사태관리청(Federal Emergency Management Administration; FE-

표 1-24 재해 대비 미국 연방정부 자원들

미국 연방정부 자원들	이용 가능한 지원의 종류
보건 및 인적 서비스부(DHHS)	
질병통제예방센터(CDC)	미국과 세계의 건강을 지키기 위해 필요한 전문지식, 정보와 수단을 창조하기 위한 협력
국가재난의료체계(NDMS)	재해 의료 지원 팀(DMATs), 재해 빈소 운영 팀(DMORTs), 수의학 의료 지원 팀(VMATs), 대량살상무기를 다루는 국가 의료 대처 팀(NMRTs)과 같은 많은 의료 지원 팀들
사법부(DOJ)	
연방긴급사태관리청(FEMA)	현장 관리를 제공하고 범죄과학수사의 증거를 모으는 것
국토안보부	
연방수사국(FBI)	도시 탐색과 구조 팀(USRTs)과 같은 팀들을 작동시킬 수 있음

MA)에 따르면, ICS는 모든 수준에서의 재해관리에서 인원, 시설과 장비들을 위한 반응의 협력을 조직하고 통합하는 표준적인 관리반응 제공을 위해 이용될 수 있다. 이것은 모든 반응수준에서 계획 수립과 자원관리를 위한 공통의 반응을 세운다.

나. 병원응급대책계획

보건의료시설들은 내·외적인 재난들을 검토하는 비상 대책 계획을 만들도록 의료기관평가위원회에 의해 요청된다. 이 계획은 우선 잠재적으로 내·외적 재해와 같은 것에 대한 관심으로 발달시켜야 한다. 재해 훈련은 대량 살상 사건 및 많은 단체 참여에 대한 모의실험을 위해 요구된다.

① 구성 요소들

의료기관평가위원회는 재난운영계획을 위한 8개의 필수적인 분야를 다루는 승인 기준을 만들었다. 이러한 응급사태관리 기준에는 응급사태의 결과를 관리하는 계획을 위한 예상, 응급운영계획의 발달과 유지, 응급사태의 의사소통 전략들의 설립, 응급사태에서 자원들과 자산들을 관리하는 계획 세우기, 응급사태 동안 안전과 보안 관리하기, 직원들의 역할과 책임 정의하기, 응급사태 동안 공공시설 관리 전략들 세우기, 그리고 응급사태 동안 환자의 의료적 활동들과 지원하는 활동들을 관리하는 전략을 발달시키기가 포함된다(의료기관평가위원회, 2008).

② 재난계획의 착수

보건의료시설에 대한 재난상황의 알림은 각 상황에 따라 다르다. 일반적으로, 시설에 대한 알림은 초기 사건이 시설에서 일어나지 않는다면 외부의 자료로부터 나온다. 재해 활성화 계획은 어떻게 긴급운영계획(EOP)이 착수되었는지에 대해 명확히 진술되어야 한다.

③ 환자 확인

환자 확인은 결정적인 사상자 관리의 구성 요소이다. 숫자가 매겨지고, 응급환자분류체계의 우선순위, 이름, 주소, 나이, 손상의 위치와 설명, 치료와 주어진 약을 포함한 재난 꼬리표는 환자의 정보를 전달하는 데 사용된다. 이 꼬리표는 안전하게 환자에게 위치해야 하고, 늘 항상 환자와 함께 있어야 한다. 이 꼬리표의 숫자 그리고 환자의 이름은 재난 일지에 기록된다. 이 일지는 지휘본부에 의해 환자들, 배정된 침대들을 추적하고 가족들에게 정보를 제공하기 위해 사용된다.

다. 대량사상자 발생 시 응급환자분류체계

재난이 아닌 상황에서, 의료종사자들은 높은 우선순위를 배치하고, 가장 심각한 질병을 가진 사람에게 대부분의 자원을 할당한다. 그러나 재난 상황에서 의료진들은 많은 수의 손상자와 직면하게 되고, 근본적인 원칙 안내 자원 할당은 최대 다수의 최대 행복을 실현하는 것이다. 결정은 생존 가능성과 이용 가능한 자원 사용이 그 근간이 된다. 따라서 높은 사망률의 조건을 가진 환자는 의식이 있다 하더라도, 재난상황에서는 낮은 응급환자분류체계의 우선순위에 할당된다. 윤리적인 관점에서는 돌보지 않는 것처럼 들리겠지만 생존 가능성이 낮은 사람에게 제한된 자원들을 소비하는 것과, 이 자원들이 심각하지만 치료될 수 있는 다른 사람들에게 사용되지 않는 것은 정당하지 않을 수 있다.

응급환자분류체계 관리관은 재해 현장에서 손상당한 사람들을 빠르게 평가한다. 환자들은 즉시 꼬리표를 달게 되고 운반되거나 인명구조 중재를 받게 된다. 다른 긴급의료서비스(EMS) 요원이 인명구조 방안(예: 기관 내 삽관)을 실시하고 환자를 이송하는 동안, 한 사람은 초기 응급환자분류체계를 수행한다. 비록 EMS 요원이 초기에 현장 응급환자분류체계를 실시하였더라도, 모든 돌봄(care)의 그 후에 오는 단계에서의 두 번째 그리고 계속적인 응급환자분류체계는 필수적이다.

직원들은 급성 환자 치료 시설의 모든 입구를 통제해야 한다. 그래서 들어오는 환자들이 응급환자분류지역에 먼저 유도되도록 한다. 응급환자분류지역은 입구 밖에 있을 수도 또는 응급실의 문 바로 앞에 있을 수도 있다. 이것은 의료수송에 의해서 도착하거나 걸어서 온 것을 포함한 모든 환자들이 응급환자분류를 받도록 한다. 현장에서 일부 환자들은 그들의 현재 상태에 따라 응급환자분류지역에서 다시 분류될 수 있다. 응급환자분류체계 범주는 손상의 중증도에 따라서 환자들을 분리한다.

특별한 색 코드 태깅 시스템이 MCI 동안 사용된다. 그래서 응급환자분류체계의 범주가 즉시 명확해질 수 있도록 한다. 전국에 쓰이고 있는 몇몇 응급환자분류체계 시스템이 있는데, 모든 간호사는 그들의 시설과 지역사회에서 사용되고 있는 이 시스템을 알고 있어야 한다. 북대서양조약기구(NATO) 응급환자분류체계가 폭넓게 사용되고 있어 여기에 소개하였다. 이것은 4개의 색깔, 즉 빨강, 노랑, 초록 그리고 검정(표 1-25)으로 구성되어 있다. 각각의 색깔은 다른 수준의 우선순위를 나타낸다. 빨강은 가장 중요한 사항의 표시이나 잠재적으로 생존 가능한 손상을 나타내고, 초록은 중요하지 않은 손상을 나타낸다. 검정은 생존 가능하지 않은 손상들 또는 당장이라도 환자의 사망이 나타날 수 있는 예상된 죽음을 나타낸다.

라. 대중매체와 가족의 의사소통

의사소통은 재난관리의 주요 구성 요소이다. 거대 조직 내에서의 재난구조원들의 의사소통이 가장 중요하다. 그러나 대중매체와 함께하는 효과적으로 정보를 주는 의사소통과 걱정하는 가족들에 대한 정보 역시 중요하고, 반드시 조직체의 재난계획에 검토되어야 하며, 직원들과 의사소통이 되어야 한다.

비록 대중매체는 뉴스를 보고해야 하는 의무를 가지고 의사소통에서 중요한 긍정적인 역할을 해야 하긴 하지만, 기자들과 뉴스 프로그램 진행자들 그리고 그들의 지원 팀들은 부담이 될 수 있고, 어쩌면 자신들의 활동과 환자의 비밀보장을 타협할 수도 있다. 대중매체를 관리하기 위한 명확히 정의된 절차는 지정된 대변인, 정보 보급의 장소(환자치료지역에서 떠나서), 재난계획의 일부가 되어야 하는 최신 정보를 제공하기 위한 규칙적인 스케줄이 포함된 것을 요청한다.

재난계획은 모순되거나 정확하지 않는 정보 발표를 막는데 도움을 준다. 초기의 성명은 상황의 범위와 영향에 대한 좀 더 나은 이해를 위해 현재의 노력과 무엇을 했는지에 대해 중점을 둬야 한다. 사상자 정보는 발표되어서는 안 된다. 보안직원들은 대중매체의 직원들이 환자치료지역에 접근하는 것을 허락해서는 안 된다.

현장에 모여든 친구들과 가족들은 시설에서 반드시 보살펴야 한다. 그들은 극심한 불안, 충격 또는 큰 슬픔을 느낄

표 1-25 대량사상자 발생 동안의 NATO 응급환자분류체계 범주

응급환자분류체계 범주	우선순위	색깔	전형적인 상태
즉각: 손상은 생명을 위협하나 최소의 중재로 생존 가능하다. 치료가 지연된다면 그룹 내 개인들은 빠르게 기대하는 범주로 진행될 수 있다.	1	빨강	흡인가슴창, 기계적인 원인에 따른 기도 폐색, 쇼크, 혈흉, 긴장성 기흉, 질식, 불안정한 가슴과 복부 상처들, 완전하지 않은 절단들, 장골의 개방형 골절들, 15~40%의 전체 신체 피부의 2도나 3도의 화상
응급: 손상은 중요하고 의료 치료를 필요로 하나, 생명 또는 팔·다리를 치료하지 않고 몇 시간을 기다릴 수 있다. 이 그룹의 개인들은 즉각적인 그룹의 손상자가 치료되고 난 후에만 치료를 받을 수 있다.	2	노랑	중요한 출혈의 증거 없는 안정한 복부 상처, 연조직 손상, 기도 위험 없는 턱과 얼굴의 손상, 충분한 측부순환의 혈관 손상, 비뇨생식관 파괴, 관혈적 정복을 필요로 하는 골절, 변연절제술, 외고정, 대부분의 눈과 중추신경계 손상
비응급: 손상들은 비교적 중요하지 않고, 치료는 몇 시간에서 며칠 동안 연기될 수 있다. 이 그룹 안의 개인들은 주요 응급환자분류지역에서 떠나야 한다.	3	초록	팔의 골절, 중요하지 않은 화상, 염좌, 중요한 출혈이 없는 작은 열상, 행동장애 또는 정신활동의 방해들
지연: 손상은 광범위하고, 결정적인 치료를 받아도 살아날 확률은 거의 없다. 이 그룹의 사람들은 다른 손상자들과 분리되어야 하지만, 그렇다고 버려지는 건 아니다. 가능할 때 안락한 환경을 제공한다.	4	검정	관통한 머리 손상을 가진 반응이 없는 환자, 심한 척수 손상, 여러 개의 해부학적 부위와 장기가 관련된 상처, 신체 표면의 60%가 넘는 2도나 3도의 화상, 방사능 노출 후 24시간 안의 발작 및 구토, 여러 곳의 손상과 함께 심각한 쇼크와 야간 심정지 호흡, 맥박 없음, 혈압 없음, 동공은 고정되고 옆으로 퍼짐

것이며, 가능한 한 빨리 그들이 사랑하는 사람이나 가족, 친척에 대해 정보와 최신 소식을 제공받아야 하고 그 이후에도 규칙적으로 제공받아야 한다. 그들은 응급환자 분류 혹은 치료 지역에 있으면 안 되나, 사회서비스복지사들, 상담사들, 치료사들 그리고 성직자들이 일하는 지정된 지역에는 있을 수 있다. 이 지역에서의 접근은 가족들이 방해받는 것을 막기 위해 통제되어야 한다.

정서적이고 행동적인 영향들은 영향을 받은 사람들 사이에서 서로 차이가 있다. 재난에 대한 사람들의 반응에 영향을 미치는 요소들은 재난에 노출된 정도와 특성, 친구 및 가족과 사랑하는 사람의 상실, 대처 전략의 존재, 이용 가능한 자원과 지원, 그리고 사건에 대한 개인적인 의미들을 포함한다. 다른 요소들, 집과 귀중한 소지품, 위험에 연장된 노출, 독에 의한 오염의 노출과 같은 다른 요소들 또한 반응에 영향을 미치고 조정 문제에 관한 위험 요소를 증가시킨다. 죽음과 손상에 노출, 사건에 의해 위험에 빠지는 것, 희생자를 치료하는 노인, 어린이, 응급구조원 그리고 건강관리 요원들은 감정의 후유증이라는 높은 위험 요소가 있음이 고려되어야 한다.

간호사는 재난의 희생자들과 가족들에게 적극적인 경청과 감정적인 지지를 제공하고, 정보를 주며, 환자를 치료사나 사회복지사에게 문의하는 것을 도와줄 수 있다. 의료종사자들은 사람들이 정신건강치료 서비스에 반드시 문의를 하게 해야 하는데, 경험에 의하면 일부 재난 희생자들만 이러한 서비스들을 찾지만, 이른 중재는 심리적 결과를 최소화하기 때문이다. 간호사는 또한 인터넷 동영상이나 뉴스 기사를 통하여 사건의 반복적인 노출에 자신들을 복종시키는 희생자들을 격려할 수 있고, 적절한 때에 희생자들이 일상적인 생활과 사회 역할로 돌아갈 수 있도록 격려할 수 있다.

마. 재난 대응계획에서의 간호사의 역할

다양한 재난 동안 간호사의 역할은 달라진다. 간호사들은 그들의 전문지식 영역 밖의 임무를 수행하도록 요청받을 수 있고 의사나 상급 실무 간호사에 의해 책임을 질 수도 있

다. 재난관리에 있어 간호사의 정확한 역할은 그 당시 시설의 특정한 필요에 따라 달라지지만, 이것은 어떠한 간호사와 의사들이 주어진 환자치료지역에 담당을 맡고, 각각 개인의 간호사들이 어떠한 절차를 수행했는지 안 했는지에 대해 명확해야 한다. 사건 지휘 센터를 통해 지원을 얻을 수 있고, 의료요원이 아닌 사람은 서비스가 가능한 곳에서 서비스를 제공할 수 있다.

간호사에게 새로운 환경과 이례적인 역할은 재난 동안 발생할 수 있다. 예를 들면, 간호사는 임시적인 주택지역에서 피난처 보호를, 또는 사망한 가족의 확인과 함께 사별 지원과 도움을 제공할 수 있다. 사람들은 위기 중재를 요구할 수 있고, 또한 간호사는 다른 직원들을 상담하고 위기상황스트레스관리(CISM)에 참여한다. 특별한 치료가 신체장애를 가진 사람, 노인, 젊은이, 임신부 그리고 다른 취약한 상태의 사람들을 포함하여 재난 기간 동안에 위험에 처한 인구들을 위해 보증될 수 있다.

재난은 건강관리기관의 자원들과 희생자들의 요구 사이에 차이를 나타낼 수 있다. 이것은 간호사와 다른 의료진들에게 윤리적인 딜레마를 발생시킨다. 쟁점들은 다음에 나오는 것과 관련한 갈등들이 포함된다.

- 배급의 관리
- 무의미한 치료
- 동의
- 임무
- 비밀
- 소생

간호사는 죽어가는 사람에게 의료치료를 제공하지 않는 것, 또는 공포와 공황이 퍼지는 것을 막기 위해 정보를 보류하는 것이 힘들 수 있다. 일반적인 환경에서 상상할 수 없는 의학적 시나리오가 간호사와 극도의 상황에서 직면한다. 다른 윤리적 딜레마는 자기방어와 그들의 가족을 보호하기 위한 의료진의 본능에서부터 발생할 수 있다.

간호사들은 윤리적인 질문들이 발생하거나, 어려운 임상적인 상황에서의 가능한 반응들을 확인하거나 탐구하여, 윤리적인 질문들을 평가하는 구조를 세움으로써 재난 동안 그들이 직면하게 될 윤리적 딜레마를 위해 계획을 세울 수 있다. 그들은 어떻게 기본적인 공리주의, 선행 그리고 공평성의 윤리적인 원칙들이 그들의 결정에 영향을 주고, 재난 대응에서 어떻게 치료를 하는지에 대해 고려할 수 있다. 교육과 재난대응계획의 연습은 역할 변화와 직무 수행에 강한 영향을 줄 수 있는 딜레마의 이해를 성취함으로써 간호사를 도울 수 있다.

① 위기상황스트레스관리

CISM은 응급구조원의 직업의 결과로서 그들에게 영향을 미칠 수 있는, 그리고 재난이나 MCI에 관련된 모든 사람들에게 일어날 수 있는 정서적 외상을 방지하고 치료하는 것에 접근한다. CISM은 기술에 숙련된 팀들에 의해 다루어진다.

CISM 계획의 구성 요소들에는 사고 후의 진정, 결과 보고, 복원, 추후관리가 포함된다. 진정시키는 것은 어떠한 사람이 스트레스반응의 인지와 스트레스를 다루기 위한 관리 전략들에 대한 교육을 받는 과정이다. 결과 보고는 좀 더 복잡한 중재이다. 이것은 어떠한 참여자가 사고에 대한 그들의 감정반응, 어떠한 증상들을 경험하고 있는지(예: 회상, 수면장애, 침투적 사고) 그리고 심리적인 결과에 대해서 물음을 받는 동안의 2~3시간 과정이 연루되어 있다. 중재로서 복원은 다른 분야로부터의 많은 참여자들과 함께 대규모의 사건을 위해 보통 남겨 둔다. 만약에 분리된 진정시키기의 중재가 각각의 그룹들에게 시도된다면, CISM 자원들은 부담이 될 것이다. 진정시키기의 중재와 비슷하게 반응자들은 그들이 아마도 경험하는 예상한 스트레스반응과 어떻게 스트레스를 관리하는지에 관한 정보를 제공받게 된다. 반응자들은 그들의 일상적이고, 사고 전의 일과로 돌아가기 전에 휴식을 취하고 먹기 위한 기회를 제공받는다. 대규모의 재난 사건에서 각각의 일의 교대 후에 복원의 진행 과정에 참여하는 것은 적절할 수 있다. 추후 관리에서는 CISM 팀의 구성원들은 결과 보고의 참여자들과 연락을 하고, 필요하다면 추후 관리 모임을 위한 스케줄을 잡는다. 진행형의 스트레스반응을 가지고 있는 사람들은 정신건강 전문가에게 문의된다.

② 준비와 대응

의료진으로서 테러리즘과 다른 재난들에 대한 준비는 잠재적인 대량파괴무기(WMD)의 비밀스러운 사용을 알아차림, 자기 방어와 빠른 발견, 방지 또는 이차적인 노출에 의해 다른 사람들에게 영향을 미칠 수 있는 물질들과 약품들의 오염 제거를 포함한다. 많은 독의 강도, 현재 모바일 사회, 일부 유기체와 질병들의 오랜 잠복기 기간들은 빠르고 조용히 나라 전체에 퍼질 수 있는 전염병이라는 결과를 가져온다. 예를 들면, 예전에 급성 감기 증상을 보였던 건강한 사람이 탄저병 또는 중증 급성 호흡증후군(SARS)과 같은 (이 2개의 질병은 P.94~96 참조) 나쁜 병을 가질 수 있다는 깨달음이 반드시 있어야 한다.

③ 발견(Detection)

의료인들은 고의적인 독의 확산 또는 감염원의 동향에 대한 높은 의식을 가져야 한다. 일부 일반적인 원칙들은 다음과 같이 간주되어야 한다.

a. 열, 호흡 또는 위장관의 증상들 때문에 치료를 찾는 사람들의 수가 특이하게 증가하는 것에 대한 자각
b. 한 지역에서 동일한 특이한 질병을 나타내는 무리의 환자들은 도시 또는 단일 스포츠나 공연과 같은 특정한 지리적 위치에서 올 수 있다.
c. 빠르고 많은 수의 치명적인 경우들, 특히 병원 입원 후 72시간 안에 사망이 발생했을 때
d. 일반적인 건강한 인구에서 질병 사건 증가와 같은 경우는 최근 여행을 다녀왔거나, 아팠거나, 치명적인 병에 의해 최근에 사망한 사람들과 접촉한 데 대한 정보를 포함하여 미국 주보건국과 미국질병관리본부(CDC)에 보고된다.

의심되는 상황과 조사결과는 시설에 있는 적절한 자원과 지역사회의 적절한 권한에 보고된다. 자원들에는 감염관리 부서, 물질안전보건자료(MSDS), 주보건국, CDC, 지역 독극물통제센터와 많은 인터넷 사이트들이 포함될 수 있다. 보도는 자료 요소를 전염병학과 대응에 책임이 있는 이러한 기관들에 제공한다. 보도는 또한 시설들과 관할 구역 사이에서 정보 공유를 허락하고, 감염과 노출의 원천을 결정하는 데 도움을 주며 더 이상의 노출과 심지어 죽음까지도 막을 수 있다.

④ 개인 보호

준비와 대응은 의료진을 오염되거나 감염된 환자와 접촉하기 전에 추가적인 PPE(Personal Protective Equipment)에 의해 보호하는 것을 수반한다. PPE의 목적은 의료자들이 오염된 환자들을 치료할 때 존재할지도 모르는 화학적, 신체적, 생물학적 또는 방사선 위험 요소들로부터 보호하는 것이다. 미국환경보건국(EPA)은 보호복과 호흡 보호를 4개의 범주, 레벨 A~D로 나누었다[미국 환경보건국(EPA), 2009](표 1-26).

⑤ 오염 제거

오염 제거는 축적된 오염물질들을 제거하는 과정이고 이는 이차적인 오염을 방지함으로써 의료진들의 건강과 안정에 중요하다. 오염 제거계획은 절차를 설립해야 하고, 고용인을 오염 제거 절차, 필요로 하는 설비와 사용되는 방법들의 확인 그리고 오염된 물질들의 처분에 대한 방법의 설립에 대해 교육시켜야 한다.

효과적인 오염 제거는 반드시 최소 2단계를 포함해야 한다. 첫 번째 단계는 환자의 옷과 보석들을 제거하고, 그 다음에 환자를 물로 씻기는 것이다. 노출의 종류에 따라 이 단계만으로 많은 양의 오염물질을 제거할 수 있고 이차적인 오염을 줄일 수 있다. 이상적으로 시설들은 환자가 시설에 들어오기 전에 응급 서비스 지역, 직원들 그리고 다른 병원 지역들과 인원이 잘못하여 오염되는 것을 막기 위해 어디서 환자가 오염 제거를 할 수 있는지 그 지역에 대해 확인해야 한다. 두 번째 단계는 비누와 물 세척과 헹구는 것으로 이루어져 있다. 환자들이 평가되고 병원 전 제공자에 의해 치료된

표 1-26 미국 환경보건국의 보호복과 호흡 보호의 범주

보호복과 호흡 보호 단계	범주
레벨 A 보호	가장 높은 수준의 호흡, 피부, 눈 그리고 점막 보호가 필요할 때 입는다. 이것은 자가호흡장치(SCBA) 그리고 완전히 캡슐에 싸이고, 증기를 가두며, 내화학성 장갑과 부츠와 함께 화학적 내성 옷을 포함한다.
레벨 B 보호	가장 높은 레벨의 호흡 보호 그러나 레벨 A 상황보다 좀 더 낮은 레벨의 피부와 눈 보호를 요구한다. 이 보호의 레벨에는 양압, 전면형 면체 SCBA 또는 탈출 SCBA의 양압 송풍식 마스크, 내부와 외부의 내화학성 장갑, 보안면, 모자가 달린 내화학성 옷, 상의와 하의가 붙은 작업복 그리고 외부의 내화학성 부츠를 포함한다.
레벨 C 보호	공기로부터 해로운 물질들을 제거하기 위해 여과장치 또는 흡착제로 사용되는 공기 정화 인공호흡기를 필요로 한다. 튀는 걸 막는 모자와 함께하는 내화학적 상의와 하의가 붙은 작업복, 내화학적 장갑 그리고 부츠는 레벨 C 보호에 포함된다.
레벨 D 보호	전형적인 작업 유니폼이다. 레벨 D 보호 장비는 장갑, 보안경 또는 보안면을 포함한다.

후에 시설에 도착하였을 때 그들이 완전히 오염이 제거된 상태라고 가정해서는 안 된다.

바. 자연재해

자연재해는 대량의 사상자를 발생시킨다. 태풍, 홍수, 산사태, 눈사태, 해일(예: 쓰나미), 지진 같은 자연재해는 언제 어디에서나 발생할 수 있다. 많은 경우 자연재해 발생 전의 적절한 대비가 곧 최상의 대응계획이 된다. 자연재해 발생 시 의사소통, 음료수 공급 및 전기의 차단은 적절한 비상대응에 있어 가장 큰 장애물이다. 심지어 무선 기술(예: 모바일, 핸드폰, 컴퓨터, 다른 통신장치들)이 작동하지 못할 수도 있다.

대부분의 위급한 사상자들은 외상 때문에 발생한다. 이러한 대량의 사상자들은 부상 정도에 따른 우선순위 구분, (나쁜 날씨와 도로 상태에 의해)환자 이송 및 외상센터 내 관리 제한이 유발되며, 외상관리 시스템에 부담으로 작용된다. 감전사 또한 흔한 외상으로서 사망에 이르기도 한다.

자연재해 상황에 대한 지속적 노출 및 (환자와 응급구조대를 위한)음식과 물은 매우 중요한 사항이다. 피난장소가 없거나(예: 아마도 안전하지 않거나 파괴된 건물들) 안전한 물이 없으면(예: 물이 오염되었거나 이용 가능하지 않거나), 열과 추위 혹은 오염된 음식이나 물로부터 손상이 유발될 수 있다. 손상, 노출 및 잠재적으로 위험한 동물들로부터 응급구조대를 보호할 수 있는 안전장비는 반드시 즉각적으로 이용이 가능해야 한다. 24℃ 혹은 그보다 낮은 온도의 물에 노출된 경우에는 저체온증이 빠르게 발생할 수 있다. 모든 경우의 재해에서처럼 전 지역사회에 걸쳐 정신건강 전문가들과 안전한 피난처가 제공되어야 한다. 또한 애완견들이 버려지거나 상처를 입는 일이 많으므로 수의사 보조 요원도 반드시 필요하다. 홍수나 물과 관련된 자연재해 후에는 대장균, 살모넬라, 이질균, 장티푸스, 렙토스피라, 말라리아 및 야토병(야생토끼병)처럼 물에 의해서 전파되는 원인으로 다양한 질병이 발생한다.

몇몇 사례에서 조기경보시스템은 자연재해로부터의 사망자를 감소시키는 데 도움이 되는 것으로 나타났다. 건물이 붕괴되는 상황에서는 상황을 규명하기 위한 즉각적인 반응과 갇혀 있는 사람들을 구조하는 것이 생존 가능성을 증가시키는 유일한 방법이다. 갇혀 있는 시간은 건물구조, 붕괴된 건물의 층수 및 생존과 직접적인 관계를 갖는다. 대규모의 쟁점은 정화된 물, 폐기물 제거, 사람의 유해나 동물의 사체 및 질병 유발 매개물질 조절의 부재가 차후에 중대한 유병률과 사망률을 유발한다는 것이다. 또한 생물학적, 화학적, 핵 물질들의 제거 또는 폐기도 반드시 고려되어야 한다.

① 생물학적 제재

생물학적 무기는 생물전의 일부로서 일반인 또는 군대 내에서 질병을 퍼뜨리는 무기이다. 생물학적 제재는 액체나 건조된 상태로 음식이나 물에 섞여 사용되거나 증기 형태로 흡입되기도 하며, 때로는 직접 접촉을 통해서 적용된다. 증기를 통한 방법은 생물학적 제재의 분사나 다량의 생물학적 제재의 폭발을 통해서 이루어진다. 비즈니스 혹은 개인 여행이 증가하면서 한 도시에서 방출된 생물학적 제재는 수천 마일 떨어진 다른 도시의 사람들에게도 영향을 미치게 되었다. 곤충, 동물, 사람 또는 생물학적 제재 자체의 직접적인 접촉이 매개체가 될 수 있다.

탄저병과 천연두는 가장 많이 이용되고 무기화되는 2개의 물질들이다. 표 1-27에 쉽게 무기화될 수 있는 다른 생물학적 제재들을 기술하였다.

a. 탄저균

흡입된 탄저균은 생물학적 무기로 이용 가능한 가장 유용한 생물학적 제재로 인식되고 있다.

탄저균은 전 세계에 걸쳐서 자연적으로 발생되는 그람 양성균으로, 캡슐에 쌓인 막대 모양이며, 포자 상태로 토양에서 살아간다. 공기에 노출 시 널리 퍼질 수 있으나, 단지 포자 형태의 탄저균만 전염성을 가진다. 탄저균에 전염된 동물 생산물(날고기)에의 접촉 또는 포자의 흡입을 통해서 감염된다.

• 병태생리

동물실험들을 통하여 적은 탄저균 포자(50~98개의 포자)의 흡입만으로도 노출된 인구의 10%가 사망할 수 있는 것으로 고려되고 있다(미국 전염성 질환 연구 및 정책 센터, 2011). 에어로졸(분무 전파)로서 탄저균은 무색무취이며 감염시키기 전까지 상당히 먼 거리를 이동할 수 있어, 방출된 곳과 감염된 곳이 멀리 떨어져 있을 수 있다. 흡입된 포자들의 잠복기는 최대 7일이다.

• 임상적 증상

초기의 증상들은 보통의 감기와 비슷하나 폐렴과는 다른 양상을 보인다. 감염 며칠 후부터 증상들이 심각한 호흡기 문제와 쇼크로 악화된다.

• 치료와 간호관리

적극적인 항생제 요법과 지지적인 치료에도 불구하고 탄저균의 흡입은 대부분 사망을 초래할 만큼 치명적이다. 포자로 인해 항생제치료는 60일 동안 시행된다. 탄저병은 사람과 사람 사이에는 전파되지 않으며, 표준 레벨 D 정도의 일반적인 주의가 요청된다.

b. 천연두

• 병태생리

천연두는 DNA 바이러스로 분류되며, 10~12일의 잠복기를 가진다. 매우 전염성이 강하며, 직접적인 접촉, 옷이나 리넨을 통한 접촉 또는 감염된 사람의 타액을 흡입함으로써 전염된다. 잠복기 동안에는 증상이 없다. 천연두 바이러스가 열이나 특징적인 발진을 일으킬 만큼 충분하게 증식되었을 때 감염자에게 증상이 나타나며, 이 시기에 가장 전염성이 높다[미국 국립 알레르기 및 감염질환 연구소(NIAID), 2009]. 바이러스의 분무주입/분무전파(aerosolization)를 통하여 광범위하게 퍼지게 된다.

• 임상적 증상과 사정

천연두 감염의 징후와 증상은 인플루엔자와 비슷하여, 높은 열, 권태, 두통, 요통 및 피로를 동반한다. 얼굴, 입, 인두, 전완에서 병소가 시작되어 같은 속도로 성장하며, 2~3일 후에는 편평하고 붉은 발진성의 병소가 된다. 며칠이 경과하면서 이 병소들은 고름으로 채워지게 되고, 2주 안에 가피를 형성하게 된다. 3주째에는 이 가피들이 딱지가 되고 떨어지기 시작한다[미국 국립 알레르기 및 감염질환 연구소(NIAID), 2008]. 주로 감염자의 침과 농포에 많은 양의 바이러스가 존재한다. 천연두는 단지 발진이 나타난 후에만 전

표 1-27 생물학적 무기로 사용 가능한 생물학적 제제의 예

제제/유기물	전염	오염 제거와 보호 장비	징후와 증상들	치료(사망률)
야토병 (야토병균): 그람 음성 구상간균, 가장 감염성이 높은 박테리아 중의 한 가지	• 감염된 동물 또는 에어로졸화된 생화학무기와의 직접 접촉: 물림 • 사람과 사람 사이의 접촉을 통해서는 전염되지 않는다.	• 표준 장벽 예방 조치 • 옷과 침구들은 보통 병원 자체의 절차에 따라서 세탁한다.	• 초기: 림프선 비대 없이 갑작스러운 열, 피로, 오한, 두통, 허리 아래 부분 통증, 권태, 경직, 코감기, 마른기침 및 인후통이 시작된다. • 질병 진행: 발한, 열, 점진적인 허약, 신경성 식욕 부진, 체중 감소가 지속적으로 나타난다. • 이차적인 사망 원인: 다량의 맑은 또는 농성 객담을 동반한 폐렴(흡입이 원인인 경우), 객혈, 호흡부전, 패혈증, 쇼크	• 10~14일 동안 스트렙토마이신 또는 젠타마이신/아미노글리코시드를 투여한다. • 흡입 야토병은 증상 발현 후 반드시 48시간 이내에 치료되어야 한다. • 다수의 감염자 발생 상황에서는, 독시사이클린 또는 시프로플록사신이 추천된다. • 야토병균에 노출된 경우에는 14일 동안의 테트라사이클린 또는 독시사이클린 투여가 추천된다(사망률 = 2%).
보툴리즘 (보툴리누스균): 보툴리누스균은 운동 뉴런의 종말판막 부위에서 아세틸콜린을 포함한 소포를 차단한다. 이로 인해 이완성 마비가 유발된다.	• 직접 접촉 • 사람과 사람 사이의 접촉을 통해서는 전염되지 않는다.	• 모든 보툴리눔 독소에 대한 피부 노출은 비누와 물 또는 0.1%의 치아염소산염 용액으로 치료한다. • 보툴리즘 환자 치료 시 표준예방조치를 적용한다.	• 위장관 보툴리즘: 경련성 복통, 오심, 구토, 설사. • 흡입성 보툴리즘: 열과 다발성 뇌신경마비를 동반한 대칭적인 하향성, 이완성 마비. 전형적인 징후와 증상은 복시, 연하곤란, 구강건조, 저열, 각성 상태이다. 기타 가능한 증상들로 안검하수, 흐린 시야, 확대되고 느린 동공, 구음장애, 발성장애가 있다. • 이차적인 사망 원인: 기도 폐색과 부적절한 일회 호흡량	• 호흡기 감염 발생 시에는 지지적인 환기 치료가 필요하다. • 아미노글루코시드와 클린다마이신은 근신경차단을 악화시킬 수 있으므로 사용을 금한다. • 전반적인 신경손상을 최소화하기 위해 말항독소를 사용한다. 항독소에 사용 시 2%의 비율로 아나필락시스 반응이 나타난다. 따라서 디펜히드라민(베나드릴)과 에피네프린을 즉각적으로 사용할 수 있도록 반드시 준비해야 한다. • 지지적인 치료: 기계적인 환기, 영양공급, 수액 투여, 합병증 예방(사망률 = 5%)
페스트 (페스트균): 포자를 형성하지 않는 그람 음성 구상간균. 박테리아는 림프절의 파괴와 괴사를 일으킨다.	• 전염성이 있다. • 선 페스트: 사람과 사람 사이의 전파 없이 벼룩에게 물려서 전파된다. • 폐 페스트: 호흡기를 통한 비말감염으로 전파된다.	• 얼굴 전체를 덮는 마스크 착용과 함께 격리 장벽 예방 조치. 환자는 마스크를 착용하여야 한다. • 병실은 환경 전반을 소독해야 한다. • 체액이 묻은 옷과 침구들은 일반적인 살균제로 세탁한다. • 사망자 발생 시 일반적인 예방조치를 시행한다.	• 선 페스트: 갑작스러운 열과 오한, 허약, 서혜부, 액와 또는 경부 림프절의 종창과 통증. 균혈증의 결과로 생긴 내독소로 인해 패혈증으로 진행되고, 결국 쇼크 상태에 빠지거나 사망한다. • 일차적인 패혈성 페스트: 파종성 혈관 내 응고증(DIC), 소혈관 괴사, 자반, 손가락과 코의 괴저(흑사병) • 폐 페스트: 심각한 기관지경련, 흉통, 호흡곤란, 기침, 객혈. 첫 24시간 내에 치료되지 못하면 폐 페스트와 관련된 사망률은 100%이다.	• 10~14일 동안 스트렙토마이신과 젠타마이신을 투여한다. • 아미노글루코시드를 투여할 수 없는 경우 테트라사이클린 또는 독시사이클린을 대체로 사용할 수 있다. • 가까운 거리에서(<2m) 접촉하여 노출된 사람은 예방적으로 7일 동안 독시사이클린을 투여한다(사망률 = 50%).

염성을 갖는다. 천연두에는 대두창과 소두창의 두 가지 종류가 있다. 대두창이 비교적 일반적이며, 심한 고열과 광범위한 발진이 나타난다. 대두창은 30%의 치사율을 가지고 있다. 대두창의 아류형인 출혈성의 천연두는 앞에서 언급한 모든 징후와 증상을 포함할 뿐 아니라 피부와 점막의 출혈을 동반하는 거무스름한 홍반과 점상출혈을 나타내며, 그 결과 5~6일 후 사망에 이르기도 한다.

• 치료와 간호관리

천연두를 위한 특별한 치료법은 없으나, 사전예방을 위하여 예방접종을 시행한다. 치료에는 추가적인 감염을 위한 항생제 요법과 함께 지지적인 치료가 포함된다. 환자는 전염예방법을 적용하면서 반드시 격리시켜야 한다. 세탁물과 생물학적 폐기물은 온수와 표백제로 세탁하기 전에 고압증기멸균을 시행한다. 병실은 일반적인 병실 오염 제거를 시행한다. 환자의 가족 및 환자와 대면접촉을 한 사람들은 감염을 예방하거나 감염의 심각성을 낮추기 위하여 발열 후 4일 이내에 예방접종을 시행해야 한다[미국 국립 알레르기 및 감염질환 연구소(NIAID), 2009].

c. 중증 급성 호흡증후군(SARS)

다수의 사상자를 내는 모든 생물학적 사건들이 테러에 기반을 둔 것은 아니다. 2003년도의 사스(SARS)의 발생은 테러에 기반을 두지 않고 대규모의 사상자를 낸 생물학적 사건의 주요한 예이다. 이 질병은 2월에 중국에서 '비전형적인' 폐렴으로 시작되었고, 7월경에는 전 세계의 29개의 나라들로 퍼져 나갔다. 비행기를 통한 여행과 전 세계적인 무역은 전염성 질병과정을 빠르게 퍼지게 하는 가능성을 증가시켰다. 사스의 잠복기간은 2~10일이다.

• 임상적 증상과 사정

사스는 사스 발생 지역으로 알려진 곳을 여행하거나 의료진의 직접적인 환자 접촉, 또는 생 사스 코로나 바이러스가 있는 실험실 근무자들에게 발생한 비전형적인 폐렴 사건으로 간주되어야 한다. 초기의 전신적인 징후는 마른기침, 다른 호흡기 증상을 동반하거나 동반하지 않은 호흡곤란이다. 발열 및 호흡기 증상과 함께 주로 7~10일경의 X선 촬영을 통하여 폐렴 또는 급성 호흡곤란증후군 여부를 확진하게 된다.

• 치료와 간호관리

비말 전파 예방을 위한 격리와 감염 환자의 방문객을 조절하는 일이 필수적이다. 주로 지지적인 치료가 시행된다. 전체적인 사망률은 10%이나 허약자나 60세 이상에서는 50% 이상으로 나타나, 주로 노인들의 사망 위험성이 높게 나타나고 있다.

간호 경고

비말 예방의 목표는 감염자의 호흡기 분비물이 주변인의 호흡기관과 점막에 접촉하여 전파되는 것을 방지하는 것이다. 병원체들은 먼 거리를 이동하면서 전염성이 상실되기 때문에, 병원체의 전파를 예방하기 위해 특별한 공기 조절이나 환기장치가 필요하지는 않다. 비말 예방이 필요한 환자를 위해서는 1인실이 선호된다. 그러나 1인실의 사용이 가능하지 않다면, 환자의 상태를 사정하기 위하여 감염관리 전문가에게 의뢰하는 일이 필요하다. 마스크는 감염된 환자와의 가까운 접촉(1m 이내) 시 필요하며, 보통 병실 입구에서 착용한다. 환자가 병실 밖으로 이동해야 할 때에는 마스크를 착용시키고, 기침 시 에티켓(기침 또는 재채기를 할 때 티슈를 사용해 입과 코를 막고 버리는 것)에 관해 교육해야 한다. 또한 손이 호흡기 분비물과 접촉한 경우에는 손위생법(손 씻기)을 시행해야 한다(Siegel, Rhinehart, Jackson et al., 2007).

② 화학제재

화학전 또는 테러리즘에 이용되는 제재들은 많이 규명되어 있으며, 생물학적 무기보다 효과가 빠르고 분명하게 나타난다. 사용 가능하며 잘 알려진 화학적 제재들로 인해서 높은 사망률과 이환율이 나타나고, 공황과 사회적인 분열도 야기될 수 있다. 화학제재에는 신경에 영향을 미치거나(사린, 소만), 혈액에 영향을 미치는 것(시안화) 외에도 발포제(루이사이트, 질소와 설파머스터드, 포스겐), 중금속(비소, 납), 휘발성 독소(벤젠, 클로로폼), 폐 작용제 (염소), 부식성 산(질산, 황산) 등 많은 제재들이 포함된다(표 1-28).

화학제재들은 흡수와 효과가 다양하게 나타난다. 화학제재들의 휘발성은 제재가 증기로 전환되는 능력과 연관되어 있다. 시안화수소를 제외한 대부분의 화학제재들은 공기보다 무거워 지상의 낮은 곳에서 다량의 노출이 발생한다. 화학제재들의 효과가 지속된다는 것은 화학제재들이 증발하거나 분산될 가능성이 적다는 것을 의미한다. 휘발성의 화학제재들은 빨리 증발되지 않으므로, 산업용 화학제재에 비해 주로 군대 내 혹은 테러를 위한 수단으로 많이 사용된다. 화학제재의 독성은 신체에 손상을 일으키는 능력을 말한다. 독성은 노출의 농도와 기간에 영향을 받는다. 잠복기는 흡수되어서 증상이 나타나기까지의 시간을 말한다. 설파머스터드들과 폐 작용제들은 몇 초 안에 증상을 만들어내는 발포제, 신경작용제 그리고 시안화에 반해서 가장 긴 잠복기를 가지고 있다.

a. 신경제재

현존하는 가장 강력한 독성 제재는 사린, 소만, 타분, VX, 유기인계(살충제)와 같은 신경작용제이다. 이 제재들은 값이 싸고, 적은 양에도 효과적이며, 쉽게 분산된다. 액체 형태의 신경작용제는 무색, 무취의 증기로 증발된다. 유기인계 살충제는 전쟁에서 사용되는 신경제재들과 특성이 유사하며, 즉각적인 사용이 가능하다. 신경제재는 흡입되거나 피부나 피하를 통해서 흡수될 수 있다. 이 제재들은 아세틸콜린에스테라제와 화학적으로 결합되어 있어 아세틸콜린을 활성화시키며, 그 결과 신경말단부를 지속적으로 자극하게 된다(과도한 자극).

매우 적은 양의 신경제재일지라도 노출된 부위의 발한과 경련을 유발한다. 많은 양의 노출은 보다 전신적인 증상을 야기한다. 신경제재로 인한 영향은 노출 후 30분부터 최대 18시간까지 신체 어느 부위에서나 나타날 수 있다. 농업에 이용되는 일반적인 유기인계살충제와 카르바민산염(예: 세빈과 말라티온)은 전쟁 또는 테러 공격에 사용되는 제재보

표 1-28 일반적인 화학제재들

약품들	작용	징후들과 증상	오염 제거와 치료
신경 작용제: • 사린 • 소만 유기인계	콜린에스테라아제의 억제	분비물, 위장관운동, 설사, 기관지경련의 증가	• 비누와 물 • 지지적 치료 • 벤조디아제핀 • 프랄리독심 • 아트로핀
혈액 작용제: • 시안화	호기성 대사의 억제	흡입-빈호흡, 빈맥, 혼수, 발작, 호흡정지, 호흡부전, 심정지, 사망으로 진행될 수 있음	• 아질산나트륨 • 티오시안산나트륨 • 아밀아질산염 • 히드록소코발라민
발포제: • 루이사이트 • 설파 머스터드 • 질소 머스터드 • 포스겐	수포작용제(발포제)	집합성 소포를 동반한 표피 화상, 부분층 화상	• 비누와 물 • 닦아냄: 건조를 위해 문지르지 않음
폐 작용제: • 포스겐 • 염소	모세혈관그물로부터 폐포의 분리	폐부종, 기관지경련	• 기도관리 • 환기 보조 • 기관지경검사

다는 덜 심각한 증상을 유발한다. 보통의 상황(예: 전쟁이나 테러 공격 상황이 아닌 상황)에서 환자는 사고나 자살처럼 의도된 행위를 통해 유기인계살충제에 노출되어 응급실을 방문하기도 한다.

• 임상적 증상과 사정

신경가스 노출 시의 징후와 증상들은 콜린성 위기의 증상들로서 양쪽 눈의 축동(동공의 수축), 시각장애, 위장관의 운동성 증가, 오심, 구토, 설사, 흉골하 경련, 소화불량, 서맥과 방실차단, 기관지수축, 후두경련, 허약, 섬유속(성) 연축(작고 국소적인 '경련')과 실금이 포함된다. 정확히 축동을 사정하기 위하여 반드시 어두운 곳에서 환자 검진을 시행해야 한다. 신경학적 반응으로 불면증, 건망증, 판단손상, 우울증 및 과민성이 나타날 수 있다. 치사량 노출은 의식소실, 발작, 다량의 분비물들, 섬유속(성) 연축, 이완성 근육 및 무호흡을 야기한다.

• 치료와 간호관리

반드시 8~20분 동안 다량의 비누와 물 또는 생리식염수를 사용하여 오염을 제거해야 한다. 오염 제거에 사용한 물은 빨아들여서 흡수시키고, 피부에서 닦아 내지 않도록 한다. 0.5% 차아염소산염 용액(표백제) 또한 오염 제거를 위해 이용될 수 있다(미국 독성물질 및 질병 등록국, 2011). 필요 시 기도를 확보하고 흡인을 시행한다. 플라스틱 기도 유지 장비는 사린가스를 흡수하여 신경제재에 대한 지속적인 노출을 야기할 수 있다.

2~4mg의 아트로핀을 IV로 투여하고, 24시간 동안 매 3~8분마다 아트로핀 2mg을 추가로 투여한다. 항콜린성 활동 회복의 명확한 징후(분비물 감소, 빈맥, 위장관운동 감소)가 나타날 때까지 일반적으로 시간당 1~2mg의 아트로핀을 IV로 투여한다. 해독제로 사용되는 다른 약물은 프랄리독심으로, 이 약물은 아세틸콜린에 대한 콜린에스테라아제의 활발한 작용을 가능하게 한다. 100~150mL의 생리식염수 용액에 1~2g의 프랄리독심을 섞어서 15~30분 동안 투여한다. 프랄리독심은 분비물에는 영향을 미치지 않으나 고혈압, 빈맥, 허약, 어지러움, 흐릿한 시야 및 복시 등의 부작용을 유발할 수 있다.

디아제팜(바리움) 또는 다른 벤조디아제핀은 발작을 조절하고, 섬유속(성) 연축을 감소시키며, 불안과 동요를 완화하기 위해서 투여한다. 군 관계자들은 화학적 공격의 위험성이 있을 때 2mg의 아트로핀과 600mg의 염화프랄리독심이 포함된 Mark I 자동분사기가 제공되는 것으로 인식하고 있다. 디아제팜은 주로 파트너에 의해서 투여된다.

③ 혈액제재

시안화수소와 염화시안과 같은 혈액제재는 세포대사에 직접적인 영향을 미치며, 그 결과 헤모글로빈의 변형을 통해서 질식을 야기한다. 시안화물은 다양한 전신적인 효과를 가지고 있으며, 보통 금과 은의 채굴 및 플라스틱과 염료 산업에서 주로 이용된다. 시안화물의 방출 시에는 보통 쓴 아몬드의 냄새가 동반된다. 가정 화재 시 시안화물은 플라스틱, 양탄자, 실크, 가구 및 기타 건설자재가 연소하는 과정에서 방출된다. 화재에서 살아남은 환자들의 혈액 내 시안화물과 일산화탄소 수준 간에는 중대한 상관관계가 있으며, 많은 경우 시안화물 중독이 사망의 원인이 된다.

• 임상적 증상과 사정

시안화물은 섭취하거나 흡입 시 또는 피부나 점막을 통해서 흡수될 수 있다. 시안화물은 단백질의 결합으로 호기성 대사를 방해하며, 호흡근부전, 호흡정지, 심정지 및 사망으로 이어진다. 시안화물의 흡입은 홍조, 빈호흡, 빈맥, 비특이적 신경학적 증상, 혼미, 혼수 및 호흡 정지보다 선행되는 발작을 야기한다.

• 치료와 간호관리

시안화물 중독 치료는 시안화물 노출 시의 효과적인 관리를 위해 아밀아질산염, 질산나트륨 그리고 티오황산나트륨을 빨리 투여하는 것이다. 첫째, 환자에게 기관 내 삽관을 시행하고 인공호흡기를 적용한다. 둘째, 메트헤모글로빈혈증을 유도하기 위하여 아밀아질산염 진주를 으깨서 인공호흡기 내 보유백 주머니(reservoir)에 넣는다. 시안화물은 헤모글로빈보다 메트헤모글로빈에서 20~25% 더 높은 친화도를 가지며, 메트헤모글로빈과 결합하여 시아노메트헤모글로빈 또는 황화메트헤모글로빈을 형성한다. 그 후, 시아노메트헤모글로빈은 로다네제 효소에 의해 간에서 해독된다. 셋째, 메트헤모글로빈의 빠른 형성을 유도하기 위해서 아질산나트륨을 IV로 투여한다. 넷째, 시안화물이 신장에서 배출될 수 있는 형태인 티오시안나트륨으로 변환되는 걸 자극하기 위하여, 시안화물에 대해서 메트헤모글로빈보다 더 높은 친화도를 가지고 있는 티오황산나트륨을 IV로 투여한다. 생명을 구조하는 이러한 응급 약품들도 부작용을 가지고 있는데, 질산나트륨은 심각한 저혈압을 야기할 수 있고, 티오시안산염은 구토, 정신증, 관절통 및 근육통을 유발할 수 있다.

연기를 흡입한 환자들은 연기 흡입에 의해 생산된 일산화탄소 헤모글로빈에 의해서 이미 산소 운반 능력이 감소한 상태이므로, 메트헤모글로빈의 생산을 금해야 한다. 고압산소기 이용이 가능한 시설에서는, 앞에서 논의된 치료들이 시작되는 동안 적절한 산소화를 제공하기 위해서 고압산소기를 적용할 수 있다. 시안화물중독에 대한 대체적인 치료로 히드록소코발라민(비타민B_{12})이 사용될 수 있다. 히드록소코발라민은 시아노코발라민(비타민B_{12})을 형성하기 위해서 시안화물과 결합한다. 히드록소코발라민은 반드시 IV로 대용량을 투여해야 한다. 비타민B_{12}의 투여는 점막, 피부 및 소변의 일시적인 분홍색 변색을 유발한다. 고용량에서 빈맥과 고혈압이 발생할 수 있으나, 일반적으로 48시간 내에 회복된다.

(6) 응급간호의 비판적 사고

가. 자동차 사고 후, 젊은 여성이 구급차를 타고 응급실에 도착하였다. 여성은 등 뒤에 판(board)을 대고 경추보호대와 산소마스크를 착용한 상태로 부동 중이다. 여성은 오심과 복부통증을 호소하고 있으며, 안전벨트를 착용했던 복부 부분을 가로질러서 멍이 들어 있다. 당신은 왼쪽 흉벽의 무운동성과 꺾인 오른쪽 팔에 대하여 기록하였다. 그녀의 하지에서는 맥박이 촉지되지 않으며, 다리를 움직이거나 감각을 느낄 수 없는 상태이다. 당신은 환자의 요구와 관련한 우선순위를 어떻게 정해야 하는가? 사정계획을 수립하고, 환자에게 도움이 될 만한 진단검사를 검토한 후, 환자의 치료 요구에 대하여 기술하시오.

나. 다음의 5명 환자들이 서로 몇 분 간격으로 응급환자를 분류하는 담당자에게 도착하였다. 당신은 어떻게 환자들의 우선순위를 정하고 분류할 것인가? 어떤 환자에게 즉각적인 조치가 필요한가? 당신은 응급환자 분류 부서에서 어떠한 초기 조치를 제공할 수 있는가?

① 평소 약물로 천식을 조절하며 생활하던 남자 아동이 빠르고 얕은 호흡과 입술 주변의 청색증을 보이고 있으며, 매우 불안해하고 있다. 이러한 증상은 20분 동안 지속되고 있다.

② 3일 동안 감기를 앓았던 여자가 자신은 1차 진료의가 없으며 지금 숨을 쉴 수 없는 상태이므로, 당장 자신을 치료해야 한다고 말하고 있다. 그녀의 호흡은 정상이며, 산소포화도는 100%이다. 그녀는 부비동에서의 분비물을 호소하고 있다.

③ 한 여성이 자전거를 탄 상태로 자동차에 치였다. 119를 부르는 대신, 그녀의 친구가 운전해서 그녀를 응급실로 데리고 왔다. 그녀는 다친 이후로 목 부분의 통증과 팔의 저린 감각을 호소하고 있다. 그녀는 깊은 숨을 쉬는 데 어려움을 보이기 시작하고 있다.

④ 스케이트보드를 탔던 어린 소년이 손목이 꺾인 채로 응급실에 도착하였다. 맥박은 정상이나 손목에 통증을 호소하고 있다.

⑤ 여성 노인이 24시간 동안의 구토를 호소하고 있다. 그녀의 활력징후는 정상이나 발한이 있으며 허약해 보였다.

다. 당신은 태풍 등 자연재해 사상자 입원 시설에 근무하는 중증도 분류 간호사이다. 다음의 5명의 환자가 같은 시간에 도착하였다. 같이 근무 중인 외과 의사와 함께 당신은 환자들의 요구를 확인하여야 한다. 다음의 5명 환자의 요구는 무엇인가? 당신은 어떻게 이 환자들을 분류할 것인가?

① 분당 호흡수가 8회이며, 창백하고 반응이 없는 상태로 경동맥에서만 맥박이 촉지되고 있는 남성 노인

② 출혈성 두개 열상을 가지고 있으며, 기관 내 삽관이 필요한 7세 어린아이

③ 병적으로 울고 있으나, 통증이 없고 눈에 보이는 손상이 없는 것으로 파악되는 7세 어린아이의 30세 어머니

④ 좌측 장딴지 부위에 분명한 기형이 있고 왼쪽 다리의 통증을 호소하고 있으나, 다리에서 맥박이 잘 촉지되는 15세 청소년

⑤ 약간 차갑고 반상출혈을 보이며 통증은 있으나, 맥박이 잘 촉지되는 오른쪽 손목을 잡고 경찰차로부터 도착한 65세 여성

라. 눈의 작열감과 호흡곤란을 호소하는 여러 명의 환자가 응급실에 도착하고 있다. 이들은 탱커 트럭들이 빈번하게 화학물질들을 운반하는 철도역 구내에서 일하고 있다. 당신은 무엇을 가장 먼저 해야 하는가? 당신은 화학물질에 대한 정보와 그들의 치료 방법을 어디에서 찾을 것인가?

(7) 엔클렉스 스타일 복습 문제들

가. 응급실에 있는 외상 환자들을 사정할 때 다음의 보기 중 간호사에게 최우선적으로 중요한 것은 무엇인가?

① 출혈 조절

② 수액 공급을 위해 2개의 굵은 바늘로 IV 카테터를 삽입하는 것

③ 환자가 병원에 있다는 것을 알리기 위하여 가장 가까운 친척의 이름과 전화번호를 얻는 것

④ 환자의 기도를 확보하는 것

나. 파티 중에 2층 베란다로부터 떨어진 25세 환자가 전문응급구조사에 의해 응급실로 이송되어 왔다. 1차 조사 시 숨을 쉴 때 심한 술 냄새와 함께 코를 고는 호흡음이 있는 것으로 기록되었다. 산소마스크를 통해 100%의 산소를 주입하고 있으며, 환자의 산소포화도는 91%로 나타나고 있다. 환자는 통증이 있는 자극에 대해 움츠리는 반응을 보였으나, 말을 하거나 자극에 대해 적절히 반응하지 못했다. 다음 중 치료를 위해 우선순위가 가장 높은 것은 무엇인가?

① 머리를 뒤로 젖히고 턱을 들어 올려 기도를 확보하고, 기흉을 평가하기 위해 흉부 X선 영상을 촬영한다.

② 중독검사를 위하여 검사실에 보내야 하는 샘플을 채취하고, 금단 발작을 막기 위해서 0.5mg의 아티반(Ativan)을 투여한다.

③ 하악견인법을 시행하고 호흡을 재사정한다.

④ 신경학적인 손상을 평가하기 위한 뇌 CT 촬영을 위해서 환자를 빨리 CT실로 이송한다.

다. 도시의 고층 사무실 빌딩에서 천연가스 폭발이 발생했다. 초기의 보고를 통해 응급실로 현재의 근무 인력이나 자원으로 감당하기 어려울 만큼 많은 수의 사상자가 도착할 것을 예상하고 있다. 응급실에 근무하는 간호사는 다음 중 어떠한 요구를 예상해야 하는가?

① 병원의 응급 시 작동 계획을 시작한다.

② 비번인 직원을 오게 하여 도움을 받는다.

③ 중앙공급실에 화상 팩을 요청한다.

④ 환자가 도착하기 전에 재빨리 식사시간을 갖는다.

라. 태풍이 한 도시를 강타하여 상당수의 사상자와 손상자들이 발생한 것으로 보고되었다. 병원들은 태풍의 영향을 받지 않았고, 모든 시스템은 정상적으로 작동하고 있

다. 환자들이 응급실에 도착했을 때 그들은 중증도에 따라서 NATO 색깔 코딩을 사용하여 분류되었다. 응급실에서 일하는 간호사들이 이 시스템에 대해서 알아야 하는 것은 무엇인가?

① 초록색 태그(tag)가 부착된 환자들은 생존을 위해서 즉각적이고 광범위한 수단 혹은 자원의 사용이 필요한 상태다.

② 빨간색 태그(tag)가 부착된 환자들은 가벼운 손상을 입은 환자로, 치료를 기다릴 수 있는 상태다.

③ 어린이에게는 항상 빨간색 태그(tag)를 부착한다.

④ 검정색 태그(tag)가 부착된 환자들은 MCI 기준상 치료의 우선순위가 높지 않다.

마. 72시간 동안 열과 오한을 호소하며 응급실에 있었던 50세 여성이 몸의 통증을 호소하고 있으며, 현재 매우 아픈 것으로 보인다. 여성은 또한 오늘 아침에 발견된 팔과 얼굴의 병변을 가리키고 있다. 이 병변들은 빠른 속도로 다른 부위로 퍼져 나가고 있다. 다음 중 치료를 위해 우선순위가 가장 높은 것은 무엇인가?

① 최근의 여행에 대한 평가

② 열과 몸의 통증을 감소시키기 위한 해열제의 투여

③ 다른 환자들로부터 격리시키고, 모든 직원들이 격리 예방책을 따르도록 보장함

④ 즉각적인 검사 시행을 위해 환자가 병원 가운을 입도록 돕고, 환자의 가족들에게 옷을 건네 줌

앞의 (6), (7) 항목 질문에 대한 답은 이 책에 싣지 않았다. 본문 내용을 천천히 읽고 수업에 참여하였다면 쉽게 답을 구할 수 있을 것이다.

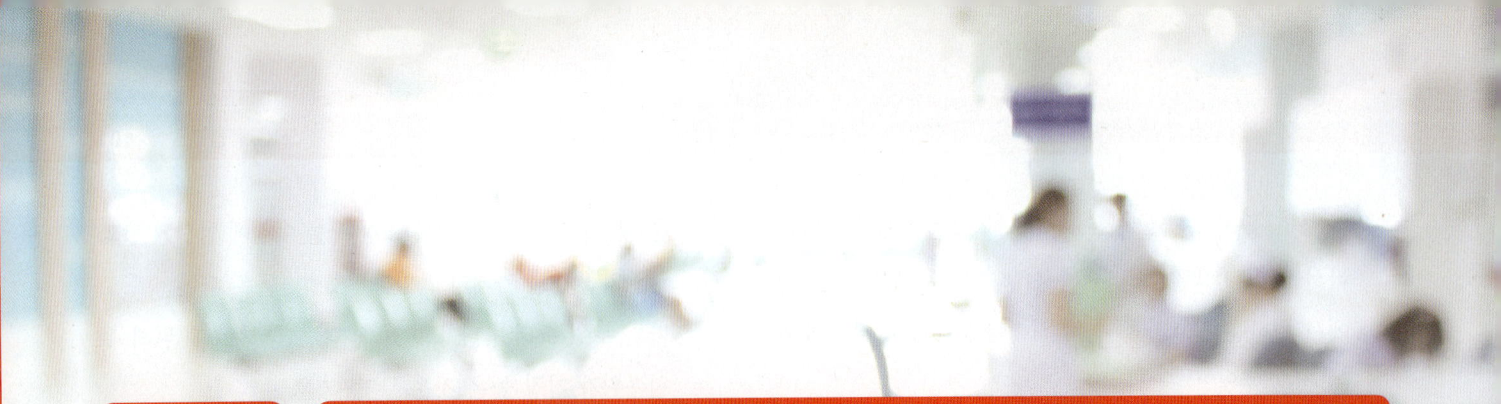

4 수술주기간호

학습목표

1. 수술주기간호의 기본개념을 설명할 수 있다.
2. 수술의 유형을 설명할 수 있다.
3. 수술실 간호사의 역할을 설명할 수 있다.
4. 수술 환자가 경험하게 되는 신체적·심리적 욕구를 설명할 수 있다.
5. 환자 중심의 수술 간호를 설명할 수 있다.
6. 수술주기 동안 환자의 안전관리를 위한 간호중재를 수행할 수 있다.
7. 수술주기 동안 환자의 감염 예방을 위한 간호중재를 수행할 수 있다.
8. 수술주기 동안 간호 제공 시 간호과정을 적용할 수 있다.
9. 마취의 유형을 설명하고, 마취의 합병증을 사정하며 간호중재를 수행할 수 있다.
10. 국소마취에 따른 간호중재를 수행한다.
11. 수술 후 나타나는 합병증을 관찰하고 예방을 위한 간호중재를 수행할 수 있다

용어

- 마취간호(anesthesia nursing)
- 멸균(sterile, sterilization)
- 멸균술(sterile technique)
- 멸균 영역(sterile field)
- 무균법(asepsis)
- 무균술(aseptic technique)
- 사건 중심의 멸균품의 유효기간(event–related sterility)
- 상처 치유(wound healing)
- 소독(disinfection)
- 수술 부위 감염(surgical site infection)
- 수술실 감염관리(operating room infection control)
- 수술 전 단계(preoperative stage)
- 수술주기의 간호과정(nursing process in the operating cycle)
- 수술 중 단계(intraoperative stage)
- 수술 환자 안전관리(surgical patient safety management)
- 수술 후 단계(postoperative phase)
- 응급 수술(emergency surgery)
- 저체온증(hypothermia)

1) 수술주기간호의 기본 개념

수술주기간호는 수술이 목적인 환자의 수술 전·중·후와 같은 환자의 전체적인 수술 체험 과정에 전문적인 간호사에 의해 제공되는 모든 간호활동을 의미한다.

(1) 수술 전 단계

수술에 대한 결정을 내린 순간부터 환자가 수술실로 이송될 때까지이다.

(2) 수술 중 단계

환자가 수술대에 눕혀진 시점부터 수술 후 회복실에 입실할 때까지이다.

(3) 수술 후 단계

환자가 회복실이나 중환자실에 입실한 시점부터 회복실을 퇴실할 때까지이다.

2) 수술의 준비사항 유형

(1) 수술 시행 시점에 따른 분류

가. 정규 수술(Elective surgery)

수술받는 시기를 수술실의 사정과 집도의의 사정 등을 고려하여 미리 스케줄을 정해서 시행하는 수술로, 그 시점에 수술을 받지 않더라도 환자에게 큰 해가 없는 경우이다.

나. 응급 수술(Emergency surgery)

환자의 상태가 지체할 수 없어서 즉각 수술을 받아야 하는 수술로 미리 스케줄을 잡지 않아도 우선으로 행해야 하는 수술의 경우이다.

다. 시급한 수술(Urgency surgery)

24~48시간 내에 수술을 받아야 하는 수술의 경우이다.

(2) 입원 여부에 따른 분류

가. 입원 수술

수술을 위해 환자가 병원에 입원하여 수술 전 준비 후 수술을 받고 수술 후 다시 병실로 가서 회복 기간 동안 입원하는 경우이다.

나. 통원 수술(Ambulatory surgery)

환자가 병원에 입원하지 않고 수술 당일 내원하여 병원에서 수술 전 준비를 받은 후 수술을 받고, 수술 후 다시 집으로 귀가하는 경우로 당일 수술(day surgery, same day surgery)이라고도 한다.

통원 수술은 약 100년 전 스코틀랜드의 소아과 의사인 James Nicoll에 의해 시작되어 환자, 병원 그리고 보험공단 등 의료비 상환 주체의 의료비 절감과 의료 및 마취 기술과 마취약제의 발달로 입원 수술 중심에서 통원 수술 중심으로 개념이 변화되고 있으며 이에 따라 통원 수술은 양적·질적 확산이 이루어지고 있다.

통원 수술의 많은 장점으로 인해 우리나라에서는 1980년에 처음 소개되었고, 1995년 서울 소재 한 종합병원의 통원 수술센터 개원으로 본격적인 통원 수술 체제를 갖추게 되었는데, 수술의 종류가 더 복잡하고 긴 수술로 확대되고 있다. 통원 수술의 장점과 단점을 살펴보면 다음과 같다.

① 장점

- 환자, 병원, 보험기관과 정부기관들의 비용을 절감한다.
- 환자의 심리적 스트레스를 감소시킨다.
- 병원 감염의 증거가 줄어든다.
- 환자에게 직장생활의 손실을 줄여 주며 환자의 활동과 가정생활의 제약을 최소화해 준다.

② 단점

- 환자사정과 수술 전 교육에 충분한 시간을 할애할 수 없다.
- 환자와 의료인 간의 관계 형성할 시간이 부족하다.

• 추후 발생하는 수술 후 합병증에 대해 사정할 기회가 충분하지 않다.

③ 환자 선정

통원 수술을 위한 환자 선정 기준은 다음을 포함한다.

• 수술 시간이 짧은 수술
• 감염이 없는 상태
• 수술 후 합병증이 적은 형태의 수술
• 일반적으로 2시간 이내에 종료될 수 있는 수술

(3) 수술실 간호사의 역할 (AORN Perioperative Nursing course 101)

수술 팀은 수술의사, 마취통증의학과 의사, 수련의, 소독 간호사(scrub nurse)와 순회 간호사(circulating nurse)로 구성된다. 수술실 간호사는 수술 중에 환자를 상해 및 감염으로부터 보호하고 계속해서 환자를 관찰하고 필요한 내용을 기록하는 것이 중요하다.

가. 소독 간호사의 역할

① 수술 절차를 명확히 알고 있어야 한다.
② 정확한 환자, 정확한 수술 부위, 정확한 수술 절차가 이루어지도록 환자 확인(identification) 절차에 따라 환자 확인 절차에 참여한다.
③ 수술에 필요한 기구, 장비 및 물품을 준비한다.
④ 멸균된 방포와 가운, 장갑을 이용하여 멸균 영역(sterile field)을 조성하고 오염되지 않도록 유지한다.
⑤ 멸균 가운을 착용하고 수술 상(Mayo stand)을 준비한다.
⑥ 집도의와 수술 팀원의 멸균 가운과 장갑 착용을 도와준다.
⑦ 수술이 진행되는 동안 철저히 무균술을 지키고, 수술 팀원이 무균술을 위반하는지를 감시한다.
⑧ 수술 절차에 대한 지식을 근거로 집도의(surgeon)와 보조의의 요구를 예측하여 필요한 기구와 물품을 적시에 공급해 준다.
⑨ 수술이 진행되는 중 환자에게 안전간호를 제공한다(예; 계수, 체온 유지, 화상 예방 간호 등)
⑩ 수술 중 구득한 검체나 적출물을 잘 보관했다가 순회간호사에게 정확한 부위명과 함께 인계한다.
⑪ 수술 중 멸균 영역에서 수술 부위에 투약을 해야 하는 경우 정확한 용량과 약명이 표기된 투약 라벨 원칙을 적용하여 준비한다.
⑫ 수술이 끝난 후 기구와 물품을 절차에 따라 처리한다.
⑬ 수술이 끝난 후 감염 예방을 위한 청소를 한다.
⑭ 수술이 끝난 후 수술간호기록지를 완성한다.

나. 순회 간호사의 역할

① 정확한 환자, 정확한 수술 부위, 정확한 수술 절차가 이루어지도록 환자 확인(identification) 절차에 따라 환자 확인 절차에 참여한다.
② 수술 전 환자에게 심리적 지지를 해 주며 마취 유도 시간에 환자 곁에 있어 준다.
③ 무영등 및 각종 보조등을 시험해 보며 필요한 부위에 초첨을 맞추어 준다.
④ 수술에 필요한 장비들이 제대로 작동하는지 확인하고, 수술 시작 후 전원 연결 및 파워 조절 등을 돕는다.
⑤ 수술 팀의 멸균 가운 착용 시 도와준다.
⑥ 수술 시작 시에 time out을 실시한다.
⑦ 수술이 진행되는 동안 수술실의 청결을 유지한다.
⑧ 수술이 진행되는 동안 수술 팀 외의 불필요한 통행을 제한함으로써 수술실의 공기 오염을 최소화한다.
⑨ 수술이 진행되는 동안 수술 팀의 요구에 따라 수술에 필요한 물품과 기구를 멸균 영역에 공급해 준다.
⑩ 수술이 진행되는 동안 무균술이 철저히 지켜지도록 감시한다.
⑪ 수술 중 동결 표본(frozen section) 검사 필요시 소독간호사로부터 받은 동결 표본을 관계부서로 전달한다.
⑫ 수술이 진행되는 동안 환자에게 안전간호를 제공한다(예: 계수, 체온 유지, 화상 예방 간호 등)

⑬ 수술이 끝난 후 기구와 물품을 절차에 따라 처리한다.
⑭ 수술이 끝난 후 감염 예방을 위한 청소를 한다.
⑮ 수술이 끝난 후 회복실이나 중환자실, 병실 간호사에게 환자의 상황에 대해 인계한다.
⑯ 수술이 끝난 후 수술간호기록지를 완성한다.

(4) 수술 환자의 간호사정

가. 간호력

수술실 간호사는 수술 전에 수술 팀의 일원으로서 환자의 위험요인을 사정하고 수술과 관련된 잠재적 합병증을 파악한다. 간호사는 다음과 같은 자료를 파악한다.

- 연령, 전반적인 건강상태
- 흡연, 음주, 불법 약물 사용 여부
- 질병력, 최근 투약력, 가족력
- 과거의 마취와 수술 경험
- 한약, 민간요법 등의 보완대체 요법 사용 여부
- 자가 수혈 혹은 헌혈
- 알레르기(음식, 약물, 화학약품, 꽃가루, 과민성 등)
- 계획하는 수술의 종류와 이에 대한 이해 정도
- 대상자의 지지 체계의 적절성과 유용성

나. 신체사정

간호사는 수술 전 신체검진을 하면서 현재 건강문제, 마취 관련 합병증, 수술 후 합병증 가능성을 확인한다. 환자의 활력징후나 신체검진에서 이상이 있으면 외과의와 마취과 의사에게 알려야 한다.

수술 전 환자의 사정 내용은 표 1-29와 같다.

다. 사회심리적 사정

수술과 마취는 생리적·심리적으로 스트레스반응을 유발하는 위협적인 사건이다. 간호사는 수술 후 회복에 부정적 영향을 미칠 수 있는 스트레스원을 확인하고 환자가 심리적으로 준비할 수 있도록 돕는다.

환자들이 수술에 대하여 느끼는 두려움은 죽음에 대한 두려움, 통증과 불편감에 대한 두려움, 절단이나 신체상 변화에 대한 두려움, 마취에 대한 두려움, 일상생활의 기능이나 생활습관이 변경되는 것에 대한 두려움 등 다양하다. 언어적·비언어적 의사소통을 통해 환자의 불안과 두려움의 원인을 파악하고, 의료진이 어떠한 방법으로 최선을 다할 것인지를 설명함으로써 두려움을 완화시킨다.

수술과 관련된 심리적 문제는 대부분 부정적으로 보이지만 희망이라는 긍정적 측면도 있다. 복원(화상 흉터를 복원하기 위한 미용수술), 재건(통증을 줄이고 기능을 향상시키는 관절치환술, 생명을 유지하고 연장시키는 수술(동맥류 결찰, CABG)의 결과는 희망적으로 예상된다.

라. 임상검사

병력, 신체검진, 수술 종류에 따라 필요한 임상검사를 실시한다.

① 전혈구검사: 빈혈과 면역상태 및 감염 여부를 확인한다.
② 혈청전해질검사: 대사상태, 신장 기능, 이뇨제의 부작용을 알려 준다.
③ 간기능검사: 감염과 간의 손상 여부를 알려 준다. 간으로 배설되는 마취제의 사용 가능성을 알려 준다.
④ 혈액요소질소(BUN), 혈중 크레아티닌: 신장 기능을 알려 준다.
⑤ 혈청 알부민: 영양상태를 알려 준다.
⑥ 동맥혈 가스와 pH: 폐 기능과 대사 기능(산-염기 조절 상태)을 평가한다.
⑦ 공복 시 혈당: 대사상태와 당뇨병 유·무를 평가한다.
⑧ 혈액형과 cross-matching: 수혈을 위한 준비로 필요하다.
⑨ 출혈, 응고, 프로트롬빈 시간: 출혈성 경향을 알려 준다.
⑩ 요 분석검사: 신장 기능, 수화 상태, 요로계 감염·질환, 소변 내의 당을 알려 준다.
⑪ 폐 기능검사(최대 호흡량, 최대 호흡용적 등): 초기 만성 폐쇄성 폐질환의 진단에 유용하다.
⑫ 면역학적 검사: B, C형 간염검사, 후천성면역결핍증바이

표 1-29 수술 전 환자의 신체적 사정 *(계속)*

분류	사정 내용
심혈관계	• 급·만성 문제를 확인한다(협심증, 고혈압, 부정맥, 심부전, 심근경색증). • 청진과 촉진으로 심첨, 요골, 족배동맥의 맥박을 확인한다. • 사지의 온도, 색깔, 부종의 유·무, 부위, 정도를 시진과 촉진으로 확인한다. • 경정맥이 확장되었는지 시진과 촉진으로 확인한다. • 양팔에서 혈압을 측정한다. • Allen test로 척골동맥의 기능을 확인한다. • 혈액 응고에 영향을 미치는 약물이나 건강식품의 사용 여부를 확인한다. • 심혈관계 기능에 대한 검사결과를 확인한다. • 인공심박조율기나 이식형 제세동기를 가지고 있는지 확인한다. • 선천성 심질환, 류머티스성 심질환, 판막질환이 있는지 확인한다.
호흡기계	• 급·만성 문제를 확인한다(상기도 감염, 만성 폐색성 폐질환, 천식). • 흡연력을 파악한다(수술 6주 전부터 금연하도록 함). • 호흡수와 리듬, 규칙성을 확인하고 호흡음을 청진한다. • 기침, 호흡곤란, 호흡 보조근육의 사용, 청색증, 객혈 증상을 관찰한다. • 목의 길이와 흉곽의 모양을 확인한다.
요로계	• 선행질환(사구체신염, 신부전, 요로계 감염 등)이 있는지 확인한다. • 빈뇨, 배뇨곤란, 야뇨, 핍뇨 등의 증상을 확인하고 배뇨 능력을 확인한다. • 소변의 냄새, 색, 양, 특성을 기록한다. • 신장 기능을 파악하기 위한 검사 결과를 확인한다.
신경계	• 시간, 장소, 사람에 대한 지남력이 있는지 확인한다. • 혼동, 인지 기능, 지시에 따르는 능력을 확인한다. • 뇌졸중, 일시적 뇌 허혈성 발작, 척수손상, 신경계질환에 대한 과거력을 확인한다. • 근력, 걸음의 안전성, 낙상의 위험성을 확인한다.
근골격계, 피부계	• 압박을 받는 피부나 뼈를 조사한다. • 관절염이 있는지 확인한다. • 운동 능력, 관절치환술이나 보철물 삽입 여부를 확인한다. • 욕창이 있는지 확인한다. • 특히 수술 부위에 피부발진이나 종기, 궤양이나 감염이 있는지 확인한다. • 피부 상태(멍, 벗겨짐)를 확인한다. • 피부의 온도와 습윤 상태를 사정한다. • 탈수가 있는지 점막 상태와 피부의 긴장도를 확인한다.
간담도계	• 황달이 있는지 피부색과 공막을 시진한다. • 간염이 있는지 확인한다. • 알코올이나 정맥으로 주입하는 약물남용에 대한 과거력을 확인한다. • 간 기능을 파악하는 검사의 결과를 확인한다.
면역계	• 면역결핍이나 자가면역질환이 있는지 확인한다. • 부신피질호르몬제나 면역억제제를 복용하는지 확인한다.
위장관계	• 음식물 섭취 양상과 최근 체중 감소가 있는지 확인한다. • 단백질, 철분, 비타민 결핍이 있는지 확인한다. • 틀니나 보철물이 있는지 사정한다. • 키와 몸무게를 측정한다.

(계속)

표 1-29 *(계속)* 수술 전 환자의 신체적 사정

분류	사정 내용
수분과 전해질	• 설사와 구토, 연하곤란 증상이 있는지 관찰한다. • 이뇨제 복용 여부를 확인한다. • 혈청 전해질 수준을 평가한다. • 탈수 여부를 확인한다.
내분비계	• 당뇨, 갑상선기능장애를 확인한다. • 부신피질기능저하증(Addison병)이 있는지 확인한다.

등급	정의	예
P1	정상의 건강한 환자	신체적·정신적·생화학적 또는 기질적 장애 없음
P2	경한 전신질환을 가진 환자	활동제한이 경미한 심혈관질환, 고혈압, 천식, 만성 기관지염, 비만, 당뇨
P3	심한 전신질환을 가진 환자	활동제한이 있는 심혈관 혹은 폐 질환, 전신합병증이 있는 심한 당뇨, 심근경색, 협심증, 조절이 어려운 고혈압, 병적 비만
P4	생명을 위협하는 심한 전신질환이 있는 환자	중증도의 심장, 폐, 신장, 간 혹은 내분비질환
P5	바로 수술을 하지 않으면 생존하기 어려운 환자	여러 주요 장기 혹은 뇌의 외상, 뇌동맥류파열, 광범위한 폐색전
P6	장기기증을 목적으로 수술받을 뇌사자	

러스검사, VDRL

⑬ 미생물학적 검사: MRSA, VRE, 결핵 등

마. 방사선과 기타 검사

흉부 X선을 촬영하여 호흡기상태를 확인하고 EKG를 찍어 심장 상태를 확인한다. 수술 전 호흡기합병증을 유발할 가능성이 크다. 흉부 X선을 통해 울혈성 심부전, 심근증(cardiomycardio), 폐렴, 폐침윤 등을 확인하여 이러한 문제가 있으면 수술을 연기해야 한다. 수술 부위의 문제를 정확하게 규명하기 위해 CT, MRI 등을 찍는다.

바. 미국마취학회의 신체등급체계

마취과 의사는 환자의 병력과 신체사정 결과를 토대로 마취를 할 환자의 신체 상태를 평가(physical status rating)할 수 있다(표 1-29 아래 표). 이 평가는 수술 전반에 걸친 환자의 위험에 대한 지표가 되며, 수술 중 내리게 될 결정에 영향을 미친다.

(5) 환자 중심의 수술간호

가. 개인으로서의 환자(Patient as an individual)

환자는 '질병이나 심신의 장애에 대처할 수 있도록 도움을 찾는 개인'으로 정의할 수 있다.

환자의 필요와 기대를 효과적으로 충족시켜 주기 위해서는 직원들은 그 환자의 욕구에 대해 잘 알고 개개인의 특성에 대해 잘 이해하며 수술이 그 환자에게 무엇을 의미하는지를 깨달아야만 한다.

인간에 관해 존재하는 다음과 같은 믿음들이 있다.

① 가치 있고 유일무이한 개인이다.

② 개인적인 가치와 믿음, 민족적 문화적 배경을 바탕으로 심리적으로 반응한다.

③ 내·외적 환경에 적응할 수 있는 능력을 가진다.

④ 항상성을 유지하기 위하여 반드시 충족되어야 할 기본 욕구가 있다.

나. 환자의 기본 욕구(Basic needs)

욕구는 달라진 기능을 회복하기 위하여 조절되고 전용되어야 할 요인이다. 간호판단(nursing judgement)은 환자의 욕구에 대한 지식에 근거하여 이루어져야 한다. 따라서 건강한 사람이나 환자들 모두에 대해 인간의 기본 욕구에 대한 이해는 필수적인데, 그 이유는 그 욕구들의 충족이 간호과정의 필수적 부분이기 때문이다. 수술 환자는 신체적, 정서적, 정신적, 영적으로 분류되는 기본 욕구들이 심각하게 위협을 받게 된다.

다. 신체적 욕구(Physical needs)

신체적 욕구는 음식, 물, 산소, 수면, 안전과 온기 등과 같이 생명을 지탱하는 데 필요한 것들이다. 질병에 걸리면 환자는 이러한 욕구를 절실하게 깨닫게 된다. 그러나 환자의 치료는 신체적인 욕구에만 전적으로 초점을 두진 않는다.

라. 정신적 욕구(Psychological needs)

환자의 정서적 건강을 신체적 건강만큼이나 중요하게 생각해야 하는데, 그 이유는 이 두 가지가 불가분의 관계로 서로 얽혀 있기 때문이다. 환자가 속해 있으며 살아가는 사회는 정체성과 자부심, 만족감을 키워 가는 데 있어서 필수적 요인이다. 좌절감은 무력감과 열등감을 조장한다. 자아실현의 성취와 최선을 다함으로써 인간은 발달 단계에서 가장 높은 단계에 도달할 수 있게 된다.

인간은 만족스러울 정도로 의미 있는 대인관계의 수립과 상호 신뢰와 존중, 또 누군가가 자기에게 관심을 갖고 있다는 것에 대한 인지를 필요로 하는 사회적 존재이다. 그러나 다른 사람들과 감정을 공유한다는 것에는 위험이 따른다. 정서적 스트레스는 개인이 안전하다고 느끼지 못할 때 생긴다. 만일 사랑과 친절의 대우를 받게 된다면, 스스로를 가치 있게 느낄 것이므로 다른 사람에게도 동일한 방식으로 반응하게 된다. 인간은 삶에 있어 질서도 필요로 한다.

마. 영적 욕구(Spiritual needs)

영적 욕구는 개인의 종교적 견해나 삶을 주관하는 영향력을 행사하는 지존자에 대한 믿음에 대한 지지를 포함한다. 특히, 스트레스나 두려움을 갖고 있을 때 사람들은 영적 지지에 대한 종교적 신념에 의지하게 된다. 왜냐하면 죽음에 대한 두려움은 영적 또는 신체적 차원을 갖고 있으므로 신과의 관계에 대한 불확실성은 환자의 걱정을 더 고조시킨다. 강력한 신앙으로부터 얻은 내적 힘이 수술을 앞둔 환자의 희망의 버팀목이 될 수 있다.

병원 내 성직자나 환자 개인이 소속해 있는 종교 단체 지도자 등이 근심이 있는 환자에게 인간적인 위안, 따뜻함과 힘을 제공해 줄 수 있다. 환자에게 세례를 주거나 성찬식을 행하는 것이 곧 그 환자가 죽어 간다는 걸 의미하지는 않는다. 영적 조언자는 환자의 종교적 경험상 안심을 주는 상징을 사용함으로써 기본적 욕구를 충족시켜 준다. 또한 목사나 종교 지도자는 환자의 상태를 이해할 수 있고 환자가 신과 의사, 치료 제공자와 자신에 대한 믿음을 가질 수 있도록 도울 수 있다. 성직자는 환자가 두려움을 나눌 때 지지와 격려의 원천이 될 수 있다.

(6) 수술 환자 안전관리

수술 시 안전간호의 목적은 수술실에 입실하여 수술받는 모든 환자와 그 환자를 돌보는 수술실 모든 직원의 안전을 도모하는 것이다. 환자 안전은 계수 카운트, 환자 확인, 수술 부위 표지 및 확인, 검체관리, 욕창 예방, 수술 체위, 화상 예방, 체온관리 등이다. 직원 안전으로서 감염노출, 방사선, 레이저(laser) 등이 있다.

계수(counts) 지침

계수는 환자 체내에 이물질이 남게 될 경우 발생할 수 있는 잠재적인 상해의 위험을 줄이기 위해 실행하는 절차로 수술에 사용하는 모든 물품에 대해 실시하는 게 원칙이나 주로 거즈를 포함한 스펀지(sponge: 거즈, 패드 등)류와 날카로운 물품류(sharps) 및 수술 기구(instrument)를 중심으로 이루어진다. 철저하고 정확한 계수 절차는 최적의 수술 결과를 돕고, 수술 팀원들의 환자안전관리에 대한 의무 이행을 보여 준다.
수술 후 이물질이 체내에 잔류하게 되는 경우는 환자가 겪는 많은 합병증은 물론 수술실에서의 환자 안전 관련 문제 중 가장 빈번히 법적인 소송으로까지 이어지는 심각한 문제로, 주의 깊은 계수와 기록으로 사고의 위험을 현저히 낮출 수 있다.

[출처: AORN(2006) RP(Association Operation Rested Nursing)]

(7) 안전한 수술을 위한 잠재적 위해 요인 파악

가. 목적

이 권장사항은 환자에게 안전한 간호를 수행하기 위한 지침을 제공하고, 수술 실무 환경에서의 잠재적 위험을 인식하는 데 도움을 준다.

나. 권장 사항 I

환자의 이송(transport)/이동(transfer) 행위와 관련된 잠재적 위험은 확인되어야 하고, 안전한 수행이 확립되어야 한다.

① 이송 및 이동 동안에는 적절한 인력이 환자와 동반해야 한다. 이송 전에 간호사는 어느 정도의 이송 인력이 필요한지 결정하기 위해 환자를 사정해야 한다. 많은 환자의 간호문제들이 이송 동안 발생할 수 있다. 간호사에 의한 관찰과 사정은 잠재적인 문제의 확인과 적절한 중재의 수행을 가능하게 한다.

② 이송 수단을 선정할 때 다음 사항을 고려하여야 한다.

- 바퀴의 고정장치
- 안전끈(safety strap)과 side rail 같은 보호장치, 서 있는 어린이를 위해서는 낙상을 방지하기에 충분히 높은 side rail
- 안전하고 조절 가능한 IV pole 또는 stand
- 산소 탱크를 지탱할 수 있는 장치
- 체위 유지 기능
- 조작하기 쉽고 조작자의 손이 쉽게 닿는 조정장치
- 기동성(maneuverability)
- 충분한 크기
- 제거 가능한 머리판과 발판
- 매트리스 고정장치
- 세척하기 쉬운 표면
- 모니터 장비를 지탱하는 선반

이렇게 디자인된 장비는 이송 중 환자와 이송자의 안전을 증진시키고 상해를 예방하는 데 도움을 준다.

③ 이송 인력들은 이송장비를 조작할 능력이 있어야 한다. 이송장비를 조작할 수 있는 능력은 환자와 이송자의 손상을 예방하기 위해 필요하다.

④ 이송/이동 행위 동안 환자와 이송 직원들의 안전을 확실히하기 위해 적정한 이송 직원 수가 있어야 한다. 환자 개개인에 대한 사정으로 필요한 이송 직원 수를 결정할 수 있다. 전혀 움직일 수 없는 성인을 이송하기 위해서는 최소한 4명의 직원이 필요하다. 환자와 직원의 안전을 증가시키기 위해 환자 이동장치가 유용할 것이다. 기계적인 장치를 이용할 수 없다면 추가 인원이 필요할 수 있다.
다음과 같은 안전장치가 필요하나 이에 제한을 두지 않는다.

- Roller devices
- Hoist(들어 올리는 장치)
- Slides(미끄럼장치)

⑤ 이송 시 환자에게 특별한 요구가 사정되면 적절한 중재가 수행되어야 한다.
환자 이송/이동 동안에 수행되는 안전 조치들은 다음을 포함하되 이에 제한을 두지 않는다.

- 이동하는 동안 환자의 침대와 이송장비의 바퀴에 있는 고정장치
- Side rail을 올리고 안전끈을 사용하는 것
- 환자의 머리로부터 안전거리를 유지하고 수액을 걸어두는 것

- 환자의 머리, 팔, 다리에 각별한 주의를 기울임으로써 환자를 보호하는 것
- 환자 이송장비 머리 쪽에 1명의 직원을 위치시켜 안전을 도모하는 것
- 환자의 발 쪽을 먼저 밀고 복도나 모퉁이를 돌 때 빠른 움직임을 피하는 것
- 수액 주입, 유치도뇨관, 튜브, 배액 시스템 및 모니터 장비의 상태와 기능을 유지하는 것
- 특별한 요구가 있는 환자의 이송/이동을 위해서 특정한 지침과 적절히 숙련된 직원의 도움을 받는 것

바퀴를 고정시키고, side rails을 올리며, 안전끈을 매 주는 것이 환자가 낙상하는 것을 예방해 준다. 안전한 수액용기는 환자를 상해로부터 막아 주고 수액용기 파손을 막는다. 직원이 환자의 머리 쪽 가까이에 있는 것은 호흡곤란이나 구토 시 환자의 기도를 확보할 수 있게 한다. 빠른 이동은 환자의 지남력 상실, 오심과 구토 및 어지럼증을 야기시킬 수 있다.

⑥ 모든 이동장비에 대한 정기적인 관리와 보수가 시행되어야 한다. 정기적인 관리와 보수는 장비의 적절한 기능을 증가시킨다.

다. 권장 사항 Ⅱ

환자의 체온조절과 관련된 잠재적 위험을 확인하고 안전한 수행을 확립한다.

① 체온은 수술 전에 모니터링하고 가능한 한 정상 체온에 가깝게 유지한다. Warming 장치의 과도한 사용으로 인한 과다 가온과 심부체온의 부적절한 모니터링은 passive hyperthermia를 일으킬 수 있다. 수술 전(preoperative phase) 단계에서 환자의 체온을 모니터링하고 유지하는 것은 다음과 같은 환자의 위험에 중요한 영향을 준다.

- 심근허혈(myocardial ischemia)
- 심장이환율(cardiac morbidity)
- 수술 부위 감염
- 수술 중 출혈(surgical bleeding)
- 환자의 불편감

피부체온 모니터링에는 제한점이 있다. Core temperature 모니터링(식도 또는 고막)은 마취된 환자에게 더 좋은 측정 방법이다. Passive hyperthermia는 적절한 체온조절 중재의 결과가 아니며, 환자를 과도하게 감싸고 있는 것을 치우거나 자동가온장치(active warming device)를 꺼 놓는 것만으로 쉽게 치료가 가능하다. 악성 고체온증(malignant hyperthermia) 동안 체온 증가는 internal, skeletal muscle에서 생성된 metabolic heat의 과도한 증가가 원인이 된다.

② 수술 중 플리스틱 표면과 환자 피부의 직접적인·접촉은 피해야 한다. 온도조절장치를 사용할 때는 효과적이고 안전한 방법으로 해야 하고 수술 시 모니터링되어야 한다. 어떤 종류의 온도조절장치(heat-regulating device)라도 제조회사의 권장사항에 따라 사용해야 한다. 온도조절장치를 사용할 때 화상이나 압박괴사(pressure necrosis)가 발생할 수 있다. 온도조절 담요가 환자의 피부를 바로 덮을 수 있도록 디자인된 것을 제외하고는 환자를 보호하기 위해 얇은 천 덮개가 필요하다.

③ 환자의 저체온을 예방하는 조치들은 수술 전 단계에서 시작되어야 하고 수술 후에도 지속되어야 한다.

수술 전 간호중재는 다음을 포함한다.

- 수술실에 도착했을 때와 멸균 방포를 제거한 후에 따뜻한 담요를 덮어 주는 것
- 체위를 취하는 동안과 피부를 준비하는 동안 환자 피부의 노출을 제한하는 것
- 피부 준비와 방포를 덮는 사이의 시간을 제한하는 것
- 수술용 방포가 젖는 것을 예방하는 것
- 수술실의 적절한 온도조절
- 과도하게 가온되는 것을 방지하기 위해 체온을 모니터링하는 것
- 열 유지 도구(모자, 담요, 보온용 바지, warming unit)를 사용하는 것

- 세정액 또는 수액을 따뜻하게 해서 공급하는 것
- 기도에 습도를 유지해 주는 것

마취된 환자는 수술하는 동안 열을 손실하나, 몸을 떨거나 근육활동을 증가시키는 등의 정상적인 기전을 통해 체온을 회복시키는 것이 불가능하다. 저체온은 수술 직전 단계에서 발생하고 수술이 진행되는 동안 계속된다. 수술 전 단계에서 저체온을 일으키는 요소들은 다음을 포함하나 이것으로만 제한되지는 않는다.

- 열 생산기전의 저하
- 환경으로 인한 열손실 증가
- 신체 내에서 열의 재분배
- 수술하는 동안 체온조절의 억제 유도
- 환자의 연령
- 환자의 신체적 상태
- 사용된 마취의 종류
- 체지방
- 수술의 종류와 소요 시간.

예방적 조치들은 방사(radiation), 전도(conduction), 증발(evaporation)로 인한 열손실로부터 환자를 보호한다.

④ 피부의 통합성(skin integrity)은 얼음 팩, 온도조절 담요, 열전등과 같은 장치를 사용 전·중(가능하면 정기적으로)·후에 사정한다. 개인마다 열과 냉기에 견딜 수 있는 능력에는 차이가 있다. 연령, 부동, 체지방, 개방상처, 절개된 피부, 부종 부위, 농양, 말초혈관질환, 착란 또는 무의식, 신경손상, 부위마취 등은 환자에게 상해를 일으키기 쉬운 요인이 된다.

⑤ 세정액/수액은 수술 요구에 따라 적절한 온도로 따뜻하게 하거나 차갑게 해야 한다. 용액은 목적에 맞는 도구로 가온되거나 차갑게 되어야 한다. 전자레인지와 스팀멸균기는 가온도구로 사용되어서는 안 된다. 전자레인지는 균등하게 데워지지 않고 모니터링할 수 없으며 의료용으로 고안되지 않았다. 세정액/수액의 적정한 온도는 수술 동안 저체온이나 과체온을 예방하도록 돕는다. 용액을 데우거나 차갑게 하도록 고안된 도구는 안전을 증진하도록 테스트되고 측정되며 확인되어 왔다. 전자레인지와 스팀멸균기는 열을 균등하게 분포시키지 않고 모니터링될 수도 없다.

라. 권장 사항 Ⅲ

실무 환경에서 사용하는 약품(medication)과 관련된 잠재적 위험은 확인되어야 하고 안전한 실무가 확립되어야 한다.

① 수술실에서 사용하는 약품은 다음의 5 right가 적용되어야 한다.
- 정확한 환자
- 정확한 약
- 정확한 용량
- 정확한 시간
- 정확한 투여경로

② 수술실 간호사는 오류 발생을 감소시키기 위해 숫자를 하나씩 읽으면서 처방 전체를 반복함으로써 구두 처방을 확인해야 한다. Order는 가능하다면 곧바로 환자의 chart에 기록되어야 한다. Verbal order는 의사 또는 자격 있고 검증된 마취 요원으로부터만 받는다.

③ 약은 안전한 방법으로 보관해야 한다. 비슷한 이름이나 라벨을 가진 약들은 보관 장소에서 물리적으로 분리되어 있어야 한다. 수술실에서 사용되지 않는 약들은 보관 장소에서 치운다. 실무환경에서 사용하는 모든 약들은 내용물 전체를 포장한 것을 사용해야 한다. 약을 투여하기 위해 약을 받고 준비할 때는 정확한 약이 선택되었는지 확인하기 위해 라벨을 세 번 확인해야 한다. 라벨을 다음과 같이 확인해야 한다.
- 보관 장소나 약국으로부터 약을 받았을 때
- 약을 syringe나 다른 투여도구로 재거나 준비할 때
- 멸균 영역으로 약을 옮기거나 투여를 위해 마취제공자에게 전달할 때

④ 환자 확인은 약을 투여하기 전에 환자의 identification band를 체크함으로써 확인한다.

수술 중에 환자 확인을 위해 순회간호사와 마취제공자는 환자의 팔찌(ID band)와 환자 chart를 같이 확인해야 한다. 만약 환자가 깨어 있으면, 환자가 자신의 이름을 말하도록 질문해야 한다.

환자 확인은 환자가 수술실로 들어가기 전, 마취유도 전, 약이 멸균 영역 또는 멸균 영역 외에서 투여되기 전에 확인되어야 한다. 수술이 시작된 후에 약이 투여된다면 환자의 ID band는 볼 수 없을 수(예: 체위 또는 방포로) 있고 순회간호사와 마취제공자(anesthesia care provider)는 이전에 확인했던 ID band와 환자기록을 근거로 환자 확인을 할 수 있다. 이러한 과정은 환자 차트에 기록되어야 한다.

⑤ 약은 제조회사로부터 가능하다고 하는 농도, 희석, 용량으로 사용해야 한다. 농도, 희석, 용량 계산 도표는 언제든지 수술실에서 즉시 이용할 수 있어야 한다. 어떤 약 용량 계산이든 투여 전 간호사와 적어도 다른 1명의 자격 있고 검증된 직원에 의해 점검되고 확인되어야 한다.

⑥ 약은 무균 방법으로 멸균 영역으로 옮겨져야 한다. 약은 약용기가 그 목적을 위해 특별히 고안되지 않은 것이면 멸균 영역에 쏟아서는 안 된다. 고무마개는 약을 따르기 위한 목적으로 제거되어서는 안 된다. 멸균 영역으로 약을 옮기고 혼합할 때 병원에서 정한 소독제로 마개 위를 닦고 적절한 이동도구(syringe/needle, vial spike, filter straw)를 사용해야 한다.

⑦ 약이 멸균 영역에 놓이면 수술 영역에서 약을 사용하기 전·후에 순회간호사와 소독간호사는 약 라벨을 동시에 들을 수 있게 확인해야 한다. 각각 라벨을 보고 약 이름, 농도, 용량, 유효일자를 확인해야 한다. 마취제공자가 약을 투여하기 위해 약이 마취제공자에게 전달되었을 때 순회간호사와 마취제공자는 약 라벨을 큰소리로 읽어야만 한다.

⑧ 약품과 용기(syringe, 약컵, 곡반)에는 항상 라벨이 붙어 있어야 하고, 때때로 멸균 영역에서도 라벨이 되어 있어야 한다. 첫 번째 약이 준비되어 멸균 영역으로 옮겨지고, 두 번째 약이 준비되기 전에 소독간호사에 의해 라벨을 붙여야 한다. 소독간호사와 순회간호사는 동시에 약 이름, 농도, 용량을 주시하면서 라벨 표시되어 있는 약을 확인해야 한다. 라벨 표시 방법을 병원에서 정할 수 있다. 멸균 라벨은 시판되는 것을 이용할 수 있다.

약을 포함하여 saline/물 등 멸균 영역의 모든 용액에 라벨이 되어야 한다. 원래의 약/용액 용기와 이동도구는 수술이 끝날 때까지 참고하기 위해 수술실에 있어야 한다. 멸균 영역에 공급했거나 공급하지 않은 약/용액에 라벨이 없는 것도 폐기해야 한다.

⑨ 수술 중에 소독간호사나 순회간호사가 바뀐다면 모든 약과 라벨은 멸균 영역에서도 교대하는 의료진들 간에 동시에 주시하고 확인해야 한다.

⑩ 약을 투여하기 위해 집도의에게 건네질 때 이름, 농도, 희석, 용량을 모든 팀원들이 투여 전 약에 대해서 의식할 수 있도록 큰소리로 말해야 한다. Verbal order에서처럼 잠재적인 오류를 감소시키기 위해 digit-by-digit 방법(숫자를 하나하나 읽는 방법)을 사용하여 농도, 희석, 용량을 말해야 한다.

마. 권장 사항 Ⅳ

실무 환경에서 사용하는 화학약품(chemical)과 관련된 잠재적 위험은 확인되어야 하고 이 약품의 사용에 대한 안전한 수행이 확립되어야 한다.

① OSHA(Occupational Safety and Health Administration) 규정에 따라 실무 환경에서 사용하는 화학약품과 관련된 잠재적 위험을 확인하고 직원들에게 공지해야 한다. 이러한 화학약품은 다음을 포함하되 이에 국한되지 않는다.

- 소독제와 멸균제
- 피부 준비제, 기름 제거제, 접착제
- 환경 청소 제제
- 화학요법제(즉, 세포파괴제)
- 조직 보존제

- 메틸메타크릴레이트(methyl methacrylate)

OSHA의 'hazard communication standard'와 'right-to know(알권리)' 지시는 모든 직원이 실무 환경에 존재하는 화학약품과 관련된 위험을 알고 있어야 한다고 지적하였다. 직원들에게 잠재적으로 위험한 화학약품들은 역시 환자들에게도 위험할 수 있다. 화학약품들은 주기적으로 재조사하여 위험한 화학약품들이 덜 사용될 수 있는지를 결정할 수 있다.

② 직원들은 화학약품 제조자에 의해 제공되는 재료안전정보지(material safety data sheet; MSDS)나 용기 라벨에 적혀 있는 모든 지시를 읽고 따라야 한다. 재료 안전장치는 실무 환경 내에서 손쉽게 볼 수 있어야 한다. OSHA의 'hazard communication standard'에 의하면 잠재적으로 위험한 모든 화학약품에 대한 재료안전정보지 내용을 직원들이 이용할 수 있어야 한다. 이 정보는 위험에 대한 확인, 예방조치 또는 특별한 취급사항, 독성 물질 노출 시의 징후와 증상 그리고 노출에 대한 응급처치를 포함한다.

③ 화학약품은 안전을 보장할 수 없다면 혼합하지 않아야 한다. 임의로 또는 부주의하게 화학약품을 혼합하지 말아야 한다. 이는 안전하지 않은 물질을 만들어 낼 수가 있다. 화학약품의 혼합은 여러 변종을 일으켜 불안정하고 부식작용을 일으킬 수 있다.

④ 화학요법제(chemotherapeutic agent)는 준비와 투여 시 정확한 방법으로 취급해야 한다. 특정한 취급 방법은 오염물질의 확산과 환자와 의료인들의 노출을 최소화할 수 있다.

⑤ 세포파괴제(cytotoxic agent)에 노출되는 사람은 과다 노출을 예방하기 위해 정기적인 건강평가를 받아야만 한다. 항암제(antineoplstic agent)의 노출을 제한하는 적절한 예방 조치로 인해 돌연변이 유발, 발암성, 기형 발생 등의 현상은 발생하지 않는다. 그러나 세포파괴제에 노출된 개인에 대한 지속적인 의학적인 감시는 어떤 노출이 발생할 때 조기발견에 도움을 줄 것이다. 세포파괴제에 지속적으로 노출되는 사람은 주기적 건강평가를 받아야 하고 노출 빈도는 직원의 담당 의사에게 보고되어야 한다.

바. 권장 사항 V

실무 환경에서 전기장비(electrical equipment)의 사용과 관련된 잠재적 위험은 확인되어야 하고 안전한 실행이 확립되어야 한다.

① 직원들은 실무 환경에서 전기장비의 작동 능력을 시범 보일 수 있어야 한다. 모든 전기장비는 사용 전에 면밀히 점검되어야 한다. 점검 사항은 다음을 포함하되 이에 제한을 두지 않는다.

- 손상에 대비하여 스위치 판과 콘센트를 점검하는 것
- 마모 또는 다른 손상을 대비하여 전기선과 플러그를 점검하는 것
- 실무 환경에 사용되기 전에 새로운 장비를 점검하는 것 [즉, 의용공학기술자(biomedical technician)나 전기안전요원에 의한 점검]

마모되거나 손상된 전기선이나 손상된 콘센트는 환자와 직원들에게 과도한 전류를 흘려보내는 결과를 초래할 수 있다. 생의학기술자나 전기안전요원들은 전기장비가 실무 환경에서 의도한 대로 사용하기에 안전한지 결정할 수 있다.

② 장비 코드의 길이는 장비의 의도된 용도에 적절해야 한다. 연장 코드(extension cord) 사용은 피해야 한다. 편평하게 놓이지 않은 코드는 사람들이 걸려 넘어지거나 우발적으로 뽑힐 가능성이 있다. 연장 코드 사용은 과도한 전류 누출과 전기 과부하를 일으킬 수 있다.

③ Line isolation monitoring system이나 ground fault interrupting system은 누전(current leakage)의 지속적인 관찰을 할 수 있다. 누전이나 접지(ground) 상태를 관찰하는 이 시스템은 환자의 몸을 통해 바닥으로 흘러나온 전기적 전류(electrical current)에 의한 burn, cardiac fibrillation, shock의 위험을 감소시킨다.

사. 권장 사항 Ⅵ

환자 간호에 영향을 미치는 잠재적인 환경적 위험은 확인되어야 하고 안전한 실행이 확립되어야 한다.

① 바닥은 청결하고, 건조하며, 방해물이 없고, 좋은 보수 상태여야 한다. 바닥이 청결하지 않고, 잘 유지되지 않을 때 손상이나 상해를 일으킬 수 있는 바닥 들뜸 현상(floor traction)이 발생할 수 있다.

② 수술실 환기는 질병관리센터(CDC)와 건축가협회 등에서 제정한 규정을 충족해야 한다. 모든 공기는 전문 단체에서 추천한 적합한 필터로 걸러져야 한다. 수술에 사용되는 여러 장치들은 유해할 수 있는 연기, 털(plume), 에어로졸(aerosol)을 만들어 낸다. 수술실 공기 오염의 추가적인 요인은 동력장비(power equipment), 전기소작기, 레이저, ultrasonic scalpels, high-speed devices 그리고 사람이다. 적절한 환기는 공기 오염의 수준을 낮추고 냄새와 유해한 증기를 조절하는 데 도움을 준다.

③ 직원들은 가스통의 사용, 취급, 저장, 처리에 관한 지식을 알고 있어야 한다. 가스통의 부적절한 취급으로 복합적인 위험이 발생될 수 있다. 지탱되지 않은 통은 쳐서 넘어지거나 윗부분이 깨지면서 폭발물로서 작용할 수 있다. 가스통은 환기가 잘되는 장소에 보관함(rack)이나 받치는 물건(holder)이 있는 상태로 보관해야 한다. 체인 같은 장치로 가스통을 안전하게 하는 것은 받치는 물건으로부터 가스통이 떨어지는 것을 예방해 준다. 가스 누출은 밸브가 완전히 닫혀 있지 않다면 발생 가능하다.

④ 조명은 다음 조건에 적절해야 한다.

- 수술 부위를 비추는 것
- 환자를 모니터링하는 것
- 수술 업무를 수행하는 것

적절한 조명은 계획된 침습적 수술을 시행하고 환자를 평가하는 데 필요하다.

⑤ 전원이 작동 안 되는 경우에 일반적인 공급과 회로가 분리된 전원이 사용될 수 있어야 한다. 무영등은 일반적인 전원 공급이 안 되면 비상전원으로 자동전환되도록 설치되어야 한다.

(8) 저체온증 예방

저체온증은 체온이 36℃(96.8℉)보다 낮을 때를 말하며 redistribution 단계, linear 감소 단계, dermal plateau 단계가 있는데 재분배(redistribution) 단계의 예방에 중점을 두고 치료상 혹은 예상되었던 체온 저하는 제외한다.

예기치 못한 체온 저하의 재분배 단계에서는 몸의 중심으로부터 가장자리로 급격한 이동이 있고, 그 결과 마취 1시간 후 중심체온은 1.6℃가 떨어진다. Redistribution 단계에서의 초기 체온 저하는 두 번째인 마취 2시간째에 느린 선상(linear) 감소 단계에 이르고, 결국엔 몸이 열을 생성하는 대사 능력을 잃기 시작한다. 이 두 번째 단계에서 환자를 따뜻하게 해 주면 체온 저하를 예방할 수 있다. 대략 마취 3~5시간 후부터는 수술이 장기적으로 가더라도 중심체온은 변화 없이 유지된다. 미미한 체온 저하조차 많은 부작용을 야기하고 심지어는 심실빈맥을 포함한 심각한 심계 문제와 수술 부위 감염을 증가시키며 외상 환자에게서 체온 저하는 치명적일 수도 있다. 적은 체온 저하는 혈소판의 활성화를 방해하여 혈류 감소를 가져오고 2℃의 체온 저하는 약 500mL의 혈류 감소를 가져온다. 체온 저하는 마취 후의 회복 시간을 증가시키며, 재원 기간이 길어지고 노인, 광범위 수술을 받는 환자에게 더 흔하다. 수술실 간호사는 환자의 예기치 않은 체온 저하에 따른 위험을 평가하여 예방하여야 한다.

가. 저체온증의 원인

수술실 간호사는 환자의 예기치 않은 체온 저하에 따른 위험을 평가할 수 있어야 한다. 이것은 차트 리뷰, 신체사정, 환자와의 인터뷰, 마취에 대한 정보, 수술 절차 등 여러 가지 소스를 통해 확인한다. 수술 전의 기준체온이 사정되어야 하고 수술 전 저체온증이 확인되었을 때 가능하면 수술 전에 정상온도로 중재되어야 한다. 수술 전 저체온증은 수술 중의 저체온증을 만드는 가장 중요 요소이다.

① 영아와 신생아들은 체온 저하에 있어 성인보다 훨씬 민감한데, 몸무게에 비해서 몸 표면적이 넓기 때문에 피부를 통해 열손실이 더 빨리 일어난다.

② 심한 외상 환자는 체온 저하를 겪게 될 확률이 높으며, 예상치 못한 체온 저하 증세를 보이기가 쉽다. 심각하게 손상된 외상 환자의 21~50%가 저체온증에 빠지는데 이는 과다 노출, 과다 출혈과 쇼크, 차가운 액체의 빠른 주입, 옷의 제거와 열생산의 방해 때문이며 응고장애 및 산증(acidosis)을 유발하기도 한다.

③ 광범위한 화상을 입은 환자들은 화상 입은 피부조직의 노출과 바람으로 인한 공기에 대한 노출로 열을 쉽게 잃는다. 화상 입은 환자는 체온 저하가 쉽게 온다. 외부 온도에 반응하는 육체적 한계점은 이들 환자에게 있어 보다 높게 되어 있다.

④ 마취의 종류와 시간이 재확인되어야 한다. 수술실 내의 체온 저하는 마취와 차가운 환경과 관련된 노출로 인한 체온 조절 능력 부전으로 발생한다.

⑤ 노인은 어린 사람들에 비해 몸에 지방이나 근육이 적기 때문에 열을 쉽게 잃는다. 나이 든 환자의 체온 조절 방어력 역시 전신신경계 마취 시 젊은이보다 떨어진다.

⑥ 마른 사람은 뚱뚱한 사람에 비하여 몸무게에 비해 피부 표면적이 넓기 때문에 열손실 조절 능력이 제한되어 열을 쉽게 잃는다. 뚱뚱한 사람은 피부 표면적에 비해 많은 무게를 갖기 때문에 체지방에 동반된 말초조직에 높은 온도를 유지하고 마취 유도 전에 지속적인 혈관 이완 상태가 유지된다.

⑦ 대사이상은 긴급한 열의 생산이나 외부 온도의 변화에 따른 신체적인 체온 조절을 방해한다. 중추신경계의 기능장애는 충분하지 못한 체온 조절을 야기한다.

⑧ 향정신제 혹은 항우울제는 시상하부의 주요 체온 조절 능력을 손상시킨다. 결과적으로 열생산이 감소하고 열손실이 증가한다.

⑨ Pneumatic tourniquet의 사용은 inflate 상태에서는 저체온을 예방하나 release하였을 때는 급격한 저체온을 유발하는데, 몸 안에 남아 있거나 고립되어 있는 혈액과 열의 교환을 막기 때문이다.

⑩ 차가운 수술실 환경에서 열린 수술 부위는 많은 열을 잃게 한다.

⑪ 냉장된 혈액이나 수액, 수술 부위로의 차가운 액체를 배, 골반, 흉곽으로 irrigation 하는 것은 몸의 중심으로부터 액체로 열을 이동시켜 체온을 감소시킨다.

수술실 간호사는 마취과와 협력하여 적절한 체온 모니터링 기술과 중재를 제공하며, 예기치 못한 저체온의 위험으로부터 환자를 보호하여야 한다. 체온 모니터링 장비는 최대한 정확하여야 하고 수술 중 지속적으로 상태를 체크할 수 있는 것이어야 한다.

나. 체온 측정 부위

① 고막 측정은 thermocouple에 의한 측정법으로서 많은 수술 전·후 측정법으로 사용되고 있다. 이는 비침습적이고, 모니터링 위치는 체온 조절 중심인 시상하부의 공급책인 경동맥으로부터 혈액을 공급받을 수 있는 위치이다.

② Distal esophagus는 특별히 수술실에서의 체온 측정 부위로 권장되며 다른 인위적 요소들로부터의 영향이 적다. 그것은 폐동맥으로 수술 중에 널리 사용된다. 호흡가스에 의해 인위적으로 온도가 낮아지는 것을 방지하기 위해 탐침은 식도의 4번째 낮은 부위에 적용된다.

③ 비인두는 수술 중에 체온을 측정하기 위한 신뢰도 높은 측정법이며 중심온도와 가깝기 때문이다. 체온계 탐침은 콧구멍을 통해 비인두로 들어간다. 측정치는 흡기가스의 온도에 의해 영향을 받고 그것은 폐동맥의 온도보다 0.5℃ 정도 낮다.

④ Pulmonary artery는 몸의 중심부에서 나오므로 중심체온 측정에 가장 정확한 방법이다. 그러나 그것은 침습적 모니터링하는 형태로 온도사정에는 잘 사용되지 않는다.

⑤ Axillary는 열전대(thermocouple) 혹은 적외선에 의해 측정되는 방법에 알맞으며 정확하지 못하며 폐동맥보다

낮게 측정될 수 있다. 소아 환자들에게 있어서는 체온 증가도 감소되게 나타난다.

⑥ Bladder는 urinary catheter에 의해 측정되며 중심체온에 가깝게 측정되지만 환자가 저체온증일 때, 요 배설량이 낮을 때, 하복부 수술을 하고 있을 때, 심폐 대체 혈관 이식술을 하고 있을 때, catheter dipulmonary bypass 시에는 감소된다.

⑦ Oral은 중심체온을 측정하기에 신뢰할 만하나 악성 저체온증에는 사용되지 않고 수술 중 사용은 권장하지 않는다.

⑧ Rectal 측정은 그 부위의 혈액의 흐름과 관련이 있어 중심체온보다 낮게 측정된다. 악성 저체온증을 정확히 측정하지 못하고 일반적으로 사용하기에는 좋은 방법이 아니다.

⑨ Skin은 피부 표면의 crystal 체온계에 의해 측정된다. 말초 피부 체온은 중심온도에 비해서 불완전하다.

⑩ Temporal artery 체온은 이마에 비침습적인 스캐너 침을 forehead에 부착하여 측정한다. Temporal artery는 carotid artery의 branch로 중심체온을 알려 주나 비현실적이다. 수은은 무거운 물질로 비정상적 염색체를 포함하며 건강에 심각한 영향을 미친다. 수은체온계는 사용하기 전에 액체 형태의 수은이 체온계의 온도를 읽을 수 있게 되어 있는지 확인해야 한다. 수은의 처리는 자원 보전과 복구를 위해 규제되어야 한다.

다. 저체온증의 예방

예기치 못한 중심 저체온 위험 환자는 수술 전·중·후에 모니터링되어야 한다.

환자의 체온을 모니터링하는 사람은 저체온을 예방하고 정확한 행동을 취하기 위해 방심하지 말아야 한다. 중심체온은 열이 있는 기구와 접촉하거나, pneumatic tourniquet이 팽창했을 때 낮아지거나 높아질 수 있다. 찬 것에 대한 것은 불확실하게 인지되는데, 예를 들어 regional 마취를 하고 있는 동안 환자는 차가운 것에 대해 지각하지 못한다.

① 수술 전 체온사정은 간호계획에 기초를 제공하는데 이는 간호제공자가 저체온증 또는 체온 상승에 대해 경계심을 갖게 하기 위함이다.

② 중심체온은 수술 중에 모니터링되어야 하는데, 저체온증을 예방하거나 완화하기 위한 정보를 제공하고 over-heating을 예방하기 위함이다.

③ 체온은 전신마취나 regional 마취가 30분 초과 시, 변화가 예상될 때 모니터링되어야 한다.

④ 마취 전 적어도 15분 전까지는 예기치 못할 저체온 위험을 고려해야 한다. 전신마취나 regional 마취 전에 환자의 피부와 말초조직 저체온증을 예방하기 위하여 따뜻한 온도를 유지한다.

⑤ 수술 중에 환자는 정상체온이 유지되어야 한다.

a. 온풍기: 안전하고 피부에 넓게 적용할 수 있고, 신생아, 아동, 병적으로 비만한 환자들에게 효과적이며, 상처의 감염 위험을 증가시키지 않는다.

b. Circulating water garments: 따뜻한 담요나 심폐동맥 대체 혈관에 따뜻한 물을 흐르게 하는 것보다 정상체온 유지에 효과적으로 특히 복부 수술, 심폐동맥 대체 혈관 수술에서 적용하는 것이 좋다.

c. 에너지 전환 패드: 피부에 부착된 패드로 물을 순환시켜 열로 전환시키는 것으로 심장 수술 중 저체온을 줄이기 위한 방법이다.

⑥ 따뜻한 IV 용액은 많은 양(성인에게 시간당 2L 이상)이라면 주의를 요한다. 37℃ 정도의 IV 용액은 차가운 용액 투입으로 인해 열이 손실되는 것을 막고 피부 표면이 보조 장치에 의해 더워지는 것을 고려해야 한다. 큰 수술에서 강제 공기 가온 장치와 따뜻한 관주액을 함께 사용한 환자는 강제 공기 가온법을 단독으로 사용한 환자보다 저체온증의 위험이 감소하는 것으로 알려져 있다. 그러나 용액을 따뜻하게 할 때는 반드시 전문가에 의해 쓰여진 설명서에 의해 사용되어야 한다.

⑦ 따뜻한 irrigation 용액이 복부, 골반강, 흉강에 사용되어야 한다. 강제 공기 가온 장치 없이 시행되는 복강경

수술에서 실온의 관주액을 사용한 환자보다 따뜻한 관주액을 사용한 환자에게서 심부 온도가 더 높게 유지되나 관절경 수술 시에는 따뜻한 관주액 사용이 체온 상승에 도움이 되지 않아 따뜻한 관주액만으로 저체온증을 예방할 수는 없다고 본다. 따뜻한 관주액을 사용할 때 용액의 온도는 주입하기 전에 정확한 온도계로 측정되어야 하며 너무 뜨거운 관주액 사용은 손상을 줄 수도 있다.

⑧ 피부 보온이 어려울 때 피부를 따뜻하게 하기 위해 수술실의 온도를 높이는 것을 고려해야 하는데 방 온도를 23℃ 이상으로 유지하는 것이 저체온증의 심각성을 줄일 수 있다. 정형외과 수술 시에는 방 온도가 26℃를 유지할 때 정상체온을 유지할 수 있다.

⑨ 따뜻한 마취 가스 장비는 유아를 위해 필요하다. 물질대사로 인한 열의 10% 이하는 호흡기관을 통해 잃게 되고 기도의 가온과 가습은 중심체온에 약간의 영향을 준다.

⑩ 피부 소독액은 제조업자에 의해 권장된 적정 온도로 사용되어야 한다. 열이 있는 가연성의 피부 소독액으로 인해 화상을 입을 수도 있다.

⑪ 신생아와 영아의 예기치 못한 저체온증 예방을 위해 수술실을 미리 가온시켜 26℃ 이상을 유지하고 피부 노출은 최소한으로 한다. 기도의 가습과 가온은 신생아의 중심체온을 0.25~0.5℃ 상승시키며 IV 용액은 따뜻하게 데워야 하고, irrigation 용액은 정상 체온(37℃)으로 가온시켜 사용한다.

신생아의 체온은 마취 후 10분 안에 감소하기 시작한다. 너무 강한 가온은 고체온증을 유발하므로 지속적인 체온 모니터링이 필요하다.

⑫ 심한 외상 환자에 있어서 저체온증은 사망 위험으로까지 이어질 수 있고 수술실에 도착하기 이전에 이미 저체온증에 걸리기 쉽다. 온풍기에 의한 가온법은 수술 중에 많은 양의 조직이 노출되어 있기 때문에 적절하지 않을 수 있다. 방 온도는 29.4℃ 이상으로 미리 준비 해 두고 수술방의 온도는 29.4℃ 이상을 유지할 수 있는 장치가 작동되어야 한다. 또한 용액은 따뜻하게, 세척액은 정상 체온으로 가온되어야 하고, 기도는 가습과 가온에 의해 유지되어야 한다.

⑬ 심한 화상 환자에게 온풍기에 의한 가온법은 부적절하고, 수술실의 온도는 29.4℃ 이상으로 미리 가온되어야 한다. 높은 실내 온도는 방열과 대류로 인한 열손실을 최소화할 수 있다. 수술 중 신체 표면은 덮여야 하고, irrigation 용액은 정상 체온(37℃)으로 가온되어야 하며, 정맥 관주액은 따뜻하게 사용해야 한다. 적절한 습도와 온도의 마취 가스를 만들어 줄 장비를 사용할 수 있으며 허혈성 조직에 가온은 피부 손상 위험을 증가시킨다.

수술간호를 제공하는 의료진은 저체온증의 중요성과 위험, 체온 조절의 원칙에 관한 지식을 가져야 하며, 정확한 체온 측정 기술을 습득하고 저체온증의 위험과 결과를 숙지한다. 의료진은 기구 사용 전에 작동 방법에 대한 교육을 주기적으로 받아야 한다.

a. 수행된 중재는 수술기록지에 기록되어야 한다.
  - 저체온증 예방을 위한 간호계획
  - 수술 중 시행된 환자의 체온 측정
  - 체온 조절 장치의 사정
  - 체온 조절을 위한 다른 중재
  - 수술 후의 평가

b. 예기치 못한 저체온증의 예방을 위한 방침과 절차는 마취간호제공자의 협조로 개발되어야 하며 주기적으로 확인한다.
  - 수술 전·중·후 환자의 사정
  - 수행된 간호중재의 기록
  - 장비의 사용, 관리, 세척, 장비의 유지
  - 고장 난 장비에 대한 보고와 폐기
  - 저체온증 또는 손상에 대한 발생률 보고
  - 역량 검증

(9) 수술 환자의 감염 예방

가. 무균술 및 멸균 영역의 확보와 유지

무균술 또는 외과적 무균법은 물품의 표면에 존재하는 미생물과 그의 아포까지 완전히 제거하는 것을 의미한다. 무균술은 수술 전·중·후에 수술 부위의 오염을 최소화하는 수단이며 수술 부위 감염의 위험성을 감소시킨다. 멸균 영역의 확보와 유지는 수술 환자의 예후에 직접적인 영향을 미칠 수 있다. 수술에 참여하는 의료인에 의해 지켜지는 무균술을 통해 환자를 상해로부터 보호하고 이를 통해 전문적인 책임을 감당할 수 있다.

① 수술실에서의 무균술 (Surgical aspesis, Sterile technique)

a. 수술에 사용하는 모든 물품은 멸균된 상태(sterile)여야 한다.
  - 멸균된 상태에서 젖으면 불결해진(contaminated) 것으로 간주한다.
  - 멸균 상태가 의심스러울 땐 절대로 사용하지 않는다. 이는 의료인의 의무이며 규칙이고, 환자의 안전을 위한 양심(surgical conscience)이다.

b. 멸균 복장 착용자는 무균술을 이용하여 멸균 가운과 멸균 장갑을 착용해야 한다.

c. 멸균포로 덮은 수술 테이블은 윗부분만 멸균 영역으로 간주한다.

d. 멸균 복장 착용자는 멸균 영역에서만 있어야 하고 멸균된 물품만을 만지고, 비멸균 복장자는 비멸균 영역에 있거나 비멸균 물품만을 만진다.

e. 비멸균 복장자는 멸균 영역 위로 팔을 뻗치거나 해서는 안 되고, 멸균 복장자는 비멸균 영역에 기대는 것을 피해야 한다.

f. 멸균품을 싸고 있는 포장재의 가장자리는 오염된 것으로 간주한다.

g. 멸균 영역은 가능한 한 사용(예: 수술 시작) 직전에 생성하도록 한다.

h. 멸균 영역은 지속적으로 오염 여부가 감시되어야 한다.

i. 멸균복장 착용자는 멸균 영역 안에 있어야 한다.

j. 비멸균 복장자는 멸균 영역을 피해 있어야 한다. 비멸균자(멸균 복장 미착용자)는 멸균 영역과 일정 거리(50cm 이상)를 유지해야 한다.

k. 미생물 방어벽의 통합성이 파괴되면 불결(contamination)해진다.

l. 미생물 수를 최소화한 상태로 유지되어야 한다.

나. 멸균 영역의 확보와 유지

① 멸균 복장자(scrubbed person)는 멸균 영역 안에서만 움직여야 한다.

a. 멸균된 가운과 장갑을 착용하기 전에 수술 전 손소독 지침에 따라 수술 전 손소독(surgical hand antisepsis/hand scrubs)을 실시해야 한다. 수술 전 손소독법은 피부미생물의 수를 감소시키며 미생물의 전파를 감소시킨다.

b. 멸균 영역 안의 사람은 멸균복 착용 지침에 준하여 복장을 착용해야 한다. 직원들은 수술이 진행되는 동안 수술 부위, 멸균 영역 및 환자에게 미생물이 전파되는 것을 막고, 혈액 매개 병원체와 다른 잠재적인 감염원들에 의한 직업적인 노출의 위험을 감소시키기 위하여 모자, 마스크, 보호안경, 멸균가운과 장갑 등의 복장을 착용해야 한다.

c. 수술 전 손소독한 사람은 멸균 영역의 오염을 방지하기 위해 주 수술상(main instrument table)으로부터 떨어져서 가운과 장갑을 착용해야 한다.

d. 수술 가운(surgical gown)은 손소독한 사람을 덮어 가릴 수 있는 충분한 크기여야 한다. 수술 가운은 비멸균과 멸균 영역 사이에서 미생물이 통과하는 것을 최소화한다.

e. 멸균된 가운의 앞면은 가슴 높이(chest level)에서 멸균 영역 높이(sterile field level)까지를 멸균 영역으로 간주한다.
  - 멸균 복장을 착용한 사람들이 멸균된 침대와 테이블에 인접하여 일하기 때문에 가운 앞면의 멸균 범위는 멸균 영역 높이까지 연장된다.
  - 가운의 소매(gown's sleeve)는 팔꿈치의 2 inch 위

부터 cuff까지 그 둘레 모두 멸균 범위로 간주한다.

- 목선, 어깨, 겨드랑이 밑, 소매 cuff 및 가운의 등(back)은 마찰이 일어나는 부분이므로 효과적인 미생물의 보호막으로 간주하지 않는다.
- 가운의 등(back)은 지속적인 관찰을 할 수 없으므로 비멸균으로 간주한다. 가운의 선택 시 등을 완전하게 덮을 수 있는 충분한 크기와 장갑 밖으로 cuff가 노출되는 것을 막기 위한 충분한 길이가 고려되어야 한다.

f. 소매 cuff는 손소독한 사람의 손이 cuff 아래를 통과하는 순간 오염된 것으로 간주한다.

- 가운의 cuff는 손목 부분 아래까지 내려와 있어야 한다.
- 가운의 소매를 잡아당겨 cuff가 노출되어서는 안 된다.
- 가운의 소매는 충분한 길이여야 하고 장갑이 손목 아래로 흘러내려 갔을 때 가운의 cuff가 노출되는 것을 피하기 위해 손등을 덮어야 한다.

g. 멸균 복장한 사람은 장갑을 착용한 후에 장갑의 완전성을 눈으로 조사해야 한다. 착용한 장갑은 비멸균 영역과 멸균 영역의 미생물 통과를 최소화하는 경계를 형성한다. 혈액과 체액으로부터 손 접촉의 가능성을 감소시켜주는 double gloving 시행은 실무 현장에서 규정과 절차로서 수립될 수 있는 예이다.

h. 멸균된 장갑이 불결해졌을 때는 가능한 한 빨리 교체해야 한다. 추천되는 방법으로 멸균 팀의 한 사람이 또 다른 사람의 gloving을 도와주는 방법이 있다. 이 기술은 가운과 장갑을 낀 사람이 다른 사람에게 장갑을 줄 때는 새로운 장갑의 바깥면만 만질 수 있다. 이 방법이 가능하지 않다면 오염된 장갑은 open-glove method로 바꿔야 한다. 당장 장갑을 교체할 수 없다면 장갑을 교체할 수 있을 때까지 새 장갑을 오염되었거나 손상된 장갑 위에 덧씌워야 한다.

② 멸균 수술포(sterile drape)는 멸균 영역을 형성하기 위해 사용된다.

a. 수술포는 멸균 영역과 비멸균 영역 사이 미생물의 이동을 최소화하기 위해 무균 장벽(aseptic barrier)을 형성한다.

b. 비멸균 영역에서부터 멸균 영역으로의 미생물 이동을 방지하기 위하여 멸균 수술포는 멸균 영역 안에 포함되는 환자, 가구 및 장비 위에 있어야 한다.

c. 멸균 수술포는 가능한 한 손으로 만지는 것을 최소화한다.
멸균 수술포를 급격하게 움직이면 먼지, 솜 부스러기 및 다른 입자들을 이동시킬 수 있는 기류(air currents)를 발생시킨다.

d. Draping 용품은 완전한 방법으로 수술대보다 높은 위치에 두고 잡아야 하며 수술 부위에서부터 주변 말단 부위까지 설치하여 수술 부위의 오염을 최소화해야 한다. 수술 종류에 따라서는 변형된 draping 기술을 필요로 할 수 있다(사지 수술 등).

e. Draping 시 장갑 낀 손의 오염 가능성을 줄이기 위해 손 위로 drape를 접어 씌움으로써 장갑 낀 손을 보호해야 한다.

f. 멸균 영역을 형성한 수술포는 일단 위치를 잡은 경우에는 움직여서는 안 된다. 멸균 수술포의 위치를 바꾸거나 움직이는 것(shifting or moving)은 무균 상태를 위태롭게 할 수 있다.

③ 멸균 영역 안에서 사용되는 모든 물품은 멸균 상태여야 한다.

a. 멸균 영역에 놓여 있는 물품의 멸균 상태를 보장하기 위해서는 모든 물품을 사용 직전에 적절한 포장, 처리, 밀봉, 포장 용기의 완전성 그리고 멸균 지표(sterilization indicator) 동봉 등을 검사해야 한다.

- Indicator는 멸균기 종류에 따른 색깔의 변화를 검사한다.
- 명시한 유효 기간이 있으면 포장을 뜯어서 내용물을 현장에 전달하기 전에 그 날짜를 확인해야 한다. 유효기간이 지난 제품은 사용할 수 없다.

- 멸균물품의 사용에는 event-related sterility system이 적용되어야 한다. Event-related sterility system이란 "시간이 지나도 무균 상태가 계속 유지되는 것이지만 어떠한 사건 또는 환경적 조건에 의하여 무균 상태가 손상될 수 있다."는 개념에 근거를 둔 것이다. Shelf life(유효기간)란 물품이 보관되어 있는 동안에는 무균 상태를 유지한다는 것을 의미한다. Shelf life는 사용된 포장 방법, 보관 환경(예: 개방형 선반인지 밀폐된 선반인지 여부에 따라), 습기, 온도, 운송 조건, 먼지 덮개의 사용 및 물품을 받을 때까지 손으로 만져지는 정도 등에 의해 영향을 받는다.
- Spaulding's criteria(스폴딩 기준)는 감염원의 전파 가능성을 결정하는 데 이용된다. 이 분류에 따르면 감염의 위험성이 높은 혈관계, 신경계 그리고/혹은 무균 조직(tissues)에 사용하는 물품은 critical item으로 분류한다. 무균 조직에 멸균물품을 사용하는 것은 감염 위험을 최소화시킨다.

b. 포장 재료는 멸균품의 포장재로서 관련 부서의 규정에 명시된 기준을 충족시켜야 한다.

c. 멸균 방법, event-related shelf life, 멸균물품의 조작 등은 멸균 관련 규정에 따라야 한다. 멸균 작업은 수술용 제품에 생존 가능한 미생물이 발견되지 않도록 최상의 보장을 제공하는 작업이다. 높은 수준의 소독(high-level disinfection)은 미생물에 의한 오염 위험을 감소시키기는 하지만 완전한 멸균 상태를 보장하지는 못한다.

④ 멸균 영역에 사용되는 모든 물품은 무균 상태와 완전성을 유지할 수 있는 방법으로 개봉, 사용되고 운반되어야 한다.

a. 모든 침습적인 절차는 멸균된 기구와 멸균된 물품을 이용하여 시술하여야 하고 수술 팀은 모든 수술 환자에 대하여 무균술을 실행하여야 한다.

- 입의 점막(mucous membranes), 요로(urinary tract), 장관(intestinal tract) 등은 접촉 시 효과적인 미생물의 보호막이다. 그러나 눈, 코, 목 수술, 치핵 절제술(hemorrhoidectomy) 및 기타 다른 수술은 침습적이고 점막의 방어벽을 손상시킬 수 있다. 이들 영역에서 발견되는 정상 상주균은 수술을 받고 있는 조직에는 감염되지 않지만 오염된 수술 도구에 의하여 다른 조직으로 옮겨질 때는 질병을 유발시킬 수 있다. 미국에서 의료 행위를 통한 수술 중 감염은 환자의 질병률과 사망률의 주요 원인이다.
- 무균술의 원칙을 엄격하게 준수하는 것은 수술 부위의 감염을 예방하는 토대가 되고 어떠한 경우에도 시간이나 돈을 아끼기 위해서 이 원칙이 훼손되어서는 안 된다.
- 멸균 영역은 모든 수술 환자들에게 준비되고 유지되어야 한다.

b. 비멸균 복장자(unscrubbed)가 포장되어 있는 멸균물품을 개방할 때 멸균되지 않은 팔이 멸균물품 위로 지나가다 오염시키는 것을 방지하기 위해 포장된 포의 가장 먼 쪽을 먼저 개봉하고 다음엔 양옆 그리고 가까운 쪽은 가장 나중에 개봉한다.

c. 멸균 영역에 멸균물품을 줄 때 모든 포장지의 모서리는 안전하게 처리되어야 한다. 느슨한 포장지의 모서리를 안전하게 처리하는 것은 멸균 영역 혹은 멸균 제품이 오염되는 것을 예방한다.

d. 멸균물품은 멸균 복장 착용자에게 주거나 멸균 영역에 안전하게 놓여야 한다.
멸균 영역에 아무렇게나 던져진 물품은 가장자리에서 떨어지거나 멸균 수술포에 구멍을 내거나 혹은 다른 물품을 제자리에서 이탈시켜서 멸균 영역에 오염을 초래할 수 있다.

- 날카롭거나 무거운 물건은 멸균 복장자에게 주거나 별도의 상(surface) 위에서 개봉해야 한다. 이러한 무거운 물품들을 멸균 영역에 떨어뜨릴 경우 멸균 장벽을 뚫을 수 있다.
- 멸균 봉투는 내용물의 오염을 막기 위해 멸균 복장자

에게 주어야 한다. 제품의 모서리가 말려들어가거나 내용물이 미끄러져 오염된 모서리에 닿으면 포장지 안의 내용물이 오염될 수 있다.

- 컨테이너 시스템(rigid container system)은 별도의 상 위에서 개봉해야 한다. External indicator의 색깔이 적절한지 검사하고 사용 전 용기의 밀봉을 입증하는 잠금장치의 안정성을 검사해야 한다. 뚜껑은 용기를 개봉하는 사람 쪽을 올려 열어야 한다. 필터는 제조자의 서면 지시 사항에 따라 확인하고 바꿔야 한다.

e. 모든 물품은 멸균되지 않은 물품이나 사람이 멸균 영역 위로 지나가지 않는 방식으로 멸균 영역에 전달되어야 한다.

- 피부에서는 미생물이나 비듬이 떨어진다. 따라서 멸균 영역으로부터 일정한 거리를 유지하는 것은 물품들이 비멸균 영역으로부터 멸균 영역으로 옮겨질 때의 오염 가능성을 감소시킬 수 있다.

f. 용액을 공급할 때 멸균 영역 위에 있는 담아 놓을 용기는 테이블 가장자리에 두거나 멸균 복장 착용자가 들고 있어야 한다.

- 용기 속에 가득 들어 있는 내용물이 튀지 않게 천천히 부어야 한다. 내용물이 튀게 되면 멸균되지 않은 표면에 부딪쳤다가 멸균 공간으로 도로 튀어 올 수 있다.
- 용액을 담아 놓을 용기를 멸균 테이블 가장자리에 놓으면 비멸균 복장자가 멸균 영역을 오염시키지 않고 용액을 부을 수 있다.
- 용기에 따르고 남는 용액은 모두 버려야 한다. 용액이 들어 있던 병의 가장자리는 내용물이 부어지고 난 다음에는 오염된 것으로 간주된다. 그러므로 만약 마개가 열렸다 다시 닫힌 것이라면 내용물의 무균 상태를 보장할 수 없다. 개방된 용기(open container)를 재사용하면 비멸균 부분에 닿은 방울이 다시 저장 용기 속으로 들어가기 때문에 용액을 오염시킬 수 있다.

g. 약품은 무균적인 방식으로 멸균 영역에 전달해야 한다. 약물을 부을 목적으로 마개를 vial(작은 약병)로부터 제거해서는 안 된다. 멸균 전달 장치(sterile vial spike, filter straw), 플라스틱 catheter를 사용해 멸균 영역으로 약물을 공급해야 한다. AORN의 'Recommended practices for safe care through identification of hazards in the surgical environment', AORN의 'Guidance statement; Safe medication practices in perioperative practice setting', AORN의 'latex guideline' 그리고 실무 규정과 절차에 따라 멸균 영역으로 약물을 전달해야 한다.

⑤ 멸균 영역은 지속적으로 유지 및 감시되어야 한다.

a. 멸균 영역은 사용하게 될 장소에서 준비되어야 한다. 테이블을 옮기면 기류가 움직여 멸균 영역을 오염시킬 수 있다.

b. 멸균 공급품은 한 번에 환자 1명만을 위해서 개방되어야 한다. 한 방에서 한 번에 여러 환자의 물품을 개방하면 교차감염 위험이 커진다.

c. 한 번에 1명의 환자가 수술실을 차지해야 한다.

- 같은 방에서 환자 2명을 동시에 시술하면 환자들이 다양한 위험에 노출될 수 있고 오염과 감염의 위험이 증가한다.
- 감염성 질환의 전파는 공기 전파와 접촉 및 비말 전파 방식으로 생길 수 있다.
- 두 곳의 멸균 공간과 2개의 수술 팀 그리고 2개의 수술 부위가 한 수술실에 함께 있을 때 교차오염이 생길 위험이 상당히 증가된다.
- 멸균 영역을 오염시키지 않고 주변을 이동하기 위해 비멸균 복장 인력(순회 간호사)은 멸균 영역으로부터 최소 12 inch 이상 거리를 유지해야 한다.

d. 멸균 영역은 가능한 한 사용 시간과 가까운 때에 준비되어야 한다.

- 오염 가능성은 시간이 지나면서 증가하는데 그것은 둘러싼 환경 속에 존재하는 먼지와 다른 입자가 시간이 지나면서 수평면 위에 정착하기 때문이다. 입자물

질(particulate matter)은 방을 열 때 직원의 움직임에 따라 움직였다가 멸균상의 물품 위에 내려앉는다.

- 수술실 환경은 멸균 영역을 감시하거나 관찰하지 않으면 벌레와 같은 다른 매개체에 의해 침해될 수 있고 개방된 멸균 영역과 접촉함으로써 오염될 수 있다.
- 어떤 방이 개방된 채로 남아 있고, 사용되지 않으며, 여전히 무균적이라고 간주할 수 있는 구체적으로 정해진 시간은 없다.
- 개방된 멸균 영역에서 무균 상태는 각각의 사건과 관련되어 있다. 개방된 멸균 공간은 계속해서 눈으로 관찰하는 일이 필요하다. 직접 관찰은 멸균성의 침해를 감지할 가능성을 증가시킨다.

e. 멸균 영역은 덮개를 씌워서는 안 된다. 비록 이 지침을 지지하거나 반대할 만한 연구 결과는 없으나 테이블 덮개를 제거하면 테이블 아래에 있던 덮개 부분이 테이블보다 높은 위치로 당겨지거나 기류에 의해 미생물이 비멸균 영역으로부터 멸균 영역으로 끌려온다. 모든 멸균 영역은 잠재적인 오염 요소에 대해 지속적으로 감시하는 일이 중요하다.

f. 멸균 영역이 있는 곳에서 대화는 최소한으로 유지해서 비말의 전파를 감소시켜야 한다. 공기는 호흡기 비말과 같이 공기 중에 전파되는 입자는 미생물을 포함하고 있다. 공기로 전파되는 세균의 일차적인 원천은 의료 인력이다.

g. 수술 장비(케이블과 튜브)를 멸균 영역에 고정 시 비침습적인 장치로 사용해야 한다. 장벽이 뚫리면 미생물과 혈액 및 기타 잠재적으로 감염성을 띤 체액이 들어가고 나가는 통로가 제공된다.

h. 멸균되지 않은 장비(예: mayo stand, 현미경, C-arms)는 멸균 영역 위로 가져가거나 끌고 들어 올 때 멸균된 덮개로 덮어야 한다.

- 모든 멸균물품은 멸균된 표면만 접촉해야 한다. 장비도 멸균된 덮개로 꼭대기와 바닥과 사방을 모두 덮어야 한다.
- 멸균 덮개는 멸균 영역과 인접해 있는 Mayo stand나 기타 장비 부분에도 적용되어야 한다.

⑥ 멸균 영역 안이나 주위에서 움직이는 모든 직원들은 멸균 영역을 유지시키는 방법으로 움직여야 한다.

a. 멸균 복장 착용자는 멸균 영역에 바로 인접해 있어야 한다.

- 멸균 영역의 주위 밖에서 걷는 것 또는 멸균 복장으로 수술실을 벗어나는 것은 오염의 잠재적인 가능성을 높인다.
- 속성 멸균(flash sterilization)을 위해서 뚜껑이 있는 용기를 사용하여 물품을 전달(이송)하는 것이 멸균 복장자가 멸균기로부터 기구를 꺼내는 동안 멸균 영역을 벗어나는 것을 방지하기 위해 필요하다.
- 멸균 복장자는 X선 영상을 찍을 때 멸균 영역을 벗어나지 말아야 한다. 방사선 노출을 줄여 주는 보호 장치는 방을 떠날 수 없거나 방사선의 근원으로부터 대략 2m 이상 떨어질 수 없는 사람에게 제공하여야 한다.

b. 멸균 복장자는 오염을 막기 위해 멸균 영역에서 멸균 영역으로만 움직여야 한다.

- 자리를 바꾸려면 등과 등, 얼굴과 얼굴을 맞대어야 하고 멸균 영역과 다른 것으로부터는 안전거리를 유지해야 한다.

c. 비멸균 복장자는 멸균 영역을 눈으로 보고 접근해야 하고, 두 멸균 영역 사이를 걸어서는 안 되고, 멸균 영역으로부터의 일정한 거리가 필요함을 인식해야 한다.
멸균 영역 주위를 움직일 때 정해진 형식을 따르는 것과 멸균 영역을 시야 내에 두는 것으로 우발적인 오염을 줄일 수 있다.

d. 멸균 복장자의 팔과 손은 언제나 허리 높이에 두어야 한다. 손은 허리 위의 몸 앞에 위치시켜야 하고 시야에 두어야 한다. 팔과 손이 허리 아래에서 움직일 때 오염이 발생할지 모른다.

- 팔은 겨드랑이 밑에 손을 넣고 팔짱을 끼면 안 된다. 이 부분은 땀이 날 수 있고 가운이 쉽게 뚫릴 수 있

어 결국 장갑 낀 손을 불결하게 한다. 가운의 겨드랑이 부분은 마찰 영역이므로 미생물에 대한 보호막으로서 효과적이지 않다.

e. 멸균 복장자는 수술 중에 높이를 바꾸거나 앉아서는 안 되며 동일한 높이에서 수술한다. 높이를 바꿀 때 수술 가운의 비멸균 부분이 노출될 수 있다.

f. 수술과정에 참여하는 사람들의 수와 움직임은 최소한으로 유지해야 한다.
- 움직일 때 세균 분산은 증가한다.
- 공기 흐름은 환자와 직원, drape에서 떨어진 오염된 조각들이 수술 부위에 내려앉게 하여 오염이 증가될 수 있고 멸균 영역으로 그것을 분산시킬 수 있다.

g. 무균술이 깨졌을 때 교정하지 않으면 환자의 안전은 위험하다. 만약 환자의 안전이 위험하다면 무균술에서 벗어난 것을 곧바로 수정하는 것이 안전하다.

h. 무균술이 지켜지지 않고 즉시 정확하게 될 수 없을 때 병원은 어떻게 보고하고 기록해야 할지 결정해야만 한다. 그리고 상처 분류 체계에 따라 적절하게 분류해야 하며 수술기록에 문서화해야 한다.

⑦ 멸균 영역을 유지하기 위한 규정과 절차는 개발되어야 하며 주기적으로 재검토되어야 한다. 또 필요에 따라 개정되어야 하고 실무에서 손쉽게 사용될 수 있어야 한다.

a. 멸균 영역을 유지하기 위한 규정과 절차는 각 병원에 의해 발전되어야 하며, 다음을 포함하나 이에 국한되지는 않는다.
- 멸균물품 다루는 법과 멸균 영역 모니터를 포함하는 무균술
- 수술 전 손소독 방법
- 멸균된 가운과 장갑의 착용 방법
- 마스크, 수술 모자, 수술실 복장
- 수술포
- 사건 중심의 멸균품 유효기간
- 통행 방법(traffic pattern)
- 수술실 공기 교환율과 압력, 온도, 습도를 포함한 환경적인 조건 감시

b. 이 권장 사항은 수술실 실무 상황에서 규정과 절차를 개발시키기 위한 지침서로 사용되어야 한다. 규정과 절차는 운영 지침을 제공하고 병원 내에서 적절한 권한과 책임, 의무를 구축한다.

c. 직원과 관찰자들은 멸균 영역 유지와 개발에 관한 지식이 있어야 한다.

멸균 영역 유지를 위한 규정과 절차의 도입과 재검토는 직원과 관찰자를 위한 수술실 환경에 대한 orientation에 포함되어야 한다. 새로운 기술이 소개될 때마다 (멸균 컨테이너, barrier material 등)지속적인 교육을 제공해야 한다. 수술실 간호사의 교육은 수술 환자 성과에 영향을 미치는 지식, 기술, 태도의 발달을 촉진한다. 규정과 절차는 항상 질적 평가와 행동 개선을 도와준다.

3) 소독과 멸균

병원에서 사용하는 의료물품은 미생물이 없는 멸균 제품에서부터 환경에서 흔히 볼 수 있는 일반적인 세균들이 존재하는 물품까지 다양하다. 환자의 정상적인 방어기전이 손상된 신체조직이나 정상적인 방어기전이 약한 점막 등에 사용하는 의료물품들은 적절한 소독이나 멸균을 통하여 미생물의 수를 줄이거나 없애야 한다. 소독이나 멸균이 부적절할 경우에는 의료물품의 손상, 병원감염을 유발할 수 있으며, 이로 인해 의료비용 상승, 의료의 질 저하를 초래한다. 그러므로 모든 사용 목적에 맞는 적절한 소독 및 멸균을 시행하는 것이 중요하다고 할 수 있다(그림 1-32).

(1) 용어의 정의

가. 세척(Cleaning)

세척은 모든 종류의 이물질을 제거하는 것으로 물과 기계적인 마찰, 세제를 병행한다. 일반적으로 세척은 소독이나 멸균을 하기 전에 반드시 해야 할 과정이다.

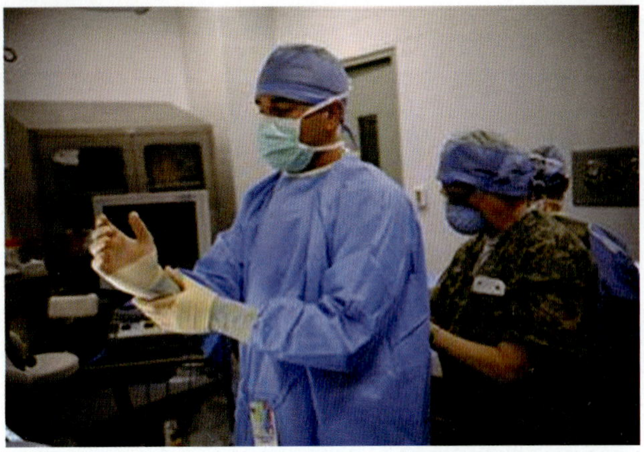

그림 1-32. 멸균 복장(모자, 마스크, 멸균 수술복, 멸균 장갑 착용).

나. 소독(Disinfection)

소독은 물체로부터 세포의 아포를 제외한 대부분 또는 모든 병원성 미생물을 제거하는 과정을 말한다.

다. 소독제(Disinfectant)

소독제는 세균의 아포를 제외한 모든 미생물을 불활성화시키는 살균제이다.

라. 살균제(Germicide)

살균제는 미생물 중 특히 질병을 유발하는 미생물들을 사멸하는 물질로, 살아있는 조직이나 무생물적인 대상물 모두에 사용된다.

마. 화학제(Chemical)

화학제는 세균과 진균의 아포를 포함한 모든 형태의 미생물을 파괴하는 물질이다.

바. 멸균(Sterilization)

멸균이란 아포를 포함한 모든 종류의 미생물을 죽이는 방법이다.

① 멸균의 원칙

a. 멸균 전에 반드시 모든 재사용 물품을 철저히 세척해야 한다. 만약 유기물이 잔존할 경우 미생물이 사멸될 수 없다.

b. 세척한 물품은 완전히 건조되어야 한다.

c. 물품 포장지는 멸균제의 침투 및 제거가 용이해야 하고, 저장 시 미생물, 먼지, 습기에 저항력이 있으며 유독성이 없어야 한다.

4) 수술실 감염관리

(1) 감염률에 영향을 미치는 요인

수술 관련하여 감염률에 영향을 미치는 요인들은 다음과 같다.

- 영양실조
- 나이
- 비만
- 만성질환
- 방어기전의 장애
- 심혈관계 혹은 호흡기계 요소
- 수술 전 입원 기간
- 수술의 형태
- 수술 시간
- 수술 기술
- 도관과 배액
- 항생제의 남용
- 격리 과정의 파괴

(2) 오염원(Sources of contamination)

수술실에서 주로 오염원이 되어 감염 유발에 기여하는 요인들은 다음과 같다.

가. 피부(Skin)

- 수술 팀원, 환자, 방문객의 피부
- 모공(hair follicle), 피지선(sebaceous gland), 한선(sweat gland)
- Particle 분산: 4,000~1만 개/min

- 병원균 종류: *Staphylococcus aureus*
- 신체 부위: 머리, 목, 겨드랑이, 손, 사타구니, 회음(perineum), 다리 발, 화장한 피부

【피부를 통한 오염원 차단을 위한 환경관리】
- 환자와 수술 팀의 수술 전 피부 준비
- 특수한 수술실만의 복장
- 환자와 멸균 지역을 덮기 위한 멸균포
- 절개된 수술 상처의 폐쇄

나. 모발(Hair)
- 모공, 섬유[filaments(normal florae)]
- *Staphylococcus aureus*

다. 코-인두(Naso-pharynx)
【코-인두와 모발을 통한 오염원 차단을 위한 환경관리】
- 말하기, 기침(그림 1-33), 재채기
- 병원균 종류: Group A staphylococcus, *Staphylococcus aureus*
- 직접적 오염
- 마스크 착용
- 모자
- 수술 부위의 hair 제거
- 감염 직원의 통제

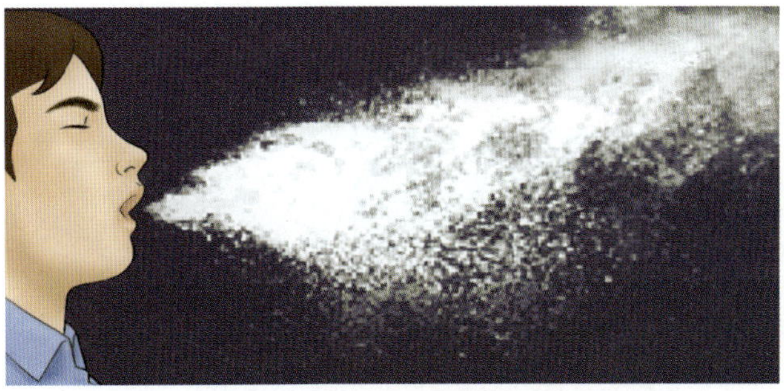

그림 1-33. 코-인두를 통한 오염.

라. 매개물(Fomites)
【매개물 차단을 위한 환경관리】
- 가구류
- 수술실 벽, 바닥
- 캐비닛 선반
- 수술장비
- 물품, 리넨 등
- 오염된 particle
- 물품의 적절한 포장과 멸균 과정
- 적절한 창고 환경 유지: 서늘하고 건조하며 덮개로 덮음
- 수술실의 소독
- 수술 전 침상 청결 유지

마. 공기(Air)
【공기를 통한 오염원 차단을 위한 환경관리】
- 수술실 공기 중 particle: 수천 개/ft^3
- 미생물(microorganism)의 운송 수단: 공기의 흐름, particle들
- 공기의 움직임, 적절한 온도는 먼지와 공기 미립자가 멀리 퍼지도록 함. 무영등의 열기, 장비에 의한 열도 대류 이동을 상승시키는 요인
- 대류 이동: Particle 상승 효과 → 수술 부위(op. wound)에 내려앉음
- 열린 외과적 상처의 미생물 오염: 80~90%가 공기에 의한 오염
- 공기 오염원: 수술실 직원
- 효과적인 예방법: Ventilation system(HEPA filter, VENT)(그림 1-34, 1-35)
- 먼지와 부유물 제거, 층류형 방식(laminar airflow)(표 1-30)
- 수술실 문 닫기(그림 1-36), cabinet 문 닫기

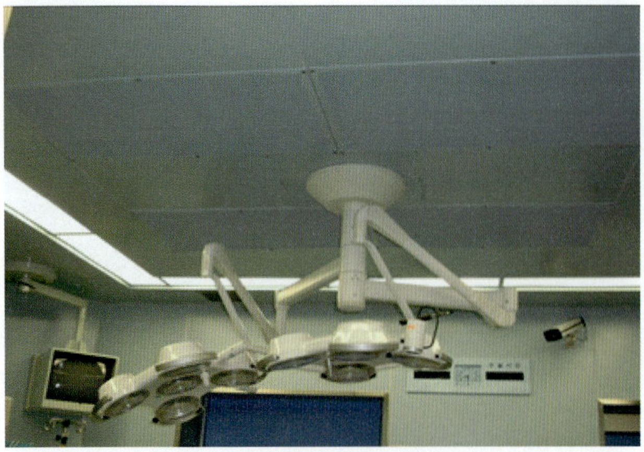

그림 1-34. Ventilation system.

표 1-30 수직 층류형 환기 방식 (laminar vertical air flow system)

환기 횟수 (air exchange rate)	• 무균수술실 CLASS 100(RM 4,9,12): 환기 횟수 250회/HR • 일반수술실, 청결준비실 CLASS 1000: 환기 횟수 50회/HR • 복도 등 기타실 CLASS 10000: 환기 횟수 25회/HR
풍속(m/s)	0.8~2.5m/s(풍량 CMH ÷ 3600 ÷ filter 면적 ÷ filter 개수)
소음(db)	50db 이하

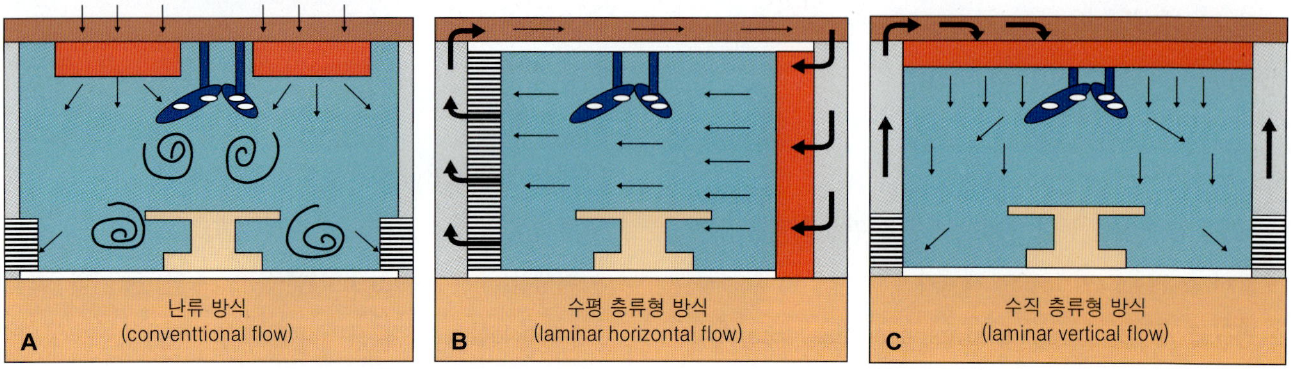

그림 1-35. 리턴 에어 시스템 80~98%, 신선한 공기 2~20%. 99.99% 효율적인 HEPA 필터링 층류 및 음압 plenum 설계.

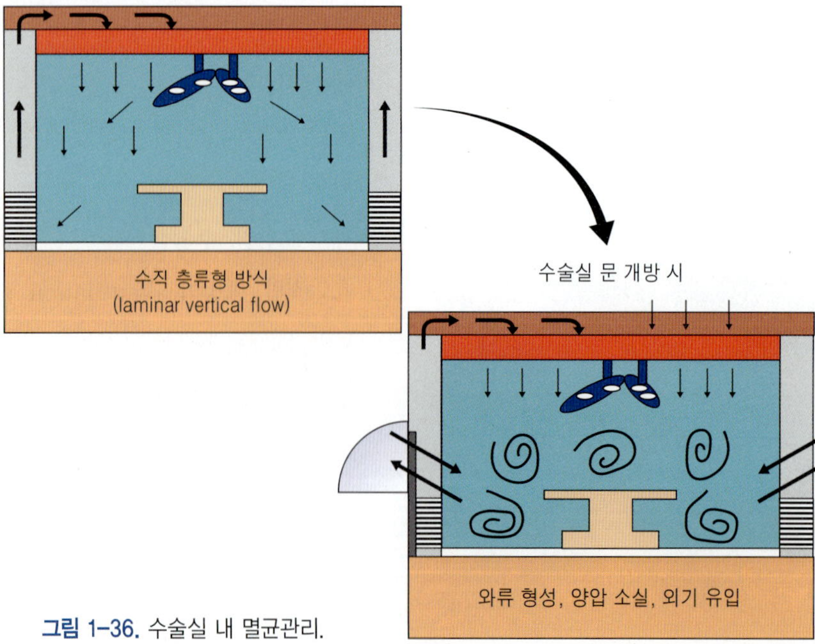

그림 1-36. 수술실 내 멸균관리.

바. 인간의 실수(Human error)

① 교차감염(Cross infection)

예방 지침

수술실에 근무하는 모든 의료인은 모든 감염질환의 예방 지침으로 이용되는 일반주의 지침과 표준주의 지침을 알고 이를 준수하는 것이 중요하다(표 1-31).

5) 수술 부위 감염 (Surgical site infection)

수술 부위 감염은 수술 후에 발생하는 병원감염의 한 종류로 창상 감염이라고도 하며 그 양상은 약 7~10일간 상처에서 분비물이 나오는 정도에서부터 생명을 위협하는 합병증까지 광범위하다.

수술 부위 감염은 전체 병원감염의 20%를 차지하며, 수술 환자 중 3~5%의 환자들한테서 수술 부위 감염(SSI)으로 진행이 되는데 그 중 40~60%는 예방이 가능하다. 수술 부위 감염 환자들은 다른 수술 환자들보다 사망률이 2배에 가깝고, 중환자실에 머무는 기간도 60% 더 많으며, 퇴원 후 재입원율도 5배 더 많은 것으로 알려져 있다. 대부분 수술 부위 감염은 수술과정 중에 환자 자신의 신체가 오염이 되어 발생되며, 이를 예방하기 위해 수술 전과 중, 후에 각각 조치를 취할 수 있다. 즉, 수술 부위 감염을 유발시키는 요인들을 관리함으로써 수술 부위 감염 발생을 줄일 수 있다.

(1) 수술 부위 감염 분류

세부적으로는 표재성 감염과 심와부 감염, 기관이나 강(organ/space)의 감염으로 분류한다(그림 1-37).

가. 표재성 수술 부위 감염 (Superficial incisional SSI: 절개 부위의 감염)

수술 후 30일 이내에 생긴 감염으로서 피부와 피하조직의 절개 부위 감염으로서 다음 중 하나에 해당되는 경우이다.

① 피부 절개 부위에서의 농성 배액(절개 부위가 아닌 봉합사 부위의 농양은 창상 감염이 아니라 피부 감염이다)

② 피부 절개 부위에서 무균적으로 채취한 조직이나 체액의 배양에서 균이 분리된 경우다. 창상 부위의 배양에서 음성이 아니면서(미생물 배양 검사가 의뢰되지 않았거나 양성으로 판정된 경우), 절개 부위의 통증이나 압통 국소적인 부종, 열감이나 발적 등의 감염 증상 중 하나 이상의 증상이 있고, 외과의가 창상을 개방한 경우

표 1-31 수술실 요원의 감염 예방 표준 지침

유니버설 예방 지침	표준 예방 지침
1. 보호장비 착용 • 마스크, 장갑, 고글, 가운, 앞치마 2. 손소독 3. 날카로운 도구류에 대한 상처 예방 4. 안전한 심폐소생술 기구 준비 • 마우스피스, 인공호흡백(resuscitation bag) 5. 삼출물이 있는 피부병을 가진 의료인은 완치 전에는 환자 또는 환자가 사용하는 기구를 다루는 것을 피한다. 6. 특히 임산부는 엄격하게 지켜야 한다.	1. 혈액, 체액, 혈액이 섞이지 않은 분비물, 배설물, 손상된 피부, 점막에 적용 2. Hand washing • 환자 접촉 전·후, 장갑 사용 전·후 3. 보호장비 착용 ① 장갑-오염된 기구, 피부와 접촉 시 ② 마스크, 고글, 가운 • 오염된 체액, 혈액이 튈 가능성이 있는 처치 수행 시 4. 날카로운 도구류에 대한 상처 예방 • 처치 후 날카로운 도구류 다룰 때 • 사용한 기구를 닦을 때 • 사용한 주사바늘 버릴 때

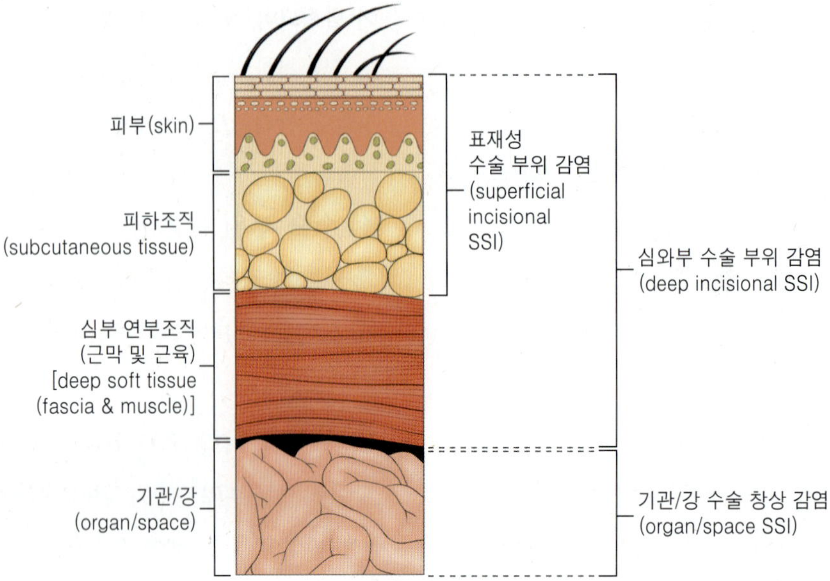

그림 1-37. 수술 부위 감염의 CDC 분류를 나타낸 복벽 단면도.

나. 심와부 수술 부위 감염(Deep incisional SSI)

삽입물(implant)이 없으면 30일 이내, 삽입물이 있으면서 수술 절차와 관련이 있는 경우는 수술 후 1년 이내에 생긴 감염으로서 근막층이나 지방조직에 생긴 감염이다. 다음 중 하나 이상에 해당하는 경우이다.

① 절개 부위 심부에 위치한 드레인에서 농성 배액이 되는 경우(조직이나 강에서 배액되는 것은 아님)
② 창상 부위의 배양에서 음성이 아니면서 미생물 배양검사가 의뢰되지 않았거나 양성으로 판정된 경우
③ 38℃ 이상의 발열이나 국소동통, 압통 등의 감염 증상 중 하나 이상의 증상이 있고, 수술 창상의 심부가 저절로 파열되거나 외과의사가 개방한 경우
④ 직접 또는 재수술중이나 조직 병리검사, 방사선검사 등에서 심부 절개 부위의 농양이나 감염된 증거를 관찰한 경우

다. 기관/강 수술 창상 감염(Organ/Space SSI)

삽입물(implant)이 없으면 30일 이내, 삽입물이 있으면서 수술 절차와 관련이 있는 경우는 수술 후 1년 이내에 생긴 감염으로서 절개 부위가 아니라 수술과정 동안 조작을 가했던 해부학적 장소에 발생한 경우로서 다음 중 하나에 해당하는 경우이다.

① 기관이나 강에 위치한 드레인에서 농성 배액이 되는 경우[드레인(drain) 주위의 감염은 감염된 깊이에 따라 피부 및 연조직 감염으로 취급]
② 기관이나 강(organ/space)에서 무균적으로 채취한 검체의 배양에서 균이 분리되는 경우
③ 직접 또는 재수술 중이나 조직 병리검사, 방사선검사 등에서 기관이나 강에 농양이나 감염된 증거를 관찰한 경우

(2) 수술 부위 감염 발생에 영향을 미치는 요인

수술 부위 감염에 영향을 미치는 요인은 수술 관련 요인과 상처 관련 요인으로 나눌 수 있다.

가. 수술 관련 요인

수술 관련 요인으로는 환자 준비, 수술 부위의 삭모와 소독, 환자에게 멸균포 덮기, 외과의의 준비, 손 세척, 피부 소독, 장갑 착용 등을 들 수 있다.

나. 상처 관련 요인

상처 관련 요인으로는 조직 손상과 재활의 정도, 혈액 손실과 혈종, 상처 분류, 잠재적인 세균 오염, 배출관 등의 유·무, 국소빈혈, 상처에서의 누출 등을 들 수 있다.

다. 환자의 소인 관련 요인

환자의 소인 관련 요인으로는 당뇨병, 비만, 흡연, 영양실조, 면역 억제제 사용 등을 들 수 있다.

(3) 수술 부위 감염 예방

가. 수술 부위 감염을 예방하기 위하여 다음과 같은 목표를 두어야 한다.

① 수술 부위에서 세균의 수를 줄여 준다. 수술 부위 준비, 항생제 사용 전략 등이 필요하다.

② 수술 부위의 미세환경을 최적화시키는 것이다.

③ 숙주의 생리적 상태를 향상시킨다.

나. 수술 부위 감염 예방의 전략

① 피부 절개 시점으로부터 60분 이내에 항생제를 투여한다.

② 항생제는 권장하는 항생제를 선택하여 원칙대로 사용한다.

③ 항생제는 수술 후 24시간 내에 중단한다.

다. 숙주의 상태를 향상시키는 최신 전략으로는 산소의 보충, 수술 중 체온 조절, 당 조절 등이 있다.

(4) 수술 부위 감염 요인

가. 저체온(Hypothermia)

저체온은 대부분의 수술 환자에게 큰 위협이 되고 있다. 수술실 간호사는 수술 환자들이 저체온에 빠질 위험을 줄여 주기 위하여 여러 가지 간단한 중재 방법을 적용할 수 있다. 간호사들은 마취된 환자의 핵심체온(core temperature)을 좀 더 정확하게 측정하기 위하여 식도용 탐침(esophageal probe)을 이용하여 감시해야 한다. 수술 전과 후에 따뜻한 담요를 제공하고, 실내 온도를 편안한 수준으로 맞춰 주며, 수술 중에 체온 유지를 위한 가온 장치의 담요를 깔거나 덮어 줌으로써 환자가 정상 체온을 유지하는 것을 도울 수 있다. 또한 따뜻한 용액으로 세척(irrigation)하고 수액도 따뜻하게 해서 주입하며, 수술 부위와 체위를 준비하기 위해 신체를 노출하는 시간을 줄여 줌으로써 열손실 막는 것을 도와줄 수 있다.

나. 고혈당(Hyperglycemia)

고혈당과 수술 부위 감염의 증가 간에는 매우 강한 상관관계가 있다. 당뇨병이 수술 부위 감염 위험 증가에 많은 기여를 하는지는 분명치 않지만, 당화된 헤모글로빈 정도가 증가하는 것과 수술 부위 감염률 간에는 상관관계가 있다는 연구 결과들이 보고되고 있다. 수술관리 개선 프로젝트(SCIP)에서는 심장병 환자의 혈당치만 모니터링할 것을 권장하지만, 수술실 간호사들은 고혈당과 조직 관류 사이에 상관관계가 있음을 알고 모든 수술 환자의 혈당치를 확인해야만 한다.

다. 삭모(Hair removal)

황색포도상구균(*Staphylococcus aureus*)은 피부에서 발견되는 균 중 가장 흔한 균의 하나이기 때문에 수술 부위 감염과 관련하여서도 가장 흔한 병원균 중 하나이다.

만일 수술 부위를 면도날로 면도하다 보면, 작은 흠집이나 벤 상처가 생기거나 모공이 파열되기도 한다. 이로 인해 세균 증식에 완벽한 환경이 조성이 된다. 수술 시 절개 시점으로부터 얼마나 오래 전에 수술 부위를 면도하느냐에 따라 환자의 피부에 세균의 집락화(colonization)가 엄청나게 증가할 수 있다. 수술 전 삭모는 가능한 한 피해야 한다. 만약 그래도 수술 부위의 삭모를 해야 한다면 전기 이발기(clipper)를 사용하여 삭모를 해야 하고, 가능한 한 피부 절개 시점 직전에 해야만 한다.

라. 수술 전 항생제 투여 (예방적 항생제, perioperative antibiotics)

수술관리 개선 프로젝트(SCIP)의 목표로서 예방적 항생제 투여와 관련하여 몇 가지 성과 측정 지표들이 있다. 핵심 측정 지표는 예방적 항생제를 수술 부위 절개 1시간 내에 투여하는 것을 포함한다. 이의 이론적 근거는 수술하는 동안 조직 내에 항생제가 적절한 수준으로 유지되도록 하는 것이다. 질병관리본부는 예방적 항생제 사용과 관련하여 세 가지 실무 수행 측정 지표를 개발했는데, 이 세 가지 지침을 준수함으로써 수술 부위 감염 발생을 감소시킬 것이라고 제시하였다.

① 항생제는 피부 절개 시점에서 1시간 이내에 투여한다.
② 선택된 항생제는 권장한 항생제와 일치해야 한다.
③ 항생제는 수술 종료 시점으로부터 24시간 이내에 중단해야 한다.

(5) 수술 부위 감염 예방을 위한 전략

가. 수술 전(Preoperative phase)

① 수술 전 샤워

수술 전에 항균비누를 사용하여 샤워나 목욕을 함으로써 피부의 미생물 집락 수를 감소시킨다. 환자에게 수술 당일이나 전날에 비누를 이용하여 샤워나 목욕을 하도록 권장한다.

② 삭모

일반적으로 삭모(hair removal)가 수술 부위 감염에 영향을 미친다는 근거는 없다. 그러나 임상 상황에 따라서는 영향을 미칠 수도 있다.

전기 이발기(clipper)를 이용하여 수술 전에 삭모를 하는 것은 삭모를 안 하는 경우나 면도날이나 제모 크림을 사용하여 삭모하는 경우에 비해 비용 효과적이다(그림 1-38). 전기 이발기를 이용함으로써 삶의 질을 고려한 여명을 영위하게 됐을 뿐만 아니라 비용도 덜 드는 것으로 확인이 되었다. 털을 제거해야 한다면, 전기 이발기에 수술 당일 한 번만 사용하는 head를 끼워서 사용하고, 면도날은 수술 부위 감염의 위험성을 증가시키므로 절대로 사용하지 않는다. 수술 부위 감염의 위험성을 줄이기 위해서는 삭모를 관행으로 하지 말아야 한다.

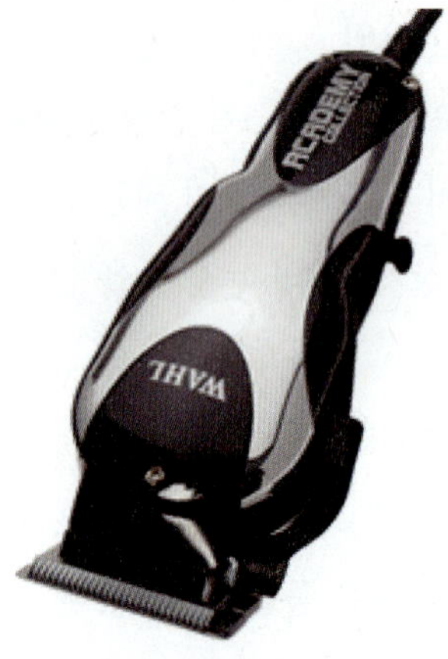

그림 1-38. 전기 이발기(clipper).

③ 수술실 환자복

환자에게는 수술실에서의 피부 소독과 수술 절차 등 수행하는 데 적합한 수술복을 제공한다.

④ 수술복

수술실 안에서 모든 직원은 별도의 수술복을 착용해야 하며 수술실 안에서의 통행이나 움직임을 최소화해야 한다.

⑤ 코의 오염 제거(Nasal decontamination)

국소적 항균제를 이용하여 코 내부의 오염 제거를 하지 않는다.

⑥ 기계를 이용한 장 청소 (Mechanical bowel preparation)

수술 부위 감염 위험성을 줄이기 위하여 관행적으로 기계적인 장치를 이용하여 장 청소하지 않는다.

⑦ 손에 장신구, 인조손톱 및 매니큐어

수술 팀은 수술 전에 손에서 시계, 반지, 팔찌 등 장신구를 제거해야 한다. 또한 인조손톱과 매니큐어를 사용해서는 안 된다.

⑧ 예방적 항생제(Antibiotic prophylaxis)

a. 환자가 다음의 수술을 받는 경우 예방적 항생제를 투여한다.

- 보철물(prosthesis)이나 인공삽입물(implant)을 삽입하는 청결 수술(clean surgery)
- 준 청결 수술(clean–contaminated surgery)
- 오염 수술(contaminated surgery)

b. 다음 수술을 받는 환자에게는 예방적 항생제를 관행적으로 사용해서는 안 된다.

- 청결 수술이면서 보철물 삽입을 하지 않는 복잡하지 않은 수술

나. 수술 중(Intraoperative phase)

① 손 세척(Hand decontamination)

수술 팀은 반드시 첫 수술 시작하기 전에 항균 소독액을 이용하여 손을 세척하여야 한다. 그 다음 수술 전에는 알코올 성분을 함유한 hand rub 제품이나 항균 소독 중 한 가지로 손을 세척해야 한다.

② 절개 부위용 멸균 부착포(incise drape)

요오드포가 주입되지 않은 부착포(non–iodophor–impregnated incise drapes)는 수술 부위 감염 위험성을 증가시킬 수 있으므로 관행적으로 수술 절개 부위에 부착하지 않는다.

③ 멸균 가운

수술 팀은 수술실에서 수술 중에는 멸균된 가운을 착용해야 한다.

④ 장갑

멸균 장갑을 이중으로 착용하는 것이 바람직하다.

⑤ 피부 소독

수술 부위의 피부 소독은 항균제를 사용하여 가능한 한 수술 직전에 실시한다.

전기 지혈기 등을 사용하게 될 경우는 반드시 피부 소독용 항균제, 특히 알코올 함유 제품의 경우 고여 있지 않도록 해야 하며 모두 증발하여 건조해진 상태가 되어야 한다.

⑥ 전기 지혈기(Diathermy, ESU 등)

수술 부위 감염 위험성을 줄이기 위하여 전기 지혈기를 피부 절개에 사용하지 않는다.

⑦ 환자의 신체 항상성 유지

- 부주의한 저체온증으로 되지 않도록 환자의 체온을 잘 유지한다.
- 수술이 진행되는 동안 적정 산소 농도를 유지시켜 준다.
- 수술이 진행되는 동안 충분한 수액 공급을 유지시켜 준다.

⑧ 인슐린 주입

당뇨병이 없는 환자에게 인슐린을 관행적으로 투여하지 않는다.

⑨ 수술 부위와 내강의 세척

- 수술 부위 감염의 위험성을 줄이기 위하여 수술 부위를 세척하지 않는다.
- 수술 부위 감염의 위험성을 줄이기 위하여 내강을 세척하지 않는다.

⑩ 상처 드레싱

절개 부위를 수술 종료 후 적절한 인터랙티브 드레싱(interactive dressing) 재질로 덮어 준다.

다. 수술 후(Postoperative phase)

① 드레싱 교환

드레싱 교환이나 제거 시에 무균술을 철저히 지켜야 한다.

② 수술 후 세정(Postoperative cleansing)

- 수술 후 48시간까지는 수술 부위 상처를 닦을 때 멸균 식염수를 이용한다.
- 수술 후 48시간 경과 후에는 환자가 안전하게 샤워를 해도 된다.
- 수술 후 48시간 경과 후에는 수술 부위 상처를 닦을 때 수돗물을 사용해도 된다.
- 회복되고 있는 상처에 일차적인 목적으로, 국소적으로 항균제를 사용하지 않는다.
- 회복되고 있는 상처를 관리하기 위해 (붕산과 표백분이 섞인) Eusol 거즈나 젖은 솜 혹은 수은제제 항균액 등을 부차적인 목적으로 사용하지 않는다.
- 회복되고 있는 상처를 관리하기 위해 적절한 상처 드레싱 재료를 부차적인 목적으로 사용한다.
- 항생제의 수술 부위 감염 치료와 실패
  - 수술 부위 감염이 의심될 경우 환자에게 원인균을 퇴치할 수 있는 항생제를 투여한다.
- 괴사조직 제거(Debridement)
  - 수술 부위 감염으로 괴사된 조직 제거 시에 Eusol 거즈나 dextranomer나 효소치료를 사용하지 않는다.

(6) 상처 치유

가. 인체의 방어기전

인체에 상처는 다음과 같은 기전에 의해 회복된다.

① 출혈이 멈춘다.
② 상처에 있는 병원균과 부스러기들(debries)을 치운다.
③ 감염을 막기 위해 상처를 밀봉한다.
④ 자연적인 표피를 재생시킨다.
⑤ 깊은 부위의 손상된 조직을 회복시킨다.

나. 수술 팀에 의해 상처 치유에 영향을 미칠 수 있는 요인들

- 무균술 준수로 감염 예방
- 절개 부위의 위치와 길이
- 절개 기술
- 조직의 조작 처리(handling)
- 지혈
- 조직의 수분 유지
- 괴사조직과 이물질의 제거
- 봉합재의 선택
- 비사용 공간(dead space)의 배제
- 충분한 장력을 둔 상태에서 봉합
- 수술 후 상처 부위의 스트레스
- 상처 부위의 부동화(immobilization)

다. 상처 치유 단계

상처의 치유 단계는 다음과 같다.

① 1단계—염증 지연 단계(Inflammation lag phase)

a. 지혈(Hemostasis: 0~2시간)

- 수 초 내에 혈관수축
- 혈소판이 blood clot 형성
- 적혈구와 백혈구의 잠입 과정 시작

b. 포식작용(Phagocytosis: 0~4일)

- 중성구와 대식세포(macrophage)의 병원균과 조직 부스러기의 소화 및 처리

c. 부종(Edema: 0~6일)

- 상해 발생 후 수분 내에 시작
- 모세혈관벽이 혈장(plasma)이 스며들 수 있는 상태가 됨
- 혈장이 상처로 새어나가 부종을 일으킴

② 2단계—증식(Proliferation: 2~22일)

a. 상피화(Epithelization: 1~4일)

- 상처의 봉합
  - 각질 형성 세포(keratinocyte)가 딱지를 만들기 시작

b. 신생 혈관 증식(Neovasculaization: 2~7일)

- 새로운 혈관 형성
  - 내피세포(endothelial cell)가 다시 채워짐
  - 상처가 붉고 통통하며 과립형으로 보임
  - 수술 후 5~10일경이 상처가 벌어지기 가장 쉬운 시기

c. 콜라겐 합성(Collagen synthesis: 2~22일)

- 섬유모세포(fibroblast)가 상처에 인장 강도(tensile strength)를 제공

d. 수축(Contraction)

- 근육원섬유모세포(myofibroblast)가 상처를 더 강화시켜 줌

③ 3단계—성숙(Maturation; 21일~2년)

- 콜라겐 리모델링
- 인장 강도가 1년까지 증가

(7) 상처 분류(Wound classification)

미국 질병관리본부는 감염과 합병증의 위험을 감소시키거나 예견하기 위하여 상처를 다음과 같이 4종류로 분류하였다. 청결(clean), 약간 오염된(clean-contaminated), 오염된(contaminated), 심하게 오염된(dirty) 상처로 분류하였다.

가. Class Ⅰ(Clean)

- 비외상성 수술(Non traumatic wounds)로서 정규 수술 시행
- 염증을 동반하지 않음(No inflammation encountered)
- 무균술을 위반하지 않음(No breaks in sterile technique)
- 장관의 내용물과 관련 없는 수술
- 호흡기계/소화기계/비뇨기계로 들어가지 않는 수술
  (예: thyroidectomy, mastectomy, ganglion excision, herniorrhaphy, laminectomy)
  ※ 감염률: 1~5%

나. Class Ⅱ(Clean-Contaminated)

- 비외상성 수술(non traumatic wounds)로서 정규 수술 시행
- 염증을 동반하지 않음(no inflammation encountered)
- 무균술을 위반하지 않음(no breaks in sterile technique)
- 장관의 내용물과 관련 있는 수술
- 호흡기계/소화기계/비뇨기계로 제한적으로 들어가는 수술
  (예: cholecystectomy, hysterectomy, colon resection, C-section, tracheostomy, appendectomy)
  ※ 감염률: 8~11%

다. Class Ⅲ(Contaminated)

- 외상성 수술(non traumatic wounds)이나 감염 물질의 유출
- 개방성 또는 4시간이 경과하지 않은 신선한 외상성 수술
- 중요한 무균술을 위반함(major breaks in sterile technique occurred)
- 감염된 비뇨기계나 담관을 통과하는 수술
- 위장관으로부터 내용물이 유출된 수술
  (예: imflammed but unruptured appendix or gall bladder, emergency open cardiac massage)
  ※ 감염률: 15~17%

라. Class Ⅳ(Dirty)

- 오염원으로부터 발생한 외상이나 감염된 물질의 육안적인 유출
- 4시간 이상 경과한 외상성 수술
- 임상적 감염이 존재
  (예: drainage of intra-abdominal abscess, ruptured appendix)
  ※ 감염률: 27% 이상

(8) 상처 치유에 영향을 미치는 요인

가. 영양 부족

주요 영양분의 결핍은 상처 치유를 지연시킨다.

- 단백질: 조직의 완전성 향상과 콜라겐 합성을 돕는다.
- 탄수화물과 지방: 주요 에너지원으로 필수아미노산의 과잉 산화를 막는다.
- 비타민A: 피부 절개 시 피부 회복과 콜라겐 생성과 감염에 대한 저항을 가속시킨다.
- 비타민B: 탄수화물대사에 필요하다.
- 비타민C: 콜라겐 형성을 도와 모세혈관 형성을 증가시킨다.
- 아연: 콜라겐 합성과 조직 보수(tissue repair)에 필요하다.

나. 신체의 상태

- 요독증(uremia): 신부전증, 상처열개(wound dehiscence)의 위험성, 콜라겐 침적 결함을 촉진시킨다.
- 당뇨: 혈액순환을 감소시키고, 감염 위험성을 가진다.
- 비만: 수술 중 상처에 외상을 증가시키고, 봉합 과정에서 기술적인 어려움을 증가시키며, 조직관류를 감소시킨다.
- 암(malignancy)
- 간경화증
- 빈혈(sickle cell)
- 저산소증, 동맥부전증(arterial insufficiency)
- 흡연은 산소 함량을 떨어뜨리고 골절 불유합(nonunion fracture)과 척추고정술(spinal fusion)의 가능성을 증가시키는 것으로 연구 결과가 보고되고 있다.

다. 투약(Medication)

- 스테로이드(steroid): 모든 치유과정을 방해한다.
- 항응고제(anticoagulants, 예: ASAs, NSAIDs, heparin, coumadin): 지혈에 영향을 주기 때문에 수술 2~7일 전에 중단해야 한다. 즉, ASA와 coumadin은 수술 7일 전에 중단하고, NSAID는 48시간 전에 중단해야 한다.
- 화학요법(chemotherapeutic): 단백질 합성을 방해하므로 상처 회복을 지연시킨다.
- 방사선치료(radiation): 다량의 방사선 조사는 손상된 부위로의 혈액공급을 감소시킨다.

라. 연령

여러 가지 요인이 상처의 치유를 지연시킨다.

마. 수술 전 피부 준비

피부의 찰과상과 면도날로 인한 흠집을 통해 일시적인 세균(transient bacteria)이 피부를 뚫고 들어가도록 한다.

바. 수술 전 스트레스

수면 양상이 조직의 회복에 영향을 미친다.

사. 기존의 박테리아 감염, 요로 감염과 진단 미확정의 귀의 감염

수술 후 감염을 야기한다.

아. 예방적 항생제(Prophylactic antibiotics)

항생제를 수술 시작하기 한참 전에 투여하게 되면 박테리아의 저항성 품종을 허용해서 환자를 감염에 취약하게 만들 수 있다.

(9) 상처 간호(Wound care)

가. 상처와 상처 치유

상처란 지속적이고 규칙적인 조직세포의 분열이며 상처 치유는 지속성을 회복하는 것이다. 그러나 상처 치유를 통해 정상적인 세포의 기능을 회복할 수도 있지만 회복하지 못할 수도 있다.

① 상처 분류

a. 손상의 기전

- 절개된 상처: 날카로운 기구로 깨끗하게 베인 상처(예: 해부용 메스를 이용한 외과적 절개)
- 타박상: 전형적으로 피부 손상은 없지만 멍, 부종과 함께 상당한 조직 손상을 초래하는 상태로서 몽둥이 등에 의해 생김
- 열상: 불규칙적인 가장자리, 즉 유리, 톱니 같은 철사와 무딘 칼에 의해 조직이 찢어짐으로써 생김
- 천공된 상처: 송곳과 손톱 같은 뾰족한 기구에 의해 생김

② 오염의 정도

- 청결: 수술의 경우처럼 무균적으로 만들어진 상처로 소화기, 호흡기 또는 비뇨생식기를 침범하지 않는다.
- 청결-오염: 무균적으로 만들어진 소화기, 호흡기 또는 비뇨생식기에 있는 상처로 청결한 상처보다 감염 가능성이 높다.
- 오염: 상처가 많은 박테리아에 노출되어 있는 경우로 열개(박리)되었거나, 사고·수술 시 균법을 지키지 못하였거나, 위장관 내로부터 과량의 분비물이 흘러넘쳐서 생기는 외과 수술의 결과로 나타난다.
- 감염: 상처에 괴사조직이 있거나 수술 전 감염, 내장천공의 경우에 나타난다. 주로 배액관이 삽입된 개방성 상처이다.

③ 상처 치유의 생리

상처 치유의 단계[염증, 복원(증식) 및 화농]는 지속적이고 서로 반복되는 단계이다.

a. 염증기(1~5일간 지속)

- 혈관과 세포의 반응은 조직의 손상 즉시 나타난다.
- 일시적인 혈관수축은 손상 부위에 즉시 발생하여 5~10분 동안 지속되며, 출혈을 조절하기 위해 섬유질의 혈소판 응괴가 침전된다.
- 소정맥이 연속적으로 확장된다. 항체, 혈장단백, 혈장액, 백혈구와 적혈구들은 손상 부위에 스며들어 미세순환 상태에 머물러서 부종, 발적, 열감과 통증을 초래한다.
- Histamine, serotonin과 prostaglandin에 의해 국소적인 혈관 이완이 발생한다.
- 다형핵백혈구(중성구)와 단핵구는 상처 파편의 파괴와 섭취를 위해 상처로 유입된다.
- 상처 가장자리의 기저세포는 핵분열을 한다. 이 결과로 자세포는 증식하고 평편해져서 상처 가장자리의 근접 부위까지 퍼진다.

b. 증상기(복원기: 2~20일간 지속)

- 섬유아세포(결체조직세포)들이 증식하면서 세포간질(matrix)이라고 생각되는 사상체(fibrin strands)의 주위로 이동한다.
- 내벽출아(endothelial budding)는 손상 조직을 관통하여 공급하는 새로운 모세혈관 형성이 가까이에서 일어난다.
- 출아모세혈관과 증식 섬유아세포의 결합을 육아조직이라 한다.
- 증식 섬유아세포에 의한 교원질 합성 활동은 5~7일 이내에 시작하며, 이때 상처는 장력을 얻는다.
- 3주까지 피부는 손상 전 장력의 30%, 장조직은 약 65%, 근막은 20%까지 장력을 얻는다.

c. 화농기(21일~1개월, 심지어 몇 년간)

- 반흔조직은 처음에는 교원질과 간질물질(점액다당류, 당

단백질, 수액과 전해질)로 이루어진다.

- 교원질 합성이 시작될 때부터 교원섬유질은 용해와 재생 단계를 거친다. 교원섬유질은 더 조직화되고 서로 근접하여 위치하면서 장력을 증가시킨다.
- 전체적인 반흔의 형성과 크기는 일단 화농이 시작되면 변화가 지속된다.
- 전형적으로, 교원질 형성이 저하된다. 그러나 만약 교원질 형성이 교원질 용해를 크게 초과한다면 켈로이드(keloid)가 형성된다.
- 정상적인 상처의 화농은 임상적으로 초기에는 붉고 부풀어 오르고, 단단한 미성숙한 반흔이던 것이 평편하고 부드러우며 색이 엷은 성숙한 반흔으로 바뀐다.
- 반흔조직은 손상 전 장력의 80% 이상을 회복할 수 없다.

④ 상처 치유의 형태

a. 1차 치유(초기 유합)

- 최소한의 괴사조직 제거와 관주법으로 상처를 무균적으로 다룬다. 조직 손상과 조직반응을 최소화하면서 상처 가장자리는 적절하게 봉합된다.
- 육아조직은 볼 수 없으며, 반흔은 약간 형성되어 있다(켈로이드는 민감한 개인에게 여전히 형성될 수 있다).

b. 2차 치유(육아조직 형성)

- 상처가 자연적으로 치유되도록 열린 상태로 그대로 두거나 후에 외과적으로 봉합해 준다. 감염을 방지한다.
- 2차 단계에서 치유되는 상처는 화상, 외상성 상처, 궤양과 화농성의 감염된 상처이다.
- 상처의 강(cavity)은 붉고 부드러우며, 민감성의 조직(육아조직)으로 채워지고 쉽게 출혈된다. 반흔조직(cicatrix)이 형성된다.
- 감염된 상처인 경우 치유를 향상시키기 위해 특별한 드레싱과 배액관을 사용하여 배액시킨다.
- 나중에 다시 봉합된 상처인 경우 2개의 상반되는 육아조직 표면을 함께 가지게 된다.
- 2차 치유는 더 깊고 광범위한 반흔을 남기게 된다.

c. 상처관리

적절한 영양, 청결, 안정, 자세, 환자의 심리적·신체적 상태 등의 요인들이 상처 치유를 향상시킨다. 더불어 적절한 드레싱과 배액관의 사용도 중요하다.

⑤ 드레싱

a. 드레싱의 목적

- 기계적인 손상으로부터 상처 보호
- 상처를 지지하거나 고정
- 배액 흡수
- 분비물(대변, 소변)로부터의 오염 예방
- 압박 드레싱으로 지혈 향상
- 모세혈관과 괴사조직의 결합으로 상처의 창상 제거
- 소독제나 항균제를 이용한 드레싱으로 미생물을 죽이거나 억제
- 치유 향상을 위한 생리적인 환경 제공
- 환자에게 정신적·신체적 편안감 제공

b. 드레싱을 하지 않았을 때의 장점

처음 드레싱한 상태가 깨끗하고 마른 상태이며 절개 부위가 완전하면 다시 드레싱을 하지 않고 열어 둔다. 이는 수술 후 24시간 내에 시행할 수 있다.

- 상처를 더 쉽게 관찰할 수 있다.
- 병원균 성장에 필요한 상태(따뜻하고 습기가 있으며 어두운)를 제거한다.
- 반창고에 대한 반응을 최소화한다.
- 경제적이다.

c. 드레싱의 형태

- 건조 드레싱(Dry-to-dry dressing)
  - 1차 치유의 상처를 덮는 데 사용된다.
  - 상처 보호, 배액의 흡수, 지혈을 위해 압박을 해 준다.

– 단점: 배액이 건조해지는 경우에는 드레싱이 상처 표면에 달라붙는다. 드레싱 제거 시 통증과 육아조직의 파열이 초래될 수 있다.

• 습윤-건조 드레싱(Wet-to-day dressing)

– 청결하지 않거나 감염된 상처의 경우 지저분한 조직을 제거하여 2차 유합으로 봉합한다.
– 거즈에 멸균식염수를 적시거나 항균용액을 적신 후 사강이 없도록 상처 안에 거즈를 채워 넣는다.
– 습기 있는 드레싱을 건조 드레싱으로 덮는다(거즈 스펀지 또는 흡수용 패드).
– 젖은 드레싱이 마르기 시작하면서, 모세혈관 활동에 의해 상처의 파편과 괴사조직이 거즈 드레싱 안으로 흡수된다.
– 건조되기 시작하면 드레싱을 교환한다. 만약 드레싱할 때 많은 양의 괴사조직이 있다면, 더 잦은 드레싱을 요구한다.

• 습윤 드레싱(Wet-to-wet dressing)

– 청결한 열린 창상 또는 육아조직 표면 위에 사용한다. 멸균된 식염수 또는 항균제를 흠뻑 적신 드레싱을 사용한다.
– 따뜻하고 습기 있는 생리적인 환경 제공은 국소적인 치유과정을 향상시키며 환자의 편안함을 증진시킨다. 삼출물이 더 쉽게 제거된다.
– 단점: 주위 조직을 더 부드럽게 하여 감염 위험이 증가하고 시트가 젖을 수 있다.

⑥ 외과적 드레싱 물품의 종류

a. 소수성 폐쇄제(Hydrophobic occlusive): 바셀린 거즈

• 공기와 습기에 의해 전파되는 오염물질로부터 상처를 보호하기 위한 비투과성이며 비유착성의 드레싱이다.
• 흉부 튜브 주위와 소화효소를 배출하는 모든 누공 또는 개구부에 사용한다.
• 비흡수적이다.

b 친수성 투과제: 오일 베이스 거즈, Telfa 패드

• 배액이 드레싱을 투과하지만 비유착 부위에 남아 있다.
• 경미하거나 보통의 삼출물이 있는 상처에 적용한다.
• 오일 베이스 거즈(oil-based gauze)는 찰과상과 궤양의 상처 또는 육아성 상처에 사용된다.
• 크게 열린 상처의 구멍과 누공을 채우기 위해 사용된다.
• Telfa 패드는 대개 간단하고 개방되지 않고 치유되고 있는 상처에 사용된다.

c. 드레싱 스펀지: 토퍼 스펀지 또는 일반적인 거즈 스펀지

• 일반적인 거즈 스펀지는 크기가 다양하며(가장 흔한 것은 2×2, 4×4 inch 크기), 간단한 건조 드레싱과 습윤-건조 드레싱 또는 습윤 드레싱에 사용된다. 드레싱 스펀지의 큰 구멍 그물은 배액과 괴사조직의 파편 흡수에 좋다.
• 토퍼 스펀지(Topper Sponge)는 치유되고 있는 수술 부위 상처에 우선적으로 사용된다. 구멍이 작고 솜으로 채워져 있어 지저분한 조직의 흡수에는 적합하지 않다.

d. 모든 흡수성이 있는 드레싱(Surgipad, ABD)

• 대형(5×9에서 8×10 inch)이며 솜으로 채워진 드레싱은 드레싱을 덮는 데 사용된다. 부수적으로 상처 보호, 드레싱의 고정과 배액의 흡수를 위해 거즈 또는 친수성의 드레싱을 덮는 데 사용한다.
• 치유되는 수술 부위 상처에 사용할 수 있다.

e. 큰 크기의 거즈 붕대(Fluffs)

• 2차 치유 단계를 거치는 큰 상처를 덮기 위해 사용된다.

f. 배액관 스펀지

• 배액관 스펀지는 배액 부위나 기관지 절개 부위에 가장 적절한 드레싱을 하기 위해 구멍을 낸 것(slit)을 제외하고는 Topper Sponge와 비슷하다.

g. 투명성 필름 드레싱(Tegaderm, Op-Site)

- 고도의 탄력성 있는 드레싱으로 특히 신체 외형에 잘 맞는다. 산소와 수증기는 잘 스며들고 액체와 박테리아는 투과되지 않는다.
- 감염 유병률과 관련하여 Tegaderm 사용에 대한 논쟁은 이것을 사용하면서 감소되었다.
- 동맥과 정맥관 부위처럼 노출되어 있는 손상받기 쉬운 피부를 보호하기 위해 가장 많이 사용된다.
- 4×4 inch 이상의 수술 부위에 드레싱 테이프를 대신하여 흔히 사용된다.

(10) 수술 중 상처에 영향을 미치는 요인

- 수술 소요 시간(length of surgery)
- 수술 부위
- 합병증
- 수술 상처 내에 있는 이물질
- 수술 상처 내에서의 dead space 제거

(11) 상처 열개(Wound dehiscence, Evisceration)

가. 원인

① 절개 부위의 장력이 가장 약한 시기인 수술 후 5~8일 사이에 가장 흔하게 발생한다. 보통 수술 후 1~3일 사이에 장력이 가장 크다.

② 복부 수술에서 빈도가 높다.

③ 흔히 다음과 관련되어 있다.

a. 부적절한 봉합 또는 과도하게 봉합을 단단히 한 경우(이 경우는 혈액공급의 보상작용이 늦어짐)

b. 혈종: 장액종

c. 감염

d. 과도한 기침, 딸꾹질, 구토, 팽만

e. 영양불량: 면역기능 억제

f. 요독증: 당뇨병

g. 스테로이드 사용

나. 예방

① 비만 환자나 노인 환자 또는 복벽이 약하거나 처져 있는 환자에게는 복대를 적용한다.

② 기침하는 동안 절개 부위를 지지하도록 환자를 격려한다.

③ 복부팽만을 파악하고 경감시킨다.

④ 적절한 양의 단백질과 비타민 C를 함유한 영양 섭취를 장려한다.

다. 임상 증상

① 상처에서 장액 혈액성의 분비물이 나온다.

② 환자가 자신의 상처에서 무엇인가 갑자기 빠져나온 것 같다고 호소한다.

③ 장 부위에 상처가 있는 경우 상처 가장자리가 분리되어 장이 돌출되어 나올 수 있다. 드레싱 위로 복강 내 분비물이 배출되었는지 관찰한다(깨끗하거나 장액 혈액성의 분비물).

라. 간호중재

① 환자를 안심시키기 위해 환자와 함께 있으며 다른 사람을 통해 의사에게 즉시 보고하도록 한다.

② 장이 노출되었다면 멸균식염수로 적신 드레싱으로 덮어 준다.

③ 활력징후를 측정하고 쇼크를 관찰한다.

④ 환자가 절대 안정을 취하게 한다.

⑤ 복부의 긴장을 감소시키기 위해 무릎을 구부리게 하고 세미파울러(semi-Fowler) 체위를 취해 준다.

⑥ 환자에게 상처가 적절하게 치료되고 있음을 확신시키면서 안정을 유도하고 이완시킨다.

⑦ 수술과 상처복구에 대한 준비를 한다.

6) 수술실 환경관리

최근 들어 수술 후에 발생하는 의료폐기물이 급격하게 증가하는 추세이다. 간호사는 자원을 보존하고 환경을 보호하는 데 적극적으로 참여해야 할 도덕적 책임이 있다. 의료기관은 환경적 책임에 관한 지침에 따라 환경보호 정책과 절차를 만들어야 하며 간호사는 감염성 폐기물과 비감염성 폐기물 관리, 재활용 자원의 보존, 재가공, 재사용, 수리에 적극적으로 참여해야 한다. 이러한 폐기물은 환경오염의 원인으로 작용할 수 있으므로 올바른 폐기물관리는 병원의 감염관리와 더불어 지역사회의 환경관리 측면에서 중요하다. 그러므로 감염성 폐기물을 안전하고 위생적으로 취급하고 적절하게 처리하여 효과적으로 관리해야 한다.

우리나라의 의료폐기물

우리나라는 폐기물 발생을 최대한 억제하고 발생한 폐기물을 적정하게 처리하여 환경 보전과 국민생활의 질적 향상에 이바지하기 위해 폐기물관리법을 시행하기 시작했다. 특히 의료폐기물이란 보건·의료기관, 동물병원, 시험·검사기관 등에서 배출되는 폐기물 중 인체에 감염 등 위해를 줄 우려가 있는 폐기물과 인체조직 등 적출물, 실험동물의 사체 등 보건·환경 보호상 특별한 관리가 필요하다고 인정되는 폐기물을 말한다.

(출처: 폐기물관리법 시행령 제2조제5호 2009.6.9.)

(1) 감염성/비감염성 조직과 폐기물 관리

수술실에서는 감염성/비감염성 폐기물뿐 아니라 전문적인 처리 과정이 요구되는 물질(예: 액상 화학물, 인체 유해 물질)도 함께 배출된다.

수술실 간호사는 폐기물관리에 중요한 영향력을 끼치므로 안전하고 건강한 환경을 위한 전략을 세우고 이행할 수 있도록 장려되어야 한다. 이러한 전략들은 비용 효과적이어야 하고, 자원을 보존할 수 있어야 하는데, 주요 전략들은 다음과 같다.

가. 수술실에서 발생하는 폐기물의 유형을 조사한다.

- 의료폐기물의 종류〈시행령, 2008.12.28〉(표 1-32)

  ※ 비고: 의료폐기물이 아닌 폐기물로서 의료폐기물과 혼합되거나 접촉된 폐기물은 의료폐기물로 간주한다.

나. 폐기물관리비용을 분석한다.

① 비감염성 폐기물의 발생량

② 잠재적인 감염성 폐기물의 발생량과 이용 가능한 폐기물 처리 기술

- 의료폐기물의 처리 〈의료폐기물관리 제도 안내(환경부 산업폐기물과), 2008.09.〉
  - 모든 의료폐기물은 소각시설이나 멸균·분쇄시설에서 처리

  ※ 도서 지역 발생 의료폐기물은 생활폐기물 소각시설에서 처리 가능

표 1-32 의료폐기물 종류

구분		종류
격리의료폐기물		「전염병예방법」 제2조제1항에 따른 전염병으로부터 타인을 보호하기 위하여 격리된 사람에 대한 의료행위에서 발생한 일체의 폐기물
위해의료폐기물	조직물류폐기물	인체 또는 동물의 조직·장기·기관·신체의 일부, 동물의 사체, 혈액·고름 및 혈액생성물(혈청, 혈장, 혈액제제)
	병리계 폐기물	시험·검사 등에 사용된 배양액, 배양용기, 보관균주, 폐시험관, 슬라이드, 커버글라스, 폐배지, 폐장갑
	손상성 폐기물	주사바늘, 봉합바늘, 수술용 칼날, 한방 침, 치과용 침, 파손된 유리 재질의 시험기구
	생물·화학폐기물	폐백신, 폐항암제, 폐화학치료제
	혈액오염폐기물	폐혈액백, 혈액투석 시 사용된 폐기물, 그 밖에 혈액이 유출될 정도로 포함되어 있어 특별한 관리가 필요한 폐기물
일반의료폐기물		혈액·체액·분비물·배설물이 함유되어 있는 탈지면, 붕대, 거즈, 일회용 기저귀, 생리대, 일회용 주사기, 수액 세트

다. 정부의 규정에 따른 잠재적인 감염성 폐기물의 정의를 확인한다.

라. 모든 의료기관 종사자들에게 다음 내용을 교육한다.

① 감염성 폐기물의 정의
② 비감염성 폐기물과 잠재적인 감염성 폐기물 분리의 중요성과 분리 과정
③ 폐기물 관리비용
④ 폐기물 처리가 환경에 미치는 영향

마. 의료서비스 기관의 전반적인 폐기물 관리 정책을 검토하고 최신의 것으로 개정한다.

바. 잠재적인 감염성 폐기물은 생위해성 폐기물 전용 용기(예: 적색 백)에 담아 격리하고 의료폐기물의 분리 및 보관은 다음과 같다.

① 의료폐기물은 발생한 때(당해 진료·치료 및 시험·검사 행위가 종료된 때)부터 종류별로 전용 용기에 넣어 보관한다.

- 병실, 응급실, 주사실, 회복실, 진료실, 중환자실, 수술실, 병리검사실 등 폐기물 발생량이 많은 장소를 자체적으로 선정하여 전용 용기를 비치한다.
  - 떼어 낸 신체의 일부 등 조직 물류를 외부에서 검사하기 위해 반출하는 경우 폐기물에 해당되지 않으나 최종적으로 버릴 경우에는 의료폐기물로 분류하여 처리한다.
- 의료폐기물 전용 용기는 사용 중일 때에는 전용 용기 내부의 폐기물이 노출되지 않도록 하여야 하며, 사용이 종료된 때에는 내부 합성수지 주머니를 밀봉하고 외부 용기를 밀폐 포장하여 보관 장소에 보관한다.
  - 조직물류(재활용 태반은 별도 용기) 등 부패나 변질의 우려가 있는 폐기물은 발생 시부터 전용 용기에 넣어 냉동 시설에 보관한다.
  - 사용 종료 후 밀폐 포장된 전용 용기는 전용의 냉동 시설이나 보관 창고 또는 보관 장소에서 보관한다.
- 배출자는 동일한 처리 장소 및 처리 방법으로 처리할 경우 전용 용기에 혼합 보관할 수 있으나, 보관 방법·성상별로 구분하여 전용 용기에 보관한다. 전용 용기의 도형 색상은 폐기 물량이 많은 도형의 색상을 사용하고, 격리, 조직물류, 손상성 및 액상 의료폐기물은 반드시 합성수지류 전용 용기에 보관하되, 뚜껑이 열리지 않도록 잠금 장치를 하여야 한다.
- 재활용하는 태반은 발생한 때부터 흰색의 투명한 합성수지 주머니에 1개씩 포장하여 전용용기에 넣어 냉동시설에 보관하되, 합성수지 주머니에 의료기관명, 중량(g), 발생 일자, 담당 의사명을 기재한다. 전용 용기는 환경부 장관이 고시하는 검사 기준에 따라 검사기관이 검수한 용기만 사용한다.

② 종류별 보관 용기 및 전용 용기에 표시하는 도형의 색상〈폐기물관리법 시행령, 2008.1.4.〉(표 1-33)

※ 의료폐기물 중 액상은 합성수지 용기를 사용하고, 태반(재활용하는 경우)은 녹색으로 표시한다.

③ 전용 용기의 기준

a. 전용 용기의 종류

- 봉투형 용기: 합성수지류 용기

표 1-33 의료폐기물 종류별 보관 용기 및 표시 도형 색상

구분		보관 용기	도형 색상
격리 의료폐기물		합성수지	적색
위해의료폐기물	조직물류폐기물	합성수지	황색
	병리계 폐기물	골판지	
	손상성 폐기물	합성수지	
	생물·화학폐기물	골판지	
	혈액오염폐기물	골판지	
일반의료폐기물		골판지	검정색

• 상자형 용기: 골판지 용기, 합성수지류 용기(PVC는 제외)

b. 전용 용기의 구조, 재질 및 규격

• 상자형 용기의 구조는 이중 구조, 용기 내부에는 합성수지류로 된 주머니 등을 부착하거나 넣어 사용해야 한다.
• 색상은 흰색으로 하고, 겉면에 뚜껑 설치 및 내부에 투명한 주황색 합성수지 비닐 주머니를 넣어서 사용해야 한다.
• 액상 폐기물을 담는 합성수지류 전용 용기는 뚜껑이 열리지 않도록 하는 잠금장치가 부착되어 있어야 한다.

사. 폐기물 분리 방법을 안다.

① 접근이 용이한 장소에 비감염성 폐기물 전용 용기와 생위험성 폐기물 전용 용기를 나란히 위치시킨다.
② Bag-in-bag collection system 사용: 처치에 사용된 폐기물의 수집을 위해 깨끗하게 비운 수액백은 red-bag(의료폐기물 전용 용기)에 버린다.

아. 수은이 포함된 제품의 사용을 제한한다. 즉, 수은이 함유된 의료기구의 재고를 정리하고 수은이 없는 다른 제품으로 대체한다.

(2) 재활용

병원에서 발생하는 폐기물의 상당한 양은 비감염성 물질을 포함하며, 그중 많은 부분은 재활용이 가능하다. 수술실에서 재활용이 가능한 물품에는 플라스틱 병, 멸균포, 제품을 개봉하고 난 포장재, 유리, 종이, 알루미늄 캔과 금속제 용기, 골판지 등이 있다.

가. 비감염성 폐기물의 재활용은 환경적·경제적 이점이 있는데 그 내용은 다음과 같다.

① 재생품에 필요한 재료를 제공한다.
② 다음 세대를 위해 남아 있는 자원을 보존한다.
③ 공기와 수질 오염을 감소시킨다.
④ 에너지를 보존한다.
⑤ 폐기물 매립지의 확장과 소각로의 사용을 줄일 수 있다.

나. 의료기관은 재활용에 유리하도록 폐기물 처리와 구매 관리 실무를 개선해야 한다. 수술실 간호사는 안전하고 건강한 환경을 위해 재활용을 위한 전략들을 세우고 이행할 수 있도록 장려해야 한다.

(3) 자원 보존

의료기관은 물, 전기, 천연가스와 같은 한정된 자원을 보존해야 할 의무가 있다.

수술실 간호사는 물, 전기, 천연가스를 위한 자원 보존 대책에 적극적으로 참여하여야 한다. 자원 보존 전략은 수술실의 일상 업무에 포함되어야 하며 그 내용은 다음과 같다.

가. 자원 이용 현황을 평가한다.

나. 의료기관 종사자들에게 자원 보존의 이점과 중요성을 교육한다.

다. 자원 보존을 위한 제안 상자를 만들고 잘 보이는 곳에 둔다.

라. 자원 보존을 장려하는 내용의 게시판을 제작한다.

마. 의료기관 종사자들로 구성된 팀(예: 그린 팀)을 결성하여 자원 보존의 기회와 효율성을 평가한다.

바. 전기 절약

① 인체 감지 센서(occupancy sensor)를 처치가 이루어지는 장소에 설치한다. 인체 감지 센서는 직원이나 환자의 움직임에 자동으로 조명이 조절된다.
② 비어 있는 수술실의 조명은 소등한다.
③ 사용하지 않는 장비의 전원은 끈다.

④ 에너지 효율적인 장비, 조명, 전기기구를 사용한다.
⑤ 의료용 진공 펌프(surgical vacuum pump)의 순환을 감소시켜 사용 가능한 수준으로 최소화시키고 적절하게 조작하도록 한다.

사. 천연가스 보존

① 온수관을 절연체로 둘러싼다.

아. 물 절약

① 스팀멸균기의 증기응축수를 온수 탱크로 되돌려 재사용한다.
② 스팀멸균기를 냉각시키는 데 필요한 수도용수의 양을 줄이며 되도록 저장 탱크의 물을 사용한다.
③ 스팀멸균기의 증기방출기에 결함이 있을 경우 교체할 수 있도록 예방 점검 프로그램을 실시한다.
④ 스팀멸균기의 냉각용수는 재순환하여 사용한다.
⑤ 모든 수도꼭지에 순환조절장치를 장착한다.
⑥ 스크럽 싱크에 타이머를 설치하고, 중지밸브를 발과 무릎으로 조절할 수 있게 만든다.
⑦ 온수의 공급을 기다리는 동안 버려지는 물을 줄이기 위해, 스크럽 싱크 옆에 필요시 온수가 공급되는 가열장치를 설치한다.
⑧ 브러시를 사용하여 손을 세척하는 동안 물을 사용하지 않는다. 이후 세척액을 헹굴 때 물을 사용한다.
⑨ 물을 필요로 하지 않는 외과용 손 소독 제품을 사용한다(아바가드, Softa-man).
⑩ 청소 시에는 초극세사 걸레를 사용한다.
⑪ 스크럽 싱크의 노즐은 수압이 높고 적은 양의 물이 분출되는 것을 선택하여 사용한다.

(4) 물품 보존 및 관리 업무

물품 관리 업무에서 정확한 제품을 적시에 사용하는 것은 중요하다. 폐기물품을 최소화시켜 비용을 줄이는 방법은 의료의 질을 떨어뜨리지 않고도 경제적 이익을 얻게 한다. 효과적으로 공급망을 관리함으로써 비효율적 과정이 최소화되고 폐기물량이 감소되는데, 주요 전략들은 다음과 같다.

가. 수술에 사용하는 물품, 기계, 장비를 표준화한다.

나. 다른 의료기관과 협력하여, 자주 사용하지 않는 물품은 서로 나누어 필요한 수량만 구매한다.

다. 물품 선호 카드(preference card)와 선택 목록(pick-list)에 수술 시 매번 개봉되는 물품수가 최소가 되도록 체크하여야 한다. 또한 사용 가능성이 있지만 미개봉한 물품은 그 명칭을 정확하게 불러 다른 물품을 개봉하는 일이 없도록 해야 한다.

라. 임플란트류는 의사의 확인이 있고 사용이 분명할 때에만 개봉한다.

(5) 재사용, 수리

재사용이란 수리, 세척, 중고품의 재생 등을 포함한다.

수술실 간호사는 재사용 제품을 구매할 때 다음을 고려해야 한다.

가. 장비나 기구의 내구성에 영향을 주는 요소를 확인한다.

① 적절한 재고 정리는 재가공 빈도를 줄이기 위해 적당한 시점에 이루어져야 한다.
② 의료기구를 사용하는 직원들에게 시행되는 교육이다.
③ 의료장비를 유지, 관리하는 직원들에게 시행되는 교육이다.
④ 의료기구나 장비 보관은 쉽게 손상되지 않게 보호할 수 있는 장소에 한다.

나. 의료기구와 장비를 위해 예방적 유지 보수 프로그램을 시행하는데, 이는 기구와 장비의 고장을 방지

하고 원 상태로 유지하기 위함이다.

다. 의료서비스기관 종사자가 가져야 할 책임에 대해 교육한다.

7) 수술주기의 간호과정

(1) 수술 전 간호(Preoperative care)

가. 환자 교육

환자 교육은 수술 환자에게 반드시 필요하다. 수술 전 환자 교육은 대화, 토의, 시청각 자료의 이용과 시범을 통해 실시되고, 환자가 그것을 시범 보임으로써 이루어진다. 교육은 불안을 최소화하고 수술과 마취로부터 최대한의 회복을 향상시키기 위해 환자가 외과적 경험을 이해하도록 계획한다. 환자 교육은 입원 전 간호사에 의해 실시될 수 있다. 이것은 수술 당일 수술 환자나 외래 환자, 수술을 받을 환자에게 특히 중요하다. 간호사는 환자의 기본 지식을 사정하여 환자 교육계획 수립 시 참고한다.

(2) 교육전략

가. 기초 자료의 수집

① 환자가 무엇을 알고 있으며, 무엇을 알고 싶어하는지 파악한다. 이것은 환자기록부, 환자와의 면담, 의사, 가족, 다른 의료인들과 의사소통을 통해 이루어질 수 있다.

② 임박한 수술에 대한 환자의 심리사회적 적응에 대해 확인한다.

③ 수혈의 거부, 절단된 사지의 24시간 이내 매장, 특별한 치유 의식 등과 같이 환자의 수술에 영향을 줄 수 있는 문화적 또는 종교적 신념과 관례에 대해 파악한다.

나. 교육 프로그램의 계획과 수행

① 환자의 이해수준을 사정한 후 수준에 맞춰 계획을 수립한다.

② 개인 또는 집단 대상의 교육을 계획한다.

③ 교육과정에 환자의 가족이나 기타 영향력 있는 사람들을 포함시킨다.

④ 환자가 자신의 치료와 회복에 활발하게 참여하게 한다.

⑤ 기본적인 기술은 시범을 보인다. 환자가 연습할 기회를 제공하고, 시범한 것을 환자가 재연하게 한다.

⑥ 환자가 질문을 하고 우려를 표현하도록 격려한다. 환자의 모든 질문에 진실하게 대답하고, 전체적인 치료계획에 환자의 동의를 얻도록 노력한다.

⑦ 일반적인 정보를 제공하고 환자의 관심도와 반응을 사정한다.

a. 수술 전 준비 사항을 상세히 설명하고 가능하면 수술실을 방문하게 한다.

b. 수술에 대한 일반적인 정보를 제공한다.

c. 수술 시간과 수술 소요 시간에 관한 정보를 제공해준다. 수술 후에 회복실로 갈 것이라고 이야기해 준다. 그리고 여러 가지 요인에 의해서 이 시간들이 지연될 수 있다는 사실을 강조한다(예: 수술이 예상보다 길어지거나, 응급수술이 우선적으로 행해지거나 등).

d. 가족에게 환자의 수술 진행과 관련하여 계속 정보를 제공할 것이며, 가족들은 어디서 대기해야 하며, 언제 환자를 만날 수 있는지, 면회 시간에 관한 사항을 설명했음을 환자에게 알려 준다.

e. 검사나 수술 중 혹은 후의 느낌에 대해 설명한다.

f. 회복실에 대해 설명한다. 환자가 만나게 될 사람들과 물품에 대해 설명한다(특별히 훈련된 사람들, 모니터 기구, 다양한 기능의 튜브, 간호사와 의사에 의해 행하는 적당한 양의 운동).

g. 수술 후 회복을 위해 환자의 적극적 참여의 중요성을 인식시킨다.

⑧ 필요한 경우 의료인, 목사, 통역사 등의 도움을 받을 수 있음을 알려 준다.

⑨ 교육 및 논의 내용, 환자의 반응, 이해 정도를 기록한다.

⑩ 예상되는 수술 후 과정(예: 재원 기간, 수술 직후 활동, 집도의의 추후 방문 등)에 대해 환자와 논의한다.

다. 시청각 자료의 이용

① 개인 또는 집단의 환자들에게 비디오를 이용하거나 해설이 있는 필름의 이용은 기본적인 정보 제공에 효과적이다. 많은 병원은 환자 교육의 효과를 높이기 위해 TV 채널을 제공해 주고 있다.

② 책, 모형과 소책자 등도 도움이 된다.

③ 특별한 환자를 위해 물품 사용법의 시범을 보여 준다. 예를 들면, 다음과 같다.

a. 배액 물품

b. 모니터 기구

c. 보조난간

d. 폐활량제

e. 인공결장주머니

(3) 일반적 지침

환자에게 수술 후 실시할 활동에 대해 교육하여 수술 전 환자가 익숙해지도록 연습할 기회를 제공한다.

가. 폐활량계(Incentive spirometry)

수술 전 최대 호흡노력을 통한 심호흡을 측정하기 위해 폐활량계를 이용한다. 수술 전 측정한 수치는 수술 후 심호흡을 하는데 성취할 목표가 될 것이다.

① 수술 후 환자 스스로 1시간에 약 10~12분 동안 폐활량계를 사용하도록 격려한다.

② 깊은 흡기는 폐포를 팽창시켜 무기폐와 다른 폐합병증의 발생을 예방한다.

③ 기침과 같은 호기 시보다 흡기 시에 통증이 적다.

나. 기침

기침은 흉부 분비물 제거를 촉진시킨다. 다음의 사항을 환자에게 교육한다.

① 손가락을 깍지 끼고 수술 부위에 손을 올려놓는다. 이것은 기침 동안 지지대 역할을 할 것이며, 수술 부위에 해를 주지 않는다.

② 침대에 앉아 있는 동안 약간 앞으로 구부린다.

③ 횡격막을 이용하여 숨을 쉰다.

④ 입을 조금 열고 숨을 충분히 들이쉰다.

⑤ 3회 또는 4회 강하게 짧은 헛기침을 하도록 한다.

⑥ 입을 벌리고 심호흡을 1회 한 후 재빠르게 1회 또는 2회 강하게 기침한다.

⑦ 호흡기계 합병증을 예방하기 위하여 분비물은 폐로부터 깨끗이 제거되어야 한다(폐렴, 폐색 등).

※ 참고: 특정한 체위의 변경은 어떤 수술 후 환자에게는 금기 사항이 될 수도 있다(개두술, 눈이나 귀수술).

다. 체위 변경

똑바로 누운 체위에서 옆으로 눕는 체위로 변경하거나 그 반대의 경우는 순환을 자극하며 심호흡을 하게 하고, 압박 부위의 압력을 경감시킨다.

① 도움이 필요한 경우 환자가 측면으로 움직이는 것을 도와준다.

② 위쪽에 있는 다리는 아래에 있는 다리보다 더 굴곡시키고 두 다리 사이에 편안하게 베개를 끼워 준다.

③ 2시간마다 한쪽 옆에서 똑바로, 그 후에 다른 쪽 옆으로 체위 변경을 해 준다.

라. 발과 다리 운동

다리의 운동은 순환과 근육의 긴장을 향상시킨다.

① 환자를 똑바로 눕히고 무릎을 굴곡시키며 발은 올린다. —몇 초 동안 지속하다가 내린다.

② 각 다리마다 약 5회 정도 반복한다. 3~5시간마다 5회씩 반복한다.

③ 환자를 옆으로 눕히고 자전거 페달을 밟는 것 같은 동작의 다리운동을 한다.

④ 계속해서 발운동을 하게 한다. 엄지발가락으로 완전한 원을 그리게 한다.

마. 교육 프로그램의 평가

① 수술 후 발과 다리 운동, 특수한 호흡법 등을 환자가 시범 보이게 하고 올바르게 하는지 관찰한다.

② 환자의 이해수준을 파악하기 위해 적절한 질문을 한다.

③ 필요시 정보를 재강조한다.

(4) 수술 부위 준비

가. 피부(Skin)

① 인간의 피부에는 정상적으로 일시적 세균군과 상주 세균군이 있는데, 상주 세균군의 일부가 병원성이다.

② 피부는 세포를 파괴하지 않고는 멸균할 수가 없다.

③ 마찰은 세정 살균제의 작용을 향상시키지만 표재성 피부암(악성 세포의 분산을 초래) 또는 경동맥의 플라크 부위는 마찰하지 않는다(플라크의 이동으로 색전 초래).

④ 수술 당일 정균성 비누(예: Hibiclen)를 사용하여 목욕을 하거나 샤워를 하는 것이 이상적이다. 수술 일정 때문에 전날 샤워를 할 수밖에 없을 때도 있다.

⑤ 질병관리 및 예방 센터(Center of Disease Control and Prevention)는 수술에 방해가 되지 않는 한 면도는 피부에 상처를 유발하여 수술 후 감염률을 높일 수 있으므로 수술 부위 근처를 면도하지 않을 것을 권장한다.

⑥ 반드시 면도를 해야 한다면 가능한 한 수술 시간 바로 직전에 행하는 것이 좋다. 수술 시간보다 너무 일찍 면도를 하게 되면 수술 후 상처 감염의 빈도를 더 높일 수 있다.

a. 전기면도기 사용이 좋다. 털은 피부의 연상을 피하기 위해 피부에서 1~2mm 이내로 제거되어야 한다. 면도기는 사용 후 반드시 날을 철저히 세척한다.

b. 날카롭고 날이 안으로 들어가 있는 1회용 면도기는 물로 적신 후 면도할 때 사용한다. 털이 성장하는 방향으로 면도를 하는 것이 중요하다.

c. 탈모제 크림은 열상의 빈도를 낮추고 피부 손상 없이 깨끗하고 부드럽게 털을 제거할 수 있는 장점이 있다. 많은 환자들은 이런 형태의 피부 준비를 편안해한다. 그러나 어떤 환자에게는 사용 시 일시적인 피부반응을 일으킬 수 있는데, 특히 직장이나 음낭 주위에 탈모제를 사용할 경우 더 그렇다.

d. 길이 3mm 이상 면도해야 하는 경우에는 가위를 사용한다.

⑦ 두부 수술을 위해서는 면도 범위에 관해 수술의의 특별한 지시가 있어야 한다.

나. 위장관계(Gastrointestinal tract)

① 장에서 나온 박테리아는 주변 조직에 침범하여 패혈증을 일으킬 수 있기 때문에 장 수술 준비는 필수적이다.

a. 관장으로 대변을 제거한다.

b. 경구용 항생제(예: neomycin, erythromycin)는 결장의 잠재적인 세균 발생을 억제한다.

c. 장이 깨끗하게 될 때까지의 관장은 정규 수술 전날 저녁에 처방된다. 3회 이상의 관장은 수액과 전해질 균형에 부정적인 영향을 초래하고 환자를 지치게 하므로 피해야 한다. 관장이 깨끗이 되지 않는다면 의료인에게 보고한다.

② 수술 전 6시간 동안 고형식이를 제공하지 않는다. 아침에 수술할 환자는 밤 12시부터 금식한다. 맑은 물 등의 수분은 의사의 처방이 있다면 수술 4시간 전까지 섭취할 수 있다.

다. 비뇨생식기계(Genitourinary tract)

부인과(예: 자궁 적출술) 또는 비뇨기계 수술을 하는 경우 수술 전 약물을 이용한 질 세척이 처방될 수 있다.

(5) 수술 전 투약

통원 수술과 당일 수술의 빈도가 증가하면서 마취 전 투약, 피부 준비, 질 세척에 대한 처방이 드물어져 가고 있다. 그러나 다음 목표들을 원활하게 하기 위해 수술 전 투약이 처방된다.

- 모든 마취제의 투여 촉진
- 호흡기계 분비물과 심박동 수의 변화 최소화

• 환자의 이완과 불안 감소

가. 약물의 형태

① 아편제제(opiates): Morphine(Roxanol)과 meperidine(Demerol)은 환자를 이완시키고 마취의 효능을 높이기 위해 투여한다.

② 항콜린제(anticholinergics): Atropine, scopolamine과 glycopyrrolate(Robinul)는 호흡기계 분비물을 줄이고 마취 동안 심장이 서서히 박동하는 심한 반사 작용을 예방하기 위해 우선적으로 투여한다. 보통 환자가 수술실로 오기 약 1시간 전에 아편제제와 함께 투여한다.

③ 바비튜레이트/정온제(barbiturates/tranquilizers): Pentobarbital(Nembutal)은 수술 전날 밤에 편안한 수면을 취하게 하기 위해 다른 수면제와 함께 투여한다. 간호사, 마취의, 의사로부터의 지지가 환자의 불안과 불면을 경감시킬 수 있다는 것은 매우 중요하다.

④ 예방적 항생제(prophylatic antibiotics): 박테리아의 오염이 예상될 때 수술 직전에 투여될 수 있고, 또 절개 1시간 전에 투여하는 것이 바람직하다.

나. 응급약물의 투여

① 투약할 준비를 해 놓고 수술실로부터 연락을 받는 즉시 약물을 투여한다.

② 나머지 수술 준비를 행한다.

③ 약물 투여 시간과 투여자 이름을 간호기록이나 수술 전 점검표에 기록한다.

※ 간호 시 유의점: 마취 전 투약 처방이 나면, 처방 난 시간에 정확히 투여해야 한다. 너무 일찍 투여하게 되면 마취될 때까지도 약효가 발효되지 않을 것이다.

(6) 수술실로의 환자 이송

가. 수술 전 점검표의 최종 확인

수술 전 점검표의 확인은 환자를 수술실로 이송하기 전의 마지막 절차이다. 대부분의 병원에는 이 점검을 위한 표준화된 형식이 있다.

나. 확인과 검증

이것은 환자의 신분을 팔찌와 차트상의 기록을 대조하여 확인하고, 좌·우 방향을 포함한 수술명, 외과의가 지워지지 않는 잉크로 표시한 수술 부위의 표시, 집도의, 마취 종류 등을 확인하는 동안 간호사가 구두로 확인하는 것을 포함한다.

다. 환자기록 검토

알레르기, 과거력, 신체검진, 완성된 수술 전 점검표, 가장 최근 수치를 포함한 임상검사 수치, 심전도, 흉부 X선, 필요할 경우의 수술 전 투약과 수술의 또는 마취의의 수술 전 처방을 검토한다.

라. 동의서

수술 전 환자간호에 관여한 모든 간호사는 수술동의서와 특정한 병원 방침에 관한 개개인의 법적 상태에 대해 알고 있어야 한다. 동의서를 받는 것은 담당 수술을 하는 외과의의 책임이다. 동의서 양식은 수술명, 다양한 위험성, 수술의 모든 대안에 관해 서술되어 있어야 한다. 간호의 책임은 서명된 동의서가 환자기록부에 포함되어 있는지를 확인하는 것이다.

마. 환자 준비

① 금식 상태

② 수술복장(환의)

③ 피부 준비, 처방이 있을 경우

④ 적절한 바늘 크기로 정맥주입 실시

⑤ 의치와 보철기 제거

⑥ 액세서리, 콘택트렌즈, 안경을 제거한 후 안전한 곳에 보관하거나 가족에게 줌

⑦ 배뇨

바. 수술실로의 환자 이송

① 환자의 편안함과 안전을 유지하는 것이 원칙이다.

② 환자의 소개와 확인을 위해 환자와 수술실까지 동반한다.

③ 침대에서 운반차까지 환자를 옮기는 것을 도와준다(침대가 수술실로 들어가지 않는다면).

④ 환자기록과 수술 전 점검표를 완성한다. 병원 방침이나 의사의 처방에 의해 실시된 임상결과와 X선을 포함한다.

⑤ 적절한 시간에 수술실에 도착하도록 한다.

사. 환자의 가족

① 가족은 대기실에서 기다리게 한다.

② 집도의가 수술 후 수술에 관한 정보를 제공하기 위해 가족과 즉시 연락할 것이라고 알려 준다.

③ 가족에게 환자를 오래 기다린다고 해서 수술 자체가 오래 걸리는 것이 아니며, 마취 준비와 마취를 유도하는 시간도 포함된다는 것과 수술 후 회복실로 옮겨진다는 것을 알려 준다.

④ 가족이 환자를 볼 때 예상할 수 있는 것(튜브, 모니터 기구, 수혈, 흡인기, 산소기 등)에 대해 설명해 준다.

(7) 수술 중 간호(Intraoperative care)

가. 마취 및 마취 관련 합병증

마취의 목적은 통증을 제거하고 진정시키며, 수술에 적절하도록 근육을 이완시키고 자율신경계를 조절하기 위함이다.

나. 일반적인 마취 기술

① 의식상태의 진정(Conscious sedation)

a. 진정의 특별한 단계는 불안과 불편감의 수준을 감소시켜 불유쾌한 시술 과정을 견디도록 돕기 위함이다.

b. 환자는 의식수준(LOC)이 억제되고 구두나 촉각 자극에 대해 적절하게 반응할 수 있지만 통증에 대한 인지는 변화한다.

c. 심폐 기능과 보호반사 기능은 환자에 의해 유지된다.

d. 기대되는 결과에 대해 이해하고 있어야 한다. 이 결과들에 포함되는 것은 다음과 같다.

- 의식수준의 유지 정도
- 보호반사 기능의 유지 정도
- 통증 인지의 변화
- 협력의 강화

e. 환자의 적절한 수술 전 준비가 기대하는 효과에 도달하는 데 기여한다.

f. 환자가 진정되어 있는 경우

② 모니터링 마취관리(Monitored anesthesia care)

a. 환자는 수면 상태이지만 쉽게 깨울 수 있다.

b. 보호반사 기능은 약간 감소한다.

c. 국소마취와 함께 산소가 필요한 환자에게 모니터링을 하고 마취과 의사에 의해 진정제와 진통제가 투여된다.

d. 모니터링 마취관리(MAC)에는 midazolam, fentanyl, alfentanil, propofol이 주로 사용된다.

③ 전신마취(General anesthesia)

a. 가역적인 완전한 의식소실의 상태가 되도록 무통, 근육이완, 진정이 된 상태이다. 보호반사 기능은 소실된다.

b. 세 가지 주요 단계(유도, 유지, 회복)로 나뉜다.

- 전신마취의 유도는 정맥마취제의 주사나 흡입마취제를 통하여 한다. 일반적으로 사용하는 약제는 초단시간형 barbiturate인 ketamine, etomidate와 benzodiazepine계 약물이다. 흡입마취제는 마스크를 통해 투여된다. 흡입마취제에는 아산화질소(N_2O), halothane, enflurane, isoflurane, desflurane 등이 있다. 마취가 유도되는 동안 모니터링 장비의 사용과 기도 유지가 중요하다.
- 전신마취의 유지는 흡입마취제나 정맥마취제의 주입을 통해 한다. 근육이완제도 함께 사용된다. 정맥마취제에는 sodium, thiopental, methohexital, etomidate, diazepam, lorazepam, midazolam,

ketamine, propofol이다. 사용되는 근이완제는 단기형 근이완제인 succinylcholne과 중간형 근이완제인 mivacurium, atracurium, vecuronium, rocuronium, 장기형 근육이완제인 d-tubocurarine, methocurine, pancuronium, doxacurium이다. 마취가 유지되는 동안 간호사의 업무에는 주입되는 수액량, 약물, 혈액 요청, 검사실로 혈액 샘플 보내기, 실혈량 확인, 소변량 확인 등이다.

- 전신마취의 회복과 기관 내 튜브의 제거는 환자가 적절한 환기를 유지하고 구두명령에 반응할 때이다. 말초신경자극기, 머리 들기, 손 잡기 등은 환자를 사정하는 편리한 방법이다. 마취로부터 회복되는 동안 환자의 기도 유지를 돕고, 오한을 예방하고, 회복실 이동이 순조롭게 되도록 돕는 것이 중요하다.

c. 후두 마스크(LMA)는 짧고 단순한 시술이나 말초부위 시술에 기관 내 튜브를 대신하여 사용할 수 있다.

④ 부위마취(Regional anesthesia)

a. 특정한 부위에 마취를 제공하는 것이다.
b. 적절한 신경에 최대한 근접하여 국소마취제를 주사함으로써 마취를 유도한다.
c. 사용되는 약제로는 lidocaine, bupivacaine이 있다.
d. 부위마취가 제공되는 동안 간호사는 국소마취제의 종류, 용량, 신체반응에 대한 이해가 있어야 하고, 환자의 자세 유지를 돕고, 혈압, 맥박, 산소포화도, 통증 완화 정도, 필요장비들을 확인하고 진정약제 주입 준비, 의식이 있는 환자를 위한 편안한 주위환경 조성 등의 업무가 요구된다.

⑤ 척추마취(Spinal anesthesia)

a. 요추강 내로 국소마취제를 주입하는 것이다.
b. 척수신경과 척수신경 후 근절을 마취시켜 주사 부위 아래쪽에 마비와 마취가 발생하게 한다.
c. 사용되는 약제로는 procaine, tetracaine, lidocaine, bupivacaine이 있다.

⑥ 경막외마취(Epidural anesthesia)

a. 요추천자를 통해 경막외강 내에 국소마취제를 주입한다.
b. 척추마취와 비슷한 효과를 나타낸다.
c. 사용되는 약제로는 chloroprocaine, lidocaine, bupivacaine이 있다.

⑦ 말초신경차단

a. 수술 부위만을 마취시키기 위해 특정한 부위에 국소마취제를 주사한다.
b. 사용되는 약제로는 chloroprocaine, lidocaine, bupivacaine이 있다.

다. 수술 중 합병증(Intraoperative complication)

① 과소환기(저산소혈증, 탄산과다증): 호흡기계 근육마비 후에 부적절한 환기와 의식의 혼미로 일어나는 부적절한 환기
② 구강외상(치아가 부서지거나 인두 또는 후두외상): 기관 내 튜브를 어렵게 삽입했을 때 발생
③ 저혈압: 수술 전의 저혈액량 또는 마취제의 부작용
④ 심부정맥: 이미 가지고 있는 심혈관계 보상작용, 전해질 불균형, 마취제의 부작용
⑤ 저체온증: 찬 수술실 환경에의 노출과 마취제로 인해 정상적인 체온조절 능력의 상실
⑥ 말초신경손상: 부적절한 환자의 체위(예: 팔에 체중 부여 시) 또는 억제대 사용
⑦ 악성 고체온증
  a. 흡입마취제(특히 enflurane, fluroxene, halothane, isoflurane)와 근육이완제[예: succinylcholine(Anectine)]에 대한 드문 반응이다.
  b. Theophylline(Theo-Dur), aminophylline(Aminophylline), epiinephrine(Adrenalin)과 digoxin(Lanoxin) 같은 약물은 이 반응을 유도하거

나 강하게 한다.

c. 유전된 근육질환(예: 근육위축의 형태)을 가졌거나 부전탈구성 관절과 측만증의 과거력이 있는 젊은 사람에게서 발생할 경향이 더 높다.

d. 악성 고체온증은 과도대사 작용과 증가된 근육수축의 결과로서 나타나는 칼슘의 세포 내 비정상적인 축적에 의해 초래된다.

e. 임상증상: 빈맥, 가성 파상풍(pseudotetany), 근육의 강직, 고열, 청색증, 심부전과 중추신경계 손상

f. 치료: 흡입마취제 중단, dantrolene sodium(Dantrium), 산소, 포도당 50%(효능을 높이기 위해 insulin을 첨가), 이뇨제, 항부정맥제, sodium bicarbonate(심한 산증의 경우), 체온 하강 방법의 사용(예: 찬 담요, 찬 생리식염수를 정맥주입하거나 위, 방광, 직장을 세척)

(8) 수술 후 간호(Postoperative care)

가. 회복실 간호

수술 중 단계로부터 수술 후 단계로의 간호의 연속성을 유지하기 위해 순회간호사(circulating nurse), 마취의 또는 마취간호사는 회복실 간호사에게 다음 사항을 철저하게 보고해야 한다.

① 수행된 수술의 형태와 수술 중 나타난 모든 합병증

② 마취의 형태(예: 전신마취, 국소마취, 진정)

③ 배액관과 드레싱의 형태

④ 기관삽관 또는 산소 투여 형태(예: 비강 캐뉼러, T-piece)

⑤ 도관의 종류와 삽입 부위(예: 말초정맥주입, 중심정맥관, 동맥혈관)

⑥ 정체도뇨관, T-tube 같은 관 또는 카테터

⑦ 교질액, 혈액의 투여, 수분과 전해질 균형

⑧ 약물 알레르기

⑨ 기왕력

표준간호지침: 회복실 간호

회복실 간호는 수술 후 문제를 나타내는 징후를 인식하고 예방하는 데 중점을 둔다. 전신마취 환자의 경우 다음 사항을 주의 깊게 감시한다.

- 활력징후가 안정될 때까지 최소한 30분 동안 그리고 정상 범위에 도달할 때까지 측정한다.
- 환자는 호흡에 어려움이 없다.
- 반사가 정상적으로 회복된다.
- 환자가 마취에서 깨어 반응하며 시간, 장소에 대한 지남력이 있다.

국소마취 환자의 경우 다음 사항을 주의 깊게 관찰한다.

- 감각이 회복되고 순환이 정상이 된다.
- 반사가 정상으로 회복된다.
- 활력징후가 적어도 30분 내에 안정된다.

나. 초기 간호사정

환자를 회복실로 이송하기 전에 모니터, 흡인기, 산소요법에 필요한 물품 준비와 다른 물품의 기능이 적절한지 확인한다. 다음은 회복실 간호사가 수행해야 할 초기 사정자료이다.

① 환자가 신분과 수술 절차 그리고 절차를 수행한 수술의에 대해 기록한다.

② 마취의와 함께 다음의 증상을 평가하고 검사수치에 대해 확인한다.

a. 호흡상태

b. 순환상태

c. 맥박

d. 체온

e. 산소포화치

f. 혈역학적 변화

③ 연하, 구개반사, 의식상태와 자극에 대한 환자의 반응을 파악한다.

④ 모든 관 또는 배액관, 혈액손실량(EBL), 상처의 상태(open, closed, packed), 투입된 약물, 수혈을 포함한 수액주입량과 배설량을 포함하여 정맥주입을 평가한다.

⑤ 통증과 보호반사기능을 관찰함으로써 환자의 안전과 안위 상태를 평가한다.

⑥ 침대난간이 적당하게 되어 있는지, 억제대가 필요에 의해 적절히 제공되었는지 확인한다.

⑦ 환자의 활동 정도(사지의 움직임)를 평가한다.

⑧ 의사의 처방을 검토한다.

※ **간호 시 유의점:** 정확한 사정을 위해 환자의 언어를 이해하는 것이 필요하다. 통역이 필요한 경우 이에 대한 자원을 제공한다.

다. 초기 간호진단

① 마취와 관련된 부적절한 기도 청결

② 환기관류 불균형과 관련된 가스교환장애

③ 수술 후 저혈압과 관련된 조직관류의 변화(심폐기관)

④ 투약, 진정제와 찬 환경과 관련된 체온 유지 능력 저하의 위험성

⑤ 혈액 손실, 수분과 음식 섭취의 부족, 구토, 배액관과 관련된 체액 부족 위험성

⑥ 외과적 절개와 조직외상과 관련된 통증

⑦ 침습적 절차, 부동, 변화된 대사와 순환 상태와 관련된 피부 손상

⑧ 감각기능부전 및 물리적 환경과 관련된 신체 손상 위험성

⑨ 투약과 마취와 관련된 감각 지각 변화

라. 초기 간호중재

① 기도 유지

a. 인공기도(airway)는 환자의 의식이 회복되어 환자가 뱉어 내려고 시도할 때까지 그대로 둔다.

- 인공기도는 기도를 유지하고 혀가 뒤로 넘어가서 기도가 폐색되는 것을 예방할 수 있다.
- 인두반사가 되돌아온 후 인공기도를 그대로 두면 구역, 구토를 일으킬 수 있다.

※ **간호 시 유의점:** 중환자들은 수술실에서 기관 내 튜브를 삽입한 채로 돌아온다. 이것은 몇 시간 또는 며칠 동안 그대로 둘 수 있으며 특별한 관리가 필요하다.

b. 비인두나 구강인두에서 분비물 소리가 들리면 흡인해 내도록 한다.

② 적절한 호흡기능의 유지

a. 금기가 아니라면 환자의 목을 신전시킨 후 옆으로 눕히고 베개로 상완을 지지한다.

- 이것은 폐 확장을 도와준다.
- 호흡과 환기를 원활하게 하기 위해 1시간 또는 2시간마다 돌아 눕힌다.

b. 환자의 폐에 공기를 가득 채우고 침하성 폐렴을 예방하기 위해 심호흡을 하도록 격려한다. 이 기능을 보조하기 위해 폐활량계를 사용할 수 있다.

c. 청진기를 사용하여 폐를 자주 청진한다.

d. 환자의 지남력(이름 부르는 것과 지시에 대한 반응)을 규칙적으로 평가한다.

※ **참고:** 뇌기능의 변화는 조직으로 가는 산소 운반의 장애를 암시할 수 있다.

e. 필요시 수화된 산소를 투여한다.

- 정상적으로 호기 시 열과 습기가 소실된다.
- 탈수된 환자는 호흡기도 자극의 빈도가 높으므로 산소의 습기가 필요하다.
- 분비물 제거를 용이하게 하기 위해 습기를 제공한다.

f. 필요시 적절한 폐 환기를 유지하기 위해 기계적 환기를 사용할 수 있다.

③ 순환계 사정

a. 임상증상에 따라 상태가 안정될 때까지 규정에 따라 활력징후를 측정한다(혈압, 맥박, 호흡). 안정된 후에는 처방에 따라 4시간마다 측정한다.

- 특이한 사항을 파악하기 위해 수술 전의 혈압을 파악한다.
- 수축기혈압이 하강하거나 심박동수가 증가하면 즉시 보고한다.

- 혈압의 변화, 심부정맥, 30회 이상의 호흡이 있다면 보고한다.
- 관류 상태를 파악하기 위해 맥압을 평가한다(맥압이 낮아지는 것은 쇼크 상태가 진행됨을 의미한다).

b. 섭취량과 배설량에 대해 주의 깊게 파악한다.

c. 혈액 순환량을 변화시킬 수 있는 다양한 요인을 인식한다.

- 마취제와 투약에 대한 반응
- 수술 기간의 혈액 손실과 장기 조작
- 수술대에서 환자 운반차로 자세를 바꾸어 환자를 옮기는 것

d. 쇼크와 출혈의 조기 증상에 대해 인식한다.

- 차가운 사지, 소변량의 감소(30mL/시간 이하), 모세혈관 충만 시간의 지연(3초 이상), 저혈압, 맥압의 감소와 증가된 박동수는 심박출량의 감소를 의미한다.
- 순환혈액 내로부터 산소 함유량을 늘리기 위해 산소를 투여한다.
- 처방된 비경구적 수액공급을 증가시킨다.
- 금기가 아니라면 발을 올리는 쇼크 체위를 취해 준다.

④ 체온조절 상태의 사정

a. 악성 고체온증과 저체온증을 판별하기 위해 1시간마다 체온을 측정한다.

b. 37.7℃ 이상이거나 36.1℃ 이하인 경우 보고한다.

c. 마취 후 오한(postanesthesia shivering, PAQS)을 관찰한다. 환자가 회복실로 온 후 30~45분에 저체온 증상이 현저하다. 이것은 체온균형을 유지하려는 열생성 기전을 의미한다.

d. 적당한 체온과 습기와 함께 치료 환경을 제공해 주며 환자가 추워하는 경우 따뜻한 담요를 제공해 준다.

⑤ 적절한 체액량 유지

a. 처방된 수액을 투여한다.

b. 전해질을 파악하고 오심과 구토, 허약 같은 전해질 불균형의 증상을 인식한다.

c. 의식상태, 피부색과 긴장도, 체온을 평가한다.

d. 수분 불균형의 증상을 인식한다.

- 저혈량: 혈압 하강, 소변량 감소, 중심정맥압 감소, 맥박 증가
- 고혈량: 혈압 상승, 폐 기저부의 마찰음과 심음의 변화(예: S_3 gallop), 중심정맥압 증가

e. 섭취량과 배설량을 파악한다. 방광팽만을 관찰한다.

f. 정맥주입 용액이 조직으로 새는 것을 확인하기 위해 정맥주사 주위의 피부와 조직을 관찰한다. 용액이 새는 경우 체액량을 유지하기 위해 즉시 정맥주입관을 다시 삽입한다.

⑥ 안위 증진

a. 통증을 사정하기 위해 행동과 신체적인 증상을 관찰한다.

b. 진통제를 투여하고(저혈압은 통증의 결과일 수 있음) 효과에 대해 기록한다.

c. 환자가 편안해하는 체위를 취해 준다.

⑦ 피부손상합병증의 최소화

a. 환자와 접촉하기 전·후에 손을 닦는다.

b. 규칙적으로 드레싱을 관찰한다.

c. 상처에서의 배액량과 형태를 기록한다.

d. 환자를 자주 돌아 눕히고 신체선열을 유지하게 한다.

⑧ 안전 유지

a. 환자가 완전히 깰 때까지 침대난간을 올려 준다.

b. 주사바늘이 사고로 빠지지 않게 하기 위해 정맥주입이 되고 있는 사지를 보호한다.

c. 신경손상과 근육긴장을 피하기 위해 적당히 지지해 주고 압박 부위에 패드를 대 준다.

d. 안전핀이 열려 있어 찔리거나 겸자가 압박하여 발생할 수 있는 외상은 환자가 호소하기 어렵다는 점을 인식한다.

e. 드레싱이 죄는지 확인한다.

f. 마취 후 운동조절 능력이 회복되었는지를 파악한다. 핀

으로 찌르거나 몸의 부분을 움직이도록 함으로써 환자의 반응을 관찰한다.

⑨ 감각지각 변화의 최소화

a. 마취에서 깨어날 때 청력이 다른 감각보다 먼저 돌아온다는 것을 인식한다.
b. 환자를 방해할 수 있는 이야기는 피하도록 한다. 환자가 자는 것처럼 보여도 주위에서 무엇을 얘기하는지 들을 수 있다.
c. 환자의 이해수준에 맞게 절차와 활동을 설명한다.
d. 응급상황 처치를 하게 되면 커튼을 사용하여 주변 환자에 대한 노출을 최소화하고, 간호사의 목소리를 낮추며 주변을 조용하게 한다.
e. 환자에게 필요한 장비와 모니터를 이용하여 주의 깊은 간호를 제공한다.
f. 감각지각이 변화한 것에 대한 환자의 느낌을 이해하고, 자극의 변화 정도를 최소화하기 위해 필요한 대응책을 마련한다.
g. 환자에게 이해와 관심을 보이고 환자의 요구나 감정을 예상한다.
h. 환자에게 수술이 끝났으며 회복실에 있음을 반복적으로 알려 준다.

⑩ 기대되는 결과

a. 호흡이 용이하다.
b. 폐의 청진 시 잡음이 없다.
c. 활력징후가 안정된다.
d. 안정상태의 체온을 유지하고 오한이 경감된다.
e. 섭취량과 배설량이 같다. 수분 불균형의 증상이 나타나지 않는다.
f. 적절한 통증관리가 이루어진다.
g. 배액 없이 상처가 깨끗하다.
h. 침대난간을 올린 상태이며 조심스럽게 체위를 변경한다.
i. 조용하고 안심할 수 있는 환경이 유지된다.

마. 회복실에서의 환자 이송

① 이송 기준

각 병원마다 회복실에서 병실로 이송하기 위해 환자의 상태를 결정하는 개별 점검표나 점수 기준이 있다. 이를 살펴보면 다음과 같다.

a. 안정된 심폐기능 상태
b. 안정된 활력징후
c. 적절한 소변 배설량(최소한 30mL/시간)
d. 사람, 장소, 시간에 대한 지남력
e. 기침, 심호흡 또는 사지를 움직이라는 등의 지시에 대한 만족할 만한 반응
f. 부위마취 후 사지의 움직임
g. 통증의 조절
h. 구토조절 또는 소실

② 이송에 대한 책임

a. 환자의 상태에 대한 적절한 정보를 병실 간호사에게 제공한다. 특별한 환자의 요구를 명시한다(예: 배액, 수액요법, 절개와 드레싱, 섭취 요구, 소변량).
b. 환자 이송 시 도와준다.
c. 병실환경, 담당 간호사, 호출기와 치료물품에 대해 설명한다.

바. 수술 후 불편감

대부분 환자들은 수술 후에 약간의 불편감을 경험한다. 이것은 대개 전신마취 및 수술과 관련되어 있다. 가장 흔한 불편감은 오심, 구토, 안절부절못함, 불면, 갈증, 변비, 가스팽만과 통증이다.

① 오심과 구토(Nausea and vomiting)

a. 원인

- 수술 후 대부분의 환자에게 발생한다.
- 대부분 흡입마취제(volatile)와 관련되어 있으며, 이는 위내면과 뇌의 구토중추를 자극하기 때문이다.

- 위의 연동운동이 돌아오기 전에 수액이나 음식물이 축적되어 생긴다.
- 수술 시 복부장기의 조작 후 올 수 있는 복부팽만의 결과로 나타날 수 있다.
- 환자가 수술 후에 구토할 수 있다고 생각한다면 오심과 구토가 일어날 수 있다(심리적 요인).
- 마약의 부작용으로 나타날 수 있다.

b. 예방

- 위장관 수술을 하는 환자는 구토를 일으키는 복부팽만을 예방하기 위해 수술 전에 비위관을 삽입한다.
- Morphine, meperidine(Demerol) 또는 다른 마약들은 어떤 환자를 구토에 더욱 민감하게 할 수 있으므로 사용 전에 확인한다.
- 과거 마취 시 구토를 일으켰던 과거력이 있는 경우 수술 전에 환자와 상담할 마취의에게 알려 필요한 경우 항구토제 처방을 받는다.

c. 간호중재

- 마취제를 쉽게 제거하기 위해 심호흡을 하도록 격려한다.
- 헛구역질이나 구토 동안 상처를 지지하고 구토물의 흡인을 피하기 위해 머리를 옆으로 돌린다.
- 구토물을 처리하고 환자를 청결하게 해 준다. 구강세척, 침대 시트를 교환한다.
- 허용이 된다면, (탄산이 든)청량음료를 조금 마시도록 한다.
- 구토가 심하거나 계속된다면 원인을 조사하기 위해 보고한다.
- 정확하게 섭취량과 배설량을 기록하고 처방에 따라 수분을 보충한다.
- 위 정체를 나타내는 복부팽만, 딸꾹질을 관찰한다.
- Prochlorperazine(Compazine), Ondansetron(Zofran), Promethazine(Phenergan) 같은 항구토제를 투여한다. 이 약물들은 마약의 저혈압 효과를 극대화할 수 있다는 점을 인식한다.

  ※ **약물 투여 시 유의점:** 투약 시 구토가 더 심해진다면 (후에 사라짐) 약물에 대한 특이 체질을 위심해 보아야 한다.

② 갈증(Thirst)

a. 원인

- Atropine과 같은 수술 전 투약에 의해 분비가 억제된다.
- 발한, 혈액 손실, 수술 전 수액 제한과 관련된 탈수로 인해 체액이 손실된다.

b. 예방

수술 후 발생하는 갈증은 마취로 인해 오는 피할 수 없는 흔한 증상이다. 즉각적인 간호중재 수행이 가장 도움이 된다.

c. 간호중재

- 정맥 또는 허용이 되면 구강으로 수분을 공급한다.
- 식사가 제공된다면, 제공 전에 점막을 부드럽게 하기 위해 레몬을 넣은 뜨거운 차를 조금 마시게 한다.
- 흡기될 공기에 습기를 제공하기 위해 젖은 거즈를 입에 대 준다.
- 환자의 입을 헹군다.
- 허용이 된다면, 단단한 사탕이나 껌 등을 입안에 넣어 타액선을 자극하여 입안 습기를 유지한다.

③ 변비와 가스 경련(Constipation and gas cramps)

a. 원인

- 외상이나 수술 동안 장의 조작 및 마약의 사용은 장의 연동운동을 지연시킨다.
- 국소염증, 복막염 또는 농양이 원인이 되기도 한다.
- 장기간의 장 문제, 변폐색을 초래한다.

b. 예방

- 연동운동을 향상시키기 위해 조기이상을 격려한다.

- 수분공급과 변을 묽게 하기 위해 충분한 수분섭취를 제공한다.
- 연동운동을 향상시키기 위해 적당한 식이를 제공한다.
- 비마약성 진통제를 조기에 사용하도록 격려한다. Opiate(아편제제)는 변비를 증가시킨다.
- 자주 장음을 사정한다.

c. 간호중재

- 평소 변비 완화를 위해 환자가 사용했던 방법에 관해 질문하고 적절하다면 시도해 보게 한다.
- 필요시 장갑을 끼고 대변을 배출시킨다(직장수지관장).
- 대변을 부드럽게 하여 배변을 용이하게 하기 위해 처방된 정체 관장(180~200mL)을 실시한다.
- 가스로 인한 경련과 통증이 있는 경우 이를 감소시키기 위해 직장관을 삽입하거나 처방이 있는 경우 return-flow 관장을 실시한다.
- 처방된 위장자극제, 완하제, 좌약, 대변연하제를 투여한다.

(9) 수술 후 통증

통증은 환자가 고통이라고 표현하는 주관적인 증상이다. 통증은 수술의 결과로 특정 신경말단부의 자극 또는 외상에 의해 초래된다.

가. 일반적 원칙

① 통증은 환자의 의식 회복 후 처음으로 표현하는 초기증상의 하나이다.

② 통증은 수술 후 12~36시간 사이에 가장 심하며, 대개 수술 후 48시간에는 현저하게 감소한다.

③ 수용성 마취제는 체내에서 느리게 배출되기 때문에 비수용성인 마취제보다 장기간 통증을 조절한다. 비수용성인 마취제가 빠른 회복에 도움이 되지만 환자는 더 불안정하고 통증을 자주 호소한다.

④ 노인 환자는 청·장년층 대상자보다 통증에 대한 내성이 더 높다.

⑤ 성별과 관련된 통증 내성은 현재 연구 중이다.

나. 임상증상

① 자율신경계 증상

a. 혈압 상승

b. 심박동수와 맥박의 상승

c. 빠르고 불규칙적인 호흡

d. 발한의 증가

② 골격근 증상

a. 근육의 긴장과 활동의 증가

③ 심리적 증상

a. 불안정 증가

b. 걱정 증가

c. 불안 증가

d. 통증 부위에 대한 집중

e. 통증에 대한 호소

④ 환자의 반응은 다음 사항에 따라 다름

a. 이전의 수술 경험

b. 불안 또는 긴장

c. 건강 상태

d. 문제에 집중하지 않으려는 능력

e. 환자가 갖고 있는 통증의 의미

다. 예방

① 통증을 예상하는 불안감을 감소시킨다.

② 통증관리에 대해 교육한다.

③ 환자와 함께 진통제에 대해 확인하고 통증이 빨리 경감될 것이라고 안심시킨다.

④ 신뢰관계를 형성하고 환자와 함께 시간을 보낸다.

라. 간호중재

① 기본적인 안위 제공

a. 치료적인 환경을 제공한다(적당한 실내온도, 습도, 환기와 방문객).

b. 환자의 등과 압박 부위를 부드럽게 치면서 마사지한다. 체위 변경 전에 미리 환자에게 설명한 후 부드럽게 환자를 움직인다.

c. 다양한 활동, 부드러운 음악, 환자가 좋아하는 TV 프로그램을 제공한다.

d. 시원한 음료수를 제공하여 수액 섭취를 장려하고 변기를 준비한다.

e. 통증을 유발시킬 수 있는 요인을 확인한다(꽉 죄는 붕대 또는 반창고, 방광팽만, 죄는 석고붕대, 염증이나 감염을 의미하는 체온 상승 등).

f. 환자가 움직일 때 상처를 지지해야 하는 이유를 설명한다.

g. 침대를 깨끗하고 건조하게, 주름이 없도록 유지한다.

② 암시력(power of suggestion)의 인식

a. 불편감은 일시적이며 투약으로 경감될 수 있음을 환자에게 인지시킨다.

b. 인지된 통증과 관련된 환자의 두려움을 확인한다.

c. 환자가 긍정적인 자세와 희망을 갖도록 한다.

③ 이완요법 교육

상상, 명상, 호흡조절, 자기최면/자기암시(자기훈련)와 점진적 이완법 등을 활용하도록 한다.

④ 피부 역자극(cutaneous counterstimulation)의 적용 (금기가 아닌 경우)

a. 진동: 힘 있게 수술 부위 반대쪽을 마사지한다. 이것은 환자의 통증에 대한 인지도를 경감시킨다(종아리의 혈전을 위로 이동시킬 우려가 있으므로 종아리에는 이 방법을 사용하지 않는다).

b. 열과 냉: 수술 부위 또는 수술 부위가 아닌 곳에 적용할 수 있다. 이것은 통증이 국소화된 경우 아주 유용하다. 냉은 열보다 더 많은 장점이 있고 부작용도 적다(예: 화상). 열은 근육경련에 효과적이다.

⑤ 정확한 방법으로 처방된 진통제 투여

a. 통증이 심해지기 전에 진통제를 요청하도록 교육한다.

b. 통증이 24시간 이상 지속될 것으로 예상되면 진통제를 시간에 맞추어 투여한다. 환자가 요구할 때마다 진통제를 투여하게 되면 의존성을 일으킬 수 있고 부적절하게 통증을 경감시킬 수 있으므로 피한다.

c. 예상된 활동이나 통증을 초래(예: 드레싱 교환)하는 절차를 수행하기 전에 처방된 약물을 투여한다.

d. 발생 가능한 진통제의 부작용을 관찰한다(예: 호흡기계 억압, 저혈압, 오심, 피부발진 등). 마약으로 유도된 호흡기계 억제를 경감하기 위해 naloxone hydrochloride(Narcan)를 투여한다.

e. 진통제의 효능을 사정하고 기록한다.

마. 약물요법

① 경구와 비경구 진통제

a. 수술 환자는 2~4일 동안 또는 수술 부위의 통증이 사라질 때까지 비경구적 진통제가 투여되고, 그 이후 마약성 또는 비마약성 경구용 진통제가 처방된다.

b. 의사는 적절한 약물을 투여했는지에 대한 책임이 있지만 약물을 안전하게 투여하고 효능을 사정하는 것은 간호사의 책임이다.

※ **간호 시 유의점:** 진통제로 진정된 상태의 환자에게는 흡입, 호흡억제, 무기폐, 저혈압, 낙상, 수술 후 경과 불량 등의 합병증 위험이 있다.

※ **약물 투여 시 유의점:** Hydroxyzine(Vistaril) 같은 야편양 제제를 사용하면 환자의 진정 효과는 높아진다.

② 자가통증조절기(Patient-controlled analgesia; PCA)

a. 장점

- 전통적 투여 방법인, 환자가 요구할 때마다 진통제를 투여하는 방법은 시간을 지체하므로 이를 방지하기 위함이다.
- 통증을 보다 빨리 완화하고 환자가 계속적으로 통증이 없는 상태를 유지하기 위해 약물을 정맥 내로 투여한다.
- 환자는 통증의 완화 및 심리적 위안과 긴장 완화까지도 스스로 조절 가능하다는 것을 알게 된다.
- 빈번하게 진통제를 투여하는 간호 시간을 줄일 수 있다.

b. 금기

- 환자의 연령이 10~11세 이하인 경우(환자 몸무게와 기관 정책에 따라 다름)
- 인지장애 환자(섬망, 치매, 정신병, 혈액역동학 또는 호흡기장애)

c. 휴대용 PCA 장치는 미리 설정된 용량의 마약을 투여한다(대개 morphine). 단시간 내에 다음 용량이 들어가는 것을 예방하기 위해 1회 용량이 투여된 후 자동으로 통로를 차단시켜 용량을 조절한다. PCA 조절의 예를 들면, 1회 투여 용량은 morphine 1mg으로 하고 자동차단을 6분 간격으로 설정한다(가능한 총 투여 용량 10mg/시간).

d. 환자가 버튼을 누르면 장치가 작동을 시작한다.

e. 수술 전에 PCA 작동법을 교육한다. 몇몇의 환자는 기계에 의해 많은 양의 진통제가 들어가는 것을 걱정할 수 있으므로 안심시켜 주는 일이 중요하다.

③ 경막외 진통제

a. 마취의가 무균적으로 카테터를 경막외강으로 삽입한 후 마약을 주입한다.

b. 장점

- 감각, 운동 또는 교감신경계의 변화 없이 효과적인 진통의 효과를 유도할 수 있다.
- 진통의 효과를 장기간 유지할 수 있다.

c. 단점

- 경막외 카테터가 척수신경과 척수관에 근접해 있고 카테터가 이동할 가능성이 있으므로 정확하게 주입해야 하고 환자를 주의 깊게 사정해야 한다.
- 부작용으로 전신소양증(혼합), 오심, 요 정체, 호흡억제, 저혈압, 운동신경차단, 감각/교감신경계차단 등이 있다. 이러한 부작용은 사용된 마약의 종류[무방부제 morphine(Duramorph) 또는 fentanyl(Sublimaze)]와 카테터 위치와 관련되어 있다.

d. 경막외로 카테터 주입 시 철저하게 무균법을 사용하는 것이 중요하다.

e. 마약과 관련된 부작용은 naloxone hydrochloride (Narcan)를 투여하면 경감된다.

f. 카테터와 드레싱이 제대로 유지되도록 한다.

g. 경우에 따라 소량의 마취제를 병용할 수 있다. Bupivacaine(Marcaine)은 경막외 진통의 효능을 높일 수 있다.

(10) 수술 후 합병증

수술 후 합병증은 수술과정에서 발생하는 위험으로 수술의 기대되는 결과를 방해하고 환자의 입원과 회복 기간을 장기화한다. 간호사는 환자의 합병증을 예방하도록 하며 합병증의 증상과 징후를 즉시 인식해야 한다. 합병증의 초기 단계에서의 간호중재가 매우 중요하다.

가. 쇼크(Shock)

쇼크는 혈액순환 감소에 대한 인체의 반응으로 조직관류의 장애로 인해 세포의 저산소증과 죽음을 초래할 수 있다.

① 예방

a. 필요시 즉시 사용할 수 있는 혈액을 준비해 둔다.

b. 정확한 혈액손실의 양을 측정하고 모든 수액의 I/O를 확인한다.

c. 초기증상이 계속 진행될 수 있음을 예상한다.

d. 활력징후가 안정될 때까지 자주 측정한다.

e. 활력징후이상을 사정한다. 다른 지표와 비교하여 평가한다. 직립성 저혈압은 저혈량 쇼크의 중요한 지표이다.

f. 감염을 예방한다(예: 삽입된 카테터의 관리, 상처간호, 호흡기계 간호). 이것은 패혈성 쇼크(septic chock)를 최소화시킬 수 있다.

표준간호지침: 수술 후 합병증 인식과 예방

수술 후 환자의 경우 합병증의 위험이 사라질 때까지 다음 사항을 간호한다.

- 활력징후가 안정될 때까지 자주 감시하고, 그 이후 환자 상태에 따라 주기적으로 감시한다(혈압, 맥박, 호흡, 체온, 의식수준).
- 상처 부위에 삼출물, 악취, 부종, 발적, 감염 징후가 있는지 관찰한다.
- 상처 치유 단계를 관찰한다.
- 환자의 통증 정도를 사정하고 비정상적인 통증의 증가(감염이나 다른 문제의 암시)를 감시한다. 또한, 마약성 진통제에 따른 과다 진정 상태를 감시한다.
- 활력징후, 부종 유·무, 섭취량/배설량 측정을 통해 수분 상태를 감시한다.
- 경구로 음식물을 투여하기 전 장음을 확인한다. 복부팽만, 오심, 구토 등은 마비성 장폐색의 징후임을 알아야 한다.
- 공기스타킹, 탄력붕대, 관절운동, 조기이상과 같이 하지의 순환을 증진시키는 방법을 제공하고 심부정맥혈전증을 나타내는 압통, 부종, 발적 등을 사정한다.
- 호흡 시 노력과 횟수, 호흡음, 피부, 점막, 손톱색 등 피부를 통해 산소포화도를 파악하여 폐의 상태를 사정한다.
- 수술 후 또는 배뇨 카테터 제거 후 규칙적인 배뇨 상태를 확인한다.
- 앞의 사항 중 어느 하나라도 정상에서 벗어나면 의사에게 알린다.

나. 출혈(Bleeding, Hemorrhage)

출혈은 혈관으로부터 많은 양의 혈액이 빠져나가는 것이다.

① 분류

a. 일반적 분류

- 원발성: 수술 시 발생한다.
- 매개성: 수술 후 첫 몇 시간 내에 발생한다. 혈압이 정상으로 회복됨에 따라 결찰봉합된 혈관 부위가 느슨해지며 결찰되지 않은 혈관 부위로부터 불완전한 응혈이 떨어져 발생한다.
- 속발성: 혈관 결찰이 풀리거나 혈관의 미란으로 수술 후 몇 시간 후에 발생한다.

b. 혈관에 따른 분류

- 모세혈관: 모세혈관으로부터 서서히 스며 나온다.
- 정맥: 어두운 색의 출혈이다.
- 동맥: 선홍색의 분출하는 출혈이다.

c. 위치에 따른 분류

- 외출혈: 표면에서 볼 수 있다.
- 내출혈: 출혈을 볼 수 없다.

② 임상증상

a. 걱정, 안절부절못함, 갈증, 차고 습하고 창백한 피부, 입 주변의 창백

b. 맥박 상승, 빠르고 깊은 호흡, 체온 하강

c. 출혈이 진행됨에 따라 다음 증상이 나타난다.

- 심박출량이 떨어지고 맥압이 감소한다.
- 빠르게 혈압이 떨어지고 헤모글로빈과 헤마토크린이 감소한다.
- 사망할 정도에 이르기까지 서서히 허약해진다.

③ 간호중재와 관리

a. 쇼크 치료를 한다.

b. 가능하면 출혈 부위의 상처를 관찰한다. 외출혈 부위의 드레싱에 압박을 가한다.

c. 정맥주입의 양을 늘리고 가능하면 혈액을 투여한다.

※ **간호 시 유의점:** 많은 양의 혈액을 빠르게 공급하면 응고장애와 지혈 시간의 지연을 초래할 수 있다. 이와 같은 수혈 시는 출혈성 경향 증상을 주의 깊게 관찰한다.

다. 심부정맥혈전증(Deep vein thrombosis)

심부정맥혈전증(DVT)은 수술 후 환자의 골반정맥이나 하지의 심부정맥에서 주로 발생한다. 심부정맥혈전증의 발생빈도는 수술의 복합성과 질병의 정도에 따라 10~40%로 다양하다. DVT는 둔부 부위 수술 환자에게 가장 흔하고, 전립선 절제술과 전신·흉부 또는 복부 수술에서 나타날 수 있다. 무릎 위 부위에서 발생한 정맥혈전증은 폐색전의 주요한 원인이 될 수 있다.

① 원인

a. 정맥벽 내층의 손상
b. 정맥 정체
c. 과응고장애, 다혈구혈증
d. 고위험 요인: 비만, 장기간의 부동, 암, 흡연, estrogen 사용, 고령, 정맥류, 탈수, 비장 절제와 정형외과 수술

② 임상증상

a. 주로 증상이 없다.
b. 종아리 또는 대퇴부의 통증이나 경련은 다리 전체에 통증이 있는 부종으로 진행된다.
c. 미열, 오한, 발한이 있다.
d. 대퇴의 전 중앙부의 표면 위로 압통이 있다.
e. 두드러진 염증의 증상 없이 정맥 내의 응고가 진행될 수 있다. 이것은 혈전성 정맥염을 일으킨다.
f. 심부정맥혈전증이 있는 부위에 부종이 나타난다면, 그 부위의 말초순환은 더 나빠진다는 의미이다.

③ 간호중재와 관리

a. 혈액의 농축을 예방하기 위해 수술 후 수분을 적당히 공급한다.
b. 다리운동을 하고 의사가 허용할 경우에는 걷도록 격려한다.
c. 죄거나 순환을 방해하는 단단한 끈 같은 압박기구 사용을 금한다.
d. 허벅지나 종아리를 문지르거나 마사지하는 것을 피한다.
e. 장기간 한 곳에 오래 서 있거나 앉아 있는 것을 금하고, 앉을 때 다리를 교차시키지 않도록 교육한다.
f. 성인의 다리나 발에 정맥주입 카테터 삽입을 삼간다.
g. 말단 부위의 말초맥박, 모세혈관 충만, 하지 감각에 대해 사정한다.
h. Homan 징후가 양성인지 검사한다. 발목을 경골 쪽으로 굴곡시킬 때 종아리에 통증을 느끼면 양성이다. 이 증상은 심부정맥혈전증 환자의 약 30%에서 나타난다.
i. 무릎 아랫부분의 혈관을 수축시킬 우려가 있으므로 심부정맥혈전증 환자에게 bed roll을 사용하거나 침대에 걸터앉는 것을 피하도록 한다.
j. 처방된 항응고제를 정맥, 피하 또는 구강으로 투여한다.
k. 잘 맞는 탄력스타킹을 신게 하거나 발가락부터 서혜부까지 탄력붕대로 감아 부종과 정맥혈액 정체를 예방한다.
l. 수술 기간 동안 심부정맥혈전증의 위험도가 높은 환자에게 공기스타킹(pneumatic stocking)을 사용한다. 공기스타킹을 사용하면 심부정맥혈전증의 위험도를 30~50%까지 줄일 수 있다.

라. 폐합병증(Pulmonary complications)

① 원인과 임상증상

a. 무기폐

- 수술 후 48시간 내에 발생하는 폐 또는 폐 일부분의 부적절한 팽창
- 규칙적인 심호흡의 결여
- 점액이 세기관지를 막음으로써 폐포가 협착되어 허탈 유발
- 일반적으로는 증상 없음: 경한 정도에서 심한 정도까지의 빠른 호흡, 빈맥, 기침, 발열, 저혈압, 호흡음의 감소 및

침범된 쪽의 흉부 팽창 감소

b. 흡인

- 음식, 위 내용물, 물 또는 혈액이 기관지에 유입됨으로써 초래된다.
- 마취제와 마약은 중추신경계를 억압하여 구개반사 또는 기침반사를 억제한다.
- 비위관의 삽입은 상부나 하부의 식도괄약근을 부분적으로 부적절하게 만든다.
- 모든 흡인은 50%의 치사율을 가진다.
- 흡인의 중증도에 따라 증상이 다르며 드러나지 않는다. 대개 흡인 후 2분 이내에 무기폐 증상이 발생한다. 기타 다른 증상은 빈호흡, 호흡곤란, 기침, 기관지 경련, 천명음, 수포음, 폐포음, 저산소증과 기포성 객담 등이 있다.

c. 폐렴

- 세포 내 물질이 폐포의 가스를 대치하는 염증반응이다.
- 수술 후 환자의 경우 구강인두 방어기전의 장애로 그람음성균에 의해 초래된다.
- 유발 요인은 무기폐, 상기도 감염, 다량의 분비물, 흡인, 탈수, 장기간의 기관 내 튜브 삽입 또는 기관절개술, 흡연, 정상 숙주 방어의 장애(기침반사, 점액섬모체계, 폐포 거대증식 활동) 등을 포함한다.
- 증상은 호흡곤란, 빈맥, 늑막 부위 통증, 열, 오한, 객혈, 기침(녹색 또는 황록색의 객담)과 침범 부위의 호흡음 감소를 포함한다.

② 예방

a. 상기도 감염 증상을 의사에게 보고한다.
b. 환자가 기도를 스스로 깨끗이 할 수 없다면, 비인두와 기관지 분비물을 흡인해 낸다.
c. 적절한 체위를 취해 주어 역류되거나 흡인되는 것을 방지한다.
d. 폐합병증의 유발 요인을 인식한다.
  - 감염-입, 코, 부비동, 인후
  - 구토물의 흡인
  - 심한 흡연의 과거력, 만성 폐질환
  - 비만
e. 과진정되지 않도록 한다.

③ 간호중재와 관리

a. 호흡곤란의 증상과 징후를 조기에 발견하기 위해 매일 주의 깊게 환자의 경과를 관찰한다.
  - 미열, 맥박과 호흡의 증가
  - 걱정과 안절부절못함, 의식수준의 감소
  - 흉통에 대한 호소, 호흡곤란과 기침
b. 폐에 공기가 가득 차게 하도록 격려한다.
  - 환자를 자주 돌아 눕힌다.
  - 시간마다 환자가 심호흡을 10회씩 하도록 격려한다. 각 호흡 시 숨을 참고, 5까지 센 후 내쉬도록 한다.
  - 효과적인 환기를 위해 폐활량계나 다른 기구를 사용한다.
  - 점액을 배출시키기 위해 기침을 하게 한다. 심호흡과 기침과 관련된 불편감을 감소시키기 위해 흉부 또는 복부의 상처를 지지하게 한다.
c. 특별한 폐의 문제를 위해 다음의 방법을 사용한다.
  - 기관지염 또는 진한 분비물을 가지고 있는 환자에게 찬 가습기나 가온된 nebulizer를 틀어 준다.
  - 분비물을 묽게 하고 배출을 용이하게 하기 위해 수분을 섭취하도록 격려한다.
  - 침대의 윗부분을 상승시키고 처방된 산소를 투여한다.
  - 복부팽만을 예방한다. 비위관 삽입이 필요할 수 있다.
  - 폐의 감염을 치료하기 위해 처방된 항생제를 투여한다.

마. 폐색전증(Pulmonary embolism)

① 원인

a. 폐색전증은 정맥체계의 어느 부위 혹은 우심장에서 생긴 색전에 의해 1개 또는 그 이상의 폐동맥이 막힘으로

발생한다.

b. 수술 후, 골반 또는 대퇴정맥에서 생긴 색전의 대부분이 폐로 이동되어 발생한다.

② 임상증상

a. 날카롭고 찌르는 듯한 흉통

b. 불안과 청색증

c. 동공 이완, 과도한 발한

d. 빠르고 불규칙적인 맥박이 있으며, 맥박 촉진이 어려움: 이러한 징후는 사망을 초래할 수 있다.

e. 호흡곤란, 빈호흡, 저산소혈증

f. 늑막마찰음(경우에 따라)

③ 간호중재와 관리

a. 가능하면 앉은 자세(siting position)로 산소를 흡입하도록 한다.

b. 안심시키고 조용하게 한다.

c. 활력징후, 심전도, 동맥혈 가스검사 수치를 관찰한다.

d. 필요시 쇼크와 심부전 치료를 한다.

e. 통증이나 걱정을 경감시키기 위해 진통제나 진정제를 투여한다.

f. 항응고요법 또는 혈전치료 또는 외과적 중재에 대한 준비를 한다. 관리는 폐색전증의 정도에 따라 다르다

※ **간호 시 유의점:** 심한 폐색전증은 생명을 위협하며, 환자의 폐기능 유지를 위해 즉각적인 중재가 필요하다.

바. 요정체(Urinary retention)

① 원인

a. 직장, 항문, 질 또는 하복부 수술의 경우에 빈번히 발생한다.

b. 방광괄약근의 경련에 의해 초래된다.

c. 선천적으로 요관저항이 증가되어 있는 남성에게 더 흔하게 나타난다.

② 임상증상

a. 배뇨곤란

b. 소량의 잦은 배뇨

c. 방광팽만 촉진

d. 하복부 불편감

③ 간호중재와 관리

a. 많은 환자가 침대에 누운 채로는 배뇨를 못하기 때문에 허용이 되면 환자가 서거나 앉게 도와준다.

b. 환자의 프라이버시를 보호해 준다.

c. 수돗물을 틀어 놓는 것 같은 심리적인 방법을 사용한다. 흐르는 물을 계속 보거나 소리를 듣게 함으로써 방광괄약근의 경련을 이완시킬 수 있다.

d. 따뜻하게 해 주어 괄약근을 이완시킨다(예: 좌욕, 더운 물 찜질).

e. 처방된 bethanechol chloride(Urecholine)를 근육 내로 투여한다.

f. 상기 방법 실패 시 배뇨관을 삽입한다.

※ **간호 시 유의점:** 환자가 소량(30~60mL, 15~30분마다)의 소변을 보았는지 파악한다. 이것은 과도한 방광팽창의 증상으로 소변의 과다 흐름(overflow)을 나타낼 수 있다.

사. 장폐색(Intestinal obstruction)

장폐색은 부분적이거나 완전하게 장 내용물의 흐름에 장애가 온 것이다. 대부분의 폐색은 소장에서 발생하며 특히 소장의 가장 협소한 부분인 회장에서 발생한다.

① 간호중재와 관리

a. 수술 후 자주 장음이 회복되었는지 확인한다. 장음과 복부팽만감 정도를 사정한다(복부둘레를 측정한다). 매 근무조마다 이 수치를 기록한다.

b. 비장관 내 흡인관을 삽입하여 복부팽만감을 경감시킨다.

c. 수액과 전해질을 보충해 준다.

d. 수액과 전해질, 산-염기 상태를 모니터한다(특히, 소듐과 포타슘).

e. 마약은 연동운동을 더 억제시킬 수 있으므로 주의 깊게 투여한다.

f. 폐색이 계속 해결되지 않으면 외과적 중재가 필요하다.

g. 쇼크의 증상을 주의 깊게 관찰한다.

h. 자주 환자를 안심시키고 편안함을 증가시킨다(접촉, 이완, 상상).

아. 딸꾹질(Hiccups, Singultus)

딸꾹질은 공기가 갑자기 폐로 들어가서 닫힌 성대 진동의 결과로 소리가 나며 횡격막이 간헐적인 경련을 일으키는 것이다.

① 원인

척수와 횡격막하 표면의 말단분지 사이의 횡격막신경의 자극 때문이다.

a. 직접적 원인: 위팽만, 복막염, 복부팽만, 늑막염, 횡격막신경을 압박하는 종양

b. 간접적 원인: 산독증(toxemia), 요독증

c. 반사적 원인: 추위에 대한 노출, 매우 뜨겁거나 찬 음료를 마셨을 때, 장폐색

② 임상증상

a. "딸꾹딸꾹" 하는 소리

b. 고통과 피로

c. 구토

d. 심한 경우 상처의 열개

③ 간호중재와 관리

a. 원인을 제거한다.

b. 원인 제거가 불가능하다면 다음의 방법을 시도해 본다.

- 많은 양의 물을 삼킨다.
- 설탕을 혀 뒷부분에 놓은 후 삼킨다.
- Phenothiazine(Conpazine) 또는 Chlorpromazine(Thorazine) 같은 약물을 투여한다.
- 가는 카테터를 환자의 인두로 약 8~10cm(3~4 inch) 가량 삽입하고, 부드럽게 돌리며 앞·뒤로 당긴다.
- 난치성의 딸꾹질은 횡격막신경의 외과적인 중재가 필요하다.

자. 상처 감염(Wound infection)

상처 감염은 가장 흔한 이차적인 병원감염으로 외과적인 부위(60~80%)에 국한되거나 전신적으로 영향을 미칠 수 있다.

① 원인

a. 장기간 노출로 인한 조직의 건조, 오염된 장기의 조작, 비만, 고령, 만성 저산소혈증, 영양실조 등이 감염률의 증가와 직접적으로 관련된다.

b. 환자 자신의 균이 가장 흔한 상처 감염의 원인균이다(포도상구균).

c. 상처 감염의 기타 흔한 원인균으로 *Escherichia coli*, *Klebsiella*, *Enterobacter*와 *Proteus*이다.

d. 상처 감염은 전형적으로 수술 후 5~7일 이내에 나타난다.

e. 감염에 영향을 미치는 요인

- 오염된 미세조직의 종류, 독성, 양
- 이물질 또는 죽은 조직의 출현
- 상처의 위치와 특성
- 사강(dead space)의 크기 또는 혈종의 출현
- 환자의 면역반응
- 상처로의 적절한 혈액공급
- 환자의 수술 전 상태(예: 고령, 알코올의존증, 당뇨, 영양부족)

② 임상증상

a. 발적, 심한 부종, 압통, 온감

b. 상처 근처 피부 위의 붉은 선

c. 상처로부터의 농 또는 다른 분비물

d. 압통, 상처와 가장 근접한 액와부 또는 서혜부의 림프절 비대

e. 상처에서 나는 악취

f. 전신적인 오한 또는 열

g. 체온 상승과 맥박의 증가

h. 절개선의 통증 증가

※ **노인 간호 시 유의점:** 노인들은 감염에 대한 염증반응이 쉽게 나타나지 않으므로 발열, 발적, 부종이 나타나지 않을 수 있다. 통증의 증가, 피로, 식욕 부진, 의식상태의 변화가 노인의 경우 감염의 징후가 될 수 있다.

※ **간호 시 유의점:** 가볍고 일시적인 발열은 수술 후 조직의 괴사, 혈종 또는 소작(cauateization)으로 발생한다. 장기간 지속되는 고열은 무기폐(첫 48시간 이내), 상처감염(5~7일 이내), 요로감염(5~8일 이내), 혈전성 정맥염(7~14일 이내)의 네 가지 가장 흔한 수술 후 합병증으로 나타난다.

③ 간호중재와 관리

a. 수술 전

- 환자가 최적의 영양상태를 유지하도록 격려한다. 환자가 체중 감소와 함께 저단백혈증을 가지고 있다면, 경구 또는 비경구적으로 영양을 공급한다.
- 병원감염을 피하기 위해 수술 전 입원일수를 최소한으로 줄인다.

b. 수술 중

- 수술하는 동안 철저하게 무균법을 지킨다.
- 상처에 삼출물, 피브린, 건조된 지방 또는 괴사조직이 있을 때 1차 봉합이 지연된다.

c. 수술 후

- 필요시 다른 방법이 처방될 때까지 드레싱을 단단하게 유지시킨다.
- 드레싱 교환 시는 무균법을 철저하게 지킨다.
- 배액물의 양, 형태와 위치에 대해 측정하고 기록한다. 모든 배액관이 적절하게 기능을 하는지 확인한다(일반적인 배액관과 튜브에서 배출되는 예상된 배액량).

d. 감염된 상처를 위한 수술 후 간호

- 수술의는 1개 또는 그 이상의 봉합을 제거하여 상처를 개방한 후 혈관섭자를 이용하여 감염을 확인한다.
- 배양할 부위를 채취하여 박테리아 검사를 위해 임상병리 검사실로 보낸다.
- 멸균된 주사기와 식염수를 사용하여 상처를 세척할 수 있다.
- 배액관을 삽입하거나 상처를 멸균 거즈로 덮는다.
- 항생제가 처방된다.
- 습윤-건조(wet-to-dry) 드레싱을 적용할 수 있다.

차. 수술 후 심리적 장애

① 우울

a. 원인: 건강 또는 활력 상실에 대한 인지, 통증, 변화된 신체상, 다양한 약물과 불분명한 미래에 대한 불안

b. 임상증상: 위축, 안절부절못함, 불면증, 치료에 대한 집착이 없음, 울음, 절망스런 표현

c. 간호중재

- 수술과 미래의 의미에 대해 오해를 가지고 있는지 파악한다.
- 환자의 말을 경청하고, 안심시키며, 지지해 준다.
- 인공항문, 유방 절제술, 또는 절단 수술을 받은 사람들로 구성된 모임의 대표자들에게 환자를 소개시켜 준다.
- 환자의 배우자를 포함하여 환자를 간호하는 사람들을 지지해 준다. 심한 우울증인 경우에는 정신과 의사와의 상담을 요청한다.

② 섬망

a. 원인: 지연된 마취, 심폐우회술, 약물에 대한 반응, 패혈증, 알코올 중독(진정성 섬망), 전해질 불균형, 다른 대사성 질환

b. 임상증상: 지남력 상실, 환각, 인지적 왜곡, 의심형 망상, 밤·낮이 바뀐 양상, 초조, 불면. 진정성 섬망은 흔히 마지막 알코올 섭취 후 72시간 이내에 일어나며, 자율신경계 과다 활동을 포함한다. 빈맥, 이완된 동공, 발한과 열.

c. 간호중재

- 근본적인 원인을 치료한다(수액과 전해질의 균형).
- 환경과 시간에 대해 재인식시킨다.
- 조용한 환경을 유지한다.
- 상세하게 모든 절차에 대해 설명한다.
- 초조함을 감소시키며 피료를 예방하고, 수면을 향상시키기 위해 진정제를 투여한다. 과진정되지 않는지 확인한다.
- 수면을 방해하지 않도록 한다.
- 환자의 가족들에게 환자의 이상한 행동에 대해 분명하게 설명한다.
- 환자의 안전이 의심스럽고 의사의 지시가 있을 때에는 억제대를 사용한다.

8) 마취간호

(1) 마취의 종류

가. 전신마취

① 목적: 중추신경계 차단으로 의식, 감각, 기억상실을 시행한다.

② 방법: 정맥주입, 흡입

③ 모든 수술에 적용: 편안한 상태에서 장시간 수술하지만 호흡·순환기 합병증을 유발할 수 있다.

나. 국소마취

① 목적: 의식 있는 상태에서 신체 한 부분에 통증감각을 조절하여 수술한다.

② 방법: 국소주입, 국소침윤, 신경차단, 척추마취, 뇌경막차단 등의 방법이 있다.

③ 호흡·순환기합병증이 없고 의식이 있어 불안공포가 있을 수 있다. 장시간 수술, 노인·어린이는 불가능하다.

(2) 전신마취의 단계

가. 1단계

마취 유도기로 진통, 진정, 이완 시기이다. 유도기에서 의식 소실까지이다.

나. 2단계

흥분기로 의식 소실에서 이완, 규칙적 호흡, 안검반사 소실까지이다. 후두경련, 구토가 일어날 수 있고 불규칙호흡이 있으나 외부 자극에 민감하다.

다. 3단계

외과적 수술기이다.

전신근육 이완과 반사 소실이 있고 청력과 감각 소실이 있다. 이때 삽관이 이루어지고, 수술 체위를 취하게 하며, 피부를 준비한다.

라. 4단계

위험기로 주요 기능이 저하되고 심장마비, 사망에 이르며 동공 확장, 고정이 일어난다.

CHAPTER

2 소화와 영양 대상자 관리

1. 소화기계 대상자 간호

2. 간·담도계 및 췌장 질환 대상자 간호

1 소화기계 대상자 간호

학습목표

1. 소화기계의 구조와 기능을 설명한다.
2. 노화에 따른 소화기계의 변화를 설명한다.
3. 위장관질환(구강암, 위식도역류질환, 식도암, 급만성 위염, 소화성 궤양, 위암, 복막염, 장폐색, 염증성 장질환, 대장암, 치질)의 병태생리를 설명한다.
4. 위장관질환의 증상과 징후를 설명한다.
5. 위장관질환의 간호진단을 도출하고 우선순위를 결정한다.
6. 위장관질환의 간호문제에 대한 간호중재를 수행한다.
7. 위장관질환의 간호중재 수행에 따른 결과를 평가한다.
8. 연하장애(위식도역류질환 / 식도열공탈장, 식도암)
   (1) 연하장애를 사정한다.
   (2) 연하장애와 관련된 간호목표와 중재를 계획한다.
   (3) 연하장애와 관련된 문제를 중재하고 평가한다.
9. 소화흡수장애(위염, 소화성 궤양, 위암, 간염, 간경화, 간암, 담석증, 담낭염, 담낭암, 췌장염, 췌장암, 과민대장증후군, 크론병, 장폐색증, 복막염, 치핵, 질환별 치료식이)
   (1) 소화흡수장애를 사정한다.
   (2) 소화흡수장애와 관련된 간호목표와 중재를 계획한다.
   (3) 소화흡수장애와 관련된 문제를 중재하고 평가한다.
10. 배변장애[염증성 장질환(궤양성 대장염, 크론병), 대장암, 직장암]
    (1) 배변장애를 사정한다.
    (2) 배변장애와 관련된 간호목표와 중재를 계획한다.
    (3) 배변장애와 관련된 문제를 중재하고 평가한다.
11. 영양불균형(비위관·비장관·담관 관리, 식도출혈 간호, 위장관출혈 간호, 위루술, 간이식 환자, 장루 간호, 총정맥영양)
    (1) 영양불균형을 사정한다.
    (2) 영양불균형과 관련된 간호목표와 중재를 계획한다.
    (3) 영양불균형과 관련된 문제를 중재하고 평가한다.

용어

- 거대결장(거대잘록창자, megacolon)
- 게실염(곁주머니염, diverticulitis)
- 게실증(곁주머니증, diverticulosis)
- 결장경(colonoscopy)
- 결장루술[결장창냄(술), 대장창냄(술), colostomy]
- 결장염(잘록창자염, colitis)
- 결장절제술(colectomy)
- 구내염(stomatitis)
- 내시경(endoscopy)
- 누공(루, 샛길, fistula)
- 매복(impaction)
- 변비(constipation)
- 복막염(peritonitis)
- 비만(obesity)
- 상부 위장관 촬영(upper gastrointestinal series)

- 설사(diarrhea)
- 소화(digestion)
- 소화성 궤양(peptic ulcer disease)
- 스토마(구멍, 입, stoma)
- 식도·위·십이지장 내시경(esophagogastroduodenoscopy)
- 식욕부진(anorexia)
- 연동운동(peristalsis)
- 열공탈장(틈새탈장, hiatal hernia)
- 위관영양공급(gavage)
- 위루술(gastrostomy)
- 위액 분석(gastric analysis)
- 위염(gastritis)
- 위절제술(gastrectomy)
- 잠혈(occult blood)
- 장염전(창자꼬임, volvulus)
- 장음(bowel sounds)
- 장중첩증(창자겹침증, intussusception)
- 지방변(steatorrhea)
- 충수돌기염(appendicitis)
- 치핵(hemorrhoid)
- 폭식증(bulimia nervosa)
- 혈변 배설(hematochezia)
- 황달(jaundice)
- 회장루술[돌창자창냄(술), ileostomy]
- 흑색변(melena)

1) 소화기계 해부생리

소화기계는 섭취, 소화, 배설의 기능을 수행하며 주 역할은 입을 통해 섭취한 음식물을 식도, 위, 소장, 대장을 거쳐 항문으로 배설하고 체내에 필요한 영양소를 흡수하는 것이다. 소화란 음식물을 혈액 속으로 보낼 수 있을 정도의 작은 분자로 분해하는 것이다. 소화는 구강에서부터 시작되며 위와 소장으로 이어진다. 흡수란 소장 상피에 흡수된 영양소를 혈류를 통해 전신으로 보내는 것이다. 대장은 물을 재흡수하고 변을 형성한다(그림 2-1).

소화관의 기본 구조는 점막(mucosa), 점막하(submucosa), 고유근육층(proper muscle layer), 장막(serosa)의 4개의 층으로 구성되어 있다.

(1) 구강(Oral cavity)

구강은 연구개, 경구개, 치아, 잇몸, 혀, 타액선을 포함한다. 치아는 음식물을 씹고 기계적 소화를 하며 혀는 입안에서 음식물의 지속적인 움직임에 의해 씹는 것과 삼키는 것을 용이하게 한다. 3쌍의 타액선(salivary glands: 이하선,

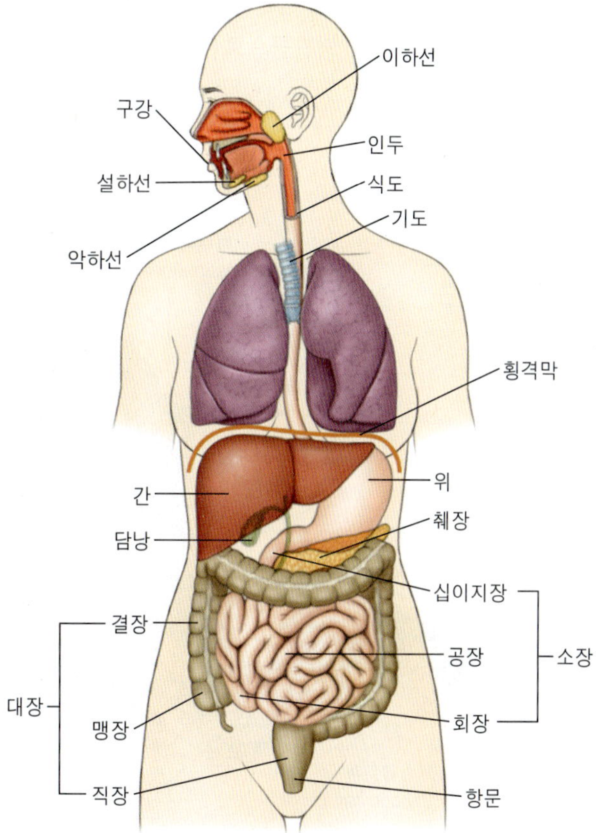

그림 2-1. 소화기계 구조.

악하선, 설하선)은 침을 입안으로 분비하며 침에는 점액과 프티알린 또는 아밀라아제라고 불리는 효소가 포함되어 있다. 침은 하루에 대략 1L 정도 분비되고 음식물을 부드럽게 하고 연하를 돕는 기능을 한다.

(2) 인두(Pharynx)

인두는 점막으로 덮인 근육성 관으로 비강인두, 구강인두, 후두인두로 나뉘는데 구강인두와 후두인두가 소화기계의 일부이다. 음식물이 구강인두에 접촉되면 연하반사가 시작되고 연하는 수의적 구강기, 불수의적 인두기, 불수의적 식도기의 3단계에 걸쳐 이루어진다.

(3) 식도(Esophagus)

음식물을 인두에서 위까지 이동시키는 약 25cm의 관으로 식도의 양 끝부분은 근육성 조임근으로 되어 있다. 식도 점막은 음식물이 식도를 따라 잘 내려갈 수 있도록 점액을 분비하며 근육층은 상부 1/3은 횡문근, 하부 1/3은 평활근, 중앙 1/3은 횡문근과 평활근으로 혼재되어 있다. 식도와 위가 만나는 곳의 바로 상부에는 하부식도조임근(lower esophageal sphincter)이 있어 위로 내려간 음식물이 다시 식도로 역류하지 못하게 막는다.

(4) 위(Stomach)

위는 1,200~1,500mL 용적의 주머니 모양의 장기로 복강(배안)의 왼쪽 상복부(LUQ)에 위치하고 있다. 위는 음식물을 저장하고, 위액을 분비하여 음식을 혼합하며 유미즙을 형성하여 십이지장으로 보낸다. 횡격막 바로 아래에 위치하는데, 식도와 인접하고 있는 부분을 분문(cardia)이라고 하며 십이지장으로 나가는 출구를 유문(pylorus)이라고 한다. 저부(fundus), 체부(body), 유문동(antrum)의 세 부분으로 나누며 체부가 가장 넓고 유문에는 유문괄약근(pyloric sphincter)이 있어 음식물이 십이지장으로 배출되는 것을 조절한다(그림 2-2). 위점막상피세포에는 여러 종류의 세포가 존재하며 1일 3L 정도의 위액을 분비한다. 가장 많이 존재하는 세포는 배상세포(goblet cell)로 점액을 분비하여 위벽을 보호한다. 벽세포(parietal cell)는 위산(HCl)과 내인성 인자(intrinsic factor)를 분비한다. 주세포(chief cell)는 단백질 소화효소인 펩신을 비활성형인 펩시노겐(pep-

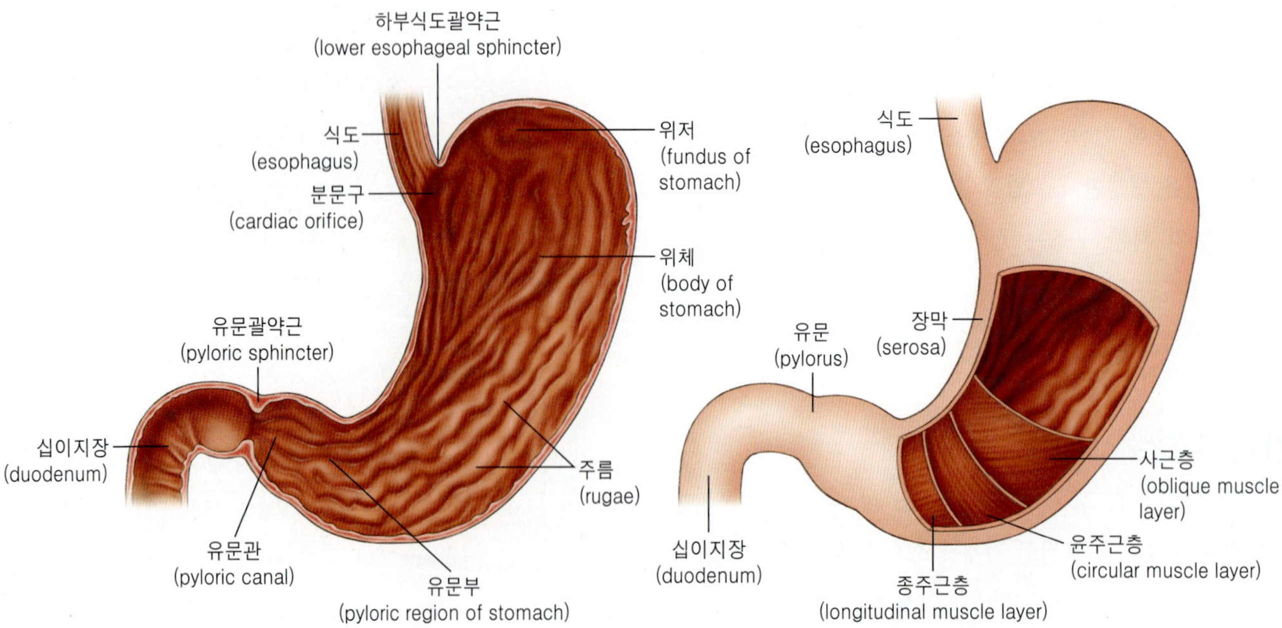

그림 2-2. 위의 구조.

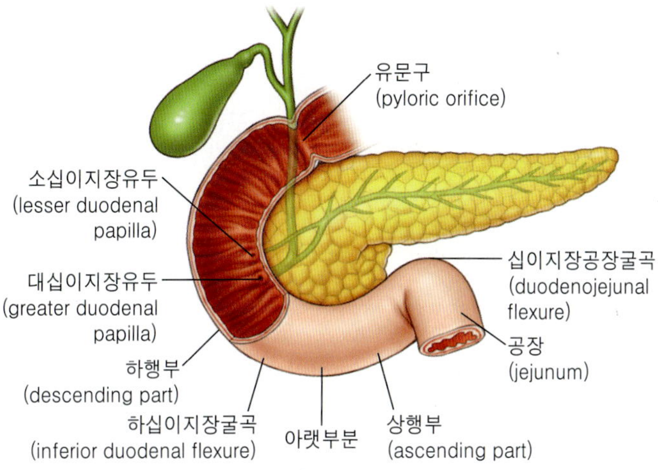

그림 2-3. 십이지장의 구조.

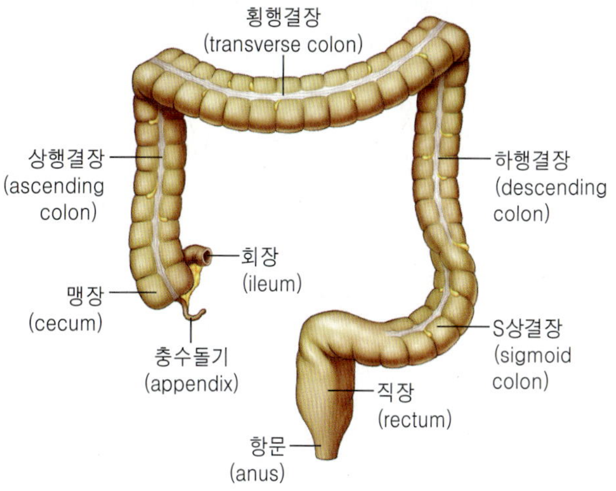

그림 2-4. 대장의 구조.

sinogen) 형태로 분비한다. 주세포와 벽세포는 위체부, 저부에 있으며 호르몬의 일종인 가스트린을 분비하는 G세포(G cell)는 유문동에 있다. 위운동은 자율신경계가 조절하는데, 부교감신경은 위운동을 증가시키고 교감신경은 위운동을 감소시킨다.

(5) 소장(Small intestine)

위에서 이어지는 가늘고 긴 소화관으로 십이지장(duodenum), 공장(jejunum), 회장(ileum)으로 구분할 수 있다. 유문에서 2.5cm 부분까지를 십이지장팽대(duodenal bulb)라고 하며 이 부분의 앞벽은 십이지장궤양의 호발 부위이다. 십이지장의 하행부에 있는 십이지장유두(duodenal papilla)에 총담관과 췌관이 연결되어 담즙과 췌액을 소화관으로 분비한다(그림 2-3). 십이지장과 공장의 경계가 되는 것이 Treitz's ligament(십이지장제근)이다. 공장은 일반적으로 왼쪽 상부에 있고 회장은 오른쪽 하부에 있다. 십이지장에서 분비되는 세크레틴(secretin)호르몬은 췌장에서 알칼리성 췌장 분비를 촉진하며 가스트린(gastrin)의 분비와 위산의 분비를 억제하여 소장 내의 산이 중화되는 것을 돕는다. Pancreozymin, cholecystokinin은 담즙, 이자액, 소화효소 분비를 촉진한다. 소장의 내벽은 윤상주름과 융모로 되어 있어 소장의 표면적을 넓혀 영양분을 효율적으로 흡수한다. 소장에서 탄수화물은 단당류로 분해되고 지방은 글리세롤과 지방산으로 단백질은 아미노산으로 분해된다. 소장에서는 단당류, 지방산, 아미노산, 물, 비타민과 무기질이 흡수되고 소장의 수분 흡수량은 하루 8.0~8.5L 정도이다.

(6) 대장(Large intestine)

대장은 길이 약 1.5~1.8m이며 맹장(cecum), 결장(colon), 직장(rectum)으로 나뉜다. 맹장은 오른쪽 하복부에 위치하며 충수(appendix)가 붙어 있다. 결장은 상행결장(ascending colon), 횡행결장(transverse colon), 하행결장(descending colon), S상결장(sigmoid colon)으로 세분화되며 직장으로 이어지고 직장의 끝부분은 항문관이라 하며 항문에서 끝난다(그림 2-4). 대장은 물과 전해질의 흡수를 하고 연동운동을 통해 노폐물을 직장으로 이동시키고 저장하였다가 대변으로 배설한다. 결장 속의 세균은 소화 역할뿐 아니라 혈액응고에 필요한 비타민K와 몇 종류의 비타민B군을 합성한다.

(7) 노화에 따른 위장관계 변화

노화에 따라 장관신경계(enteric nerve system)의 퇴화로 각 위장관운동이 저하된다고 알려져 있으며, 식도근육

표 2-1 소화기계 소화액

기관	효소 또는 분비	기능	작용 부위
타액선	아밀라아제	전분을 맥아당(maltose)으로 분해	구강
위	펩신	단백질을 폴리펩티드로 분해	위
	염산	펩시노겐을 펩신으로 활성화	
		pH를 1~2로 유지	
		병원균 파괴	
간	담즙	지방 유화	소장
췌장	아밀라아제	전분을 맥아당으로 분해	소장
	리파아제	지방을 지방산과 글리세롤로 분해	
	트립신	폴리펩티드를 펩티드로 분해	
소장	펩티다아제	펩티드를 아미노산으로 분해	소장
	슈크라아제, 말타아제, 락타아제	이당류를 단당류로 분해	

층 신경총(mysenteric plexus)의 신경세포 수가 현저히 감소하여 식도운동 기능 저하가 오는 것이 보고되고 있다. 이에 따라 연하곤란, 위식도 역류, 변비 등의 증상들이 노인에서 흔하게 발생한다.

또한 식도 연동파의 수축력이 감소하고 역류된 산의 제거가 잘 이루어지지 않아 위식도 역류 질환이 잘 발생한다. 위의 운동성도 감소한다고 보고되고 있으나 어떤 질환에 의한 이차적인 결과인지 판단하기가 애매한 경우가 많다. 노인에서 위 배출이 지연되는 기전은 불확실하지만 노화가 진행될수록 가스트린 분비가 줄어들어 결과적으로 위산 분비가 감소하게 되며 위 점막층 하부가 각종 산화물들의 축적으로 기능장애가 발생하고 세포자연사, 혈관 생성, 신경인성 질산합성효소(neuronal nitric oxide synthase)계 등의 장애로 인해 각종 외부 자극에 의해 점막이 쉽게 상해를 받게 된다고 하였다. 노화와 소장 운동성의 관련성은 크지 않다는 보고들이 있으며 대장의 연동운동은 감소하여 배변을 늦추어 변비를 유발할 수 있다.

2) 소화기계 건강사정

(1) 건강력

위장관 문제를 가진 대상자는 통증, 가슴앓이, 오심, 구토, 대변 배설의 변화 등을 호소하게 된다. 대상자의 증상과 징후를 사정하기 위하여 발병 시기, 기간, 정도를 확인하고 정확한 신체사정을 할 수 있어야 한다(표 2-2).

(2) 신체사정

가. 구강

소화관의 사정은 구강으로부터 시작된다. 입술의 병변, 비정상적 색깔, 대칭성을 사정한다. 펜라이트와 설압자를 이용하여 구강의 염증, 궤양, 유연성, 부종, 출혈, 변색 등을 시진한다. 호흡할 때 냄새가 나는지에 주목한다. 악취는 감염이나 불량한 구강위생을 의미한다. 구강 점막과 잇몸의 색깔을 기록한다. 적색 반점(erythro-plakia)이나 백색 반점(leu-koplakia), 부종, 출혈, 궤양이 있는지 살펴본다. 편도선의 이상을 나타내는 발적이나 부종, 병변, 궤양, 구개의 편위, 비정상적인 분비물이나 입냄새 등이 있는지 인두를 조사한다.

표 2-2 위장관계 주관적 자료 수집

범주	질문	근거
건강력	현재의 증상을 확인하라.	환자의 현재 문제를 정확하게 사정하여야 한다.
	배변 습관? 배변 주기? 변비? 설사? 색깔? 양상?	배변 습관의 변화는 새로운 질병을 나타낼 수 있다.
	대변이나 화장지에 혈액이 묻어 있었는가?	대변의 혈액으로 치질, 초기 암, 궤양성 대장염 같은 염증성 질환을 의심할 수 있다.
	식욕 변화가 있었는가? 오심구토는?	식욕 변화는 위장관질환에 흔히 있을 수 있다.
	고창(bloating)? 과다 가스?	위장관질환과 관련이 있다.
	위장관질환 과거력 또는 수술 경험은?	대부분 재발할 수 있다.
	흡연하는가?	담배는 식도염, 궤양, 구강과 식도암과 관련 있다.
약물	최근까지 섭취한 약물은? 위장관계 관련 약물은?	환자에 대한 기본 정보를 알아야 한다.
	NSAIDs, aspirin, anticoagulants, steroids를 섭취한 적이 있는가?	위역류 또는 출혈을 일으킬 수 있는 약들이다.
	정기적으로 완하제를 사용하는가?	환자는 완하제에 의존할 수도 있다.
	항생제를 섭취하고 있거나 섭취한 적이 있는가?	최근에 사용한 항생제가 설사를 일으킬 수 있다.
영양	평상시 식이습관을 설명하라. 어제 하루 종일 섭취한 것은?	환자의 영양 상태를 위한 정보를 제공해 준다. 경제적으로 어려운 노인의 경우 적절한 영양이 제공되기 어렵다.
	음식 알레르기가 있는가? 소화불량, 연하곤란, 가슴앓이, 오심, 구토, 설사, 변비, 고창, 변실금을 경험하는가? 체중 감소 또는 증가가 있는가?	적절한 영양을 방해하는 것들이다. 만약 어떤 증상이라도 있으면 좀 더 특별한 검사가 필요하다.
가족력	암과 같은 위장관 가족력이 있는가?	어떤 질병들은 유전이 될 수 있다.

혀의 대칭성과 색깔 그리고 촉촉한지 살펴본다. 혀가 위축되었는지, 비정상적인 막으로 덮여 있는지, 또 부종이나 병변이 있는지 본 다음 대상자에게 혀를 내밀고 옆에서 옆으로, 위·아래로 움직여 보도록 한다. 대칭적으로 움직이는지, 자발적이거나 비자발적인 혀의 움직임이 있는지 관찰한다. 비정상적인 혀의 움직임은 종양이 근육으로 침윤했거나 신경의 이상으로 나타난다.

대상자의 입술, 잇몸 그리고 협점막을 촉진한다. 흔들리는 치아나 덩어리, 부종, 압통이 있는지 확인한다. 병변이 발견되면 위치와 크기, 색깔, 경도 그리고 압통 유·무를 기록한다.

스펀지 거즈로 대상자의 혀를 부드럽게 잡는다. 혀를 밖으로 당겨 올리면서 혀의 뒤쪽과 구강 바닥을 촉진하고 시진한다. 덩어리나 부종 또는 압통이 있는지 구강 바닥과 혀를 촉진한다. 색깔이 변화된 부위는 기록한다. 대개 구강의 전구암은 증상이나 통증이 없다. 의심스런 병변이 2~3주 동안 없어지지 않으면 확진을 위하여 검사를 받도록 한다. 금기가 아니라면 대상자에게 물을 조금 준다. 삼키는 데 어려움(연하곤란)이 있는지 관찰한다. 삼키는데 어려움을 보이거나 비대칭적인 움직임을 보이면 연하곤란과 흡인의 위험이 있는지 평가한다. 구강–인두의 연하곤란은 대체적으로 고형 음식을 입 뒤로 이동시킬 때 어려움을 나타내며, 대뇌신경이 손상되었는지 확인하기 위한 계속적인 검사가 필요하다.

나. 복부

방광이 팽만되면 복부 사정에 방해가 되므로 검진 전에 방광을 비우도록 한다. 똑바로 누워서 팔을 옆으로 놓게 한다. 복부근육을 이완하기 위해서 대상자의 무릎 밑에 작은 베개를 놓는다. 타진과 촉진은 장운동을 바꿀 수 있기 때문에 복부는 다음 순서에 따라서 사정한다. 시진, 청진, 타진, 촉진. 복부를 사정할 때는 밑에 있는 장기를 상상하면서 해부학적 위치나 사분원을 그리면서 진행한다. 피부 상태와 복부 윤곽에 주목하면서 복부 시진을 시작한다. 피부는 부드러우며 손상이 없어야 한다. 윤곽은 대상자의 체형에 따라 편평하거나, 오목하거나, 둥근 모양이다. 팽만이나 불규칙한 모양이 있는지 주목한다. 이것은 폐색이나 탈장, 종양 또는 이전의 수술로 나타날 수 있다. 불룩한 옆구리와 윤이 나면서 팽팽한 피부는 비정상이며 복수가 찾을 때 나타날 수 있다. 복부에 발진이나 탈색, 반흔, 점상출혈, 줄무늬(stretch marks) 혹은 정맥의 확장이 있는지 시진한다. 복부에 있는 반흔은 과거에 수술 받은 것과 관련되고, 줄무늬는 체중 변화와 연관된다. 배꼽은 오목하고, 중앙에 위치하며, 복부와 색깔이 같고, 분비물이 나오지 않아야 한다. 배꼽의 모양과 색깔, 위치, 분비물이 나오는지 살펴본다.

청진기의 진동판(diagram)을 사용해서 복부를 청진한다. 복벽에 진동판을 가볍게 누르면서 돌막창자판막(회맹판막, ileocecal valve)이 있는 오른쪽 하복부에서부터 시작한다. 시계 방향으로 돌아가면서 각 사분면을 모두 청진한다. 공기나 수분이 위장관을 통과할 때 나는 부드러운 딸깍거리는(clicks) 소리와 꼴록거리는(gurgles) 소리를 매 5~15초마다 들을 수 있다. 장음의 빈도와 양상을 기록한다. 정상 장음은 불규칙하게 분당 5~35회 발생한다. 크고 높은 장음(borborygmi)은 위장관의 과다 활동을 나타낸다. 복명음은 대상자가 배고프거나 또는 위장염이 있는 경우 또는 장폐색 초기에 나타날 수 있다. 과소 장음은 1분에 1회 내지 3~4회 정도로 일어난다. 장음이 없는지 확인하기 위해서 각 사분면을 적어도 1분씩 전체를 5분 동안 청진한다. 설사 장음이 없다 해도 장의 연동운동이 없다는 뜻은 아니다. 과소 활동 또는 장음이 없으면 장 기능에 관하여 더 많은 사정이 필요하다는 것을 의미한다. 복부 팽만이 없고 오심과 구토를 호소하지 않으면 장음이 없어도 식사를 제공할 수 있다. 그러나 장음과 오심, 구토가 있고, 복부가 팽만되었다면 장내로 음식을 주어서는 안 된다. 다음은 혈관음을 사정하기 위하여 청진기의 종 모양을 하고 있는 부분을 사용하여 복부를 청진한다. 이상음이나 정맥잡음, 마찰음은 비정상적이다. 주요 혈관에서 들리는 이상음은 동맥류나 혈관의 부분 폐색 등 거친 혈류의 흐름을 나타낸다. 배꼽 주위에서 들리는 지속적인 정맥잡음은 간순환의 울혈을 나타낸다. 마찰음은 가죽이 서로 마찰하는 것 같은 소리를 내고, 간종양이나 비장경색을 나타낸다.

복부를 타진하였을 때 정상적으로 가스가 있는 부위는 높은 음, 큰소리 또는 '음악 같은' 고음(tympanic)이고 수분이나 고형의 장기가 있는 부위는 둔한(thud-like) 소리로 타진된다. 가벼운 촉진으로 복부를 1~2cm 누르면서 민감한 부위와 덩어리를 촉진한다. 비자발적인 복부 경직이나 경계하는 자세를 취하는 부위를 기록한다. 맥버니점(McBurney's point)은 배꼽과 앞쪽 장골능 사이의 오른쪽 하복부 중앙에 위치하고 있다. 이 지점에 통증이 국한되는 것은 충수염을 의미한다.

모든 부위를 가볍게 촉진한 후에 복부 장기의 크기와 덩어리를 확인하기 위해서 깊은 촉진을 한다. 민감한 부위를 사정할 때 주의한다. 반동성 압통은 복막의 염증을 나타낸다. 반동성 압통을 유도하기 위해서 민감한 부위의 복부를 깊게 눌렀다가 재빨리 뗀다. 만약 반동성 압통이 있다면 대상자는 떼었을 때 통증과 압통이 증가한다고 말할 것이다.

3) 소화관질환의 증상

(1) 소화관의 통과장애

구강을 포함한 식도의 통과장애로 발생하는 증상을 연하장애라고 말하며 소장, 대장의 통과장애로 발생하는 증상을 장폐색증(ileus)이라고 한다. 통과장애가 발생하면 장관의 내용물을 보낼 수 없게 되므로 근위 쪽에 air, 액체가 고여 air 배출이나 배변이 정지된다.

근위부 쪽의 air, 액체 저류로 장관의 팽창을 가져오고 이는 장관벽의 진전이 자극되어 장관운동 항진과 장관 평활근의 연축(spasm)으로 복통이 발생하게 된다. 또한 복부 팽만감과 함께 지나치게 많이 저류되면 구토 증상이 일어난다. 통과장애 때문에 air 배출, 배변이 항문으로 나오지 못한다.

가. 연하장애(Dysphagia)

환자들은 음식물을 삼키기 힘들다고 호소한다.

① 기능적 장애에 의한 연하장애

기능적 장애에 의한 연하장애는 신경, 근육, 신경근 접합부(neuromuscular junction)의 장애로 발생한다. 다음과 같은 질환이 원인이다.

a. 신경질환

ㄱ. 다발성 뇌경색
ㄴ. 근위축성 측삭경화증(ALS)
ㄷ. Wallenberg 증후군
ㄹ. 기타 연수마비를 일으키는 질환
ㅁ. Parkinson병
ㅂ. 당뇨병성 신경병증(diabetic neuropathy)
ㅅ. 반회후두신경마비(recurrent laryngeal nerve paralysis)

b. 근육질환

ㄱ. 근육 퇴행 위축(muscular dystrophy)
ㄴ. 피부경화증(scleroderma)
ㄷ. 다발성 근육염(polymyositis)
ㄹ. 기타 myopathy, dystrophy

c. 신경근 접합부의 질환

ㄱ. 중증 근무력증(myasthenia gravis)
ㄴ. 보툴리눔 중독(botulinum intoxication)

삼킴을 조절하는 신경은 혀 인두신경(제Ⅸ신경)과 미주신경(제Ⅹ신경)이다. 이들 신경이 장애를 받으면 연하장애가 생긴다. 또한 신경이 정상이더라도 근육에 이상이 있으면 삼킴 기능이 저하되는 경우가 있다.

② 기질적 장애에 의한 연하장애

기질적 장애에 의한 연하장애는 삼킴 기능이 정상임에도 불구하고 협착이나 압박 등의 기질적인 변화에 의해 연하장애가 발생하는 경우이다. 다음과 같은 질환이 원인이다.

a. 식도질환

ㄱ. 식도이완불능증(esophageal achalasia)
ㄴ. 식도게실(esophageal diverticulum)
ㄷ. 식도궤양(esophageal ulcer)
ㄹ. 식도암(esophagal cancer)

나. 장폐색증(Ileus)

장관 내강의 폐색이나 장관의 운동장애 등으로 정상적인 장관 내용물이 항문 쪽으로 통과하지 못하는 병적인 상태를 장폐색증이라고 한다. 장관 내에 종양이 있거나, 장관이 비틀려 있거나, 비정상적으로 팽팽하게 당겨져 경련이 일어나는 등 기질적인 원인에 의한 통과장애를 기계적 장폐색증(mechanical ileus)이라고 한다. 눈에 보이는 폐쇄가 없는데도 발생한 연동운동의 저하로 인한 통과장애는 기능적 장폐색증(functional ileus)이라고 한다. 기계적 장폐색증을 초래하는 질환으로는 개복 수술 후 유착, 복막염이나 게실, 대장암, 장중첩증, 염증창자질환(inflammatory bowel disease), 장염전(volvulus), 소장 궤양, 소장암 등이 있다. 이중에서 압도적으로 많은 것이 수술 후 유착으로 인한 장폐색이다. 개복 수술 후 장폐색증의 가능성이 있다는 것을 환자에게 반드시 설명해야 한다. 기능적 장폐색증은 마비성 장폐색증(paralytic ileus)과 경련성 장폐색증(spastic ileus)으로 분류되며 그 중 마비성 장폐색증(paralytic ileus)을 초래하는 질환으로는 복막염, 개복 수술 직후, 복강내출혈이다. 개복 수술 후 1~2일이 지나면 방귀가 나온다. 수술 직후 마비성 장폐색증으로 air가 차서 환자는 복부 팽만감을 호소한다. 소화관운동이 정상으로 돌아오면 장폐색증은 사라진다. 상처의 통증도 완화되며 복부 팽만감도 급속히 사라진다.

다. 토혈(Hematemesis), 하혈(Melena)

소화관에서 출혈이 일어나면 출혈된 혈액은 대변에 섞여 항문으로 나오거나 구토에 의해 입으로 나온다. 항문을 통해서 관찰되는 소화관 출혈을 하혈이라 하고 입을 통해서 관찰되는 출혈을 토혈이라고 한다. 토혈을 Treitz's ligament 상부의 소화관 출혈로 나타나고 하혈은 모든 소화관 부위의 출혈로 나타난다. 일반적으로는 출혈량이 많을 때 토혈이 일어나는데 동시에 하혈이 일어난다. 입을 통해서 관찰되는 출혈에는 객혈(hemoptysis)도 있다. 토혈과 객혈은 감별해야 한다.

위에는 염산(HCl)이 있다. 혈액과 염산이 접촉하면 시간이 길어짐에 따라 적색에서 암적색으로 다시 흑갈색으로 변하게 된다. 토혈의 색을 좌우하는 것은 위산과의 접촉 시간이라고 볼 수 있다. 토혈을 초래하는 대표적인 세 가지 질환은 위궤양, 식도정맥류 파열, 급성 위점막 병변이다. 출혈된 혈액이 장기간 장관 내에 정체되어 있으면 소화액이나 장내세균의 작용을 받아 변이 검게 변한다. 출혈 부위가 항문에서 멀어질수록 변의 색이 검어진다. 출혈량이 50mL를 넘으면 검은색으로 변한다. 흑색변을 melena라고 하는데, 이것이 나타나면 상부 쪽에 어느 정도 심한 소화관출혈이 있다고 생각해야 한다. 하혈을 초래하는 질환으로는 대장암, 대장용종(colorectal polyp), 맥켈 게실(Meckel's diverticulum) 같은 것을 들 수 있다.

라. 설사(Diarrhea)

설사란 변 속의 수분량이 증가하여 변이 묽어져서 액상 또는 반유동성 상태가 되는 것을 말한다. 정상 성인의 변은 대개 무게가 200g 이하로, 수분이 차지하는 비율은 60~85%이다. 배변 횟수는 주 3회에서 하루 3회까지를 일단 정상 범위로 본다. 소장에서 대부분 수분이 흡수되고 대략 1L의 물이 대장으로 가는데 대장은 나머지 물을 흡수하여 분변 속의 물은 약 150mL가 된다. 물의 흡수가 감소하여 수분 배설이 증가하게 되는 경우(bacterial enterocolitis, inflammatory bowel disease, Crohn 질환, 궤양결장염, 베체트병)와 장관 내의 높은 삼투압으로 물이 흡수되지 않을 때(췌장 질환, 유당 불내증), 자극성 물질로 장관 상피에서 물이 분비되는 경우(콜레라, 대장균, 담즙산) 설사가 발생하게 된다.

마. 복통(Abdominal pain)

내장 장기에서 오는 통증을 내장통증(visceral pain)이라고 하며 기계적 자극이나 통증 유발 물질 등으로 인해 벽내에 화학적인 자극을 받으면 그 자극이 뇌로 전해져 통증을 느끼게 된다. 통증의 양상은 둔하고 정확한 위치는 알 수 없으며 통증이 간헐적으로 나타난다. 원인은 염증, 폐쇄 또는 장기의 종창 등이다. 반면 복막에서 오는 통증을 몸통증(somatic pain)이라고 한다. 벽측복막이나 창자간막에 염증 건인, 마찰, 꼬임, 통증 유발 물질 등의 물리화학적인 자극이 뇌에 전달되어 통증이 나타나는 것이다. 복막염이 대표적인 질환으로 날카롭고 국소적이며 지속적인 통증을 호소한다. 연관 통증(reffered pain)은 방사통이라고도 하며 장기의 통증을 전달하는 신경이 피부 통증을 전달하는 신경과 합류되기 때문에 장기 통증을 피부 통증으로 느끼게 된다. 오른 어깨뼈 부위는 쓸개염(cholecystitis), 담석, 등 중앙 부위는 급성 췌장염, 아랫배는 음낭에서 요로 부위의 질환을 의심할 수 있다(그림 2-5).

통증 사정 시 지속적인지, 간헐적인지 하는 정보는 중요하며 6시간 이상 지속되는 경우는 외과적 질환일 가능성이 있다. 밤중, 새벽 식사 전 등의 공복 시 통증은 십이지장궤양(duodenal ulcer)을 생각할 수 있다. 이는 산의 분비가 증가되므로 공복 시에 아프고 식사를 하면 위산이 묽어지므로 통증이 경감되기 때문이다. 식사 30~40분 후의 통증은

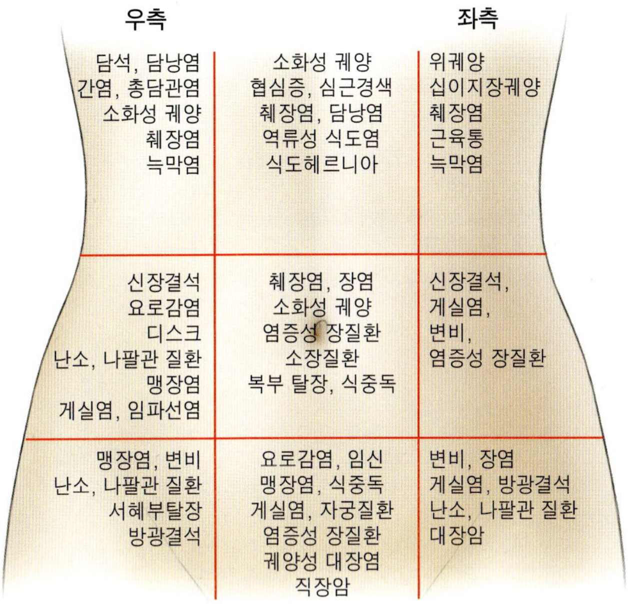

그림 2-5. 복부 통증 부위와 관련 가능 질환.

위궤양(gastric ulcer)이 아닌지 의심해 본다. 음식물 덩어리가 위벽을 자극하기 때문에 위가 손상된 경우 자극을 받는다. 식사 몇 시간 후의 통증은 간, 담도, 췌장에 질환이 있는지 생각해 보아야 한다. 폭음, 폭식, 지방식 후 통증은 담석증일 수 있고 폭음, 폭식, 지방식, 알코올 섭취 후 통증은 급성 췌장염일 수도 있다.

바. 오심과 구토(Nausea & Vomiting)

위나 십이지장 혹은 식도의 하부의 벽에 긴장이 증가되면 오심이 일어난다. 불쾌한 자극이나 팽만, 위염, 위암도 오심을 유발할 수 있다. 구토는 오심 후에 오거나 오심 없이도 올 수 있다. 구토는 구토중추의 자극으로 발생한다.

① 4번째 뇌실에 있는 화학수용체 자극 영역(Chemoreceptor Trigger Zone; CTZ), CTZ는 여러 가지 약물과 인체 독소에 의해 자극된다. 이와 반대로 chlorpromazine(Thorazine)이나 prochlorperazine(Compazine) 같은 phenothiazine 유도체는 화학수용체 자극으로 야기된 구토를 억제한다. Ondansetron(zofran) 같은 serotonin 길항제는 미주신경과 CTZ에 있는 serotonin 수용체를 차단한다.

② 신경의 자극을 유발하는 요인
  a. 뇌내압 증가와 같은 직접적인 기계적 자극
  b. 혈액에 포함되어 있는 대사산물이나 독소의 화학적 자극
  c. 미주신경, 비인두신경, 설인두신경, 전정신경, 내장신경(가장 민감한 수용체는 십이지장 기부에 위치)을 통하여 전도되는 구심성 교감과 부교감신경의 자극

③ 상위 중추흥분을 자극하는 불쾌한 냄새, 물건, 시야

④ 위나 십이지장의 팽만

⑤ 위운동 감소

⑥ 통증이 있을 때 통증중추가 연수의 구토중추에 가까이 있기 때문

⑦ 뇌내압 증가

사. 위장관 튜브 삽관

위장관 튜브는 감압, 세척, 위액 분석검사, 영양공급을 위해 삽입한다.

감압은 폐쇄 때문에 위장관에 정체된 내용물과 가스로 인한 압력을 완화시키는 것이다. 때때로 긴 장관 내 관은 구경을 넓히거나 폐쇄를 치료하기 위해 사용된다. 수술 후 감압으로 부종과 위운동 감소 때문에 위장관을 통과하지 못한 분비물을 제거한다. 튜브를 삽입하여 구토나 팽만, 폐쇄가 일어나지 않게 도와준다.

세척은 장기를 세척하는 것이다. 위세척은 위를 씻어 내는 것이다. 이는 중독 시 응급조치로서 가장 흔히 사용된다. 또한 비정상세포의 유·무를 알아보는 탈락 세포 진단법으로도 사용된다.

경장영양으로 언급되는 위관영양은 구강으로 섭취가 부적절하거나 불가능할 때 물과 영양소를 튜브를 통해 제공하는 것이다.

① 튜브의 종류

감압에 사용되는 튜브로 세 가지가 있다. (1) 짧은 NG 튜브는 위에 사용된다. (2) 중간 튜브는 십이지장이나 공장으로

표 2-3 위와 장의 튜브

	길이	크기	관강
짧은 튜브			
Levin(플라스틱, 고무)	124cm(50인치)	12, 16, 18	1개
Salem sump	120cm(48인치)	12, 14, 16, 18	2개
중간 튜브			
Dobhoff(nasoduodenal, nasojejunal)	160~175cm(60~66인치)	8, 10, 12	1개
긴 튜브			
Cantor	300cm(10피트)	16	1개
Harris	180cm(6피트)	14, 16	1개
Miller-Abott	300cm(10피트)	12, 14, 16, 18	2개

삽입된다. (3) 긴 튜브는 공장 하부 장기에 쓰인다(표 2-3).

a. 짧은 튜브

짧은 튜브에 Levin과 Salem sump 튜브가 있다. 짧은 튜브는 위까지만 내려간다. 이 튜브들은 보통 흡인기에 연결된다. 때로는 단기간 영양을 공급하기 위해 사용되기도 한다. 위장관 튜브를 사용할 때 흡인성 폐렴의 위험성이 높기 때문에 비강을 통하여 십이지장으로 삽관하여 영양을 공급한다.

- **Levin 튜브**: 물이나 가스를 제거하거나 위 내용물을 검사하기 위한 표본을 얻기 위해 사용되는 구멍이 1개 있는 튜브이다. 이 튜브는 구멍이 하나이기 때문에 위점막의 자극을 줄이기 위하여 간헐적으로 낮은 압력을 사용하여 흡인해야 한다. Levin 튜브는 플라스틱, 실리콘 혹은 고무로 만들어진다.
- **Salem sump 튜브**: 위를 비우거나 감압하기 위해 사용되는 구멍이 2개 있는 튜브이다. 괴상(pigtail) 구멍은 공기를 배출하고 튜브로 위점막이 빨려 들어가는 것을 막아 주기 때문에 계속적으로 흡인할 때 사용한다. 괴상의 구멍은 잠그거나 세척하면 안 되며, 배액을 막기 위해 대상자의 위보다 높은 위치에 두어야 한다.

b. 중간 튜브

중간 튜브는 비강을 통하여 십이지장으로 삽입하는 비십이지장[nasoduodenal(예: Dobhoft)] 튜브로 종류가 다양하며 단기간 영양을 공급하기 위하여 고안되었다. 이런 튜브들은 크기가 작고 말단부의 무게 때문에 흡인성 폐렴의 위험이 적다. 삽입 위치는 복부 X선으로 확인한다.

c. 긴 튜브

소장 말단까지 이르는 긴 튜브는 길이가 1.8~3.0cm이고 장폐쇄를 일으키는 장내 가스와 수분의 축적을 예방하는 데 쓰인다. 일반적인 긴 튜브는 Miler-Abbott, Cantor, Harris 튜브가 있다. 긴 튜브의 사용은 최근 몇 년 동안 줄어들고 있다.

- **Miller-Abbott 튜브**: 구멍이 2개이고 길이는 3m이다. 한 구멍은 수은을 집어넣거나 풍선을 부풀릴 때 사용되고 다른 하나는 흡인하는 데 쓰인다. 튜브가 삽입되면 표시를 해 둔다. 최초의 튜브 위치는 의사가 정하고, 처방에 따라 삽입하는 것은 간호사의 책임이다.
- **Cantor 튜브**: 장 내용물을 흡인하는 데 쓰이며 구멍이 1개이다. 이 튜브는 길이가 3m이고 다른 튜브보다 크다.

이 튜브의 끝에 있는 주머니에는 4~5mL의 수은이 들어가게 되어 있다. 튜브는 코를 통해 위유문부를 통과한 다음에는 장의 연동운동에 의해 원하는 부위까지 삽입된다.

- Harris 튜브: 하나의 구멍과 수은이 들어 있는 튜브이고, 길이가 1.8m이다. 금속 팁에 윤활제를 바른 후 비강으로 삽입한다. 수은의 무게는 중력을 통해 튜브를 이동시킨다. 이 튜브는 흡인과 세척에 쓰인다.

장 튜브가 유문부를 통과하기 쉽게 대상자에게 오른쪽으로 누우라고 한다. 튜브가 십이지장을 통과하면 지시된 대로 30분~1시간에 4.8~9.6cm씩 더 밀어 넣는다. 튜브가 원하는 위치에 도달하면 더 이상 내려가지 않게 대상자의 얼굴에 고정한다.

d. 기타 튜브

경장영양관, 위루관, 공장루관 등을 흔히 외과적으로 삽입한다. 위루관(GT)과 공장루관(JT)은 수술이나 복강경을 이용하여 삽입될 수도 있다. 경피적 외루술(PEG)이 가장 흔하며, 경피적 공장루술(PEJ)은 위에 문제가 있어 영양액을 주입하는 경우에 필요하다.

② 위장관 튜브 삽입

위장관 튜브는 코를 통해 위나 소장으로 삽입된다. 드물게 입으로 삽입되기도 한다. 환자에게 삽입 과정을 설명한다. 삽입이 쉽게 반좌위를 취하도록 한다. 코끝에서 귓불까지의 거리와 귓불에서 검상돌기까지의 거리를 더해서 길이를 잰다. 이는 튜브가 위에 닿는 길이와 비슷하다. 반창고로 튜브의 위치를 표시한다.

튜브의 길이를 잰 후 튜브에 윤활제를 바르고 비강과 비인두 뒤쪽을 통해 구인두 안쪽으로 부드럽게 삽입한다. 튜브가 구인두에 도달하면 환자에게 삼키라고 한다. 때로는 물을 조금 마시게 한다. 식도 기저 끝에 있는 괄약근은 삼킬 때를 제외하면 닫혀 있기 때문에 환자에게 삼키게 한다. 인두는 삼킬 때 올라가고 윤상인두근육을 신전시켜 이완되게 하므로 튜브의 삽입이 쉬워진다. 삼키면서 튜브가 식도로 들어가게 한다. 튜브가 괄약근을 통과한 다음에 위로 들어간다.

위치를 확인하기 위해 다음 중 두 가지 이상의 조치를 취한다.

a. 위 내용물 흡인
b. 흡인물의 산도 측정: 위의 산도는 폐의 산도보다 낮다.
c. 튜브의 방사선불투과성 라인을 확인하기 위해 X선으로 촬영한다.

위치를 확인한 후 튜브를 비알레르기성 테이프로 고정한다(이 방법은 짧은 튜브에만 적용된다. 중간 튜브는 X선으로 확인하고 긴 튜브는 더 집어넣을 수 있어야 한다).

③ 위장관 튜브 흡인

축적된 가스나 물을 제거하기 위해 흡인할 때 위장관 점막이 상하지 않도록 한다. 음압이 과도하면 점막을 튜브 구멍으로 빨아올리면서 점막을 손상시키고 흡인도 잘 안 된다. 이러한 문제를 피하기 위해 Salem sump처럼 2개 구멍이 있는 튜브를 사용하지 않을 경우에는 간헐적으로 흡인한다. 점막이 튜브의 구멍을 막을 수 있기 때문에 지시된 대로 식염수를 이용하여 튜브를 세척한다(보통 매 4시간마다).

④ 위장관계 튜브를 사용하는 환자의 간호

튜브를 사용하는 동안 환자의 안위를 유지한다. 이를 위한 간호중재는 다음과 같다.

a. 외비강을 깨끗이 하고 윤활제를 바른다. 비강은 튜브 주위의 딱딱한 분비물 때문에 쓰리고 아플 수 있다. 지방성 윤활제 사용으로 올 수 있는 폐렴을 예방하기 위해 수용성 윤활제를 사용한다.
b. 비강이 자극되지 않게 튜브를 부착한다.
c. 찌꺼기를 제거하고, 안위를 증진하며, 건강한 구강을 유지하고, 타액 분비를 자극하기 위해 자주 구강간호를 한다. 씹지 않으면 타액 분비가 안 되고, 튜브 때문에 입으로 숨을 쉬게 되어 입안이 건조해지기 때문이다.

d. 가능하면 타액 분비를 자극하기 위해 신 사탕이나 얼음 조각을 빨게 하거나 껌을 씹게 한다. 지나치면 위액 분비를 자극하고 흡인으로 인한 전해질의 소실을 초래한다.
e. 이를 닦아 주거나 환자가 이를 닦도록 도와준다.
f. 튜브 때문에 인후통이 오므로 지시에 따라 마취함수제로 입을 헹구거나 항당정제를 사용한다.

목에 튜브가 삽입되어 있으면 윤상 연골염(비인두의 윤상 연골의 자극)이나 인두의 손상을 초래할 수 있다. 임상증상은 다음과 같다.

- 국소적 연하통
- 귀로 방사되는 통증
- 인후통
- 천명
- 출혈성 객담
- 경미한 목쉰소리

이러한 합병증을 사정하고 증상이 나타나면 즉시 보고한다. 증상 완화를 위해 마취성 함수가 처방될 수 있다. 분비물의 색깔, 냄새, 양을 자주 사정한다. 어떠한 변화도 의사에게 보고한다. 분비물을 임상병리과로 보내어 평가할 수 있다. 위장관에서 소실되는 양을 정확하게 기록하기 위해 흡인된 내용물도 포함해서 계산한다. 대사성 알칼리증은 물과 전해질의 과도한 손실로 발생된다. 칼륨은 흡인할 때 손실되는 중요한 전해질이기 때문에 칼륨 수치를 측정한다.

세척 용액을 위장관 튜브로 주입할 때 흡인으로 바로 제거되지 않으면 섭취량에 포함한다. 세척하는 동안 튜브를 통해 주입된 양과 흡인된 양을 정확하게 기록한다. 자주 세척하는 경우에는 생리식염수를 사용하는데, 물과 저장성 용액은 삼투압 작용으로 전해질의 소실을 증가시키기 때문이다.

4) 소화기계 주요 질환

(1) 구강암(Oral cancer)

가. 정의

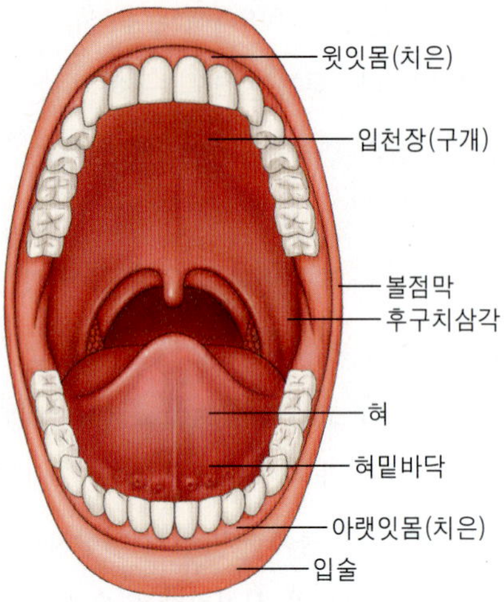

그림 2-6. 구강의 구조.

구강암은 19세기 이후 전 세계적으로 빈발하고 있으며 입안(그림 2-6)의 혀, 혀밑바닥, 협점막, 치은, 구개, 후구치삼각, 입술, 턱뼈 등에 발생하는 암을 총칭하며 구강암의 90% 이상은 입안의 점막을 구성하는 편평상피세포에서 발생하는 편평상피세포암이다. 이외에 구강점막의 소타액선에서 발생하는 타액선암, 턱뼈나 안면부의 근육 등의 연조직에서 발생하는 육종, 구강점막의 구개, 협점막, 치은 등에서 발생하며 검은 반점을 형성하는 악성 흑색종, 드물게 림프종 등이 발생한다. 2013년 구강암은 남·녀를 합쳐서 529건으로 전체 암 발생의 0.2%를 차지했다. 구강암의 위험 요인으로는 음주와 흡연이 대표적이다. 또한 화학적·물리적 요인, 감염 등에 의한 생물학적 요인, 내분비적 요인 및 유전적 감수성, 방사선이나 자외선, 식습관과 영양 결핍 등이 거론되고 있다. 잘 맞지 않는 보철물이나 기계적이고 만성적인 자극, 구강 내 위생불량 등도 구강암과 관련이 있는 것으로 추정된다.

나. 병태생리

구강암은 대부분이 구강암종이며 육종 및 비상피성 악성 종양으로 분류된다. 구강에 생기는 암 중에 편평상피암이 가장 흔한데, 편평상피암은 초기에 발적을 보이거나 점막의 변화를 보이고 진행하면서 침윤성 병변이 된다. 구강암의 병기는 원발암의 크기(T)나 목의 림프절의 전이(N), 원격전이

(M) 여부에 따라 1~4기로 나뉜다. 병기에 따른 진행 단계를 구분하면 다음과 같다.

① 1기: 암의 크기가 2cm 이하이고 목의 림프절로의 전이와 원격전이가 없는 경우

② 2기: 암의 크기가 2cm 이상 4cm 이하이고, 목의 림프절로의 전이나 원격전이가 없는 경우

③ 3기: 암의 크기가 4cm 이상이거나 목에 3cm 이하의 림프절 전이가 1개 있고 원격전이는 없는 경우

④ 4기 A: 암이 뼈나 얼굴의 피부, 혀의 심부근육을 침범했거나 원발 부위 쪽에 3~6cm의 림프절 전이가 1개 있는 경우 또는 목에 6cm 이하의 림프절 전이가 2개 이상 있거나 양측 또는 병변의 반대측 림프절에도 전이되고 원격전이는 없는 경우

⑤ 4기 B: 목에 6cm 이상의 큰 림프절 전이가 있는 경우 또는 원발 부위의 수술이 불가능한 경우로 원격전이가 없는 경우

⑥ 4기 C: 원격전이가 된 경우

다. 증상 및 증후

혀나 협점막, 구개, 입술 등에 발생하는 궤양은 구내염 같은 염증성 병변이 가장 많아 1~2주 정도면 심한 통증도 사라지고 궤양도 없어지지만, 3주 정도가 지나도 없어지지 않는 궤양은 단순한 염증으로 보기 어렵기 때문에 조직검사를 받아 보는 것이 좋다. 구강 내 점막에 지워지지 않는 백색 병소가 있는 것을 백반증이라고 하는데, 이 병변은 암으로 진행될 수 있는 전암병소이거나 또는 초기 구강암일 수도 있기 때문에 조직검사를 시행하여 정확한 감별을 하여야 한다. 입안에 불그스름한 반점이 지속적으로 있는 경우도 전암병소일 수 있다. 혀나 입안의 통증은 초기암에 비해 진행암에서 많고, 암조직에 염증이 심하면 2차적으로 통증을 유발할 수 있다. 또한 암세포가 입안의 신경조직을 따라 퍼지면 심한 통증이 생길 수 있다. 입안의 혹이 발견되면 진찰을 받아 보는 것이 좋다. 특히 구개에 있는 혹은 대부분 특별한 증상이 없고, 양성 혹과 악성 혹의 생김새가 비슷하여 구별이 되지 않으며, 혀 밑바닥에 있는 혹도 낭종인지, 침샘암인지 정밀검사가 필요하다. 이가 갑자기 흔들리거나, 이를 뽑은 후 1달 이상 이를 뽑은 자리가 아프고 상처가 아물지 않는다. 구강암이 진행되면 주로 턱 아래의 림프절로 암이 전이가 되어 목에 혹이 만져질 수 있다. 단순한 염증은 2~3주면 아물기 때문에 이 시간이 지나도 입안에 염증이 남아 있다면 의심할 수 있다.

라. 진단검사

구강암은 육안으로 잘 보이기 때문에 복잡한 내시경검사를 통하지 않고 입안을 통하여 국소마취하에 의심되는 부위를 조금 떼어내어 현미경적 진단을 하여 최종적으로 구강암을 진단한다. 3주 이상 아물지 않는 구강 내 병변은 반드시 조직검사를 하여 확인하는 것이 필요하다. 전산화단층촬영을 통해 구강 부위와 목의 림프절 전이 여부를 정밀검사 하게 하며, 특히 구강암에 의하여 턱뼈가 어느 정도 침범되었는지를 판단하는 데 유용하다. 자기공명영상은 구강 내 연조직 특히 혀나 위턱뼈, 근육 등으로 암이 침범하는 경우 전산화단층촬영검사보다 진단에 조금 더 유용할 수 있다.

마. 치료

구강암치료의 일차적인 목적은 암을 제거하고 재발률을 낮추어 완치할 수 있도록 하는 것이다. 또한 구강 내 기능과 얼굴 외형의 변형도 최소로 하고 음식을 먹고, 삼키며, 말하는 기능 등을 최대한 보존하는 데 있다. 구강암치료는 외과적으로 종양을 절제하거나 방사선 조사로 감소시키는 방사선요법과 항암 화학요법 등이 있다. 비교적 초기에는 수술 및 방사선요법이 이용되고 진행된 구강암에서는 복합요법을 이용한다.

구강암의 예방법은 구강 전암병소를 조기에 발견하여 악성 이행 위험도가 높은 병소에 대하여 적극적인 치료를 하고 지속적인 추적 관찰을 하는 것이다. 초기 단계에서 진단할 경우 덜 침습적으로 치료가 가능하며 구강암의 생존율도 높아진다. 흡연과 음주는 구강 전암병소 및 구강암의 발

생과 밀접한 관계가 있으므로 금연과 금주의 필요성에 대해 교육과 홍보가 필요하다.

바. 간호진단

① 수술 전·후 과정에 대한 지식 부족
② 점액, 출혈, 부종으로 인한 폐색과 관련된 비효율적 기도 청결
③ 수술과 관련된 급성 통증
④ 화학요법 또는 방사선요법에 의한 영양 부족, 면역 저하와 관련된 감염의 위험성
⑤ 수술과 이식으로 인한 피부통합성 장애
⑥ 질병 과정 및 치료와 관련된 신체 요구량보다 적은 영양불균형
⑦ 진단과 예후와 관련된 상황적 자존감 저하
⑧ 수술로 인한 언어적 의사소통장애

사. 간호중재

간호사는 수술 전 환자의 영양 상태를 사정한다. 수술 전·후 경구 또는 비경구 영양요법이 필요한지 확인한다.

① 구강간호

화학적, 물리적, 열성 구강 외상을 피하도록 교육한다. 구강암 환자는 호흡 시 악취가 나며 입안의 불쾌감, 구강건조증이 나타날 수 있다. 자주 구강 청결을 권장하고 건조하거나 갈라진 입술에 수용성 윤활제를 발라 준다. 잘 맞지 않는 틀니를 하고 있는 경우 치과의사와 상담하도록 한다. 구강건조증(xerostomia)은 구강암의 후유증으로 발생하며 침샘의 기능장애, 발열, atropine 투여, 항히스타민제, 항우울제, phenothiazine, 침샘 수술, 방사선 조사 등으로 나타난다. 건조증을 최소화하기 위해 수분섭취를 권장하고 자극적인 음식, 술, 담배는 피하도록 하며 취침 시 가습기를 사용하도록 한다. 침 분비를 자극하기 위해 무가당 껌을 씹거나 인공타액, 타액생산자극제 등이 도움이 될 수 있다. 찬물로 자주 구강을 헹구어 입이 마르지 않게 한다.

② 적절한 영양 보충

통증, 연하곤란, 근치 수술의 영향 등으로 심각한 영양문제가 발생할 수 있다. 영양상태를 계속 사정하고 연식이나 유동식을 소량씩 제공한다. 가족이 환자의 식사를 도울 수 있도록 교육한다. 필요하면 위관영양이나 총 비경구영양을 제공한다.

③ 신체상 증진

안면의 변형(disfigurement)이나 생활습관의 변화가 질병과 치료과정에서 나타날 수 있으며, 이는 환자와 가족에게 당혹감을 안겨 준다. 환자에게 흡연과 음주의 위험성, 조기 증상과 자가검사법에 대해 교육한다.

④ 통증 완화

진통제로 통증과 불편감을 완화하고 안위간호를 제공한다.

⑤ 의사소통 증진

수술 부위 통증과 배액관 때문에 의사소통에 어려움이 있으므로 필기도구를 이용해 원활하게 의사전달을 하도록 돕는다.

(2) 위식도 역류질환 (Gastroesophageal reflux disease)

가. 정의

위의 내용물이 식도로 역류해서 삶의 질을 떨어드릴 정도의 불편한 증상이나 식도 손상을 유발하는 경우를 말한다. 증상 정도는 일상 활동이나 삶의 질에 대한 증상의 영향을 기준으로 하며 식도 손상은 미란, 궤양, 출혈, 협착, 바레트 식도가 있는지 여부로 판정한다. 증상들이 일주일에 2일 이상 발생하거나 중증도 이상의 증상들이 일주일에 하루 이상 발생하는 경우 불편한 증상으로 간주한다. 환자의 관점에서 별로 불편하게 느끼지 않는 경우는 위식도 역류질환으로 진단되지 않는다. 최근 위식도 역류질환의 우리나라 유병률은

11.8~17.3%로 나타나고 있으며, 매년 환자 수가 증가하고 있다. 국민건강보험공단의 지난 2009~2013년 건강보험 진료비 지급자료를 분석한 결과 '위-식도 역류병(K21)'으로 의료기관을 찾은 사람이 2009년 256만8000명에서 2013년 351만9000명으로 37% 늘어난 것으로 나타났다. 같은 기간 위식도 역류질환으로 의료기관을 찾은 환자 수는 남성보다 여성에서 약 1.3배 더 많았다. 연령별로는 40~50대가 전체 진료 환자의 44.6%를 차지했다. 특히 40대 이상 연령대 환자가 전체의 75.3%를 차지해 나이가 많을수록 위식도 역류질환을 앓는 경우가 많은 것으로 나타났다.

나. 병태생리

GERD는 복잡한 다인성(multifactorial) 질환으로서, 위식도 역류 현상의 과도한 발생, 역류물에 대한 식도의 청소 능력 저하, 역류된 위액의 산성도 증가, 식도나 식도 상부 점막의 역류물에 대한 증가된 민감도 등에 좌우된다(그림 2-7).

① **Transient LES relaxation:** 하부식도괄약근의 기능이 약화되지 않았음에도 불구하고 위나 복강 내의 압력이 증가(과식, 복부를 꽉 조임, 임신, 비만 등)하여 식도로 위 내용물이 역류하는 기전이며, 가장 흔한 기전이다.

② **하부식도괄약근의 기능 약화:** 식도열공탈장, 근육질환, 약물 등에 의하여 괄약근 압력이 저하되면, 위 내용물이 식도로 역류하기 쉬워진다.

③ **식도연동운동장애:** 식도의 정상적인 연동운동에 장애가 발생하면 식도로 역류된 위 내용물이 오랫동안 머무르게 되어서 식도 점막 손상을 야기할 수 있다. 식도운동질환, 근육질환, 신경계 질환의 경우 동반될 수 있다.

역류로 인해 위 내용물이 식도 점막에 접촉하게 되는데, 만성적인 역류는 점막에 염증을 일으킨다. 만성적인 위식도 역류는 바레트식도(Barrett's esophagus)를 일으킬 수 있다. 또한 위 내용물이 상기도를 자극하여 기관지경련, 후두경련, 폐렴과 같은 호흡기계 합병증이 발생할 수 있다.

바레트식도(Barrett's esophagus)란?

내시경에서 관찰되는 원주상피식도에서 실시한 점막 생검에서 장상피화생이 있는 경우로 정의한다. 즉, 식도 점막은 원래 중층편평상피인데 원주상피로 바뀐 상태를 말한다. 식도 선암으로 발전할 위험이 있다.

다. 증상 및 증후

가슴 쓰림이나 신물이 넘어오는 증상은 위식도 역류질환

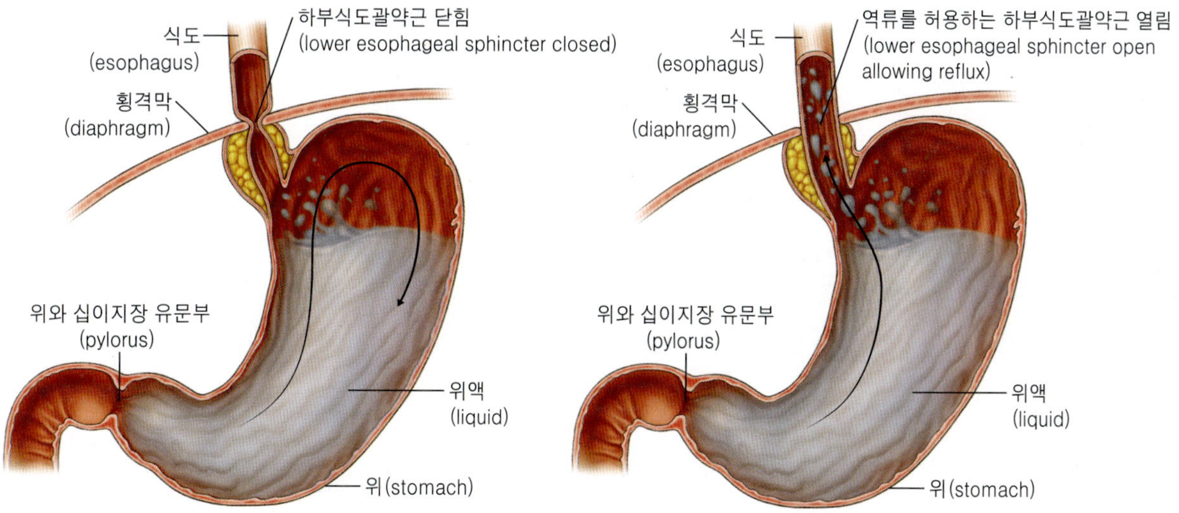

그림 2-7. 위식도 역류.

의 특이적인 증상이다. 가슴 쓰림은 위식도 역류질환 환자의 약 75%에서 발견되는 가장 흔한 증상으로 다양한 원인에 의해 발생할 수 있고 대부분 식사 후 일어난다. 환자들이 증상을 표현할 때는 '생목이 오른다', '속이 쓰리다', '속이 화끈거린다', '따갑다', '명치가 아프다' 등으로 나타낼 때가 많다. 위산 역류가 직접적으로 증상을 유발하거나, 혹은 식도의 운동 기능을 변화시켜(경련, 경직 등) 통증을 유발할 수 있다. 또한 만성 기침, 쉰 목소리, 천식, 목 이물감 등 비전형적인 증상을 나타내기도 한다. 기침, 후두염, 천식은 위식도 역류에 의해 증상이 유발되거나 악화되기도 한다.

라. 진단검사

① 점막 손상의 증명

내시경검사를 통하여 식도 점막을 확인하는 것이 기본적인 검사이다. 그러나 약 40%의 환자에서만 내시경상 식도 점막 결손을 확인할 수 있다. 필요한 경우 생검을 통하여 역류 및 합병증을 확인할 수 있다. 간혹 식도 조영술을 통하여 점막 손상을 확인할 수 있지만, 내시경검사보다 부정확하다.

② 24시간 식도 내 산도 측정 (Ambulatory 24H pH monitoring)

최소한 6시간 금식하고 제산제는 24시간 전, H2RA는 2일 전, PPI는 7일 전 중단하여야 한다. pH 전극은 하부식도괄약근 상부 5cm 부위에 위치시킨다. 24시간 동안 식사, 체위 변동, 증상 등을 시간을 포함하여 기재하여 결과 해석 시에 참고한다.

마. 치료

GERD의 치료의 목적은 증상 완화, 합병증 예방이다. 생활습관 개선, 약물치료에 의해 조절될 수 있다. 만약 약물요법에 실패했을 때 외과적 중재가 필요하다.

① 생활요법

a. 과식을 피하고, 부드러운 식사를 소량씩 자주 하도록 한다. 또한 밤에 역류되는 것을 피하기 위해 잠자기 3~4시간 전부터 먹거나 마시는 것을 피한다.
b. 식사 후 바로 눕지 않는다.
c. 증상을 유발하는 음식을 피한다. 지방질 음식, 토마토, 양파, 커피, 초콜릿, 너무 맵거나 짠 음식, 양념이 과다한 음식을 피한다.
d. 꽉 끼는 옷을 입지 않는다.
e. 술, 담배를 제한한다.
f. 침대 머리 부분을 5~10° 정도 높인다.
g. 박하 같은 하부식도괄약근의 압력을 줄이는 기호식품을 금한다.
h. 하부식도괄약근 압력을 낮추는 약제를 복용하고 있는지 확인하여 다른 약제로 바꿀 수 있으면 그렇게 한다.
i. 앞에 나열한 생활습관으로 증상 개선에 다소 도움이 되지만, 식도 점막 결손이 치유되지는 않는다. 생활습관을 교정하면서 약물요법을 시행한다.

하부식도괄약근 압력을 낮추는 요인

Nicotine(흡연), dopamine, cholecystokinin, secretine, nitrate, 칼슘길항제, 초콜릿, 지방 음식, 커피, 카페인 음료, 알코올, β-adrenergic agonist 등

② 약물요법

강한 약제부터 사용하여 증상이 개선되면 점차 약한 약제로 변경하여 치료하는 step-down 방식과, 약한 약제부터 강한 약제로 변경하면서 치료하는 step-up 치료법이 있는데, 요즘에는 step-down 치료법을 선호하는 편이다. 증상을 빨리 개선시키고, 일상생활로 빨리 복귀할 수 있게 하며, 식도 점막 결손을 빠르고 잘 치유할 수 있기 때문이다.

a. PPI(Proton Pump Inhibitor, 양전자 펌프 억제제): Omeprazole 20mg, pantoprozole 40mg, lansoprozole 30mg, rabeprazole 20mg이 하루 용량이다. 위벽세포의 양성자 펌프를 억제함으로써 위산 분비를 억제하는 효과가 있고 장기간 작용한다. 거의 모든 위식도 역류

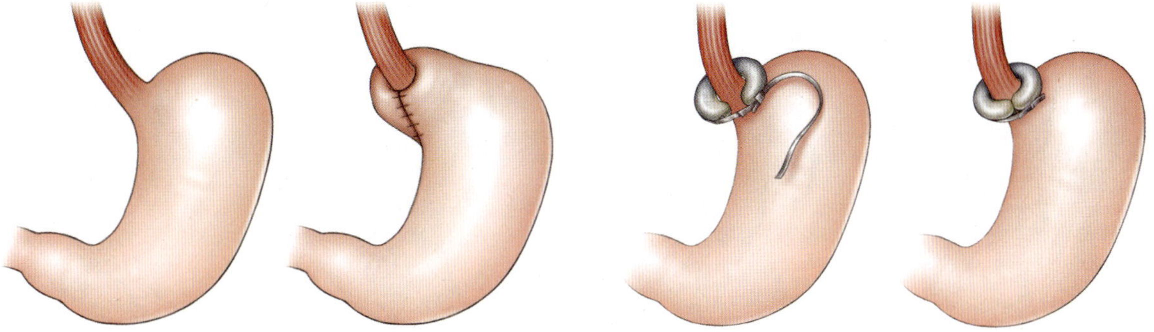

A. Nissen fundoplication **B.** Angelchik anti-refluxprothesis

그림 2-8. 하부식도괄약근을 조여 주는 수술요법.

질환 환자에게 일차적으로 투여하며 치료율이 70~90%로 매우 높다. 식사 전에 투약하여야 하며, 치료효과는 투약 후 12~72시간 후에 나타난다.

b. H2RA(Histamine receptor-2 antagonist, 히스타민-2 수용체 길항제): Ranitidine(Znatac) 300mg, famotidine(Pepcid) 40mg, nizatidine(Axid) 30mg이 사용량이다. 히스타민 H2 수용체 길항제는 위산을 분비하고 위벽세포의 H2 수용체에 위산 분비를 촉진하는 히스타민이 결합하는 것을 막는다. 양성자 펌프 억제제 치료에도 불구하고 위산 분비가 지속될 경우 양성자 펌프 억제제와 함께 사용한다. 복용 후 30분 후에 증상이 나타나고 12시간 정도 약효가 지속되며 장기간 사용할 경우 내성이 생겨 효과가 감소될 수 있다. 취침 전 복용하면 밤에 산이 역류하는 것을 줄여 주는 효과가 있다.

c. 위장관운동개선제: Domperidone, mosapride, levosulpiride, itopride 등이 있다. 위장관운동개선제는 위장운동 능력을 촉진시켜 위에 머물러 있던 음식물이 원활하게 배출되도록 하여 위가 빨리 비워지도록 하므로 양성자 펌프 억제제와 병용 치료하는 것이 더 효과적이다.

③ 수술요법

하부식도괄약근을 조여 주는 수술을 함으로써 역류를 방지하고 식도 점막 결손 치료 및 재발 방지가 가능하다(그림 2-8). 약물요법이 우선적으로 적용되지만, 약물요법에 효과가 없을 경우 수술이 필요하며, 젊은 나이에 심한 위식도 역류질환으로 인하여 장기적인 투약이 요구되는 경우에도 수술 적응증이 된다. 또한, 큰 식도열공탈장이 있어 약물요법만으로 교정되기 어려운 경우에도 수술 요법이 추천된다. 요즘에는 복강경을 통하여 수술을 시행하기 때문에 상처가 별로 남지 않고 회복이 빠르다. 내시경을 이용한 치료 방법으로는 EsophyX 장치(Endogastric Solutions, Redwood, WA, USA)와 Stretta 시스템(Mederi Therapeutics Inc., Greenwich, CT, USA)이 있으나 단기간 증상 호전에 대한 보고가 주로 있으며 증상 호전의 장기 성적이 낮다는 문제점을 가진다. EsophyX 장치는 내시경을 통하여 경구로 절제 없는 위저부 주름술(transoral incisionless fundoplication) 시행을 위해 고안된 것이며(그림 2-9), Stretta 시

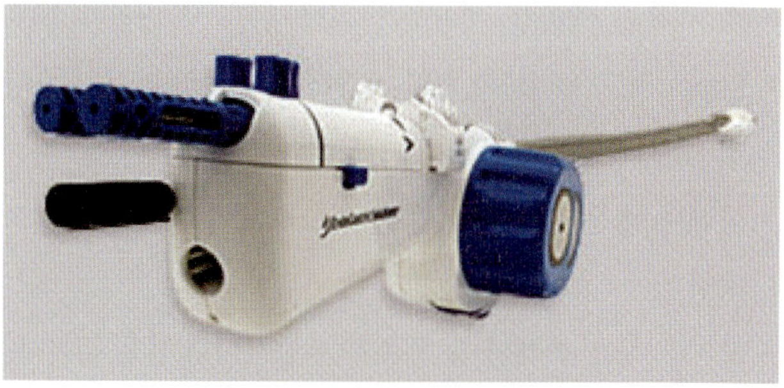

그림 2-9. 내시경 치료 EsophyX 장비.

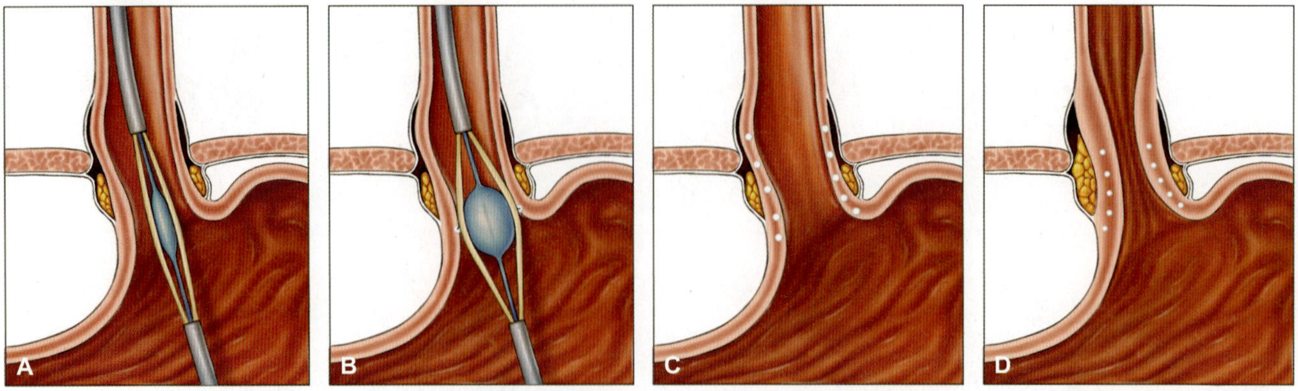

그림 2-10. A~D, Stretta 시술 순서.

스템은 고주파를 이용해서 LES 근육을 리모델링함으로써 LES의 항역류 장벽으로서의 기능을 재건하는 장치이다(그림 2-10).

바. 간호진단

- 급성 통증
- 흡인 위험성
- 신체 손상 위험성
- 영양 불균형
- 비효과적 자기 건강관리
- 비효율적 기도 청결

사. 간호중재(전반적 모든 간호중재 설명)

① 식도 점막 염증과 관련된 급성 통증 관리

- 교육 시 통증을 발생시키는 요인에 관해 확인한다.
- 통증 정도를 사정한다.
- 통증을 악화시키는 요인에 대해 교육한다.
- 위 내용물 역류를 예방하기 위해 수면 시 머리를 10~20cm 정도 올리도록 하고 소량의 식사를 하며 식후 2시간 정도는 눕는 것을 피하도록 한다.
- 담배나 술은 LES의 기능을 감소시키므로 피하도록 교육한다.
- 고지방 식이, 카페인 등 통증을 유발하여 불편을 주는 음식은 피하도록 교육한다.
- 통증이 감소하더라도 처방된 약물은 지시대로 따르고 환자가 스스로 중단하지 않도록 교육한다.
- 복부 주위를 꽉 조이는 옷은 삼간다.

② 합병증 예방

출혈 증상이 있는지 사정하고 호흡기 합병증 예방을 위해 기침, 심호흡의 중요성을 사정한다. 수술 후 연하장애는 시간이 지남에 따라 개선된다는 것을 설명한다. 수술 후 비위관의 개방성을 자주 검사하여 위 감압을 유지하도록 한다. 구강위생을 제공하고 탈수 상태를 정규적으로 사정한다. 수술 후 가스 팽만이 있을 수 있으므로 탄산음료와 가스 생성 음식(고지방 식이)을 먹거나, 껌을 씹고, 빨대로 마시는 것을 피하도록 교육한다. 퇴원 후 생활 방식 개선과 처방된 약물치료를 계속해야 함을 교육한다.

(3) 식도이완불능증(Achalasia)

가. 정의

내장신경총이 점차 소실됨으로 발생하는 식도운동질환으로 자가면역반응이 주된 기전일 것으로 보이며 바이러스와 같은 감염에 의해 유발되는 것으로 알려져 있다. 식도내압검사상 하부식도괄약근(lower esophageal spincter; LES)의 불완전한 이완, 식도 체부의 무연동운동의 특징적인 소견을 가지는 대표적인 식도운동질환이다.

나. 병태 생리

LES 압력은 국소적으로는 식도근육층 내의 신경총(Auerbach's plexus)에 의해서 조절되는데 식도이완불능증은 식도근육층 내의 신경총 변성이나 소실이 일어나는 질환이다. 억제성 신경섬유의 기능이 먼저 소실됨에 따라 하부식도괄약근이 이완되지 않아 정체된 음식물에 의해 식도 내 압력이 상승하면서 식도체부가 확장되고 연동운동이 소실되는 특징을 가진다. LES 압력이 올라간 상태를 유지하여 연하곤란을 초래하는 질환이라고 할 수 있다. 추진력이 손상되거나 식도하부괄약근이 수축되면 식도 아래 부위에 음식과 수분이 축적된다. 역류된 식도 내용물이 흡인되면 무기폐나 그 외 다른 폐의 문제를 일으킨다(그림 2-11).

다. 증상 및 증후

유동식과 고형식의 연하곤란, 식도 내 압력 상승에 따른 소화되지 않은 음식물의 역류, 역류에 따른 폐 흡인으로 기침이나 흡인성 폐렴, 음식물 섭취 감소에 따른 체중 감소, 발병 초기 식도의 과도한 수축으로 인한 흉통 등이 주된 증상이다. 초기 단계에서 환자는 경련으로 인한 흉골 하부의 통증을 호소하거나 트림을 할 수 없게 된다.

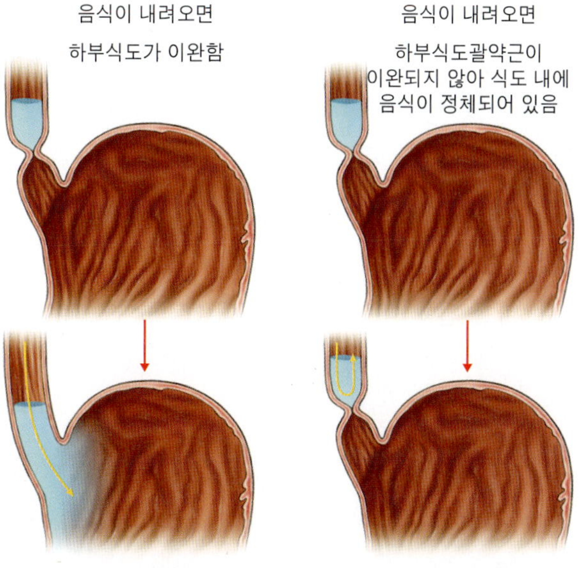

그림 2-11. 식도 음식물 연하 상태 정상(A), 식도이완불능증(B).

라. 진단검사

식도 조영술, 위 내시경 및 식도운동 기능검사로 진단한다. 계측검사는 식도이완불능증을 확진하는 방법으로 비강을 통해 가느다란 튜브를 위 내부에까지 삽입한 후에 물을 마시고 튜브를 천천히 빼면서 식도와 괄약근에서의 압력을 측정하여 압력의 양상으로 식도이완불능증을 진단하게 된다.

마. 치료

치료의 목표는 연하곤란과 역류 증상을 개선하고, 식도 내 음식물의 위 내 배출을 향상시키며, 장기적으로 거대식도 발생을 방지하는 것이다. 지속적인 증상 호전을 위해서는 풍선확장술을 우선적으로 고려한다(그림 2-12). 또한 약물요법은 일시적이고 부분적인 효과를 보이며, 장기 투여 시 발생하는 부작용 등을 고려할 때 동반 중병이 있는 경우, 풍선확장술이나 수술적 치료가 불가능한 경우 등에만 사용해 볼 수 있다. 하부식도괄약근을 이완하고 식도의 압력을 낮추기 위해 항콜린성 제재(anticholinergic agent), 질산염(nitrate), 칼슘 길항제(calcium antagonist)를 투여하고 최근에는 보툴리눔 독소를 내시경을 통해 괄약근에 주사하기도 한다.

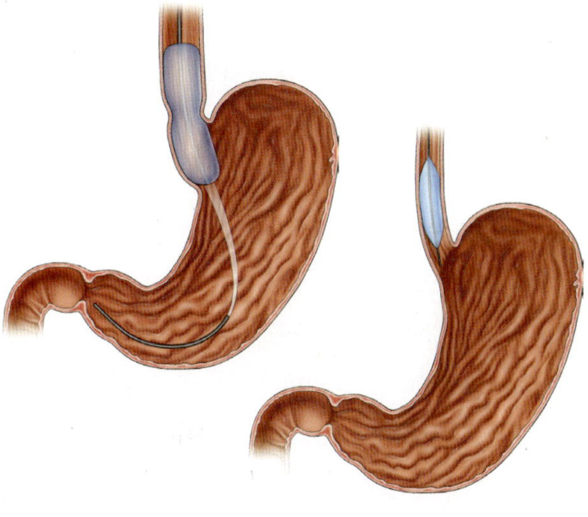

그림 2-12. 식도 풍선확장술.

바. 간호진단

- 영양 불균형: 영양 부족
- 통증
- 신체 손상 위험성
- 지식 부족

사. 간호중재

연하곤란으로 인한 영양 부족 상태를 개선하기 위해 식습관과 매일 필요한 영양 섭취에 대해 상담한다. 연하곤란이 지속되면 경관영양, 경피적 위루술(percutaneous endoscopic gastrostomy) 등을 고려해 볼 수 있다. 튜브 삽입 부위에 삼출물, 부종, 홍반이 나타나지 않았는지 사정하고 튜브의 위치를 확인한다. 위 역류가 일어나면 통증을 유발할 수 있으므로 약물, 식이 등으로 완화시킬 수 있다. 수술 환자에게는 정보를 제공하여 불안을 최소화시키고 수술 전 절차에 대해 교육한다. 수술 후 체온 상승, 가슴이나 어깨의 통증, 피하 기종과 같은 천공 증상이 있으면 의사에게 즉시 보고한다.

(4) 식도열공탈장(Hiatal hernia)

가. 정의

식도열공탈장이란 식도열공을 통해 복부 장기가 탈장되는 것을 말한다. 식도를 가로막(횡격막) 열공에 고정시키는 횡격식도막(phrenoesophageal membrane)은 가로막(횡격막)근육의 하부에서는 복강내부근막(endoabdominal fascia)과 상부에서 기시한 흉막내막근(endothoracic fascia)의 2개의 근막층이 융합하여 식도 위 결합 부위의 3~4cm 상방 식도에 부착한다. 식도열공탈장은 크게 세 가지 형태로 분류된다. I형은 활주형 식도열공탈장(axial or sliding hiatal hernia), Ⅱ형은 회전형 또는 식도주위열공탈장(paraesophageal rolling hernia), Ⅲ형은 복합성 식도열공탈장(combined hiatal hernia)이다.

나. 병태생리

I형인 활주형 열공탈장은 확대된 식도열공을 뚫고 흉부 내로 탈출하는 형태이다. 원인은 식도 주위의 횡격식도막의 힘이 약해져 식도열공을 통해 위식도 결합 부위가 흉부 내로 올라오는 것으로 본다. Ⅱ형은 I형보다 흔하지 않으며 임상적으로 확연한 증상을 유발한다. 횡격식도막에 결손이 있어 일반 탈장처럼 복막이 근막을 통해 올라오게 되고 결국 복부의 장기도 거상하게 된다. 주로 왼쪽 앞쪽으로 잘생기나 오른쪽 뒤쪽으로도 생기곤 한다. 이 경우 장염전이나 비틀림, 폐색증 등을 유발할 수 있으며 이는 사망률을 높이는 원인들이다. Ⅲ형은 두 가지 기전이 있는데 첫째, Ⅱ형의 탈장이 심해지면서 위의 비틀림으로 인한 횡격식도막의 계속적인 긴장으로 식도 위 결합 부위가 올라가게 되는 것 그리고 둘째, 활주형 식도열공탈장이 커지면서 횡격식도막의 전방부가 부분적으로 약화되어 위 기저부가 탈출하는 것이다(그림 2-13).

다. 증상 및 증후

활주형(sliding hiatal hernia)은 가장 많은 형태로 약 90%가 여기에 해당되며 무증상인 경우도 있지만 위식도 역류가 발생하는 경우가 있어 가슴 쓰림, 역류성 식도염, 소화성 궤양 같은 병태로 진행할 수 있다. 식도주위열공탈장은 식도괄약근이 정상 기능을 하기 때문에 GERD는 발생하지 않고 흉부 장기의 압박 증상이 나타날 수 있다. 식후 가득 찬 느낌과 호흡곤란, 흉통이 발생할 수 있다.

라. 진단검사

X선, 바륨 연하, 투시 검사를 통해 확진한다.

마. 치료

내과적 치료에 반응하지 않는 경우 탈장 재건술로 가장 흔히 하는 수술은 위저추벽 성형술(Nissen fundoplication)로 이 수술은 식도 주위의 기저부를 봉합하는 수술이다. 복부를 절개한 경우는 상처 감염 위험이 크므로 감염 증상을

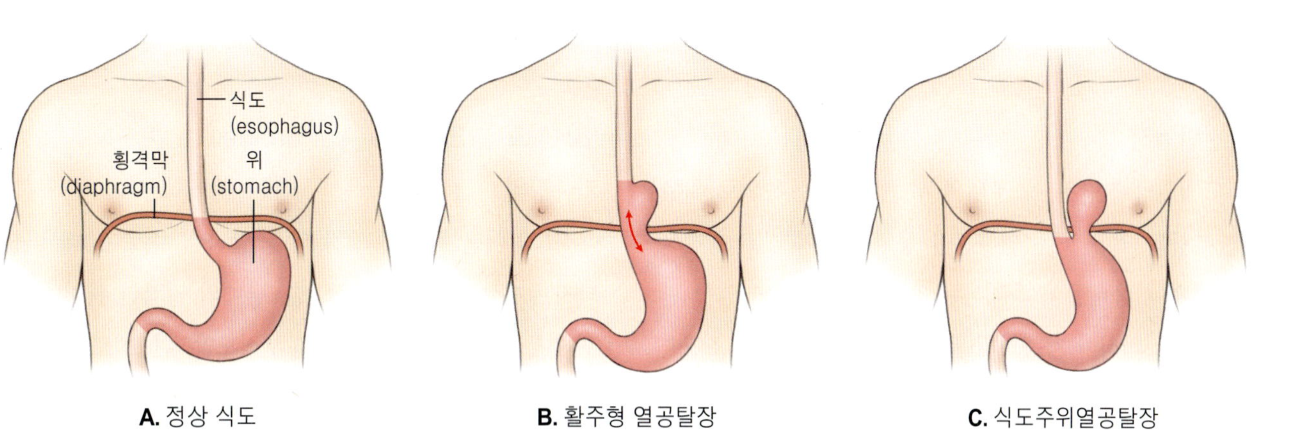

그림 2-13. 식도의 정상 상태(A), 활주형 열공탈장(B), 식도주위열공탈장(C).

확인하고 비위관을 가진 환자는 관의 개방성을 유지하여야 한다. 구강 섭취는 연동운동이 회복되어야 가능하며 효과적으로 심호흡을 하는 기술과 spirometer 사용법에 대해 교육하여야 한다. 위저추벽 성형술의 흔한 합병증은 가스팽만 증후군으로, 탄산음료와 가스 생성 음식, 껌, 빨대로 마시는 것을 피하도록 환자를 교육한다.

바. 간호진단

• 조직손상위험성

사. 간호중재

식도열공탈장의 간호중재는 생활 양식 수정 및 약물요법, 식이요법과 환자 교육이 포함된다. GERD의 간호중재와 같다.

(5) 식도게실(Esophageal diverticulum)

가. 정의

식도게실은 식도 내강에 주머니 형태의 넓은 내강이 생기는 질환이다. 이것은 발생 위치에 따라 인두식도(pharyngoesophageal 또는 Zenker's), 식도 중간부(midesophageal), 횡격막 상부(epiphrenic) 게실로 나뉘기도 하고, 병인에 따라 압출성형과 견인성형으로 나뉘기도 한다. 압출성형은 식도 점막이 비교적 약화된 근육층 사이로 밀려 나온 형태로 가성 게실(false diverticulum)이고, 견인성형은 식도 전층이 주위 조직의 염증으로 인해 끌려온 것으로 진성 게실(true diverticulum)이다. 식도게실은 비교적 드문 질환으로 증상이 없는 경우가 흔하기 때문에 유병율은 0.015~2%로 보고되고 있으며 60~70대 남자에서 많이 발견된다.

나. 병태생리

게실의 부위별 빈도에 대한 외국의 논문에서 인두식도게실이 반수 이상으로 가장 많고 식도 중간부 게실과 횡격막 상부 게실은 비슷한 분포를 보이고 있다고 보고한 것에 반해, 우리나라의 29명의 식도게실을 분석한 논문에 의하면 식도 중간부 게실이 반수이고 그 다음 횡격막 상부, 인두식도게실의 순으로 보고하였다. 인두에서 식도로 이행하는 부위에 근육이 완전히 덮지 않는 부위에 압력이 약하여 돌출하여 게실이 생기는 Zenker's 게실은 압출성형이고 가성 게실이다. 식도 중간부 게실은 종격동의 유착으로 식도벽이 당겨져 생긴 게실로 견인성형이며 진성 게실이다.

다. 증상 및 증후

식도게실은 연하곤란, 구토, 음식물의 역류, 구취, 가슴 답답함, 통증, 경부 종괴, 소화불량, 전신 쇠약, 체중 감소 등의 증상이 있다. 역류된 음식이 기관지를 자극하면 기침을 하게 된다.

라. 진단검사

식도게실의 진단은 목 부위의 부종, 특히 한쪽으로 치우쳐진 부종과 역류 또는 연하곤란 등의 병력이 있고 청진상 부종 부위에 음식물이 움직이는 소리가 나게 되면 임상 관찰만으로도 의심이 가능하지만 바륨을 이용한 식도 조영술 검사에서 게실 내에 고인 조영제로 확진한다.

마. 치료

대부분의 식도게실은 증상이 없고 임상적으로 중요한 다른 문제를 일으키지 않기 때문에 추적검사를 하며 경과를 관찰한다. 그러나 증상이 있는 환자에서 일부는 치료가 필요하며, 수술적 치료가 효과적인 방법으로 알려져 있다. 수술의 적응증으로는 지속적인 증상을 호소할 때, 게실이 점차 커지거나 합병증이 발생하였을 때, 수술을 요하는 다른 질환이 동반되었을 때 등이다. 게실의 합병증으로는 게실염, 농양 형성, 출혈, 천공, 흡인성 폐렴, 기관지 식도루·식도석의 형성, 폐농양이 있으며 식도암 발생이 보고된 경우도 있다. 게실로 인한 암 발생은 음식물의 오랜 정체로 인한 만성적인 자극과 염증이 상피세포 비정형을 유도하여 생긴다고 알려져 있다.

바. 간호진단

- 조직손상 위험성

사. 간호중재

과거력을 사정하고, 증상의 시작과 지속 시간을 기록하여 증상이 밤중이나 식사시간에 나타나는지 사정한다. 역류는 호흡기 합병증을 야기하기 때문에 호흡기 상태를 사정한다. 증상이 심해지면 수술을 한다. 수술 전 절차에 대하여 의논하고 수술 후 금식과 치유될 때까지 위장관 튜브를 삽입하게 될 수 있음을 설명한다. 수술 후에는 수술 부위를 세밀하게 관찰하여 식도와 누공에서 나오는 배액물이 새는지 확인하여야 한다.

(6) 식도암(Esophageal cancer)

가. 정의

식도암이란 식도에 생긴 암을 말하며 주로 60대 이상의 남자에게서 많이 발생하고, 술, 담배와 밀접한 관련이 있다. 위치에 따라서 경부식도암, 흉부식도암, 위-식도 연결 부위 암으로 나눌 수 있으며, 암의 조직형에 따라 편평상피세포암, 선암, 평활근 육종, 횡문근 육종, 림프종, 흑색종 등으로 나눌 수 있다. 우리나라를 비롯한 동아시아 국가들에서는 편평상피세포암이 많으며, 북아메리카나 유럽 지역에서는 선암 발생 빈도가 높다. 2015년에 발표된 중앙암등록본부 자료에 의하면 2013년 우리나라에서는 225,343건의 암이 발생했는데, 그 중 식도암은 남녀를 합쳐서 2,382건으로 전체 암 발생의 1.1%를 차지했다. 남녀의 성비는 11.1:1로 남자에게 더 많이 발생했고, 연령대별로 보면 70대가 34.5%로 가장 많았으며 60대가 30.7%, 50대가 20.6%의 순이었다.

나. 병태생리

식도암은 식도에서 발생한 암으로서 식도의 점막, 점막하층, 근육층 등에서 발생할 수 있으며, 편평상피세포암, 선암, 평활근 육종, 횡문근 육종, 림프종, 흑색종 등 여러 가지의 암이 발생할 수 있다. 우리나라에서는 편평상피세포암이 전체 식도암의 95% 이상을 차지하고 있으며, 식도암의 정확한 발병 원인은 알려져 있지 않다. 편평세포암은 식도 점막의 상피세포에서 생기는 암으로 대개 식도의 중부와 하부에 주로 발생하고 선암은 식도의 분비선조직에서 생기는 암으로 대개 위 근처인 하부 식도에서 주로 발생한다.

다. 증상 및 증후

식도는 음식이 지나가는 통로이므로 식도암의 증상은 주로 음식을 삼키기 어려움 또는 통증이 주된 증상이나 식도는 잘 늘어나는 성질을 가지고 있어 식도암이 작은 경우에는 특별한 증상이 없을 수 있다. 증상이 나타나는 경우에는 이미 상당히 진행된 경우가 많다. 식도암이 점차 진행하여 식도내강이 좁아져 음식을 삼키기 어려운 증상이 나타나며, 처음에는 고형 음식에서부터 시작하여 점차로 진행하여 나중에는 죽이나 미음, 물을 삼키기 어렵게 된다. 또는 크기가 큰 음식을 먹을 때 걸리는 느낌이 나거나 앞가슴이나 등쪽에 통증을 느낄 수도 있다. 심한 체중 감소와 영양실조가 동반될 수 있다. 식도암이 식도의 내강을 거의 막아서 음식물이 아래로 내려가지 못하게 되면 식사 후에 먹었던 음식물이 역류되며, 이와 동반하여 기침이나 흡인성 폐렴 등이 발생할 수 있다. 식도암이 진행함에 따라 식도내강을 좁히는 것 외에도 식도 주변의 기관(organ)에 암이 침윤함에 따라 여러 가지 증상이 나타날 수 있다. 식도암이 후두신경을 침범하면 쉰목소리가 난다. 식도 바로 뒤의 척추를 침범하면 등쪽에 통증이 올 수 있고, 기관(trachea)을 침범하면 기침, 객혈 등의 증상이 생기기도 한다.

라. 진단검사

식도 내시경검사는 내시경을 식도와 위로 삽입하여 식도나 위의 이상 유·무를 판단하는 검사이다. 식도암을 직접 관찰하면서 식도암의 위치나 크기, 모양 등을 평가하며 조직검사를 시행하고, 색소를 이용하여 정상 점막만을 염색하여 다발성 병변 유·무를 진단할 수 있다. 식도암의 원위부에 대해서도 검사를 시행하여 이상 유·무를 판단하여 치료계획에 도움을 주고 수술 후 식도협착이 있는 환자나 수술이 불가능한 환자의 경우에 풍선확장술이나 스텐트 삽입에도 이용될 수 있다. 식도조영술은 식도 점막의 변화를 관찰함으로써 식도암의 모양, 크기, 위치 등을 평가하고 주위 기관과의 관계를 알 수 있다.

마. 치료

진행 정도나 전신상태에 따라 수술, 방사선치료, 화학요법, 병합요법을 포함한 치료 방법을 결정한다. 내시경하 점막 절제술은 초음파 내시경에서 점막암이라는 사실을 확인하여 요오드 염색으로 병변부를 명확히 하고 병변부에 생리식염수와 adrenaline이 포함된 색소를 주입하고 병변부가 부풀어오르면 링 모양의 철사를 걸어 전기가 통하게 하고 절제하는 수술이다. 가슴을 절개하지 않고 식도를 절제하는 비개흉 식도 발거술(blunt dissection), 3영역 림프절을 제거하는 근치절제술 등의 방법을 통해 치료할 수 있다. 식도 위 문합술은 식도와 아래 부위를 절제하고 위를 흉강까지 끌어올려 남은 식도 부분과 문합하는 방법이며 식도 소장 문합술은 식도를 절제하고 하행 결장의 일부분으로 대체하는 것이다.

바. 간호진단

- 통증
- 영양 불균형
- 연하장애
- 비효과적 건강 유지
- 불안

사. 간호중재

점진적으로 악화되는 연하곤란으로 영양 부족 상태가 될 수 있다. 매일 체중을 측정하고 섭취량과 배설량, 칼로리를 기록하면서 환자의 영양 상태를 확인한다. 섭취하기 쉬운 식이로 전환한다. 질환이 진전됨에 따라 튜브로 영양공급을 하게 된다. 위산이 새어나오면 튜브 주위의 피부가 손상되므로 튜브 주위의 피부를 사정한다. 환자의 연하곤란을 사정하고 기도 개방성을 유지할 수 있도록 돕는다. 구강의 병변과 감염을 예방하고 자주 구강을 간호한다. 신체상 변화와 예후 불량에 대한 심리적 지지를 한다.

(7) 위염(Gastritis)

가. 정의

위염은 병리학으로 확인된 위의 염증을 의미한다. 이는 내시경 발적이나 소화불량과는 다르다. 즉, 임상 증상과 내시경 소견, 병리학 염증 정도는 일치하지 않는다. 따라서 위염의 임상 의의는 크지 않으며 '기능성 소화불량증'의 한 부분을 차지한다.

① 급성 위염: *H. pylori* 이외의 세균, *H. helmani*, *Mycobacterium*, 매독(syphilis), 바이러스(virus), 기생충(parasite) 등의 미생물과 약제, 알코올, 신체적 스트레스
② 만성 위염: A형 위축성 위염—자가면역성 질환, B형 위축성 위염—*H. pylori* 연관

나. 병태생리

갑작스런 명치 부위(epigastric region) 통증 또는 토혈, 하혈로 즉시 병원을 찾게 되고 내시경검사를 받은 후 위점막에 병변이 발견되면 급성 위점막 병변(acute gastric mucosal lesion; AGML)으로 진단받는다. 3대 원인은 약물, 알코올, 스트레스이다. NSAIDS, 항생제, steroid 등의 약물과 알코올, 커피, 정신적인 스트레스뿐 아니라 화상, 뇌장애, 세균감염, 쇼크 등에 의해서도 유발된다. NSAIDS는 위점막을 직접 손상시킬 뿐만 아니라 혈액 속에 흡수되어 위점막을 보호하는 prostaglandin의 생합성을 억제한다. 만성 위염은 소화성 궤양이나 *Helicobacter pylori*균의 감염, 위 수술로 초래될 수 있다. 이외 위험 요인은 급성 위염과 비슷하다. 만성 위염은 가스트린 분비선의 위축과 연관이 있다. 위를 절제하고 위공장 문합술을 하였을 때, 담즙과 담즙산이 남아 있는 위안으로 역류하면 위염을 일으킨다. *H.pylori*균 감염은 만성 위축성 위염을 일으키며, 위암 유발 요인으로 작용한다. 연령 또한 위험 요인이다. 만성 위염은 노인에게 흔하다. 만성 위염의 초기에 나타나는 병리적 변화는 급성 위염과 같다. 처음에는 위 내벽이 두꺼워지고 충혈되었다가 점점 얇아지면서 위축된다. 퇴화와 위축이 계속되면 위벽세포의 기능이 상실된다. 산의 분비가 줄어들 때 내적 인자가 없어지고 비타민B_{12}를 흡수할 수 없게 된다. 그러면 악성빈혈이 초래된다.

만성 위염에서는 점막에 상흔을 남기지 않고 치유되지만 궤양을 형성하거나 출혈이 올 수도 있다. 위축되면 산이 분비되지 않아서 위암의 주 유발 요인인 무산증을 초래한다.

다. 증상 및 증후

급성 위염은 명치 부위의 돌연히 갑작스러운 통증, 구역, 구토 등이 발생한다. 만성 위염의 경우는 특징적인 증상이 없고 대다수의 환자가 소화불량증과 같은 상부 위장관 증상을 호소하며, 소화불량 증상은 상복부 동통 또는 식후 심와부 그득함, 복부 팽만감, 조기 포만감, 구역 등이 있다.

표층성 위염은 상복부에 통증이 올 수 있는데, 식사 직후에 나타날 수 있고 또한 상복부가 무겁게 눌리는 듯한 기분을 느낄 수 있으며, 메스껍고 가슴이 답답하여 소화성 궤양과 비슷한 증상을 보일 수 있다. 위축성 위염은 위점막이 위축되어 위산 분비가 감소하는 병으로 위 속이 저산증이 되면 세균 증식이 일어나게 된다. 식욕부진, 오심, 구토, 전신 권태감, 설사 등이 나타날 수 있으며 위점막이 얇아져 토혈이 있을 수 있다. 증상은 모호하거나 없을 수도 있다(위 염산이 증가되지 않기 때문에). 식욕부진, 팽만감, 소화장애, 트림, 모호한 상복부 통증, 오심, 구토, 맵거나 기름진 음식을 소화하지 못하는 증상이 나타날 수 있다.

라. 진단검사

진단은 섭취한 음식, 투약한 약물, 위염과 관련된 증상을 토대로 병력을 조사하여 내려진다. 내시경을 통하여 조직검사를 할 수 있다. 내시경 소견을 보면 미란, 출혈, 발적, 부종이 나타난다.

① 내시경검사

내시경은 가볍고 유연한 관을 사용해서 위장관 체계를 직접 보는 것이다. 출혈이나 표면의 병변 또는 치유되고 있는 조직을 직접 볼 수 있기 때문에 방사선검사보다 더 정확하다.

상부 위장관 내시경은 식도 내시경, 위장 내시경 그리고 식도 위 십이지장 내시경을 포함한다. 이런 검사들은 급성이나 만성 위장 출혈, 악성빈혈, 식도 손상, 덩어리, 협착, 연하곤란증, 흉골 하부 통증, 상복부 불편감 또는 염증성 장질환의 검사로 유용하다. 검사 전이나 중에 진정제, 마약성 제

제 또는 안정제(예: diazepam, midazolam, meperidine)를 투여하여 진정시킨다. 항콜린성(Anticholinergic) 약물은 구인두 분비물을 줄이고 반사성 서맥을 예방하기 위하여 투여된다.

대상자가 진정되면 국소마취제를 인두 뒷부분에 분무하여 내시경 관의 삽입으로 오는 불편감을 완화시키고 구역질을 막아 준다. 마취제는 종종 불쾌한 맛이 나고 혀가 부푼 것 같은 느낌을 준다. 흡인의 위험을 줄이기 위해 대상자를 심스 체위(Sim's position)로 눕혀 침이 입 옆으로 흐르게 한다.

대상자가 체위를 취하고, 진정되어 마취되면 유연한 관을 입을 통해 식도, 위, 유문부, 십이지장으로 통과시킨다. 어떤 내시경에는 컬러 사진을 얻을 수 있도록 카메라가 장착되어 있다. 만약 암이 의심되면 세포학적 검사를 위하여 세포나 조직을 수집한다. 작고 하나만 있는 폴립이면 제거할 수 있다.

검사하는 동안 심장과 호흡기계 합병증에 대해서 관찰한다. 대상자의 맥박과 혈압, 호흡수 그리고 맥박산소농도계를 자주 사정한다. 정신안정제나 마약제에 대한 특수 길항제가 응급치료를 위하여 사용될 수 있어야 한다. 심한 심혈관질환자에게는 상부 위장관 내시경을 하지 않는다.

a. 검사 전 간호

내시경검사를 받을 대상자는 검사동의서에 서명하게 된다. 검사 후 24시간 안에 귀가할 경우에는 대상자를 집에 데리고 갈 사람이 있어야 한다. 심장판막질환이나 판막치환술을 받은 병력이 있는 대상자에게는 예방적으로 항생제를 투여한다. 위 내용물이 폐로 흡인되는 것을 막기 위해서 검사 전 8~12시간 동안 금식하도록 한다. 구강을 사정하고 흔들리는 치아나 병변이 있으면 위장관 전문의에게 보고한다. 대상자의 틀니와 제거할 수 있는 치교들은 제거한다.

마취제를 사용하여도 대상자는 불편감이나 오심 또는 압박감을 경험할 것이다. 검사하는 동안 코로 숨을 쉬라고 말해 준다. 검사실이 시원하고 어두우며, 그곳에서 내시경검사를 하는 동안 말할 수 없다는 것을 설명한다.

b. 검사 후 간호

흡인을 막기 위해서 진정제와 국소마취제의 효과가 없어질 때까지 대상자를 심스 체위로 둔다. 검사 후 2~4시간 후, 또는 구개반사가 돌아올 때까지 금식하도록 한다. 구개반사가 돌아왔는지 보기 위해서 설압자로 대상자의 목 뒤를 눌러 본다. 구개반사가 돌아오면 후두 자극이나 쉰 목소리를 완화하기 위해서 식염수 또는 마취성 후두 정제약이 처방될 수 있다.

진정제나 마취제로 초래될 수 있는 서맥이나 다른 부정맥에 대해서 관찰한다. 식도나 위장 천공의 증상이 있는지 사정한다. 식도 천공은 목에서 공기가 새어 악설음(crepitus, crackling)이 나고 열과 출혈 또는 통증을 야기할 수 있다. 삼키거나 움직일 때 악화되는 목과 후두의 통증이 발생할 수 있다. 식도 중앙의 천공은 흉골 하부나 상복부 통증을 야기한다. 식도 말단 천공은 어깨 통증, 호흡곤란 또는 천공된 궤양과 유사한 증상이 초래된다. 천공이 의심되면 X선검사를 하여 공기가 새는 부위를 확인한다.

마. 치료

우선 원인을 제거한다. 다음으로 출혈이 있는 경우 내시경으로 지혈한다. 위산의 조절이나 금식 등의 보존 치료를 한다.

바. 간호진단

- 급성 통증
- 감염의 위험성
- 영양 불균형
- 불안
- 체액 불균형

사. 간호중재

부드러운 식이를 소량씩 자주 먹도록 하고, 증상을 야기시키는 음식을 피하며, 제산제와 항콜린성 제제, 정온제 등을 투여하고 완화시킨다.

*H.pylori*균이 감염되면 세균을 제거하기 위해 clarithromycin(Biaxin)과 metronidazole(Flagyl), omeprazole(Prilosec)을 같이 투여한다. 1주일간 치료해서 낫지 않으면 1주일 더 계속 치료한다.

만성 위염을 치료하기 위한 약물은 소화성 궤양에 대한 치료약과 같다. 때로 위벽세포의 재생을 위하여 코르티코스테로이드가 투여된다. 악성빈혈이 있으면 매월 비타민B_{12}를 근육주사 한다.

급성과 만성 위염의 위험 요인을 사정한다. 식이와 섭취양상, 약물을 처방에 따라 복용하는지, 처방 없이 복용하는지, 음주와 흡연 등 생활양식은 어떤지 고찰한다.

위염의 원인과 질환을 악화시킬 수 있는 음식에 대하여 교육한다. 스트레스나 피로, 공복 시 약물의 복용, 음식과 음료, 음주, 흡연 등 증상을 악화시키는 요인을 사정하고 이러한 요인을 피하도록 한다. Aluminum hydroxide와 magnesium trisilicate(Gaviscon)는 가장 좋은 제산제이다. 히스타민 수용체 길항제와 protonpump inhibitor, 분비억제제도 통증을 완화시킨다. 오심과 구토가 심하면 금식시킨다. 위염으로 인한 통증과 오심이 가라앉을 때 균형 잡힌 식사를 하고 자극적인 음식이나 음료수는 피한다. 만성 위염 환자는 정기적으로 병원을 방문하도록 한다. *H.pylori*균 감염과 위축성 위염은 위암과 연관되므로 특히 중요하다. 대상자에게 투약을 정확히 하고, 영양상태를 적절히 유지하며, 위염의 위험 요인을 조절하도록 교육한다.

고식적인 방법으로 출혈이 조절되지 않으면 수술을 한다. 심한 미관성 위염에는 부분 위절제술이나 유문 성형술, 미주신경 절단술, 위 전체 절제술이 시행된다. 이 수술들은 다음 소화성 궤양 내용에서 다루어진다.

(8) 소화성 궤양(Peptic ulcer)

가. 정의

궤양(ulcer)이란 점막근육판을 넘어 조직이 결손되는 상태를 말하며 점막근육판을 넘지 않는 결손 상태는 미란(erosion)이라고 한다. 천공(perforation)은 조직 결손이 장막을 초과하여 구멍이 뚫린 상태이며 천공을 통해서 소화관 내와 복강 내가 서로 연결된다. 소화성 궤양(peptic ulcer)은 위산과 펩신(pepsin)의 공격으로 위장관점막에 결손이 발생하는 것을 말하며 식도, 위, 십이지장 점막의 연속성이 차단되는 것이다. 이는 위액(위염산과 펩신)과 접촉되는 위장관의 어느 곳에서나 발생할 수 있으나 임상에서는 주로 위와 십이지장에 발생하는 것을 의미한다.

소화성 궤양은 전 인구의 10% 정도에서 발견된다. 위궤양은 50~60대에 발생률이 높다. 십이지장궤양은 40~50대 남성에게 흔히 나타난다. 여성의 발병은 10년 정도 늦게 나타난다. 남자는 위궤양과 십이지장궤양을 같이 앓는 경향이 있다.

① 십이지장궤양

위궤양보다 더 높은 발병률을 가진 십이지장궤양(duodenal ulcers)은 유문부의 1.5cm 이내 범위에서 발견된다. 궤양은 위산 분비 증가가 특징이다. 때로는 위액은 정상적으로 분비되나 위가 빨리 비워지기 때문에 올 수 있다. 산이 과다하게 분비되면 위벽세포에 커다란 덩어리를 만들어 낸다. 산 분비를 자극하는 요소로 고단백식이나 음주, 칼슘, 미주신경 자극이 포함된다.

십이지장궤양 환자들은 장기간 십이지장의 산도가 낮아지는 경험을 한다. 위 내막은 가스트린에 더 민감해지고 가스트린의 분비가 과다해진다.

결국에는 위를 더 빨리 비우게 된다. 산이 과다하게 분비되고 위로부터 음식물이 빨리 비워지게 되면 음식의 완충효과가 감소되고 십이지장의 산이 과다해진다. 십이지장 내에서의 억제 기전과 췌장의 분비는 산의 양을 조절하는 데 불충분하게 된다.

② 위궤양

위궤양은 흔히 위유문부 2.5cm 이내에서 발생하며 몇 주 이내에 자연치유되기도 한다. 위궤양은 점막의 방어벽이 손상된다. 방어벽은 위의 상피조직을 덮고 있는 당단백질 점막층과 달리 위염산이 상피세포를 손상시키지 않으면서 위로 분비되게 한다. 위유문부가 무기력해지면 위를 방어하는 점액 생산이 감소된다. 무력해진 위유문부를 통하여 담즙이 위로 역류되면 점막의 방어벽이 손상된다. 위점막으로 가는 혈류가 감소되면 방어벽을 변형시켜서 위산과 펩신으로 인한 십이지장의 손상이 더 쉽게 오게 된다. 위궤양의 재발률은 십이지장궤양보다 낮다.

③ 스트레스와 약물로 인한 궤양

소화성 궤양 이외에 급성의 위장 미란은 흔히 스트레스성 궤양 또는 스트레스 미란성 위염으로 불리는데, 주요 원인은 다음과 같다.

- 심각한 외상 또는 심한 질환
- (Curling's 궤양이라고 알려진 것에 의한) 심각한 화상
- 두개손상이나 (Cushing's 궤양이라고 불리는) 뇌내 질환
- 위점막에 작용하는 약물 섭취(예: 아스피린, 비스테로이드성 소염제, 스테로이드, 알코올)
- 쇼크
- 패혈증

a. 원인과 위험 요인

소화성 궤양의 원인 중 90% 이상이 *H.pylori*균의 감염 때문이다. 이 세균의 제거로 위염과 이로 인한 궤양이 치유된다. 이 이론에 대해 의문이 제기되기도 하지만 많은 연구에 의해 지지되고 있다.

소화성 궤양의 발병 여부는 강력한 분비 활동에 대하여 점막이 방어하는 저항력에 달려 있다. 점막의 방어적 저항은 점막의 통합성과 재생, 보호적인 점막 방어벽, 점막의 혈류 순환, 분비를 조절하는 십이지장의 억제 기전, 위점막의 프로스타글란딘 등에 따라 달라진다. 소화성 궤양을 악화시키는 요인은 *H.pylori*균의 감염, 위산과 담즙산의 양과 관련되어 있다. 악화시키는 요인이 방어 기전을 능가할 때 궤양이 발생한다. 위액의 공격적인 양상은 위액 분비가 과다하고, 미주신경의 자극이 증가되며, 위 분비 억제가 감소되고, 위산을 분비하는 위벽세포의 수와 기능이 항진되며, 자극에 대한 위벽세포의 반응이 증가되는 것이다.

소화성 궤양을 일으키는 위험 요인은 흡연, 스테로이드, 아스피린, 비스테로이드성 소염제, 카페인, 알코올, 스트레스 등이다. Crohn병이나 Zollinger-Ellison 증후군, 간과 담즙성 질환도 크게 영향을 준다.

소화성 궤양 환자의 건강 증진과 유지 행위는 급성 위염 환자와 같다. 건강을 회복하기 위하여 소화성 궤양을 일으키는 원인을 치료한다. 위의 자극을 줄이기 위하여 처방된 약을 복용하도록 한다. 또한, 소화성 궤양을 유발시키는 스테로이드의 장기 사용과 심한 화상, 만성 신부전과 같은 문제를 적극적으로 관리한다.

나. 병태생리

일차적인 병리적 요인이 되는 *H.pylori*균에 덧붙여 소화성 궤양을 일으키는 두 가지 기전이 제기되었다. 정상적으로 보호작용을 하는 위의 상피조직이 손상되면 위궤양을 일으킨다고 여겨지고 있다. 정상적인 상태에서는 상피세포 사이에 단단하게 조여진 결합 부위와 위의 상피조직 표면을 에워싸고 있는 점막층의 약알칼리성 작용으로 위내에서 염산의 흐름을 막고 있다.

위궤양이 형성된 경우에는 아스피린이나 비스테로이드성 소염진통제, 코르티손, 부신피질호르몬, 카페인, phenylbutazone(Butazolidin), 알코올, 화학치료제와 같은 물질들이 산재되어 있는 방어벽을 방해하게 된다. 그리고 이러한 물질들은 위산 분비를 자극하여 점막을 손상시키고, 점액 분비를 억제한다. 또한 표면에 있는 점액을 제거하고, 다량의 위산을 상피조직으로 확산시키면서 상피조직세포의 점막을 퇴화시킨다.

십이지장궤양은 산의 과다 분비로 유발된다는 상이한 병리적 기전이 제기되고 있다. 십이지장에 궤양이 생기면 미주신경의 활동이 증가되는데, 특히 공복 시와 밤에 더 심해진

다. 미주신경은 유문부의 전방 세포를 자극하여 가스트린을 방출하게 하고, 이 가스트린은 혈류를 통하여 흐르면서 위벽세포에 작용하여 염산을 방출하도록 자극한다.

소화성 궤양을 초래하는 또 다른 요소는 정서적 스트레스이다. 정서적 스트레스는 미주신경에 대한 시상의 자극으로 위액의 분비와 혈액공급, 위의 운동을 증가시킨다. 호르몬의 영향은 시상하부에서부터 뇌하수체를 거쳐 부신을 통해 일어난다. 스트레스에 대한 반응으로 교감신경계가 십이지장의 혈관을 수축시키기 때문에 점막은 위산과 펩신에 의해 쉽게 손상된다. 부신피질의 작용으로 점액 생산은 감소되고, 위액 분비는 증가된다. 이러한 요인들이 궤양에 대한 민감성을 증가시킨다. 스트레스에 대한 반응은 적극적인 활동과 방어 작용의 균형을 깨뜨리게 된다. 화상이나 심한 외상과 같은 상태로 스트레스를 장기적으로 받으면 위장관계에 스트레스로 인한 궤양이나 미란성 위염을 초래한다.

Zollinger-Ellison 증후군은 췌장의 희귀한 세포종양으로 가스트린이 비정상적으로 분비되는 것이 특징적이다. 이러한 증후군과 관련된 병리학적 변화는 혈중 가스트린이 증가되는 것과 함께 십이지장-비활성화 췌장 리파아제나 산으로 손상된 융모 때문에 지방을 흡수되지 못하면서 초래되는 이차적 설사를 포함한다. 위액 분비의 증가와 더불어 가스트린의 국소작용으로 위점막이 과다하게 증식된다. Zollinger-Ellison 증후군의 치료는 산의 분비를 억제하는데 중점을 둔다.

궤양이 잘 치료되면 문제가 없지만 치료가 안 되었거나 치료해도 반응이 없는 경우는 천공이나 출혈, 폐색으로 수술을 해야 한다. 치료 후 재발하는 경우가 있는데, 특히 위험요인에 대한 관리가 잘되지 않을 때 재발하기 쉽다.

병이 악화되면 스트레스성 궤양에 걸리기 쉽다. 예를 들어, 신체의 35% 이상 화상을 입은 대상자의 78%는 72시간 이내에 스트레스로 인한 위점막의 변화가 초래된다. 스트레스성 궤양은 위점막 표피에 미란을 초래하며 통증 없이 다량의 위출혈을 동반하는 경우가 많다. 특징적으로 근점막으로 침범되지 않는 표재성의 조그만 병변이 여러 개 생긴다. 이들 병변에서 피가 스며 나오는 것을 볼 수 있다. 스트레스성 궤양을 초래하는 기전은 알려져 있지 않으나 국소적인 허혈이 동반될 수 있다. 위산 때문에 허혈은 미란성 위염과 궤양을 일으킨다(그림 2-14).

다. 증상 및 증후

① 통증

궤양의 주증상은 쓰리고 타는 듯하며, 쥐어짜는 것 같고,

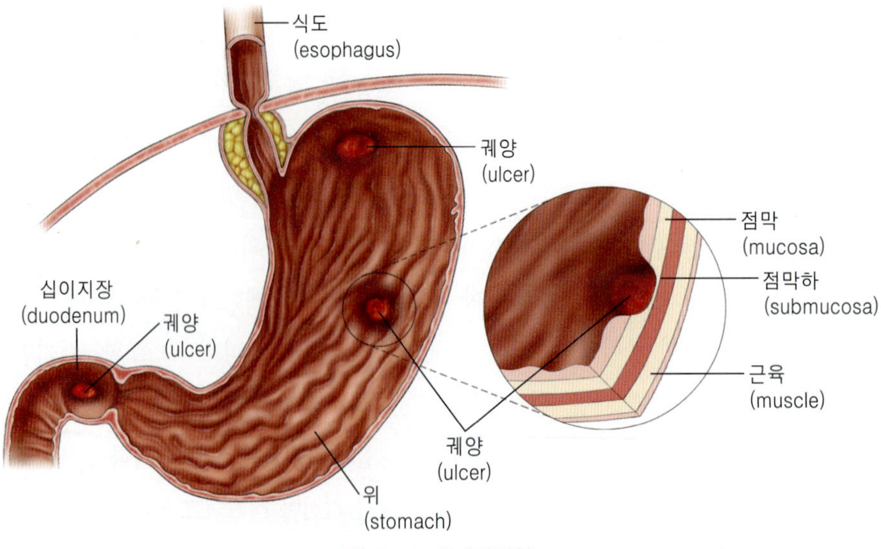

그림 2-14. 위궤양질환.

살을 에는 통증이다. 통증은 먹는 것과 밀접한 관련이 있다. 위궤양은 음식을 먹으면 통증이 유발되고, 구토하면 통증이 완화될 수 있다. 십이지장궤양은 공복 상태에서 통증을 느끼고 음식이나 제산제 섭취로 불편감이 완화된다. 통증은 보통 검상돌기 연골과 배꼽 사이에 지름 2~10cm 정도로 한정되어 나타난다. 위궤양의 통증은 중앙선 왼쪽에 국한되어 상복부에 일어나는 반면 십이지장궤양의 통증은 오른쪽 위 복부에서 느끼게 된다. 궤양의 통증은 부위와 크기, 궤양의 천공 여부, 주위를 둘러싸고 있는 섬유조직의 증식 정도에 따라 다양하다.

십이지장궤양일 때 흉추 6~10번째 사이의 등 가운데 부위에서 느껴지던 지속적인 통증이 오른쪽 상복부로 방사되는 것은 십이지장 후벽의 천공을 의미한다. 만복감이나 공복감도 느낄 수 있다. 십이지장 구(bulb)가 팽만되면 상부복통을 일으키며 가슴이나 등으로 방사되기도 한다. 염산의 분비로 부종과 염증이 생기면 통증을 초래하거나 위운동의 변화로 경련이 더 심해지고, 위의 압력과 운동이 증가되면서 결국 통증을 일으킨다. 게다가 통증은 주기적으로 유발되는 경향이 있다.

② 오심과 구토

십이지장궤양 환자는 유문 협착이 없으면 식욕은 보통 정상적이다. 암이나 위궤양, 위염이 있으면 식욕 부진과 체중 감소, 연하곤란이 나타난다. 구토는 합병증이 없는 경우 십이지장궤양보다 위궤양에서 더 자주 발생한다. 또한 위유문부나 위 전방벽에 궤양이 있을 때 더 자주 일어난다. 구토는 위의 정체 혹은 유문부 폐색으로 오며 소화되지 않은 음식을 토해낸다. 심한 구역질과 구토는 식도의 파열을 암시한다.

③ 출혈

궤양이 혈관을 부식시키면 출혈이 일어난다. 출혈은 다량으로 일어나거나, 잠혈로 나타나거나, 계속 나오기도 한다. 위궤양 환자의 약 25%에서 출혈이 일어난다.

라. 진단검사

소화성 궤양을 진단하는 가장 중요한 검사는 상부소화관 내시경검사인데, 아직까지 내시경검사를 대체할 수 있는 완벽한 방법은 없다. 그러나 상부위장관 조영술은 소화성 궤양의 합병증으로 폐쇄가 발생하였을 때 형태를 이해하는 데 일부 도움이 될 수 있다. 검사하는 동안 조직의 표본을 얻고 다발성 전기소작법(multi-polar-electrocoagulation; MPEC)이나 열치료(heater-probe)를 하여 궤양을 치료한다.

마. 치료

① *H.pylori*균 제거

*H.pylori*균 치료에 사용되는 항균치료는 clarithromycin(Biaxin) 250mg 하루에 2회, metronidazole(Flagyl) 250mg 하루에 4회, omeprazole(Prilosec) 20mg 하루에 2회, ranitidine(Zantac) 하루에 2회 복용하는 것이다. 대상자의 90% 이상이 일주일간 이 방법을 사용하면 치유된다. 10% 이하는 일주일 더 치료를 하거나 여러 가지 다른 약물을 필요로 한다(표 2-4).

② 위액 분비 감소

분비 억제제는 산의 분비를 줄인다. 이러한 제제에 히스타민 수용체 길항제, 프로스타글란딘 유사제, 항콜린성 제제, 프로톤 펌프 억제제, 제산제가 포함된다(표 2-4).

③ 점막 보호벽의 강화

점막 보호벽을 강화하는 약물은 수소 이온이 점막으로 재확산되는 것을 예방하고 점액의 생산을 자극한다. 프로스타글란딘 유사제는 산의 분비를 줄일 뿐만 아니라 세포를 보호하는 점액의 생산을 자극한다.

④ 식이 변경

합병증이 없는 궤양일 때 의사는 음식을 엄격하게 제한하지 않는다. 식이치료가 치유를 증진시켰다거나 촉진시킨

표 2-4 소화성 궤양 치료에 사용되는 약물

	종류	작용	치료 결과	부작용	용례
항균제	Clarithromycin(Biaxin), metronidazole(Flagyl), omeprazole(Prilosec), ranitidine(Zantac)	소화성 궤양과 위염 초래하는 *H.pyrori*균 제거	위 통증과 출혈 감소, *H.pyrori*균 제거	설사, *Clostridium difficile* 중복 감염	• 지시대로 복용하게 교육(보통 7일간 2회/일), 설사와 중복감염 관찰, 처방된 모든 치료를 따르도록 격려
분비 감소제	Histamine(H_2) 수용체 길항제 Ranitidine hydro-chloride(Zantac)	위벽 세포에 H_2 수용체를 차단시켜 위산 분비를 억제	위의 통증과 출혈 감소, 십이지장과 위궤양에 단기와 유지 치료, NSAID로 오는 PUD와 스트레스성 궤양 예방	모든 부작용이 드묾(오심, 변비, 서맥, 간의 효소, 두통 포함)	• 식사 1시간 전이나 취침 시 유지량으로 IM, IV PO로 투여, 적어도 제산제 주기 1시간 전 혹은 ranitidine 주고 2시간 후 투여, 간이나 신장 장애 환자에게 사용 시 주의, 흡수는 음식에 의한 영향을 받지 않음 • Diazepan(Valium), glipizide(Glucotrol), theophyline, warfarin(Doumarin)과 약하게 상호 작용함
	Prostaglandin Analogs Misoprostol(Cytotec)	위산 분비 억제, 세포 보호 점액 생산 자극	아스피린과 NSAID 유도성 위궤양 예방, PUD 로 오는 통증과 출혈 완화	설사, 오심, 복부 불편감, 두통, 현훈, 자궁수축을 자극하므로 임산부에 사용 금지	• 음식과 함께 4회/일 제공(마지막은 취침 시), MG^+ 제산제와 임신일 때 금기
	Anticholinergics Dicylomine hydro-chloride	Muscarinic 길항제, 다량은 위산 분비 억제	위장관의 운동성과 경련 감소	두통, 심계항진, 현운, 변비, 장 마비, 지연뇨, 요정체, 구강 건조	• 식사 1시간 전과 취침 시 투여, 출혈 시 투여 금지, 폐쇄성 요로장애, 궤양성 장염, 불안정한 심맥관 상태, 중독성 거대대장 시 사용 금지 • 폐쇄성 녹내장, 갑상선기능항진증, 열공성 헤르니아, 울혈성 심부전, 간이나 신장 부전 시 주의해서 사용
	Proton pump inhibitors Omeprazole(Prilosec)	위산을 만드는 효소인 H^+, K^+-AT-Pase 억제로 위산 분비 감소	활동성 십이지장 궤양, 활동성 양성 위궤양, 위식도 역류로 오는 가슴앓이에 단기간 (4~8주) 치료	두통, 설사, 오심, 구토, 장기간 사용 시 위암의 위험 요인	• 식전이나 취침 시 1회/일 4~8주 투여
	Antacids Aluminum-magnesium combination(Riopan, Maalox, Mylanta, Ge-lusil)	펩신의 활동 감소로 위의 pH 증가, 위의 점막 방어벽과 식도 괄약근의 강도 증강, H^+ 이온 직접 완충	십이지장궤양의 단기 치료, 위궤양의 치유 촉진, 역류질환의 치료	가벼운 변비나 설사	• 식사 1시간 전이나 취침 시 투여, 신질환에 사용 금지 • 장음과 고마그네슘, 혈증의 증상 관찰 • H_2-수용체 길항제, tetra-cycline 주고 1~2시간 이내 투여 금지: 많은 약물의 흡수 저하 초래
	Mucosal barrier Foritifiers sucaralfate (Carafate)	가벼운 산성 상태에서 점성의 진한 겔 형성, 보호적 방어벽 형성	활동성 위궤양의 단기 치료, PUD의 유지 치료	현훈, 변비, 졸림, 오심, 위 불편감	• 식사 1시간 전과 취침 시 공복에 투여, 제산제 주고 30분 이내 투여 금지 • 처방된 치료 모두 철저히 지키게 함

다는 증거는 빈약하다. 그러나 위산을 증가시키거나 불편감을 초래하는 카페인, 알코올, 단백질 식품 및 우유 같은 음식은 피해야 한다.

바. 합병증 예방과 치료

출혈, 천공, 폐쇄가 소화성 궤양의 주요 합병증이다.

① 출혈

출혈은 대변에 잠혈이 나타나는 경미한 것에서부터 선명한 피를 토하는 심한 경우 등 다양하다. 위장관계 출혈은 보통 커피색의 내용물을 구토하거나 흑색변을 보는 증상으로 나타난다. 위에서 혈액이 소화되면 과립성의 진한 토물이 나오고 십이지장이나 그 이하 부위에서는 검은색의 변을 보게 된다. 출혈은 위궤양에서 더 자주 일어나며 특히 노인에서 흔하다. 출혈의 시작은 피로, 신경성 긴장, 상기도 감염, 무분별한 식이, 알코올 중독, 자극적인 약물과 관련이 있으나 유발 요인은 잘 알려지지 않고 있다. 증상은 출혈의 심각도에 따라 다양하다. 500mL 이하의 경미한 출혈 환자는 가벼운 허약과 발한을 경험한다. 24시간에 1L 이상 출혈되면 쇼크 증상이 나타난다.

출혈이 심할 때 중재 목표는 저혈량성 쇼크를 치료하고, 탈수와 전해질 불균형을 예방하며, 출혈을 멈추게 하는 것이다. 출혈이 완화될 때까지 금식시키고 정맥으로 수액을 공급한다. 위장관 튜브를 삽입하여 출혈 정도를 사정하고 위의 팽만을 예방하며, 위의 혈액을 제거하기 위하여 실온의 생리식염수를 주입한다. 실온의 생리식염수는 체온보다 낮으므로 혈관을 수축시킨다. 위 냉각법은 찬 생리식염수 세척으로 진행되며, 논란의 여지가 있으나 찬 생리식염수의 혈관 수축 작용에 의해 출혈이 감소된다. 얼린 식염수는 거의 사용하지 않는데 그 이유는 위점막의 관류가 감소되어 점막의 손상이 더 심해질 수 있고 미주신경의 반응으로 전신적인 관류까지 감소시키기 때문이다.

심한 출혈을 할 때 주요 문제는 혈량 감소이다. 상부 위장관의 출혈이 심하면 혈량을 보충하는 것이 중재의 일차적인 목표가 된다. 저혈량증의 초기 증상은 불안정과 빈맥이다. 소변량이 크게 줄어들기 때문에 유치 도뇨관을 삽입하고 매시간 소변량을 측정해야 한다. 신장의 손상을 막기 위한 수분의 공급은 매우 중요하다. 소변량이 시간당 0.5cc/kg 이하면 보고되어야 한다.

Infusion pump를 통해 동맥으로 혈관 수축제를 투여하면 급성 출혈을 조절할 수 있다. 출혈을 조절하기 위하여 36시간 이내에 vasopressin을 정맥주사 하였다면 합병증은 거의 발생하지 않는다.

지혈 또는 다른 방법은 혈관조영술을 통하여 선택적으로 동맥에 색전을 유발하는 것이다. 색전은 자연혈괴로 구성되는데 흡수 가능한 젤라틴 스펀지를 포함할 수 있다. 변형된 혈괴는 환자의 혈액과 아미노카프론산 및 혈소판의 혼합으로 만들어진다. 섬유소 접착제도 사용된다. 출혈이 멈춘 후 며칠 동안은 안정한다. 휴식은 혈압과 위장관계 활동을 감소시킨다. 출혈이 멈추면 화장실 출입을 허락한다. 마약성 진통제를 요구하면 주의해서 투여한다. Morphine sulfate는 오심과 구토를 야기할 수 있다. 그러나 극도로 불안하고 초조한 환자를 진정시킬 수 있다. 비마약성 약물로 불안을 관리하는 것이 더 나은 방법이다.

출혈하는 첫 며칠 동안 위산은 pH5.5~7.0 정도로 유지되어야 한다. 이 수준으로 산도를 유지하기 위해 처방에 따라 4일간 정맥으로 히스타민 수용체 길항제를 투여하고 그 후에는 구강으로 투여한다. 적어도 매 근무 교대 시에 위산을 검사한다. 항콜린성 제제는 추천되지 않는다. 히스타민 수용체 길항제를 보완하기 위해 1주일간 제산제를 투여한다. 히스타민 수용체 길항제를 투여하기 1시간 전이나 2시간 후에 제산제를 복용해서 제산제가 약의 흡수를 방해하지 않도록 한다. 음식이나 물을 섭취하기 시작하면 매 30분마다 제산제를 투여할 수도 있다.

출혈이 48시간 이상 계속되거나 재발하거나, 천공이나 폐색이 오면 수술이 필요하다. 수술의 위험은 지속되는 출혈이나 다량의 수혈, 쇠약, 전해질 불균형과 고령일 때 증가된다. 수술은 위의 부분 절제와 궤양 절제, 미주신경 절단, 유문성형술을 포함한다. 다극성 전기소작(multipolar electrocoagulation; MPEC)이나 Heater-pro를 통한 내시경적 절차는 출혈성 궤양의 치료에 효과적이다. MPEC는 양극성 전류로 출혈성 병변을 소작하고 Heater-probe는 직접 열을 가하여 병변을 소작한다.

② 천공

천공은 외과적 응급 상태이다. 궤양이 천공되면 위·십이지장 내용물이 위의 유문동을 통하여 복막강으로 들어가 화학적 복막염과 세균성 패혈증 및 저혈량성 쇼크를 야기한다. 연동운동이 감소하고 장이 마비된다. 후면의 천공은 명확하지 않지만 췌장염을 일으키는데, 이는 췌장이 천공 부위를 막기 때문이다.

a. 통증 사정

천공은 십이지장궤양에서 흔히 발생한다. 궤양이 근조직의 피막을 부식시키면 천공된다. 환자는 가운데 상복부에서 시작되는 갑작스럽게 예리하고 심한 통증을 경험한다. 복막염이 유발되면 통증은 복부 전체로 퍼지면서 복부가 민감해지고 단단하게 굳어진다.

통증의 정도는 복강으로 쏟아진 내용물의 양과 종류에 따라 다르다. 통증 때문에 환자는 복근의 긴장을 줄이기 위하여 몸을 구부리거나 무릎을 복부로 끌어당긴다. 위의 후벽이 천공되면 부식이 인접 장기로 진행되면서 봉합되어 증상은 거의 나타나지 않는다. 천공이 췌장 안까지 부식하면 췌장염의 증상이 발현된다.

천공이 일어나면 수액과 전해질, 혈액을 즉각 보충하고 항생제를 투여한다. 위장관의 흡인으로 위 내용물을 배액 하여 복막으로 유출되는 것을 막는다. 천공이 작으면 주위 조직의 유착으로 곧 닫히고 위 내용물의 소실도 소량으로 제한되기도 한다.

수술이 필요할 때 의사는 위에서 빠져나온 위 내용물을 제거하고 생리식염수나 항생제를 사용하여 복강을 깨끗이 하며, 복막을 이용하여 천공 부위를 봉한다. 미주신경 절제술과 부분 위 절제술, 혹은 미수신경 절제술과 유문 성형술로 궤양과 합병증 모두 치료한다. 수술 후 복막염을 치료하기 위해 항생제가 처방된다. NG 튜브를 연동운동이 돌아올 때까지 유지한다. 수술 후 합병증은 횡격막하종양, 출혈, 십이지장이나 위의 누공, 무기폐, 폐렴 등이다.

③ 폐쇄

장기화된 궤양성 질환은 궤양과 치유가 반복되면서 반흔을 초래한다. 유문부의 반흔 조직은 유문부 폐쇄를 일으키며, 연동운동으로 위가 비워지지 못하는 야간에 통증이 일어난다. 유문부 폐쇄는 구토를 유발한다. 수술(유문부 성형술)로 이 문제를 교정한다.

사. 위의 수술

위 수술은 위산 분비를 줄이고, 악성이거나 악성으로 전이될 수 있는 병변을 제거하며, 소화성 궤양의 합병증과 내과적 치료에 반응이 없는 환자를 치료하기 위해 시행된다. 대부분의 재발되는 만성 궤양은 외과적 치료를 하게 된다.

• 수술의 목적

궤양 재발 예방이라는 최종 목표를 위해 수술은 다음의 목적을 가진다.

- 점성 분비물, 담즙, 췌장액의 위장관 역류를 완화시킨다.
- 벽세포를 제거하여 위의 분비 기능을 감소시킨다.
- 미주신경을 절단하여 염산 분비에 대한 자극을 없앤다.
- 위전정부 절제술로 가스트린호르몬의 기전을 제거한다.

• 수술의 금기증

위 수술에 대한 금기 사항은 환자의 연령과 신체적 조건을 포함한다. 생명을 위협하는 만성 폐쇄성 호흡기 질환이나 심부전 등의 질환이 있으면 수술을 할 수 없다.

• 수술의 합병증

합병증은 수술의 종류 다음에 다루어진다.

• 수술의 결과

다양한 수술에 대하여 바라는 결과는 환자의 생존 및 수술 관련 손상을 받지 않고 회복하는 것이다. 대부분의 수술 후 환자가 7일 내에 퇴원하고, 6~12주 이내에 수술 이전 생활로 돌아갈 수 있게 하는 것이다. 환자가 정상적으로 섭취할 수 있을 때까지 3개월~1년이 소요된다.

① 미주신경 절제술(Vagotomy)

미주신경 절제술은 위세포에 대한 산 분비성 자극을 제거하기 위해 시행된다. 미주신경 절제술에는 다음 세 가지 방법이 있다.

a. 체간 미주신경 절제술(truncal vagotomy): 미주신경 모두 완전히 절단한다.

b. 선택적 미주신경 절제술(selective vagotomy): 간과 복강으로 가는 가지를 보존하기 위해 신경을 부분적으로 절단한다.

c. 근위 미주신경 절제술(proximal vagotomy): 부분적 절단이 시행되는데, 위벽세포 덩어리의 신경만을 절단한다. 전정과 유문 괄약근의 신경로는 보존한다. 미주신경섬유를 선택적으로 절단하는 것은 체간 미주신경 절단술을 했을 때 나타나는 위를 비우는 기능의 저하나 설사를 막기 위한 것이다. 이 수술을 하면 위가 정체되지 않게 배액하는 문합술은 필요 없게 된다. 근위 미주신경 절제술은 산의 분비를 줄이고 전정의 기능도 보존한다.

② 유문부 성형과 미주신경 절제술

유문부 성형과 함께하는 미주신경 절제술은 미주신경의 좌·우측을 절단하고 유문부의 출구를 넓히는 것이다. 이 수술은 정체를 막고 위가 잘 비워지도록 하여 트림과 체중 감소, 만복감을 예방한다.

③ 위-소장 문합술

간단한 위-소장 문합술은 알칼리성의 십이지장 내용물을 역류시켜 위산이 중화되도록 한다. 유출관은 위의 아래 부분에 만들어 공장의 개구부로 봉합한다. 이 방법은 가스트린 방출을 방해하여 산의 분비가 증가될 수 있다. 위-소장 문합술로 위를 비우게 되면 유문과 십이지장 부위의 운동이 줄어든다. 유출관으로 배액되면 산이 궤양 부위에 닿지 않게 되므로 치유가 촉진된다. 위-소장 문합술은 위벽세포의 분비량을 감소시키지 않으며 가스트린 기전의 기능을 지속시킨다. 위-소장 문합술을 할 때 미주신경의 영향을 줄이기 위해 미주신경 절제술을 병행한다.

④ 유문부 절제술

위진정 절제술은 산을 분비하는 위의 일부를 절제하는 것이다. 이 수술로 위의 전정이 모두 절제되어 가스트린을 분비하는 세포가 없어진다. 이 수술은 산의 방출을 자극하는 자극원을 없앰으로써 위상의 소화가 지연되거나 없어지고 단백질에 대한 직접적인 반응을 지연시킨다. 남아 있는 위는 십이지장과 문합한다.

위전정 절제술은 종종 미주신경 절제술과 병행한다. 그래서 위액 분비의 두상과 위상이 제거되고 위장운동이 감소된다. 이 수술은 보통 재발을 예방하며 보다 더 광범위한 수술보다 우수하다.

⑤ 부분 절제술

위의 부분 절제술은 Billroth Ⅰ또는 Billroth Ⅱ 중 한 가지로 시행된다. Billroth Ⅰ에서는 전정을 포함하여 위의 말단부를 제거한다. 절단하고 남은 위는 십이지장과 문합된다. 이는 위십이지장 문합술이라고 하는 것이 더 알맞다. 이 수술은 Billroth Ⅱ 시술 후에 나타나는 급성 이동 증후군(dumping syndrome)의 발병률을 낮춘다.

Billroth Ⅱ 절제는 위의 근위부 나머지 부분과 근위부 공장을 재문합하는 것이다. 췌장 분비물과 담즙은 위절제술 후에도 십이지장으로 계속 분비된다. 이 분비물은 소화에 필요하기 때문에 장으로 내려가는 통로가 보존되어야 한다. 이 수술 후에는 궤양의 재발이 덜 나타나므로 십이지장궤양 치료에 Billroth Ⅱ 방법을 선호한다(그림 2-15).

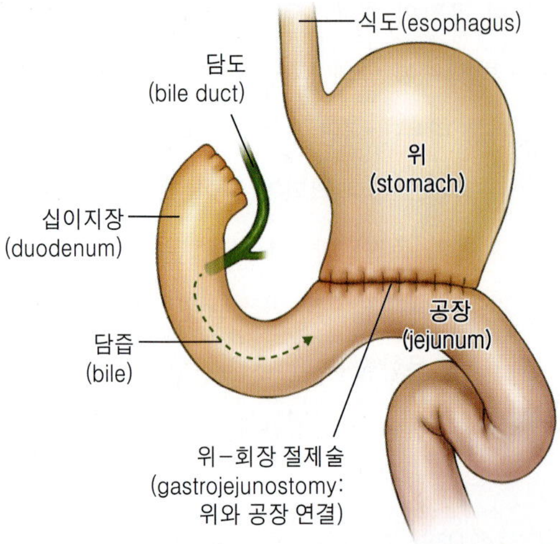

그림 2-15. 위-공장 문합술 Billroth II 수술 방법.

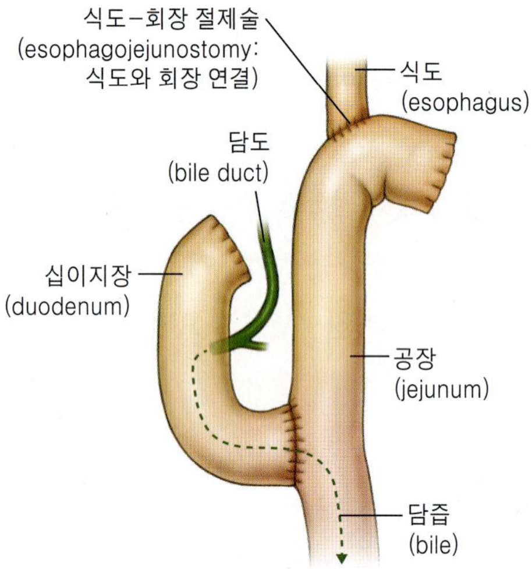

그림 2-16. 식도-공장 문합술.

⑥ 전 절제술

위의 전체 절제는 광범위한 위암을 치료하는 방법이다. 이 수술은 위를 제거하고 식도를 공장에 문합하는 식도-공장 문합술을 한다. 위를 전부 절제하기 위해 흉곽으로 접근한다. 그래서 환자는 흉관을 삽입한 상태로 회복실로 돌아오게 된다(그림 2-16).

아. 간호진단

- 급성 통증
- 불안
- 영양 불균형
- 지식 부족

자. 간호중재

소화성 궤양 환자의 사회심리적, 병태생리학 자료를 모은다. 가족의 발병률, 위를 자극하는 약물, 담배, 음주, 스트레스원, 대처 방식에 대해 알아본다. 생활방식, 직업, 취미 생활에 대한 질문으로 중요한 정보를 얻어낼 수 있다.

신체사정에는 확진하는 데 도움이 되거나 합병증을 나타내는 증상에 대한 정확한 관찰과 즉각적인 보고가 포함된다. 증상으로는 통증과 구토, 때로는 출혈과 식욕의 변화 등이 포함된다. 예전에 궤양을 앓았던 횟수, 기간, 증상, 중재에 대한 반응 등 과거력을 사정한다.

출혈이나 천공, 폐쇄와 같은 궤양의 합병증을 확인한다. 토혈, 혈변 등을 포함하여 출혈의 양상을 묘사하도록 한다. 색깔, 양, 지속성, 횟수와 같은 요인을 기록한다. 선명한 붉은색은 새로운 출혈을 의미한다. 검붉은색은 오래된 출혈을 의미한다. 출혈이 심하면 혈색소, 해마토크릿, 적혈구 수치, 음수량과 배설량에 대하여 정확하게 기록한다. 출혈하는 경우에 올 수 있는 쇼크의 증상이 나타나는지 주의하여 관찰한다.

쇼크 때문에 신장으로 가는 혈류가 감소되어 신사구체의 여과율과 배설이 감소한다. 적혈구 파괴의 부산물을 흡수하고 신장의 혈류가 감소하게 되면 BUN, 크레아티닌, 암모니아 수치가 증가된다. 구토로 탈수되면 BUN이 상승한다.

천공의 증상을 관찰한다. 복부에 통증이나 민감성, 경직이 있는지 살핀다. 천공이 의심되면 즉시 의사에게 보고하고 수술 준비를 한다.

위폐색 증상을 관찰한다. 환자가 구토하면 횟수와 양상(소화되거나 소화되지 않은 음식이나 토혈)을 기록한다. 유문부가 폐쇄되면 수술로 교정될 때까지 위장관 튜브를 삽입하고 정맥으로 수액과 전해질을 투여한다.

힘겨운 신체적 활동을 피하면 연동운동과 위산 분비가 감소된다. 신체적, 정신적으로 휴식을 취할 수 있게 도와준다. 휴식을 방해하는 요인을 피하게 한다. 이완시키는 환경을 조성한다.

신체적, 정신적 이완을 위하여 정상적인 정규 활동을(처방된 휴식에도 불구하고) 수행하려는 환자를 격려한다.

식이는 기본적인 영양학적 욕구를 충족시킬 수 있어야 한다. 위가 비면 위산의 분비를 자극하기 때문에 환자에게 규칙적으로 조금씩 자주 먹으라고 충고한다. 불편감을 초래하는 음식과 술, 콜라, 담배, 카페인, 우유를 피하도록 한다. 급성기에는 부드럽고 자극이 없는 저섬유성 음식을 준다. 환자와 가족은 식이 변화에 대하여 배워야 한다. 또한 영양사는 환자나 환자를 위하여 음식을 만들어 주는 사람과 함께 환자의 식단을 검토한다.

(9) 위암(Gastric cancer)

가. 정의

2017년에 발표된 중앙암등록본부 자료에 의하면 2015년 우리나라에서는 214,701건의 암이 발생했는데, 그 중 위암은 남녀를 합쳐서 29,207건, 전체 암 발생의 13.6%로 1위를 차지했으며 남·녀 성비는 2.0:1로 남자에게 더 많이 발생했다. 발생 건수는 남자가 19,545건으로 남성 암 중 1위를 차지했고, 여자는 9,662건으로 여성의 암 중 4위였다. 남녀를 합쳐서 연령대별로 보면 60대가 26.9%로 가장 많았고, 70대가 26.2%, 50대가 22.6%의 순이었다. 세계보건기구(WHO)에서는 위산 속에서도 살 수 있는 나선형 세균 헬리코박터 파일로리균(*Helicobacter pylori*)을 위암을 일으키는 발암물질로 분류했다. 헬리코박터 파일로리균 감염이 위암 발생에 독립적으로 관여한다고 인정하기에는 아직 의학적 증거가 불충분하지만, 헬리코박터 파일로리균 감염률이 높은 나라에서 위암 발병률이 높으므로 감염자는 위암 발생의 위험도가 상대적으로 높다. 우리나라에서는 16세 이상 성인의 헬리코박터 파일로리균 감염률이 60%에 달하는데, 이중 20%에서만 임상적으로 위장관질환이 나타나고, 1% 미만의 환자에서 위암이 발병한다. 위암은 흡연과도 관련이 있다. 흡연자는 비흡연자에 비해 위암 발병 위험도가 3배 정도 높다. 위암의 가족력이 있는 사람은 가족력이 없는 사람보다 위암 발생률이 2배로 증가한다. 짠 음식을 많이 섭취한 사람은 적게 섭취한 사람보다 위암 발병 위험도가 4.5배 더 높다.

나. 병태생리

대부분의 위암은 흔히 위의 점막층에서 발생하는데, 대개 유문과 유문동의 소만부에 발생한다. 용종 모양의 병변은 예후가 가장 좋다. 궤양성 암은 예후가 나쁘며, 침투성 암의 예후가 가장 나쁘다. 위암은 림프를 통해 췌장으로 직접 퍼지고 혈관을 통하여 폐와 간, 뼈로 퍼진다. 침투 경로는 종양의 위치와 종류에 따라 다르다. 어떤 종양은 침투하고, 어떤 것은 궤양을 초래하며, 어떤 것은 조직의 면을 따라 퍼진다.

위암은 종양, 림프결절 및 전이에 따라 I~Ⅳ단계로 분류된다. 암은 위벽으로 침투되기 전 초기 단계에서 절제될 수 있다. 국소화된 위암에서 5년 생존율은 약 90%이고 Ⅲ기에서는 10% 이하로 떨어진다. 진전된 위암의 생존율은 거의 0%이다.

다. 증상 및 증후

임상증상이 뒤늦게 나타나기 때문에 초기에는 거의 발견되지 않는다. 출혈이나 천공이 없으면 증상은 모호하고 불명확하다. 전이로 인한 촉진될 수 있는 덩어리, 복수, 뼈의 통증이 첫 증상으로 나타난다. 증상은 종양의 위치에 따라 다르다. 암이 분문 부위에 증식하면 조기에 연하곤란을 경험할 수 있다. 암이 유문 가까이에 유발되면 폐쇄 증상을 일으킨다.

체중 감소, 막연한 소화불량, 식욕부진이나 포만감, 경미한 불편감을 사정한다. 이런 증상은 잠행성으로 진행되기 때문에 비정상으로 인지하지 못하고 의학적 검사를 받지 못하는 경우가 많다. 음식을 먹으면 불편한 경우도 있고 불편감이 완화될 수도 있다.

라. 진단검사

혈액 손실로 빈혈이 흔하며, 변에서 잠혈이 보이는 경우도 있다. 위액 속에 젖산의 존재와 lactate dehydrogenase(LDH) 수치가 높으면 암을 의미한다. 위암은 상부 위장관 X선검사와 위내시경으로 확진한다. 위내시경을 통하여 눈으로 직접 볼 수 있고, 세포학적 검사와 생검을 병행한다.

마. 치료

위암을 위한 내과적 관리는 거의 효과가 없다. 화학치료와 방사선치료를 받을 수 있으나 일차적인 치료는 외과적으로 절제하는 것이다. 최근에는 다양한 약물을 혼합하여 투여할 때 결과가 가장 좋다고 한다. 효과가 가장 좋은 약물로 5-fluorouracil, mitomycin C, gisplatin, etoposide, leucovorin, doxorubicin(Adriamycin) 등이 있다. 수술 후 방사선치료와 화학치료를 병행할 수 있다. 총비경구적 영양은 위장관을 우회시킨 환자에게 정맥으로 영양을 공급하는 것이다.

수술은 위암을 효과적으로 치료하는 유일한 방법이다. 불행히도 진단이 보통 늦어지기 때문에 수술은 완치보다 완화를 위해 시행된다. 위를 부분 절제할 것인지(Billroth I이나 Ⅱ 절개) 완전 절제할 것인지 선택은 종양의 위치에 달려 있다. 이상적으로 국소적 증식과 관련된 림프절을 모두 제거한다. 광범위하게 증식된 종양의 절개가 불가능하고 유문이 폐쇄되었다면 완화적인 위-소장 문합술을 시행할 수 있다.

바. 간호진단

- 통증
- 영양 불균형
- 불안
- 예견된 슬픔
- 지식 부족

사. 간호중재

환자의 통증을 완화시키는 것이 중요하다. 통증이 조절되지 않으면 수면과 음식 섭취를 방해할 수 있고 신체적·정신적 황폐화를 초래할 수 있다. 환자에게 투약과 치료, 추후 관리에 관하여 구두나 서면으로 교육한다. 영양공급은 위암 환자를 관리하는 데 중요하다. 영양 상태를 유지하기 위해 비경구적 영양공급이나 공장루(ileostomy)를 이용할 수 있다(수술할 수 없는 암 환자를 위해). 수술 후 합병증은 출혈, 폐쇄, 빈혈, 영양 부족, 급성 이동증후군, 십이지장 말단부 누출, 위팽만, 위가 비는 시간이 지연되는 것 등을 포함한다. 가정에서 건강관리를 받을 수 있도록 의뢰하여 정서적 지지와 치료에 도움을 주고 지속적으로 환자에 대한 사정이 이루어지도록 한다. 환자를 영양사나 목사, 호스피스팀에게 의뢰할 수 있다. 다양한 지역사회의 지지 그룹을 이용할 수 있게 해 준다.

(10) 충수염(Appendicitis)

가. 정의

충수염은 청·장년층에서 가장 일반적으로 발생하는 충수돌기의 염증이다. 어느 연령대에서나 발병이 가능하지만 2세 이하의 영아에서는 드물고 20~30대층에서 특히 빈번하게 발생한다. 노년층에게는 일반적인 질환이 아니나 노년기에 발병하면 충수가 파열되기 쉽다. 충수염은 7~12%의 인구가 경험한다.

나. 병태생리

충수염은 분석(fecalith)이나 충수결석(appendicolith), 림프구 증식, 씨앗 같은 이물질 또는 종양 등에 의한 충수 내강의 폐쇄로 발생한다. 내강의 폐쇄로 인해 장내세균 증식과 지속적으로 분비되는 점액의 축적에 의해 충수 내강의 압력이 증가하여 배꼽 주위에 통증이 발생하고, 오심, 구토, 식욕 부진이 나타난다. 지속적인 내강 압력의 증가는 충수의 림프관과 정맥 흐름을 방해하여 점막의 허혈이 발생하고, 국소화된 염증반응을 촉진시켜 충수의 장막층까지 염증이 진행되면 인접한 복막에 영향을 주어 오른쪽 하복부에 국소적인 통증을 일으킨다. 계속되는 내강 압력의 상승은 동맥혈의 흐름을 저하시켜 충수벽 전층에 괴사와 천공을 일으킨다.

다. 증상 및 증후

충수염은 급성 복통을 가진 모든 환자에서 감별진단으로 고려되어야 한다. 충수염에서 복통은 가장 흔한 증상이며, 거의 모든 환자에서 보고되고 있다. 전형적인 증상은 내장 구심성 신경의 활성화로 인한 배꼽 주위 통증으로 시작해서, 식욕 부진과 오심이 따른다. 염증 과정이 충수돌기를 덮는 벽쪽 복막으로 진행됨에 따라 오른쪽 하복부에 국한된 통증이 발생한다. 이러한 고전적인 통증의 이동은 급성 충수염의 가장 신뢰할 수 있는 증상이다. 오른쪽 하복부 통증은 충수염의 가장 중요한 징후 중 하나이지만, 충수의 해부학적 변이에 의해 비전형적인 위치에서 통증이 나타날 수도 있다. 통증 이외에 오심, 구토, 식욕 부진과 같은 소화기계 징후가 나타날 수 있다. 일부 환자에서 통증 이전에 변비를 호소하고, 배변 후 복부 통증의 완화를 경험하기도 하고, 어린이의 경우 특히, 천공과 관련해서 설사가 발생할 수 있다.

급성 충수염에서는 미열이 흔하고, 복부 검사 시 감소된 장음과 국소적 압통 그리고 수의적 방어(voluntary guarding)를 보인다. 압통의 위치는 충수돌기 위쪽에 위치하며, 일반적으로 배꼽에서 전방골극으로 그려진 선을 따라 바깥쪽 1/3에 위치한 맥버니 포인트(McBurney's point)에서 발생한다. 그러나 정상 충수는 가동적이므로 맹장 기저부를 따라 360°의 어느 부위에서나 염증이 있을 수 있어 통증 최대 부위와 압통의 위치는 다를 수 있다. 복막 자극 증상이 수의적·불수의적인 방어, 타진 또는 반발통의 신체검사에 의해 유발될 수 있다. 기침(Dunphy's sign)을 포함한 모든 운동은 통증 증가의 원인이 된다. 이외의 다른 증후로는 왼쪽 하복부 촉진 시 오른쪽 하복부의 통증(Rovsing's sign), 고관절의 내회전 시 통증(obturator sign) 그리고 오른쪽 골반의 신전 시 통증(iliopsoas sign) 등이 있다.

라. 진단검사

경증의 백혈구증가증(백혈구 수치 >10,000/㎕)이 급성의 단순 충수염 환자에서 종종 나타나며, 대략 80%의 환자에서 백혈구증가증과 미성숙한 백혈구가 동반된다. 증가된 C 반응 단백질(C reactive protein)은 합병성 충수염의 강한 지표이다. 급성 충수염의 진단에 간편하고, 빠르며, 반복적인 검사가 가능한 초음파와 컴퓨터단층촬영(computed tomography; CT)이 충수염 진단에 많이 사용되고 있다.

마. 치료

급성 충수염에서 치료의 목표는 빠른 진단과 적절한 수술적 치료를 시행하는 것이다. 적절한 수액 요법과 전해질 불균형의 교정, 그리고 수술 전·후의 항생제 사용 등이 요구된다. 항생제의 투여는 충수 절제술 후 상처 감염이나 복강 내 농양을 예방하기 위해 중요하다.

바. 간호진단

- 급성 통증
- 감염의 위험성

사. 간호중재

대상자는 보통 심각한 복통으로 입원한다. 통증에 대한 자세한 사정으로 통증 부위를 명확히 결정하여야 한다. 또한 반동압통(배에 깊숙이 압력을 가했다가 뗄 때 나타나는 날카로운 통증)을 사정하고 복막염이 있는지 살핀다. 활력징후(vital sign), 체액과 전해질 불균형, 임상검사 결과를 확인하고 충수염으로 진단되면 빨리 수술 준비를 한다.

입원과 동시에 정맥주입을 시작하여 필요한 전해질과 체액 균형을 유지한다. 환자가 구토하는 경우 비위관이 삽입될 수 있다. 주의 깊게 섭취량과 배설량을 체크한다. 환자의 활력징후를 규칙적으로 측정하고 충수의 파열을 암시하는 것 같은 이상이 있는지 주의 깊게 살핀다. 보통 수술 전 항생제가 감염을 줄이기 위해 투여된다. 통증을 잘 살피고, 통증이 배 전반적으로 퍼지면서 딱딱해지면 충수가 파열되었음을 짐작할 수 있다.

수술 후 활력징후를 측정하고, 소변량, 의식수준, 정맥치료, 호흡수준 및 수술 부위를 사정한다. 환자는 배액관을 유지할 수도 있고, 파열된 환자라면 봉합되었을 수도 있다.

상처를 소독하고 2시간마다 자세를 바꾸어 주고, 적절하게 통증조절을 돕는다.

충수가 파열된 환자에게는 감염의 위험성 때문에 적절한 상처관리에 대한 교육이 필요하다. 상처간호로 보통은 멸균 생리식염수로 세척하고 하루에 최소한 몇 번씩은 멸균 드레싱을 해야 한다. 환자의 가정에서의 일상생활 능력과 상처간호 능력을 사정한다. 가정간호사와의 연계가 상처의 적절한 치유 및 생리적 욕구 해결을 도와줄 수 있다.

(11) 복막염(Peritonitis)

가. 정의

복막염은 복강점막의 감염이다. 복막은 소량의 액체로 채워진 반투과성의 2층으로 생긴 공간이다. 이 공간은 복강 내 모든 기관을 덮고 있다. 체성 신경이 분포되어 있는 복부와 골반강을 경계 짓는 벽쪽 복막에 자극을 주면 날카롭고 국소적인 통증이 나타난다. 장측(visceral) 복막은 비교적 무감각하다. 복막염은 1차적 혹은 2차적으로 올 수 있다. 염증의 주요 경로는 위장관이나 외부환경, 혈류에 기인한다. 장내 정상 세균이 무균적인 복강 내로 들어오면 복강이 감염된다. 일반적으로 주 감염균은 *E.coli*이고, streptococci, staphylococci, pneumococci를 수반하는 경우도 있다. 복막에서 염증반응이 일어난 후 자극이 그다지 광범위하지 않거나 감염이 지속되지 않는 경우 장벽에 감염이 국소화된다. 복막염 자체가 다른 문제로 초래되는 것이므로 이에 대한 위험 요인은 없다. 파열되거나 괴사된 담낭, 위궤양으로 인한 천공이나 종양, 염증성 질환, 장협착, 침입성 상처, 그 외 기타 문제(급성 췌장염, 장간막 색전 같은) 등이 복막염의 원인이 된다. 주된 방어책으로서 위험에 대해 조기진단하고 치료하는 것이 감염의 확장을 막는 데 도움이 된다.

나. 병태생리

복막염은 심각한 전신적 효과를 초래한다. 순환량 및 체액량 변화, 호흡 문제는 심각하게 체액과 전해질 불균형을 야기한다. 염증반응은 장이 감염된 곳으로 혈액이 흐르게 하여 감염을 방어한다. 장의 연동운동이 느려지고 수액과 공기가 장내에 보유되어 압력이 올라가고 장내 분비액이 증가한다. 그러므로 순환혈류량은 감소한다. 염증 과정은 환자가 복통과 증가되는 복압으로 호흡에 어려움을 보이면서 산소 요구도를 증가시키는데, 이는 횡격막을 상승시키기 때문이다.

다. 증상 및 증후

복막염의 임상증상은 원인에 따라 매우 다양하다. 통증은 국소화될 수도 있고, 전신적으로 올 수도 있다. 복근의 경직으로 야기된 통증은 비교적 국소적이며, 복압이 증가되거나 장운동이 항진되어 나타나는 통증은 복막염의 성질은 가진다. 또한 환자는 오심, 구토, 미열을 경험한다. 장음 감소나 얕은 호흡은 환자가 통증을 참으려는 노력에 의해 발생한다. 수액과 전해질 불균형을 가진 환자는 구토가 있을 수도 있다.

라. 복부 X선검사, 혈액검사

복막염 환자는 일반적으로 WBC가 20,000/mm^{3}으로 호중구 수치와 함께 상승되어 있다. 복부 X선을 찍어서 장의 팽만이나 부종을 볼 수 있고 복강 내에 공기 또는 액체가 차 있음을 볼 수 있다.

마. 치료

① 체액과 전해질 균형 유지

복막염이 진행되어 쇼크 증세를 나타내거나 순환 부전으로 수술을 앞두게 되면 구강 섭취는 금지된다. 정맥주입이 전해질과 단백질 손실을 대체하기 위해서 필요하다.

② 감염관리

감염이 차단되고 환자의 상태가 개선되면 외과적 배액과 복원이 시도될 수 있다. 복막염의 또 다른 주된 치료는 광범위 정맥 항생제 치료를 실시하는 것이다.

③ 외과적 관리

복막염을 제거하기 위한 수술이 수행된다. (충수염에 대한 충수 절제술이나 결장 절제술같이)천공이 발생하면 주된 외과적 중재로 절개와 농의 배액이 시도된다.

바. 간호진단

- 급성 통증
- 체액 부족 위험성
- 영양 불균형

사. 간호중재

수술 전 과거력, 통증에 대한 사정을 한다. 장음의 감소와 복부를 사정한다. 복부를 촉진하고 딱딱한지, 팽만되어 있는지, 경직되어 있는지 본다. 반동압통이 있는 범위를 기록한다.

복막염 환자는 급성으로 상태가 나빠지므로 광범위 항생제가 즉시 투약된다. 천공은 보통 환자가 수술을 충분히 견딜 수 있을 만큼 안정이 되는 즉시 치료에 들어간다. 수술 동안 삼출액은 배양을 위해 보관될 수 있는데, 이것은 항생제 치료를 수행하는 근거가 된다. 복강은 박테리아 수를 줄이기 위해 항생제로 세척되며 감염치료를 목적으로 종종 상처를 봉합하거나 배액관을 두고 개방할 수 있다. 수술 후에는 주의 깊게 합병증(패혈증, 성인 호흡부전증후군, 쇼크)을 감시한다. 환자의 체액균형은 활력징후(vital sign), 장음, 소변량, 피부 탄력성, 점막 상태, 몸무게 측정을 통해 사정한다. 패혈증의 징후(체온 변화나 혈압 강하)가 나타나면 보고한다. 수액이 항생제와 함께 처방된다. 퇴원을 앞둔 환자에게 문서화된 교육 자료나 구두로써 상처간호, 투약, 제한되는 행동을 교육한다.

(12) 게실(Diverticulum)

가. 정의

대장 게실(colonic diverticulum)이란 대장 벽 일부가 장막 쪽으로 탈출하여 생긴 작은 주머니 모양의 병변이며 이 병변이 존재하는 상태를 게실증(diverticulosis) 그리고 병변에 염증이 생긴 경우를 게실염(diverticulitis)이라고 정의한다. 게실질환(diverticular disease)은 일반적으로 게실증과 게실염을 포함하는 용어이며 증상을 동반한 게실질환(symptomatic diverticular disease)에는 게실출혈, 게실염 및 그에 동반된 합병증인 농양, 누공(fistula), 장폐쇄, 장천공이 포함된다.

게실증은 대장, 대개는 S상결장의 근육을 통한 장점막의 탈장과 관련이 있다. 게실증은 염증이 없고 게실염은 게실이 염증과 동반된 상태이다. 이 질환들은 45세 이상의 남·녀에서 빈번하며, 또한 60세 이상 노인의 1/3에서 발생한다. 섬유소 섭취 부족이 원인이 될 수 있는데, 이런 식이습관은 대변의 용적을 줄이고 변비가 되기 쉽게 하기 때문이다. 장의 근육 약화도 원인이 될 수 있다. 이 질환은 소화되지 않은 음식이 게실을 폐쇄하고 혈류 감소를 초래하여 균의 침범을 쉽게 만든다.

나. 병태생리

게실은 장관 쪽으로 열려 있는 플라스틱병 같이 좁은 목을 가진다. 결장 내 혈관이 장관벽을 관통하는 부위에 장근육의 약한 부위가 존재한다. 이 약한 부위는 장내 압력이 증가할 때 장돌출을 일으킨다. 게실은 자주 S상결장에서 나타나는데, 이는 직장으로 대변을 내보내기 위해 이 부위에 높은 압력이 필요하기 때문이다. 게실염은 격렬한 통증이나 만성적 통증을 유발한다. 만약 게실에 감염이 없으면 문제가 적다. 그러나 만약 대변이 게실에 고이면 자극과 염증을 일으킨다. 염증 부위는 울혈되고 출혈 혹은 천공이 된다. 만성 게실염은 상처가 악화되고 장관을 좁혀 결국 폐색을 일으킨다(그림 2-17).

다. 증상 및 증후

대장 게실증은 대부분 증상이 없으나 게실염 혹은 게실출혈의 증상이 발생할 경우 일부에서 심각한 합병증으로 진행할 가능성이 있기 때문에 임상적으로 간과할 수 없는 병

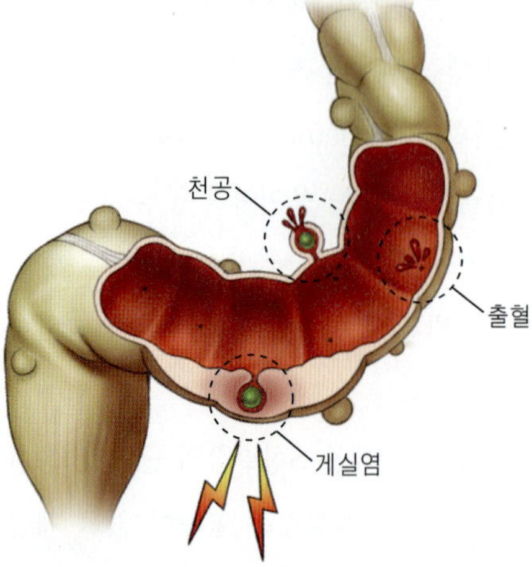

그림 2-17. 대장 게실.

변이다.

게실염의 증상은 염증 정도와 발병 부위에 따라 다르다. 불편감과 더불어 가끔 또는 지속적으로 왼쪽 복부나 복부 중앙에 통증이 느껴질 수 있다. 사정 시 미열, 식욕부진, 가스 등이 증가될 수 있으며 변비와 설사 모두가 나타날 수 있다. 염증 과정은 대개 몇 주 동안 지속된다. 만약 감염이 골반저와 후복막까지 침범하였으면 농양을 유발한다. 감염이 주위조직까지 확대되면 방광과 질의 누공과 복막염을 일으킨다. 염증이 재발하면 장의 협착과 폐색이 일어난다.

환자의 15%에서 직장출혈이 일어난다. 변에는 점액이 섞여 있다. 만약 염증이 방광의 근접부까지 발생하면 요실금도 일어난다. 힘 주기, 기침, 물건 들기 등이 복강 내 압력을 증가시켜 설사, 변비, 통증, 점액과 고창 같은 증상도 증가시킨다. 의사는 직장수지검사를 통해 압통 덩어리를 촉진할 수 있다.

라. 진단검사

대장내시경은 하부 위장관 출혈의 진단에 가장 중요한 초기 검사이다. 대장내시경은 병변을 직접 육안으로 확인할 수 있고 이를 통해 게실 등의 출혈 원인을 명확히 감별할 수 있어 진단율이 70~80%까지 이른다.

마. 치료

증상이 없는 경우 식이 변형 외에 특별히 다른 치료가 요구되지 않는다. 가벼운 질환은 고섬유식이와 완화제를 사용한 변비의 예방으로 치유될 수 있다. 환자에게 장운동 양상(변비와 설사)이나 성상(점액이나 혈액의 존재)의 변화가 있거나, 발열, 통증, 비뇨기계 증상이 있으면 의사에게 알리도록 교육한다. 게실염은 결장을 쉬게 하면서 의학적 중재를 하면 치료될 수 있다. 급성 게실염 환자는 금식하거나 비위관을 사용하며 통증과 염증, 체온이 감소할 때까지 비경구 수액과 항생제를 투여한다. 급성기가 완화되면, 음료를 섭취하고 차츰 허용되는 음식을 추가한다. 간호는 치료와 관련한 사전 교육과 식이 변화 교육을 포함한다.

수술은 출혈, 협착, 농양, 천공 등의 합병증을 가진 게실 질환에 적용된다. 외과적 시술은 합병증이 있다면 보통 장의 결찰이나 낭의 절제 및 제거를 함께 시행한다. 농양이나 협착이 있으면 외과의사는 환자의 상태가 호전될 때까지 남아 있는 일시적인 장루 형성술과 함께 장 절제술을 실시한다. 몇몇 환자들에게는 일시적 결장 절제술만 하는 경우도 있다.

바. 간호진단

- 안위감의 변화
- 변비
- 감염의 위험성

사. 간호중재

환자의 안위에 중점을 둔다. 침상 안전과 장 휴식의 필요성을 설명하고 수분과 전해질의 균형 상태와 통증 정도를 사정한다. 환자에게 몸을 굽히거나 무거운 것을 들어 올리는 것, 몸을 웅크리거나 기침을 하는 것, 구토하는 것 같이 복부 내압을 상승시키는 활동은 피하도록 교육한다. 변비 예방을 위해 하루에 최소 8컵 이상의 물을 마시도록 하고 과일, 채소 등 섬유질이 풍부한 식품을 섭취하도록 하고 비만인 경우 체중을 줄이도록 권고한다. 변비나 설사, 대변에 점액이나 혈액이 나타나거나 열, 복부 통증, 비뇨기계 증상이 있으면 의사에게 보고하도록 교육한다.

(13) Crohn 질환(Crohn's disease)

가. 정의

이것은 소화관의 영역에서 불연속적인 분절 양상을 나타내며 진행되는 만성 재발성 질환이다. 구강에서 항문까지 위장관 어느 부위라도 침범할 수 있는 만성 난치성 염증성 장질환(inflammatory bowel disease; IBD)이다. 소화관의 모든 영역에서 발병하지만 가장 흔한 위치는 회장 말단이다. 장벽의 전층에 발생하는 질환으로 특히 점막하층에서 흔히 발생한다. 특히 사망률이 높지 않지만 재발과 합병증이 문제가 될 수 있다. 이 질환은 성별에 관계없이 모든 연령대에서 발생하지만 20대~30대 사이에 더 빈번하다. Crohn 질환은 주로 서구 선진국에 흔한 질환으로, 우리나라를 비롯한 동양에는 매우 드문 질환이었다. 그러나 최근의 역학연구들을 살펴보면 우리나라를 비롯한 동아시아권의 Crohn 질환 발병률은 지속적으로 증가하는 추세를 보이고 있고, 이에 따라 Crohn 질환에 의한 사회, 경제적 부담도 점차 증가하고 있다.

나. 병태생리

전형적으로 몇몇 장 분절에서 진전된다. 현미경을 사용하지 않고도 육안으로 확인할 수 있으나 질환에 의해 손상된 조직의 색깔은 정상조직과 현저히 다르다. 내시경에 의한 장조직검사 시 조직은 부종을 나타내며 상당히 붉고 보랏빛을 띠는 양상으로 나타난다. 또한 알갱이 모양의 점이 있을 수도 있다. 확대된 림프결절이 점막하에서 나타난다. Peyer's patch가 장점막에 보일 수 있다. 이 영역들이 작은 육아종과 균열을 가진 궤양을 표면적으로 만든다. 균열은 장벽을 완전히 뚫고 지나 천공과 종양을 만든다. 점막, 점막하, 장막의 도처에 있는 림프구 집단이 Crohn 질환의 미세한 특징이다. 또한 소장벽이 출혈되고 두꺼워져서 관강을 좁힌다.

소장과 관련된 합병증은 영양분의 흡수 불량, 신장결석, 담석, 수신증을 포함한다. 직장 내부 문제로는 장천공과 농양을 포함한다. 항문 열상이 흔하고 이는 심한 설사로 이어진다. 또한 항문 주위 피부의 궤양화를 유발한다. 통증은 특히 걷거나 앉는 경우 배변 시 악화된다.

다. 증상 및 증후

Crohn 질환 증상은 병변 분포에 따라 차이를 보이는데 Crohn 질환 20~30%는 소장만을 침범하고, 40~60%는 소장과 대장을 모두 침범하며, 15~25%는 대장만을 침범한다. 소장에 병변이 있는 75%의 환자 중 90%는 회장 말단부에 병변이 관찰되며, 병은 장의 어느 부분이 영향을 받는지에 따라 여러 가지 이름으로 불리게 된다. 이 병은 흔히 회장에 위치하는데 이때는 회장염, 회장과 대장이 연관되어 있으면 회대장염, 대장에 위치할 경우에는 크론대장염이라고 부르게 된다. Crohn 질환의 초기증상은 대개 복통, 설사, 전신의 나른함, 하혈, 발열, 체중 감소, 항문 통증 등이 있으며, 그 외에 빈혈, 복부팽만감, 구역질, 구토, 복부의 불쾌감, 복부에 혹이 만져짐, 치질의 악화 등이 나타날 수 있다. Crohn 질환으로 진단이 되기까지 환자들이 경험한 증상 중 복통이 가장 흔해서 96%의 환자에서 나타났으며, 다음으로 체중 감소가 81%, 설사가 76%로 나타났다. 그 밖에 발열이나 직장출혈도 비교적 흔한 증상이다. 관절염 또는 관절통은 Crohn 질환에서 가장 흔한 장외 증상으로서 여러 관절 부위에 바뀌어서 나타나고 무릎, 엉치뼈, 발, 손 등이 붓고 아프며, 움직이기 어렵게 된다. 그러나 강직성 척추염을 제외하면, Crohn 질환과 동반된 관절질환에서 관절의 변형을 초래하는 경우는 드물다. 피부 증상으로는 1~5cm 정도의 붉은색조를 보이는 둥근 결절로서 주변보다 약간 융기되어 있고 누르면 통증이 있는 발진인 결절 홍반과 고름이 잡히는 피부궤양인 괴저성 농피증 등이 있다. 눈에는 다양한 병이 생길 수 있는데 가장 흔한 병은 안구통, 눈부심, 두통이나 시력 불선명 등의 증상이 나타나는 포도막염과 경미한 소양증과 작열감 등을 호소하는 상공막염 등이 있다. 포도막염의 경우 빠르게 진행하면 실명할 수 있으므로 가능한 한 빨리 치료를 받아야 한다. 그 외에 결막염, 공막염 등이 생길 수 있다.

Crohn 질환에서 설사는 궤양성 대장염에서보다 덜 심하다(표 2-5). 대변 농도는 전형적으로 부드럽거나 묽어진다. 대변 때문에 밤에 자주 깰 수도 있다. 환자에게 궤양이 없는 경우 출혈은 없다. 지방변과 연관이 있는 영양흡수장애로 발전할 수도 있으며 그러한 경우 대변이 악취가 심하거나 지방이 많을 수 있다.

심한 지방변증, 설사 또는 지속적인 장염이 있는 환자는 영양 섭취 부족, 체중 감소, 식욕 감퇴, 통증, 빈혈, 쇠약, 피로 그리고 신진대사장애가 있을 수 있다. 영양 부족은 장표면의 흡수 감소, 단백질과 탄수화물 흡수장애, 지방, 엽산, 산, 철분, 칼슘, 비타민(A, B_{12}, C, E, K) 흡수의 감소로 발생한다. 담즙과 비타민 신진대사 요구량은 염증 과정과 감염, 음식 섭취 감소 그리고 음식물의 빠른 위장 통과에 의한 배설물로 인한 영양 손실 때문에 증가된다. 전해질은 나트륨, 칼륨, 염화물, 기타 전해질(마그네슘, 아연)과 미네랄을 포함한 설사로 인해 소실된다. 염증성 삼출물로 인한 단백질 소실이 없다면 질소 배설은 정상으로 유지된다. 영양 부족의 결과는 다음과 같다.

- 면역기능 감소
- 감염에 대한 저항력 감소
- 상처 회복 저하
- 췌장효소 분비 감소
- 상처 회복 지연 감소(치질과 수술 상처)
- 만성적인 감염이나 혈액 손실로부터 오는 철분 결합 능력 감소

라. 진단검사

신체검사, 혈액검사, 대변 내 세균배양검사, 대장과 위장 내시경검사, 소장 조영술과 대장 바륨조영방사선검사, 컴퓨터단층촬영술(CT), 초음파검사, 캡슐 내시경과 MRI 등을 실시하여 다른 질병의 가능성을 배제해 나가며 Crohn 질환을 확인한다.

대장 내시경검사는 내시경을 항문을 통해 삽입하여 대장 내부 표면의 염증 상태를 관찰할 수 있으므로 Crohn 질환이 의심되면 대장 내시경검사를 하게 되는 경우가 많다. 이는 Crohn 질환이 대장과 소장이 만나는 부위에 가장 잘 발생하기 때문이다. Crohn 질환의 경우는 특징적인 궤양 형태의 유·무를 관찰한다. 또한 내장벽에서 작은 샘플을 채취해 현미경으로 세포변화검사를 통해 진단할 수도 있다. 환자가 바륨을 함유하는 조영제를 관장한 후 Crohn 질환의 특징적인 영상과 침범 범위를 알 수 있다.

마. 치료

① 영양요법

Crohn 질환에서 가장 먼저 해야 할 치료는 영양요법이다. 장관이 안정과 식사로 인한 이물질을 제거함으로써 복통이나 설사 등의 증상 개선과 소화관 병변이 개선되어 장을 통한 영양공급과 중심정맥관을 통한 영양요법이 재방 방지에도 효과가 있다.

② 약물치료

a. 지사제

지사제가 증상 완화에 도움이 된다. Loperamide는 atropine-diphenoxylate보다 더 우수하며 Crohn 질환을 조절하는 데 부작용이 더 적다. 그러나 설사조절을 위한 진정제 사용은 복부 팽창과 거대결장을 일으킬 수도 있다. Psyllim 같은 수용성 점액제는 대변의 경도를 증가시켜 (대·소변의)실금을 통제할 수 있다. Propantheline bromide(최면제), glycopyrrolate, decyclomine hydochloride 같은 antispasmodic medications(항경련제)는 식후 통증과 설사를 감소시킬 수 있다.

b. 아미노살리실

염증성 장질환(IBD)으로 인한 설사는 프로스타글란딘 합성을 억제하고 염증을 줄이는 약제를 통해 효과적으로 치료될 수 있다. 설파살라진이라는 약물은 Crohn 질환의 내

표 2-5 크론질환과 궤양성 대장염의 차이

특성	국소장염(Crohn 질환)	궤양성 대장염
발병 연령	청년기	청년에서 중년기
침범된 길이	점막하의 모든 층(transmural)	점막과 점막하
직장 침범	50%	95%
오른결장 침범	빈번함	가끔
소장 침범	침범, 회장이 좁아짐	일반적으로 정상임
질환의 분포	분절	연속적
염증성 덩어리	만성적이고 광범위함	드묾
자갈밭 같은 점막과 육아종	흔함	없음
장간막 림프 침범	부종과 비후	침범하지 않음
독성 거대 결장	가끔	가끔
지방 설사	빈번함	없음
악성 변화	드묾	10년 후
섬유성 유착	흔함	없음
질환의 경과	느리게 진행	완화와 악화
직장 출혈	가끔	흔함(90~100%)
복부 통증	산통(colicky, 45%)	배변 전(60~70%)
혈변	가끔 혹은 없음	거의 항상 있음
설사	있음(65~85%)	조기에 발생하며 빈번함(80~95%)
구토	있음(35%)	있음(15%)
영양결핍	흔함	흔함
체중 감소	있음(60~70%)	있음(10%)
열	있음(35%)	있음(10%)
직장 농양	흔함(75%)	가끔(10%)
누공 및 직장 주변 치열 누공	흔함(80%)	드묾(10~20%)
관절염	20%	흔하지 않음(10%)
말초 천장골염 (peripheral sacroiliitis)	18%	18~20%
간담도 침범	흔하지 않음	• 15% 담즙 정체성 기능장애 • 19~38% 지방간 • 30~50% 담도주위염 • 있음(5~10%)
• 피부: 결절성 홍반, 괴저성 농피증 • 신결석	• 흔함 • 가끔	• 있음(5~10%) • 드묾

과적 치료에 있어서 수십여 년간 가장 기본적으로 사용되고 있는 약제들로 설파살라진은 화학적으로 아스피린과 유사한 5-ASA와 항생제인 설파피리딘에 결합시켜 만든 약이다. 예를 들어 Sulfasalazin, Misalamine, Olsalazine이 있다. Mesalamine은 Asacol, Pentasa, Rowasa처럼 경구로 이용할 수 있다. 경구로 된 정제는 약물이 결장에서 흡수되지 않도록 코팅 처리되어 있다. Rowasa suppoitories와 직장 좌약은 질환이 직장이나 말단 결장에 있을 때 사용된다. 좌약은 1~3시간 동안 직장에서 머물며 약효는 8시간 동안 유지된다.

c. 코르티코스테로이드

앞서 제시된 방법에 반응하지 않은 환자들은 코르티코스테로이드약을 복용할 수 있다. 부신 스테로이드와 부신피질자극호르몬은 신체의 염증반응을 줄이기 위해 다른 치료법과 함께 사용될 수 있다. 스테로이드는 경구, 정맥, 근육 내, 직장으로 투여될 수 있다. 경구 형태는 hydrocortisone, prednisolone, prednisone(부신피질호르몬제)가 있다. Hydrocortisone는 관장이나 좌약처럼 직장으로 투여한다. 스테로이드는 장염을 치료하지는 못하지만 진행을 지연시킨다. 그러나 장기간의 스테로이드 사용으로 발생한 합병증은 IBD 증상 경감의 효과보다 더 큰 문제가 될 수 있다. 제산제나 히스타민 수용체 억제제는 위궤양을 예방하기 위해 스테로이드 치료 동안 함께 투여된다. 또한 스테로이드는 부신의 기능을 감소시키고 저항을 약하게 하여 농양과 누공의 치유를 막을 수 있다.

d. 면역 억제성 약물

6-mercaptopurine(Purinethol)은 다른 치료 방법이 실패할 때 사용되며 만성적이고 지속적인 Crohn 질환에 효과적이다. Methotrexate(Folex)와 azathioprine(Imuran)은 최근 장염을 위한 치료법으로 널리 받아들여지고 있다. Cyclosporine(Sandimmune)은 효과적인 약물이지만 독성이 강하다. Infliximab(Remicade)은 종양 괴사 요인-장 염증을 일으키는 자연적인 단백질 활동을 막는 Crohn 질환을 위해 새로이 개발된 약이다. 이 약제는 2~3개월 지속적으로 IV로 주입한다. 현재 임상치료 중에 있는 몇몇 새로운 약은 선택적으로 cytokine을 억제하는 약 CDC 801(SelCID)와 IMID라고 불리는 SelCID 화합물이 있다.

e. 콜린 억제제

급성기 동안 환자의 급격한 복통을 줄이고 설사를 통제하는 것을 돕는 콜린 억제제를 투여한다. 콜린 억제성인 설사와 경련을 막는 약제는 결장을 쉬도록 한다. 그러나 폐색의 징후가 있다면 이 약은 금기이다.

f. 항생제

Metronidazole과 ciprofloxacin(Cipro) 같은 sulfonamide계통 항생제가 감염을 막거나 통제하기 위해 흔히 사용된다. 항생제는 부차적인 장 염증과 감염을 통제하기 위해 주어진다.

③ 소장의 외과적 절제술

질환이 침범된 부분을 제거하여도 재발율이 50%이므로 Crohn 질환에서 수술은 합병증을 치료하기 위해서만 사용한다. 의사는 감염을 통제하기 위해 항생제를 처방할 수도 있다. Crohn 질환으로 수술하는 경우 가능하면 소장의 많은 부분을 보존하지만 남아 있는 부분이 정상이라면 부작용 없이 소장의 2/3가 제거될 수 있다.

a. 금기

환자의 영양결핍이 심할 경우 수술을 하지 못할 수도 있다. 수술을 위한 환자 준비와 상처 치유를 향상시키기 위해 TPN(total parenteral nutrition, 완전비경구영양법)이 요구된다.

b. 합병증

회장 말단부의 절제와 더불어 환자는 비타민B_{12}를 흡수할 수 없고 180~240cm 이상의 장이 제거되어 포도당, 지방과 단백질의 흡수를 약하게 한다. 결장질환은 ileotransverse colectomy, 회직장 문합술에 동반되는 부분적 결장 절제술이 수행될 수도 있다.

환자는 소장의 광범위한 절제 후에 1~3주 동안 경구 섭취를 할 수 없고, 신체의 단백질에 있어서 더 많은 손실 혹은 심한 체중 감소가 있을 수도 있다. TPN이 경구 섭취를 다시 할 수 있을 때까지 주어진다. 설사는 보통 수술 후에 처음 6주 동안 발생한다. 빈혈증(철분 부족 및 지방변증 또는 단백질 흡수 감소에서 오는) 또한 일어날 수 있다. 또 다른 합병증으로 마비성 장폐색이 있다.

환자는 수술 후 4~6주에 완벽한 상처 치료와 충분한 영양과 더불어 정상적인 활동으로 되돌아올 수 있다.

바. 간호진단

- 설사
- 영양 불균형
- 체액 부족의 위험성
- 급성/만성 통증
- 비효율적 대처
- 피부 통합성 장애
- 지식 부족

사. 간호중재

설사를 예방하는 약물이 설사를 조절하기 위해 투여된다. 항문 외부의 찰과상이 종종 설사와 함께 발생하므로 매일 배변 후에 따뜻한 물로 피부를 부드럽게 씻어 주고 피부를 보호하는 보습제를 바른다. 환자의 영양 섭취 상태를 확인한다. 주문되는 식품의 타입은 환자의 상태에 달려 있다. 만약에 환자가 먹을 수 있으면 우선 엽산과 음식 섭취를 권장한다. 음식 섭취가 위와 결장의 반사와 배변을 자극하기 때문에 많은 사람들이 먹는 것을 두려워한다. 따라서 소량의 식사로 환자에게 이러한 문제가 생기지 않도록 하며, 소화와 흡수가 잘되는 음식을 섭취하도록 한다.

Crohn 질환을 가지고 있는 환자는 질환 악화의 결과 오랫동안 음식을 섭취할 수 없기 때문에 종종 집에서 비경구적 영양 섭취를 받는다. 환자들은 또한 많은 부분의 장 절제가 필요할 수도 있다. 그래서 짧은 장 증후군(short bowel syndrome)과 흡수 불량 문제를 갖는다.

환자의 통증을 평가하고 처방된 진통제를 투약한다. 환자가 호소하는 통증의 변화는 합병증의 정도를 나타내는 것이기 때문에 기록해야 한다. 일반적으로 진통제를 많이 사용하지 않기 때문에 통증을 완전히 감소시키지 못한다. 정서적 요인이 질환의 원인에 기여하지 않을지도 모르지만, 과정에는 영향을 끼친다. 지속적인 스트레스가 종종 IBD(염증성 장질환) 악화의 징후 원인이 될 수 있다. 환자에게 추후 건강검진 및 1~2년마다 대장 내시경을 계획하도록 추천한다. 미국의 경우 장염 환자에게 Crohn 질환과 염증성 장질환 협회(Crohn's and Colitis Foundation of America)를 찾아보도록 한다. 그래서 가입 조건과 지역의 지지 모임에 대해 알 수 있도록 한다. 그리고 환자에게 IBD 재발 징후를 보이기 시작하면 의사를 방문하도록 교육한다.

(14) 궤양성 대장염(Ulcerative colitis)

가. 정의

이것은 결장의 전체 길이가 늘어났다 줄었다 하는 점막과 점막 하에서만 발생하는 질환이다. 이 질환은 보통 직장과 말단 결장에서 시작한다. 직장 S상결장을 넘어 위쪽으로 진행된다. 대부분의 S상결장과 하행결장도 포함된다. 이 질환은 재발, 비후, 충혈, 부종 그리고 출혈을 유발하여 결국 염증으로 발전하게 되는 미세한 열상을 일으킨다. 부종은 점막이 극단적으로 물러지도록 만든다. 출혈은 미세한 외상으로부터 일어날 수 있다. 궤양성 대장염은 Crohn 질환보다 더 흔한 질환이다. 모든 연령대에 발생하지만 젊은 연령층, 여성의 발병률이 높다. 인종으로는 유대인의 발병률이 높고, 상대적으로 동양인은 낮은 편이었지만 최근 증가 추세이다. 가족 경향성이 입증되었다. WHO에서는 “주로 점막과 점막하층을 침범하는 대장, 특히 곧창자의 특발성, 비특이 염증성 질환으로 30세 이하의 성인에게 많이 발생하나 소아나 5세 이상에서도 볼 수 있다. 원인 불명으로 면역병리학적 기전과 심리학적 요인이 관여하는 것으로 추정된다. 일반적으로는 혈성 설사 및 다양한 정도의 전신상태를 나타낸다. 장기간에 걸쳐 대장 전체를 침범하는 경우에 악성화되는 경향이 있다."고 정의하였다.

나. 병태생리

결장의 외관은 질환의 단계, 활동 정도 그리고 질환의 심각성에 달려 있다. 궤양성 대장염의 가장 특징적인 병변은 음와농양(crypt abscess)이라고 부르는 염증성 침윤물이다. (Lieberkuhn의 침윤부 저부에 나타나는) 이 농양은 다형 백혈구, 백혈구, 림프구, 적혈구, 세포질의 파편으로 이루어져 있다. 농양으로부터의 분비물이 장점막에서 화농성 분비물이 된다. 농양은 괴사되고 궤양을 일으킬 수도 있다. 궤양성 대장염의 2차적인 감염은 점막과 점막 하층에서 염증 반응을 악화시킨다. 염증성 병변의 치유, 반흔, 섬유화, 비후, 결장이 짧아지는 것, haustral folds의 손실이 순차적으로 발생한다. 결장암은 궤양성 대장염 환자에서 더 흔하다. 궤양성 대장염이 16세 이전에 발병되었을 때와 20년 이상 질환이 지속된 경우 결장암의 발생률이 크게 증가되었다. 중독성 거대 결장은 손상된 결장이 극단적으로 팽창되어(주로 횡행결장) 손상된 장이 완전히 폐색된다. 이것은 보통 궤양성 대장염의 악화기에 발생한다. 그리고 저칼륨혈증, 바륨관장, 콜린 억제성 약물, 마취유도제, 스테로이드나 항생제의 사용 후에 발생할 수도 있다. 박테리아세균의 과도한 성장이 합병증을 유발한다. 또한 천공과 복막염이 상태를 악화시킬 수도 있다.

다. 증상 및 증후

궤양성 대장염의 주증상은 직장 출혈이다. 환자는 종종 설사 혹은 하루에 20번 이상의 배변을 경험한다. 설사의 심각성과 횟수는 침범된 결장의 범위에 달려 있다. 심각한 설사는 24시간 내에 500~17,000mL의 수분 손실을 일으킬 수 있다. 설사는 배설 후에 남는 불쾌한 통증을 유발하고 혈액, 점액, 농을 포함할 수 있다. 급격한 복통이 설사와 함께 발생할 수 있다. 환자는 전형적으로 왼쪽 하복부에서 극심한 복통을 경험한다.

오심, 구토, 식욕 감퇴, 체중 감소, 칼륨 저하가 함께 일어날 수 있다. 빈혈은 심한 혈액 손실과 음식물의 철분 섭취량 감소로 인해 일어날 수 있다.

건강검진으로 왼쪽 하복부의 압통과 (심각한 궤양성 대장염의 경우)복부팽만을 확인할 수 있다. 증상이 완화된 후에도 궤양성 대장염은 정서적 스트레스, 무분별한 음식물 섭취, 완화제나 항생제 등의 복용 후에 재발할 수 있다. 신체의 격심한 활동, 호흡기계 감염과 과로도 재발의 원인이 될 수 있다.

라. 진단검사

내시경 검사를 통해 직장강의 연속성 병변과 pseudo-polyposis, 출혈 증가된 것을 볼 수 있으며 생검을 통해 움농양(crypt abscess) 소견을 확인할 수 있다. 빈혈, 백혈구 증가, 적혈구 침강 속도(ESR) 증가, 대변 잠혈반응 검사에서 양성을 나타낸다.

마. 치료

궤양성 대장염의 유일한 치료법인 수술은 내과적 관리가 실패하고 상태 교정이 어려울 때 수행된다. 궤양성 대장염 환자의 25~45%는 영구적 회장루술 또는 회장낭항문문합술(ileal pouch-anastomosis)과 같은 보존 절차와 함께 결장 제거 수술을 해야 한다. 수술은 합병증을 치료하는 것을 제외하고는 실시되지 않는다. 천공, 출혈, 폐색, 독성 거대 결장, 농양, 누공 혹은 질환의 난치성 같은 합병증이 하나 또는 두 가지가 나타날 경우 수술이 적용된다.

① 전체 직장-결장 절제술

전체 직장-결장 절제술(total proctocolectomy)은 결장과 직장은 제거하고 항문을 폐쇄한 후, 회장의 말단부를 복벽을 통해 피부로 내어 영구적 회장루를 만든다.

② 회장-직장 문합술

회장-직장 문합술(ileorectal anastomosis)은 외과적 관리의 또 다른 형태이다. 결장을 절제하고 직장의 절단부만 남긴다. 그 후 회장부 말단을 직장 절단부와 문합한다. 보통 환자는 수술 후 설사를 한다. 그러나 곧 대변이 점점 굳어진다.

총 직장-결장 형성술의 대안인 회장-직장 문합술은 몇 가지 문제가 있다. 남아 있는 직장은 종종 질환에 의해 영향을 받아 결국 제거되기도 하는데 계속 치료가 요구된다. 또한 이 과정을 겪는 환자에게 직장암이 유발되는 경우도 있다. 더 안전하고 효과적인 시술들이 현재 가능하기 때문에 사실 회장-직장 문합술은 거의 요구되지 않는다.

③ 조절성 회장루술

조절성 회장루술(continent ileostomy) 또는 Kock 회장술(Kock pouch operation)은 회장의 고리로 리저버(reservior)나 주머니를 만드는 절차이다. 이는 회장의 중첩된 부분으로 만들어진 유두판막(nipple valve)을 통해서 대변이 배출될 때까지 복강 내에 저장되도록 한다(장의 어느 한 부분에서 근위 일부까지 중첩됨). 환자는 복부 오른쪽에 편평한 장루를 가지고 있다. 조절성 회장루의 장점은 (1) 외부 주머니를 가질 필요가 없다, (2) 피부 문제가 적다, (3) 보통 가스나 대변의 누출이 없다는 것이다. 환자는 보통 가득찼다는 느낌이 들면 카테터를 사용하여 하루에 여러 번 주머니를 비우면 된다.

조절성 회장루는 Crohn 질환에 시행하지 않는다. 환자에게 영양결핍이 있다면 수술결과를 향상시키고 상처치료를 증진시키기 위해 TPN(완전비경구영양법)이 필요하다.

Kock pouch의 형성 초기에 국소적 염증이나 전반적인 복막염과 함께 봉합선에서 삼출액이 나올 수 있다. 또한 누공 형성, 밸브의 불안정, 음식 잔류물에 의한 폐색 등의 합병증이 후기 회복 기간 중에 발생할 수 있다.

환자는 4~6주 내에 일상활동을 다시 할 수 있다. 영양상태 또한 향상된다. 환자는 자주 화장실에 갈 필요가 없으므로 삶의 질 향상을 경험하게 된다.

④ 회장낭-항문 문합술

회장낭-항문 문합술(ileal pouch-anal-anastomosis)은 궤양성 대장염 환자에게 더 바람직한 수술 절차이다. 이 과정(J pouch)은 인공항문 성형술을 피하고 직장의 괄약근을 보존한다. 직장점막을 절제하고 결장을 제거한다. 그 후 회장-항문 주머니가 항문에 만들어지고 일시적인 루프 회장루를 형성한다. 치유는 보통 2~3개월 걸리는데 회장루가 역전되어서 대변이 주머니로 배출된다. 장의 2개의 루프를 봉합함으로써 만들어진다. 어떤 외과의사들은 이 절차를 한 번의 수술로 끝마쳐서 일시적인 회장루는 필요 없게 하기도 한다.

이 문합술은 Crohn 질환에서는 금기이다. 수술결과를 향상시키고 상처치유를 증진시키기 위해 영양 부족 문제가 있다면 TPN을 제공한다.

합병증은 문합 부위에서의 유출, 주머니의 염증(pouchitis), 장폐색 등이다.

환자는 일시적 회장루가 수행되지 않는다면 문합술이나 회장루 형성술 후에 4~6주 내에 규칙적인 활동을 다시 할 수 있다. 환자는 영양상태가 향상되고 거의 정상적인 장운동과 배변 횟수의 감소로 삶의 질 향상을 경험하게 된다.

바. 간호진단

- 설사
- 영양 불균형
- 체액 부족의 위험성
- 급성/만성 통증
- 비효율적 대처
- 피부통합성 장애
- 지식 부족

사. 전반적 간호중재

① 수술 전 간호

수술 시 삽입되는 관(tube)의 형태를 포함하여 기대되는 수술 후 과정을 설명한다. 회장루술이 계획된 환자에게 장루간호에 관해 충분히 설명해야 한다. 수술 전 장루협회 회원의 방문은 도움이 될 수 있다. 장루치료 간호사는 수술 전 준비를 돕는다. 질환의 위치, 체형, 편의성, 환자가 입는 옷의 종류를 고려하여 수술 전의 회장루의 위치를 선택한다. 환자는 수술 전에 선택된 위치의 편안함을 확인해 보기 위해 1~2일 동안 주머니를 착용할 수도 있다. 도움과 지지를 주기 위해 주요 신체 부분의 손실과 일생 동안 주머니를 착용하는 것에 대한 느낌뿐만 아니라 환자의 신체를 사정한다. 환자가 조절형 수술을 한다면, 더 많은 교육이 필요하다. 환자는 수행될 장 절제 유형과 수술을 이해할 필요가 있다. 몇몇 절차와 더불어 일시적인 회장루가 또 다른 절차로 필요할 수 있다. 환자의 배변 방법이 영구적으로 변화될 것이다.

② 수술 후 간호

수술 후에 장루를 모니터링한다. 장루의 순환을 방해하는 압력이 없는지 확인한다. 장루의 색과 비교하여 자주 사정한다. 장루가 창백해지거나, 거무스름해지거나, 청색증을 띠게 되면 의사에게 즉시 알린다. 장루에 혈액공급이 감소되면 재수술이 요구된다.

비위관이 수술 후 며칠 동안 삽입되는데 이는 장팽창을 증가시키며 봉합선에 압력을 줄 수 있는 가스와 체액을 제거하기 위해서이다. 배액이 정확하게 기록되어야 한다. 가스의 배출은 연동운동의 회복을 가리킨다. 장음이 돌아오면, 처방대로 비위관을 겸자로 막고 환자에게 얼음 조각과 물을 준다. 환자가 최소한 24시간 동안 얼음 조각과 물을 견디게 되면 비위관이 제거되고 유동식을 제공한다.

장루를 가진 환자에게 수술 후 과정에서 아무 문제가 없어도 합병증이 유발될 수 있다. 가장 흔한 것은 장폐색이다. 이는 관강의 폐쇄, 유착, 음식, 장루의 부종에 의해 일어난다. 초기 폐색 징후는 (1) 식욕 감퇴, (2) 복부 통증, (3) 장루 배액의 부재, 주머니의 악취 나는 갈색의 액성 배출물, (4) 연동운동 관찰이다. 다른 초기 수술 후 합병증은 출혈, 저산소증, 체액과 전해질의 불균형이다. 흡수에 심각하거나 지속적인 문제가 있다면 비경구 영양 섭취가 요구된다.

수술 후 며칠 동안 환자는 (1) 장루에 적응하고, (2) 장루의 기능과 모습을 자기 신체상에 통합하기 시작해야 한다. 가능한 한 빨리 환자가 장루를 보고 만지도록 돕는다. 항상 장루와 관련 기구에 대한 적절한 용어를 사용한다.

장루를 가진 환자에게 의복은 관심사가 되기 때문에 의복 선택을 논의하여야 한다. 환자가 꼭 끼는 허리끈을 착용하지 않도록 한다. 이는 장루에 마찰될 수 있다. 환자가 장루와 주머니가 보이지 않는 옷을 입도록 한다. 장루를 가진 다른 환자의 방문을 통해 장루가 옷 밑에 쉽게 숨겨진다는 것을 깨닫도록 돕는다.

환자가 장루에 대한 느낌을 말로 표현하도록 한다. 환자는 질환이 사라졌고 자신의 삶이 정상적으로 되었으며 질환을 가지고 있었던 때보다 생산적이기 때문에 인공항문을 받아들일 것이다. 젊은 남성들과 미혼 여성들은 좀 더 걱정을 할지 모른다. 가족과 주변의 다른 사람들이 환자 외모를 현재 어떻게 보고 있는지 알아본다. 수술 이전에는 만성 질환을 가지고 있었으나 수술 이후에는 전보다 건강하게 보이기 때문에 주변인들의 반응은 긍정적일 수 있다.

아. 장루 간호

환자는 자가간호를 위해 필요한 기술을 습득해야 한다. 인공항문관리는 회장루를 가진 환자에게 가장 큰 관심사이다. 장루 전문 간호사가 환자와 상담함으로써 교육과 치료 효과를 증진시킬 것이다. 처음에는 환자가 단순히 인공항문의 관리를 관찰하도록 한다. 환자가 인공항문이 어떻게 보이는지 말하는 것부터 시작한다. 인공항문은 복부에서 1.3~1.9cm를 차지하며 지름 2.5~3.8cm 정도이다. 초기에는 매우 붉고 팽창되어 있다. 환자에게 인공항문의 크기는 수술 후 부종이 가라앉을 때까지 3개월 정도 지나야 고정됨을 알린다. 회장루 주머니를 비우는 빈도는 환자마다 다양하다. 주머니의 1/3~1/2이 찼을 때 비우도록 한다. 환자에게 배출이 적은 시간대인 식사 전, 잠자는 시간, 아침에 일어났을 때 주머니를 비우도록 교육한다.

주머니를 교환하려면 기존의 주머니를 물에 적신 천을 사용하여 주의 깊게 제거한다. 새로운 주머니를 붙일 때까지 거즈를 인공항문에 덮어 둔다. 환자가 인공항문을 살펴보고 만져 보도록 한다. 새로운 회장루를 가진 환자는 여행할 때 장루 부속물을 가지고 다녀야 함을 교육한다. 환자는 여행가방 대신 면도용품이나 화장품 주머니에 부속물을 넣어 다니고 싶어한다. 다양한 유형의 주머니가 가능하다. 환자는 자신의 필요에 맞는 가장 적합한 주머니를 찾기 위해 노력해야 할 것이다.

① 인공항문 사정에 대한 교육

주머니를 교환할 때 환자는 인공항문의 크기와 색깔, 배액 시의 냄새를 확인하는 것과 염증 징후에 대해 관찰하는 것을 배워야 한다. 회장루가 가능하기 시작할 때는 배출물이 적지만, 환자가 음식을 섭취함에 따라 배출물은 더 진해지고 냄새가 나기 시작한다. 회장루를 통해 계속적으로 유출물이 있기 때문에(배설은 식이 양상과 관련이 있음) 주머니를 계속 착용해야 한다. 주머니를 교환할 때 인공항문은 거즈로 덮어야 한다.

② 피부 자극 예방

주머니는 인공항문에 맞게 잘라야 한다. 인공항문 주위에 0.15cm 정도의 여백만을 남기도록 한다. 주머니가 맞지 않으면 알칼리성 유출물 때문에 심각한 피부 자극이 일어날 수 있다. 피부 자극은 피부가 붉어지는 것부터 피부염이나 궤양까지 다양하다. 자극은 또한 접착제나 기구의 빈번한 교환으로 발생할 수 있다. 주머니를 제거하고 다른 주머니로 교환할 때 피부를 철저히 씻는다. 분리형(two-piece setup)은 주머니가 피부보호판 위에 잘 맞추어져 "똑딱" 하는 소리가 확인되어야 한다.

이러한 방식은 주머니를 비우는 것을 쉽게 한다. 피부보호판은 보통 피부에 5~7일 정도 부착된 상태로 남아 있다. 만약 느슨해지거나 누출이 일어날 때 곧 바꾸어야 한다.

③ 피부관리문제

만약 피부에 자극이 생기면, 먼저 주머니(pouch)가 잘 맞는지 확인한다. 이 문제에 있어서 가장 좋은 초기관리는 장루기구가 잘 맞는지 확인하기 위하여 장루기구를 다시 적용하는 것이다. 기구의 피부보호판은 피부를 보호하고 치유하는 데 좋다. 만약 이 방법이 제대로 효과가 나타나지 않는다면 로션 등을 사용한다. 많은 종류의 피부관리 상품들이 사용 가능하다. 만약 문제가 지속된다면 장루 전문 간호사에게 문의한다.

피부 감염 역시 일어날 수 있다. 칸디다균은 가장 흔한 원인이다. 장루 주위의 피부에 발진이 생길 수도 있다. 항진균성의 약제를 해당 부위에 적용한다. 피부보호판은 약제를 바른 후에 적용한다.

④ 냄새 감소

달걀, 생선, 양파, 양배추 그리고 녹색채소 같은 음식으로 냄새가 날 수 있다. 이때는 냄새를 감소시키는 액상제와 저제를 주머니 안에 넣는다. 시금치, 파슬리, 요구르트 및 버터, 우유는 배액물의 냄새를 감소시킨다.

⑤ 약물에 대한 논의

환자는 처방약과 의사의 처방 없이 살 수 있는 약물에 관한 특별한 지시를 필요로 한다. 철분, 비타민제, 호르몬제, 다중 코팅 정제약, 캡슐, 젤리캡슐과 같은 코팅된 정제약은 소장 안에서 흡수될 수 없다. 환자는 어떤 약물이 장루를 통해 그대로 배액되었는지 확인할 수 있어야 한다. 그런 경우 의사는 다른 의약품, 혹은 다른 형태의 의약품을 처방해야 한다.

⑥ 수분섭취의 강조

회장루를 가진 환자들은 수분섭취에 각별한 관심을 가져

야 한다. 환자는 탈수되기가 쉽다. 회장루의 배설량은 하루에 대략 1,200~1,500mL이다. 환자는 심각한 수분, 전해질 부족을 가져올 수 있는 배설량의 증가에 대해 관찰해야 한다.

⑦ 권장식이요법 설명

단백질, 탄수화물, 칼로리가 높은 저잔류 식이요법은 회장루 수술 후에 권장된다. 비타민A, D, E, K, B_{12}의 보충이 필요할 수도 있다. 딸기류의 열매, 껍질을 벗기지 않은 곡물과 생과일은 회장루를 가진 환자들에게 문제를 야기할 수 있다. 불편함이나 설사를 일으키는 음식은 피하도록 한다. 섭취된 음식은 4~6시간 내에 회장루를 통과한다. 취침시간이 가까워졌을 때 많은 양의 음식을 먹는 것은 피한다.

회장루를 가진 환자는 단축된 장 이동 시간으로 인해 잘 씹히지 않은 음식이 소화되지 않은 채로 통과하므로 음식물을 꼭꼭 씹어 먹는 것을 배워야 한다. 고섬유질 식품은 과도한 수분을 흡수하여 부종과 변비, 혹은 장폐색을 가져올 수 있다. 초기에는 팝콘, 땅콩, 거친 섬유질의 육류, 껍질 있는 과일이나 야채, 쌀, 왕겨 그리고 코코넛 등의 야채류와 같은 음식물은 가능한 한 피하거나 제한해야 한다.

환자들은 수술 후 식이요법은 수술 이전보다 덜 제한적이라는 것을 알게 된다. 수술 전에는 많은 음식들이 설사와 기타 증상을 유발하므로 식이가 매우 제한되었으나 회장루를 가진 환자들은 종종 수술 후에 체중이 증가하여 때로는 칼로리 섭취를 제한하는 수준까지 체중이 증가하기도 한다.

⑧ 요로 결석증 예방

회장루를 가진 환자들은 수산화칼슘, 요산 또는 요석을 가지는 경향이 있다. 왜냐하면 많은 양의 수분을 회장루를 통해 잃고 소변 배설은 감소하기 때문이다. 요산석은 소변의 양이 적고 지속적으로 산성을 띨 때 형성되는 경향이 있다. 중탄산나트륨은 혹은 구연산칼륨의 소화는 소변을 알칼리화한다. Allopurinol은 요산 수치가 높은 상태로 유지될 때 사용될 수 있다. 수분섭취는 적어도 매일 2,000mL가 되어야 한다.

⑨ 회장-직장 문합

회장-직장 문합을 가진 환자가 일시적인 회장루가 없다면 장루나 주머니에 대해 알 필요는 없다. 교육의 주목적은 직장이 과도하게 팽창되기 전에 대변을 보는 것에 중점을 두어야 한다. 대부분의 환자들은 수술 후에 하루에 4~5회 화장실에 가게 된다는 것을 알게 된다. 이들 환자의 대변은 종종 굳기가 풀처럼 묽다고 설명한다. 그리고 대변을 전통적인 회장루일 때 배설하던 것보다 훨씬 적은 전해질을 함유한다. 환자들이 변형된 장에 적응하는 데는 1년 정도 걸릴 수 있다.

⑩ 추후관리 격려

회장루 문합을 가진 환자들은 반드시 추후관리의 중요성을 이해해야 한다. 남아 있는 점막이 심한 절제를 요하는 궤양성 대장염, Crohn 질환으로 진행될 수 있고 또한 회장루가 필요할 수 있음을 이해할 필요가 있다. 환자들은 또한 대장암 발전 위험이 증가할 수도 있음을 지각해야 한다. 이런 경우 수술 후에 정기적인 직장경 검사를 받아야 한다.

⑪ 자극적인 음식 제한

환자들은 설사를 일으킬 수 있는 음식은 피해야 한다. 음식물의 효과를 알아보기 위해 한 번에 하나의 새로운 음식을 시도하는 것이 최선의 방법이다. 식이는 보통 제한되지 않는다. 그러나 탈수를 피하도록 적당한 수분을 섭취하도록 한다.

⑫ 회장 주머니-항문 문합

회장 주머니-항문 문합을 가진 환자는 일시적인 회장루가 없는 한 장루 혹은 주머니 간호에 대해 알 필요는 없다. 환자는 대변 보고 싶은 느낌에 반응하는 법을 배워 유출이 일어나지 않게 될 것이다. 수술로 인한 변화에 장이 적응한 후에 대변은 좀 더 형태를 갖추게 되고 많은 환자들이 하루 5~6회 정도의 대변을 보게 된다. 적당한 수분을 섭취하도록 한다.

자. 조절형 회장루술

① 회장 배설의 유지

외과적인 Kock pouch가 형성되는 동안 배설 도관이 삽입된다. 피부 보호제와 특수한 거즈 드레싱을 붙인다. 도관을 위 방향으로 위치하게 하여 회복 중인 유두형 판막에 압력을 주는 것을 피한다. 봉합선에 압력을 주기 때문에 수술 후 초기에는 회장루 저장소(reservior)의 팽창을 피해야 한다. 그러므로 저장소에 수술 후 며칠간은 직접 배액기를 설치한다. 그리고 약 2주간 매일 2시간마다 비워 준다.

수술 후 보통 3~4일 후에 시작하는 회장 배액에 대해 주의 깊게 관찰한다. 수술 후 약 2주 지나고 나서 도관은 주머니로부터 제거된다. 도관은 주머니를 배액 하는 데 이용될 수 있다. 배액 하는 간격은 일주일에 4~6회, 밤 동안은 1회 혹은 1회도 하지 않을 수 있다.

② 저장소 삽관 교육

저장소를 비우는 과정을 설명한다. 환자를 화장실에 앉혀 놓고 시행한다.

a. 수용성 윤활제로 도관을 윤활한다. 그리고 밸브를 통해 장루로 삽입한다.
b. 내용물을 중력에 의해 도관을 통해 변기로 배액 하도록 한다. 배액은 3~5분 내에 완료되어야 한다.
c. 장루에 작은 거즈 드레싱을 한다.
d. 부드러운 비누로 장비를 씻고 물로 세척한다. 장비는 플라스틱 상자 안에 보관한다. 저장 용량은 6개월 간 계속 증가하여 최대 600mL에 이른다.

③ 권장식이 설명

환자는 하루 8컵의 경구 수분섭취가 필요하다. 밸브와 장루를 막을 수 있는 버섯이나 견과류 등의 음식은 피하도록 한다. 부분적 소화된 음식은 장루를 차단할 수 있으므로 모든 음식은 철저히 씹도록 한다.

(15) 결장직장암(Colorectal cancer)

가. 정의

결장과 직장에 생기는 악성종양을 말하고, 발생 위치에 따라 결장에 생기면 결장암, 직장에 생기면 직장암이라고 하며 이를 통칭하여 대장암 혹은 결장직장암이라고 한다. 결장암(colon cancer)의 95% 이상이 선암이다. 미국의 경우 남성, 여성 모두에서 대장암(colorectal cancer, 결장과 직장암)이 사망 원인 3위이다.

2017년에 발표된 중앙암등록본부 자료에 의하면 2015년 우리나라에서 발생한 214,701건의 암 중 대장암은 남·녀를 합쳐 26,790건, 전체의 12.5%로 2위를 차지했다. 남·녀의 성비는 1.5:1로 남자에서 더 많이 발생했다. 발생 건수는 남자가 15,911건으로 남성의 암 중 3위, 여자는 10,879건으로 여성의 암 중 3위였다. 남·녀를 합쳐서 연령대별로 보면 70대가 27.8%로 가장 많았고, 60대가 25.6%, 50대가 21.8%의 순이었다.

진단에 따른 생존은 종양 침범 단계와 관련을 갖는다. 대장암의 5년 생존율은 초기에 진단되어 치료받았을 때 91% 정도이다. 암이 일단 다른 장기에 전이되면 5년 생존율은 60%로 감소한다. 멀리 있는 장기로 전이된 환자의 5년 생존율은 6%이다.

나. 병태생리

대부분의 악성종양(적어도 50%)은 직장 부위에서 발생한다. 그리고 20~30%는 S상결장과 하행 결장에서 발견된다. 나머지는 횡행결장과 상행결장에서 발견되는데 횡행결장에서 상행결장보다 2배 정도 많이 발견된다.

결장암은 대부분 선종 용종에서 발전한다. 용종이 악성이 됨에 따라 관강 내에서 크기가 커지고 장벽으로 침투하기 시작한다. 오른쪽 장내의 종양은 거대해지고 괴사와 궤양을 일으키는 경향이 있다. 한편 왼쪽 장내의 종양은 혈액공급이 궤양을 일으킬 수 있는 단추 정도의 크기에서 시작한다.

결장암은 TNM(tumor, lymph node, metastasis classification) 혹은 듀크 분류법을 이용하여 단계를 나눈다.

악성 장 종양은 (1) 횡행결장에서 위장 등 인접 장기로의 직접적인 전이, (2) 림프와 혈액에 의해 간으로, (3) 세포의 이식을 통한 복막강으로의 전이에 의해 확산된다. 방광, 요관과 생식기관은 주로 직접적인 전이와 연관된다. 혈액을 통한 암의 전이는 아주 흔하게 간에서 발생하며 폐와 신장, 뼈까지 전이될 수도 있다.

다. 증상 및 증후

대장암 초기에는 대부분 아무런 증상이 없으며, 증상이 나타날 때는 이미 상당히 진행되었을 경우가 많다. 대장암의 주된 증상은 갑자기 변이 보기 힘들어지거나 변 보는 횟수가 바뀌는 등 배변 습관의 변화, 설사, 변비 또는 배변 후 후중기(변이 남은 듯 무지근한 느낌), 혈변(선홍색이나 검붉은색) 또는 끈적한 점액변, 예전보다 가늘어진 변, 복부 불편감(복통, 복부팽만), 체중이나 근력의 감소, 피로감, 식욕부진, 소화불량, 오심과 구토, 복부에서 종물, 즉 덩어리 같은 것이 만져짐 등이다.

암의 증상은 종양의 발생 위치와 종류에 따라 다르게 나타나는데 복부 오른쪽의 맹장과 상행결장에 종양이 생기면 폭이 넓고 대변이 아직 묽은 상태인 부위이기 때문에 장폐색을 일으키는 일이 별로 없는 대신 이곳의 병변은 흔히 만성적인 출혈과 그에 따른 빈혈을 유발한다. 반면 좌측 결장(하행결장과 S상결장)에 생기는 병변은 흔히 장폐색 증상을 일으키고 대부분의 환자들은 배변 습관에 변화가 생겼다고 호소한다.

라. 진단검사

원위부 결장과 직장 내 악성종양의 1/3은 수지검사로 확인할 수 있다. 이러한 사실 때문에 DRE(digital rectal examination, 직장수지검사)는 가장 중요한 진단검사 중 하나이다. 대변 잠혈검사는 위장 출혈을 확인하기 위해 시행된다. 종양표지자검사인 CEA(carcinoembryonic antigen)와 CA(carbohydrate antigen)19-9는 대장암의 진행 정도를 확인하는 데 도움이 된다. 결장의 X선검사는 결함 부위나 협착을 보여 준다. 종양 크기와 전이를 확인하는데 도움을 주는 초음파와 CT로 대장암의 절반 이상을 확인할 수 있다. 유연성 있는 섬유관 결장경은 오른쪽 결장을 잘 볼 수 있고, 진단 기능을 높이며, 생검용 검체를 얻을 수 있게 한다.

마. 치료

결장암의 주요 치료는 수술이다. 그러나 완전히 제거될 수 없는 종양에서 생존율을 향상시키기 위해서 내과적 치료를 부가적으로 실시한다. 전기소작은 작은 종양을 없애는 데 사용될 수 있다. 방사선치료와 화학치료는 종종 단독 혹은 병행하여 시행된다. 병행치료는 직장암 환자의 생존율을 높일 수 있다. 그러나 병행치료가 결장암 환자의 생존율 상승을 가져오는지는 아직 명확하지 않다. 새로이 개발된 주문형 백신은 네덜란드에서 stage B 수술 이후 암 재발을 감소시켰고 현재 미국에서 연구 중이다.

방사선치료는 주로 종양의 크기를 줄이고 좀 더 절제하기 쉽게 하는 데 사용된다. 수술 후 종양 발생 부위에 국소적으로 사용하는 경우는 방사성동위원소를 종양 발생 부위에 이식하는 방법이 있다. 동위원소로는 라듐, 세슘, 코발트가 있다. 이리듐은 항문 내에 사용한다. 수술 후 방사선치료는 듀크 B, C단계를 가진 환자에게 시행될 수 있다. 방사선치료는 수술 상처가 낫기 전에는 시작하지 않는다.

화학치료는 암의 전이를 감소시키고 증상을 조절하는 데 사용될 수 있다. 간으로 전이된 환자들에게 간동맥 화학치료가 사용될 수 있다. Levamisole 경구 투여와 5-FU(5-fluorouracil) 정맥 투여는 듀크 분류로 C단계 종양(Dukes' C tumors) 환자들의 생존율을 향상시킨다. 또한 치료효과를 향상시키기 위해 류코보린(leucovorin: folinic acid)이 5-FU와 함께 투여될 수 있는데, 이때 levamisole과 함께 혹은 levamisole 없이도 투여될 수 있다. 대장암을 5-FU로 치료한 후 재발하였을 때 Irinotecan (Camptosar)은 효과적이다.

바. 간호진단

- 신체상 손상
- 급성 통증
- 영양 불균형
- 피부통합성 장애
- 성기능장애
- 위장관운동의 위험성
- 지식 부족

사. 간호중재

① 수술 전 관리

환자는 종종 체중 감소와 함께 변 습관의 변화가 나타난다. 결장암의 가족력, 궤양성 대장염, 가족성 폴립증 등 주요 위험 요인의 사정과 정확한 징후를 확인한다. 통증, 팽만, 덩어리와 같은 복부의 비정상적 상태를 평가한다.

수술 전에 단백질과 탄수화물의 칼로리가 높은 저잔유 식이를 하는 것은 영양공급과 연동운동의 감소를 제공할 수 있다. TPN은 환자에게 필요한 비타민과 영양을 공급할 수 있다. 또한 수술 전, 감염 위험을 감소시키기 위해 장의 박테리아 수치를 낮추어야만 한다. 장 절제술을 필요로 하는 환자는 장의 박테리아 성장과 수술 후의 상처 감염을 극소화하기 위한 장 준비를 해야 한다. 이 준비 과정은 보통 다음 과정을 포함한다.

- 장의 배설물 감소를 위해 저잔여 혹은 유동식을 섭취한다.
- 폴리에틸렌글리코겐 전해질액(GoLYTELY)과 같은 항생제를 보통 경구로 수술 12~48시간 전에 시작한다.
- Sulfonamide나 neomycin, cephalexin과 같은 항생제를 보통 경구로 수술 12~48시간 전에 복용한다.
- 장을 깨끗하게 하기 위해 관장을 시행한다(장관의 내부는 가능한 한 깨끗하게 그리고 박테리아가 없도록 해야 한다).
- 심한 빈혈을 바로잡기 위해 수혈이 필요할 수도 있다.

환자의 불안 정도를 확인하고 지지를 제공해야 한다. 모든 치료와 충분히 설명해야 한다. 의사가 제공하는 정보를 확인한다. 치료와 예후를 논의하기 위해 의료 팀과 함께 만나고 자신의 감정을 나타내도록 환자를 격려한다. 또한 환자는 병리검사 결과에 따른 치료 방법과 수술 후에 예상되는 것, 즉 관이 삽입되는 것과 수술 후 합병증을 예방하기 위한 방법과 같은 것을 알아야 한다.

결장 절제술이 필요하다면, 장루 전문 간호사는 장루술과 장루의 최적 위치 등에 대하여 환자를 교육하고 질문에 대한 대답을 한다. 만약 장루 전문 간호사가 없다면, 장루에 관한 환자 교육의 책임자를 정한다.

② 수술 후 관리

연동운동의 회복을 사정한다. 연동운동의 회복은 위장 속 가스의 통과에 복부 청진을 통해 들리는 장음으로 확인한다. 위간 흡인은 연동운동이 돌아올 때까지 계속될 수 있다. 비위관의 개방성을 확인한다.

추가적으로, 결장루가 만들어졌으면 결장루 배설물의 상태를 점검해야 하며, 이 배설물이 수술 부위를 오염시키지 않도록 특별간호가 이루어져야 한다. 장루는 빨갛고 축축해야 한다. 만약 색깔이 검게 된다면, 즉시 의사에게 이 변화를 보고해야 한다.

결장루 형성과 복부회음 절제술을 시행한 경우는 복부와 회음의 상처를 사정한다. 절개 부위는 봉합되어 완전히 닫힐 수도 있다. 그러나 때때로 배액관은 절개 부위에 남겨지고, Hemovac과 같은 흡인 배액장치에 연결될 수 있다. 흡인 배액장치가 사용되지 않을 때는 Penrose 배액관을 위치시킬 수도 있다. 드레싱은 자주 교환하거나 처방에 따라 한다. 회음부 상처로부터 다량의 장액성 배액이 나올 수 있다. 상처의 크기에 따라서 상처의 완전치유에는 몇 주에서 몇 개월이 걸린다.

수술 후의 즉각적인 중재는 주요 복부 수술과 같다. 감염과 쇼크의 징후를 사정하기 위해 활력징후 측정도 포함한다.

비위관은 보통 연동운동이 되돌아 올 때까지 삽입해 놓는다. 비위관을 제거하고 환자가 수분과 음식을 섭취하기까지 여러 날이 걸린다. 환자가 음식을 소화할 수 있는 정도에 따라 정상적인 식사로 천천히 진행시킨다.

장 팽창에 따른 복부 경련은 수술 후에 흔히 발생한다. 장 팽창은 봉합선에 압력과 불편감을 가져온다. 만약 직장에 가스가 있다면, 의사의 지시에 따라 20~30분에 1번씩 직장 내 삽관을 하면 증상 완화에 도움이 된다. 조기이상은 팽창 완화와 연동운동의 증진에 도움을 준다.

치료기간 동안 직장 드레싱을 하기 위해 환자를 준비시켜야 한다. 배액의 특성, 양, 냄새를 사정한다. 만약 배약 양상이 감염의 진행을 나타낸다면, 미생물을 확인하기 위해 상처의 배양검사를 실시한다.

회음 상처는 매우 고통스러울 수 있다. 그리고 환자는 통증을 조절하기 위해 적절한 의학적 도움을 받아야 한다. 일단 패킹이 제거되면 상처를 세척한다. 그리고 환자는 하루에 3~4번의 좌욕을 해야 한다. 환자는 침상에서 옆으로 누운 자세를 취해야 편안하다.

결장루술 후 복부에 주머니를 차게 된다. 이주머니 적용 시 장루에 압력이 가해져서 혈액공급을 방해하지 않도록 한다. 주머니를 교환하거나 비울 때 대변으로 인한 외상의 오염을 예방해야 한다. 장루로부터의 배설 형태와 횟수를 관찰함으로써 장 기능의 회복을 확인한다.

복부회음 절제술 시의 절석위 자세는 수술 후 혈전성 정맥염을 악화시키는 것과 관련이 있다. 이 문제를 예방하기 위해서, 수술 후 12시간 단위로 5,000U 헤파린을 피하주사로 처방한다. 탄력스타킹을 신는 것도 좋다. 환자는 수술 전·후에 다리운동을 해야 한다. 환자에서 혈전성 정맥염 징후들을 확인한다.

장루에 주머니를 바르게 적용하는 방법을 교육한다. 환자는 먼저 장루를 살펴보는 방법을 배워야 한다. 건강한 장루는 붉은색이고 약간 돌출되어 있다. 장루 주위의 피부는 자극의 흔적 없이 청결해야 한다. 장루 주변은 부드러운 비누와 물로 잘 닦고 새로운 주머니가 착용되기 전에 잘 말려야 한다. 피부에는 피부 보호판을 부착한 후에 장루보다 약 0.15~0.3cm 더 크게 절단한 새 주머니를 착용한다. 주머니는 4일 내지 5일마다 혹은 누출물이 생길 때 교환해야 한다. Two piece 체계가 사용되면 면판(faceplate)은 7일 정도 그대로 부착해도 된다.

주머니가 반 정도 찼을 때 비우도록 환자를 교육하고 주머니를 비울 때 청소하는 법도 교육한다. 환자는 퇴원하기 전에 독립적으로 주머니를 비우고 바꿀 수 있는 능력을 실습해 보아야 한다.

S상결장을 가진 환자들은 정기적인 세척을 통해 장루를 관리하도록 교육 받아야 한다. 신체적, 정신적, 정서적으로 민감한 환자들은 세척과 관리를 시도할 때 격려해 주어야 한다. 세척을 함에도 불구하고 어떤 환자들은 정기적으로 배설을 하지 못하기도 한다. 6개월 이내에 규칙적 배설 능력이 갖추어지지 못한다면 이후에도 규칙적 배설이 불가능할 것이다.

a. 환자 교육 지침

장루 세척법 단계를 먼저 제시한다. 가장 적합한 세척 시기는 환자의 과거 배변 시간인데, 장은 이 시기에 비우도록 이미 훈련되어 있기 때문이다. 카테터를 삽입하는 어려움이 있다면 용해제를 약간 흘려 넣어 주고 카테터를 돌리면서 삽입한다. 그래도 카테터가 들어가지 않는다면 환자에게 장갑을 착용하고 윤활 젤리를 손가락에 바른 후 천천히 장루 안으로 삽입하게 한다. 이 방법은 장루 근처에 있는 배설물을 제거시킨다. 환자가 카테터를 넣을 수도 없고 손가락으로 폐색이 느껴지지 않는다면 의료인에게 알려야 한다(그림 2-18).

경련이 일어나면 환자는 일시적으로 용해제 사용을 중지해야 하고 몇 번의 깊은 호흡을 한 후 천천히 용해제 사용을 재시도해야 한다. (1) 1,000mL 이상을 사용하거나, (2) 하루에 한 번 이상 장루를 세척하거나, (3) 설사가 있을 때 장루 세척은 하지 않는다.

세척 후에 배설이 안 되면 환자는 걸어 다니고 천천히 복부를 마사지하고 소량의 따뜻한 물을 마시도록 한다. 여전히 배설이 안 되면 환자는 다시 주머니를 착용하고 다음날

세척을 시도해야 한다. 그 둘째 날에도 회복이 안 되면 환자는 건강관리제공자에게 알려야 한다.

가스 배출은 환자가 인식하지 못하고 배출조절도 할 수 없기 때문에 환자로서는 당황스러운 문제이다. 가스는 환자가 사회생활을 기피하도록 만들 수 있다. 환자들은 장루로부터 나오는 가스 소리를 약하게 하는 법을 배울 수 있다. 여자들은 가스 소리를 약하게 하기 위해 장루 위에 지갑을 두거나 팔짱을 끼고, 남자들은 재킷이나 모자를 덮는다. 악취 방지 주머니 사용이 가능하다. 하지만 가스를 통제할 수 있는 가장 좋은 방법은 식사를 조절하는 것이다. 사람들마다 다르기 때문에 환자들은 가스를 유발하는 음식의 선택을 시행착오를 통해 배워야 한다. 일반적으로 땅콩, 옥수수, 양배추, 소금에 절인 양배추, 브로콜리, 꽃양배추와 콩류들은 가스를 생성하는 음식들이다. 너무 빨리 식사를 함으로써 공기를 삼킬 때, 껌을 씹거나 탄산음료를 마시는 것 역시 장의 가스를 유발한다.

(16) 장폐색(Intestinal obstruction)

가. 정의

장의 부분 혹은 전체적인 협착이 장폐색의 주원인이 된다. 대략 90%의 장폐색이 소장, 특히 회장의 가장 좁은 부분에서 발생한다. 소장의 폐색은 대개 외과적 응급상황이다. 폐색은 오심, 구토, 탈수, 심한 통증을 수반한다. 장폐색은 진단과 치료가 24시간 이내에 되지 않으면 높은 사망률을 보인다.

소장폐색은 염증, 신생물, 유착, 탈장, 염전, 장중첩, 음식의 막힘 또는 장 외부로부터의 압축으로 인한 장관의 협착이 원인이다. 마비성 장폐색, 색전과 혈전증 같은 혈관 문제와 이뇨제에 따른 저칼륨혈증과 항고혈압제 역시 가벼운 장폐색의 원인이 된다. 폐엽의 폐렴, 복막염, 췌장염도 감염성 장폐색을 유발한다.

대장, 주로 S상결장의 폐색의 80% 정도가 암을 일으킨다. 그 외 요인으로는 게실염, 궤양성 대장염이나 이전에 받았던 복부 수술 등이 있다. 장폐색의 위험 요인들은 물리적, 신경화학적, 혈관적 문제이다.

환자 교육 지침서

결장루 세척

1. 모든 세척장비, 피부관리 제품 그리고 새로운 장루 주머니를 조립한다.
2. 이전의 주머니를 제거하고 버린다.
3. 장루 주위의 피부를 깨끗이 닦는다.
4. 세척관을 대고 끝부분을 막거나 변기 안에 둔다.
5. 따뜻한 물 500~1,000mL 정도를 사용하고 장루 약 46cm 위에 용해제 그릇을 매단다. 세척 고무관에서 공기를 뺀다. 매끄러운 원뿔 모양관(물에 용해되는 윤활유 사용)을 장루 안으로 5~10cm 삽입한다(관을 결코 강제적으로 삽입하면 안 된다). 그리고 천천히 결장(colon) 안으로 용해제를 흘려보낸다.
6. 모든 용해제를 6~8분 동안 흘러들어 가게 하고, 대부분의 대변이 변기로 배출된 후 다시 30~45분 동안 주머니를 열어 놓든지, 혹은 장이 빌 때까지 주머니 끝을 열어 놓는다.
7. 세척관을 부드럽게 제거하고 장루를 닦은 후 작은 주머니나 거즈, 패드로 덮는다.

그림 2-18. 환자 교육.

① 물리적 요인

a. 유착(Adhesion)

유착은 대장, 소장 모두에서 장폐색을 유발하는 주원인이다. 외과적 수술 뒤의 유착은 특별한 이유 없이 일부 환자에게서 일어난다. 외과적 수술은 유착을 높이는 자극제가 된다. 상처조직의 섬유성 끈은 장의 일부를 감싼다. 이것이 장을 꼬거나 외부 압력에 의해 물리적으로 장을 폐색시킬 수 있다.

b. 탈장(Hesmia)

감돈탈장은 장폐색을 유발시킬 수도, 아닐 수도 있으며 탈장고리의 크기에 따라 다르다. 그러나 대부분의 폐색에서 탈장이 생긴다. 꼬인 탈장은 항상 폐색되는데 혈류공급이 중단되면 장이 기능을 할 수 없기 때문이다.

c. 장염전(Volvulus)

장염전은 복강 내에 고정되어 있는 (종양 또는 메켈 게실)장이 꼬이는 것이다. 이것은 대장, 소장에 경색을 가져온다. 때때로 수술 없이도 교정된다. 긴 튜브(cantor 혹은 Miller-Abbott 튜브)를 사용하여 루프의 끝의 압력을 줄여 성공적인 장의 감압법을 행해 결과적으로 소장의 염전이 치유된다.

d. 장중첩(Intussusception)

장중첩은 가끔 IBD(염증성 장질환)의 합병증으로 발생하는데 장이 다른 한쪽 안으로 밀려들어가는 것이다(장의 한 부위가 인접 부위로 미끄러져 들어간다). 대장의 종양과 주로 연관된다. 연동운동은 근위부 장을 원위부 장으로 끼게 한다. 벽 내의 병변은 장중첩을 일으키기도 한다.

e. 암(Cancer)

대장에서 암은 폐색의 주원인이다. 발암 과정은 느리고 대장관이 넓기 때문에 수축 부위에서 대변이 머무르기 전에 진전하며, 급성 폐색성 과정을 일으킨다. 소장에서의 폐색 징후는 자주 종양의 시작을 암시한다. 소장관이 더 작아진다 해도 증상은 일찍 나타나지 않는데 이는 장 내용물이 액체 상태이기 때문이다.

② 신경성 요인

a. 무력증

(기능적) 폐색, 때때로 마비성 장폐색(paralytic ileus)이라고 불리는 이 질환은 연동운동의 부족에서 온다. 마비성 장폐색은 대분분 복강 수술 시에 발생한다. 장은 며칠 내지 몇 시간 동안 기능을 멈춘다. 장과 후복막 부위의 광범위한 수술은 수술 후의 신경성 문제를 일으킬 수 있다. 치료는 장이 기능할 때까지 비위관을 이용해서 분비물을 흡인하는 것이다.

③ 혈관 요인

신체의 일부 혈액공급이 중단되면 해당 부위는 기능을 멈추고 통증이 동반된다. 장의 혈액은 복강동맥이나 상·하 장간막동맥을 통해 공급된다. 이 혈관들은 췌장의 두부와 횡행결장을 따라 분지되어 있다. 혈류가 차단되면 완전폐색(장간막경색)이나 부분적 폐색(허혈성 복통)이 일어난다.

a. 완전폐색(장간막경색)

장에 공급되는 동맥에 폐색이 일어나면 혈전증이 일어나 장기능이 중단된다. 주원인은 색전이다. 폐색이 일어나면 강력한 복통이 발생한다. 대개 장폐색에는 뚜렷한 징후가 없는데 통증은 폐색보다는 혈액부족에서 오기 때문이다. 진행과정으로 발열, 백혈구증가증, 쇼크 그리고 다른 장괴사의 징후가 나타난다. 급성 장간막폐색은 외과적 응급상황으로 높은 사망률(75%)을 보인다. 수술적 중재는 초기에 수행되어야 하며 때때로 색전증이 일어나기도 한다. 외과의사는 반드시 장의 괴사 부분을 절제해야 한다.

b. 부분적 폐색(허혈성 복통)

복부의 폐색은 대개 장간막동맥의 동맥경화증에서 온다.

자각증상이 없어 문제의 33%가 일상적인 부검에서 발견된다. 왜냐하면 소화과정 중에 더 많은 산소를 필요로 하고 이 질환을 가진 환자들이 식사 15~30분 후 통증이 증가하기 때문이다. 최초의 통증은 많은 양의 식사 후에 일어날 수도 있다. 그러나 동맥혈관이 확장되면 소식 후에도 일어날 수 있고 통증은 지속될 수 있다.

혈액공급의 차단으로 장기능이 약화되었을 때 증상이 나타난다. 이때는 식사 후 통증과 환자가 식사에 따른 불편감 감소를 위해 식사 섭취를 줄임으로써 오는 장습관의 변화, 오심과 구토, 체중 감소 등을 사정한다. 혈관 이식이나 우회로 이식은 때때로 장의 일부에 영향을 주는 혈액공급을 증가시킨다.

나. 병태생리

일반적으로 장은 7~8L의 전해질이 풍부한 액체를 분비하고 수분의 대부분을 재흡수한다. 장이 폐색되면 이 수분들은 장내에 보유되고 부분적으로는 구토를 통하여 배출되며 이것은 저혈압, 저혈류성 쇼크, 신혈류와 뇌혈류 감소를 유발하는 심각한 순환혈액량 감소를 일으킨다. 왜냐하면 수분은 잃지만 혈액세포는 남아 있어 헤마토크릿과 헤모글로빈 수치는 올라가기 때문이다. 결국 관상동맥, 대뇌, 장간막 혈전증 같은 혈관폐색을 증가시킨다.

예를 들면, 폐색의 시작과 함께 수분과 공기는 문제 부위의 근위부에 모이고 팽창을 일으킨다. 소장폐색의 경우 증상이 빨리 나타나는데 이는 소장은 좁고 더 활동적이기 때문이다. 소장의 다량의 분비물은 팽창을 심화시킨다. 대장의 중요한 분비물은 점액성이다.

팽만은 폐색된 곳으로 물질을 보내려는 연동운동으로 인해 증가한다. 몇 시간 내에 연동운동은 중지하고 장은 늘어져 결국 폐색을 일으키는 과정은 느리게 하고 장관내 압력은 감소시키려 한다. 장내의 높은 압력은 흡수력을 감소시키고 이는 수분 정체를 더욱 심화시킨다. 곧 장내 압력이 정맥순환을 줄이고 정맥압, 출혈을 높이고 혈관을 손상되기 쉽게 한다. 이것은 결과적으로 모세혈관투과율을 높이고 장관과 복강 안으로 혈장을 삼투시킨다. 장벽(bowel wall)은 박테리아가 삼투되기 쉬워져 장내 유기체들이 복강으로 들어간다. 장벽의 압력 증가는 동맥혈을 느리게 하고, 괴사를 일으키며, 때때로 패혈증과 복막염을 일으킨다.

장의 감돈은 결과적으로 동맥혈공급을 줄인다. 괴사와 천공은 장 내용물을 복강 내로 가게 하여 복막염을 일으킨다. 감돈된 장에서의 박테리아 증식은 내독소를 생성할 수 있다. 내독소가 복강으로 들어가거나 전신순환계로 들어가면 내독소 쇼크로 인한 순환계 허혈이 발생하고 상태에 따라 치사율이 높을 수 있다. 이는 동맥경화증으로 동맥혈관이 좁아져 혈전증이 잘 일어나는 노인에서 자주 발생한다.

다. 증상 및 증후

장폐색의 증상은 연관된 장의 길이와 수준, 폐색에 의한 혈류공급 차단 정도, 폐색의 정도, 폐색을 일으킨 병변의 종류에 따라 달라진다. 장벽의 부분적 변화는 출혈, 경화, 순환 감소 등을 포함하고 압력을 증가시킨다. 압력 증가는 연동운동, 장의 팽창을 막는 구토를 일으킨다. 이런 부분적 효과는 결국 (1) 수분과 전해질, 혈장의 손실, (2) 박테리아 증식, (3) 천공을 일으킨다. 전신적인 효과로 세포외액과 순환혈류량의 감소, 패혈증과 복막염이 발생한다. 소장폐색 환자는 전형적으로 주기적 복통을 경험한다. 통증은 팽창과 폐색을 일으키는 소장의 연동운동으로부터 시작된다. 소장 통증은 윗배 가운데에서, 산통은 아랫배에서 경험된다. 소장이 확장되면 연동운동이 명확해지고 고음의 소리를 동반한다. 환자는 주로 오심과 구토를 하며, 폐색이 크거나 회장에 가까우면 통증이 줄어든다.

만약 폐색이 소장말단에서 일어나면 오심으로 장을 완전히 비우는 것이 어렵고 액체의 축적, 찌꺼기, 가스 등을 유발한다. 근육이 무력해지면 팽창은 심화되어 소장은 확장된다. 점차로 팽창은 횡격막을 상승시키고 결국 호흡곤란이 온다. 부적절한 호흡, 순환혈류의 감소, 저혈압 때문에 저산소증이 종종 발전한다. 구토는 소장의 폐색이 클 때 나타난다. 초기에 오심은 반소화 음식과 유미즙으로 구성되며, 시간이 경과되면 액체화되고 담즙을 포함한다. 마지막으로 환자는 폐색된 장내에 고여 있던 수분 안에서 박테리아 성장으로 발생한 짙은 색의 대변 물질을 토한다.

결장이 폐색되면 회맹판막이 역류(구토)를 막고 장관의 압력이 증가되어 팽창이 일어난다. 맹장이 천공될 수 있다. 결장의 폐색은 장습관의 변화, 아랫배 통증, 배변 욕구, 복명 등을 일으킨다. 회맹장 판막 기능이상이 일어나면 소장이 팽창된다. 장폐색에 동반되는 구토는 징후가 늦게 나타나고 소장 팽창 때에만 발생한다.

구토를 하는 환자는 체액과 전해질 불균형을 경험한다. 환자는 수분과 나트륨, 염화물, 칼륨과 중탄산염을 상실한다. 결과는 급성 세포 외액의 부족(탈수)이며 이것은 순차적으로 순환혈류량 부족을 가져온다. 수소 이온 불균형은 장폐색에서 종종 나타나며 대사성 산증이 가장 흔한 문제이다.

라. 진단검사

장폐색 진단검사는 가스의 음영을 보여 주는 X선, 바륨 또는 방사성불투과성 X선 검사, 혈액검사 등이 있다. 헤모글로빈과 헤마토크릿 수치 증가는 탈수를 의미한다. 또한 백혈구증가증은 장의 감돈을 가리킨다. 나트륨, 칼륨, 염화물의 감소와 비단백성 질소와 BUN 수치의 증가는 소장폐색을 암시한다.

마. 치료

장감압, 장폐색의 중요한 치료법은 장 튜브를 삽입하는 것이다. 종종 장 튜브는 장의 압력을 줄이고 폐색을 뚫는다. 마비성 장폐색에서의 가장 좋은 중재는 장을 쉬게 하고 위액으로 인한 팽창을 막는 것이다. 약물은 장운동 자극에 효과가 없다. 장은 폐색의 효과로부터 완전히 회복될 때 반응할 것이다.

만약 장 삽관이 폐색을 치유할 수 없으면 수술이 유일한 방법이다. 장폐색 치료에서 중요한 것은 원인을 완화하고 문제를 제거하는 것이다. 그러나 원인이 항상 즉각적으로 발견되지는 않는다. 급성 복부 상태의 원인 진단은 매우 어렵고 수술하는 동안에 발견될 수도 있다. 진단에 도움이 될 구체적인 관찰 결과를 기록한다.

대부분의 혈관성, 물리적 폐색은 원인을 수술로 절제하는 것이 유일한 중대법이다. 수술은 폐색을 없애고 허혈성 장을 제거한다. 폐색을 완화하기 위해서는 장의 개방성이 유지되어야 한다. 수술은 폐색의 위치와 유형에 따라 결정된다. 외과의사는 장 절제, 결장루술 또는 우회로술을 시행할 수 있다.

바. 간호진단

- 통증
- 체액 불균형
- 전해질 불균형

사. 간호중재

증상 발현 시간, 식이 양상, 음식 내성(food tolerance), 구토, 대변(하루의 횟수나 현상), 팽만, 통증을 증감시키는 요소 등을 확인한다.

신체사정 동안 복부팽만을 주시하고 장음의 질, 탈수의 유·무와 정도, 근육 부목화(guarding) 같은 복통 징후 등을 확인한다. 장음이 없는 것은 복막염이나 마비성 장폐색을 의미한다. 반면 대개 연동운동은 고음이 청진된다.

폐색 환자의 수분 균형 유지는 수분과 전해질의 교정에 있다. 나트륨과 염화물, 중탄산염이 포함된 비경구 수액을 투여한다. 구토와 팽창을 줄이기 위해 장 튜브를 삽입하여 흡인기구에 연결한다. 만약 폐색이 물리적 요인 때문이 아니라면 장 튜브가 압력을 줄일 수 있다. 만약 폐색이 유착, 탈장, 종양 때문이면 튜브를 폐색 부위에서 멈추고 폐색 부위에서 장감압(intestinal decompression)을 유지한다.

팽창과 구토 발생의 감소 유·무와 관계없이 장 튜브의 사정과 배액의 특성을 기술한다. 장 튜브에서 나온 배액량을 사정한다. 색깔, 냄새, 굳기, 양 등을 기록한다. 혈액의 나트륨, 칼륨, 중탄산염 수치와 산성도, 수액과 전해질의 균형을 반영하는 모든 것들을 의사에게 알린다.

치료 후에 퇴원을 위해 환자는 폐색 재발 예방과 장 배설 유지 방법을 배워야 한다. 환자는 폐색이 완화되어 재발하지 않는다는 확진 후에도 주기적으로 일차 건강 관리자를 만나야 한다. 환자의 영양상태 유지 또한 확인해야 한다.

(17) 탈장(Hernia)

가. 정의

탈장이란 기관, 근육조직 혹은 정상적인 신체 구조를 통해 기관의 일부가 비상적으로 돌출된 것을 말한다. 탈장은 복부근육의 선천적 혹은 후천적 결함으로 장의 한 부분이 빠져나오는 것인데 거의 대부분 복강에서 일어난다. 탈장은 나이나 성별 구분 없이 일어날 수 있다. 미국에서는 매년 대략 7만 건의 서혜탈장 수술이 이루어진다. 간접 서혜탈장은 가장 흔한 형태인데 전형적으로 남자에게 많이 나타난다. 직접 서혜탈장은 일반적으로 노인들에게 더 많이 나타난다. 절개성 혹은 복벽탈장은 대부분 수술 후에 큰 상처 부위를 가진 대상자들에게서 종종 나타난다. 지나치게 비만하거나 임신한 대상자들은 제대탈장이 발생하기 쉽다.

나. 병태생리

근육 내벽의 결함은 선천적일 수 있고 약화된 조직 혹은 서혜 부분의 인대 사이가 많이 벌어져 있거나 외상을 가진 경우 발생할 수 있다. 복부내압은 임신, 비만, 무거운 짐 들기, 기침, 외상성 손상으로 인하여 증가된다. 이러한 요소 중의 두 가지가 근육 허약과 같이 나타나면 탈장이 발발한다. (근육)결함 없이 혈압이 증가한 경우는 거의 탈장을 야기하지 않는다. 대상자의 나이가 들면 근육조직이 약화되고 동물성 지방과 연관된 조직들에 의해 대체되어 근육 약화 노화과정 중에 나타난다.

탈장의 내용물을 조작에 의해 복강 내로 다시 집어넣을 수 있을 때 탈장을 줄일 수 있다고 말한다. Irreducible 혹은 incarcerated는 주머니의 내용물이 조작으로 인하여 감해지거나 대체될 수 없는 탈장을 나타내는 용어이다. 탈장고리(근육조직으로 인하여 튀어나온 장의 고리)로 인한 압력은 탈장된 장의 부위에 공급되어야 할 혈액을 차단하고, 장은 꼬이게 된다. 감돈탈장은 보통 혈행이 꼬여 있다. 이러한 상황은 외과적 응급상황이다. 왜냐하면 장이 풀어지지 않으면 혈액공급 부족으로 인하여 곧 괴사하기 때문이다.

탈장은 횡격막을 통하거나 복부의 내부 구조를 통하여 복부의 내벽에 손상을 줄 수 있다. 그러나 이 장에서는 일반적인 탈장[서혜부(간접과 직접), 대퇴부, 제대 그리고 절개성 탈장]에 대해 다루고자 한다.

간접 서혜탈장은 서혜고리를 통해서 발생하며 서혜 도관을 통과하여 생식기의 도관(cord)에서까지 발생하게 된다. 여자보다는 남자가 더 많은데 그 이유는 고환이 경사져서 공간을 만들기 때문이다. 간접 서혜탈장의 발병률은 젊은 사람들에게서 높게 나타난다. 또한 50~60대 대상자들에게서 높게 나타나며 그보다 더 나이 든 사람들에서는 점차 감소됨을 볼 수 있다. 이러한 탈장은 심하게 악화될 수 있고 종종 음낭까지 내려간다.

직접 서혜탈장에서는 간접 서혜탈장과 대퇴부 탈장과 다르게 도관을 통과하지 않고 장이 허약한 근육 내에서 복부의 내벽을 (직접) 통과한다. 이런 종류의 탈장은 나이 많은 사람들에게 더 많다. 직접 서혜탈장은 선척적인 결함을 가진 섬유로 인하여 약해진 부분에서 점점 커져 간다.

대퇴부 탈장은 대퇴부 고리를 통하여 발생하고 남자보다는 여자에게서 더 많이 나타난다. 대퇴부 도관에 있는 지방의 플러그가 커져서 점차로 복막을 잡아당기고 결국 방광을 이 주머니 안으로 잡아당기게 된다. 감돈과 꼬임이 나타나는 이런 종류의 탈장은 높은 발병률을 가지고 있다.

성인에게 있는 제대탈장은 여자들에게 더 많고 이는 복부내압의 증가에 기인한다. 보통 비만 대상자나 출산 경험이 있는 여성들에게 나타난다.

절개한 부위 혹은 복부의 탈장(복부탈장, incisional or ventral hernia)은 수술 후의 문제, 예를 들면 감염, 부적절한 영양상태, 심한 팽만 혹은 비만 같은 문제들로 인하여 제대로 치료받지 못한 과거의 수술 부위에 발생한다.

다. 증상 및 증후

탈장된 부분은 볼록하게 돌출되어 있기도 하고 기침, 무거운 것을 들어 올리거나 배에 힘을 준 후에 갑자기 덩어리가 나타나기도 한다. 탈장이 염전되면 장폐색을 초래하여 심한 통증을 호소하며 그 외에도 오심, 구토, 복부 팽만 등이 나타날 수 있다.

라. 진단검사

병력과 신체검진을 통해 알 수 있다.

마. 치료

꼬이거나 감돈되지 않은 탈장은 물리적으로 교정할 수 있다. 견고한 패드로 만든 탈장대는 벨트에 의해 묶이고 또한 탈장을 고정하여 유지하는 데 사용할 수도 있다. 패드는 탈장이 교정된 후에 탈장 위에 두고 탈장 재발을 방지하기 위해 남겨 둔다. 환자는 매일 일어나기 전에 탈장대를 끼우도록 교육받는다. 환자는 손상의 징후가 있는지 알아보기 위해 탈장대 밑의 피부를 잘 살펴봐야 한다.

탈장 수술은 약해진 부분에 직접 작은 절개를 하여 실시한다. 그러면 장은 복강으로 돌아오고, 탈장 주머니는 절제되며, 근육은 절개 부분 위로 단단하게 닫힌다. 서혜 부위의 탈장은 척수마취나 국소마취를 이용하여 수술한다. 대부분의 탈장 수술은 외래 수술로 시행한다. 복강경을 이용한 탈장치료는 높은 성공률로 재발률이 낮고 통증도 덜하고 회복기도 짧은 새로운 기술이다.

어떤 경우에는 장을 유지하는 근육이 불충분하여 어렵다. 이런 경우는 탈장 부위를 강화하기 위하여 메시 이식법(mesh graft)이 시행된다. 어려운 치료를 받은 환자는 대개 1~2일 입원하여 예방적 항생제를 투여받는다.

바. 간호진단

- 감염의 위험성
- 통증

사. 간호중재

탈장 수술 후의 환자에게 요정체가 일반적인 문제가 되므로 특히 남성 환자는 소변을 반드시 보도록 한다. 환자가 식사가 가능해지면 가능한 한 보통식을 제공한다. 전신마취가 되었을 경우 수술 후의 회복과정이 느려진다. 환자에게 수술 직후 회복기 동안 탈장이 재발되지 않는다는 것을 확신시킨다. 몇몇 환자들은 두려움 때문에 망설여한다. 수술 후 4~6주 동안 환자들에게 무거운 것을 들지 않도록 교육한다. 비만 환자는 회복이 지연되고 수술 후 활동을 더 권장하여야 할 필요가 있다.

서혜부 탈장 수술 후에 통증을 덜거나 줄이기 위해 얼음팩 절개 부위에 사용한다. 남성의 고환 부위는 부종이 생기지 않았는지 더 자세히 살펴야 한다. 통증을 줄이기 위해 환자의 자세도 음낭을 높이거나 침상 밖으로 나갈 때 보호대를 착용한다.

(18) 치질(Hemorrhoid)

가. 정의

치질은 항문 주변 소정맥이 비정상적으로 팽창한 것이다. 치질은 내치질과 외치질이 있다. 내치질은 점막성 피부 위에 있는 치질총의 정맥류를 형성한다. 그것은 점액세포막으로 덮여 있고 자율신경계에 의해 자극된다. 치질은 흔하게 발생하며 남·녀, 나이에 상관없이 오고 20~50세 사이 사람들에게 많다. 치질의 확장은 복부내압의 증가에 기인한다. 임신, 계속된 힘주기와 변비, 비만, 울혈성 심부전, 지속적인 앉은 혹은 선 자세 그리고 간문맥의 고혈압과 간경변 또한 치질의 위험을 높인다. 변비, 복부내압, 치질정맥압이 올라가는 것은 치질의 위험을 높인다. 고섬유식이를 통한 변비 예방이 치질을 줄이는 가장 좋은 방법이다.

나. 병태생리

이급후증(tenesmus)은 내부 복통과 치질정맥 혈압에서 증가하고 치질정맥의 확장을 가져온다. 직장 팽대부가 변으로 가득 차면 정맥폐색이 일어날 수 있다. 압력과 폐색이 반복적이고 지속적으로 증가하면, 치질정맥은 영구적으로 팽창한다. 팽창의 결과로 혈전증과 출혈도 일어날 수 있다.

다. 증상 및 증후

외치질의 뚜렷한 징후는·항문에의 거대한 덩어리이다. 내치질은 출혈과 탈출(항문 밖으로의 돌출)을 보인다. 다른 징후는 직장 소양증과 변비이다. 통증은 혈전증이 있을 때 나타난다. 혈액은 선홍색이고 변과 화장지에서 보인다. 하수는 심한 운동 후나 오래 선 자세 후에 나타난다. 치질은 대변을 보는 동안 하수되고 자연스럽게 돌아가거나 환자가 손으로 집어넣을 수 있다. 몇몇 환자들은 치질이 항상 돌출되어 있다.

치질의 합병증은 출혈과 혈전증 그리고 치질감돈 등이다. 대변을 보는 동안 지속적인 정맥외상으로 오는 심한 출혈은 철분 결핍성 빈혈을 유발할 수 있다. 장운동에 뒤이어 혈액이 새어나오거나 심한 경우 분출될 수 있다. 치질의 혈전증은 언제라도 일어날 수 있고 극심한 통증으로 나타난다. 항문괄약근이 혈액공급을 차단함으로써 치질 내의 혈액이 응고하면 혈전을 나타내기도 한다. 극심한 통증, 과도한 부종, 염증을 사정한다.

라. 진단검사

외치질은 시진으로 진단한다. 내치질은 병력이나 수지촉진이나 직장경으로 진단한다. 환자에게 원인 사정을 하는 동안 힘을 주게 하여 정맥을 확장시켜 진단이 쉽게 한다.

마. 치료

내과적 치료는 가벼운 증상의 작고 복잡하지 않은 치질에 사용한다

① 변비

변비 예방에는 수분과 섬유소를 증가시킨 식이를 사용한다. 식이로 변비가 완화되지 않으면 대변완화제나 Hydrophili psyllium이 필요하다.

통증에는 처음엔 얼음주머니를, 이후에는 따뜻한 좌욕을 하루에 3~4번 하는 것이 도움이 된다. Lidocaine이나 스테로이드제 크림 같은 국소마취제나 스테로이드제 역시 통증과 소양증을 줄이는 데 도움이 된다. 치질의 치료를 위해 외과적 시술이 행해지며 이것은 외래나 개인 클리닉에서 가능하다.

② 경화술

경화술(sclerotherapy)은 정맥 주위에 경화 약제를 삽입(반흔조직의 형성을 유발하는 물질)하는 시술이다. 이 과정은 혈전증이나 섬유화를 일으키는 염증반응이다. 이 과정은 외래에서 행해지나 5~7일 동안 1~4회의 주입을 해야 한다. 경화제는 항문에 상처를 낼 수도 있다.

내치질의 일반적인 치료인 결찰(ligation)은 진찰실에서 행해진다. 환자는 주로 시술 즉시 정상 활동을 재개할 수 있다. 불행히도 외치질에는 시행하지 않으며 효과는 일시적이다. 외과의는 내층에 고무 밴드가 있는 작은 2개의 실린더인 결찰물을 항문경을 통해 삽입한다. 그 후 치질을 겸자로 잡고 결찰한다. 고무 밴드는 치질 목 주위에 놓인다. 출혈이 일어날 수도 있고 주문제는 결찰 중의 통증이다. 환자는 굳은 분변으로 인한 부분적 외상을 막기 위해 수술 후에 하제를 복용한다. 8~10일 사이에 고무 밴드는 조직의 목을 잘라내고 조직은 벗겨진다.

③ 동결술

동결술(cryosurgery)은 현재 자주 시행되지 않는다. 이는 주로 외래에서 시행한다. 조직의 동결은 괴사와 탈피를 일으킨다. 수술과 관련된 문제로는 배액 기간의 연장, 냄새나는 배액물의 양, 잔여 피부조직의 존재, 치질의 불완전 파괴 등이 있다.

치질의 레이저 제거술 역시 외래에서 행하며 치질은 레이저로 소각되어 없어진다. 시술은 약간의 통증을 동반하지만 출혈은 소량이다.

치핵절제술(hemorrhoidectomy)과 함께 정맥은 절개되

고 부위는 육아조직에 의해 치유되도록 개방해 놓거나 봉합한다. 개봉 방법은 매우 고통스럽지만 성공률이 높고 봉합 수술은 통증은 덜해도 성공률이 낮고 감염의 위험이 있다. 합병증은 감염과 병변이 치유되는 동안의 협착 형성, 출혈 등이 있다. 출혈은 수술 후 바로 나타나거나 10일 정도 후에 조직의 미란으로 나타난다. 또한 출혈은 즉각적으로 배출되지 않고 직장 내에서 발생해 나타나지 않을 수도 있다.

바. 간호진단

- 통증
- 출혈 위험성
- 감염 위험성

사. 간호중재

치질 환자는 변비를 피해야 한다. 항문 부위가 매우 아파서 환자는 배변을 피하려 하고 결과적으로 굳은 변이나 분변 매복을 일으킨다. 변 배출을 증진시키기 위해 하제, 완하제, 미네랄 오일을 처방한다. 변의 굳기와 혈액을 확인한다.

환자에게 (1) 힘주기를 피하기 위해 섬유소 함유 음식과 충분한 수분을 섭취, (2) 하제는 가능한 한 피하도록 상담한다. 환자에게 필요 이상으로 화장실에서 너무 오래 앉아 있지 않게 한다. 이 자세는 혈류를 감소시키고 항문혈관에 압력을 더할 수 있다.

치질 수술 후 환자에게 항문을 깨끗이 하고 협착을 막기 위해서는 변이 부드럽고 모양이 갖춰져야 함을 강조한다. 환자에게 배변 후 깨끗이 씻고 말리도록 한다. 습열을 공급하고, 수건이나 면 조각으로 닦으며, 몇 분 간 항문을 개방하여 깨끗하고 부드럽게 해서 치유를 촉진한다. 수술 직후에는 절대 열을 제공하지 않아야 하는데 출혈의 위험이 높아지기 때문이다. 수술 12시간 후부터 하루 3~4회, 환자가 요구할 때 배변 후에 좌욕을 권장한다. 필요하다면 위생대도 매우 유용한 항문 주위 드레싱으로 사용할 수 있다.

수술 후 합병증으로 요 정체와 출혈을 사정한다. 방광 근위부와 주위의 압통은 배뇨장애를 낳는다. 장습관의 교정은 수술 후에 또 하나의 문제이다. 환자는 장의 규칙성을 위한 적정한 식이와 적정 수분섭취와의 관계, 배변의 생리, 규칙적인 장운동 수립의 중요성 등에 대한 교육이 필요하다.

수술 후 통증은 주사나 경구 진통제로 완화될 수 있다. 환자에게 수술 직후 항문 주위를 세게 닦지 않도록 한다. 환자는 첫 번째 대변이 부드럽게 잘 배출되도록 배변완화제나 미네랄 오일을 처방받는다. 수술 직후 첫 번째 장 배변 동안 통증이나 미주신경의 자극으로 실신할 수도 있음을 경고한다.

5) 소화기계 건강문제를 가진 대상자의 사례와 간호과정

환자 사례:
7년 전 당뇨를 진단받고 약물치료 중인 64세 남성 최 씨는 미혼으로 2달 전 시작된 목 이물감 주호소로 local 검진 시행하였고, esophageal ca. 진단받아 금번 op 위해 입원하였다.
키/몸무게: 168cm/58.1kg, 입원 시 vital sign 120/70mmHg-88회/분-20회/분-36.3℃ **음주 40년 동안 하였고 7년 전에 금연하였다.**
Glucose 302, total protein 5.2g/dL, albumin 3.06g/dL, RBC 3.61, Hg 11.6g/dL, Hct 33%, WBC 15.23
진단명: Esophageal cancer
수술명: Sub total esophagectomy & esophagogastrostomy with LNP

간호진단	#1. 수술로 인한 조직손상과 관련된 급성 통증
간호목표 (기대되는 결과)	환자는 통증의 정도가 경감되었다고 말한다.

간호중재	**이론적 근거**
1. 통증 척도를 이용하여 통증의 형태와 정도를 사정한다(통증 위치, 기간, 강도, 특성 및 통증 경감 요인, 악화 요인).	1. 통증이 조절되지 않으면 수면과 구강 섭취가 어려워 신체적, 정신적인 악화를 초래할 수 있으므로 통증을 완화시키는 것은 매우 중요한 일이다. 효과적인 통증관리는 최적의 치유를 증진시키고 합병증을 예방하며 환자로 하여금 필요한 활동에 참여하게 한다.
2. 심호흡, 체위 변경, 기침 자극을 하는 동안 절개 부위를 지지하도록 한다.	2. 이들 요소는 기초 사정 자료와 호흡기 손상 여부를 제공한다.
3. 통증이 경감되면 대안요법을 사용한다.	3. 체위 변경, 이완요법, 음악요법, 마사지요법 등이 통증을 감소시키므로 전환 요법을 활용하도록 격려한다.
4. 처방이 있을 경우 진통제를 투여한다.	4. 진통효과는 진통제의 혈중농도가 일정하게 유지되어야 효과적이며, 통증이 잘 조절되면 진통제의 용량을 감소시키며 관찰한다.
5. 환자가 통증을 표현하도록 하도록 한다.	5. 환자가 통증을 표현하게 함으로써 환자의 신체적, 정신적 스트레스를 경감시킨다.
6. PCA 목적, 사용 방법 및 주의사항을 교육한다.	6. 즉각적으로 진통제를 제공하고 진통제의 혈중농도를 일정하게 유지함을 설명하고 마약성 약물이기 때문에 부작용으로 오심, 구토, 소양증 등이 있을 수 있음을 교육한다.
7. 통증을 완화시키는 요인과 악화시키는 요인을 사정한다.	7. 통증을 예견하고 미리 조치를 취할 수 있기 때문이다.

간호진단	#2 수술과 관련된 전신마취와 통증으로 인한 비효율적 호흡 양상
간호목표 (기대되는 결과)	호흡수와 깊이가 정상 범위에 있다.

간호중재	**이론적 근거**
1. 객담 배출을 위해 심호흡과 기침을 하도록 격려한다.	1. 적절한 심호흡과 기침을 통해서 객담 배출을 유도할 수 있다.
2. 객담을 묽게 하여 배출하도록 돕기 위해 가습기를 적용한다.	2. 묽은 객담은 배출하기에 용이하다.
3. 고개를 옆으로 해서 눕도록 교육한다.	3. 객담 배출을 돕고 흡인을 방지한다.
4. 심호흡과 기침을 격려한다.	4. 환자의 폐포 허탈을 방지하고 호흡기 분비물을 큰 기도로 이동시켜 객담 배출을 용이하게 한다.
5. 2시간마다 체위 변경을 한다.	5. 흉부 팽창을 최대로 하고 양쪽 폐의 관류를 증가시켜 준다.

(계속)

간호진단	#3 침습적 시술로 인한 감염 위험성
간호목표 (기대되는 결과)	환자는 감염의 징후나 증상을 나타내지 않는다.

간호중재	이론적 근거
1. 배액주머니는 튜브 삽입 위치보다 아래로 유지하도록 한다.	1. 배액관에 대한 교육을 시행한다.
2. 튜브 삽입 부위의 발열, 발적 증상이 있는지 관찰한다.	2. 감염의 증상은 발적, 종창, 발열, 통증, 백혈구 수 증가 등이다.
3. 처방된 항생제를 투여한다.	3. 환자는 피부를 통한 침습적 처치를 시행한 상태이므로 감염 위험성에 노출되어 있다.
4. 배액관이 꺾이거나 막히지 않도록 수시로 개방 상태를 확인한다.	4. 드레싱 교환 시 배액관의 개방성을 확인하고 절개 부위를 자주 확인하여 감염 증상이 있는지 관찰한다.
5. 환자와 접촉하기 전·후에 손을 씻는다. 드레싱을 제거할 때 깨끗한 장갑을 착용한다.	5. 배액관을 매개로 한 복강 내 감염이 가능하며 드레싱을 하는 동안 세심한 멸균기술이 감염 위험성을 감소시킬 수 있다.

2 간·담도계 및 췌장 질환 대상자 간호

학습목표

1. 간·담도계 및 췌장의 구조와 기능을 설명할 수 있다.
2. 간·담도계 및 췌장의 건강문제를 확인하기 위한 건강사정을 수행할 수 있다.
3. 간·담도계 및 췌장 질환의 병태생리를 설명할 수 있다.
4. 간·담도계 및 췌장 질환의 증상과 징후를 설명할 수 있다.
5. 간·담도계 및 췌장 질환의 진단검사, 치료를 설명할 수 있다.
6. 간·담도계 및 췌장 질환을 가진 환자에게 간호과정을 적용할 수 있다.

용어

- 간성혼수(hepatic coma)
- 권태감(malaise)
- 문맥성 고혈압(portal hypertension)
- 복수(ascites)
- 복통(abdominal pain)
- 소양증(itching, pruritus)
- 소화불량(dyspepsia)
- 손을 위·아래로 떠는 진전(asterixis, flapping tremor)
- 식욕부진(anorexia)
- 오심(nausea)
- 점상출혈(petechia)
- 치질(hemorrhoid)
- 피로(fatigue)
- 허약(weakness)
- 혈변(hematochezia)
- 황달(jaundice, icterus)
- 흑색변(melena)

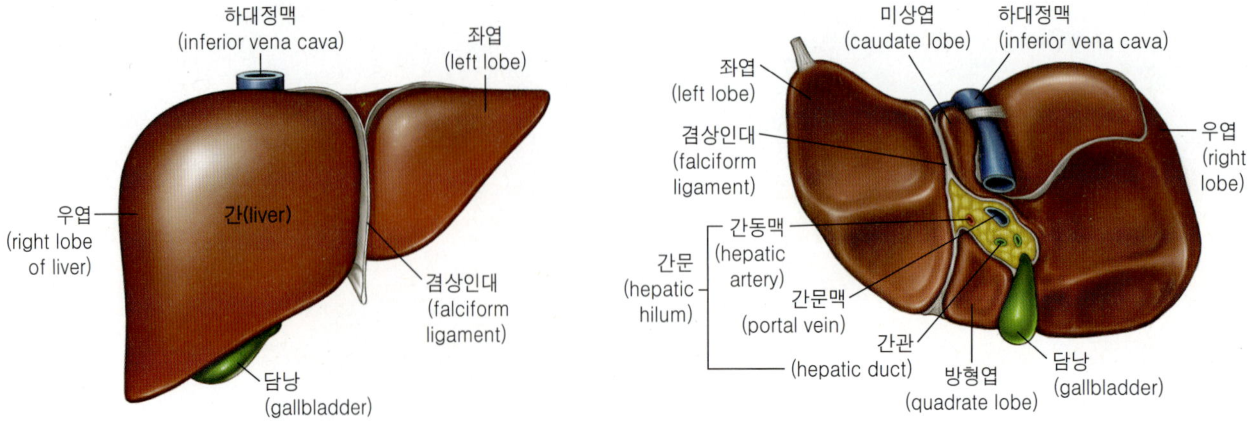

A. 간의 전면부 **B.** 간의 기저부

그림 2-19. 간의 구조.

1) 간·담도계 및 췌장 해부생리

(1) 간(Liver)

가. 구조

간은 인체에서 가장 큰 분비선(gland)으로 실질체중(lean body mass)의 1.5~2.5%를 차지한다. 무게는 1~1.5kg으로 우상복부에 위치하며, 우측하부늑골의 횡격막 아래에 놓여 있고 아랫부분은 위(stomach)를 덮고 있다.

간은 인대에 의해 횡격막, 복막, 큰 혈관, 상부 위장관과 연결되어 고정되며, 겸상인대(falciform ligament of liver)에 의해 우엽과 좌엽으로 나뉜다. 우엽 뒤의 아랫면은 윗부분에 미상엽(caudate lobe)과 아랫부분에 방형엽(quadrate lobe)으로 이루어져 있다. 미상엽과 방형엽의 경계 부분을 간문(porta of liver)이라 하며 이 공간으로 정맥, 동맥, 신경, 림프관 등이 통과한다. 간을 통과하는 동맥, 정맥, 담관, 림프관 등을 문맥계라고 한다(그림 2-19).

간을 구성하는 주세포는 간세포(hepatocyte)이며 나머지는 쿠퍼세포(Kupffer cell), 간성상세포(Ito cell), 혈관, 내피세포, 담관세포 및 지지조직으로 이루어져 있다. 간의 기능단위는 간소엽(liver lobule)으로 각 소엽의 중심에는 중심정맥이 있고 주변부에는 간문맥구역(portal area)이 위치하는데 중심정맥을 축으로 간세포들이 마차바퀴 모양같이 방사상으로 배열되어 있다(그림 2-20).

간세포의 한쪽 면은 간의 모세혈관인 동모양혈관(sinusoid)에 접하고 다른 한쪽 면은 담세관(bile canaliculi)과 접한다. 간은 2개의 혈관으로 혈액을 공급받는데, 심박출량의 1/4 이상의 혈액을 받아들일 수 있다. 공급받는 전체 혈류의 20%는 간동맥을 통해 심장으로부터의 산소가 풍부한 동맥혈을 공급받으며, 나머지 80%는 상장간막정맥(superior mesenteric vein), 하장간막정맥(inferior mesenteric vein), 비장정맥(splenic vein)이 합류한 문맥을 통해 위, 장, 담낭, 췌장, 비장으로부터 받은 영양소가 풍부한 문맥혈을 공급받는다. 문맥은 영양소, 대사물질, 독소 등을 간으로 운반하여 해독 및 동화시킨다. 문맥혈과 동맥혈은 동모

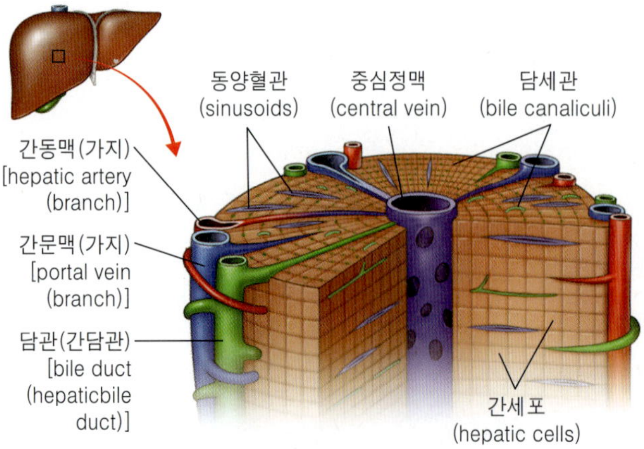

그림 2-20. 간소엽(liver lobule).

양혈관으로 들어가서 간소엽을 통과하는데 이때 간세포와 혈관 사이에서 물질교환이 이루어진 후 중심정맥, 간정맥, 하대정맥을 거쳐 우심방으로 들어간다. 림프관은 노폐물을 배출한다. 간세포에서 만들어진 담즙은 담세관으로 배출되어 담관(bile duct)을 통해 담낭으로 이동한다. 쿠퍼세포는 동모양혈관 내에 위치하며, 체내에서 가장 큰 고정탐식세포군을 이루어 문맥에서 간으로 들어오는 혈액 내 세균과 이물질을 제거하는 대식작용을 한다.

나. 기능

① 탄수화물대사

탄수화물대사는 간의 가장 큰 기능이다. 위장관으로 흡수된 포도당(glucose), 과당(fructose), 갈락토스(galactose)는 문맥계를 통해 간으로 운반되고 간은 혈중 포도당을 글리코겐(glycogen)으로 합성하여 저장한다. 혈중 포도당 농도가 떨어지면 저장되었던 글리코겐을 포도당으로 분해한다(glycogenolysis, 글리코겐분해). 혈중 포도당 농도가 떨어지고 전환시킬 글리코겐이 부족해지면 아미노산을 포도당으로 전환하여(glyconeogenesis, 글리코겐합성) 혈당을 유지한다.

② 단백질대사

간은 암모니아를 요소로 전환하여 해독하는 유일한 신체기관이다. 암모니아는 아미노산을 열량 공급원으로 사용하거나 탄수화물, 지방으로 전환될 때 탈아미노 작용에 의해 생성된다. 암모니아는 간에서 요소로 전환되고 신장과 장을 통해 배설된다.

간은 알부민(albumin), 피브리노겐(fibrinogen, Factor Ⅰ), 프로트롬빈(prothrombin, Factor Ⅱ)과 응고인자 Ⅴ, Ⅶ, Ⅷ, Ⅸ, Ⅹ을 합성한다. 응고인자 Ⅱ, Ⅶ, Ⅸ, Ⅹ의 생산에는 비타민K가 필요하며, 비타민K도 간에서 합성된다. 알부민은 교질삼투압을 유지하는 데 필수적이며 알부민이 저하되면 혈관내액이 혈관 외로 빠져나가 복수와 말초부종이 발생한다.

③ 지방대사

간은 탄수화물과 단백질로부터 지방을 합성하며 과도한 탄수화물, 지방, 단백질의 섭취는 중성지방(triglycerides)을 형성한다. 콜레스테롤과 인지질(phospholipid)을 합성하며 에너지 생산을 위해 지방을 대사하여 지방산(fatty acid)과 케톤을 형성한다.

④ 해독작용

간은 약물, 화학물질, 호르몬 등을 인체에 유해한 손상을 입힐 수 있는 독소를 해독하고 배설한다. 스테로이드는 간에서 불활성화되고 수용성 산물로 변화되어 신장에서 배설된다. 간은 barbiturate, amphetamine과 같은 약물을 대사하여 신장이나 장에서 재흡수되는 것을 감소시키고 배설은 촉진시킨다. 간은 에스트로겐과 프로게스테론을 대사하여 담즙으로 배설시키고, 테스토스테론을 합성하여 소변으로 배설된다. 알도스테론과 항이뇨호르몬을 대사시키며 만일 간의 기능이 떨어져 대사하지 못하면 혈중, 요중 알도스테론 수치가 상승한다.

⑤ 담즙 생산

간은 하루에 약 1L의 담즙을 생산하고 분비한다. 담즙은 약알칼리성의 진한 황녹색을 띠며 기본적으로 수분, 담즙산염(bile salt), 빌리루빈, 콜레스테롤, 레시틴(lecithin), 지방산, 전해질 등으로 구성된다. 간에서 생성된 담즙은 담세관을 통해 담낭으로 이동하여 농축되고 십이지장으로 분비되어 지방을 유화(emulsify)시킨다. 콜레스테롤은 담즙산염의 전구체로 식이로 공급되거나 지방대사 작용을 통해 간에서 합성된다. 담즙이 결핍될 경우 지방의 소화는 느려지고 지방 흡수가 감소하게 되면 지용성 비타민(A, D, E, K) 등을 흡수할 수 없게 된다.

간 구조와 기능을 설명하는 인터넷 동영상을 검색해 참조할 수 있다(예: YouTube 채널 jessdholland, https://www.youtube.com/watch?v=P5_BxsbmXcA).

(2) 담도(Biliary tract)

가. 구조

담낭(gallbladder)은 간의 우엽 아래 움푹 들어간 곳에 위치한 서양배 모양의 주머니이며 길이는 7~10cm 정도, 폭은 약 2.5~3cm 정도이며 정상 용적은 약 30mL이다. 담낭에서 나온 담낭관은 간관(hepatic duct)과 만나 총담관(common bile duct; CBD)을 이루고 총담관은 십이지장으로 연결된다(그림 2-21).

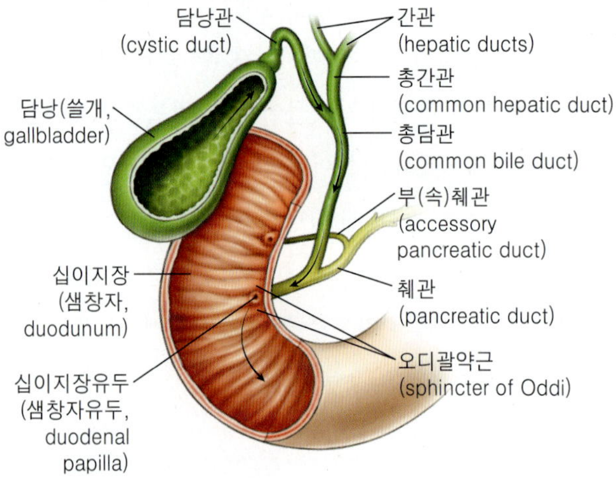

그림 2-21. 담낭과 담관. →: 담즙의 흐름.

나. 기능

① 담즙의 농축과 저장

담낭벽의 점막에서 간에서 분비된 담즙의 수분과 전해질이 재흡수되어 5~10배로 농축되어 담낭에 저장된다. 담낭이 한 번에 보유하는 담즙의 양은 약 20~60mL로 최대 100~150mL까지 보유 가능하다.

② 담즙의 배설 조절

지방과 아미노산을 섭취하면 십이지장 점막에서 콜레시스토키닌(cholecystokinin; CCK)이 분비된다. 콜레시스토키닌은 담낭을 강하게 수축시키고 Oddi 괄약근을 이완시킴으로써 담즙을 십이지장으로 배출되도록 한다. 십이지장과 공장에서는 세크레틴(secretin)을 분비하여 간의 담즙 배설을 자극하고 콜레시스토키닌의 작용을 증가시킨다. 글루카곤(glucagon)의 분비도 담낭을 수축시키고 Oddi 괄약근을 이완시킴으로써 담즙을 배출시킨다. 음식물을 섭취하면 미주신경이 자극되어 담낭이 수축되고 Oddi 괄약근의 이완을 돕는다.

③ 담즙의 이동통로

간에서 만들어진 담즙은 좌·우 간관을 통해 담낭으로 이동하고 담낭의 담즙은 담관을 통해 총담관으로 흐르며 Oddi 괄약근의 조절에 의해 십이지장으로 들어간다. Oddi 괄약근은 금식 상태에서 담즙이 총담관에서 십이지장으로 흘러들어가지 못하게 하며, Oddi 괄약근의 긴장성 수축은 답즙이 배출되지 않고 담낭에 저장되도록 하며 십이지장의 내용물이 췌관과 담관으로 역류하는 것을 방지한다.

담낭 구조와 기능을 설명하는 인터넷 동영상을 참조할 수 있다(예: YouTube 채널 Kenhub-Learn Human Anatomy, https://www.youtube.com/watch?v=OAoApK68o9Q).

(3) 췌장(Pancreas)

가. 구조

췌장은 위(stomach) 바로 아래 위치하는 소화의 부속기관으로(그림 2-22) 췌장의 머리 부위는 십이지장의 구부러진 부분에 놓여 있고, 꼬리는 배안의 왼쪽 위의 지라 가까이에 있다. 췌장은 두부, 체부, 미부 세 부분으로 나누어져 있으며 소엽으로 구성된 각 부분들은 세엽(acini)이라고 불리는 분비세포로 이루어져 있다. 세엽은 관으로 연결되며 궁극적으로 주췌관으로 도달한다. 췌장을 관통하는 주췌관(main pancreatic duct)은 바터 팽대부에서 총담관과 합쳐진다. 췌장관은 소화효소를 췌장에서 십이지장으로 운반하고, 십이지장은 소화의 합류점이 된다.

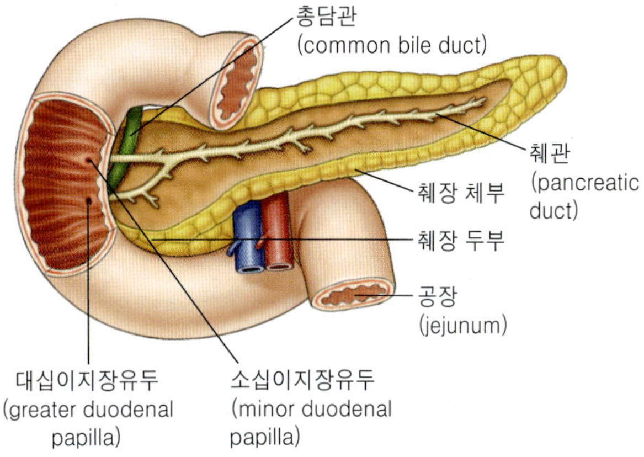

그림 2-22. 췌장의 구조.

나. 기능

췌장은 내분비선과 외분비선의 두 가지 기능을 가지고 있다. 외분비선은 소화효소와 알칼리성 물질을 분비하여 췌장액을 형성한다. 췌장은 하루에 약 1,400~2,000mL를 분비한다. 포상세포(acinar cell)는 비활성화된 형태로 췌장액을 분비한다. 효소는 주췌관을 통하여 십이지장으로 이동하고 활성화된다. 또한 췌장은 중탄산염이 풍부한 알칼리성 액을 분비하며 위로부터 십이지장으로 들어온 높은 산도의 유미즙을 중화한다. 소화효소와 중탄산염의 분비는 신경(미주)과 호르몬의 조절을 받으므로 위와 십이지장의 음식물의 존재는 신경과 호르몬의 반응을 자극한다. 예를 들어, 십이지장에 유미즙이 존재하면 십이지장의 벽으로부터 CCK(콜레시스토키닌) 호르몬이 방출되도록 자극한다. CCK는 혈액에 의해 운반되어 췌장으로 가고 췌장을 자극하여 효소를 분비하도록 한다. 십이지장의 산은 십이지장의 벽에서 세크레틴(secretin) 분비를 자극하며 혈액에 의해 운반되어 췌장으로 가고 중탄산염 분비를 자극한다.

2) 간·담도계 및 췌장 건강사정

(1) 건강력

건강력은 주호소 및 간질환의 증상과 잠재위험 요인에 초점을 맞추며 현재의 질병, 과거 질병력, 가족력, 사회심리적 상태, 직업적·환경적 상태 등을 포함한다. 간질환의 전신증상으로는 피로감, 허약, 오심, 식욕부진, 권태감 등이 있다. 간·담도의 폐색이나 빌리루빈 배설장애로 인한 점토색 대변, 적갈색 소변, 흑변이나 혈변 등 간염이나 간암을 암시하는 증상, 피부와 공막의 황달이나 소양증 등을 경험하고 있는지 확인한다. 알코올 섭취, 약물 복용, 성생활, 고위험군 환자와의 접촉, 수혈, 주사바늘이나 혈액에 노출 경험, 간질환 가족력 등 간질환의 주요 위험 인자들을 확인한다.

(2) 신체검진

대상자의 일반적인 외모와 건강상태를 살펴본다. 피부나 공막에 황달 증상이 있는지 확인하고 간비대, 간압통, 비장비대, 거미혈관종, 손바닥홍반 등의 전형적인 신체 소견이 나타나는지 확인한다. 간질환이 진행된 경우 복수, 부종, 복부정맥확장, 간성 구취, 근육 소모, 불안정, 성격이나 수면양상의 변화, 정신혼돈, 혼미, 혼수 등의 징후가 있을 수 있다. 간암이나 말기 간질환 환자는 암모니아 독성으로 인하여 팔을 신전시키고 손을 펴서 손목을 꺾어 세우면 위·아래로 빠르게 떠는 진전 증상(asterixis, flapping tremor)을 보인다.

복부 신체검진은 시진, 청진, 타진, 촉진의 순으로 이루어진다.

가. 복부 시진

일반적으로 복수증과 경화증에서는 배꼽에서 사방으로 퍼져나가는 돌출된 측부 정맥을 시진할 수 있다. 복수가 찬 복부는 팽팽하고 반짝이는 피부를 보이며, 복부정맥이 돌출되어 있고, 배꼽이 튀어나온다.

나. 복부 청진

복수가 있는 경우 장음이 감소한다. 폐부종 시 수포음이 들리며, 간암의 경우 흉막마찰음과 간성 잡음이 들릴 수 있다.

다. 복부 타진

복부 타진 시 탁음(dullness)의 범위를 확인하여 간과 비장의 크기를 확인할 수 있다. 타진을 통해 복부에 복수가 차 있는지 사정한다. 등을 대고 앙와위로 누운 자세에서 양쪽 옆구리를 타진했을 때 탁음은 액체의 존재를 의미하며, 대상자를 옆으로 눕게 하면 액체는 아래쪽으로 모이게 되므로 탁음의 위치가 높아지게 된다. 또한 액체의 파동을 검사함으로써 복수가 차 있는지 사정할 수 있으며 2명의 간호사가 수행한다. 우선, 대상자를 반듯하게 눕게 한 뒤 복부 중앙선에 1명의 간호사의 손을 얹어 복벽을 안정시킨다. 다른 1명의 간호사는 한 손은 대상자의 한쪽 옆구리에 대고 파동을 감지하도록 하고 다른 한 손으로 반대쪽 옆구리를 가볍게 두드린다. 복수가 존재할 경우 줄자를 이용하여 복부 둘레를 측정한다. 앙와위 상태에서 대상자의 가장 큰 부위의 복부 둘레를 측정하되 매일 같은 위치에서 측정하도록 하여 복수의 진행 정도와 치료 효과를 평가한다.

라. 복부 촉진

간에 염증이 있는 경우 반동압통이 동반된다. 간을 촉진했을 때 비정상적인 사정결과는 단단하고 결절이 있고 압통이 있는 것이다. 간이나 비장이 심하게 비대해져 있는 경우에는 가벼운 촉진으로도 만져지며, 타진을 통해 비장이 커져 있는 것이 확인되었다면 파열의 위험이 있으므로 촉진하지 않는다.

복부 신체검진을 설명하는 인터넷 동영상을 참조할 수 있다(예: YouTube 채널 Geeky Medics, https://youtu.be/XOefpxm38bc?list=PLwYICl63HBzndxh3xYqK-kPTcaH9otrNyp).

(3) 진단검사

가. 혈액검사

표 2-6을 참조한다.

나. 초음파검사(Ultrasonography)

고주파음 파장으로 체내를 검사하는 비침습적이고 빠르고 안전하게 시행하는 검사이다. 기관의 크기, 모양, 위치를 파악하고 담석, 종양, 농양, 혈관(간문맥, 간동맥, 간정맥)의

표 2-6 간, 담도, 췌장의 임상혈액검사

검사	정상치 (검사실마다 다소 상이)	검사 결과 해석
혈구검사		
White blood cell(CBC)	4,500~10,000/mm^3	간염, 간농양, 간경화증 시 증가
Hemoglobin(Hgb)	남 14~18g/dL 여 12~16g/dL	만성간염, 간경화증, 간암 시 감소
Hematocrit(Hct)	남 40~54% 여 37~47%	만성간염, 간경화증, 간암 시 감소
Prothrombin time(PT)	11~15초 80~120%	간경화증, 간염, 담석증, 담낭염, 간암, 간농양 등 간세포손상으로 인한 합성 감소나 담관폐색으로 비타민K 흡수 감소 시 지연
International normalized ratio(INR)	<1.2	
Partial thromboplastin time(PTT)	68~82초	간세포 손상 시 응고인자를 생산하지 못해 증가
Activated partial thromboplastin time(aPTT)	20~35초	
Platelet	150,000~450,000/mm^3	문맥성 고혈압, 비장비대 시 감소

(계속)

표 2-6 *(계속)* 간, 담도, 췌장의 임상혈액검사

검사	정상치 (검사실마다 다소 상이)	검사 결과 해석
혈액화학검사		
Aspartate aminotransferase(AST)	10~40U/L	간, 심근, 골격근, 신장, 뇌, 췌장, 폐 등에 존재, 세포 손상 시 증가
Alanine aminotransferase(ALT)	10~40U/L	주로 간에 존재, 간세포 손상 시 증가
Lactate dehydrogease(LDH)	60~100 Weaker Unit	조직 파괴 시 증가
Alkaline phosphatase(ALP)	25~85IU	담즙 정체 시 증가
5'-nucleotidase	0~11U/L	담즙 정체 시 증가
γ-glutamyl transferase(GGT)	<65U/L	담즙 정체 시 증가
Total bilirubin	0.3~1.2mg/dL	황달, 췌장두부암 시 증가
Direct bilirubin	0.1~0.4mg/dL	간염, 간경변증, 담도계 폐쇄 시 증가
Indirect bilirubin	0.2~0.8mg/dL	간세포 손상, 적혈구 용혈 시 증가
Cholesterol	120~260mg/dL	담도폐쇄 시 증가 심한 간손상 시 감소
Triglycerides	20~190mg/dL	담도폐쇄, 지방간 시 증가 간손상 시 감소
Amylase	65~160U/L	급성 췌장염, 췌장암 시 증가 만성 췌장염 시 정상이거나 약간 상승
Lipase	<160U/L	급성 췌장염, 췌장암 시 증가 만성 췌장염 시 정상이거나 약간 상승
Albumin	3.5~5.5g/dL	간염, 간경화증, 간암 등 간손상 시 혈청 단백질 합성 감소
Total protein	6~8g/dL	
A/G ratio(albumin/globulin)	1.5~2.5:1	만성 간질환 시 감소
Ammonia	전혈 70~200μg/dL 혈장 56~150μg/dL	간세포 손상 시 암모니아를 urea로 전환시키는 능력 저하로 인한 증가
Glucose(FBS)	65~120mg/dL	췌장기능부전, 췌장염, 췌장암 시 증가
α-fetoprotein(AFP)	<10ng/mg	만성 간염, 간경화증, 간암 시 증가
염료청소검사 BSP(bromsulphalein)	<5% retention/hr	간손상 시 혈액으로부터 제거, 배출 능력 감소로 인한 염료 정체
소변검사		
Bilirubin	0	담도폐색 시 증가
Urobilinogen	0.5~1mg/dL	담도폐색 시 감소 적혈구 용혈 시 증가
대변검사		
Urobilinogen	40~250mg/24hr	담도폐색 시 감소 적혈구 용혈 시 증가

개방성을 확인할 수 있다. 또한 낭성 또는 고형 종괴의 구분이 가능하며 경피 생검 시 도움을 받을 수 있다.

복부 초음파검사 시에는 일반적으로 검사 전 8시간 정도 금식한다.

다. 방사선검사

① 담관조영술(Cholangiography)

a. 경피적 간담관조영술(Percutaneous transhepatic cholangiography; PTC)

담관으로 바늘을 삽입하고 조영제를 주입하여 X선 촬영을 하는 검사 방법이다. 간관, 총담관, 담낭관과 담낭의 윤곽을 확인할 수 있다. 황달이 있거나 간기능이상이 있는 경우 혹은 담낭 절제술 후에도 시행할 수 있다.

PTC를 설명하는 인터넷 동영상을 참조할 수 있다(예: YouTube 채널 AsanMedicalCenter, https://www.youtube.com/watch?v=s-shTquRT1M).

b. 내시경 역행 담췌관조영술(Endoscopic retrograde cholangiopancreatography; ERCP)

내시경을 식도와 위를 통해 십이지장으로 통과시켜 조영제를 관(duct) 안으로 주입한 후 담도계 구조를 직접 보는 검사이다.

ERCP를 설명하는 인터넷 동영상을 참조할 수 있다(예: YouTube 채널 ThePancreasPatient, https://www.youtube.com/watch?v=5VgoDJ31V_0 / YouTube 채널 Video Journal and Encyclopedia of GI Endoscopy, https://www.youtube.com/watch?v=h7gCWo1b7ZA / YouTube 채널 eMedTV, https://www.youtube.com/watch?v=vnAtuG9ULB4 / NAVER TV 서울아산병원 건강 인사이트, http://tvcast.naver.com/v/31327).

c. T관 담관조영술(T-tube cholangiography)

담낭 적출술 후(약 1주일 후) 담관의 결석이나 협착 유·무, 남아 있는 결석 여부를 확인하거나 담즙 배설을 확인하기 위해 조영제를 주입하여 시행하는 검사이다.

d. 정맥 담관조영술(Intravenous cholangiography)

정맥으로 조영제를 주입 후 X선 촬영하여 담관을 보는 검사다. 최근에는 정맥 담관조영술을 시행하지 않고 대부분 경피적 간담관조영술 또는 내시경 역행 담체관조영술을 시행한다.

② 담낭조영술(Cholecystography, Gallbladder series)

담낭과 담도 질환을 확인(담낭의 농축, 수축, 배액 기능 확인, 담석 용해 치료 또는 쇄석술 받은 환자 상태 평가 등)하기 위한 X선검사이다.

③ 혈관촬영술(Angiography)

혈관의 구조와 기능이상 상태, 출혈이나 종양의 위치 등을 알아보기 위해 조영제 주입 후 X선을 촬영하여 혈관을 투시하는 검사 방법이다.

④ 컴퓨터단층촬영(Computed Tomography; CT)

간, 담도, 담낭, 췌장 등의 질병을 진단, 평가하는 데 도움이 되는 검사이다.

⑤ 자기공명검사(Magnetic Resonance Imaging; MRI)

간경화 환자의 재생결절 또는 혈관종과 간세포암을 감별진단하는 데 유용하며, 담도 모양을 확인하고 담도 협착 및 폐색 여부를 확인하는 데 시행되는 검사이다.

⑥ 방사성 핵종 정밀검사(Radionuclide scanning)

감마선을 방출하는 동위원소를 주입한 후 복부에 동위원소 탐지기를 대어 스캐닝 하는 것으로 간의 구조적 변화를 진단하는 간 스캔(liver scan)과 간세포 및 담낭의 기능 정도, 담도계 폐쇄 여부를 검사하는 간담도 스캔(hepatobiliary scan)이 있다.

라. 복수천자(Paracentesis, Peritoneal tapping)

복강 내 수분(복수) 배액, 세포학적 검사를 위한 용액 채취 등을 위해 시행한다.

시술 전 동의서를 작성해야 하며 방광천자 위험을 피하기 위해 방광을 비우도록 한다. 복수천자 후 복막염, 복부 출혈 등의 합병증이 있을 수 있다. 그리고 단백질이 많은 복수 제거는 혈중 교질삼투압이 감소하여 혈관 내에서 복강 내로 체액이 이동함으로써 저혈량 쇼크가 발생할 수 있으며 이는 저알부민혈증에 의해 촉진된다. 그러므로 복수는 천천히 제거하도록 하며 저혈량 쇼크로 인한 증상(빈맥, 혈압 저하, 호흡곤란, 창백, 핍뇨 등)을 주의 깊게 관찰하고 시술 24시간 내에 저염 알부민을 주사한다. 또한 복수천자 후에는 포타슘(칼륨)이 소실된다.

복수천자를 설명하는 인터넷 동영상을 참조할 수 있다(예: 중앙대병원 심형진 교수 네이버블로그, http://blog.naver.com/00631/70044101890).

마. 복강경검사(Peritoneoscopy)

복벽을 조금 절개하여 복강경을 삽입해 간과 복막 등을 직접 관찰하며 사진촬영과 조직검사를 수행할 수 있는 간단하고 안전한 검사이다(그림 2-23). 구조적인 변화를 볼 수 있기 때문에 간경화증, 간암진단 시 도움이 된다. 복수가 있거나 비만한 경우 검사결과가 정확하지 않으며, 복강 내 염증, 응고장애, 장폐색 시 금기이다. 환자의 동의서가 필요한 검사로 전날 자정부터 금식을 하도록 하며 혈액응고검사 결과 정상 범위인지 확인한다.

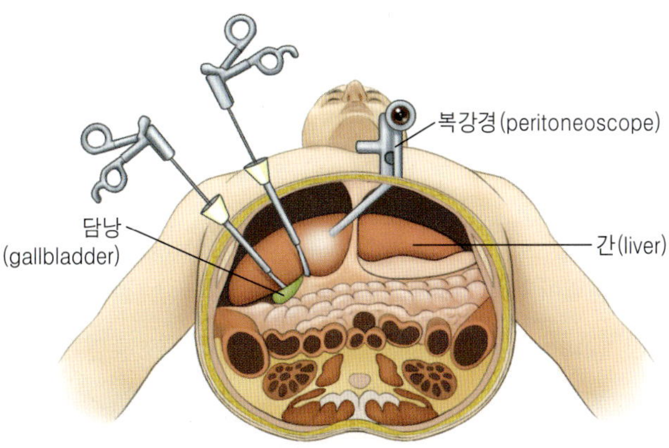

그림 2-23. 복강경검사.

시술 직전 방광을 비우도록 하고, 시술 중 공기를 주입함으로 인해 호흡이 어려울 수 있음을 설명한다. 간조직검사를 시행하지 않은 경우 시술 시 투여한 진정제 효과가 사라질 때까지 안정을 취한 뒤 활동하도록 하며, 간조직검사를 시행한 경우 검사 후 24시간 동안 출혈 여부를 관찰하면서 침상안정시킨다.

복강경검사를 설명하는 인터넷 사이트를 참조할 수 있다(예: 서울아산병원 건강정보, http://www.amc.seoul.kr/asan/healthinfo/management/managementDetail.do?managementId=25)

바. 간생검(Liver biopsy)

간조직의 표본을 얻는 것으로 복부 수술 중 간조직의 표본을 얻는 개방적 간생검과 침(needle)을 이용하여 간조직의 표본을 얻는 폐쇄 간생검이 있다. 간질환의 원인 규명이나 만성 간염, 간경화증, 간암 등의 진단을 위해 시행한다.

경피적 간천자를 통한 간생검(그림 2-24)은 앙와위나 오른쪽 팔 윗부분을 들어 올리고 왼쪽을 아래로 위치시킨 측위에서 국소마취 후 실시한다. 간생검 대상자 간호는 표 2-7과 같다.

사. 문맥압 측정(Portal pressure measurement)

수술실이나 특수검사실에서 시행한다. 카테터를 팔정맥이나 대퇴정맥을 통해 삽입하여 간접적으로 측정하거나 제와정맥으로 삽입하여 직접 측정하는 방법이 있으며, 왼쪽 맨 아래 늑간에 바늘을 넣고 비장으로 압력계를 삽입하여 문맥압을 측정하는 방법이 있다. 정상 문맥압은 3~8mmHg이다.

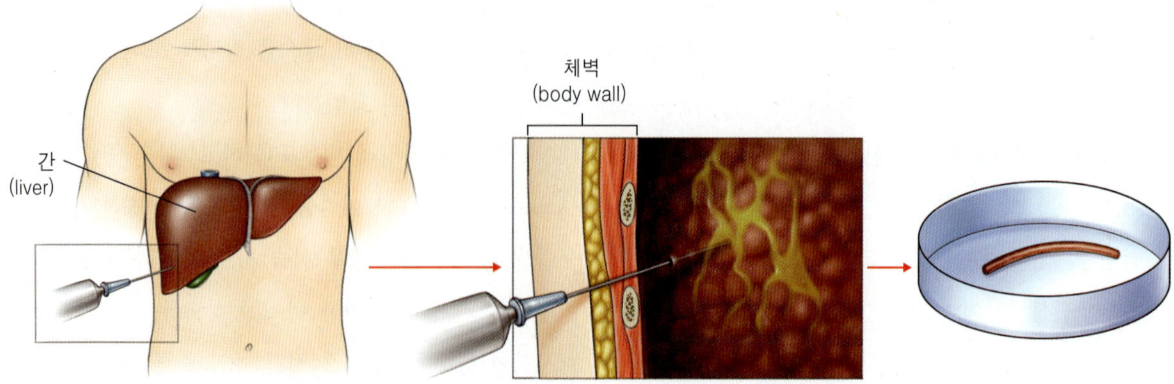

그림 2-24. 간생검.

표 2-7 간생검 대상자 간호

간생검 전 간호	간생검 후 간호
• 검사과정 설명과 승낙서 작성 • 검사 전날 자정부터 금식 • 혈액응고검사 • 시술 중 움직이지 않고 가만히 누워 있도록 설명함 – 간, 횡격막 열상으로 인한 기흉 및 복막염의 위험성을 예방 • 숨을 내쉰 후 바늘이 삽입되는 동안 숨을 참도록 하여 흉부운동을 고정시키고 횡격막 위치를 위로 올려 줌	• 활력징후 측정 – 15분마다 2회, 30분마다 4회, 1시간마다 4회 • 시술 후 최소 2시간 동안 오른쪽으로 누워 있도록 함 – 오른쪽으로 누운 자세는 흉벽이 간피막을 압박함으로써 출혈과 담즙 누출 위험이 감소함 • 12~14시간 정도 침상안정시킴 • 통증사정 – 우상복부 통증: 간생검 부위 출혈, 담즙 누출 • 출혈, 혈종, 복막염, 쇼크, 기흉 등의 합병증 사정

아. 십이지장과 담도 배액 분석 (Analysis of duodenal or billiary drainage)

담낭조영술이 불안전하여 확실한 담석 확인이 안 되는 경우 요오드에 알레르기가 있어 담낭조영술이나 담관조영술을 시행할 수 없는 경우 담즙을 수집하여 용량, 중탄산염, 효소, 담즙 내용 등을 분석하여 담석증 등 진단을 돕는다. 검사 전 8시간 동안 금식한다. 담즙 채취 과정은 비위관을 삽입하여 위 내용물을 흡인하면서 맑고 노란색의 알칼리성 액체(담즙)가 나올 때까지 튜브를 천천히 삽입한다. 그 다음 황산마그네슘을 튜브를 통해 넣거나 세크레틴을 정맥주사하여 담즙 흐름을 자극하여 십이지장으로 담즙을 유출시킨 뒤 30~60mL의 농축된 담즙을 흡인한다.

3) 간질환

(1) 간염(Hepatitis)

가. 정의

간염은 간의 염증으로 바이러스, 세균, 알코올, 독소나 화학물질, 자가면역 등이 원인이 되어 발생할 수 있다. 간염은 지속 기간에 따라 급성과 만성으로 구분하며, 6개월 이상 지속되는 경우 만성간염이라 한다. 바이러스성 간염은 A, B, C, D, E형 간염바이러스가 주요 원인이며, 드물게 G, F형 간염바이러스가 확인되고 있다(표 2-8). 전격성 간염(fulminant hepatitis)은 B형 간염바이러스에 감염된 사람이 D형 간염바이러스에 중복 감염될 경우 발생할 위험성이 크며, 증상 발현 후 8주 이내에 매우 심각한 간기능장애와 간성혼수가 나타나고 프로트롬빈 시간이 정상의 40% 이하

표 2-8 바이러스성 간염 종류에 따른 비교

요인	A형 간염(HAV)	B형 간염(HBV)	C형 간염(HCV)	D형 간염(HDV)	E형 간염(HEV)
전파경로	감염된 대변-구강, 오염된 음식과 물	비경구, 성관계, 혈액과 체액 접촉, 손상된 피부와 점막	혈액과 체액 접촉, 많은 대상자에게서 감염 경로 불분명	만성 B형 간염과 중복 감염, 보균자와 밀접한 접촉	분변-구강, 오염된 음식과 물
보균자	없음	있음	있음	다양함	없음
잠복기	평균 30일(2~6주)	평균 60~90일 (4~24주)	평균 50일(2~20주)	평균 60~90일 (4~24주)	평균 40일(2~8주)
고위험군	시설(군대, 교도소, 데이케어 등), 오염된 음식이나 대변에 노출, 위생이 불량한 자	HBV 보균자 가족, 성관계를 가지는 동성연애자, 마약중독자(정맥주사), 혈액이나 분비물 접촉이 잦은 의료기관 관계자, 혈액투석이나 수혈받는 대상자	B형과 비슷하며, 감염자의 많은 경우 위험인자가 불분명함	B형과 동일함	발병률이 높은 지역의 거주자나 여행자
중증도	경증, 낮은 사망률, 드물게 전격성 간부전 발생	중증, 치명적일 수 있음	중증	B형과 유사, 만성 HBV 중복감염 시 더 중증, 간세포암의 위험	경증
만성 이행	없음	신생아 90%, 영아 50%, 성인 5%	70~80%(만성 간염)	2~70%	없음
예후	좋음	나쁨(연령이나 허약 정도에 따라 다름)	보통	급성은 좋으며 만성은 나쁨	좋음
예방접종	백신-노출 전 면역글로불린(Ig)-노출 전·후	백신-노출 전 B형 간염 면역글로불린(HBIg)-노출 후	백신 없음	HBV 백신	백신 없음

인 경우이다. 알코올성 간염은 과다한 알코올 섭취로 간의 실질조직이 파괴되어 발생하게 된다.

간염 A, B, C를 설명하는 인터넷 동영상을 참조할 수 있다(예: YouTube 채널 Nucleus Medical Media, 간염 A, B는 https://www.youtube.com/watch?v=Q9L7ZQP-c8EA / 간염 C는 https://www.youtube.com/watch?v=VNe0SJnWckQ)

나. 병태생리

바이러스성 간염(A, B, C, D, E형)은 원인과 관계없이 병태생리적 특징이 비슷하다. 간염바이러스에 감염된 간은 인체면역반응에 의해 염증이 생기며 크기가 커지고 울혈되어 우상복부 통증과 불편감이 초래된다. 간조직의 염증과 괴사는 간기능을 손상시키며, 간세포 손상 정도가 클수록 간기능의 손상 정도가 크다. 쿠퍼세포의 수와 크기가 증가한다. 혈관과 관조직의 염증성 변화와 간소엽 형태의 변화로 정상적인 혈액 흐름은 방해받게 되고 문맥압이 상승하게 되며, 간의 담도 부종은 간내 폐쇄성 황달을 유발시킨다.

다. 증상 및 징후

바이러스성 간염에 걸린 환자는 모두 비슷한 임상 증상을 경험한다. B, C, D형 간염은 개인에 따라 증상이 없을 수도 있으나 일반적으로 가장 심각한 증상을 보인다. 감염 정도와 잠복기에 따라 증상이 나타나는 시기와 속도가 다양하다.

바이러스성 간염의 감염 초기 증상은 피로, 권태감, 무력감, 식욕부진, 오심, 구토, 황달, 소양증, 복통, 설사나 변비 외에 두통, 관절통, 근육통, 미열, 독감 증상 등이 있다. 간의 에너지대사 저하로 피로와 무기력을 경험한다. 과민증과 졸린 증상이 심하다면 간성뇌증에 대한 확인이 필요하다. 손의 진전(asterixis, flapping tremor)은 간성뇌증을 나타내는 증상이다. 감염된 간은 사이토카인(cytokine)과 같은 화학물질을 분비하여 식욕부진을 일으킨다. 황달은 나타날 수도 있고 나타나지 않을 수도 있으며, 빌리루빈의 배설장애로 인해 빌리루빈이 조직으로 확산되어 눈의 공막과 점막에서 먼저 관찰된다. 간에서 배출된 결합빌리루빈은 정상적으로 장내세균에 의해 유로빌리노겐(urobilinogen)으로 변환되어 대부분 대변으로 배설되며, 일부는 회장에서 재흡수되어 간문맥을 통해 간으로 들어가 또다시 결합빌리루빈으로 바뀐 뒤 쓸개즙으로 배출된다. 그러나 간세포가 손상되면 회장에서 흡수된 유로빌리루빈은 간에서 결합빌리루빈으로 전환되는 양이 감소하게 되고 대부분 신장을 통해 배설되므로 짙은 색의 소변을 보게 된다. 또한 간염과 담도폐쇄 등으로 인해 빌리루빈이 간의 외부로 흘러나가지 못하면 점토색 대변을 보게 된다. 소양증은 담즙 정체 시 피부 아래 담즙산염이 축적되어 나타나며 황달이 동반되기도 한다.

간세포의 손상은 프로트롬빈(prothrombin) 합성이 감소되거나 장내 담즙량이 적어 비타민K의 흡수가 감소함으로써 출혈 위험성을 높인다. 간의 효소 변화로 적혈구가 파괴되고 적혈구 수명이 짧아져 빈혈이 발생한다.

간염 환자는 간이 비대되며 촉진 시 압통을 경험한다. 환자의 일부는 거미혈관종(spider angioma), 손바닥 홍반(palmer erythma)이 나타나기도 한다.

전격성 바이러스 간염(fulminant viral hepatitis)이 발생한 경우 흥분성 증가, 불면증, 졸림과 정신장애 등 뇌증의 증상이 동반되며 위장관 출혈, 발열, 핍뇨, 부종, 복수, 저혈압, 호흡부전, 저혈당증, 응고장애, 질소혈증 등의 문제들이 나타난다. 예후가 불량하며 매우 치명적일 수 있다.

만성 간염은 간의 염증과 괴사가 6개월 이상 진행된 경우로 조직학적 기준이나 바이러스 활동 정도, 섬유증 단계에 따라 증상이 없는 경우에서 간경화증, 간부전, 사망에 이르기까지 다양한 증상이 나타난다.

라. 진단검사

① 간염바이러스검사

혈중 A형 간염바이러스 항체(antibody to hepatitis A virus; Anti-HAV)가 발견되면 A형 간염으로 진단한다. 혈액 중에 B형 간염 표면항원(hepatitis B surface antigen; HBsAg)의 존재는 급성이나 만성 B형 간염 또는 보균 상태를 의미한다. B형 간염 e항원(hepatitis B e-antigen; HBeAg)은 B형 간염에 심하게 감염되었음을 나타내며 질병 초기 발견되는 것으로 혈액 내 유지는 만성 간염으로의 진행을 의미한다. C형 간염의 경우 C형 간염바이러스(hepatitis C virus; HCV)와 C형 간염바이러스 항체(antibody to hepatitis C virus, Anti-HCV)의 존재로 진단한다. D형 간염바이러스(hepatitis D virus; HDV)는 D형 간염의 원인물질이며 HDV에 대한 항체(antibody to HDV; Anti-HDV)는 과거 또는 현재 D형 간염에 감염되었음을 의미한다. E형 간염은 E형 간염바이러스 항체(antibody to hepatitis E virus; Anti-HEV)의 존재로 진단한다.

② 혈액검사

간질환 관련 효소검사를 확인한다. 간손상 시 SGPT(alanine aminotransferase; ALT), SGOT(aspartate aminotransferase; AST) 수치가 상승한다. ALP(alkaline phosphatase) 수치는 상승하거나 정상이다. LDH(lactic dehydrogenase)5는 황달이 나타나기 전에 증가한다. GGT(gamma glutamyltransferase)는 심한 알코올 섭취와 관련하여 상승한다.

혈청 총 빌리루빈 수치의 상승과 함께 황달이 나타나며

소변 내 빌리루빈 수치도 증가한다. 프로트롬빈 시간이 지연되기도 한다.

③ 간생검

간의 염증 정도나 섬유화 정도를 확인하기 위해 검사한다.

마. 치료

① 피로 감소

환자의 활동 정도를 파악하여 힘든 활동을 피하도록 한다. 증상에 따라 휴식을 취하도록 한다. 급성기 동안 침상 안정을 취하고 증상이 감소하면 활동을 점진적으로 증가시킨다.

황달로 인한 소양증으로 휴식을 방해받는다면 항히스타민제, 보습제, 지용성 크림 등을 처방받는다.

② 약물치료

약물은 간에서 해독되기 때문에 약물 사용은 매우 신중해야 하며, 특히 간에 독성을 가지는 chlorpromazine, aspirin, acetaminophen 등의 사용은 가능한 한 자제해야 한다.

바이러스성 간염을 치료할 수 있는 치료제는 거의 없으며 경과나 반응이 매우 다양하다.

오심과 구토를 조절하기 위해 항구토제인 dimenhydrinate(Dramamine), trimethobenzamide(Tigan) 등을 사용한다. 소양증이 있는 경우 항히스타민제를 사용할 수 있으며 프로트롬빈이 지연된 경우 비타민K 보충제를 사용할 수 있다. 경구용 항바이러스제, Interferon과 면역조절제제는 B, C형 간염 치료에 사용된다. 담즙산용해제인 cholestylamine나 urodiol은 담즙 정체와 관련된 간질환 환자의 담즙산 수치 증가로 인한 소양증을 완화시켜 준다.

③ 식이관리

일반적으로 권장되는 식이는 고열량, 고탄수화물, 고단백질, 저지방 식이다. 알코올은 제한하며 소량의 식사를 자주(하루에 4~6회) 제공한다.

바. 간호진단

- 간기능부전으로 인한 대사성 에너지 생산 감소와 관련된 피로
- 식욕부진, 오심, 소화 흡수 및 대사 변화와 관련된 영양 불균형: 영양 부족
- 소양증과 관련된 피부 손상 위험성
- 정보 부족과 관련된 지식 부족

사. 간호중재

① 피로 완화

황달 전기에 심한 피로감을 느끼기 시작하여 황달이 완전하게 사라질 때까지 지속되는 피로감은 일상생활에 장애를 초래할 수 있다. 혈청 간효소 수치를 낮추고 피로를 감소시키기 위해 침상안정을 취하게 한다. 급성기 동안의 침상안정은 간의 대사요구를 감소시키며 혈류를 증진시킨다. 피로 정도와 경과 상태에 따라 점진적으로 활동량을 증가시킨다. 지나친 침상안정은 오히려 허약감을 초래할 수 있으므로 유의하도록 한다. 충분한 휴식을 취하되 심한 피로감을 느끼지 않을 정도의 일상생활활동을 격려하며, 스트레스 완화 등의 심리적 안정을 도모한다.

② 영양문제관리

간염 환자는 일반적으로 식욕 부진을 경험하고 오심으로 음식에 대한 거부감을 보이며 담즙 정체, 흡수 및 대사 변화로 영양 부족의 문제를 가진다. 입맛이 없는 상태에서 소량의 식사를 자주하도록 하며, 이는 한꺼번에 많은 양을 섭취하는 것보다 오심을 덜 느끼게 하는 데 도움이 되기도 한다. 식욕 촉진을 위해 구강간호를 수행하며 오후보다 오심을 덜 느끼는 오전에 더 많은 양의 영양을 공급한다. 오심을 유발하는 기름기 많은 음식은 피하도록 한다. 오심, 구토가 심하다면 처방된 항구토제가 도움이 될 수 있다. 알코올은 간독성 물질이므로 절대 금하도록 한다. 손상된 간세포

회복을 돕기 위해 고탄수화물, 고칼로리, 적절한 양의 단백질, 저지방 식이가 권장된다. 만일 간성뇌병증의 위험 등 단백질대사에 문제가 있다면 저단백 식이를 제공하며, 담관폐쇄가 있는 경우에는 지방을 제한한다. 매일 체중을 측정하여 체중 증감을 평가한다.

③ 소양증관리

담즙 배설 경로가 폐쇄되면 피부에 담즙산염이 축적되어 소양증이 발생하게 된다. 소양증은 환자에 따라 경한 가려움을 호소하는 경우도 있지만 심한 경우 가려움을 참지 못해 수면 중에도 긁게 되거나 피부에 상처가 생겨 감염이 발생하는 경우도 있다. 시원한 물로 샤워를 하거나 전분목욕을 한다. 피부가 건조하지 않도록 알칼리성 비누를 사용하지 않으며 크림이나 로션을 바른다. 시원한 환경을 유지하고 면 소재의 몸에 조이지 않는 가볍고 부드러운 옷을 입는다. 손톱은 짧게 자른다. TV 시청, 독서, 등 전환요법을 실시한다.

④ 환자 교육

질병의 원인, 전파 양식, 질병 과정에 대한 정보를 제공한다. 적절한 휴식은 간세포의 재생 증진을 위해 필수적이며, 적절한 영양 섭취의 유지는 치료 증진을 위해 필요하다는 것을 이해시킨다. 급성기 침상안정으로 인한 부동과 관련된 합병증을 예방하기 위한 가벼운 활동은 필요하며, 활동수준은 서서히 증진시키도록 하여 재발되지 않도록 한다. 알코올, 진정제 등 간독성 물질은 삼가도록 교육한다. 재감염 및 전염 예방법을 교육한다. 환자의 상태를 확인하기 위해 정기적인 추후관리를 받도록 한다.

(2) 간경화증(Liver cirrhosis)

가. 정의

만성 B형 간염이나 C형 간염, 알코올, 기타 독성 물질 등 다양한 원인에 의해 간의 만성적인 염증으로 간조직의 섬유화가 진행되면서 간기능이 저하되는 것을 의미하며, 간경변증이라고도 한다.

나. 병태생리

간경화증은 만성 진행성 질환으로 지속되는 간의 염증으로 간 전체에 상흔조직이 발생한다. 간세포의 파괴와 재생이 반복되는 과정에 의해 정상적인 간조직이 섬유화되고 재생된 결절로 대치된다. 섬유증(fibrosis)과 재생결절(regenerative nodule)은 혈관계, 림프계와 담관의 답즙 통로를 압박하게 되고 혈관 구조를 변형시켜 혈액, 담즙, 간대사물질 등의 흐름을 손상시키거나 변화시킨다. 간경변증의 진행은 간의 주요 혈관으로 유입되는 혈액의 흐름을 어렵게 만들고 간의 정상 유입 혈류의 70%가 통과하게 되는 문맥의 압력을 상승시킨다(문맥성 고혈압, portal hypertension). 문맥압이 상승되면 문맥으로 혈류를 보내는 비장과 위장관에 울혈이 발생함으로써 식도, 제대, 상부직장정맥이 확대되고 정맥류 출혈이 발생한다. 또한 문맥압 상승으로 울혈된 문맥과 간피막에서 복강 내로 혈장이 직접 유출되기 때문에 복강내 복수가 발생하게 된다. 간기능의 저하로 인해 단백질대사산물인 암모니아를 요소로 전환시켜 소변으로 배출시키는 능력이 저하된다. 그 결과 혈중 암모니아 수치가 증가하게 되고 이는 중추신경계를 억압하여 간성뇌병증(hepatic encephalopathy)이 나타난다.

다. 증상 및 징후

간경화증은 초기 진행이 느린 잠행성 질환으로 초기 단계 증상은 뚜렷하지 않고 약하다. 초기 단계에서 간경변증 환자는 단단하고 커져 있는 간(간비대)이 촉진되며 덩어리가 만져지고, 혈관의 변화와 비정상적인 간기능검사 수치를 보인다. 간경화가 진행되면 신체 각 부위에 영향을 미치게 되고 문맥성 고혈압, 식도정맥류 출혈, 복수, 간성뇌병증 등과 같은 심각한 합병증을 초래한다(표 2-9).

표 2-9 간경화증의 임상 증상

임상 증상	내용
소화 기능 저하	오심, 구토, 식욕부진, 설사, 영양불량, 점토색 대변
복수	복막 안의 체액 축적. 문맥성 고혈압, 영양불량, 저알부민혈증, 고알도스테론증으로 인해 복수가 심해지면 복부 팽만과 옆구리 팽윤이 생긴다. 횡격막 압박은 폐 확장을 방해하므로 호흡곤란과 기좌호흡을 초래한다.
위장관 출혈을 포함한 출혈성 경향	저프로트롬빈혈증, 혈소판감소증, 문맥성 고혈압과 관련된 식도정맥류와 내치질, 소화성 궤양(알코올 중독 간경화증 환자) 등으로 인해 출혈이 발생할 수 있다.
식도정맥류	문맥혈이 상흔조직으로 변화된 간을 통과하지 않고 상대정맥으로 흘러가기 위해 식도에 측부 순환이 형성되면서 문맥압 상승이 초래되어 식도정맥이 확장된다.
내치질	문맥압 상승은 직장정맥을 확장시켜 내치질을 발생시킨다.
간성 악취(fetor hepaticus)	간성뇌병증에서 간손상으로 methyl mercaptan을 대사, 해독하지 못하기 때문에 호흡할 때 과일 썩은 냄새가 난다.
성격, 기억력, 인지기능 변화, 수면장애	공격적인 정서적 변화를 보이거나 우울증을 나타내기도 하며 낮에 자고 밤에 깨어나는 수면 양상의 변화가 있을 수 있다.
손을 위·아래로 떠는 진전 (asterixis, flapping tremor)	팔을 신전시켜 손목을 꺾어 세우면서 손가락을 곧게 펴도록 하면 위·아래로 빠르게 떤다.
간성뇌병증	간에서 암모니아를 제거하지 못하고 뇌에 축적되어 발생하며 중추신경계 억압과 관련된 여러 증상이 나타난다. • 의식수준 변화: 정신착란~혼수 • 사고과정의 장애, 기억력, 주의집중력 손상 • 신경근육이상 • 수면장애 • 자세고정못함증(asterixis) • 과호흡으로 인한 호흡성 알칼리증 • 호흡 시 악취
빈혈	위장계 출혈로 인한 혈액 손실, 비장비대로 인한 적혈구 파괴 증가, 영양결핍(엽산)으로 인해 발생한다.
혈소판감소증	간경변증 환자의 특징이다.
비장비대	문맥성 고혈압으로 인해 비장으로 혈액이 역류되어 촉진이 가능할 정도로 비대되며, 혈구를 파괴하여 혈소판감소증, 백혈구감소증, 빈혈 등이 초래된다.
응고장애	간기능 저하는 간에서 담즙 합성을 감소시켜 비타민K 흡수를 방해함으로써 응고인자(II, VII, IX, X)를 합성하지 못한다.
호흡곤란, 저산소증, 과다호흡, 폐수종	과다한 복수는 횡격막을 압박하여 호흡곤란, 저산소증을 초래한다. 과다한 체액은 심장에 부담을 주게 되며 체액 정체, 폐수종 등을 발생시킨다.
하지부종	저알부민혈증, 고알도스테론증, 복수 등으로 인한 압력은 하지에서 귀환하는 정맥을 폐쇄시킨다.
감염	비장비대는 비장의 기능을 증가시켜 백혈구감소증을 초래하고 문맥혈의 측부순환으로 인하여 간에서 Kupffer 세포에 의해 제거되어야 할 박테리아가 제거되지 못하기 때문에 감염에 취약하다.
간성신증후군	간부전으로 인하여 신부전(신장기능장애)이 초래되어 소변량의 저하, 혈중 요질소와 크레아티닌 상승, 소변 소듐 배설 감소, 요삼투성 증가가 나타난다.

(계속)

표 2-9 *(계속)* 간경화증의 임상 증상

임상 증상	내용
뚜렷한 복부정맥	문맥혈이 상흔조직으로 변화된 간을 지나지 않고 상대정맥으로 흘러들어가기 위해 측부순환을 형성하기 때문에 발생한다.
황달, 소양감	빌리루빈대사장애와 관련되어 나타난다.
손바닥홍반(거미모양혈관종), 무월경, 고환위축, 여성형유방	간의 호르몬대사가 저하되어 에스트로겐의 과다 축적으로 발생한다.

라. 진단검사

① 혈액검사

간의 혈청효소인 AST, ALT, LDH 수치가 상승한다. 알카리 포스파타아제(alkaline phosphatase)는 간경화로 인한 담즙폐쇄로 상승하며, 담관폐쇄 시 대변의 우로빌리노겐(urobilinogen)이 감소하여 점토색 대변을 보게 된다. 총 혈청 빌리루빈(total serum bilirubin) 수치가 상승한다. 간의 빌리루빈 배설 기능 저하로 간접 빌리루빈 수치 및 소변 내 빌리루빈(urobilinogen) 수치도 상승한다. 총 혈청단백 감소, 저알부민혈증, 프로트롬빈 시간 지연, 혈소판감소증이 나타난다. 헤모글로빈 감소, 헤마토크리트 감소, 백혈구 수 감소를 보인다. 간경변증이 진전되면 혈중 암모니아 수치가 상승하며 신장 기능이 떨어지면 혈청 크레아티닌 수치가 상승한다.

② 방사선검사

복부 X선 촬영으로 복수, 간비대, 비장비대를 확인할 수 있으며 정확한 병변을 명확하게 확인하기 위해 컴퓨터단층촬영술(CT)을 시행한다.

③ 기타

초음파검사로 복수, 간비대, 비장비대 확인 및 담석, 담관폐쇄를 진단하고 문맥혈의 흐름을 파악할 수 있다.

간경화증 진단을 위해 간 스캔(liver scan), 비장문맥 촬영술(splenoportography), 문정맥 촬영술(portal venogram)을 시행할 수 있다.

식도·위 내시경검사는 상부 소화기계를 직접 관찰하여 식도울혈, 위장관 출혈과 정맥류 출혈을 구분할 수 있다.

간생검을 통해 간경변증을 확진할 수 있다.

마. 치료

약물치료, 식이관리 및 간경화증으로 인한 문맥성 고혈압, 식도정맥류 출혈, 복수, 간성뇌병증, 신부전, 감염 등의 합병증관리가 중요하다.

간경화증 환자는 일반적으로 영양분이 풍부한 음식을 권장하며 휴식을 취하게 한다. 혈중 암모니아 수치가 정상이라면 고단백 식이를 제공한다. 지방 섭취는 제한하지 않고 고칼로리 식이를 제공한다. 체내 수분 축적 시 나트륨 제한 식이를 하도록 한다.

① 출혈관리

혈액응고장애, 비장비대로 인한 혈구 파괴로 출혈과 빈혈 경향이 증가하는 경우 비타민K 투여, 신선냉동혈장(fresh frozen plasma)이나 농축적혈구(packed red blood cell)를 수혈할 수 있다. 문맥성 고혈압 환자는 식도, 위정맥, 복벽동맥, 직장정맥이 확장되어 정맥류가 발생하며 정맥류의 파열로 출혈이 생길 수 있다. 다량의 출혈은 응급상황이므로 즉각적으로 치료해야 하며 이를 예방하는 것이 중요하다. 식도정맥류가 가장 파열되기 쉬우며 식도정맥류 파열로 인한 출혈은 응급상황이다.

a. 내과적 관리

식도정맥류가 있는 환자는 파열을 예방하기 위해 장기 작용 베타차단제로 propranolol(Inderal LA)과 같은 약물을 투여하여 심박동수가 60회/분 정도가 되도록 한다.

급성 정맥류 출혈 시 정맥수축제 투여, 풍선 탐포네이드(balloon tamponade) 삽입, 내시경 고무결찰(endoscopic band ligation), 내시경적 경화법(endoscopic sclerotherapy) 등으로 치료한다. 출혈에 의한 혈량 손실 보충과 유지를 위해 수액을 제공한다.

식도정맥류 관리 방법을 설명하는 인터넷 동영상을 참조할 수 있다(예: YouTube 채널 YNHHClinicals의 Blakemore Tube, https://youtu.be/imFCMWeWDpU / Video Journal and Encyclopedia of GI Endoscopy의 Ligation of Esophageal Varices, https://youtu.be/vE0v24-zm4M / Dr.Julio Murra Saca Endoscopia El Salvador의 Rubber Bands Ligation Esophagus Varices, https://youtu.be/fVSsWWB_MeE / Video Journal and Encyclopedia of GI Endoscopy의 Endoscopic Sclerotherapy, https://youtu.be/tQhYmFYMWHI)

b. 외과적 관리

문맥전신우회술(portosystemic shunt)은 간으로 유입되는 문정맥 혈액을 하대정맥으로 우회시켜 직접 보내어 문맥성 고혈압을 감소시킴으로써 식도정맥류 파열 위험성을 낮추는 방법이지만 문맥성 고혈압 환자에게 외과적 접근은 위험 정도가 높고 간성뇌병증, 박테리아혈증, 파종혈관 내응고, 울혈성 심부전 등 심각한 합병증이 발생하며 효과 측면에서 불확실하기 때문에 흔히 사용하지 않는다.

② 복수관리

복수관리의 목표는 신장으로 염분 배출을 증진시키고 소듐과 수분섭취를 제한하여 수분전해질 균형을 유지함으로써 복수를 조절하는 것과 호흡곤란, 배꼽파열, 감염 등을 예방하는 데 있다. 칼륨 보유 이뇨제는 복수를 조절하기 위해 투여된다. 복수천자를 수행하는 경우 제거하는 체액의 양은 호흡곤란 등의 증상을 완화시킬 정도로 하는 것이 일반적이며, 처방된 알부민을 정맥투여 하여 혈장을 유지시키고 혈압 저하를 예방한다. 간성뇌증이 없다면 적당량의 단백질은 제공한다. 매일 체중, 복부둘레를 측정하여 복수조절 정도를 평가한다. 내과적 관리로 복수조절이 되지 않는 경우 복강정맥우회로를 통해 복수를 정맥계로 흘려보내는 시술을 한다.

③ 호흡곤란관리

복수가 과다하게 되면 복강 내 압력이 증가하여 흉곽 팽창과 횡격막의 하강이 어려워지게 되어 호흡곤란을 초래한다. 호흡곤란을 완화시키기 위해 반좌위나 좌위를 취해 준다.

④ 간성뇌증관리

간성뇌증은 심각한 간세포손상이나 괴사 등 간부전으로 간이 암모니아를 대사시켜 요소를 형성하여 신장으로 배출시킬 수 없기 때문에 발생한다. 암모니아는 위장관계에 들어온 단백질에 세균의 작용으로 만들어지며, 중추신경을 억제시키는 물질이다. 혈액 내 암모니아 수치가 높아지면 비정상적인 여러 화합물질이 발생하게 되고 중추신경계 대사와 기능에 변화를 일으킨다. 간성뇌증은 기억력, 주의력, 집중력 장애를 초래하며 경미한 정신적 혼란에서 회복 불가능한 혼수까지 광범위한 신경학적 증상이 나타난다. 낮·밤이 바뀌는 수면 양상 변화를 보이거나 지남력 수준의 저하, 손의 진전(asterixis)이 나타날 수 있다. 혈중 높은 수치의 암모니아는 호흡중추를 자극하여 호흡성 알칼리증이 동반된 과다환기가 나타나며 호흡 시 간성악취가 난다. 단백질 섭취 증가, 위장 출혈, 감염, 변비, 중추신경계억제약물, 탈수 등은 간성뇌증을 촉진시킨다.

혈중 암모니아 수치가 높은 경우 저단백 식이를 제공하며 육류보다 식물성 단백질에 아미노산이 적게 함유되어 있기 때문에 더 좋다. 위장 출혈 시 금식시키고 출혈을 조절한다. 장내세균 감소 또는 제거를 위해 neomycin, metronidazole, lactulose 등과 같은 약물을 사용한다.

바. 간호진단

① 근육 소모, 영양불량과 혈액 손실로 인한 빈혈, 복수로 인한 호흡곤란과 관련된 활동 지속성 장애
② 혈중 알부민 수치의 감소, 소듐과 수분 증가로 인한 수분 정체, 문맥성 고혈압과 관련된 체액 과다
③ 식욕부진, 소화불량, 오심, 구토, 복수로 인한 포만감으로 인한 부적절한 음식 섭취와 관련된 영양불균형: 영양 부족
④ 복수, 부종, 폐확장 감소와 관련된 비효율적인 호흡 양상
⑤ 간기능 저하로 인한 혈액응고인자 합성장애, 식도정맥류, 문맥성 고혈압과 관련된 출혈 위험성
⑥ 간의 해독 기능 상실, 위장출혈로 인한 혈중 암모니아 축적과 관련된 급성 혼돈의 위험성
⑦ 부종, 부동, 복수, 소양증, 영양 부족과 관련된 피부 손상 위험성
⑧ 간의 세균 여과 기능 저하로 인한 면역장애와 관련된 감염 위험성

사. 간호중재

① 적절한 활동 유지
② 적절한 영양관리 및 체액과 전해질 불균형 교정
③ 출혈 예방
④ 효율적인 호흡 양상 증진
⑤ 피부 통합성 유지
⑥ 감염 예방

(3) 지방간(Fatty liver)

가. 정의

간이 정상적으로 차지하는 지방 비율 5%보다 많은 지방이 간세포에 축적된 상태로 에너지대사가 정상적으로 이루어지지 않아 간에 발생하는 대사질환이다.

나. 병태생리

지방간의 주요 원인은 음주와 비만으로 고지혈증, 당뇨병 등의 질병에 동반되어 나타나기도 한다. 심한 영양 부족에 의해서도 지방간이 생길 수 있으며, 부신피질호르몬제(스테로이드제)나 여성호르몬제 등이 원인이 될 수 있다.

알코올을 많이 섭취하게 되면 간에서 지방합성은 촉진되고 정상적인 에너지대사가 이루어지지 않게 된다. 주로 중성지방에 의해 지방간이 발생하며 소량의 콜레스테롤과 인지질도 간에 침윤될 수 있다.

다. 증상 및 징후

지방간의 증상은 지방의 축적 정도와 기간, 다른 질환의 동반 유·무에 따라 양상과 정도가 다양하다. 지방간이 생기면 크고 딱딱해진 간을 관찰할 수 있다. 지방간이 있는 사람 대부분은 외관상 건강해 보이며, 증상이 없는 경우가 많다. 피로감, 전신권태감, 식욕부진, 오른쪽 상복부의 통증, 황달 등의 증상이 나타난다. 지방침윤의 원인을 해결하면 간기능이 회복되지만 지방침윤이 지속되거나 만성 알코올 중독 같은 경우 간은 손상되고 지방색전증 등의 합병증으로 사망할 수 있다.

라. 진단검사

지방간을 확인할 수 있는 검사법에는 초음파검사, 컴퓨터단층촬영(CT), 자기공명영상촬영(MRI), 간기능검사 등이 있으며, 간조직검사를 통해 확실한 진단이나 감별진단을 내릴 수 있다. 혈액검사에서 BSP(bromsulphalein)가 정체되고 혈청 빌리루빈 및 alkaline phosphatase가 상승한다.

마. 치료

지방간의 원인이 되는 비만, 음주, 고지혈증, 당뇨병 등의 요인을 교정 및 제거하는 것이 치료의 초점이다. 금주, 체중 감소, 당뇨조절, 혈중 지방질의 농도를 정상으로 유지하도록 하며 지방간의 원인이 되는 약물 복용 시 주치의와 상의 후 약물 복용을 중단하거나 다른 약물로 대체하도록 한

다. 저열량식이, 고단백식이 및 신선한 야채를 포함한 균형 잡힌 식이와 규칙적인 운동이 지방간 치료에 도움이 된다.

(4) 간종양(Hepatic tumor)

가. 정의

간에 생기는 신생물로 양성 또는 악성이며, 전이 여부에 따라 원발성과 전이성으로 구분한다. 간의 양성종양으로는 젊은 여성 중 경구피임약을 복용하는 경우 발생률이 높은 간의 선종(hepatic adenoma)이 있다. 간의 악성종양으로는 원발성 간세포암(hepatocellular carcinoma; HCC)이 있는데, 남성의 경우 위암이나 폐암 다음으로 많이 발생하는 간종양으로 40~50대에 흔히 발생한다.

나. 병태생리

간의 선종은 호르몬이 영향을 미치는 것으로 여겨지며 혈관 분포가 많아 파열로 인한 출혈 위험성이 있다.

원발성 간암은 간세포나 담관에 생길 수 있으며 간세포암이 가장 흔하다. 간세포암은 정상 간에는 발생하지 않으며 주로 B, C형 간염 바이러스에 의한 감염이나 알코올 섭취 등 여러 요인에 의한 간손상 및 간경화증이 발생 원인이 될 수 있다. 혈관조직에 침범하여 출혈을 발생시키거나 혈액순환을 방해하여 간조직에 괴사를 초래한다. 원발성 간암의 진행을 막지 못하는 경우 예후가 나쁘며 간기능 부전으로 사망하게 된다.

원발성 간암보다 흔한 전이성 간암은 주변 기관에서 직접 전이, 문맥계를 통한 전이, 간동맥계를 통한 전이에 의한다. 간은 혈류량이 많고 광범위한 모세혈관망을 가지고 있으며 주요 복부장기에서 문맥계로 배액되는 큰 기관이기 때문에 모든 암으로부터 전이가 쉽게 이루어진다. 암세포의 침범으로 간은 비대해지고 출혈이 발생하며 괴사된다.

다. 증상 및 징후

간종양의 증상 및 징후는 침범 범위나 정도, 간손상으로 인한 간기능 부전의 정도에 따라 다양하다. 초기에는 간비대, 비장비대, 피로, 체중 감소, 복통 등이 나타나며 후기에는 심한 피로, 식욕부진, 오심, 구토, 황달, 복수 등이 나타난다.

라. 진단검사

초음파검사, 컴퓨터단층촬영(CT), 간스캔(liver scan), 자기공명영상촬영(MRI), 간생검(liver biopsy) 등으로 진단한다. 원발성 간암 진단 시 특수혈액검사로 α-fetoprotein(AFP)를 시행하며 다른 부위에 종양이 없으면서 혈청 AFP 수치가 높으면 원발성 간암일 확률이 매우 높다. 유방, 폐, 위장관에서 간으로 암이 전이된 경우 혈청 carcinoembryonic antigen(CEA) 수치가 급상승한다.

마. 치료 및 간호

① 양성 간종양

양성 간종양의 치료는 원인이 호르몬에 의한 것으로 보이는 경우 호르몬제(경구피임제, 안드로젠)를 중단하면 호전된다. 혈관 파열의 위험 시 간엽 절제술을 시행할 수 있으며, 간종양을 제거하면 예후는 좋다.

② 악성 간종양과 전이성 간종양

악성 간종양과 전이성 간종양의 치료는 종양의 종류, 크기, 전이 등의 진전 정도에 따라 달라진다. 치료 방법은 수술, 항암화학요법, 방사선 고주파열치료, 경피적 에탄올, 방사선 물질 주입, 간 이식 등이 있다. 간암세포는 증식 속도가 빠르며 진전된 경우 예후가 불량하다. 간암 환자를 간호할 때는 최대한 환자가 편안할 수 있도록 해 준다.

③ 수술

수술은 간종양이 간의 일부분에 국한되어 있고 크기가 작은 경우 시행 가능하다. 수술 전 간호는 수술 스트레스를 안정적으로 견딜 수 있는 신체 상태를 유지할 수 있도록 한다. 수술 후 저혈당, 저알부민혈증, 저혈량, 전해질 불균형, 복수 등 심혈관계, 호흡기계, 간기능 부전으로 인한 문제 등을 예방하는 관리가 이루어지도록 한다.

④ 항암화학요법

항암화학요법은 수술 후 보조요법으로 시행하기도 하지만 수술이나 이식 등을 시행할 수 없는 경우 적용될 수 있다. 항암화학요법은 국소적 또는 전신적 요법으로 시행될 수 있다. 간동맥화학색전술(transarterial chemoembolization; TAE 또는 TACE)은 국소적 항암화학요법으로 대퇴동맥을 통해 카테터를 삽입하여 약물을 간동맥과 간세포에 직접 주입하여 암세포로 가는 혈류를 차단함으로써 간암의 괴사를 유도하는 방법이다. 작은 크기의 간암일 경우 효과가 좋으며 전신적인 항암화학요법에 비해 부작용이 적다. 전신적 항암화학요법은 전이성 종양일 경우 통증과 종양의 크기를 줄이기 위해 적용한다.

⑤ 방사선 고주파열치료법

방사선 고주파열치료법(radiofrequency ablation; RFA)은 초음파를 보면서 피부를 통해 고주파 발생 전극이 부착된 가느다란 바늘을 간종양에 삽입한 뒤 고주파로 열을 가해 종양을 괴사시키는 방법이다.

⑥ 경피적 에탄올, 방사선 물질 주입술

경피적 에탄올, 방사선 물질 주입술은 초음파를 보면서 간종양에 가느다란 바늘을 삽입하여 방사선 물질과 에탄올의 혼합액을 주입하는 방법으로 간종양을 절제할 수 없으며 다른 장기로 전이되지 않은 경우에 시행한다.

4) 담도계 질환

(1) 담석증(Cholelithiasis)

가. 정의

담석증은 담낭과 담도계에 돌이 형성된 것으로 담석은 보통 담낭에서 형성되는 담즙의 고형 물질로 크기, 모양, 구성 물질이 다양하다. 담석은 주로 담낭, 담낭관, 소담관, 간관, 총담관, 십이지장유두 부위에 호발한다.

나. 병태생리

담석이 발생하는 원인은 정확하지 않으나 담즙의 성분 변화, 담즙의 정체, 감염, 유전 등의 영향을 들 수 있다. 담즙의 콜레스테롤과 담즙산염의 비정상적인 대사가 담석 형성에 중요한 역할을 하는 것으로 보인다. 일반적으로 담석에 가장 많이 포함되어 있는 성분에 따라 콜레스테롤 담석, 색소성 담석, 혼합형 담석으로 구분할 수 있다. 일부 담석은 증상 없이 관을 통해 장으로 배출되기도 하지만, 어떤 담석은 담관을 막아 담관폐색을 초래하고 황달과 지방의 흡수장애를 초래한다. 담석은 담관벽을 자극하거나 압박하여 감염이나 괴사를 초래하며 경련과 통증을 유발한다. 담낭에 염증이 발생하여 천공이 초래되면 복막염이 발생하게 된다. 담석이 소장으로 배출되는 경우 담석의 크기가 커 회장 말단을 빠져나가지 못하면 담석성 장폐색증을 초래할 수 있다.

다. 증상 및 징후

담석이 담관을 막거나 염증을 일으키기 전까지는 특별한 증상이나 징후가 나타나지 않을 수 있다. 평소 지방 음식 섭취 후 소화불량, 상복부 불편감, 복부팽만과 같은 경미한 위장관 증상이 있을 수 있다.

담석이 담낭관을 막아 담낭이 팽창되고 감염이 발생하면 오한과 열이 나고 담도 산통(biliary colic)이 생긴다. 통증은 음식 섭취 후 갑자기 발생하며 중앙 심와부에서 우상복부를 통해 오른쪽 견갑골 아래 등 부위와 어깨로 방사된다. 통증은 매우 극심하며 오심, 구토, 빈맥 등의 증상이 동반되기도 한다. 담석에 의해 담도가 막히면 담낭 수축 시 담즙이 배출되지 못하고 담낭이 팽창되고 염증이 발생한다. 담낭의 팽창으로 담낭 기저부가 늑골 복면에 닿게 되어 심호흡 시 우상복부 통증이 발생하므로 숨을 깊이 들이마시는 것이 힘들다(Murphy's sign).

총담관이 폐쇄될 경우 담즙은 십이지장으로 흘러들어가지 못하고 혈류로 흡수된다. 그로 인해, 혈청 총빌리루빈과 결합빌리루빈 상승으로 황달이 발생하여 피부, 점막은 노란색을 띠게 되고 소양증이 초래된다. 상승된 혈중 결합빌리루빈은 소변으로 배출되어 진한 색의 소변을 보게 되며, 담즙이 십이지장으로 배출되지 못하여 점토색의 대변을 보게 된다.

담도계의 폐쇄로 지용성 비타민과 지방 흡수장애가 발생한다. 비타민K 결핍은 프로트롬빈 시간을 지연시켜 혈액응고가 저하된다. 담석으로 담도폐쇄가 지속되어 담즙 이동이 이루어지지 않으면 농양, 괴사, 천공이 발생하고 복막염을 초래한다.

라. 진단검사

초음파검사, 컴퓨터단층촬영술, 자기공명담췌관조영술(magnetic resonance cholangiopancreatography; MRCT), 내시경 역행성 담췌관 조영술(endoscopic retrograde cholangio pancreatography; ERCP)로 진단한다.

마. 치료

① 내과적 치료

증상을 나타내는 담석증 환자의 경우 증상의 빈도와 정도에 따라 대증적으로 관리한다.

담석으로 인한 통증은 demerol과 같은 마약성 진통제를 투여한다. 오심과 구토가 심한 경우 진토제가 투여되며 위산과다로 인한 속쓰림을 완화시키기 위해 제산제가 투여된다. 감염 가능성을 방지하기 위해 항생제가 처방되기도 한다.

담도 산통을 예방하기 위해 기름진 음식을 피하고 급성 담도 산통이 있는 경우 금식하도록 하며 정맥으로 수분전해질을 공급한다.

ERCP를 이용한 담석 제거는 중요한 비외과적 치료 방법으로 내시경을 총담관으로 삽입하여 십이지장유두괄약근을 절개하는 내시경적 유두괄약근 절개술(endoscopic sphincterectomy; EST)을 시행하여 담도 내 압력 감소 및 십이지장유두의 담석을 제거한다. 폐쇄성 황달, 간기능부전으로 인한 담도폐쇄나 담도패혈증의 위험성이 높은 경우 폐쇄된 간관의 압력을 감소시키기 위해 경피적 간경유 담도 배액(percutaneous transhepatic biliary drainage; PTBD)을 통하여 담즙이 흐를 수 있도록 한다.

담석 제거를 위한 또 다른 내과적 치료 방법으로 콜레스테롤 담석을 용해시키는 용해제를 사용하는 경우가 있다.

② 외과적 치료

체외 충격파 쇄석술(extracorporeal shock wave lithotripsy; ESWL)은 체외에서 담석 부위로 충격파를 쏘아 담석을 부숴 제거하는 방법이다. 잘게 부숴진 담석은 내시경을 통해 제거되거나 총담관을 통해 소장으로 배출되도록 한다.

a. 복강경 담낭 절제술

복강경 담낭 절제술(laparoscopic cholecystectomy)은 전통적 개복술에 비해 담관의 손상, 수술 후 통증, 합병증, 사망률 등이 낮고 회복이 빠른 장점을 가지고 있어 흔히 사용되는 외과적 치료방법 중 하나이다. 수술 전 일반적인 수술 전 검사 시행과 금식을 유지한다. 복강경 담낭 절제술을 시행할 때는 내시경 삽입과 기관을 잘 볼 수 있도록 이산화탄소를 사용하여 복강을 부풀리기 때문에 수술 후 복강 내 남아 있는 이산화탄소에 의해 통증이 발생할 수 있다. 이산화탄소 흡수 및 통증 감소를 위해 수술 후 조기이상이 중요하다. 일반적으로 수술 후 24시간 이내 퇴원한다.

b. 담낭 절제술

담낭 절제술(cholecystectomy)은 오른쪽 늑골 아래 부분을 절개하여 담관 및 담낭과 관련된 동정맥을 결찰한 후 담낭을 제거하며 필요시 담관을 절개하여 담관결석을 제거하기도 한다. 담낭 절제술 후 담관이 치유되는 동안 담즙의 정체로 담관이 막히지 않도록 T관(T-tube)을 삽입하여 담즙이 적절하게 배액되도록 한다. 수술 후 수술 부위의 통증을 조절하기 위해 진통제(demerol, PCA pump)를 사용한다. 무기폐나 폐렴 예방을 위해 기침과 심호흡을 권장하고 호흡기계 상태를 주의 깊게 사정한다. 오심 예방으로 근육긴장도로 인한 통증을 감소시키기 위해 항구토제가 처방된다. 수술 후 구개반사가 돌아올 때까지 금식하도록 하고 정맥 내 수액 공급을 통해 수분과 전해질의 균형을 유지한다.

표 2-10 T-tube 관리

배액장치	• 배액관은 담낭 위치보다 아래쪽에 위치하도록 유지하여 담즙이 자연스럽게 배액될 수 있도록 한다. • 배액관이 눌리거나 꼬이지 않도록 안전하게 고정한다. • 반좌위를 취해 주어 중력에 의해 배액되도록 한다. • 의사의 지시 없이 배액관을 잠그거나 세척, 흡인하지 않는다. • 의사 지시에 따라 식사 전·후 1~2시간 정도 T-tube를 잠그고 섭취한 음식에 대한 소화반응을 관찰한다.
배액 상태	• 배액관을 통한 담즙 배액은 담관의 개통 여부 및 T-tube가 제대로 삽입되어 유지되는지 알려 주는 지표가 된다. • 배액 상태(양, 색깔, 내용물, 냄새 등)를 관찰하고 8시간마다 배액량을 기록한다. • 수술 후 초기에는 혈액이 배액될 수 있으며 점차 담즙색이 초록색에서 갈색으로 변화한다. • 배액량은 첫날 500~1,000mL 정도이며 점차 감소한다. 만일 담즙 배액량이 1,000mL를 초과하면 의사에게 보고한다. • 배액량이 정상적으로 감소하다가 갑자기 증가하면 보고한다. • 나쁜 냄새가 나거나 농이 섞인 배액이 관찰되면 감염이나 염증을 의미한다.
피부관리	• 담즙 배액은 피부를 자극하므로 T-tube를 삽입한 피부 주위에 염증 증상(발적, 종창, 열감, 통증, 분비물 등), 담즙이 관 주변으로 새는지 여부를 관찰한다.
대변색	• 대변의 색이 갈색으로 돌아오는지 관찰한다.

지방에 대한 내성이 부족한 경우 저지방 식이를 제공한다. 수술 절개 부위 간호와 T관에 관한 간호(표 2-10)를 시행하며 담관에서 배액되는 배액의 양, 특성, 색 등을 주의 깊게 모니터한다. 배액은 혈액과 장액이 섞여 있는 상태이며 수술 후 첫 24시간 동안 담즙이 포함되어 있다.

바. 간호진단

- 담도폐쇄, 담관경련, 염증 과정과 관련된 급성 통증
- 건강상태 변화, 급작스러운 담관 통증과 관련된 불안
- 검사, 시술로 인한 약물 투여와 관련된 신체손상 위험성
- 금식, 비위관 흡인, 과다한 담즙 배액과 관련된 체액 부족 위험성
- 질병, 진단과정, 치료 방법에 대한 정보 부족과 관련된 지식 부족

사. 간호중재

통증의 위치, 특성, 양상 등을 확인하고 통증 척도를 이용하여 통증 정도를 사정하여 기록한다. 처방된 진통제 투여 및 환자의 반응을 확인하여 기록한다. 안위 증진과 진통제 효과를 촉진시키기 위해 조용한 환경을 제공하고 적절한 이완요법(등 마사지, 편안한 체위 제공 등)을 적용한다.

환자가 불안해하는 요인을 파악하고 불안 정도를 사정하여 그에 대한 정보를 제공하고 설명하도록 한다.

환자의 안전을 위해 침상 난간은 항상 올려져 있는지 확인하며 호출기는 손에 닿는 곳에 위치하도록 한다.

지속적인 구토나 복부 팽만 등으로 비위관 삽입과 흡인을 하는 경우 정맥내 수액을 제공하며 섭취량과 배설량을 사정하고 탈수 증상[핍뇨(시간당 30mL 미만의 소변량), 건조한 점막, 피부 긴장성 저하 등]을 확인한다. 금식하는 동안 구강간호를 제공하여 구강점막조직의 통합성이 적절하게 유지되도록 한다.

정보 제공 및 환자 교육 시 환자의 이해와 요구 정도를 사정하여 간결하고 명료하게 시행하되 환자가 급성 통증이 없는 편안한 상태일 때 제공하는 것이 적절하다.

ERCP를 이용한 담석 제거 방법을 설명하는 인터넷 동영상을 참조할 수 있다(예: 고신대학교복음병원 공식 블로그, https://blog.naver.com/lib3000/220484109813 / NAVER TV 채

널 네이버 지식백과, http://tvcast.naver.com/v/297966).

(2) 담낭염(Cholecystitis)

가. 정의

담석 등의 원인으로 담낭관이 막히면 담즙이 정체되고 담낭벽에 염증이 시작되며, 이차적으로 세균(대장균, 포도상구균, 연쇄구균, 폐렴간균 등)이 감염되어 담낭에 염증을 일으키는 질환이다. 발병 기간에 따라 급성 담낭염과 만성 담낭염으로 구분한다.

나. 병태생리

결석성 담낭염은 결석이 담관을 폐쇄하여 담즙이 정체되고 담즙의 재흡수로 담낭벽을 자극하게 된다. 담낭이 팽만되고 침윤이 발생하며 담즙의 배액장애와 함께 담낭벽에 허혈이 발생한다. 염증이 초래된 담낭벽은 부종이 생기고 괴사되어 천공이 발생한다. 천공의 정도에 따라 담낭에 농이 형성되기도 하며 복막염을 발생시키고 합병증으로 패혈증이 나타날 수 있다.

비결석성 담낭염은 담석과 상관없이 담낭의 혈류 저하, 심한 외상, 수술, 화상 등으로 인한 해부학적 문제가 있거나 세균이 혈류나 림프관을 통해 유입되어 발생한다. 괴사 및 천공 발생이 결석성 담낭염이 비해 다소 높은 비율로 나타나는 것 외에 질병 진행과정에는 별다른 차이가 없다.

다. 증상 및 징후

우상복부의 통증은 가장 흔한 증상이다. 통증은 음식 섭취 후 약하게 지속되는 통증에서 지속적으로 강하고 극심한 통증까지 다양하다. 급성 담낭염 시 통증은 며칠 동안 지속될 수 있으며 우상복부 통증이 오른쪽 어깨나 견갑골로 방사되기도 한다. 급성 담낭염으로 인한 통증은 갑자기 시작하여 점진적으로 증가하고 약 30분 이내 최고점의 극심한 통증을 경험한다. 오른쪽 늑골 아랫부위를 촉진할 때 환자에게 숨을 깊이 들이쉬도록 하면 우상복부의 극심한 압통으로 숨을 쉬지 못하게 된다(Murphy' sign 양성). 반동성 압통은 복막의 염증을 의미한다. 결석으로 인해 담낭관이 막혀 급성 담낭염이 발생한 환자는 담도 산통(biliary colic)을 경험할 수 있으며 결석이 관을 따라 이동하거나 멈춰 있으면 조직이 경련을 일으켜 매우 강하고 극심한 통증을 일으키며 빈맥, 발한, 창백, 탈진 등의 증상을 동반한다. 급성 담낭염 환자는 오심, 구토, 소화불량, 복부 팽만감, 고창, 담관 폐쇄로 인한 황달, 점토색 대변, 진한색의 소변 등의 증상과 염증반응으로 인한 고열, 백혈구 수 증가를 보인다.

만성 담낭염의 경우 급성 담낭염과 비슷한 증상과 징후가 나타나지만 급성 담낭염에 비해 통증이 모호하고 비특이적이며 체온이나 백혈구 수가 보다 낮다.

라. 진단검사

복부 초음파검사는 담낭벽의 비후와 담관의 팽배, 담낭 주위의 체액, 담석증을 확인할 수 있는 검사 방법으로 담낭염을 확진할 수 있다. 방사선 핵종 영상법(radionuclide imaging)은 담관폐색을 정확하게 진단할 수 있는 검사법이다. 혈액검사상 백혈구 증가증, 과빌리루빈혈증, 혈청 아미노전이효소(aminotransferase) 상승을 보이며 혈중 아밀라아제(amylase)가 약간 상승되기도 한다.

마. 치료

담낭염의 치료는 금식, 항생제 투여, 수액 제공 등을 통해 시행되며 담낭 절제술이 가장 중요한 치료 방법이다.

바. 간호진단

담석증 환자의 간호진단 내용을 참고하도록 한다.

사. 간호중재

급성기 담낭염 환자는 염증성 담낭이 쉴 수 있도록 약물요법과 식이요법에 따른 적절한 간호가 수행된다. 심한 통증을 호소하는 경우 처방에 따라 진통제(demerol)를 투약하고 환자의 반응을 확인한다. 모르핀(morphine)은 오디(Oddi) 괄약근의 경련을 초래하여 통증을 유발하므로 투여하지 않는 것이 일반적이다. 오심, 구토가 동반되는 경우 진토제를 투여하며 담도 수축을 예방하기 위해 평활근을 이완시키는 콜린제나 항경련제를 투약할 수 있다. 급성기 동안 금식을 유지하고 식이를 시작하게 되면 저지방 식이를 소량씩 자주 제공하여 담낭의 자극을 줄이도록 한다. 수분전해질 균형을 유지하도록 하며 섭취량과 배설량을 측정한다. 심한 오심, 구토가 있거나 위장관 팽만으로 비위관을 삽입한 경우 적절한 구강간호를 시행한다.

표 2-11 급성 췌장염의 원인

흔한 원인	• 담석(미세담석 포함) • 음주(급성·만성 알코올중독증) • 내시경적 역행성 담췌관 조영술(ERCP) • 외상(둔한 복부 외상) • 수술 후(복부 또는 비복부 수술)
흔하지 않은 원인	• 혈관성 원인과 혈관염 • 결합조직질환과 혈전성 혈소판 감소성 자반증 • 췌장암 • 고칼슘혈증

5) 췌장염(Pancreatitis)

췌장의 염증성 질환은 (1) 급성 췌장염과 (2) 만성 췌장염으로 분류할 수 있다. 췌장염의 빈도는 나라마다 다르며 원인 및 임상 증상은 다양하다. 대다수의 췌장염은 과음이나 담도계 질환에 의해 발생한다. 약물, 외상, 바이러스 감염이 원인이 되기도 하며 대사성 및 결합조직 질환과 동반되기도 한다. 또한 30%의 급성 췌장염과 25~40%의 만성 췌장염은 원인이 분명하지 않다.

(1) 급성 췌장염(Acute pancreatitis)

가. 정의

급성 췌장염은 많은 손상을 일으키는 췌장의 염증성 증후군으로 복통과 췌장효소 수치의 상승이 특징이다. 급성 췌장염의 전반적인 사망률은 5% 정도이나 중증인 경우는 20% 정도까지 상승한다. 담도 췌장염은 여성에게 많고 55~65세에 호발하는 반면에 알코올 유발성 췌장염은 남성에게 훨씬 많이 발생한다.

나. 원인 및 병태생리

급성 췌장염의 원인은 다양하나(표 2-11) 주된 원인은 담석(30~60%)과 알코올이다. 이러한 원인들이 췌장의 염증을 유발시키는 기전은 아직 불명확하다. 내시경적 역행성 췌담도 조영술(ERCP) 후 5~20% 환자에게 급성 췌장염이 발생한다. 고중성지방혈증은 급성 췌장염 원인의 1.3~3.8%를 차지하며 혈청 중성지방치가 보통 11.3mmol/L(>1,000mg/dL) 이상으로 췌장염의 재발성 발현 경향이 있다. 또한 아포지방단백(apolipoprotein) C Ⅱ 결핍 환자는 췌장염의 증가된 빈도를 보인다. 케톤산증이 합병된 당뇨병 환자나 경구피임약과 같은 특정 약물을 복용하는 경우에도 높은 중성지방혈청치가 발생할 수 있다.

급성 췌장염은 급성 간질성 형태와 급성 출혈성 형태의 두 가지 병태학적 양상을 보인다. 급성 간질성 췌장염은 정상적인 해부학적 소견을 보이는 반면 광범위하게 샘이 붓고 염증이 진행되어 있다. 출혈과 괴사는 없으나 세포의 부종으로 간질강이 붓고 관에는 화농성 물질이 있다. 급성 출혈성 췌장염에서는 분비선에 급성 염증이 진행되고 출혈과 세포괴사가 나타난다. 심한 경우 복강과 흉강 및 피하조직 전체에 광범위한 지방괴사가 발생한다. 혈관괴사로 많은 혈액 손실이 생기고 괴사된 조직 근처에 농양과 감염이 발생하며 지방색전증, 저혈압, 쇼크, 수분 과다 등의 전신합병증이 나타난다.

췌장염은 세 시기로 진행한다. 초기에는 췌장 내 트립신의 소화효소 활성화로 선방세포 손상이 특징이다. 두 번째 시기에는 췌장에서 호중구와 대식세포의 활성화, 화학 유인 및 격리가 관여하며 췌장 내 염증반응이 증진된다. 세 번째 시기에는 염증을 일으킨 췌장에서 유리된 활성화된 단백분해효소와 매개체의 원격장기에 미치는 영향에 기인한다. 특히 트립신과 같은 활성화가 된 단백분해효소는 췌장이나 췌장

주위조직을 소화시킬 뿐 아니라 엘라스타아제(elastase)나 포스포리파아제(phospholipase) 같은 다른 효소도 활성화시킨다. 활성화된 효소와 매개체는 세포막을 소화시키고 단백질분해, 부종, 간질 출혈, 혈관 손상, 응고괴사, 지방괴사 및 실질세포괴사를 일으킨다. 세포 손상과 사멸은 브라디키닌 펩티드(bradykinin peptide), 혈관 활성화 물질, 히스타민을 유출하여 혈관 확장을 유발하고 혈관 투과성을 증가시키며 부종을 일으켜 여러 기관, 특히 폐에 심한 영향을 미친다. 더불어 전신적 염증반응증후군, 급성 호흡장애증후군, 다기관부전이 발생할 수 있다.

다. 증상 및 징후

임상 양상은 발작의 심각성에 따라 다소 차이가 있다. 복통이 주 증상이며 가볍고 참을 수 있는 정도의 불편감에서부터 심하고 지속적이며 꼼짝 못할 정도의 고통까지 다양하다. 통증은 명치 부위와 배꼽 주위에 나타나고 종종 등이나 가슴, 옆구리, 하복부 쪽으로 방사되기도 한다. 복통은 바로 누울 때 심해지고 상체를 구부리거나 무릎을 굽히는 경우에 호전된다. 오심과 구토가 85% 환자에게서 발생하며 구토는 통증을 완화시키지 않고 지속시킨다. 중증 췌장염 환자는 복부 압통과 경축, 진행성 복부 팽창, 장운동의 감소 소견을 보인다. 미열, 빈맥, 저혈압 및 쇼크가 발생하며 드물게 황달이 발생한다. 피하 지방괴사로 홍반성 피부 소결절이 나타나며 환자의 10~20%에서 폐하부 수포음, 무기폐, 흉수 등의 폐 소견이 보인다. 복강내 출혈로 인한 배꼽 주위의 청색 변화(Cullen 징후)나 옆구리 부위의 청홍자색 혹은 녹갈색 변화(Turner 징후)가 나타난다. 이 두 가지 징후가 나타나는 경우는 드문데 이는 심한 췌장괴사를 의미한다.

라. 진단검사

급성 췌장염의 진단은 보통 혈청 아밀라아제와 리파아제의 증가로 확인할 수 있다. 정상의 3배 이상이면서 장의 천공, 허혈 및 경색이 제외되는 경우 진단적 의미가 있다. 혈청 아밀라아제와 리파아제의 상승 정도와 췌장염의 중증도는 상관관계가 없다. 3~7일 이후에는 췌장염이 지속되더라도 혈청 아밀라아제 수치는 정상화되는 경향을 보인다. 그러나 췌장성 어소아밀라아제나 리파아제 수치는 7~14일 동안 증가를 유지한다. 혈청이나 소변의 아밀라아제 증가는 췌장염 외의 다른 경우에도 나타날 수 있음을 염두에 두어야 한다. 혈청 리파아제 수치는 아밀라아제 수치와 평행하게 증가된다. 3배 증가된 혈청 리파아제 수치로 급성 췌장염을 진단할 수 있다.

백혈구증가증(15,000~20,000/㎕)이 종종 나타나며 후복강이나 복강 내로의 혈장 손실로 인하여 헤마토크리트(hematocrit)가 44% 이상으로 혈액 농축이 발생한다. 혈액뇨질소(BUN) 수치가 22mg/dL 이상으로 고질소혈증이 나타난다. 인슐린 분비의 감소, 글루카곤 분비의 증가, 글루코코르티코이드나 카테콜라민 방출이 증가되어 고혈당증이 발생한다. 25% 정도에서 고칼슘혈증이 나타나나 그 기전은 알려져 있지 않다. 약 10% 정도에서 고빌리루빈혈증[혈청 빌리루빈 >68μmol/L (>4.0mg/dL)]을 보이며 황달은 일과성이고 4~7일이면 혈청 빌리루빈 수치가 정상화된다. 혈청 알칼리 포스파타아제(alkaline phosphatase)와 AST 수치가 증가할 수 있으며 혈청 빌리루빈 수치와 평행하며 담낭 관련 질환으로 지적될 수 있다. 유산탈수소효소(LDH)가 매우 증가한 경우 [>8.5μmol/L(>500U/dL)] 예후가 불량함을 시사한다.

CT는 의심되는 급성 췌장염을 확인할 수 있으며 췌장염의 중증도, 유병율과 사망률을 예측하거나 합병증을 평가하는 데 도움을 준다. 초음파검사는 급성 췌장염에서 담석질환이 의심되는 경우 담낭을 평가하는 데 유용하다.

급성 췌장염의 진단은 다음 중 두 가지가 요구된다. 전형적인 복통, 혈청아밀라아제와 혹은 라파아제 수치가 3개 또는 그 이상 증가하거나 확실한 단층복부영상 소견이다.

마. 치료

대부분의 급성 췌장염 환자들은(85~90%)는 치료가 시작된 후 3~7일 내에 저절로 회복한다. 일반적인 치료법은 (1) 통증 경감을 위해 진통제 사용, (2) 혈관내 혈량의 유지를 위해 정맥내 수액제나 교질 용액제의 사용, (3) 금식이다.

급성 췌장염 치료에서 일차적으로 고려해야 할 것은 통증조절과 경감이다. 정맥주사용 morphine을 투여하며 진경제(antispasmodic agent)와 병용할 수 있다. 이외 nitroglycerin이나 papaverine 같은 평활근 이완 약물을 사용한다.

췌장염 초기 단계 쇼크를 예방하기 위해 전해질과 단백질을 정맥주입하고 필요시 수혈한다. Dextran이나 albumin 같은 인공혈장 증량제나 혈장을 공급하여 혈액량을 대체한다. 저혈압이 진전되는 환자는 전신의 혈관저항을 증가시키기 위해 dopamine(Intropin)을 투여한다. 수분과 전해질 불균형은 Ringer액이나 다른 전해질 수액으로 교정한다. 염증과 괴사된 췌장조직은 세균성장에 좋은 배지가 되므로 감염 예방이 중요하다.

환자가 경구 섭취가 적합하지 않다고 판단되면 첫째, 환자를 금식시킨다. 둘째, 구토와 위장 팽만을 감소시키고 위의 산성 내용물이 십이지장으로 유입되는 것을 예방하기 위해 비위관 흡인을 실시한다. 수분과 전해질 공급은 반드시 필요하다. 적극적인 수분치료와 함께 저혈량성 쇼크를 예방하여야 한다. 소변량이 시간당 30~50cc를 유지해야 하며 칼륨 수치를 관찰한다. 식이는 환자가 비경구적 진통제 없이도 통증이 없을 때, 오심과 구토가 없을 때, 정상 장음이 들릴 때 그리고 배고픔을 느낄 때부터 재개할 수 있다. 일반적으로 맑은 유동식으로부터 시작하되 경증 급성 췌장염으로부터 회복함에 따라 저지방식을 주는 것이 바람직하다.

담관염에 합병된 중증 담석 유발 췌장염인 경우 처음 36~72시간 내에 유두 절개술을 시행하면 극적인 호전을 기대할 수 있다. 고중성지방혈증 관련 췌장염 환자의 치료는 (1) 이상적인 체중 유지, (2) 지방 제한 식이, (3) 운동, (4) 음주와 혈청 중성지방을 증가시킬 수 있는 약물들을 피할 것, (5) 당뇨의 조절이다.

바. 간호진단

급성 췌장염 환자에게 가능한 간호진단은 다음과 같다.

- 췌장의 부종, 췌장효소의 복막 자극과 관련된 급성 통증
- 오심, 구토, 식욕부진 등과 관련된 신체 요구량보다 적은 영양의 변화
- 췌장 출혈, 체액 상실, 오심과 구토, 비위관 흡인 등과 관련된 체액 부족
- 심한 통증과 관련된 비효율적인 호흡 양상

사. 간호중재

급성 췌장염 환자 간호의 궁극적인 목표는 (1) 통증 완화, (2) 정상적인 수분과 전해질 균형, (3) 최소한의 합병증 또는 합병증의 부재, (4) 재발이 없어야 한다.

통증조절이 가장 중요하며 이를 위해 morphine이나 meperidine이 처방된다. Morphine은 Oddi 괄약근과 췌관의 경련을 일으킬 수 있으므로 meperidine이 선호된다. 통증 감소를 위해 마약성 진통제를 지속적으로 정맥내로 투여하거나 자가통증조절기(PCA)를 사용한다. 통증이나 안절부절못함은 대사율과 췌장효소의 자극을 증가시킨다. 통증을 감소시키기 위하여 등을 구부린 좌위 또는 몸통을 구부리고 무릎을 복부까지 끌어당기는 자세를 취하는 것이 도움이 된다. 조용하고 안락하며 휴식을 취할 수 있는 환경을 유지한다.

금식 상태를 유지하며 비위관을 삽입하고 있으므로 입과 비강의 건조를 완화하고 구강과 비강 간호를 실시한다. 위산 중화를 위한 제산제를 복용하고 있다면 천천히 삼키거나 비위관으로 주입한다. 급성 증상이 완화되면 구강으로 수분과 음식 섭취를 다시 시작하고 천천히 유동식과 정상 식사를 시작한다. 식사는 소량씩 자주 제공한다. 퇴원 후에는 알코올 섭취를 피한다.

수분과 전해질 상태, 심박출량, 신기능을 관찰한다. 섭취량과 배설량, 활력징후, 체중, 복위, 검사실 검사 소견(헤마토크리트, 칼륨, 칼슘)을 관찰한다. 신기능 손상을 관찰하기 위해 유치도뇨관을 삽입한다. 적극적인 수액공급을 위해 정맥을 확보하고 수분, 전해질, 콜로이드, 혈액을 투여한다. 간호사는 저혈량 쇼크를 면밀히 관찰하고, 수액을 공급하며,

환자의 반응을 모니터링한다. 고혈당은 수분 손실을 유발할 수 있으므로 하루에 4번 측정하고, 심한 고혈당 시 인슐린 치료가 필요하다.

(2) 만성 췌장염(Chronic pancreatitis)

가. 정의

만성 췌장염은 급성 췌장염에서 관찰되는 가역적인 변화와 구분되는 췌장의 비가역적 손상이 특징적인 질환이다. 췌장에 지속적으로 오랫동안 나타나는 염증화 및 섬유화 과정이다. 췌장이 섬유성 조직으로 대체되면서 파괴가 진행되며 협착과 석회화가 발생한다.

나. 원인 및 병태생리

미국 성인의 경우 알코올 중독이 임상적으로 발현된 만성 췌장염의 가장 흔한 원인인 반면, 소아에서는 낭성 섬유증이 가장 흔한 원인이다. 알코올은 췌장에 직접적인 독성이 있다고 알려져 있으며 흡연 역시 췌장의 자가 소화 감수성을 증가시키므로 강한 인과관계가 있다.

만성 췌장염에는 여러 가지 유형이 있지만 근본적인 병태생리는 공통적이다. 두 가지 주요 유형은 만성 폐쇄성 췌장염과 만성 석회화 췌장염이다. 만성 폐쇄성 췌장염은 담도계 질환과 관련되며 담석증과 관련된 Oddi 괄약근의 염증이 주된 원인이다.

만성 석회화 췌장염은 만성 췌장염의 가장 흔한 형태로 알코올 유발성 췌장염이라고 한다. 췌장 두부와 췌관에 염증과 경화가 있으며 단백질 침전물이 췌관을 폐쇄하고 결국엔 석회화된다. 이후엔 샘의 위축과 섬유증이 동반되며 가성 낭종과 농양이 흔히 발생한다.

만성 췌장염은 염증, 탈락, 괴사가 심하지 않으나, 췌장세포가 섬유화되어 기능이 저하되는 것이 문제이다. 췌장의 기능부전은 외분비 기능이 상실되어 나타난다. 대부분의 환자들은 췌장액과 중탄산염의 분비가 감소되는데, 췌장 효소가 80% 이상 감소되면 지방의 흡수 불량으로 지방변을 보게 된다. 지방변의 특성은 색이 연하고, 부피가 많으며, 거품이 있고, 악취가 난다. 지방의 흡수 불량은 체중 감소와 근육 소모를 초래하며 전신쇠약을 일으키고 단백질의 흡수 불량은 혈중 알부민을 저하시켜 발, 다리, 손에 기아성 부종을 일으킨다.

만성 췌장 기능부전으로 췌장의 내분비 기능이 저하되어 당뇨병이 발생한다. 염증이 주위조직으로 확산되어 늑막의 통증, 늑막삼출, 폐침윤과 같은 폐합병증이 나타난다. 췌장성 복수는 횡격막의 움직임을 방해하여 폐의 팽창을 감소시켜 환기를 저하시키며 급성 호흡부전증후군이 발생하기도 한다.

다. 증상 및 징후

복통과 소화불량이 주요 증상이다. 복통은 위치, 중증도와 빈도에 따라 매우 다양하다. 통증은 지속적 또는 빈번히 무통증의 기간을 지나며 간헐적으로 나타난다. 식사는 복통을 악화시킬 수 있어 환자들이 음식 섭취를 두려워하고 결과적으로 체중 감소를 초래한다. 소화불량은 만성 설사, 지방변, 체중 감소, 피로로 발현된다.

다른 임상 증상은 체중 감소를 동반한 흡수장애, 변비, 짙은 소변을 동반한 가벼운 황달, 지방변 및 당뇨를 포함한 췌장부전증의 증상이다.

만성 췌장염은 다양한 합병증과도 관련되어 있으며 가성 낭종 형성, 담도나 십이지장 폐쇄, 췌장성 복수나 흉막 삼출증, 비장정맥혈전증, 가성 동맥류와 췌장암 등이 포함된다.

라. 진단검사

급성 췌장염 환자와는 달리 혈청 아밀라아제와 라파아제 수치는 대개 증가되어 있지 않다. 혈청 빌리루빈과 알칼리성 포스파타아제의 상승은 총담관의 협착을 동반한 만성 염증으로 인한 이차적인 담즙 정체를 의미한다. 다수에서 당내성의 장애가 나타나고 공복 시 혈당이 상승되어 있다. 췌장 외분비 기능이 60% 이상 소실되었을 때 세크레틴 자극 검사가 비정상 소견을 보인다. 대변 엘라스타아제 수치가 비정상이며 소장조직검사는 정상이다.

복부 단순촬영에서 미만성 췌장염, 외상 후 췌장염, 고칼슘성 췌장염, 특발성 만성 췌장염이 관찰된다. CT는 석회화나 췌관 확장, 위축성 췌장을 판별할 수 있다. ERCP는 췌관과 총담관을 확인하기 위해 실시하며 전반적인 확장과 미세낭포와 같은 췌관 체계의 변화를 확인할 수 있다. MRCP는 췌관을 직접 관찰할 수 있어 현재 중요한 진단 방법이다.

마. 치료

만성 췌장염의 치료는 통증조절과 충분한 영양 섭취, 재발 예방에 초점을 둔다. 식이, 췌장효소 대체 및 당뇨병 조절이 췌장부전증을 조절하기 위해 사용되는 기법이다. 식이로 부드럽고, 저지방, 고탄수화물을 권장한다. 알코올을 금지하고 지방이 많고 기름지고 자극적인 음식은 췌장 분비액을 감소시키므로 제한한다.

췌장효소 치료(pancreatin, pancrelipase)는 아밀라아제(amylase), 리파아제(lipase), 트립신(trypsin)을 함유하고, 췌장효소 결핍을 대체하기 위해 사용되며, 설사를 조절하고, 지방 흡수를 적정 수준으로 회복시켜 체중 회복에 효과적이다.

지용성 비타민(A, D, E, K)의 흡수를 촉진하고 계속적인 지방 손실을 예방하기 위해 담즙산염이 가끔 투여된다. 인슐린이나 경구혈당제로 혈당을 조절하고 2~4시간마다 혈당 수준을 관찰하여 고혈당 또는 저혈당 쇼크를 예방한다.

위산을 중화하는 약물(제산제)과 산을 억제하는 약물(히스타민수용체길항제, 부교감신경억제제)이 처방된다.

만성 췌장염의 치료는 가끔 수술을 요한다. 극심한 통증이 조절되지 않거나 담도질환이 있을 때, 농양이나 가성 낭종과 같은 합병증이 있을 때 시행한다. 외과적 시술은 담즙의 흐름을 전환하거나 관의 폐쇄 완화 및 손상된 췌장 부분의 절제를 위해 시행한다. 수술의 결과는 예측되기 어렵다. 가끔 통증 전달을 방해하기 위해 복강신경얼기의 차단(celiac plexus block)이 시행된다.

바. 간호진단

만성 췌장염 환자의 주요 간호진단은 다음과 같다.

- 불충분한 섭취와 관련된 영양의 변화
- 잦은 배변과 관련된 피부 손상
- 쇠약과 관련된 기동성 장애
- 질병과정과 관련된 지식 부족

사. 간호중재

지속적인 관리에 저지방 식이와 췌장 효소의 보충이 포함된다. 효소는 흡수를 증가시키고 환자의 체중 증가를 돕고 환자의 전반적인 삶의 질을 향상시킨다. 고단백, 탄수화물 식사가 권장되며 하루 3,000~6,000cal 정도를 공급한다. 고지방 식이는 설사를 유발하거나 악화시키므로 피하도록 한다. 비타민과 무기질을 포함한 총비경구영양이나 장관영양이 필요하다.

지방변을 자주 보게 되므로 배변 후에는 피부를 청결히 하고 피부통합성을 유지한다.

자주 휴식을 취하게 하고 기력을 회복할 때까지 활동 범위를 조절한다. 환자는 식사 변경 방법과 효과적인 설사관리, 체중 유지를 위한 췌장효소 복용에 대하여 교육받아야 한다. 내분비 기능부전으로 당뇨가 발생하면 대상자와 가족들에게 당뇨병의 증상과 징후, 내과적 관리, 인슐린 투여, 식이관리, 소변이나 혈당 수치 측정법에 대한 교육이 필요하다.

6) 간·담도계 및 췌장 건강문제를 가진 대상자의 사례와 간호과정

환자 사례: 알코올성 간경화 대상자

56세 남성 최 씨는 25년 전 C형 간염 진단을 받았고 평소 피로, 권태감, 우상복부 통증이 있었으며 현재 알코올성 간경화 진단하에 소화기내과 병동에 입원하였다. 환자는 "배에 물이 많이 차서 몸이 무겁고 발, 다리가 많이 부었어요. 움직이면 숨이 차네요."라고 이야기하며 가쁜 숨을 내쉰다. 입원 전날까지 술을 마신 상태이다. 현재 의식은 명료하나 불안정하고 집중력 감소 및 과민한 반응을 보인다. 활력징후 측정 결과 BT 36.7℃, PR 64회/분, RR 18회/분, BP 110/60mmHg이다. 신체사정 시 간의 비대, 복수, 하지부종, 손바닥 홍반, 황달이 관찰되었다. 위식도 내시경검사상 식도정맥류가 관찰되며 진행성 출혈의 징후는 없다. 복부 초음파 결과 간의 비대와 다량의 복수가 관찰되나 주변장기의 이상 병변이나 결절 등은 관찰되지 않았다. 금일 아침 시행한 혈액검사상 ALT 60IU/L, AST 56IU/L, albumin 2.9g/dL, prothrombin time 18초, Hb 10.5g/dL, Hct 30%, PLT 120x103/μL, ammonia(전혈) 300㎍/dL, Bilirubin, total 1.5mg/dL로 나타났다. Mental check, 체중 측정, I/O check, stool color check, 수분 제한과 저염식이를 제공하고 propranolol, lasix, aldacton이 처방되어 투약 중이다. 알부민 주사와 함께 복수천자가 예정되어 있으며 환자는 침상안정 중이다.

간호진단	#1. 손상된 조절기전과 관련된 체액 과다
간호목표 (기대되는 결과)	체액균형을 유지한다. • 체중이 정상 범위 내에 있다. • 부종이 관찰되지 않는다. • 섭취량과 배설량이 균형을 이룬다.

간호중재	이론적 근거
1. 섭취량과 배설량을 측정하고 기록한다.	1. 섭취량과 배설량은 순환하는 체액량과 치료에 대한 반응 정도를 나타낸다.
2. 매일 체중을 측정한다.	2. 체중 증가는 체액의 정체를 의미할 수 있다.
3. 경정맥 확장 및 복부정맥의 확장을 사정한다.	3. 체액 과다로 인한 혈관의 울혈로 발생할 수 있다.
4. 말초부종이나 요흔성 부종 정도를 사정한다.	4. 나트륨과 수분의 정체, 알부민의 저하 등은 체액을 조직으로 이동시킨다.
5. 복부둘레를 측정한다.	5. 혈장단백질의 감소는 복수를 축적시킬 수 있다.
6. 나트륨과 수분을 제한한다.	6. 나트륨 제한으로 혈관 밖의 수분의 정체를 최소화할 수 있으며 수분 제한으로 혈량을 감소시켜 희석된 저나트륨혈증을 교정할 수 있다.
7. 침상안정시킨다.	7. 이뇨의 촉진으로 복수의 완화를 돕는다.
8. 처방된 이뇨제를 투약한다.	8. 부종과 복수를 조절한다.

간호진단	#2. 복수로 인한 폐확장 감소와 관련된 비효율적 호흡 양상
간호목표 (기대되는 결과)	호흡곤란 없이 효율적인 호흡 양상을 유지한다.

간호중재	이론적 근거
1. 호흡수를 측정하고 호흡 양상을 사정한다.	1. 복수는 얕고 빠른 호흡, 호흡곤란을 초래할 수 있다.
2. 좌위를 취해 준다.	2. 횡격막의 압박을 감소시켜 호흡을 돕는 체위이다.
3. 2시간마다 체위를 변경하고, 심호흡과 기침을 격려한다.	3. 폐확장 및 분비물 배출을 용이하게 한다.
4. 처방에 따라 산소를 공급한다.	4. 저산소증을 치료하거나 예방한다.
5. 동맥혈가스분석, 맥박산소 측정, 흉부 X선검사 결과를 확인한다.	5. 호흡기계의 변화를 확인할 수 있다.

(계속)

간호진단	#3. 알코올 남용, 간의 해독기능 상실과 관련된 급성 혼돈의 위험성
간호목표 (기대되는 결과)	의식수준과 지남력 저하 없이 인지기능을 유지한다.

간호중재	이론적 근거
1. 의식 변화를 사정한다.	1. 간성뇌증 상태는 수시로 변화한다.
2. 지남력을 사정한다.	2. 현실에 대한 지남력을 유지한다.
3. 안전 요구를 확인한다.	3. 부상의 위험을 감소시킨다.
4. 단백질 제한 식이를 제공한다.	4. 암모니아는 간성뇌증을 악화시키는 원인이 된다.
5. 조용한 환경을 유지하고 수면과 휴식을 적절하게 유지한다.	5. 과도한 자극을 피하고 휴식을 취할 수 있도록 하며 수면장애는 인지장애를 악화시킬 수 있다.
6. 락툴로오즈, 관장 등으로 장을 청결하게 한다.	6. 혈청 암모니아 수치를 감소시킨다.
7. 처방된 항생제(네오마이신, 카나마이신)를 투약한다.	7. 장내세균을 감소, 제거하여 암모니아 생성을 감소시킨다.

간호진단	#4. 식도정맥류, 혈액응고 인자 장애, 문맥성 고혈압과 관련된 출혈 위험성
간호목표 (기대되는 결과)	출혈의 증상, 징후가 없다.

간호중재	이론적 근거
1. 위장관 출혈의 증상과 징후를 사정한다(대변, 구토물, 비위관 배액 등의 색깔, 양상 관찰).	1. 위장관은 간경화 시 출혈 가능성이 높은 부위이다.
2. 출혈(피부와 점막 등의 점상출혈, 반상출혈 등) 여부를 사정한다.	2. 혈액응고인자장애 유발을 확인할 수 있다.
3. 활력징후를 측정한다.	3. 맥박 상승, 혈압 저하 등 확인이 필요하다.
4. 의식수준 변화를 사정한다.	4. 저산소증(저혈량)으로 인한 이차적인 뇌조직관류장애를 확인한다.
5. 부드러운 칫솔, 전기면도기를 사용한다.	5. 작은 자극으로도 혈액응고인자장애로 인해 출혈이 발생할 수 있다.
6. 대변 볼 때 힘 주기나 코 세게 풀기 등의 행위를 하지 않도록 한다.	6. 적은 압력이나 자극으로도 혈액응고인자장애로 인해 출혈이 발생할 수 있다.
7. 헤모글로빈, 헤마토크리트, 혈소판, 혈액응고 관련 검사 결과를 확인한다.	7. 빈혈, 출혈, 혈액응고인자장애 등을 확인할 수 있다.

간호진단	#5. 순환 및 대사장애, 피부에 담즙산염의 축적, 부종과 관련된 피부 손상 위험성
간호목표 (기대되는 결과)	피부 통합성을 유지한다.

간호중재	이론적 근거
1. 피부 손상 위험성 정도를 사정한다.	1. 위험 요인을 파악하기 위함이다.
2. 규칙적으로(2시간마다) 체위 변경을 하고 공기침요를 사용한다.	2. 욕창의 위험을 최소화한다.
3. 욕창이 생길 수 있는 부위를 자주 관찰하고 마사지를 제공한다.	3. 욕창의 위험을 최소화한다.
4. 시원하고 부드러운 의복을 입히는 등 시원한 환경을 제공한다.	4. 소양증을 감소시키기 위함이다.
5. 손톱을 짧고 청결하게 한다.	5. 피부 손상을 예방하기 위함이다.
6. 미지근한 물로 목욕하고 칼라민 로션을 바른다.	6. 피부를 진정시키고 소양증을 감소시킨다.

7) 간·담도계 및 췌장 건강문제 관련 연구

- 김자옥, 김만우, 김자숙, 한수정, 김세현 (2014). 만성 B형 간염 환자의 건강관련 삶의 질과 영향요인. 성인간호학회지, 26(3). http://www.riss.kr/link?id=A100035246
- 김지숙, 홍해숙 (2014). 간경변증 환자의 건강관련 삶의 질 모형구축. 기초간호자연과학회지, 16(4). http://www.riss.kr/link?id=A100176639
- 박서희, 양진향 (2013). 만성 간질환 환자의 삶의 질 영향 요인. 한국자료분석학회, 15(1). http://www.riss.kr/link?id=A101600648
- 선우림, 주현옥 (2015). 만성 C형 간염환자의 질병에 대한 지식과 치료지시이행 간의 관계. 가정간호학회지, 22(1). http://www.riss.kr/link?id=A101665797
- 이유진, 강현욱 (2014). 중년기 간암 환자 가족의 간호요구와 부담감. 대한종양간호학회, 14(4). http://www.riss.kr/link?id=A100260919
- 이희진, 김선옥, 성화숙, 김지선, 서미화, 이지영, 류정화, 박은희, 전영임, 손보경 (2009). 간경화 환자의 간호정보요구 분석을 통한 지침서 개발 및 만족도 증진. 한국의료QA학회, 2009(2). http://www.riss.kr/link?id=A82423080
- 전재희, 김경희 (2016). 만성 B형간염 환자의 자가간호 수행을 위한 스마트폰 애플리케이션 개발 소비자요구도 조사. 한국콘텐츠학회논문지, 16(4). http://www.riss.kr/link?id=A101806409
- 차경숙, 유양숙, 조옥희 (2014). 청장년 직장인의 A형 간염에 대한 지식, 건강지각 및 건강증진 행위. 한국보건간호학회지, 28(2). http://www.riss.kr/link?id=A100529612
- 최정실, 고지운, 박승미 (2015). 일 지역 대학생의 A형간염 관련 실태와 예방행위에 영향을 미치는 요인. 성인간호학회지, 27(2). http://www.riss.kr/link?id=A100484082
- 하지수, 최스미 (2013). 간이식 환자의 수술 후 영양상태가 건강상태에 미치는 영향. 기초간호자연과학회지, 15(4). http://www.riss.kr/link?id=A100113345

CHAPTER

3 호흡기계 대상자 관리

1. 호흡기계 대상자 간호

1 호흡기계 대상자 간호

학습목표

1. 호흡기 구조와 기능을 이해한다.
2. 호흡조절기전을 설명한다.
3. 호흡기계의 방어기전을 설명한다.
4. 호흡기계의 노화와 관련된 변화를 설명한다.
5. 환자로부터 수집해야 할 호흡기계와 관련된 유의한 주관적·객관적 자료를 확인한다.
6. 올바른 호흡기계의 신체사정을 하여 정상과 흔한 비정상 소견을 구별한다.
7. 호흡기계의 진단 검사의 목적, 결과의 의미 및 간호책임을 설명한다.
8. 코 관련 문제의 임상증상과 간호관리를 설명한다.
9. 부비동 관련 문제의 임상증상과 간호관리를 설명한다.
10. 인두와 후두 관련 문제의 임상증상과 간호관리를 설명한다.
11. 기관 절개술이 요구되는 환자의 간호관리를 설명한다.
12. 두경부암과 관련된 위험 요인과 경고 증상을 설명한다.
13. 일시적 또는 영구적인 음성 상실이 있는 환자의 음성 복원 방법을 설명한다.
14. 무기폐 위험성이 있는 환자를 식별하고 예방과 관리에 관련된 간호중재를 설명한다.
15. 다양한 폐 감염의 원인, 임상증상, 간호관리, 합병증 및 예방에 대해 비교한다.
16. 폐렴 환자의 치료를 위한 간호과정을 사용한다.
17. 산소요법, 분무기요법, 강화 폐 활량계, 흉부물리치료 및 호흡 재훈련을 받고 있는 환자를 위한 간호관리에 대해 설명한다.
18. 폐 감염에는 늑막염, 흉막 삼출 및 농흉과 관련이 있다.
19. 병태생리에 근거하여 급성 호흡곤란증후군(ARDS)의 치료 관리를 기술한다.
20. 폐색전증(PE)의 예방과 관리를 위한 위험요인과 적절한 대책에 대해 설명한다.
21. 직업성 폐질환의 발병 위험인자를 기술한다.
22. 폐암 환자의 치료 및 관련 간호관리에 대해 설명한다.
23. 흉부 외상과 임상증상 및 간호 관리의 합병증을 설명한다.
24. 흡인 예방을 위한 간호방법에 대해 설명한다.
25. 흉부배액의 원칙과 흉부배액관을 가진 환자에 대한 간호를 설명한다.

용어

- 건성수포음(rhonchi)
- 계면활성제(surfactant)
- 급성 환기부전(ventilatory failure)
- 기계적 수용기(mechanical receptors)
- 기관절개(tracheotomy)

- 기관절개술(tracheostomy)
- 늑막 마찰음(pleural friction rub)
- 만성 기관지염(chronic bronchitis)
- 만성 폐쇄성 폐질환(chronic obstructive pulmonary disease; COPD)
- 무기폐(atelectasis)
- 무호흡(apnea)
- 비성형술(rhinoplasty)
- 비용종(nasal polyps)
- 비중격만곡(deviated septum)
- 비출혈(epistaxis)
- 악설음(crackles)
- 알레르기성 비염(allergic rhinitis)
- 우발음(adventitious sounds)
- 이행(compliance)
- 일회 호흡량(tidal volume)
- 진탕음(fremitus)
- 천명음(wheezes)
- 천식(asthma)
- 탄성 반동(elastic recoil)
- 폐기종(emphysema)
- 폐렴(pneumonia)
- 폐쇄성 수면 무호흡(obstructive sleep apnea)
- 피하기종(subcutaneous emphysema)
- 호흡곤란(dyspnea)
- 화학수용기(chemoreceptor)
- 환기(ventilation)

1) 호흡기계 해부생리

호흡기계는 상부 및 하부 기도, 혈관, 흉곽, 호흡근, 횡격막으로 구성된다. 호흡기계는 기도를 통해 산소를 폐포로 운반하고, 조직에 산소를 공급하며, 대사산물의 노폐물인 이산화탄소 방출을 통해 산-염기 균형, 발성, 후각, 체액균형, 체온조절 등의 역할을 한다.

(1) 호흡기계의 구조

가. 상부기도(Upper airway)

상부기도는 비강, 인두, 후두로 구성되어 있으며, 공기를 폐의 가스 교환 구역까지 이동시키는 기능을 한다.

① 비강(Nasal cavity)

비강은 뼈와 연골로 이루어져 있다. 비골은 콧마루를 형성하고 코의 나머지 부분은 연골과 결합조직으로 구성된다. 코의 외비공은 비전정으로 연결된다. 비전정의 앞부분은 피부와 털로 덮여 있어 이물질을 여과하여 흡입되지 않도록 한다. 비전정 뒷부분은 원주상피세포로 구성된 점막과 점액을 분비하는 배상세포(goblet cell)로 덮여 있다. 점막은 기도 전체에 분포되어 있고 섬모는 점액을 인두 방향으로 추진시켜 연하 또는 기침을 통해 제거한다. 비강 상부와 사골의 사상판(cribriform plate) 바로 아래에 위치한 점막은 후각상피세포이다. 후각상피는 주로 공기가 이동하는 통로에 분포되어 있지 않아, 코를 킁킁거려야 냄새를 잘 맡을 수 있다.

비전정의 옆을 따라 비갑개가 있는데, 이는 점막으로 덮인 돌기로서 내경동맥과 외경동맥을 통해서 매우 풍부한 혈액이 공급된다. 비갑개는 흡입한 공기를 데워 주고 습하게 한다.

부비동(paranasal sinus)은 두개골 내의 빈 공간으로서 전두동, 사골동, 접형동, 상악동이 있다. 부비동의 통로를 따라 비강으로 분비물이 배액된다. 비루관은 눈물을 비강 쪽으로 배액시킨다.

구강은 코가 막혔거나 운동할 때와 같이 다량의 공기가 필요할 경우 공기를 폐로 이동시킬 수 있기 때문에, 상기도의 일부분으로 간주한다. 구강은 비강처럼 공기를 따뜻하게 하고, 습하게 하고 여과하는 비강의 기능을 효과적으로 수행하지는 못한다.

② 인두(Pharynx)

인두는 코에서 후두로 연결되는 깔때기 모양의 관이다. 인두는 비인두, 구인두, 후인두 총 3개로 나뉜다.

비인두는 연구개 끝에 위치하여 비강으로부터 공기를 받아들인다. 이관은 귀에서 비인두로 개구된다. 인두편도는 비인두 후벽에 위치한다. [비후되었을 때를 아데노이드(adenoid)라고 한다.]

구인두는 호흡 및 소화 작용을 한다. 공기를 비인두로부터 받고, 음식물을 구강으로부터 받아들인다. 구개편도는 구강 후면을 따라 위치하며 설편도는 혀의 기저부에 위치한다.

후인두는 혀 기저부 아래 위치하며 인두의 가장 아래 부분이다. 후두와 연결되어 호흡과 소화를 돕는다.

③ 후두(Larynx)

후두는 보통 성대라고 부른다. 상부기도와 하부기도를 연결한다. 후두는 식도 상부 바로 앞에 위치한다. 후두는 삼각형의 뼈와 연골로 둘러싸여 있는 바깥 부분과 후두 내부로 구성되어 있다.

바깥 부분에는 9개의 연골이 있는데, 쌍을 이루지 않는 3개의 큰 연골(후두개, 갑상연골, 윤상연골)과 쌍을 이루는 3개의 작은연골(피열연골, 소각상연골, 설상연골)로 구성된다. 갑상연골은 후두 앞에 돌출되어 'Adam's apple'을 형성한다. 윤상연골은 갑상연골 바로 아래에 위치하며 인공적으로 기관 절개를 실시하는 해부학적 위치이다. 연골들은 기관 위·아래로 근육 및 인대에 의해 설골과 연결되어 있으며, 흡기 또는 연하 시 허탈되지 않도록 후두를 보호한다.

후두 내부는 2쌍의 주름으로 이루어져 가성대와 진성대를 구성한다. 성대 사이의 세로로 터진 곳이 성문이다. 후두개는 혀 기저부 바로 후면에 위치한 나뭇잎 모양의 구조로서 후두를 덮고 있다. 음식이나 음료를 삼킬 때 후두개가 후두를 덮어 하부기도로 흡인되는 것을 막는다. 후두 내부는 근육으로 이루어져 있어 음식물을 삼키고 말을 하고 호흡하는 데 도움을 주며, 소리의 음조를 조절하도록 한다. 갑상동맥의 가지를 통해서 후두로 혈액이 공급된다. 신경은 회귀후두신경과 상부후두신경을 통해서 연결된다.

나. 하부기도(Lower airway)

하부기도는 기관, 좌·우 주 기관지, 분절 기관지, 하분절 기관지, 말단세기관지로 구성된다. 하부기도는 흡입된 공기를 폐로 유입시키는 동안 공기를 따뜻하게 하고 습기를 주며 여과시키는 작용을 한다.

① 기관(Trachea)

기관은 후두에서부터 7번째 흉추까지 연결되어 있으며, 2개의 주 기관지로 분리된다. 기관이 분리되는 지점을 기관분기부(carina)라고 부른다. 기관은 구부러지기 쉽고 근육성이며 C자 모양의 연골고리가 공기통로를 따라 12cm 정도 이어져 있다. 하부기도 전체에 걸쳐 배상세포와 섬모를 포함하는 위중층 원주 상피세포가 분포되어 있다. 섬모의 움직임은 위를 향하기 때문에 이물질과 과다한 점액들을 폐로부터 인두 쪽으로 운반하는 일을 한다.

② 기관지와 세기관지(Bronchus & Bronchiole)

기관분기부에서 2개의 주 기관지가 분리되는데, 이때 오른쪽 주 기관지는 왼쪽보다 짧고 굵으며 수직으로 뻗어 있다. 따라서 이물질은 대개 오른쪽 기관지로 들어간다. 분절 기관지, 하분절기관지는 주 기관지에서 분지되어 양쪽 폐 전체로 나뭇가지 모양으로 분포되어 있다. 기관지 전체 기도는 연골로 둘러싸여 있으나 세기관지(폐포로 도달하는 마지막 통로)에는 연골이 없어 과도하게 호기할 경우 허탈되어 공기 포획이 일어날 수 있다.

종말세기관지는 공기 전달의 마지막 통로이다. 코에서부

터 종말 세기관지까지는 가스 교환이 일어나지 않는 해부학적 사강이다. 해부학적 사강에서는 가스 교환이 이루어지지 않기 때문에 호기 동안 배출되는 처음 공기는 방안의 공기와 유사하며 마지막 공기(호기말 공기)는 폐포 공기와 유사하다.

다. 폐와 폐포(Lung & Alveole)

① 폐(Lung)

폐는 흉곽 내에서 심장을 가운데 두고 양쪽에 위치한다. 폐는 원추형으로 폐첨은 첫 번째 늑골 상부에 위치하며 폐기저부는 횡격막 위에 놓여 있다. 좌·우 폐는 각각 상엽과 하엽이 사선으로 나누어지며, 우폐는 수평으로 한 번 더 나누어져 중엽이 있다. 따라서 우폐는 3개의 엽을 가지고 있고, 좌폐는 2개의 엽을 가진다. 그 밖에도 양쪽 폐는 10개의 더 작은 단위(기관지폐 분절)로 세분화되어 있다. 각 분절은 삼차기관지의 형태로 나타난다. 분절은 외과적으로 중요한 의미를 갖고 있는데, 전체 폐엽이나 폐를 절제하지 않고도 질환에 이환된 분절만을 제거할 수 있다. 폐는 종격동이라는 공간에 의해 분리되며 종격동 내에는 심장, 대동맥, 대정맥, 폐혈관, 식도, 기관과 기관지 일부 흉선이 위치한다.

폐는 가스, 혈액, 얇은 폐포벽, 지지 구조들로 구성된다. 폐포벽은 탄력 있는 교원질 섬유를 가지고 있으며 폐가 모든 방향으로 팽창될 수 있도록 하는 3차원의 바구니 모양의 구조이다. 이러한 섬유구조는 신체 외측에서 밀어 넣는 힘 또는 내부에서 팽창하는 힘 등이 작용할 때 신장하는 능력을 가지게 한다. 또한 탄성 반동에 의해 폐를 휴식 시의 크기로 되돌린다.

폐동맥 분지들은 폐에 대부분의 혈액을 공급한다. 폐동맥혈은 산소가 부족하지만 흡입된 공기에 의해 산소를 공급받는다. 기관과 세기관지는 산소 교환 구역이 아니며, 대동맥 분지들로부터 산소가 풍부한 혈액을 공급받는다.

② 호흡 용적(Respiration volume)

평균 19세 남자의 전체 폐용량은 약 5,900mL이다. 폐로부터 모든 공기를 배출시킬 수 없기 때문에 아무리 힘껏 호기해도 항상 1,200mL 정도의 공기가 남아 있게 된다. 이 남아 있는 용적을 잔기량(residual volume)이라고 하며 이는 호기 동안 폐가 허탈되지 않도록 한다. 매 호흡 시마다 들어가고 나가는 공기량은 1회 호흡량(tidal volume)이라고 하며, 평상시 1회 호흡량은 약 500mL이다. 우리가 깊게 숨을 들이마실 때 폐는 보다 충분히 확장된다. 1회 호흡 용적 이상으로 더 많이 흡기할 수 있는 용적을 흡기 보유량(inspiratory reserve volume)이라고 하며 평상시 호기보다 더 많이 최대한 호기할 수 있는 용적을 호기 보유량(expiratory reserve volume)이라고 부른다.

몇 가지 폐용적들을 합하여 다음의 폐용량이 된다.

- 총폐용량(total lung capacity)
  = 잔기량 + 1회 호흡량 + 흡기 보유량 + 호기 보유량
- 폐활량(vital capacity)
  = 총폐용량 – 잔기량으로 환기할 수 있는 용량
- 기능적 잔기량(functional reserve capacity)
  = 호기 보유량 + 잔기량
- 흡기 용량(inspiratory capacity)
  = 1회 호흡량 + 흡기 보유량

이러한 용적과 용량은 질환에 따라 변화한다. 폐용적은 폐용량계로 측정된다.

③ 폐포(Alveole)

폐실질은 수백만 개의 폐포 단위로 구성된다. 출생 시 우리는 약 2천4백만 개의 폐포를 갖고 태어나며, 8세에 약 3억 개가 된다. 전체 폐포 표면적은 대략 70~80m^2이다. 폐포(alveoli)는 우심실에서 유입된 혈액을 공급받는다.

전체 폐포 단위(호흡 영역)는 호흡성 세기관지, 폐포관, 폐포낭으로 구성된다. 폐포벽은 모세혈관들이 둘러싸서 견고한 망을 이루고 있는 매우 얇은 막이다. 대규모 모세혈관망으로 인해 폐포벽을 싸고 흐르는 혈류는 '1겹'의 혈액이라고 표현할 수 있다.

산소와 이산화탄소는 약 0.2mm 두께의 호흡성 막을 통

해 교환된다. 폐모세혈관의 평균직경은 단지 약 5㎛이므로 직경 7㎛인 적혈구는 모세혈관벽에 밀착되어 구겨지듯이 된다. 따라서 산소와 이산화탄소가 확산되어야 하는 횡단 거리는 크게 감소된다. 호흡성 막이 두꺼워지면(예: 폐부종, 폐섬유화) 정상적인 가스 교환에 방해가 된다.

폐포는 두 가지 형태의 세포로 구성된다. Type Ⅰ 폐세포는 얇고 재생이 불가능하나 가스 교환에 효과적이다. Type Ⅱ 폐세포는 정육면체 모양으로 산소와 이산화탄소의 교환은 잘 이루어지지 않는다. Type Ⅱ는 계면활성제를 생산하며 폐 손상과 회복에 중요한 역할을 하고, Type Ⅰ으로 분화된다. Type Ⅱ에서 Ⅰ으로 변환되는 동안 산화는 감소된다.

라. 흉곽(Thorax)

흉곽은 폐, 심장 및 큰 혈관을 보호한다. 흉곽의 외형은 12쌍의 늑골로 형성된다. 늑골의 뒤쪽은 흉추의 횡돌기와 연결되며, 앞쪽 상부 7쌍의 늑골은 연골에 의해 흉골과 연결된다. 8, 9, 10번째 늑골(가늑골)은 늑연골에 의해 서로 연결되어 있다. 11, 12번째 늑골(부유늑골)은 흉골과 붙어 있지 않기 때문에 흉곽의 충분한 확장을 가능하게 한다.

마. 횡격막(Diaphragm)

호흡은 흉곽 공간 내에서 골격근의 변화에 의해 이루어진다. 횡격막은 호흡의 일차 근육이며 흉곽의 가장 아래 경계선 역할을 한다. 횡격막은 이완 상태에서는 반구형으로, 근육 중앙이 흉골의 검상돌기 및 아래쪽 늑골들에 부착되어 있다. 횡격막이 수축할 때 근육은 아래쪽으로 잡아당겨져 흉곽의 공간이 넓어지고 폐가 팽창된다. 횡격막의 신경은 제3경추 수준의 척수에서 나오는 횡격막 신경의 지배를 받는다. 따라서 C_3(제3경추) 또는 그 이상의 척수손상 시 호흡에 문제가 발생할 수 있다.

바. 흉막(Pleurae)

흉막은 폐를 둘러싸고 있는 장액성 막으로 2겹의 막이 하나의 주머니를 형성한다. 장측 흉막은 폐와 폐엽 간의 열(fissure)을 덮고 있다. 벽측 흉막은 각각의 한쪽 흉곽 안쪽과 종격동, 횡격막 상부를 덮고 있으며, 장측 흉막과 폐문(hilus: 주 기관지와 폐혈관, 신경 등이 폐로 유입되는 폐 중앙 표면의 절흔)에서 만난다.

정상적으로 흉막 사이에 공간은 없다. 흉막 공간이란 2개의 흉막 사이에 있는 잠재적인 공간이다. 장액으로 이루어진 단지 몇 mm의 얇은 막은 흉막 공간의 윤활제로 작용하며 또한 흉막 간에 잡아당기는 힘을 유발하여 흡기 시 폐가 팽창된 상태를 유지하도록 돕는다. 흉막의 작용은 2장의 유리판 사이에 물이 얇은 막을 형성한 것과 유사하다. 2장의 유리를 분리하는 것은 매우 어렵지만 각각 쉽게 미끄러진다. 이러한 두 흉막의 성질로 인해 폐는 흉곽의 운동에 따라 밀접하게 움직인다. 만일 흉곽 내에 공기, 혈액 또는 농이 축적되거나 장액의 양이 증가하면 폐는 압박되고 이에 따라 호흡이 어려워진다. 이러한 상태를 기흉(pneumothorax) 또는 혈흉(hemothorax)이라고 한다.

(2) 호흡기계의 기능

호흡기계는 가스 교환을 증진시킨다. 상·하부 호흡기계는 공기를 여과하고 습하게 하며, 폐포에서 공기와 혈액 간의 가스 교환이 이루어진다. 이때 흉곽과 횡격막은 흉곽 내 압력을 변화시켜 공기의 움직임을 유도한다. 공기의 이동은 대기압과 폐 내의 압력 차이에 의존하며, 이때 압력이 높은 곳에서 낮은 곳으로 움직인다.

공기의 저항은 공기의 움직임에 의해 영향을 미치며 일차적으로 기도의 직경에 의해 영향을 받는다. 직경이 절반으로 감소하면 공기저항은 16배가 증가한다. 안정시 호흡에서 호기는 주로 근육을 사용하지 않은 수동적 움직임이다. 폐와는 달리 흉벽은 바깥쪽으로 되돌아가려는 탄성 반동의 경향이 있다. 호기는 폐의 탄성 반동의 결과이다.

가. 환기(Ventilation)

환기란 공기가 폐 안과 밖으로 이동하는 현상으로 폐와

흉곽의 순응, 표면장력, 호흡근육의 근육운동 등 세 가지 힘이 작용한다.

나. 순응(Compliance)

순응은 폐가 확장되기 쉽도록 하는 것으로서 폐의 용적과 압력 간의 관계를 말한다. 폐는 탄성조직으로서 잔기량보다 약간 낮은 용적으로 되돌아가려는 경향을 갖는다. 폐확장을 위해 필요한 힘은 폐포와 흉곽 내 압력차이다. 질환에 의해 섬유화된 폐는 딱딱해져서 순응성이 낮아진다. 딱딱해진 폐는 일정한 용량의 가스 흡인을 위해 높은 흡기 압력이 필요하다. 대조적으로, 폐기종과 같은 질환에서는 폐포벽의 탄력조직에 손상이 와서 느슨한 폐가 되어 순응도가 너무 높아진다. 상대적으로 흡기 동안 낮은 압력을 통해서 동일한 양의 공기를 들이마실 수 있지만 수동적인 호기는 불가능하다.

다. 표면장력(Surface tension)

폐포를 둘러싼 장액성 막의 표면장력 변화는 저항의 변화에 따라 반응하는 폐의 순응도에 영향을 미친다. 표면장력이란 각각의 폐포에서 공기-액체의 경계면에 발생하는 힘으로 흡기 시 폐포의 팽창을 제한하고 호기 시 폐포의 허탈을 돕는다. 계면활성제는 폐포의 Type Ⅱ 세포에서 생산되며 폐표면의 표면장력을 낮추어 폐의 순응도를 높이고 환기를 돕는다. 계면활성제가 부족하면 폐가 딱딱하게 된다. 미숙아들은 계면활성제 부족으로 영아호흡부전(infant respiratory distress syndrome; IRDS) 또는 초자막질환(hyaline membrane disease)이 발생할 수 있다.

라. 호흡근육

흡기를 위해서는 폐내 압력(폐포압)이 반드시 대기압 이하여야 한다. 횡격막과 외늑간근이 수축하면 흉곽의 크기가 증가한다. 외늑간근은 늑골을 상향, 전방으로 잡아당겨 흉곽의 좌·우 및 전·후경이 증가하게 된다. 흡기를 돕는 2개의 보조근육(사각근과 흉쇄유돌근)은 흉곽상부를 확장시키고 흉벽을 안정시키기 위해 흡기 동안 첫 번째와 두 번째 늑골을 올리고, 흉쇄유돌근은 흉골을 상승시킨다. 폐포압이 대기압보다 낮을 때 공기가 폐로 유입된다.

호기 동안 흡식 근육들은 이완된다. 폐의 타성 반동에 의해 폐포압력이 대기압 이상으로 상승되어 공기는 폐로부터 대기로 나오게 된다. 폐의 되돌아가려는 압력이 근육과 흉곽의 탄성력과 균형이 이룰 때 공기 흐름이 멈춘다. 호기는 주로 수동적으로 이루어지지만 강제 호기나 기침은 보조근육을 사용하여 흉곽의 공간 크기를 감소시켜 호기를 유도한다. 복근을 수축시킴으로써 횡격막이 상승되어 반구형의 본래 위치로 되돌아간다. 내늑간근은 늑골을 내측으로 잡아당겨 흉곽의 전·후경을 감소시킨다.

마. 호흡 노력

호흡근육 수축은 대사의 상당한 부담을 의미한다. 일회호흡량과 호흡률은 신체의 작업 부하량을 최소화하기 위해 변화한다. 예를 들어 폐쇄성 폐질환을 앓고 있는 대상자는 느리지만 깊은 호흡으로 폐포 환기를 적절히 유지하려고 한다. 억제성 폐질환 환자는 얕은 호흡을 자주 하여 폐포 환기를 유지하려고 한다.

바. 호흡조절

호흡조절기전은 신진대사 요구에 따라 이산화탄소 제거와 산소공급의 균형을 맞춘다. 폐는 자체의 내적 조절기전이 없지만, 중추신경계에 의해 조절이 된다.

① 중추신경계 조절

연수는 몇 가지 수준의 호흡중추를 갖고 있다. 배측 호흡 그룹은 우선적으로 흡기에 작용한다. 복측 호흡 그룹은 호흡의 증가가 필요하지 않거나 활발한 호기가 수행되는 동안은 정상적으로 작용하지 않는다. 뇌교는 호기성 뉴런과 흡기성 뉴런을 모두 가지고 있는 지속성 흡식 중추이다. 상부뇌교는 호흡조절중추를 포함하고 있어 호흡을 세밀히 조율한다. 예를 들면, 호흡조절중추를 통해 말하면서 숨 쉬는 것이 가능하다. 호흡 뉴런의 출구는 연수에 위치하며 척수의 복측로 및 측부로를 통해 횡격막 운동 뉴런과 늑간근의 늑간 운동 뉴런으로 하행된다. 이 결과 규칙적인 호흡운동이 이루어진다. 또한 피질은 수의적인 호흡 통제를 가능하게 한다.

② 반사조절

기침반사는 기계적인 자극에 의한 신경반사이다. 흡입된 이물질이나 점액(기계적인 자극)은 기관 분기부 또는 큰 기관지에 집중된 폐 신장 수용기를 빠르게 자극시킨다. 수용기의 자극은 빠른 속도의 호기성 가스 유출(기침)을 유발한다.

③ 말초성 조절

호흡의 말초성 조절은 혈액 내에서 산소 분압(PaO_2)과 이산화탄소 분압($PaCO_2$)의 감지를 통해 이루어진다. 혈액 내에서 이산화탄소는 산이다. 이산화탄소 분압의 상승은 산증을 유발하거나, 산도(pH)를 떨어뜨린다. 산소, 이산화탄소, pH의 변화를 감지하는 수용기는 뇌와 혈관에 인접한 구조 안에 위치해 있다. 동맥 내 산소분압과 이산화탄소분압은 경동맥체와 대동맥체 내의 수용기에 의해 감지된다. 경동맥체 수용기는 경동맥동과 가까이 위치해 있으며 대동맥체는 대동맥궁 근처에 위치한다. 화학수용기들은 혈액-뇌-장벽(blood-brain-barrier)의 뇌측면에 위치한다. 이러한 수용기들은 $PaCO_2$(또는 pH)에만 반응한다. 동맥혈 내에서 $PaCO_2$ 상승은 환기를 증가시키는 정상적인 자극이다. 동맥혈 내 PaO_2가 감소하면 환기가 자극될 수 있지만, 이는 PaO_2가 70mmHg 이하로 떨어졌을 때이다. $PaCO_2$의 상승과 PaO_2의 저하는 가장 강력한 환기 유도와 더불어 호흡자극들 사이에 강력한 시너지 효과를 가져온다.

혈중 CO_2 증가 → pH 감소 → 호흡 증가

혈중 CO_2 감소 → pH 증가 → 호흡 감소

사. 가스 교환과 운반

호흡이란 폐포-모세혈관 수준(외호흡)과 조직-세포수준(내호흡)에서 산소와 이산화탄소의 교환을 말한다. 이때 가스 교환(gas exchange)은 호흡기 점막에서 공기와 혈액 간에 이루어진다. 호흡을 통해 신체조직은 대사를 위한 산소를 공급받고 이산화탄소를 제거한다.

인간이 호흡하는 공기는 대부분 질소(78.62%)와 산소(20.84%)로 이루어져 있다. 그 외에 이산화탄소(0.04%), 수증기(0.50%) 등이 있다. 각각의 가스는 마치 단일 가스가 존재하는 것과 같은 압력을 행사하는데, 이를 분압이라고 한다. 분압의 합은 대기압이다. 이 분압으로 인해 액체가 가스 중에 노출되면 가스는 액체 내로 들어가 부분적 압력을 갖게 된다. 폐포 내에 있는 PaO_2는 약 104mmHg이며, $PaCO_2$는 약 40mmHg이다. 정맥혈의 PaO_2는 약 40mmHg이며, $PaCO_2$는 약 45mmHg이다. 이러한 농도 차이를 통해 산소는 폐모세혈관으로 이동되어 들어가고 이산화탄소는 폐 모세혈관에서 폐포 내로 이동된다.

그런데 산소가 이산화탄소보다 잘 용해되지 않기 때문에 산소 교환을 위해 폐포 공기와 혈액 간의 높은 산소 분압차가 필수적이다. 일반적으로 가스 확산이 감소되는 질환은 이산화탄소 교환의 변화 전에 산소 교환의 변화가 있다.

효율적인 가스 교환이 이루어지기 위한 필수요건은 다음과 같다.

① 흡입된 공기는 반드시 많은 모세혈관과 접촉해야 한다. 폐포의 바깥쪽에는 모세혈관이 분포하고 있어 가스 교환이 쉽게 이루어진다. 폐포벽이 질병에 의해 파괴되면 모세혈관과 접촉하는 면적이 줄어든다.

② 가스 확산의 장애가 없어야 한다. 폐포막이 섬유화되고 흉터에 의해 두꺼워지면 확산은 장애를 받는다.

③ 폐 혈류의 흐름이 정상적이어야 한다. 폐의 한 부분이 색전으로 혈류가 차단되면 가스 교환에 장애를 받는다.

④ 폐포 상태가 정상적이어야 한다. 감염에 의해 염증성 삼출물이 폐포 내에 차면 공기는 폐포막에 접촉하지 못한다. 즉, 가스 교환을 위해서는 폐포에 적절한 혈액의 흐름(관류, perfusion)과 공기의 흐름(환기, ventilation)이 있어야 한다.

a. 산소 운반

산소는 폐모세혈관 내로 확산되어 들어간 후에 체순환계에 의해 온몸으로 운반된다. 산소는 대부분 철 함유 단백질인 헤모글로빈과 결합(97%)하고 나머지(3%)는 혈장 내로 용해된다. 헤모글로빈과 산소가 결합되면 산화헤모글로빈을 형성하는데, 이는 산소가 혈장 내로 용해되는 것 이상으로 혈액 내 산소량을 크게 증가시킨다. 조직은 다양한 비율로 산소를 받아들이는데, 이러한 조직의 산소 소비율은 혈액과 미토콘드리아 간의 산소 분압차를 만든다. 또한 일산화탄소와 기타 화학물질들은 헤모글로빈의 산소 운반 능력을 손상시킨다.

산화 헤모글로빈 해리곡선은 산소에 대한 혈색소 친화력, 즉 PaO_2와 헤모글로빈 산소 포화도 사이의 관계를 나타낸다. 해리곡선의 가장 높은 편평한 부분은 폐에서의 상태를 나타내며, 아래 부분은 말초조직 수준에서 혈색소와 결합된 산소를 나타낸다. 정상적 곡선은 대상자의 체온이 37℃, pH가 7.40, $PaCO_2$가 40mmHg인 경우를 가정한다.

산화 헤모글로빈 해리곡선은 다음의 여러 가지 요인에 의해 영향을 받는다. 온도, pH, $PaCO_2$, 적혈구 내의 효소(2,3-DPG), 일산화탄소의 존재, 비정상적인 헤모글로빈이 그 예이다. 이러한 요인으로 인해 헤모글로빈과 산소의 친화력이 변화되면 산화헤모글로빈의 정상곡선이 좌·우로 이동한다.

해리곡선이 왼쪽으로 이동하는 경우는 헤모글로빈 분자와 산소의 친화력이 크다는 것을 의미한다. 산소는 헤모글로빈과 쉽게 결합하지만 조직으로 쉽게 유리되지는 않는다. 따라서 어떤 PaO_2 수준에서는 산소포화도는 정상보다 높아도 조직 저산소증이 발생할 수 있다. 임상적으로 조직으로 산소 운반이 감소되는 상황은 알칼리증, 저탄산증, 저체온증, 2,3-DPG 감소, 일산화탄소 중독 등이 있다.

해리곡선이 오른쪽으로 이동하는 경우는 산소가 조직 수준에서는 쉽게 유리되지만 폐내 결합은 더 어려워진다는 것을 의미한다. 이러한 변화는 헤모글로빈과 결합된 산소를 쉽게 조직으로 내 주어 조직의 적절한 산화를 유지시킨다. 오른쪽 이동이 일어나는 예로는 산증, 고탄산증, 고체온, 부갑상선기능항진증(2,3-DPG 증가), 빈혈, 만성 저산소증 등이 있으며, 운동은 산소가 조직으로 잘 이동하도록 한다.

b. 이산화탄소 운반

이산화탄소는 조직의 대사 결과 생기는 노폐물이다. (1) 탄산 형태로 물과 결합(70%), (2) 헤모글로빈과 결합(23%), (3) 혈장에 용해(7%) 등으로 혈액을 통해 운반된다. 적혈구 내 탄산탈수소효소는 이산화탄소를 수소 이온과 중탄산 이온으로 쉽게 분리시킨다. 정맥혈이 가스 교환을 위해 폐로 유입되었을 때 이 작용은 반대로 진행되므로 이산화탄소가 형성되고 이는 호흡으로 배출된다.

c. 환기와 관류의 관계

환기와 관류의 관계는 가스 교환의 효율성을 결정한다. 환기는 대부분 4L/min의 속도로 이루어지고 관류는 5L/min으로 이루어진다. 그러므로 적절한 환기/관류 비율(V/F ratio)은 4/5 또는 0.8이다. 이 비율이 낮거나 높은 경우 모두 체내로 보내는 산소 운반율이 떨어진다.

환기/관류 비율은 폐의 첨부에서 기저부에 이르기까지 차이가 있다. 폐 기저부에서 환기/관류 비율이 가장 낮고, 폐첨부에서 가장 높다. 혈류와 환기의 차이는 폐의 기저 부위의 폐 분절에서 더 커지기 때문이다.

환기/관류 비율은 기도와 혈관 수준에서 모두 통제된다. 폐포 영역에서 환기가 저하되면 저산소증이 일어나는데, 이로 인해 혈관수축이 일어나고 이 수축으로 혈액을 잘 환기되는 폐포로 되돌린다. 또한 기도 내에서 이산화탄소는 기도 평활근을 확장시킨다. 관류가 부족한 폐포는 낮은 이산화탄소 수준을 보이며 결과적으로 기도가 수축되어 폐포가 더 잘 관류되도록 환기를 증진시킨다.

아. 산-염기 균형조절

신체의 산-염기 균형을 조절하는 데 폐의 가스 교환은 중요한 역할을 한다. 폐질환으로 인해 혈액 내 이산화탄소 수준이 변화하면 호흡성 산증이나 호흡성 알칼리증에 빠질 수 있다. 환기가 불충분하면 과탄산증(hypercapnia)이 유발되는데 이때 다량의 이산화탄소가 축적되므로 호흡성 산증이 발생한다. 반대로 환기가 과다하면 저탄산증(hypocapnia)이 발생하며 혈액 내 이산화탄소가 부족해지므로 호흡성 알칼리증이 발생한다.

동맥혈 내 $PaCO_2$는 환기의 효율성을 가장 잘 나타내는 지표이다. 호흡기계는 $PaCO_2$ 수치를 평균 35~45mmHg로 자체적으로 조절한다. 따라서 이 범위 이상의 수치는 환기 저하를 의미한다. 안정시 $PaCO_2$를 증가시키는 약물로는 마취제, 진정제, 마약 등이 있다.

자. 손상반응 및 방어기전

폐의 방어기전에는 청소기전, 호흡기 내피세포에 의한 방어, 폐의 면역학적 반응 등이 있다. 폐에 손상이 생기면 대기와 혈류 간의 장벽(폐포격막, 외피세포와 혈관내피세포로 구성)에 영향을 미친다. 공기나 혈액을 통해 유입된 물질에 의한 손상은 혈과 투과성을 증가시킬 수 있으며, 나아가 폐부종을 유발한다. 급성 손상을 입으면 호중구와 같은 염증세포가 빠르게 손상 부위에 도착하고 림프구, 단핵구, 대식세포가 그 뒤에 증가한다.

폐의 기본적인 회복은 다량의 수분을 림프로 배액하는 과정과 식세포가 단백질 및 잔해물들을 제거하는 작용에 의해 이루어진다. 보다 심한 손상을 입은 경우에는 내피세포와 외피세포의 재생과 간질세포(섬유아세포)의 증식이 필요하다. 방어기전을 가진 Type Ⅱ 세포는 얇은 Type Ⅰ 세포로 분화되어 가스 교환이 이루어지게 한다. 이렇게 폐포막을 재생시키는 능력은 정상적인 폐의 기능과 구조의 회복 정도를 결정한다.

① 청소기전에 의한 방어반응

상·하부 기도를 걸쳐 청소기전이 나타난다. 상부기도는 먼지 입자를 걸러낸다. 비강은 구강에 비해서 표면/용적 비율이 크고 공기의 통로가 구불구불하여 입자 퇴적과 공기 조절에 있어 비강을 통해 숨 쉬는 것이 훨씬 효과적이다. 10mm 이상의 큰 입자는 잘 걸러지지만 1mm 미만의 작은 입자는 쉽게 하부기도로 들어간다. 하부기도와 폐포에서는 다음의 4단계에 걸쳐 청소기전이 일어난다.

a. 기침(5번째에서 8번째 기관지)
b. 정맥–섬모체계(종말세기관지까지)
c. 대식세포(폐포와 호흡성 세기관지)
d. 림프계(폐포와 간질)

이 중에서 기침은 청소기전 중 가장 빠르게 나타나며, 기관을 청소하기 위한 자율적이며 방어적인 반사이다. 연하반사가 지연되거나 소실되었다면 하부기도로 입자가 흡입되는 것을 막도록 기침하거나 자극되어야 할 것이다.

② 호흡기내피세포의 방어

폐포에서는 상·하부 기도와 달리, 이물질을 포획할 만한 점액층이나 인두 방향으로 배출시킬 섬모가 부족하다. 따라서 내피세포의 방어가 이루어지는데, 폐포 내부는 Type Ⅰ 세포(편평한 막질 폐세포)와 Type Ⅱ 세포(둥근 입자세포)로 이루어져 있다. Type Ⅱ 세포는 손상에 저항하며 감염 물질에 노출된 후 폐포 표면 대부분을 덮는다. 폐로 이동한 폐포 대식세포 역시 폐포 표면에서 발견된다. 폐포 대식세포는 활동적인 식세포로서, 죽은 세포나 단백질을 제거하고 면역계를 조절하는 물질을 합성하거나 분비한다. 이들은 점액–섬모 체계 또는 림프체계에 의해 폐에서 배출된다.

③ 면역대사에 의한 방어

전신적인 면역체계는 폐에 염증이 발생하면 호중구와 단핵구를 동원시킨다. 모인 T림프구와 B림프구는 폐포에 국소적인 세포 매개성 면역작용과 더불어 특정한 항체를 생산한다. 면역기전이란 일반적으로 숙주방어기전이지만, 과민성 면역반응은 조직손상을 유발하고 천식, 육아종 형성, 폐 이식 거부반응과 같은 임상적인 문제를 초래한다.

차. 노인에게 미치는 영향

노화와 관련된 호흡기계의 변화는 대부분 하부기도에서 나타나며, 구조, 방어기전, 호흡조절의 변화로 나눌 수 있다.

상부기도에서는 섬모운동이 느려져서 비효과적인 조절이 이루어진다. 이러한 변화로 호흡기 감염 발생률이 대단히 높다. 구조의 변화에는 폐 탄성 반동의 감소, 흉벽 유순도 감소, 흉벽 경화가 있다. 흉곽의 전·후경은 증가하고 잔기량도 증가한다. 늑연골은 노화에 따라 석회화되고 흉부 확장을 방해한다. 척추의 외측 만곡이 특히 골다공증에서 두드러지며 요부 만곡이 편평해진다. 그 결과 흉부는 둥글어지고(술통 모양), 중·장년층은 호흡 부속근을 사용한다. 많은 노인은 피하지방이 손실되어 뼈융기가 두드러진다. 폐 내부에서 기능하는 폐포 수가 감소하고 탄력성도 감소한다. 이로 인해 폐기능이 약화된다. 폐기저의 좁은 기도는 호기 시 더 일찍 닫힌다. 그 결과, 흡입된 더 많은 공기가 폐 첨부에 분포하고 환기와 관류가 부조화를 이루어 PaO_2의 감소를 야기한다. 즉, 공기 면적은 커지지만 질환의 결과가 아니기 때문에 폐기종이라고는 하지 않는다. 호흡곤란은 활동이 정상 운동을 넘어설 때 발생할 수 있다. 그러므로 성인은 나이가 들수록 활동에 대한 내성이 감소된다.

호흡 방어기전은 세포매개면역과 항체 형성이 감소되어 효과가 감소되면 폐포 대식세포의 식균작용 효과도 감소된다. 노인 환자는 효과적으로 기침을 잘 못하고, 기능하는 섬모가 감소한다. 점막은 더 건조해지는 경향이 있으며, 보유된 점액으로 인해 호흡기 감염이 쉽게 일어난다. 바이러스의 효과를 중화하는 중요한 기전인 분비성 IgA 생성이 감소된다. 인두 부위를 통과하는 시간으로 인해 삼키는 데 오래 걸리며, 인두 감각이 감소되어 있어 연하가 어렵다. 신경성 질병이 있는 노인 환자는 흡인 가능성이 있다.

호흡조절은 변화되어 혈중 산소나 이산화탄소 수준 변화에 대한 반응이 늦게 나타난다. 호흡수가 변하기 전에 PaO_2가 낮은 수준으로 떨어지고, $PaCO_2$가 높은 수준으로 상승한다.

동일한 연령에서도 이 변화의 범위는 매우 다양하다. 흡연력, 비만과 만성 질병으로 진단된 노인은 유해한 결과를 가져올 위험이 매우 크다.

2) 호흡기계 건강사정

(1) 일반적인 호흡기계 사정

호흡기계 사정 자료는 대상자의 간호계획을 세우기 위한 첫 번째 단계이다. 대상자의 상태가 허락되는 경우에는 구체적인 질문으로 호흡기 건강문제를 확인하지만, 응급이나 급성 상황에서는 간단한 질문만 하고 나머지는 대상자가 안정되고 편안해진 이후에 하도록 한다. 보다 자세한 사항은 가능한 시간에 배우자나 가족을 통해 얻도록 한다.

가. 건강력

① 인구학적 자료

인구학적 자료는 일반적으로 의료기관의 사정 양식에 따라 기록된다. 대부분 대상자의 이름, 연령, 성별, 거주지를 기입한다. 대상자의 생물학적 나이를 기록하고 대상자의 외모와 비교해야 한다. 폐암이나 만성 폐질환의 경우 대상자는 나이보다 늙어 보이기 쉽기 때문이다. 대상자의 기혼 여부와 동거 여부 등 생활 형태는 퇴원을 계획하는 데 중요한 자료이다.

② 현재의 건강

주호소: 중재의 우선순위를 설정하고 대상자의 현재 상태를 이해하는 데 도움을 준다.

a. 호흡곤란(Dyspnea)

호흡곤란은 호흡기와 심질환 환자들이 가장 많이 경험하는 주관적인 증상이다. 호흡곤란 시 대상자는 '숨이 가쁘다', '가슴이 조인다', '숨을 쉴 수 없다' 등으로 표현한다. 호흡곤란에 대해 객관적으로 양을 측정하기는 어렵지만, 호흡곤란의 정도를 사정하는 데는 여러 가지 방법이 있다. 시각적 상사척도(visual analogue scale)는 숨이 막히는 정도를 수량화해서 측정한다. Modified Borg Category Ratio Scale은 호흡곤란의 강도를 평가한다. 이 척도는 측정이 간편하고 여러 모집단에서 결과가 산출되어 있어서 측정 결과를 일반화할 수 있다. 폐기능 상태 및 호흡곤란 질문지(FFSDQ)는 호흡곤란의 정도와 호흡곤란으로 인한 활동의 변화를 측정하는 도구이다. 이 도구는 병원 중심의 호흡기 재활 프로그램에서 개발하여 처음 사용되었다. 호흡곤란의 중증도를 사정하는 방법은 다음과 같다.

b. 기침(Cough)

기침은 청소기전을 통한 정상적인 반응일 수 있지만, 호흡기계 질환의 흔한 증상이기도 하다. 그렇기 때문에 증상 분석을 통해 기침의 여러 가지 특징을 세밀하게 조사해야 한다. 기침의 빈도와 하루 중 어느 때 기침이 악화되거나 호전되는지, 기침을 어떤 용어로 표현하는지 그대로 기록한다.

대상자가 기침 때문에 적용한 약물이나 치료 방법을 확인한다. 현재 감염을 예방하기 위해 어떤 예방법을 시행하고 있는지 조사한다. 대상자에게 올바른 손 씻기 방법, 사용한 휴지를 적절히 처리하는 방법, 항생제를 처방된 기간 동안 완전히 복용하는 것 등에 대해 일깨워 준다.

기침이 복압성 요실금을 유발할 수 있다. 이러한 요실금 문제는 기침이 나아지면 해결될 수 있다.

c. 객담(sputum) 배출

객담이란 기침에 의해서 또는 인두를 세척하면서 배출되는 물질이다. 기관과 기관지에서는 정상적으로 하루 약 85mg 정도의 점액이 정상적인 청소기전에 의해 생산된다. 기관과 기관지가 아닌 구강, 비인두, 부비동에서 분비되는 것일 수도 있다. 그러나 기침을 동반하는 객담은 정상이 아니다. 객담의 색깔과 악취, 성상 및 양에 대해서 조사하여 대상자의 의료기록지에 기록한다. 또한 객담이 어떤 자세로 누웠을 때 배출되는지 확인한다.

d. 객혈(Hemoptysis)

객혈이란 호흡기도로부터 혈액을 뱉어 내는 것인데, 원인이 되는 질환으로는 만성 기관지염, 기관지 확장증, 폐결핵, 낭포성 섬유증, 상부기도 괴사성 육아종, 폐기종, 폐렴, 폐암, 폐농양 등이 있다. 그 밖에 심혈관 질환, 항응고제, 면역억제제는 폐실질의 출혈을 유발하여 객혈을 발생시킬 수 있다. 토혈과 객혈을 구분하는 것도 필요하다. 객혈은 덩어리 형태의 혈액으로 이루어지거나, 핏빛 객담 또는 옅은 핏빛 형태가 있다. 폐, 코, 위 중에서 혈액의 근원지가 어딘지 확인하도록 한다. 폐조직에서 나온 혈액은 즉시 기침반사를 자극하기 때문에 보통 밝은 붉은색이다. 폐 내에 고여 있던 혈액이라면 어두운 적색이나 갈색으로 변화된다. 대상자에게 객혈 여부를 묻고 있었다면 양과 성상을 확인한다.

e. 천명음(Wheezing)

천명음이란 흡기 또는 호기에서 공기가 부분적으로 폐쇄되거나 좁아진 기도를 통과할 때 나는 소리이다. 이는 그냥 들릴 수도 있고 청진기에 의해서만 들릴 수도 있다. 대상자는 가슴이 조이거나 불편하다고 호소한다. 천명음이 발생하는 시기와 자연적으로 없어지는지 혹은 완화를 위해서 약물이 필요한지를 대상자로부터 확인한다. 천명음은 천식뿐만 아니라 기도허탈, 이물질이나 종양이 부분적으로 공기 흐름을 막을 때 발생할 수 있다.

f. 협착음(Stridor)

협착음이란 부분적으로 폐쇄되거나 좁아진 상부기도 부위로 공기를 들이마실 때 들리는 고음을 말한다. 다시 말해, 기도가 막혀 호흡이 위태롭기 때문에 생명을 위협할 수 있다. 협착음이 발생하는 원인은 후두개염, 수면 무호흡, 심부전, 흡인 등이 있다. 목소리의 변화, 쉰목소리, 연하곤란, 불면증, 코골이의 정도, 아침의 수면 과잉, 이른 아침의 두통, 체중 증가, 수분 정체, 무호흡, 안절부절못함과 같은 수면 관련 질환에 대해 조사한다.

g. 흉통(Chest pain)

흉통은 주로 호흡기 또는 심장에 문제가 있는 경우 발생하며, 정확한 증상 분석을 통해 이 둘을 명확히 구분하는 것이 필요하다. 흉통의 위치, 지속 시간, 강도, 유발 요인, 완화 방법 등에 대해 확인하여 원인을 조기에 파악하도록 한다. 기침과 흉막 감염에 의해서도 흉통이 나타날 수 있다. 흉막성 흉통은 일반적으로 날카롭고 찌르는 듯한 통증이 한쪽 흉벽에서 나타나며 흉벽을 움직이거나 심호흡을 할 때 증가된다. 흉골 후면 통증은 주로 타는 듯하고 지속적이며 쑤신다. 흉곽의 뼈와 연골 부위에서 통증이 유래될 수도 있다. 심장에서 오는 흉통은 흉골 하부의 압박과 조이는 듯한 증상과 함께 주로 쑤시는 듯하고, 무겁고, 쥐어짜는 듯한 감각이 나타난다. 협심증인 경우 목이나 팔에 방사통이 나타날 수 있다.

③ 증상 분석

a. 상황

어떤 상황에서 증상이 가장 많이 발생하는지 사정하기 위해, 환자에게 그 증상이 나타나는 시간, 장소, 신체적 및 심리적 특정 상황 등을 모두 확인한다.

b. 시간

문제가 점진적 또는 급작스럽게 시작되었는지, 발현 기간은 얼마 동안인지 확인해야 한다. 환자에게 하루 중 증상이 가장 빈번하게 나타나는 특정한 때가 있는지 물어본다.

c. 환자의 지각

환자가 증상에 대해 호소하는 구체적인 특징에 주목하여 표현하는 그대로를 기록한다.

d. 양과 질

환자에게 주호소의 양, 크기, 횟수, 정도에 대해 묻는다. 이때 '약간', '많이'와 같은 용어는 환자와 의료진 간에 서로 다른 될 수 있기 때문에 피한다.

e. 위치

환자로부터 정확한 위치를 확인하여 증상의 위치를 기록한다. 흉통인 경우 통증이 심인성인지 폐인성인지를 결정하는 것이 필수적이기 때문에 위치 확인이 매우 중요하다.

f. 악화 및 완화 요인

환자로부터 증상을 악화시키거나 완화시키는 요인을 확인한다. 개, 고양이 비듬, 먼지 진드기, 곰팡이, 꽃가루와 같은 환경적인 알레르기원은 자주 악화 요인으로 꼽힌다. 약물이나 일어나 앉거나 눕는 자세 또한 증상에 영향을 미칠 수 있다.

g. 관련 증상

주호소와 관련해서 쉰 목소리, 오한, 발열, 야간 발한, 식욕부진, 체중 감소, 불안 등이 관련 증상으로 나타날 수 있다. 보통 감염성 폐질환의 경우 오한과 발열이 함께 나타나는 반면, 호흡곤란을 동반하는 질환의 경우 식욕부진과 체중 감소가 나타난다.

④ 과거력

대상자의 폐 상태에 영향을 미치는 요인들에 대해 대상자와 가족의 호흡기계 관련 과거력 자료를 확인한다. 그러한 자료가 일반적인 원인이 될 수도 있고, 새로운 문제의 원인에 대한 실마리를 제공할 수도 있기 때문이다.

a. 유년기와 감염성 질환과 예방접종

대상자에게 일반적인 유년기 질환이나 미숙아 출생 여부, 선천성 호흡기질병 등을 사정하고 예방접종 상태를 반드시 확인한다. 세균성 폐렴에 대한 폐렴 백신은 영구적 면역력을 갖지만, 인플루엔자 백신은 매년 가을에 새로 접종해야 하기 때문에, 폐렴 백신(Pneumovax)과 인플루엔자 백신 접종에 대해 조사한다.

b. 주질환 및 입원 경험

대상자에게 과거 입원 경험과 호흡기 문제와 그 치료에 대해 질문한다. 질환을 앓거나 입원한 날짜, 특정한 호흡기 문제, 병원치료와 현재 상태를 확인한다. 흉부 X선 촬영 등 호흡기 관련 진단 검사 수행 여부 또한 현재 문제를 평가하는데 기초자료를 제공한다.

c. 투약

대상자에게 복용하고 있는 약의 목록을 모두 알려 달라고 한다. 호흡문제로 인해 과거 약물복용을 하거나 중단하였다면 그 이유에 대해 질문한다. 처방된 약물 외에 약초 민간요법을 포함한 비처방 약물 또한 자세히 조사해야 한다. 호흡기질환이 아닌 다른 질병으로 인해 복용한 약에 대해서도 질문한다. 예를 들어, 고혈압치료에 쓰이는 안지오텐신 전환효소 억제제는 부작용으로 기침을 유발할 수 있기 때문이다. 모든 약들의 용량, 횟수, 마지막 복용한 시간, 투여 경로 등에 대해 질문한다.

d. 알레르기

대상자의 현재 상태가 알레르기와 관련이 있는지 확인한다. 알레르기에 대한 병력과 증상이 나타난 시기에 대해 질문한다. 음식, 약물, 꽃가루, 흡연, 가스, 먼지, 동물의 비듬 등이 호흡기 문제의 선행 요인 또는 악화 요인으로 작용했는지 알아본다. 대상자가 알레르기를 경험했다면 그 증상과 심각성에 대해 표현하도록 한다. 더불어 알레르기원의 규명 여부, 치료 유·무, 약물의 복용과 효과 등에 대해 물어본다.

⑤ 가족력

대상자의 가족이 호흡기질환을 앓은 경험이 있는지에 대해 대상자에게 질문한다. 특히 유전적으로 발병되는 낭포성 섬유질환이나 폐암, 알레르기질환 등이 혈연관계의 친족이나 가족 구성원에게 있었는지 조사한다. 사망한 가족 구성원이 있다면 사망 연령과 원인에 대해 기록한다.

대상자가 흡연을 하지 않더라도, 가족 중 흡연력이 있는 구성원이 있다면 2차 흡연에 대상자가 노출될 가능성이 높으므로 가족의 흡연력 또한 조사한다.

⑥ 심리사회적 건강력

a. 직업

대상자의 질환에 영향을 줄 수 있는 환경적 요인을 확인한다. 호흡기질환을 유발할 수 있는 직업과 관련된 화학물질이나 자극물이 있는지 조사한다. 대상자의 작업환경이 먼지, 석면, 배릴륨, 규산, 기타 독성물질이나 유해물질에 노출되었는지에 초점을 두고 조사한다.

b. 지리적 요인

대상자가 최근에 호흡기질환이 유행인 지역을 여행했는지 확인한다. 이는 폐의 감염성 질환이 지리적인 풍토병인지 규명하기 위함이다. 호흡기질환이 유행하지 않은 지역이라도 공해가 많은 도시를 여행했다면 천식 발생 빈도가 증가한다.

c. 환경

대상자의 주거환경을 조사한다. 난방 형태와 환경자극물질이 노출되었는지 확인한다. 조밀한 주거환경은 결핵이나 감기 바이러스 등의 감염성 질환에 노출될 위험을 높인다. 호텔과 같이 지속적으로 에어컨을 켜는 환경에서는 레지오넬라질환에 노출될 수 있다.

d. 습관

대상자의 흡연력에 대해서 조사한다. 흡연을 한다면 코담배나 껌담배와 같이 연기가 없는 담배를 이용하는지 마리화나나 정향 담배와 같이 담배가 아닌 다른 끽연 제품을 이용하는지 조사한다.

대상자의 음주습관에 대해 조사한다. 과다한 알코올 섭취는 기침반사를 감소시키고 흡인의 위험성을 증가시킨다.

대상자의 약물 남용에 대해 조사한다. 약물 과다와 호흡부전이 발생할 가능성이 있기 때문이다. 주사바늘을 공유한다면 HIV에 감염될 위험이 높고, 에이즈나 폐포자충 폐렴과 같은 기회감염으로 발전할 수 있다.

e. 운동

활동적인 대상자라면 운동하는 동안 기침이나 천명음이 발생하는지에 대해 자세히 알아본다. 만일 기침이나 천명음이 발생한다면 우선 운동으로 유발되는 천식에 대해 보다 자세히 검사해 봐야 한다. 만성 호흡기 질환이 있는 대상자는 가벼운 운동조차도 호흡곤란이 유발되어 운동을 지속하기가 어렵다. 활동 내구성이 감소되었는지 확인하기 위해 걷기, 가벼운 가사일, 식료품 장보기와 같은 일상활동을 할 수 있는지 혹은 숨이 찬 증상이 초래되는지 표현하도록 한다.

f. 영양

만성적인 호흡기 문제를 가진 대상자는 폐기능이 감소하면서 폐와 심혈관계에 무리한 부담을 초래하여 부가적인 칼로리 소모를 크게 하고 체중 감소를 유발하기 때문에 영양가 높은 식이를 하는 것이 중요하다. 그러나 대상자는 약물과 피로로 인해 식욕 부진 상태인 경우가 많다. 그러므로 대상자에게 최근 24시간 동안 음식 섭취 내용을 회상하여 기록하도록 한다. 이를 토대로 추가적으로 필요한 단백질, 칼로리, 염분 등의 섭취량을 계산한다.

(2) 호흡기계 신체사정

대상자에게 호흡기질환과 관련된 다른 징후가 있는지 자세히 살펴본다. 숨 막히는 증상, 발열, 쉰 목소리, 의존성 부종 등 관련 증상이 동반되는지 알아본다. 저산소증은 안절부절못함, 지남력 상실, 인격 변화 등의 신경학적 변화를 유발한다. 또한 저하된 산소 운반에 대한 보상작용으로 빈맥이 나타난다. 위장장애, 오심, 구토는 부비동으로부터 배액되는 과다한 점액이 축적되어 발생될 수 있다. 식욕 부진 및 체중 감소가 만성 호흡기 질환자에게 많이 관찰된다.

가. 신체사정

신체사정은 건강력에 따라 시행한다. 시진(inspection), 촉진(palpation), 타진(percussion), 청진(auscultation) 기법이 순서대로 사용된다. 사정을 잘하기 위해서는 흉곽 후면, 측면, 전면의 해부학적인 위치를 잘 알아야 한다. 그러기 위해 해부학적 지표를 사용한다. 전·후 또는 좌·우 방법으로 촉진, 타진, 청진을 시행하고 결과를 비교한다. 이때 흉곽을 사정한다. 사정 결과를 비교하기 위해 한쪽을 기준으로 삼고 지속적으로 평가한다. 대상자의 흉곽의 피부색깔과 상태 기형의 유·무에 대해 기록하고 대상자의 의식수준과 지남력을 사정하여 가스 교환 상태가 적절한지 검사한다.

① 시진(Inspection)

시진은 문진을 하는 동안 대상자와 그 반응을 관찰하면서 시작한다. 호흡하기 편한 자세, 빈호흡, 헐떡거림, 그렁거림, 얼굴 피부와 입술 색깔, 보조 근육 사용 등 특이사항을 관찰한다.

a. 머리와 목

머리와 목을 우선 관찰하면서 호흡에 장애가 될 만한 육안적인 기형이 있는지 살핀다. 호흡에서 악취가 나는지 객담이 나오는지 기록한다. 코를 벌름거리는지, 입술을 오므린 호흡(pursed-lip breathing)을 하는지, 또는 점막에 청색증이 있는지 기록한다. 흉쇄유돌근 같은 보조근육을 호흡하는 데 사용하는지 기록한다.

b. 흉부

흉벽의 외형을 계속해서 관찰한다. 흉곽의 크기, 윤곽을 관찰하고 전·후경을 측정한다. 일반적으로 좌·우경은 전·후경의 2배이다. 비정상적인 전·후경과 좌·우경 비율을 가진 흉곽은 다음과 같다.

ㄱ. 술통흉곽(barrel chest)은 전·후경이 증가하여 좌·우경과 동일해진 경우이다. 이는 폐기종같이 환기에 방해를 주는 만성질환으로 인해 초래된다.

ㄴ. 새가슴(pectus carinatum)은 흉골이 앞으로 돌출되어 전·후경이 증가한다. 구루병, 선천적 심방 및 심실 중격 결손에서 가장 많이 나타나며, Marfan's 증후군과 심각한 일차성 후측만증에서도 나타날 수 있다.

ㄷ. 깔때기가슴(pectus excavatum)은 흉골이 함몰되어 그 밑에 있는 기관이 눌리는 장애를 말한다. 심한 경우 흉골이 척추에 닿는다. 하지만 대부분의 경우 깔때기가슴은 임상적으로 크게 심각하지 않으나 Marfan's 증후군이나 선천적인 결함조직장애를 포함하는 일부의 경우에서는 심각할 수 있다.

ㄹ. 흉곽후측만은 정상적인 흉곽 커브가 올라간 경우이다. 대상자는 옆으로 뒤로 구부러져 보인다. 선천적인 결함, 노화에 따른 2차성 골다공증, 척추 결핵, 류마티스성 관절염, 장시간의 잘못된 자세로 인해 생길 수 있다. 이러한 경우 흉곽 아래의 폐도 왜곡되기 때문에 폐의 상태 또한 해석하기 어렵다.

흉벽 모양을 보면서 호흡하는 동안의 흉곽 움직임도 관찰해야 한다. 정상적인 호흡률은 분당 12~22회이다. 진폭, 확장의 깊이, 리듬을 기록한다. 보조근육의 사용이나 퇴축, 대칭성, 기타 역리운동에 주목한다.

c. 손가락과 발가락

손가락이나 발가락이 곤봉 모양인지를 사정한다. 곤봉 모양은 만성적인 저산소증에 대한 보상작용으로 나타난다. 따라서 이는 폐섬유화, 폐암, 기관지확장증에서 관찰된다. 신체는 혈액순환이 손상된 조직에 보다 많은 산소를 보내고자 측부 순환을 발달시킨다. 손톱이나 발톱 뿌리를 살펴보면 정상의 경우 손톱판과 손가락 사이의 각도가 160°인 데 비해 곤봉 모양의 경우는 180° 이상으로 증가한다. 곤봉 모양이 진행되면 손가락은 구형이거나 숟가락 모양이 된다.

손톱뿌리의 색깔을 관찰하여 말초조직 산화 상태를 사정한다. 손톱뿌리는 분홍색이어야 한다. 각각의 손가락마다 손톱뿌리를 반대편 엄지와 검지로 부드럽게 눌렀다가 빠르게 떼어 본다. 창백해졌다가 모세혈관이 채워지는 반응을 지속적으로 관찰한다. 정상적으로 모세혈관이 채워지는 시간은 3초 이내이다.

② 촉진(Palpation)

a. 기관(Trachea)

촉진하는 손의 엄지를 기관의 한쪽 면에 대고 나머지 손가락은 다른 면에 위치한다. 기관의 한쪽 면에서 다른 면을 따라 부드럽게 움직이면서 덩어리나 염발음(공기가 피하에 있는 경우 들리는 소리), 정중선으로부터 이탈되었는지 촉진한다. 기관은 항상 부드럽게 움직이며 위치가 이동되면 다시 빠르게 정중선으로 돌아온다. 기관의 위치가 변동되었다면 흉곽종양, 갑상선비대, 급성 흉부 손상의 경우를 의심할 수 있다. 기관을 촉진할 때 너무 세게 압박할 경우 대상자의 호흡에 악영향을 줄 수 있으므로 주의해야 한다.

b. 흉벽

흉벽을 촉진할 때는 똑바로 서서 대상자의 가슴에 손바닥을 대고 시행한다. 촉진을 하면서 시진을 통해 기형이 있는지 확인한다. 촉진과 시진을 함께하면, 흡기와 호기 동안 흉곽의 움직임이나 진폭이 대칭이고 동일한지를 사정할 수 있어 효과적이다.

c. 흉벽의 운동

대상자를 똑바로 앉힌 후 흉벽의 운동을 평가해야 한다. 대상자 흉곽 후면에 양손을 위치시킨다. 척추를 중심으로 양쪽 엄지손가락을 마주 대고 나머지 손가락들은 마치 나비 모양처럼 펼쳐 위로 향하게 뻗는다. 대상자로 하여금 숨을 들이쉬도록 하고 간호사의 두 손을 대칭으로 올리고 또 바깥으로 뻗으며 움직인다. 이때 간호사는 두 엄지가 벌어지는 정도를 확인한다. 정상적인 팽창은 2.5cm이며 좌우대칭적으로 움직인다. 만일 비대칭 움직임이 사정된다면 그 부위의 질환을 의심할 수 있다.

d. 촉각진탕음

대상자에게 "아~" 하는 강한 진동음을 내도록 하면서 흉벽 후면을 촉진한다. 진동음은 기도를 통해서 후두로부터 나와 흉벽을 통해 촉진될 수 있다. 진동의 강도가 양쪽에서 대칭인지 비교한다. 상대적으로 강한 진동이 느껴지는 부위 아래는 폐렴 등으로 폐의 경화를 의심할 수 있다. 흉막삼출증이나 기흉과 같이 흉벽과 폐 사이에 거리가 있는 질환의 경우 촉각진탕음이 감소한다.

③ 타진(Percussion)

타진은 손으로 흉벽을 탁탁 두드려서 소리를 만드는 사정기법이다. 늑골 사이에 있는 흉벽을 두드렸을 때 만들어지는 다양한 소리의 음향적 특성을 기술한다. 이때 들리는 타진음은 다음과 같다.

ㄱ. 공명음: 정상적인 폐조직에서 만들어지는 저음의 속이 비어 있는 소리이다.

ㄴ. 과공명음: 폐 또는 흉막강 내에 공기가 다량 들어 있음을 나타내는 소리이다. 공명음보다 크고 낮은 음이다. 주로 폐기종이나 기흉에서 들을 수 있으며, 어린이와 매우 마른 성인에게서는 정상적으로 들을 수 있다.

ㄷ. 탁음: 종양이나 경화와 같이 치밀한 폐조직에서 들린다. 부딪치는 듯한 중간 높이의 소리이다. 간이나 심장에서 정상적으로 들을 수 있다.

ㄹ. 편평음: 공기가 없는 조직을 타진할 때 나타나며 부드럽고 고음이다. 대퇴부 또는 골조직을 타진할 경우와 비슷하다.

ㅁ. 북소리: 드럼 소리와 같이 고음의 울리는 소리이며 위 또는 심한 기흉이나 다량의 공기가 채워진 빈 공간을 타진했을 때 들을 수 있다.

타진은 폐 첨부에서 타진을 시작하여 폐 기저부로 이동하고, 후면에서부터 측면을 거쳐 전면으로 이동하면서 한다. 흉곽 후면은 대상자가 앉아 있는 자세에서 각각의 견갑부에 두 팔을 교차하여 타진하는 것이 좋다. 또한 횡격막의 진동을 사정하기도 하는데, 대상자에게 숨을 깊이 들이마시고 잠시 멈추게 한 후 폐 후면을 타진하여 공명음에서 탁음으로 변화하는 것을 귀 기울여 들어본다. 이를 반복하면서 탁음이 들리는 부위를 펜으로 표시한다. 타진을 통해 비정상적인 소견이 발견되면 다른 진단검사를 시행하여 문제를 충분히 사정하도록 한다.

④ 청진(Auscultation)

청진이란 청진기를 이용하여 흉곽에서 나는 소리를 사정하는 방법이다. 소리를 듣는 대상자는 입을 벌리고 숨을 쉬도록 하며, 숨소리의 특징, 부가적인 다른 소리, 말소리와 속삭이는 소리의 특징을 흉부 전체에서 사정한다. 섬유가 움직이는 소리가 들릴 수 있기 때문에 환의를 벗은 상태에서 한다. 흡기부터 호기까지 호흡의 한 주기를 충분히 들으면서 여러 가지 자세에서 횡격막을 청진한다.

a. 정상적인 호흡음

호흡기 통로에 있는 공기가 움직이면서 진동이 발생하면 정상적인 호흡음이 생긴다. 이는 정상적인 가스 교환에 의해 발생하므로 비정상적인 호흡음과 혼동하면 안 된다. 정상적인 호흡음에는 폐포음, 기관지음, 기관지폐포음이 있다.

ㄱ. 폐포음은 흉곽 전체에서 들을 수 있으며 폐 기저부에서 가장 잘 들린다. 낮고 부드러운 "훡" 소리이며, 흡기 대 호기의 비율은 5:2이고, 흡기에 가장 잘 들린다.

ㄴ. 기관지음은 흉골병(munubrium: 흉골의 윗부분) 위의 큰 기관에서 들린다. 기관지 호흡음은 전면에서만 들리고 흡기 대 호기 비율이 1:2로, 호기 시 가장 잘 들린다.

ㄷ. 기관지폐포음은 중앙의 큰 기도를 중심으로 전면과 후면에서 들을 수 있다. 흡기와 호기 동안 동일하게 들리며 관을 공기가 시원하게 통과하는 소리와 같다.

ㄹ. 이러한 정상적인 호흡음이 심호흡 시 소실된다면 이는 기흉이나 다른 호흡기 응급상태를 의미하므로 즉각적인 치료가 요구된다.

b. 우발음

우발음이란 정상적인 호흡음과 함께 들리는 비정상적인 호흡음을 말한다. 현재 미국 흉곽협회(American Thoracic Society)의 용어 체계에서 제시한 우발음은 총 네 가지이다.

ㄱ. 나음(crackles, rale)은 폐부종, 폐섬유증, 폐렴에서 들을 수 있으며, 체액이 들어 있는 작은 기도가 갑자기 열리면서 들리는 소리이다. 이 소리는 마치 머리카락을 엄지와 검지로 잡고 귀 옆에서 비빌 때 나는 소리와 비슷하다. 주로 흡기 시에 들리며 기침에 의해 소실되지 않는다.

ㄴ. 수포음(rhonchi, gurgle)은 폐렴, 기관지염, 기관지 확장증과 같이 과다하게 점액이 분비되는 질환에서, 체액이 가득 찬 좁은 통로를 공기가 지나가면서 발생하는 소리이다. 주로 호기 시에 들을 수 있으며 기침에 의해 소실된다.

ㄷ. 천명음(wheeze)은 천식, 이물질 흡인 등에서 들리며, 좁아진 기도를 공기가 통과하면서 발생하는 소리이다. 마치 "쉿" 하는 소리로 들리며, 흡기와 호기 모두에서 들린다. 심한 경우에는 청진기 없이도 들린다.

ㄹ. 흉막 마찰음(pleural friction)은 흉막염, 폐렴, 흉막경색으로 인해 흉막에 염증이 생겼을 때 발생하는 소리이다. 삐걱거리는 소리 또는 쇠창살문 소리라고도 하며, 2장의 가죽이 마찰하면서 나는 소리와 유사하다. 염증 부위에서 호기 또는 흡기 시 들을 수 있다. 신체적 문제가 없어도 흉벽 부목을 착용하면 흉막 마찰음이 유발될 수 있다.

c. 성음

목소리를 청진함으로써 폐의 경화를 검사할 수 있다. 일반적으로 소리는 큰 기도 중앙에서 가장 크게 들리고 말단 쪽으로 갈수록 부드러워진다. 성음 청진은 3단계로 나뉜다.

ㄱ. 기관지성(bronchophony): 대상자에게 낮고 희미한 소리를 내도록 한 후, 고음조의 소리가 잘 전도되는지 확인한다. 폐경변 등으로 폐실질의 공기가 적어지면 고음이 잘 전도된다.

ㄴ. 성음(egophony): 경화가 진행되면 "에" 하는 소리가 콧소리나 음매 소리와 유사한 "에이"로 들린다.

ㄷ. 흉성(whispered pectorilquy): 대상자에게 "하나, 둘, 셋"을 속삭이도록 하며 청진했을 때 단어가 명확하게 들리면 비정상이다. 경화가 매우 진행되었을 경우 음성의 진동이 더 잘 전이가 되기 때문이다.

나. 코, 인두, 부비동 사정

① 건강력

a. 현재의 건강

ㄱ. 주호소

현재 비출혈, 부비동염, 고초열, 후비루, 비염, 코·얼굴·귀로 방사되는 통증 등으로 불편감이 있는지 사정한다. 불편감으로 후각 상실 등 신경학적 문제가 있는지도 사정한다. 증상이 있다면 증상의 시작, 빈도, 기간, 치료 여부 등을 알아본다.

ㄴ. 증상 분석

- 악화 및 완화 요인: 대상자에게 징후를 완화 또는 악화시키는 요인이 있는지 알아본다. 자세, 기후의 변화, 알레르기 등이 요인이 될 수 있다.
- 관련 징후: 구강에서 불쾌한 맛이 느껴지거나, 호흡 시 악취가 나고, 전두동과 상악동 부위의 안면통이 있다면 부비동염이 있을 수 있다. 만성 부비동염인 경우 앉거나 서 있을 때 부비동 분비물이 배액되므로, 두통이나 안면통이 아침에 있다가 낮 동안 줄어든다.

b. 과거력

과거에 잦은 감기나 부비동감염, 코막힘, 골절과 같은 외상을 경험하였는지 조사한다. 고혈압이 있다면 비출혈의 원인이 될 수 있으므로 호흡기문제에 영향을 주는 비호흡기계 질환을 앓았는지도 조사한다.

② 신체사정

대상자의 코와 부비동을 시진하고 촉진한다. 다만 후각을 담당하는 제1뇌신경의 기능은 후각 상실이 의심될 때 검사한다.

a. 코

ㄱ. 코 외부

코 외부의 대칭성, 색, 분비물, 병소, 압통 등과 정상적인 선열에서 벗어났는지를 사정한다. 코 외부의 정상적인 소견은 다음과 같다. 코의 피부색깔이 얼굴 피부와 동일해야 하며, 선열은 직선으로 중앙선에서 벗어나지 않고 대칭적이다. 비공에 분비물이 없어야 하고 호흡에 따라 벌렁거리지 않아야 한다. 입으로 숨을 쉬는 것보다 코를 통해 조용히 숨 쉴 수 있어야 한다. 종양, 병소, 압통이 없다.

그 후, 비관의 개존 상태를 점검한다. 한쪽 비공을 차례대로 손가락으로 막아 다른 쪽 비공을 통해 입을 다물고 숨 쉴 수 있는지 확인한다. 대상자는 양쪽 비공을 통해 어려움 없이 숨 쉴 수 있어야 한다. 대상자의 고개를 뒤로 젖히도록 하여 외비공에 딱지, 출혈, 건조함이 있는지 확인한다.

ㄴ. 코 내부

코 내부는 비경과 펜라이트를 이용하여, 대상자의 머리를 뒤로 기울이도록 하여 사정한다. 정상적으로 굵은 털이 있고 분비물 없이 깨끗한 통로가 관찰되어야 한다.

비경은 특별한 문제가 있을 경우 코 내부를 좀 더 검사하기 위해 사용한다. 비경을 사용할 때는 대상자가 고개를 뒤로 젖힌 동안 조심스럽게 한쪽 비경을 비공으로 1/2 inch 가량 부드럽게 넣어 점막이 긁히지 않도록 하며 한 번에 한쪽 비공씩 확인한다. 비경의 조절은 비경을 잡은 손의 집게손가락을 이용하며, 반대편 손으로 대상자의 머리를 고정시킨다. 블레이드를 조심스럽게 수직으로 열고 비중격이나 비갑개를 누르지 않도록 한다. 조심스럽게 블레이드 끝을 이동시켜 가며 비공의 여러 부분, 비점막의 색, 부종 여부 등의 상태를 관찰하도록 한다. 정상적으로 비점막은 어두운 분홍색으로, 습기가 있으며 염증이 없어야 한다. 비공을 양쪽으로 나누는 비중격은 편향되거나 종양, 천공, 분비물이 없어야 한다. 비갑개는 하비갑개와 중비갑개의 일부만 보이며 상비갑개는 보이지 않는다. 관찰되는 비갑개는 점막과 동일한 색을 띠며 분비물, 부종, 염증이 없어야 한다. 코 내부에 용종이나 기타 종양이 있는지 주목한다. 또한 점액 덩어리의 색, 강도, 양, 냄새를 관찰한다.

때로는 비충혈로 인해 시진이 어려울 수도 있다. 이때에는 phenylephrine hydrochloride와 같은 국소혈관수축제를 사용하여 점막을 수축시킨 후 다시 시진한다. 이 제제를 사용할 때에는 대상자에게 "에" 소리를 내며 혀 뒷부분을 상승시키도록 하여 약물이 상부기도를 넘어 인두로 넘어가지 않도록 한다.

b. 비인두(Naso-pharynx)

비인두는 혀를 설압자로 누르거나 거즈 스펀지를 이용하여 혀를 앞으로 잡아당겨 관찰한다. 관찰에 이용되는 거울에 김이 서리지 않도록 대상자의 입에 넣기 전 따뜻하게 한 후, 구개수 한쪽에 위치하게 하고 불빛을 비춘다. 비인두의 가장 작은 부분은 비경에 의해 관찰될 수 있다.

c. 부비동(Paranasal sinuses)

부비동의 연조직 전체를 시진 및 촉진하고, 코 분비물을 관찰한다. 상악동과 전두동은 투시법으로 검사하고 촉진 및 타진을 통해서 부종, 압통이 있는지 사정한다. 위의 증상이 없어야 정상이다.

전두동을 촉진할 때에는 눈 위에 엄지손가락을 위치시켜 안와 능선 뼈 아래 부위를 부드럽게 누른다. 상악동은 검지와 중지 또는 엄지로 광대뼈 바로 아래 코 양쪽 주변 부위를 가볍게 눌러 촉진한다. 타진법을 이용할 경우 전두동은 직접 눈썹 위를 타진하거나 상악동은 눈동자를 따라 눈 아래 코 양쪽 옆을 타진한다.

투시법은 압통이 있을 경우 부비동을 보다 자세히 사정하고자 시행하는 방법이다. 방을 어둡게 하고 펜라이트나 이경을 이용하고 투시경의 머리에 고정시킨다. 불빛을 눈썹 바로 아래 안와 부위를 향해 비추고 또 위쪽도 비춘다. 전두동 위가 선명한 붉은빛으로 나타나는 것이 정상적인 소견이다. 부비동 충혈이나 농성 분비물이 축적된 경우 투시가 잘되지 않는다. 상악동은 눈의 중앙과 광대뼈 아래 입천장 쪽을 비추어 관찰한다. 대상자에게 입을 벌리도록 하며 선명한 붉은빛이 경구개 부위에서 나타나야 정상이다. 이보다 더욱 정확하게 부비동 상태를 사정하려면 방사선검사를 시행한다. 부비동 내에는 공기가 정상적으로 있기 때문에 필름이 검게 나타나는 것이 정상적이다.

d. 후각

대상자가 여러 가지 냄새를 맡을 수 있는지 다양한 물질을 사용하여 사정한다. 이때 시각적인 표시를 가리기 위해 덮개로 덮고 눈을 감은 후, 한쪽 비공씩 각 튜브의 냄새를 맡도록 한다. 간호사는 대상자가 냄새를 맡는지, 정확히 무슨 냄새인지 식별하는지에 대해 기록한다. 후각의 주로 후각신경에 의해 감지되지만 일부는 삼차신경에 의해서 감지되기도 한다. 삼차신경 자극제는 양측 후각상실이 있는 경우에서 감지된다. 따라서 대상자가 삼차신경자극제에 반응하지 않는다면 후각 저하나 상실보다는 전환 히스테리성 후각 상실이다. 기관 절개 환자는 상부기도로 공기 소통이 되지 않기 때문에 냄새를 맡지 못한다.

또한 후각과 미각은 밀접한 관계가 있으며, 바이러스감염, 뇌손상, 국소적인 폐색과 같은 질병과 정상적인 노화과정, 약물 등에 영향을 받는다.

3) 호흡기계 진단검사

(1) 호흡기 기능 평가검사

① 폐기능검사(Pulmonary function test; PFT)

폐기능검사는 폐용량과 공기 흐름을 측정하는 검사이며, 폐질환을 진단하고 질병의 진행을 사정하며 기관지확장제의 반응을 평가하기 위해 사용한다. 이때 대상자의 폐 크기와 호흡 능력을 나이, 성별, 인종, 신장, 체중, 흡연 상태에 따른 정상 수치와 비교한다.

a. 검사 전 간호

간호사는 검사 목적, 절차, 의미에 대한 교육을 실시하여 대상자의 불안을 중재하며, 6시간 전부터 기관지 확장제 또는 흡연을 피하도록 한다. 식사 직후 검사를 하지 않도록 하며, 검사 후 숨이 가쁠 수 있는데 이는 정상적임을 설명하고 휴식을 취할 수 있게 한다.

b. 검사 방법

대상자의 코를 집게로 집은 후 마우스피스를 물고 편안하게 호흡하게 한다. 대상자는 4~5회 동안 편안한 호흡을 한 후 가능한 한 깊이 심호흡을 하여 폐에 공기를 채우고 길게 호기한다. 대상자가 호기를 끝낼 때 계속 불도록 옆에서 말한다.

ㄱ. 노력 폐활량계(Forced spirometry)

노력 폐활량계는 폐의 공기 흐름과 공기 용적·용량을 측정한다. 일련의 환기검사를 통해 시간 경과에 따른 흡기 및 호기량을 기록한다. 이를 통해 유속 용적(flow volume)곡선이 그려진다.

ㄴ. 최대 유량계(Peak flow meter)

최대 유량계는 천식 환자의 호흡기 상태를 지속적으로 사정하는 데 사용된다. 마우스피스를 물고 깊게 호흡한 후 강하고 빠르게 불어 폐의 최대 호기량을 측정한다. 천식 환자들이 이를 규칙적으로 측정하고 기록함으로써 치료 효과를 사정하고 심한 발작의 위험을 예방할 수 있도록 한다. 성인의 정상 범위는 300~700L/min이다.

② 맥박산소 농도 측정(Pulse oximetry)

a. 검사 절차

맥박산소 농도 측정은 비침습적, 지속적으로 산화를 측정할 수 있는 간단하고 안전한 검사 방법이다. 기기를 손가락, 발가락 또는 귓불에 부착하면, 기기에서 나오는 적외선이 산소-포화된 헤모글로빈에 흡수되는 양을 측정하여 백분율(SpO_2 또는 SaO_2)로 알려준다. 정상적인 산소포화도는 95~100%인데 노인이나 피부가 검은 대상자에서는 수치가 약간 낮을 수 있다. 산소포화도가 90% 이하로 저하되면 우선 대상자에게 심호흡을 하도록 격려하고, 심호흡을 하였음에도 수치가 상승하지 않으면 응급 상태로 간주하여 즉각적인 치료를 한다. 85% 이하로 저하되면 조직의 산소화가 어려워지고, 70% 이하면 생명에 위협이 있다.

그러나 대상자나 감지기가 움직이거나 저체온증, 말초혈류 감소, 주변 불빛, 부종, 매니큐어 등의 영향으로 빛 흡수율이 변화하여 부정확하게 측정이 될 수 있다. 이때에는 위치를 변경시키거나 주변을 어둡게 하는 등의 통제를 하고 다시 측정해야 한다.

b. 검사 전 간호

대상자에게 맥박산소 농도 측정의 필요성과 방법을 설명한다. 손가락의 움직임은 감지기를 방해해서 부정확하게 판독되므로 감지기를 움직이지 말도록 교육한다.

③ 동맥혈가스분석 (Arterial blood gas analysis; ABGA)

a. 검사 절차

동맥혈가스분석검사는 폐의 O_2와 CO_2 운반 기능을 알아보기 위한 검사로 산소분압(PaO_2), 이산화탄소분압($PaCO_2$), 산도(pH), 기타 중탄산(HCO_3), 산소포화도(SaO_2)가 산출된다. 이 검사를 통해 급성질환을 앓고 있는 대상자가 폐 관련 질환인지 폐 이외의 문제인지, 인공기도가 필요한지, 기계적인 환기가 요구되는지, 만성적인 호흡기질환을 앓고 있는지 사정할 수 있다. 검사 결과에 영향을 줄 수 있는 치료, 산소 공급 여부, 약물 등을 기록한다.

동맥천자를 통해 요골동맥, 상완동맥 또는 대퇴동맥에서 동맥혈을 얻는데, 이때 혈액이 응고되지 않도록 헤파린을 한 번 통과시킨 주사기로 3~5mL 채혈한다. 채혈하는 모든 절차는 무균적으로 이루어져야 한다. 동맥혈은 정맥혈과 달리 아주 밝은 붉은색이며, 채혈 후 공기를 차단시킨 후 1분 내 얼음 상자에 넣어 검사실로 보낸다.

b. 검사 전 간호

대상자가 불안해하여 과다 환기를 하면 검사결과에 영향을 미치므로, 대상자에게 절차와 검사 필요성 및 과정을 설명한다. 요골동맥을 천자 한다면 Allen test를 시행하여 혈류순환 확인 후 시행한다. 주사바늘을 찌르는 동안 부가적인 상해를 입지 않도록 움직이지 말 것을 알려 주며, 검사 후 5~10분 동안 천자 부위를 압박하는 것이 다소 불편할 것을 설명한다.

c. 검사 후 간호

채혈 후 요골동맥과 상완동백은 약 5분, 대퇴동맥은 약 10분 동안 압박하여 지혈하나 대상자에게 출혈 경향이 있거나 항응고제를 복용 중이라면 더 오래 압박하도록 한다. 압박 시간이 지났더라도 완전히 지혈되었는지 확인 후 드레싱을 한다. 동맥혈 채취 후 합병증으로는 천자 부위 출혈과 혈종 형성 및 동맥과 주변 조직 손상이 있으며, 이러한 징후가 있을 경우 의사에 바로 보고한다.

④ 환기-관류 폐 스캔 (Ventilation-perfusion lung scan, V/Q scan)

a. 검사 절차

환기/관류 폐 스캔은 폐내의 혈액 분포(관류)와 환기되는 영역(환기)을 확인하는 검사이다. 폐색전, 폐경색, 폐기종, 섬유증, 기관지확장증을 진단하는 데 중요하며, 흉부 악성 종양 절제술 후의 경과를 사정하는 데도 유용하다.

대상자에게 앙와위를 취하게 하고 방사성 염료를 주사한 후 즉시 시작한다. 앞·뒤, 양쪽 측면, 양쪽 뒷면의 경사면 등을 모두 조사하며 동시에 흉부 X선을 촬영하여 관류 상태를 비교한다. 만일 관류검사가 정상이면 환기검사는 할 필요가 없다. 비정상이라면 대상자에게 앉거나 누워서 몇 분 동안 얼굴에 꽉 끼는 마스크를 쓰고 방사성 가스(Xenon, krypton)로 숨을 쉬게 한 다음, 폐에서의 분포를 보는 방법이다. 가스 형태에 따라 비강 캐뉼러를 통해 호흡할 수도 있다. 폐기능검사와 달리, 폐 스캔은 국소적 폐기능을 측정할 수 있어 질환 초기 단계에서 진단이 가능하도록 한다.

b. 검사 전 간호

검사 전 염료에 대한 과민반응 병력을 기록하고 의사에게 알린다. 관류 스캔을 위해 방사성 물질이 주입되는 동안만 국소적으로 불편할 것을 설명하며 대상자가 금속으로 된 물질을 제거하고 옷을 입은 후 검사를 기다리게 한다. 검사 소요 시간은 30~60분 정도임을 설명하며, 검사를 시행하는 동안 찰칵거리는 소음이 있지만 요란하지는 않다. 대상자가 만약 누운 자세에서 호흡곤란이 있다면 앉은 자세에서 촬영하는 것도 가능하다고 말해 준다. 방사성 물질은 8시간 이내에 배설됨을 설명한다.

⑤ 흉부 X선 검사(Chest X-ray)

a. 검사 절차

흉부 X선 검사는 호흡기 검진을 위한 일반적인 검사로, 흉곽 내의 병리적인 변화를 확인하기 위해 실시한다. 폐질환의 신체적 임상증상이 현재 나타나지 않을 때에도 흉부 필름은 비정상 상태를 나타내 준다. 가장 흔히 사용되는 방법은 대상자의 등쪽에서 앞쪽으로 통과하는 후전방 촬영(posteroanterior, PA view), 앞쪽에서 등쪽으로 통과하는 전·후방 촬영(anteropoterior, AP view), 흉부의 왼쪽이나 오른쪽으로 통과하는 측면 촬영(lateral view)이 있다. 방사선 촬영은 최대로 숨을 들이마셔서 횡격막이 아래로 내려갔을 때 한다.

b. 검사 전 간호

대상자에게 방사선검사의 필요성을 설명한다. 방사선 촬영은 통증이 없고, 약 5~10분이 소요된다. 아주 미량의 방사선이 사용되지만 대상자가 임신 중인지 확인하여 임신 여성은 방사선에 노출되지 않도록 한다. 대상자는 장신구나 속옷을 모두 벗고 가운을 착용하도록 한다.

⑥ 초음파검사(Ultrasonography)

a. 검사 절차

초음파검사는 액체나 섬유성 병소의 위치를 확인하기 위해 흉곽천자나 흉막생검 시 함께 시행한다. 특히 50mL 이하의 흉막액이 축적된 위치를 찾는 데 도움이 된다. 이러한 접근 방법을 통해서 불필요하게 여러 번 천자하지 않고 검체물을 정확히 얻을 수 있다.

⑦ 투시진단법(Fluoroscopy)

a. 검사 절차

투시진단법은 흉부 침생검이나 기관지생검과 같은 침습성 시술을 보조하고 병변을 확인하는 데 사용된다. 흉부의 움직임을 볼 수 있어 횡격막의 움직임과 호기 및 흡기 동안 폐가 어느 정도 움직이는지 등 지속적으로 관찰하고자 할 때 유용하다.

b. 검사 전 간호

대상자에게 검사 필요성에 대해 설명한다. 검사 중 통증은 없고 30~45분 정도 소요된다. 방사선은 최소로 사용되나 임산부는 노출되지 않도록 한다. 대상자는 반드시 모든 장신구를 제거하고 속옷을 벗고 가운을 착용하도록 한다.

⑧ 컴퓨터단층촬영(Computed tomography; CT)

컴퓨터단층촬영은 폐의 연조직 밀도, 종양과 병변 등을 보여 주기 때문에 호흡기장애 대상자를 사정할 때 유용하다. 폐 첨부부터 횡격막 아래까지 범위를 5~10mm 간격의 횡단면으로 자르고, 두 방향(앞에서 뒤로, 오른쪽에서 왼쪽으로)에서 연속적인 층으로 검사하므로 폐와 흉곽을 3차원으로 사정할 수 있다.

⑨ 자기공명영상(Magnetic resonance imaging; MRI)

자기공명영상은 방사선이 아닌 자기장을 이용하여 CT보다 더 세밀한 해부학적 영상을 보여 준다. 특히 폐 첨부나 척추 부근의 영상을 평가하고 비혈관성 구조로부터 혈관을 구별하는 데 유용하여 최종 진단에 이용된다.

⑩ 기관지경 검사(Bronchoscopy)

a. 검사 절차

기관지경 검사는 기관지 가지로 조명이 장착된 기관지경을 통과시켜 검사하는 방법이다. 기관지 생검, 출혈 부위 확인, 폐포 세척 등의 진단이나 이물질 제거, 레이저 치료, 스텐트 삽입 등 치료 목적으로 시행한다. 수술실이나 방사선실에서 대상자를 앉거나 반듯이 눕게 한 다음, 산소를 투여하고 혈압을 측정하면서 시행한다. 광섬유 기관지경은 코, 입, 기관내관 또는 기관절개관을 통해 삽입된다.

b. 검사 전 간호

기관지경검사는 통증과 불편감을 일으키기 때문에, 대상자와 가족에서 30~45분 정도 소요되는 검사 과정을 설명하고 검사 동의서를 받는다. 대상자에게 검사 6시간 전부터 아무것도 먹거나 마시지 않도록 지시한다. 검사 후 인후 통증이 있으며 처음에 음식물을 삼킬 때 다소 통증이 있을 것임을 설명한다. 마취 전에 의치, 콘텍트 렌즈, 기타 보철물을 제거한다. 보청기는 상황에 따라 제거하지 않아도 된다. 대상자는 옷을 벗고 가운을 착용한다. 국소마취제나 진정제를 정맥주사로 투여하여 기침을 억제하고 불안을 감소시켜 준다.

c. 검사 후 간호

검사 후 활력징후를 측정한다. 특히 대상자에서 호흡기 문제가 발생하는지 관찰한다. 분비물을 배출할 때 객혈이 있는지 또한 관찰한다. 기침이나 연하반사가 돌아올 때까지 약 1~2시간 동안은 구강으로 음식물을 주지 않는다. 대상자가 삼킬 수 있을 때 얼음 조각이나 작은 숟가락으로 물을 주는 것부터 시작한다. 기흉이 발생하는지 주목하며, 호흡음은 24시간 동안 감시하여 비정상적 음이 발생하면 즉시 의사에게 보고한다.

⑪ 폐혈관 조영술(Pulmonary angiography)

a. 검사 절차

폐혈관 조영술은 폐의 혈관계를 사정하는 방법으로 폐색전, 선천성 또는 후천성 폐혈관 병변을 발견하는 데 쓰인다. 대퇴정맥을 통해 하대정맥, 우심방, 우심실을 거쳐 폐동맥으로 카테터를 삽입하여 조영제를 주사하고 촬영한다. 검사 전 대상자에게 검사의 필요성을 설명하고 검사 동의서를 받는다. 검사 전·후 항상 방사성 요오드 알레르기가 있는지 점검하고, 갑상선을 보호할 수 있도록 검사하기 몇 시간 전에 처방에 따라 10방울의 루골(lugol) 용액을 투여하는 처방이 있는지 확인한다. 검사 후 검사 부위에 압박드레싱을 적용하고 검사 부위 원위부의 혈압, 맥박, 순환 상태를 사정하여 변화가 있으면 보고한다.

⑫ 객담 수집

a. 검사 절차

객담 검사는 병원체를 확인하거나 암이나 알레르기와 같은 경우에 비정상세포를 확인하기 위해 실시한다. 대상자에게 객담을 배출하게 하거나 기관흡인 또는 기관지경을 통해 검체를 수집한다. 가능하면 객담은 항생제 치료 전에 수집해야 한다. 채취를 위한 가장 적당한 시기는 이른 아침이며, 잠에서 깨어난 직후 채취한다. 이는 밤 사이 폐에 고여 있던 객담에 병원균이 많이 농축되어 있기 때문이다. 채취 후 객담의 색, 양, 성상, 혈액의 존재 유·무, 음식물 찌꺼기, 다른 비정상적인 내용물들이 있는지 관찰하며 그람 염색, 배양, 민감성 검사를 통해 분석한다. 미생물을 확인하려면 다른 검사가 필요하다.

b. 검사 전 간호

대상자에게 검사의 목적과 필요성에 대해 설명한다. 객담이 오염되는 것을 줄이기 위해 대상자는 객담을 삼키지 않아야 하며 칫솔질을 하지 않고 입을 물로 헹궈야 함을 교육한다. 또한 순수한 객담 표본을 얻기 위해서 심호흡을 한 뒤 깊은 기침을 하여 객담을 뱉도록 한다. 기침을 하여 객담을 뱉기 힘든 대상자는 간접 방법으로 채취해야 하는데, 이때 무균적인 흡인 카테터를 이용하여 객담을 얻는다. 무의식 환자나 비협조적인 환자는 위세척 방법으로 채취한다.

⑬ 코와 인후 배양

코와 인후에 있는 박테리아는 배양 검사에 의해 확인할 수 있다. 무균 면봉을 이용하여 코와 인두의 점액을 묻힌다. 점액이 묻은 면봉은 무균 배양 튜브에 넣는다. 배양 검사를 통해 원인균을 확인하고 가장 효과적인 항생제를 선택하는 데 도움을 준다.

⑭ 흉곽천자(Thoracentesis)

a. 검사 절차

흉곽천자는 흉막강 내에 액체나 공기가 있을 때, 검사물 채취, 흉막액 제거 또는 흉막강 내 약물주입을 위해 흉강 내에 바늘을 삽입하여 시행한다. 검사 중에 간호사는 대상자를 지지하고 안정감을 줄 수 있는 검사 자세를 취할 수 있게 돕는다. 갑자기 움직이면 바늘이 흉막강을 통과하여 장측 흉막이나 폐 실질에 손상을 줄 수 있기 때문에, 5~15분의 검사 시행 시간 동안 움직이지 않도록 교육한다. 검사 중 활력징후, 전체적 모습, 호흡 상태 등을 관찰한다. 수집된 액체는 검사실로 보내져 비중, 당, 단백질, pH에 대해 사정하고 배양, 민감성 검사, 조직학적 검사를 실시한다. 흉막액의 색과 농도에 대해 기록한다.

b. 검사 전 간호

대상자에게 검사 절차에 대해 설명하고 검사 승낙서를 받는다. 검사하는 동안 움직이지 않게 한다. 조용히 숨 쉬며 기침하지 않도록 한다. 국소마취 시 불편감을 느낄 수 있다. 일반적으로 검사 전 약물 투여는 필요하지 않으나 진정제 및 진해제는 가능하다.

c. 검사 후 간호

바늘을 제거한 후 천자 부위에 무균적 폐쇄드레싱을 하고 압박해 준다. 액체를 제거한 빈 공간으로 폐가 확장되는 것을 돕기 위해, 흉강천자 부위를 위로 가게 하여 1시간 정도 돌아눕게 한다. 천자 부위의 종창과 합병증 징후를 관찰하고 폐가 재팽창되도록 심호흡을 권장한다.

⑮ 흉막생검(Pleural biopsy)

a. 검사 절차

흉막생검은 흉막조직을 채취하는 것으로, 흉부절개술이나 흉곽천자 중에 Cope 바늘을 사용하여 외과적으로 시행된다(그림 3-1). 바늘생검은 비교적 안전하고 단순한 진단검사로서 흉막 삼출액의 원인을 확인하는 데 이용된다. 흉막천자와 유사한 자세에서 생검 후 현미경 세포검사 및 배양을 실시하고 박테리아검사가 필요하다면 생검 검체물을 화학요법 시작 전에 얻어야 한다.

b. 검사 전 간호

시술 동의서를 받고 검사의 필요성과 목적을 대상자에게 설명한다. 검사는 15~30분 정도 소요됨을 알리며 검사가 고통스럽지만 움직이지 않도록 도와주고 안심시켜야 한다.

c. 검사 후 간호

시술 후 합병증으로 드물게 늑간신경손상으로 인한 일시적 통증, 기흉, 혈흉이 있다. 생검 후 호흡곤란, 창백, 발한, 심한 통증 같은 합병증의 징후가 있는지 관찰한다. 검사 후 추후 관찰을 위해 흉부 X선 촬영이 시행된다. 흉막

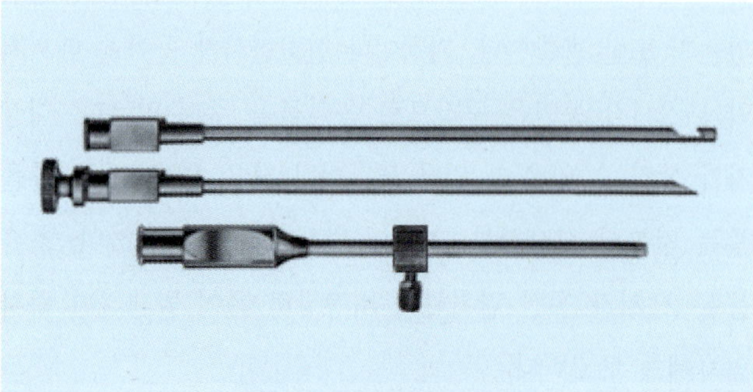

그림 3-1. Cope 바늘.

강 내에 혈액이 증가하여 혈흉이 발생하면 응급 흉곽천자가 필요하다.

⑯ 폐생검(Lung biopsy)

a. 검사 절차

폐생검은 세포학적 분석과 배양에 필요한 폐조직을 얻는 것으로, 기관지경을 이용하거나 경피적으로 바늘로 흡인하는 폐쇄적 폐생검 방법과 개흉술에 의해 폐를 외과적으로 노출하여 채취하는 개방적 폐생검이 있다. 개방적 폐생검은 병변 부위를 직접 보면서 충분한 양의 조직을 얻을 수 있어 정확한 진단이 가능하지만, 국소마취를 하는 폐쇄적 폐생검과 달리 전신마취를 해야 한다. 채취로 떼어낸 조직에서 비정상적인 세포 구조 또는 박테리아를 검사한다.

b. 검사 후 간호

생검 후 합병증은 객혈, 혈흉, 기흉이다. 시술 후 출혈 증상을 확인하기 위해 모든 객담을 검사한다. 기흉의 징후인 호흡장애를 관찰하며 대상자의 활력징후, 호흡음, 피부색, 체온 등을 사정한다.

4) 호흡기계 건강문제의 일반적 간호중재

(1) 기도개방 증진 간호중재

가. 입술을 오므리고 하는 호흡 (Pursesd-lip breathing)

입술을 오므려 호기를 길게 하는 방법으로, 코를 통해 천천히 숨을 들이마시고 복근을 완전히 수축시키는 동안 입술을 모아 서서히 숨을 내쉰다. 오므린 입은 기관지를 열린 상태로 유지시키고 폐포 내압을 증가시키며 길게 내쉼으로써 폐 안의 공기와 이산화탄소의 배출을 증진시킨다.

나. 복식호흡(Diaphragmatic breathing, Abdominal breathing)

복식호흡은 횡격막을 최대한 사용하는 호흡법이다. 이 방법은 특히 흉부 수술 환자와 만성 폐쇄성 폐질환 환자에게 도움이 된다. 대상자의 한 손을 늑골 바로 아래의 복부에 놓고 다른 한 손은 흉골의 중간 부위에 둔다. 코를 통해 천천히 깊게 공기를 들이마시고 복부를 최대한 팽창시킨다. 그 다음, 복부근육을 수축하면서 오므린 입술을 통해 서서히 숨을 내쉰다. 이때 흉부는 움직이지 않는다. 처음에는 누워서 실시하고 그 후 앉거나 걷는 동안에도 할 수 있다.

다. 체위 배액(Postural drainage)

체위 배액은 중력이 가해지는 체위를 이용하여 세기관지의 분비물을 기관지와 기관으로 이동시켜 기침이나 흡인으로 제거한다. 체위 배액 전·후에 청진하여 그 효과를 확인한다. 체위 배액을 하기 전, 처방된 기관지 확장제, 물, 생리식염수 등을 분무하거나 흡입하면 기관지를 확장시키고 기관지경련을 감소시키며, 점액과 객담을 묽게 하고 기관지벽의 부종을 제거할 수 있다. 대상자에게 농반, 객담 컵, 휴지 등을 미리 제공한다. 배액을 위한 정확한 자세를 취하고, 대상자는 10~15분 동안 코로 천천히 숨을 들이마신 후 입술을 오므리고 천천히 숨을 내쉬고 기침하도록 하며, 그 자세로 가능한 편안하게 있도록 한다. 그 자세에서 대상자가 더 이상 참을 수 없어 하거나 빈맥, 심계항진, 피로, 호흡곤란, 흉통, 객혈 등이 나타나면 즉시 중지한다. 체위 배액은 하루에 2~4회 실시하며 오심, 구토, 흡인 등을 예방하기 위해 식사 전과 취침 전에 실시한다.

라. 두드리기와 진동(Percussion, Vibration)

기침으로 뱉어내기 어려운 진한 분비물들은 흉부 두드리기와 진동으로 제거할 수 있다. 두드리기와 진동법은 흔히 체위 배액과 함께 사용된다. 대상자는 복식호흡을 하도록 교육하며, 두드리기와 진동을 교대로 시행한다. 분비물을 묽게 하기 위해 충분한 수분을 섭취하게 하고, 필요시 기관지 확장제를 투여한다. 수행 전·후에 호흡음을 평가한다.

두드리기는 손을 컵 모양으로 오므리고 손목을 이용하여 통증이 생기지 않을 정도로 주기적으로 속이 빈 소리가 나게 두드린다. 이것은 분비물을 묽게 만들고 기침을 자극한다. 흉부배액관, 흉골, 쇄골, 척추, 간, 신장, 비장, 여성의 유방 부위 두드리기는 피해야 한다. 노인의 경우에도 골다공증으로 늑골 골절의 위험이 증가되므로 조심스럽게 시행한다.

진동은 대상자에게 숨을 천천히 깊게 쉬도록 하고 입술을 오므려 천천히 내쉴 때 흉벽을 진동하듯 움직여서 흉부에 압력을 가하는 방법이다. 진동에 의해 전액 분비물의 유동성이 증가된다. 시행 후 복부 근육을 이용하여 기침하도록 하는데, 이는 복부 근육의 수축이 기침의 효과를 증가시키기 때문이다.

두드리기와 진동은 기관지확장증, 농흉, 낭성섬유증, 만성 기관지염 등과 같은 분비물 생성이 증가되는 폐질환에서 특정한 분절에 문제가 있을 때 시행한다. 다만 폐농양, 폐종양, 기흉, 흉벽질환, 폐출혈, 통증이 있는 흉부 질환, 폐결핵 등의 대상자에게는 금기다. 시행 중에 통증이나 호흡곤란의 증가, 허약, 어지럼증, 객혈 등의 증상이 나타나면 중단한다.

마. 비기관 흡인(Nasotracheal suctioning)

흡인 시 대상자의 불안을 완화하고 협력을 얻기 위해 절차를 설명하는 것이 중요하다. 대상자가 무의식일지라도 흡인을 의식할 수 있으므로 설명하는 것이 중요하다. 금기가 아니면 침대를 45° 각도로 올린다. 또한 흡인하기 전 다량의 산소를 투여하여 흡인하는 동안에 저산소증 발생 위험을 줄인다. 구강 흡인과 기관 흡인의 원리는 본질적으로 같으나 구강 흡인은 청결을 유지하면서 실시하는 반면 비기관, 기관지 절개술, 기관내관 흡인은 무균적으로 이루어진다는 점이 다르다. 흡인하는 동안 맥박수와 리듬, 산소 포화도를 특정하며 부정맥, 서맥이 나타나거나 또는 SaO_2가 떨어지면 중단한다.

(2) 호흡 양상 개선 간호중재

가. 인공기도(Artificial airway)

인공기도는 의식소실, 안면 또는 구강 외상, 과다한 호흡기 분비물, 호흡부전, 기계적 환기가 필요할 때 적용된다.

① 구강인두 기도관 (Oral airway, Oropharygeal airway)

구강인두 기도관은 인공기도의 가장 간단한 형태로, 혀를 구개에서 멀리 이동시키고 기도를 개방하기 위해 인두 후방에 위치하게 되는, 속이 비어 있고 굽은 고무나 플라스틱 관이다. 크기는 여러 가지가 있으므로 대상자의 입술과 턱끝 사이의 길이와 같은 것을 고르는 것이 중요하다. 너무 길면 오심과 기침을 유발하고, 너무 짧으면 목 안에서 혀 뒤를 압박하거나 기도 폐쇄를 증가시킬 수 있다. 흡인을 예방하지 못하므로 대상자를 옆으로 눕히고 구강 분비물 또는 구토물을 자주 구강 흡인한다. 의식장애가 있으나 자발호흡이 있는 대상자에게 유용하다. 만약 구역질을 한다면 구강인두 기도관을 제거한다. 구강인두 기도관은 기계적 환기를 위해 기관내 삽관술을 한 후 기관내관과 함께 구강에 적용하여 고정한다. 그러나 의식이 있거나 안면 골절 또는 구강 안에 이물질이 있는 경우는 금기다.

② 비강인두 기도관 (Nasal airway, Nasopharyngeal airway)

비강인두 기도관은 비강 통로에 꼭 맞는 속이 빈 부드러운 고무관으로 코에서 혀 기저부까지 통로를 제공한다. 비강인두 기도관 선택은 지름보다 길이가 더 중요하다. 적당한 길이는 코에서 귓불까지이고, 지름은 대상자의 비공보다 약간 작아야 한다. 인공기도가 필요하나 구강인두 기도관을 사용할 수 없는 대상자에게 사용한다. 또한 비기관 흡인이 자주 필요한 대상자에게 적절하다. 이는 흡인 시 비강점막의 외상을 피할 수 있기 때문이다. 비기관 흡인이 1주일 이상 지속되면 기관내관이나 기관 절개관으로 대치한다.

③ 기관내관(Endotracheal tube)

코나 입을 통하여 성대하부의 기관 내로 삽입하는 관이다. 기도를 개방시키고 유지할 수 있으나 삽입이 어려워 거의 사용하지 않고 있다. 구강 통로는 후두경을 이용하여 비교적 쉽게 삽입할 수 있기 때문에 주로 응급 시에 사용한다.

내경 6.0mm 이상의 기관내관은 부풀릴 수 있는 cuff가 있다. Cuff는 대상자가 호흡할 때 관의 주위에서 공기가 새지 않도록 막아 주고, 또한 인두의 분비물이 폐 안으로 흡입되는 것을 막아준다. 기관내관 삽관 직후 관이 제대로 삽입되었는지 확인하기 위해 양쪽 폐를 시진하고 호흡음을 청진한다. 관의 위치를 확인하기 위해 흉부 X선을 촬영한다. 오른쪽 기관지가 왼쪽보다 더 곧기 때문에 관이 때때로 오른쪽 기관지 안으로 삽입되어 오른쪽 폐만 산소화 작용이 일어나기도 한다. 기관내관 끝이 식도 안으로 들어가면 위 팽창을 초래한다. 적절한 기관내관의 끝 위치는 기관이 좌·우로 분지하는 용골 위 2~4cm이다.

대상자의 기관내관을 통해 하부기도의 분비물을 무균적으로 흡인할 수 있어 구강간호가 가능하다. 이때 관을 안전하게 고정시키기 위해 테이프를 사용하는데 이 테이프를 매일 교환하여 피부손상을 피한다. 그럼에도 불구하고 생기는 피부발진은 테이프에 대한 과민반응을 의미하므로, 상처 회복이 느린 당뇨병 환자 등 과민반응을 보이는 대상자에게는 비알레르기성 테이프나 플라스틱 장치들을 사용한다. 기관내관은 기관지점막을 압박하여 손상을 초래할 수 있기 때문에 장기관 기관삽관이 필요한 경우에는 기관 절개술을 시행한다.

기관내관을 제거하기 전에 대상자를 적절히 환기시키고 산소공급을 하며 흡인한다. 그 다음 cuff의 공기를 빼고, 축적된 분비물을 제거하기 위해 흡인을 다시 한 다음 관을 제거하고 산소를 공급한다. 관을 제거할 때는 관을 다시 삽입해야 할 경우를 대비하여 삽관을 할 수 있는 의사가 대기하고, 삽관기구를 침대 옆에 준비해 두어야 한다. 합병증으로는 후두부종과 후두경련 등이 있으므로 호흡곤란, 보조근육의 사용, 협착음 등이 있는지를 관찰한다. 만약 이러한 합병증이 발생하면 비경구적으로 코티코스테로이드(corticosteroids)를 투여하고, 필요시 재삽관을 한다.

④ 기관절개관(Tracheotomy tube)

기관절개관은 대부분 이중관(내관과 외관)으로 구성된 것을 사용한다. 간호사는 기관 절개관을 통해 흡인하고 주기적으로 내관을 교환하여 청결하게 관리한다. 호흡과 연하운동으로 관이 움직이면 커프가 있어도 흡입을 완전히 막아 주지 못하므로 식사나 구강간호 중에 흡인되지 않도록 주의해야 한다. 만일 대상자가 힘들어하면 관의 위치, 개존 여부, 크기 및 창구멍 등이 적당한지를 평가한다. 간호사는 문제가 확인되고 교정될 때까지 관을 마개로 막지 않도록 한다. 창이 있는 관은 커프가 달려 있기도 하고 없기도 하다. 환자 교육으로 간호사는 대상자에게 내관 제거법, 흡인법, 청결법, 기관절개관 세척법 등을 알려 준다.

나. 기관 절개술(Tracheostomy, Tracheotomy)

기관 절개술은 기도를 확보하기 위해 일시적 또는 영구적으로 기관을 절개하여 개방하는 시술이다. 즉 피부를 통해 외과적으로 기관에 개구부를 만드는 것이다. 기관 절개술은 장시간 기도를 유지하는 데 최적의 방법이기 때문에 인공기도가 장기적으로 필요하다고 판단되거나 인공호흡기 이탈 실패, 상기도 폐쇄 환자에게 적용된다. 이는 상부기도와 성문에 측로를 만들어 다른 어떤 형태의 인공기도보다 안전하고 흡인이 가능하고 호흡기장비를 쉽게 연결할 수 있는 장치이다. 대상자는 식사를 할 수 있으며, 약간의 조정을 통해 말을 할 수도 있다.

기관 절개술을 하기 전, 간호사는 대상자의 교육요구를 사정하고 기관 절개 간호, 의사소통을 위한 방법 등에 대해 알려 준다. 대상자가 직접 기관 절개에 대한 해부학적인 상태를 보고 기관절개관을 다루어 보게 하여 이해를 돕는다. 수술 후 말하고 먹는 능력이 변화할 것에 대해 설명하고 기관 절개를 영구적으로 해야 한다면, 옷을 입는 방법을 비롯한 여러 가지 생활의 변화에 대해 정보를 제공해야 한다. 대상자에게 영구적으로 기관 절개술을 시행한 다른 환자를 소개하는 것도 좋다. 응급으로 기관 절개를 실시하는 경우 대상자가 불안해하거나 무의식 상태이기 때문에 대부분의 교육은 대상자가 아닌 가족에게 한다. 기관 절개술은 보통 국소마취 상태에서 목을 신전시킨 자세로 시행한다. 보통 수직이나 수평으로 기관연골고리(tracheal ring)를 절개한다. 수직 절개의 경우 2~3번째, 3~4번째 기관환을 절개하여 기관절개관을 삽입한 다음 끈으로 안전하게 고정시킨다. 수술 직후 활력징후, 호흡 양상, 산소포화도를 확인한다. 흉부 X선을 촬영하고 튜브 위치를 확인한다. 출혈, 피하기종이 있는지와 분비물의 양상을 관찰하고 상태에 따라 고농도의 산소를 투여하면서 합병증을 관찰한다.

① 기관절개술의 주요 합병증

a. 관의 폐쇄(Tube obstruction)

관이 막히면 의사는 다시 삽관하도록 한다. 기도 폐쇄의 증상과 징후는 호흡곤란, 기관 절개 부위에서 잡음이 많은 호흡, 흡인용 카테터 삽입의 어려움, 진하고 건조한 분비물이다. 또한 기계적 환기 중 용적 환기를 하고 있는 대상자는 최대 흡기압이 증가하고, 압력조절 환기 대상자는 폐활량이 감소된다.

b. 관의 이탈 (Tube dislodgment, Accidental decannulation)

간호사는 적절하게 관을 고정하여 관이 빠지지 않도록 한다. 우발적으로 관이 빠지는 것을 응급상황이므로, 한 간호사가 심폐소생술 팀을 부르는 동안 다른 간호사는 앰부백과 안면마스크를 사용하여 대상자를 환기시킨다. 간호사는 응급상황에 대비하여 대상자의 기관절개관 같은 유형과 크기의 기관절개관을 침대 옆에 준비해 둔다.

c. 커프 누출

기계적 환기 중 커프 누출이 생기면 적절한 용적이나 흡기압이 전달되지 않아 호흡음이 감소되고 양압 환기에서 구강으로부터 공기 누출을 감지할 수 있다. 커프에 공기를 채워 커프압을 측정했을 때 15~20 또는 20~25mmHg H_2O로 유지되는지 확인한다. 공기 유출이 지속되면 관의 위치를 재조정하거나 교체가 필요하다.

d. 출혈(Bleeding)

기관 절개 부위에서 처음 며칠 동안 소량의 출혈을 예상할 수 있으나, 출혈이 계속되면 외과적 중재, 소작, 혈관결찰 등을 해야 한다. 간호사는 관에 거즈를 두르고, 창상을 부드럽게 하며, 출혈 부위에 압력을 가한다. 그 출혈이 있으면 기도 개방을 위해서 기관절개관 속을 흡인한다. 만약 출혈 부위가 한 곳이면 기관절개관 커프를 부풀린다. 발생 가능한 위험한 상황을 예측하고 도움을 요청한다.

e. 감염(Infection)

감염을 예방하기 위해 흡인과 기관절개술 간호 시 무균술을 적용하고, 개구부의 화농성 분비물, 발적, 통증, 종창, 봉와직염 등의 증상이 있는지 사정한다. 개구부의 청결과 건조를 유지하기 위해 드레싱이 필요하며, 드레싱이 습해지면 감염의 기회가 증가되므로 지속적인 기관절개 개구부의 간호가 필요하다.

f. 기흉(Pneumothorax)

기흉은 기관절개술 과정 동안 흉강이 손상되어 발생할 수 있다. 기관절개술로 인한 기흉은 보통 폐 첨부에 발생한다. 삽관 후 기흉을 사정하기 위해 흉부 X선 검사를 시행한다.

g. 피하기종(Subcutaneous emphysema)

기관에 손상이 있을 때 공기가 목 주위의 조직으로 스며들어 피하기종을 초래한다. 공기는 또한 흉부와 액와조직을 거쳐 안면으로 새어나올 수 있다. 간호사는 기관절개관이 있는 피부 아래에 공기가 있는지 살펴본다.

기관 절개술 유지를 위해 간호사는 주기적으로 커프 압력을 측정하고 기록해야 한다. 기관점막에 작용하는 커프의 압력이 모세혈관의 관류 압력보다 클 때 점막의 허혈이 발생하기 때문이다. 또한 기관절개관이 있으면 공기가 코와 입의 상부 기도를 지나지 않으므로 가습과 가온이 적절하게 이루어지지 않아 기관점막을 손상시키고, 분비물이 진하고 건조해져 기도를 막을 수 있다. 이를 예방하기 위해 간호사는 처방대로 가습기를 제공하고 흡기와 호기 동안 기관 절개 부위나 T-piece에서 미세한 연무(mist)가 발생하는지 사정한다. 습기의 양을 증가시키기 위해, 가습기에 가열장치를 부착할 수도 있다. 이때 가열장치의 온도가 40℃를 넘지 않도록 해야 한다. 또한 분비물이 있는 호흡음, 청진상 악설음 또는 건성 수포음, 안절부절못함, 맥박이나 호흡수 증가, 인공기도 내의 점액, 대상자의 흡인 요구, 인공호흡기에서 기도압 상승 등이 있는지 사정하여 흡인을 시행한다. 흡인은 저산소증, 기도점막 외상, 감염, 미주신경자극, 불안, 두개내압 증가 등의 합병증을 유발할 수 있다.

② 기관절개관의 관리와 간호

기관절개관의 소독과 교환은 필요에 따라 시행된다. 더러워진 거즈를 제거한 후 소독장갑을 착용하고 0.5% 클로르헥시딘 솜으로 기관 절개 부위와 기관절개관을 닦는다. 필요시 기관절개관 고정용 끈을 새것으로 교환한다. 기관절개관 고정은 기관절개관을 안전하게 고정시켜 기관절개구와 기관절개관의 마찰을 막아 주며 경동맥을 압박하여 뇌혈류를 감소시키지 않게 한다. 이 장치는 청결을 위해 최소한 하루에 1회 이상 교체해 주고, 감염매체가 되지 않도록 한다. 고정용 끈은 목 사이에 손가락 1~2개가 들어갈 정도의 공간을 두고 소독 Y거즈를 면판 밑에 넣어 고정한다. 관이 움직이면 관 주위를 자극하여 기침이 나며 관이 빠질 수도 있다. 우발적으로 관이 빠지지 않도록 고정용 끈을 교체하는 동안 관을 손으로 잡아 안정시키는 것이 중요하다.

③ 기관절개관의 교환

기관절개관을 교환할 때는 기관절개부위가 잘 보이도록 대상자의 목을 신전시키고 편안한 자세를 취하도록 한 후, 심전도와 산소 포화도를 모니터링하고 필요시 흡인한다. 소독장갑을 끼고 새 T-cannula의 커프를 부풀려 보아 이상이 없음을 확인한 후 수용성 윤활제를 바른다. 고정 끈을 풀고 커프의 공기를 뺀 후 대상자에게 숨을 크게 들이마시고 길게 내쉬도록 하여 호기 초기에 캐뉼러를 제거하고 새 캐뉼러를 주의 깊게 삽입한다. 삽입 후 호흡에 따라 공기가 나오는지 확인한다. 0.5% 클로르헥시딘 솜으로 캐뉼러 주위를 소독하고 소독 Y거즈를 고정판 밑으로 넣어 고정한다.

기관절개관은 후두를 고정시켜 연하곤란을 초래한다. 또한 기관절개관 커프의 팽창이 식도를 압박하여 음식의 이동을 방해한다. 그러므로 영양을 증진하고 흡입을 방지하기 위해 음식 섭취 후 적어도 30분 동안 침상머리 부위를 올리고 있도록 한다.

대상자가 자연발성을 할 수 있을 때까지 간호사는 호출벨, 메모지, 칠판, 스케치북, 수신호, 컴퓨터 등을 이용하여 의사소통을 한다. 커프 없는 관이나 창이 있는 기관절개관이 삽입되어 있을 때 창이나 관에 뚜껑을 끼우거나 덮으면 대상자가 말을 할 수 있다. 이때, 대상자의 좌절감을 이해하고 충분한 시간을 할애하는 것이 중요하다.

퇴원 시 간호사는 대상자와 가족에게 기관절개관 개구부의 간호법, 영양, 흡인법, 청결과 감염 징후 사정법, 의사소통방법 등을 교육한다. 대상자는 기형, 개구부나 인공기도의 존재, 섭식 방법의 변화, 언어곤란 등의 신체상 변화를 경험한다. 때문에 간호사와 가족은 대상자를 지지해주고 용기를 주도록 한다. 대상자는 헐렁한 셔츠 장식용 옷깃, 목도리 등을 사용하여 기관절개관을 가릴 수 있다.

5) 상부호흡기계 건강문제와 대상자 간호

(1) 외적 원인에 의한 장애

가. 비출혈(Epistaxis)

① 정의

비출혈이란 코에서 피가 나는 것을 말한다. 비강 내에는 모세혈관이 풍부하기 때문에 비출혈은 흔히 발생한다.

② 병태생리

비출혈의 원인으로는 외상, 고혈압, 백혈병과 같은 악성혈액질환, 염증, 종양, 습도 감소, 과격하게 코를 후비거나 푸는 행위, 만성적인 코카인 사용, 비위관 흡인 같은 간호행위 등이 있다. 호발 부위는 연령에 따라 다른데, 어린이와 청소년은 전방 부위에, 노년기에는 후방 부위에서 출혈이 되는 경향이 있다. 전방 출혈은 가장 일반적이고 쉽게 지혈되지만, 후방 출혈은 치료가 필요한 경우가 많다.

③ 증상 및 징후

비출혈은 코에서 피가 나는 증상을 보이는데, 피의 선명도와 양은 출혈 부위와 크기 등에 따라 다르다.

④ 치료

비출혈 환자는 똑바로 앉은 상태에서 머리를 약간 앞으로 숙이게 하여 혈액을 삼키거나 기도로 흡인되지 않도록 한다. 그리고 비중격을 손가락으로 5분 정도 압박하고 가능하면, 코, 얼굴에 찬물 찜질을 한다. 비심지를 할 때는 양쪽 비공에 거즈 혹은 비강 탐폰을 느슨하게 삽입한다. 이 중재가 효과적이지 않으면 해당 모세혈관은 silver nitrate로 소작하거나 전기소작을 하고 전비공 심지법을 실시한다. 후비공 출혈 시 후비공에 심지를 넣는데, 먼저 카테터 끝에 강한 실이 달린 큰 거즈 심지를 구인두 및 구강을 지나 코를 통해 끄집어낸다. 후비공 심지법은 매우 불편하며, 심지가 미끄러져 빠질 경우 기도폐색의 원인이 될 수 있다. 비공 심지는 보통 1~5일 후 제거한다.

일반적으로 습화, 산소 투여, 침상안정과 항생제, 마약성 진통제 등이 처방된다.

⑤ 간호중재

환자의 호흡 상태나 심지 삽입에 따른 불편감을 관찰해야 한다. 환자는 구강호흡을 하여 입안이 건조해지므로, 구강간호를 하고 적절한 수화(hydration)를 유지한다. 저산소혈증을 관찰하기 위해 맥박산소측정기를 사용한다. 환자에게 비출혈이 멈춘 뒤에도 심하게 코를 풀지 않으며, 무거운 물건을 들어 올리거나 심한 운동 등 비출혈 유발 요인은 피하도록 교육한다.

나. 비용종(Nasal polyps)

① 정의

비용종이란 코와 부비동 내면의 점막이 돌출한 성장물로서 결체조직에 생기며 1개 또는 여러 개의 포도송이 모양처럼 생겼다. 보통 양측성 양성종양이다.

② 병태생리

알레르기 증상에 의해 악화되지만 알레르기가 원인은 아니다. 원인으로는 비비동이나 비점막 자극, 알레르기, 감염 등이 있다.

③ 증상 및 징후

용종으로 인해 병원을 찾는 경우는 대부분 비호흡 폐쇄 때문이다. 비강호흡이 힘들고 비강 분비물의 양상이 변하고 음성 변화도 나타난다.

④ 치료

비용종 환자의 치료는 대증적이다. 용종의 크기를 줄이려면 알레르기원은 제거하고 치료해야 한다. 그러나 비호흡 회복을 위해 비용종 제거 수술이 외래 또는 수술실에서 먼저 이루어진다. 스테로이드를 흡입하는 방법도 있다.

⑤ 간호중재

비용종 제거술을 하였다면, 부종을 완화시키기 위해 환자에게 반좌위 또는 좌위를 취하도록 한다. 처음 24시간 동안 비공에 거즈 심지를 삽입하고, 48시간 동안은 얼음주머니를 대 준다. 활력징후를 사정하여 출혈의 징후를 파악한다. 환자가 자주 침을 삼킨다면 후방부 출혈을 의심한다. 2차 출혈을 막기 위해 코를 풀지 않도록 하고 가능하면 재채기는 참도록 한다. 참을 수 없는 재채기는 입을 벌리고 한다.

다. 비강 내 이물질

① 정의

비강 내 이물질은 비공을 통해 콩, 단추, 돌 등의 작은 물체나 드물게 곤충 등이 삽입된 것이다.

② 증상 및 징후

비점막이 붓거나 비강폐색, 악취 나는 화농성 장액 분비물, 비강 분비물의 정체로 이물질 주위에 형성된 비강결석 등이 있다.

③ 치료

단단한 이물질은 보통 지혈겸자로 꺼내는데, 불편감 완화를 위해 2% tetracaine 국소마취제와 0.5% phenylephrine hydrochloride 같은 혈관 수축제를 분무한다. 부드러운 이물질은 흡인기구나 끝이 둔하고 각이 진 고리를 사용하며, 이물질 제거 후 출혈이 있으면 전비공 심지를 삽입한다.

④ 간호중재

비용종 수술 제거 후 간호와 유사하다. 활력징후를 사정하여 출혈의 징후를 파악한다. 환자가 자주 침을 삼킨다면 후방부 출혈을 의심한다. 2차 출혈을 막기 위해 코를 풀지 않도록 하고 가능하면 재채기는 참도록 한다. 참을 수 없는 재채기는 입을 벌리고 한다.

라. 폐쇄수면무호흡증 (Obstructive sleep apnea; OSA)

① 정의 및 유병률

폐쇄수면무호흡증은 수면 도중 상부기도 폐쇄로 인해 1시간 동안 20~30회 이상, 1회에 10초 이상 호흡이 정지되는 상태를 말하며 코골이, 수면 중 무호흡, 주간 기면증, 두통, 기억상실, 성격 변화, 우울증 등을 유발하는 수면장애다. 증상이 수면 중에 일어나는 만큼 환자 스스로 알지 못해 치료 시기를 놓치는 경우가 많다.

미국의 경우 30~60세 연령군에서 무호흡-저호흡이 시간당 5회 이상으로 나타나는 수면호흡장애가 남자의 24%, 여자의 15%에서 관찰되고 남자의 4%, 여자의 2%는 주간과도 졸음증을 동반한 수면무호흡증인 것으로 보고되었다. 우리나라에서도 40~69세의 연령군에서 남자의 27%, 여자의 16%에서 수면호흡장애가 관찰되었고, 주간 과도 졸음증을 동반한 수면무호흡증 유병률은 남자 4.5%, 여자 3.2% 정도로 보고되고 있다(대한이비인후과학회, 2013).

② 병태생리

수면 무호흡은 신경학적 장애 혹은 중추장애로 인해 발생할 수도 있지만, 대부분 연구개 혹은 혀에 의해 상기도가 폐색되어 발생한다. 나이 든, 비만인 남성에게서 호발하며 고혈압, 심부전, 뇌졸중, 흡연 등과 관련이 있다.

수면 무호흡증으로 고혈압이 발생하는 이유는 혈중 산소결핍이 혈압을 상승시키는 작용을 하기 때문이며, 이러한 산소 결핍은 뇌혈관질환, 당뇨 등 다양한 성인병을 유발시키기도 한다. 한 조사 결과에 의하면, 코를 고는 사람이 고혈압에 걸릴 확률이 정상인보다 무려 3배 높고, 암 사망 위험은 최고 5배 높아지는 것으로 밝혀졌다. 폐쇄성 수면무호흡증은 세포 노화를 촉진시키고 심혈관질환 합병 위험을 높인다. 수면 무호흡과 환자의 혈액 변화와의 관계를 관찰한 연구에 따르면, 수면 중에 무호흡이 발생하면 활성산소의 생성 증가로 세포 내 스트레스가 증가되고, 그로 인해 혈액세포 내 미토콘드리아의 기능이 비정상적으로 급격하게 감소된다는 사실을 확인했다. 미토콘드리아의 기능장애는 세포의 노화에 큰 영향을 미쳐 혈액세포의 노화가 정상인보다 빨라지고, 이 때문에 혈관내벽이 계속 손상되면서 고혈압, 부정맥, 동맥경화증 등과 같은 심혈관계 합병증 발생 위험도 커지는 것으로 나타났다. 따라서 폐쇄성 수면무호흡을 방치할 경우 혈액세포의 노화를 촉진, 심혈관계 합병증 및 내분비질환과 성기능장애까지 유발하는 질환임이 증명된 만큼 가족이나 환자가 수면 무호흡을 인지하는 즉시 치료를 받아야 한다.

③ 증상 및 징후

밤에 자주 깨며, 충분한 수면을 취하지 못하므로 낮에 졸음이 쏟아진다. 환자 대부분이 크게 코를 곤다. 무호흡이 증가하면 사망까지 이를 수도 있다(그림 3-2).

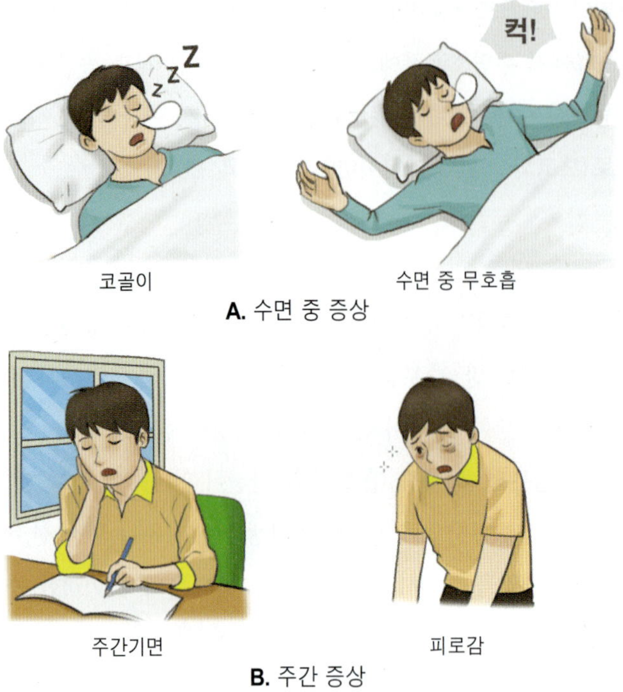

그림 3-2. 수면무호흡증의 주요 증상.

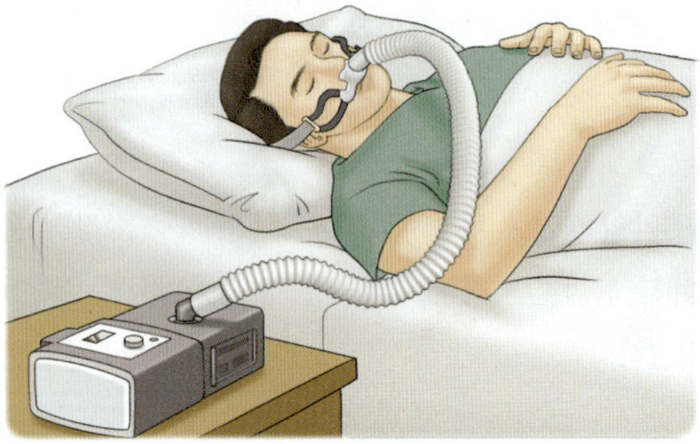

그림 3-3. 수면무호흡증에 양압기를 적용한 모습.

④ 진단검사

진단을 위하여 먼저 병력을 조사하고, 코, 귀, 목의 신체 검진을 하고 내시경으로 검진한다. 두경부 X선 또는 CT 검사를 하여 구조 폐쇄성 여부와 턱과 연관시켜 혀의 위치를 파악한다. 수면다원검사(polysomnography; PSG)를 실시하여 급속 안구운동성 수면(REM)과 숙면을 포함한 모든 수면단계를 측정한다. 뇌파검사(EEG), 근전도(ECG) 등을 이용하여 대상자의 수면 깊이와 형태, 호흡곤란, 산소포화도, 근육 움직임 등을 확인한다.

진단 기준은 주간 과도한 졸음증이 있거나, 수면 중 숨 막힘, 수면 중 반복해서 깸, 수면 후에도 개운치 않음, 주간 피로와 집중력 저하의 다섯 가지 증상 중에서 두 가지 이상이 있으면서 수면다원검사에서 수면호흡장애를 보이는 경우인데 수면호흡장애란 무호흡이나 저호흡이 시간당 5회 이상 나타나는 경우를 말한다(대한이비인후과학회, 2013).

⑤ 치료

초기에는 체중 감소, 수면제, 금주 등의 치료로 시작된다. 그러나 증상이 나아지지 않을 경우에서는 비침습적인 양압기를 사용한다(그림 3-3). CPAP(Continuous positive pressure)와 BiPAP(Bilevel positive airway pressure)가 있는데, CPAP는 호흡주기 동안 기도에 양압을 가하여 수면 중에 상부기도와 기관이 개방을 유지할 수 있도록 해 준다. 이때 환자는 자발적인 호흡을 반드시 해야 한다. BiPAP는 흡기와 호기에 각각 다른 압력을 설정할 수 있다. 따라서 COPD나 수면무호흡증과 같이 야간에 인공호흡기의 도움이 필요한 사람이 사용한다. 양압기의 부작용으로 마스크가 닿는 부위의 발적, 통증, 가려움 등이 있다. 최후의 방법은 외과적인 방법으로 구개수구개인두 성형술(uvulopalatopharyngoplasty; UPPP)을 통해 구개와 인두의 연조직을 모두 절제하는 것이다.

⑥ 간호중재

대체로 폐쇄수면무호흡증 환자들은 질환의 심각성과 지속성을 알지 못한다. 그러므로 간호사는 대상자에게 폐쇄수면무호흡증의 증상과 징후를 설명하며 하나의 질환으로 받아들일 수 있게 한다. 또한 대상자와 가족들에게 체중 감소, CPAP, 약물의 바람직한 적용과 적용 이유에 대해 설명한다. CPAP는 폐쇄성 수면무호흡증(OSA)의 치료 방법이지만, 사회적 및 심리적 요소로 인해 치료효과를 지연시키기도 한다. 폐쇄성 수면무호흡증임에도 불구하고 CPAP를 사용하지 않는 대상자들은 기기를 착용한 자신의 모습을 '괴물 같다'라고 표현하였다. 사회적으로 OSA 환자는 OSA를 겪지 않은 대상자와 자신을 비교하면서 부정적인 영향을 받는다. 따라서 CPAP 치료를 받는 OSA 환자들에게 그들 자신에 대한 느낌을 직접 표현하게 하고, 그들이 CPAP 치료를 성공적으로 받을 수 있도록 도와야 한다.

(2) 후두의 비감염성 장애

가. 성대마비(Vocal cord paralysis)

① 정의

성대가 마비되는 것으로 일측성과 양측성 성대마비가 있다.

② 병태생리

목과 흉부의 감염이나 외상, 신경학적 질환, 암, 갑상선 절제술, 경동맥수술, 경추수술, 종격동내 수술, 두개저 수술, 흉곽 수술을 하는 동안 미주신경 또는 회귀후두신경이 손상되어 발생할 수 있다.

③ 증상 및 징후

주요 증상은 목소리의 변화이다. 음산하고 거친 쉰 목소리, 공기가 새는 약한 소리를 내게 된다. 호흡곤란, 거친 호흡음, 음식이나 물, 침을 삼키는 동안 기침하거나 목이 막히며 말하는 동안 자주 숨을 쉬어야 하고 목소리를 크게 낼 수 없다.

일측성 성대마비는 호흡하는 데 별 지장은 없으나 흡인 현상이 일어난다. 음식이나 침을 흡인하는 현상은 마비된 성대가 거의 정상 수준으로 움직일 때까지 지속된다. 개방성 양측 성대마비가 의심되는 대상자는 숨을 쉴 수 있으나 목소리가 나지 않는다. 폐쇄성 양측 성대마비는 협착음이 많이 들리며, 기도폐색과 호흡곤란이 심해 응급치료를 받아야 한다.

④ 진단검사

진단을 위해 내시경을 통해 성대를 직접 들여다 보거나 성대근육의 이상을 확인하기 위해 후두근전도검사로 마비 정도를 파악하고 가장 효과적인 치료 방법을 결정한다. 성대마비의 원인 질환을 파악하기 위해 혈액검사, 두경부의 X선검사, 컴퓨터단층촬영, 자기공명영상을 실시하거나 신경계 손상이 있는지 검사한다.

⑤ 치료

일측성 성대마비로 흡인과 의사소통 곤란이 심한 환자는 두 성대가 중간지점에서 만날 수 있도록 실리콘(silastic)이나 지방(fat)으로 성대를 볼록하게 한다. 이렇게 하면 흡인도 예방 가능하고 목소리도 낼 수 있다. 손상 직후 양쪽 성대마비가 개방형이면 비위관 영양공급이 필요하고, 폐쇄형이면 기관 절개술이 필요하다. 조절할 수 없는 심한 흡인 문제가 있으면 영구적으로 위루술을 하여 비경구로 영양을 공급한다. 구강 분비물에 의한 흡인으로 폐렴이 발생하는 것이라면 후두와 식도를 분리하는 전체 후두 절제술을 시행하여 식사를 할 때 흡인되지 않게 한다. 이 경우 말을 할 수 없으므로 식도 언어를 배워야 한다.

⑥ 간호중재

호흡과 직결되는 문제일 수 있기 때문에 환자와 가족에게 질환과 치료에 대한 충분한 정보를 제공하고, 심리적 지지를 해 주어 불안을 감소시킨다. 흡인을 예방하기 위해 환자의 상체를 올리고 음식 섭취를 하도록 하며, 기침 또는 삼킨 후 기도가 깨끗한지 관찰하기 위해 그대로 앉혀 둔다.

나. 성대의 결절과 용종 (Nodules and polyps of the vocal cord)

① 정의

성대 결절은 염증 과정 혹은 목소리 혹사로 인해 비대된 성대의 섬유성 조직이고, 성대 용종은 전형적으로 한쪽 성대에서만 발생하는 만성적인 부종 덩어리이다.

② 병태생리

성대 결절은 먼지가 많은 환경에서 목소리를 사용하는 교사, 코치, 스포츠 열성 팬, 가수 등에서 호발한다. 성대 용종은 흡연가, 알레르기 체질, 건조한 기후에서 사는 사람들에게 잘 발생한다.

③ 증상 및 징후

결절과 용종이 있으면 통증은 없지만 쉰 목소리가 난다.

④ 치료

결절과 용종이 있으면 금연과 말을 자제하는 보존적 치료 방법이 우선적으로 적용된다. 또한 변비는 성문이 닫히는 원인이 되므로 생기지 않게 하고, 흡입하는 공기가 건조하지 않도록 습화하고 수분섭취를 한다. 이러한 조치로 증상이 좋아지지 않으면 후두경을 이용하여 레이저 수술이나 외과적 수술로 결절이나 용종을 제거한다.

⑤ 간호중재

금연과 목소리 사용을 자제하는 것이 중요함을 교육한다. 환자가 말을 많이 하지 말고 조용히 하며, 무거운 물건을 들지 않도록 한다. 외과적 수술을 받았다면 수술 후 적어도 14일 정도는 목소리를 쉬면서 종이와 펜을 이용하거나 보드판을 이용하여 의사소통하도록 한다.

다. 후두부종(Laryngeal edema)

① 정의

후두에 부종이 생기는 것으로 급성과 만성이 있다.

② 병태생리

원인은 알레르기, 급성 후두염, 목 안의 심한 감염, 종양, 후두 부위의 방사선 조사, 수술이나 기도 삽관으로 인한 손상 등이다. 특히 알레르기성 후두 부종은 약물, 독물 흡입, 조영제 주사, 수혈, 음식 등에 의해 갑자기 발병한다.

③ 증상 및 징후

처음 증상은 쉰 목소리이며, 차츰 진전되면 말하기가 어려워진다. 심해지면 호흡곤란, 협착음, 청색증이 나타나며 결국에는 후두폐색이 일어나 사망할 수도 있다.

④ 치료

기도 협착이나 기도 폐쇄가 초래되었다면 즉시 1:1,000 epinephrine을 피하나 분무기를 통해 투여해야 하고 corticosteroid, 항히스타민제도 정맥으로 투여한다. 기도 유지를 위해 기관 절개술이나 기관내 삽관이 필요할 수 있다. 알레르기로 인한 경우라면 알레르기원을 찾고, 전신장애와 관련된 경우에는 원인질환을 치료한다.

⑤ 간호중재

응급처치가 끝나면 대상자의 활력징후와 의식 상태를 사정한다. 특히 호흡을 중점적으로 사정한다. 대상자에게 심리적 지지를 제공하여 불안해하지 않도록 한다.

라. 후두 내 이물질

① 정의

후두로 이물질이 넘어가 부분 또는 전체 후두폐쇄를 일으키는 것이다.

② 병태생리

이물질의 흡입 원인은 다양하다. 음식물이나 음식 중의 뼈가 목안으로 넘어가는 경우도 있으며, 작업 도중 입에 핀이나 못 등을 물고 있다가 부주의로 삼키는 경우 등이 있다. 특히 노인들은 치아가 좋지 않고 저작 능력이 저하되어 잘 발생하며, 진정제를 복용하는 대상자는 기도반사의 장애로 흔히 발생한다.

③ 증상 및 징후

후두에 이물질이 흡입된 대상자는 호흡 억제와 부적절한 환기로 말을 하지 못하고 곧 질식하게 된다.

④ 치료

부분적으로 폐쇄되었다면 내시경 등으로 환부를 보면서 이물질을 제거한다. 그러나 기도가 전체적으로 폐쇄되었을 경우 응급상황이므로 즉각적인 Heimlich maneuver를 실시한다. 만약 효과가 없으면 윤상갑상연골 절개술을 해야 한다.

⑤ 간호중재

후두 내 이물질은 대부분 응급상황으로 일어난다. 응급조치를 한 후 후두에 출혈, 발적 등 2차적인 손상이 없는지 사정해야 한다.

(3) 감염성 질환

가. 인플루엔자(Influenza)

① 정의

인플루엔자는 모든 연령에서 발생할 수 있는 전염력이 높은 유행성 급성 바이러스성 호흡기 감염이다.

② 병태생리

인플루엔자 바이러스는 A, B, C형이 있는데 A형은 다른 형에 비해 변형이 많고 빈도도 높다.

③ 증상 및 징후

일반적으로 처음 7일 이상 인후통, 기침, 콧물 등의 증상을 호소하며 대부분의 대상자들은 심한 두통, 근육통, 발열, 오한, 식욕부진 등의 급성 증상이 나타난 후 1~2주일 동안 피로감을 느낀다.

④ 치료

인플루엔자의 확산을 예방하기 위한 예방접종이 매우 중요하다. 인플루엔자에 감염된 대부분의 대상자는 2주 이내에 회복되나 노인이나 허약하거나 면역력이 저하된 대상자는 흔히 폐렴이 합병증으로 발생되기 때문에 신속하게 치료해야 한다. 바이러스 감염은 항생제에 반응하지 않기 때문에 항바이러스 제제를 사용한다. A형 인플루엔자에는 Amantadine(Symmetrel)과 Rimantadine(Flumadine)이 효과적이고, 심한 B형 인플루엔자에는 Ribavirin(Virazole)을 사용한다. 이러한 약제들은 인플루엔자의 증상이 시작된 후 24~48시간 내에 투여하면 인플루엔자의 감염 기간이 단축된다. 약물치료 이외에, 며칠 동안 휴식을 취하게 하고 금기가 아니라면 다량의 수분섭취를 권장한다.

⑤ 간호중재

피로를 회복하고 휴식을 제공하며, 적절한 수액요법으로 탈수를 예방하고 분비물을 묽게 하여 배출을 용이하게 한다. 감염전파를 예방하도록 교육한다. 기침이나 재채기를 할 때에는 입과 코를 막고 일회용 휴지를 사용하며, 면역기능이 감소된 대상자들과 접촉하지 않도록 한다.

나. 비염(Rhinitis)

① 정의 및 유병률

비염은 비강 점막의 염증으로 목과 부비동에 염증이 동반되기도 하는 질환이며, 우리나라에서 혈관 운동성 및 알레르기 비염 환자의 수가 지속적으로 증가하고 있다(그림 3-4).

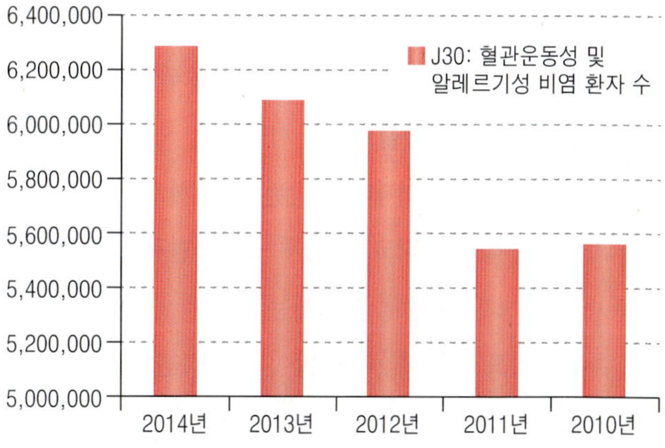

그림 3-4. 알레르기성 비염 효과.

② 병태생리

염증은 바이러스나 세균에 감염되었거나 알레르기원에 노출되었을 때 또는 약물에 의해 나타난다. 이때 급성 바이러스성, 알레르기성, 약물성 비염으로 나눌 수 있다. 급성 바이러스성 비염은 감기 또는 코감기라고 불리는 전염성 질환으로, 감염된 대상자의 재채기나 기침을 통해 전파되며 비강폐색의 흔한 원인이다. 원인에는 200여 개의 바이러스가 있다.

알레르기성 비염은 흔히 고초열(hay fever)이라고도 하며, 특히 꽃가루와 곰팡이 같은 알레르기원에 대한 과민반응에 의해 유발된다. 주로 계절적으로 발생되며 수 주 동안 지속된다. 만성 비염은 계절적 패턴이 없을 때도 나타나고 먼지나 동물의 털, 음식 등에 노출되었을 때 나타난다.

약물성 비염은 비강 점적이나 스프레이를 과도하게 사용하거나 cocaine을 만성적으로 사용하였을 때 생긴다.

③ 증상 및 징후

미열, 인후통, 건조감을 호소하며, 두통, 재채기, 코막힘, 눈물, 콧물, 가려움증이 나타난다.

④ 진단검사

알레르기성 비염의 가장 일반적인 진단검사는 알레르기원인 면역 글로블린 E 항체검사와 피하검사가 있다.

⑤ 치료

비염을 위한 특별한 치료는 없으나 증상 완화와 감염 전파 예방을 목적으로 약물요법을 시행한다. 약물은 항히스타민제와 점막충혈 제거제가 처방된다. 항히스타민제는 부종과 가려움증을 예방하고 충혈 제거제는 혈관을 수축시켜서 부종을 예방한다. 충혈 제거제는 비강에 점적하는 방법으로 투여되기도 하는데, 이를 많이 사용하면 약물성 비염이 초래될 수 있다. 박테리아로 인한 비염의 경우는 항생제가 처방된다.

⑥ 간호중재

항히스타민제는 졸음을 유발하므로 대상자에게 운전 등 집중력이 필요한 일은 하지 않도록 교육한다. 하루에 적어도 2~3L의 수분을 섭취하며 충분히 휴식할 수 있도록 격려한다. 감염이 퍼지는 것을 예방하기 위해 손 씻기를 강조한다. 알레르기성 비염의 재발이 계속 되면 알레르기원 검사를 받도록 한다.

다. 부비동염(Sinusitis)

① 정의

부비동염은 코 주변 부비동에 감염이 발생한 경우이다.

② 병태생리

부비동염은 부비동의 출구가 염증 또는 점막의 비대(종창)로 인해 좁아지거나 막혔을 때 발생한다. 폐쇄된 뒤쪽에 고인 분비물은 감염의 원인이 되는 세균, 바이러스, 진균의 성장에 좋은 배지가 된다. 대개는 둘 이상의 부비동이 동시에 침범되며, 이환 빈도는 상악동, 사골동, 전두동이 흔하고 후사골동이나 접형동은 상대적으로 낮다. 흔히 비염을 앓은 후 발생하고 비중격만곡증, 용종, 종양, 코카인, 오염된 공기 흡입, 안면외상, 비강삽관, 치아감염, 면역력 저하 등이 원인이 된다.

③ 증상 및 징후

주증상은 콧물이며, 콧물은 양측에서 나오고 화농성 또는 점액성이다. 비점막이 붉고 종창이 있으며 두통, 안면 압박감, 머리를 숙이면 더 심해지는 통증, 침범 부위 촉진 시 압통, 미열, 기침 등이 증상으로 나타난다. 이때 통증은 염증이 있는 부비동의 위치에 따라 다르다.

④ 진단검사

진단은 대상자의 증상과 병력을 근거로 내린다. 염증이 있는 부비동은 조명 투과성이 감소하기 때문에 부비동 촬영, CT, 내시경, 비강도말검사 등이 있다.

⑤ 치료

급성 부비동염의 치료 원칙은 적절한 항생제 투여, 자연개구부를 통한 부비동의 배액과 환기 유지, 발병 유발 요인 제거이다. Codeine 등의 진통제, ephedrine sulfate 등의 비충혈 제거제를 사용한다. 외과적 수술은 감염의 확산을 방지하기 위해 급성기 이후에 한다.

만성 부비동염은 항생제와 외과적 수술로 치료한다. 항생제는 감염 기간과 정도, 배양검사와 민감도검사 결과에 근거하여 처방되는데 보통 amoxicillin을 일차적으로 투여하며, 적어도 3주 이상 투여한다. 수술에는 내시경 부비동 수술, 영상 유도 수술이 있다.

⑥ 간호중재

분비물 액화를 위해 매일 6~8잔 정도의 수분섭취를 격려시킨다. 아침과 저녁으로 더운 물로 샤워한 다음 충분히 코를 푸는 등 비강 청결법을 실시하도록 환자를 격려한다. 비강을 세척하기 위해 비강 분무제나 증기 흡입 등의 방법을 사용하는데 이를 정확한 방법으로 할 수 있도록 교육한다. 금연과 간접흡연을 피하도록 교육하며, 투약을 처방대로 복용하도록 격려한다.

알레르기가 부비동염의 소인이면 알레르기를 유발하지 않는 환경조절과 적절한 약물치료를 포함하여 염증과 감염을 감소시키는 방법을 환자에게 교육한다.

라. 인두염(Pharyngitis)

① 정의

인두염은 급성과 만성으로 나누어지며 혀의 뒷부분, 연구개, 편도를 포함한 인두가 염증반응을 일으키는 것이다.

② 병태생리

급성 인두염은 일반적으로 바이러스, 박테리아 또는 진균 감염에 의해 발생하며, 25세 이하 특히 5~15세의 나이에서 호발한다. 만성 인두염의 원인은 확실하게 밝혀져 있지 않지만, 급성 인두염을 적절하게 치료하지 못하면 발생하기도 한다.

③ 증상 및 징후

증상으로는 인후통과 건조감, 연하통, 연하곤란, 발열 등이 있다. 세균성 인두염은 갑자기 38℃ 이상의 고열, 인두점막 및 편도선, 목젖이 심하게 충혈되고 화농성 삼출물이 분비된다. 말할 때마다 통증이 있어 정확하게 하지 못하고 말이 느려진다. CBC에서 백혈구가 12,000/mm^3 이상이다.

바이러스성 인두염은 감염 2~3일 후에 증상이 서서히 나타나 3~10일에 증상이 완화된다. 미열이 있거나 아예 없으며, 발진도 나타나지 않는다. 약간 쉰 목소리가 나오며, CBC에서 백혈구가 10,000/mm^3 이하이다. 만성 인두염은 과립성 인두염이라고 부르며, 점막은 건조한 상태로 발적되어 있고 지속적으로 인후통을 호소한다.

④ 진단검사

인두 점막에서 배양검사를 실시하여 원인균에 따라 치료한다. 촉진 시 경부 림프절이 부어 있으며 압통을 호소한다. 전혈구검사, 흉부방사선촬영을 한다.

⑤ 치료

바이러스성 인두염은 휴식, 수분섭취, 따뜻한 생리식염수 함수 및 인후 세척, 가벼운 마취제가 포함된 인후 함당정제 등을 사용한다. 세균성 인두염은 앞서 말한 치료에 항생제 치료를 더한다. 이때 항생제가 처방되면 증상이 호전되어도 처방된 약을 모두 투여해야 한다. 만성 인두염 치료는 원인 제거, 함수, 5% 질산은 도포 등이 있다.

⑥ 간호중재

인두염에서 인후 세척은 중요하므로 대상자에게 인후 세척 방법을 교육한다. 따뜻한 생리식염수(43~46℃)나 탄산수소나트륨을 사용한다. 이는 인두점막의 혈관을 확장시켜 주기 때문에 증상을 완화시켜 준다. 목 뒤쪽으로 튜브를 집어넣은 후 숨을 잠깐 멈추고 목 뒤로 용액을 흘려 보낸다. 흡인을 예방하기 위해 숨을 쉴 때는 용액 주입을 멈춘다. 점막에 닿았던 용액은 삼키지 않도록 주의한다. 상태에 따라 하루에 2~3회 실시한다. 또한 인두염은 흡연과 관련이 있음을 강조하며 금연과 간접흡연을 피하도록 교육한다.

마. 편도염과 아데노이드염 (Tonsillitis and Adenoiditis)

① 정의

편도선에 염증이 생긴 경우이며, 백혈구, 죽은 세포, 박테리아 등이 음와(crypt)에 축적되고 편도 조직이 염증과 함께 비대된 상태를 의미한다. 급성 편도염과 만성 편도염으로 나누어진다. 아데노이드는 비인두 후벽에 있는 커다란 림프조직이며, 아데노이드 감염은 급성 편도염을 동반한다.

② 병태생리

원인균은 group A-β 용혈성 연쇄상구균이 가장 흔하며 포도상구균, *H. influenza*, pneumococcus 바이러스 등이 있다.

③ 증상 및 징후

급성 편도염의 증상은 심한 인후통, 오한, 두통, 근육통, 연하곤란, 전신권태와 불편감 등으로 7~10일간 지속될 수 있다. 촉진 시 경부 림프절이 부어 있으며 압통을 호소한다. 시진 시 염증, 비대된 편도, 인두염증, 목젖 및 구개의 발적과 부종 등을 볼 수 있으며 편도가 노르스름한 삼출물로 덮이거나 화농성 분비물이 있다. 만성 편도염의 가장 흔한 징후는 반복되는 인후통이다. 그밖에 미각 둔화, 전신권태, 피로 등이 있다. 인후의 불편감이 지속되며, 구강 점막과 편도 기둥 사이에 선명한 선이 보인다.

④ 진단검사

연쇄상구균에 의한 편도염 진단검사는 전혈구검사(CBC), 편도 분비물의 배양과 민감도검사, monospot 검사, 흉부 방사선 촬영을 한다. 또한 ASO(Antistreptolysin O) titer가 증가하며, 인후배양 시 용혈성 연쇄상구균 반응에서 양성이 나오고, 적혈구 침강 속도(ESR)와 백혈구 수가 증가한다.

⑤ 치료

급성 편도염에는 7~10일간 penicillin이나 erythromycin을 투여한다. 불편감을 완화시키기 위하여 목에 얼음 칼라를 대어 주며, 해열제와 진통제를 투여한다. 인후세척과 휴식을 취하고 부드럽고 자극성 없는 음식 섭취를 증가시키며, 출혈 증상이 있는지 자주 사정한다. 만성 편도염일 경우는 편도선 절제술을 한다. 외과적으로 편도 또는 아데노이드를 제거하는 것을 종합하여 편도아데노이드 제거술(tonsillo-adenectomy; T&A)이라고 부른다. T&A는 어린이에게 가장 흔히 시행된다. 또한 편도선 절제술은 디프테리아 보균자에게 실시되는데 그 이유는 편도가 감염균의 '씨앗'이 되기 때문이다. 아데노이드 또는 편도조직의 비후로 인해 반복적인 인후통이나 이통, 청력장애, 코골이가 있다면 T&A가 효과가 있다. 다만 상부기도 감염과 같은 급성 감염, 혈우병, 재생불량성 빈혈, 자반증, 백혈병 등의 혈액학적 질환이 있는 동안은 외과적 중재가 금기이다.

⑥ 간호중재

편도선 절제술 후 간호는 다음의 표와 같다. 편도 절제술 후 환자의 의식이 명료하게 돌아올 때까지 측와위를 취하도록 한다. 이 자세는 코와 입을 통해 혈액 및 기타 분비물 배액을 용이하게 해 준다. 수술 직후 수 시간 동안 구인두와 구강으로 선홍색 혈액이 배출되는지 자주 조심스럽게 관찰한다. 활력징후를 집중적으로 측정한다. 출혈은 편도선 제거술 후 가장 심각한 합병증이며 수술 직후 12~24시간 안에 가장 자주 발생한다. 수술 후 출혈이 발생한 경우는 혈관을 다시 봉합하거나 전기 소작하는 것이 필수적이다.

환자가 마취에서 완전히 회복된 후 구강 영양을 실시한다. 차가운 음료를 권하여 부드럽고 자극이 없는 적절한 음식부터 시작한다. 환자는 삼키기 어렵고 양념이 많은 음식은 피하도록 한다. 편도선 절제술 후 7~10일 동안은 통증이 있다. 대부분 이통과 함께 인후통을 일반적으로 호소한다. Codein이 포함되거나 포함되지 않은 Acetaminophen 같이 경한 진통제가 통증 완화에 사용된다. 물을 많이 먹는 것도 불편감 완화에 도움이 된다. 아스피린은 출혈 경향이 있으므로 금기이다.

퇴원 후 출혈이 있으면 즉각적으로 내원하도록 교육한다. 뒤늦게 발생되는 출혈은 치유되고 있는 막을 조직과 분리할 수도 있기 때문이다. 수술 부위는 14~21일 내에 보통 치유되며 이후에도 약간의 불편감이 남는다.

바. 편도주위농양(Peritonsillar abscess)

① 정의

편도주위농양은 편도선의 감염이 주위 조직으로 퍼져 농양을 형성하는 것이다.

② 병태생리

가장 흔한 원인은 group A-β 용혈성 연쇄상구균이며, 급성 편도염의 합병증으로 온다. 편도와 상부의 수축근 근막 사이 조직이 감염되어 연구개와 인두벽에 광범위한 부종이 발생한다. 목젖이 한쪽으로 밀려나고 인두는 절반 이상이 막히게 된다. 근막 공간에 농양이 형성되어 인두 중앙을 향해 편도를 앞으로 밀어낸다. 특히 급성 편도선염이 시작되고 수일 만에 나타나는데, 편도선염과 관련된 문제가 해결될 무렵 한쪽 인두와 귀에 통증이 발생한다. 염증과 부종으로 인해 인두 부위가 부분적으로 폐쇄된다.

③ 증상 및 징후

며칠 동안 인후통이 지속되며, 턱근육의 경련과 입벌림장애(trimus)가 동반된다. 연하곤란이 심해 침을 삼키지 못하고 흘린다. 귀나 목까지 방사되는 인후통과 귀의 통증(otalgia) 및 고열이 있다. 목소리가 잘 나오지 않고 입을 움직이기 어려워 말을 잘 못한다. 구강 시진 시 구강 측면과 연구개에서 발적과 부종을 볼 수 있다. 목젖과 편도가 한쪽으로 밀려 있고, 부종으로 인해 인두 입구의 반이 가려져 있다. 진한 분비물이 힘들게 배출된다.

④ 치료

농양이 형성되기 전에는 적절한 수액요법과 함께 항생제를 사용한다. 농양 형성 후에는 국소적 또는 전신 마취 상태에서 절개 및 배농을 한다. 그런데 편도 주위 농양은 자연적으로 파열되므로, 자연적으로 파열되지 않으면 외과적인 중재가 필요하다. 환자는 농이나 혈액 배출이 수월하도록 좌위를 취하고 절개하여 배농시킨다. 인후통을 완화하기 위해 얼음주머니를 목 주위에 대거나 따뜻한 생리 식염수를 함수하고 진통제를 투여한다. 감염치료 후 약 1개월 뒤에 재발 방지를 위해 편도선 절제술을 시행하기도 한다. 이 수술은 혈액질환, 조절되지 않은 전신질환, 급성 감염 등이 있을 때는 금기이다.

⑤ 간호중재

수술 전날 저녁, 수술 절차에 대해 설명하고 자정부터 금식하도록 한다. 전혈구검사(CBC), 응고시간 등의 검사 결과에서 비정상 수치가 있으면 보고하여 수술 후 합병증을 예방한다. 수술 후 환자 간호는 T&A 후의 간호와 동일하다.

사. 후두염(Laryngitis)

① 정의

후두염은 후두 점막의 염증으로 발성과 호흡 기능에 영향을 미친다.

② 병태생리

후두염은 급성과 만성으로 나뉘는데, 급성 후두염은 상기도 감염 시 동반되거나 단독으로 발생한다. 목소리의 혹사, 뜨거운 가스나 부식물질 흡입으로도 발생할 수 있다. 만성 후두염은 후두 점막에 오래 지속된 염증의 결과로 성대의 혹사, 뜨거운 가스나 부식성 물질의 흡입, 흡연, 만성 부비동염이나 기관지염 혹은 알레르기로 인한 화농성 물질 배액, 위액의 역류, 갑상선기능저하증 등이 원인이다. 알코올 중독이나 후두결핵도 관련이 있다.

③ 증상 및 징후

급성 후두염은 목이 쉬거나 목소리가 잘 나오지 않으며 간지럽다. 기침과 연하 시 후두 부위에 불편감이 증가하고 염증이 심해지면 호흡기 폐쇄 증상이 나타난다. 발열이 없을 수도 있으나 원인에 따라서 40℃까지 오를 수도 있다.

만성 후두염의 주증상은 쉰 목소리이며, 말하는 것이 어렵고 인후통은 있거나 없을 수도 있다. 마른기침이 심하고 성대는 용종과 발적, 부종 및 비후가 나타난다.

④ 진단검사

간접 후두경검사 결과 성대에 발적과 부종이 나타나며 후두 전체에 염증과 분비물이 있다.

⑤ 치료

후두염의 치료는 원인 요소의 제거가 목적이다. 급성 후두염은 일반적으로 상기도 감염이 사라지면 해결된다. 염증성 후두염이 의심된다면 염증을 치료해야 한다. 세균성 감염이 의심된다면 항생제 치료를 한다. 심한 경우 전신적인 스테로이드 사용으로 염증과 부종을 감소시킨다.

⑥ 간호중재

가습기 사용으로 분비물을 액화시키고, 점액 용해제로 점액을 묽게 하여 잘 배출되도록 한다. 후두염 환자는 성대의 부종을 가라앉히고 계속 무리를 주지 않도록 목소리를 쉬게 한다. 과도하게 성대에 긴장을 주지 않도록 속삭이듯 말하도록 한다. 습도 조절을 위해 증기 흡입을 하며 이때 화상을 입지 않도록 주의한다. 가능하면 목소리 사용을 자제하며, 쉰 목소리가 2주 이상 계속되면 악성 종양 감별 진단검사를 한다.

(4) 신생물질환

가. 후두암(Laryngeal cancer)

① 정의 및 유병률

후두암은 두경부(머리와 목)에서 중요 기관 중 하나인 후두에 발생하는 악성종양으로서 두경부에 발생하는 암 중에서 가장 흔한 암으로 전체 두경부암 환자의 약 1/3을 차지한다. 우리나라에서 매년 새로 발생하는 전체 암의 1.1%를 차지한다. 2014년에 발표된 중앙암등록본부 자료에 의하면 2012년 우리나라에서는 224,177건의 암이 발생하였는데, 그 중 후두암은 1,099건 발생하여 전체 암 발생의 0.5%를 차지하였다. 남·녀의 성비는 16.4:1로 남자에게서 더 많이 발생하였으며, 발생건수는 남자가 1,036건, 여자는 63건이었다. 남·녀를 합쳐서 본 연령대별로는 60대가 43.1%로 가장 많고, 70대가 30.2%, 50대가 22.7%의 순으로 나타났다(국가암정보센터, 2014).

② 병태생리 및 원인

후두 내부의 벽을 호흡 상피조직이 둘러싸고 있어 이 부위에서 발생하는 암은 대부분이 편평상피세포암(squamous cell carcinoma)이며, 나머지는 육종, 선암 등이다. 발생 부위별로 보면 후두의 중앙에 위치한 성문부를 기준으로 성문상부암, 성문암, 성문하부암으로 구분된다. 후두암의 주요 원인은 오랜 흡연이며 심한 음주, 여러 공해 물질의 자극, 바이러스 감염, 그 밖의 외부 자극 등의 원인에 의하여 상피세포가 변성 과정을 거쳐 수년에 걸쳐 침윤과 함께 악성궤양이 나타난다. 초기에 자극 물질로 인해 점차 점막이 두꺼워지거나 케라틴층이 만들어지며, 비정상적인 상피세포로 자라 점차 악성이 된다.

③ 증상 및 징후

일반적으로 2주 이상 쉰 목소리가 지속되면 진료를 받아야 한다. 쉰 목소리는 종양이 후두 주변 근육과 연골을 침범하여 성대운동을 방해하기 때문이다. 후두암의 초기 임상 경고 증상(음색의 변화, 목 또는 신체의 혹, 지속적인 기침,

인후통, 귀의 통증, 객혈, 인후에 발생한 염증이 잘 낫지 않음, 연하곤란, 호흡곤란 등)은 종양의 위치에 따라 다르다. 구강암은 잘 낫지 않는 궤양을 초래하며, 초기에는 통증이 없으나 후기에는 음식을 먹으면 통증이 심해진다. 구인두·인두하부·성문상부 후두암은 거의 대부분이 상피세포암으로 초기 증상이 없어서 보통 후기에 진단된다. 지속적인 한쪽의 인후통이나 귀의 통증을 호소한다. 성문부 종양은 말할 때 성문이 닫히는 것을 방해하여 이로 인해 쉰 목소리가 나거나 목소리가 변한다. 성문상부 종양의 경우 삼킬 때마다 인후 부위 통증이 유발되고, 연하 시 흡인되거나 인후 부위에 이물감, 목에 덩어리가 촉진, 설인신경과 미주신경이 지나가는 목에 통증이 방사되는 증상을 나타낸다. 성문하부 종양은 조기에 증상이 나타나지 않으며, 병소가 자라서 기도를 폐쇄할 때까지 임상증상이 나타나지 않는다. 두경부암의 후기에는 통증, 연하곤란, 혀의 운동성 감소, 기도 폐쇄, 뇌신경병변이 나타난다.

④ 진단검사

진단하기 위해서는 건강력과 신체상태, 사회적 요인 등에 대한 정확한 사정이 필요하다. 일단 종양이 확인되면 생검을 하여 종양의 단계를 판단한다. 단계를 판단한다. 단계 결정은 치료방법 선택이나 결과를 위해 중요하다. 이때 TN-M(tumor-node-metastasis) 분류 체계를 이용한다. 폐 종양의 크기 측정, 림프결절이 커졌는지 확인, 원거리로 전이되었는지에 대해 결정하는 과정이다. 가장 적절한 중재를 선택하기 위해 일차적인 종양의 정도를 확인하는 것이 필수적이다.

a. 후두암의 병기

- **1기:** 암조직이 처음 발생한 후두 내의 성문상부, 성문부 또는 성문하부 부위에 국한되어 있는 경우를 말하며, 성대는 정상적으로 움직이며 원발 병소 이외의 경부림프절이나 신체의 다른 장기로의 전이가 없다.
- **2기:** 암조직이 후두 내에 국한되어 있고 원발병소 이외의 경부림프절이나 신체의 다른 장기로의 전이가 없다. 성문상부암의 경우 암조직이 성문상부 내의 2곳 이상을 침윤하나 성대는 정상적으로 움직이며, 성문암의 경우 암조직이 성대를 넘어 성문 상부나 하부로 침윤하며, 성대는 정상적 혹은 비정상적 움직임을 보인다. 성문하부암의 경우에는 성문하부를 넘어 성대로까지 침윤하며, 성대는 정상적 혹은 비정상적 움직임을 보이게 된다.
- **3기:** 암조직이 후두 밖으로 퍼지지는 않았으나 성대의 움직임이 비정상적인 경우 혹은 후두 인근 주변으로 암이 퍼진 경우 후두병변과 같은 쪽의 경부에 암조직에 전이된 1개의 림프절이 있으며, 크기가 3cm 이하인 경우를 말한다.
- **4기:** 림프절 전이 여부와 관계없이 인두나 경부조직 등으로 암이 번진 경우 병변과 같은 쪽의 경부에 2개 이상의 림프절 전이가 있는 경우 혹은 양쪽의 경부 림프절 전이가 동반된 경우 혹은 6cm 이상의 림프절 전이가 있으며, 암이 폐, 간 등의 전신으로 전이된 경우를 말한다.

⑤ 치료

치료의 목적은 종양을 절제하여 나머지 가능한 부위를 살리는 것으로 치료방법은 병기에 따라 다르다. 일반적으로 수술적 치료, 방사선요법 및 항암화학요법 등이 있는데, 이 중 항암화학요법은 후두암에 있어서는 수술 전에 종양 크기를 줄이고 수술 후에는 전이의 위험을 감소시키는 보조적 수단으로만 쓰인다. 성문상부종양은 방사선 치료와 부분 후두 절제술을 실시하며, 림프 절제는 선택적으로 시행된다. 성문하부종양은 종양이 조직 주변으로 퍼져 대개 진행되는 악성암이고 주로 전이된다. 치료는 전후두 절제술이 필요하며, 종양이 있는 쪽 또는 양쪽으로 근치 경부 절제술이 선택적으로 되므로 치료는 종양이 있는 쪽 또는 양쪽으로 근치 경부 절제술이 선택적으로 시행된다. 수술 부위에는 흉근 근육피부 조직판 재건 수술이 필요하다. 종양의 크기가 아주 작은 경우에는 내시경을 통하여 레이저를 이용한 수술로 간단히 제거할 수 있다. 질병이 진행되어 원발 부위를 벗어나 다른 부위를 침범하였거나 경부림프절로의 전이가 있는 진행된 병기일 경우에는 수술이 우선적으로 추천된다. 수술 후 최종 조직검사의 결과에 따라서 수술 후 방사선요법을 추가하는 방법이 현재의 일반적인 치료 경향이다. 그리고 반드시 금연을 시행하는 것이 치료 성적을 올리고 재발을 방지하는 데 중요하다.

a. 방사선요법

특정 부위의 작은 종양은 방사선 치료로 적어도 80%가 치유된다. 대개 6주 동안 하루 1~2회, 5,000~7,500rad를 조사하는데, 환자는 방사선 치료에 따른 부작용을 경험한다. 쉰 목소리가 가장 흔한 증상이며, 방사선 치료에 따른 부작용이 사라질 때까지 의사소통을 위한 다른 방법을 사용하여 목소리를 쉬게 한다. 대부분 연하곤란과 인후통이 있으므로 생리식염수로 목을 헹구거나, diphenhydramine, lidocaine 같은 국소마취제가 함유된 용액으로 입안을 헹구도록 한다.

b. 수술요법

수술의 형태는 종양의 크기와 위치에 따라 결정한다. 수술 목적은 암의 제거, 기도 유지, 수용할 수 있는 신체 외모의 형성이다. 진행된 후두암 환자들은 종양의 영향뿐만 아니라 종양의 압박으로 인해 대부분 연하곤란과 영양장애가 있다. 수술 전에 위관영양으로 영양상태를 보충하고, 오랜 기간 연하곤란이 예측되면 수술 시 위루관을 삽입하기도 한다.

두경부암 수술 방법은 다양하며 수술에 따른 문제점도 다양하다. 편측 후두 절제술(hemlaryngectomy)과 성문 상부 후두 절제술(supraglottic laryngectomy)은 말할 수 있는 능력이 보존되는 수술이다.

부분 후두 절제술은 암이 진성대 한 부분이나 반대쪽의 일부분을 포함할 때 시행한다. 목을 수평으로 절개하여 성대의 침범 부위를 제거한다. 때로 반대쪽 성대의 1/3 정도 이상을 제거하기도 한다. 수술은 일반적으로 잘 적응되며 수술 후 환자는 약간의 연하곤란과 목소리의 변화를 경험한다.

기도를 확보하기 위해 부분적인 후두 절제술을 한 경우에는 일시적인 기관 절개술(tracheostomy)이 필요하고, 전후두 절제술을 한 경우에는 누공을 만들어 식도와 기관을 완전히 분리하여 영구적인 기관 절개술을 실시한다. 후두가 제거되고 기관을 목에 연결하여 봉합하는 영구적인 개구부가 형성된다. 식도는 보존되어 인두와 연결된다. 공기가 코로 유입되지 못하므로 후각 기능이 상실된다. 후두 절제술 후 환자에게 가장 큰 문제는 음성을 잃는 것이다. 환자에게는 수술을 시행하지 않아도 종양이 커지면서 음성의 질이 악화되어 어떤 경우에도 음성이 상실될 것이라는 점을 인식시킨다. 기관과 식도가 수술에 의해 영구적으로 분리되기 때문에 기관에서 식도로 누공이 생기지만 않는다면 흡인의 위험은 없다.

경부 절제술(neck dissection)은 후두암이 목으로 전이될 위험성이 높은 환자에게 후두 절제술과 함께 시행한다. 이 수술은 암이 림프절로 퍼지는 것을 예방하거나 전파 가능성이 있는 조직을 완전히 제거하기 위해 하악선, 흉쇄유돌근, 경정맥, 척수부속신경 주위의 연조직을 제거한다. 척수부속신경이 절단되므로 수술 후에 승모근이 위축되어 수술한 쪽의 어깨가 처진다. 따라서 수술 후에는 다른 근육을 이용하여 어깨 위축을 예방하여야 한다.

후두 수술에서 예상되는 합병증으로는 기도 폐쇄, 출혈, 경동맥 파열, 누공 형성 등이 있다. 기도 폐쇄는 수술 부위 부종, 기도로 출혈이 유입되거나 기관절개관이 막히는 경우에 발생된다. 기도 폐쇄는 응급상황이며, 즉각적으로 기도 확보를 위한 중재가 요구된다. 출혈은 수술 동안 지혈이 부적절하여 초래된 결과이다. 경동맥 파열은 늦게 나타나는 합병증이며 경부조직의 상태 불량과 관계가 있다. 이는 생명을 위협하는 응급상황이며 사망률이 매우 높다. 구강, 목, 기관으로 약간의 출혈이 있다는 것은 24~48시간 후 파열이 임박했음을 예고하는 것이다. 기관절개관에 맥동이 느껴지면 이는 무명동맥 위에 튜브 끝이 닿아 있음을 가리키며 동맥이 손상되어 출혈이 발생할 수 있다.

⑥ 간호과정

사례

평소 30년간 하루에 2갑씩 흡연을 한 남성이 전달부터 목이 아프다가 목소리의 변화까지 나타나 병원을 내원하였다. 목감기인가 싶어 내버려 뒀는데 증상이 더 심해져 약국에서 감기약을 사서 복용했지만 소용이 없었고, 목 오른쪽에 동그란 혹도 만져졌다. 동네 이비인후과의원에 갔더니 정밀검사가 필요하다며 큰 병원으로 가라고 했다. 후두내시경, 초음파, CT 검사 결과 성문하부의 후두암 3기라는 진단을 받았다. 이 남성은 근치경부 절제술과 함께 방사선 치료를 받을 예정이다.

a. 간호사정

증상과 관련된 과거력과 현재력, 흡연력, 수술 및 방사선 전·후 합병증 관련 지식 정도

b. 간호진단

기도 흡인 위험성, 기도 개방 유지 불능, 가스 교환장애 위험성, 영양 부족, 감염 위험성, 지식 부족

⑦ 간호중재

a. 방사선 치료 대상자

치료 절차와 가정에서 예상되는 문제를 어떻게 사정하고 관리하는지에 대해 교육을 실시해야 한다. 방사선이 조사된 피부는 붉게 되고 민감성이 증가하므로, 햇볕, 열, 냉에 노출을 피하고 면도를 하지 않도록 한다. 처방된 크림이나 선크림을 피부에 두드려서 바르도록 하며, 거칠거나 꽉 끼는 옷을 피하며 조사 부위 피부를 문지르거나 긁지 않도록 한다. 만일 타액선이 방사선에 노출되면 구강 건조감이 심해지므로 많은 양의 수분섭취를 권장하고, 습도를 조절한다. 껌이나 사탕 등을 먹게 하거나 Salivart와 같은 인공타액을 사용할 수 있다.

b. 수술 치료 대상자

환자와 가족에게 수술 결과에 대해 미리 알려주고 준비시키는 것이 무엇보다 중요하다. 수술 전에 환자의 영양상태를 사정하여 표준체중과 현재의 체중을 비교하여 칼로리를 섭취하도록 하고 림프구 수, 알부민, Hb, Hct를 사정한다. 또한 환자의 구강과 치아상태를 사정하고 필요시 영양을 보충하며 구강간호를 실시한다. 수술 후 외모의 변화, 언어상실 기간이 있으므로, 수술 전 계획을 수립할 때 변화된 의사소통법과 가족 지지망을 고려해야 한다. 수술 전 교육의 초점은 호흡 양상과 영구적인 의사소통의 변화에 대해 환자와 가족을 이해시키는 일이다. 후두 절제술 후 1~2개월이면 정상생활이 가능하지만 미각과 후각 또는 목소리 상실 등이 있기 때문에 신체상과 자존감을 증진시킬 수 있는 중재를 하고 자가간호를 할 수 있도록 격려한다. 간호사, 의사, 언어치료사, 사회사업가, 영양사, 작업요법사, 물리치료사 등이 한 팀이 되어 관리를 한다. 환자의 직업 상태와 경제적인 상황에 대해 초기에 사정하도록 한다. 의료보험을 들지 못했거나 보건의료기관에 지불 능력이 부족한지 사정한다.

c. 수술 후 간호

ㄱ. 합병증 사정

기도 유지, 활력징후, 혈액역동적인 상태, 안위수준을 사정하고, 출혈, 수술과 마취의 일반적인 합병증이 있는지 관찰해야 한다. 가장 중요한 간호는 기도관리이다. 수술 후 인공호흡기를 떼어낼 때는 환자의 기관절개관이 폐쇄되는 것을 예방하기 위해 기관을 흡인하여 분비물을 제거하고 습화된 공기나 산소를 투여한다. 전후두 절제술을 한 환자는 후두절개관을 사용한다. 이것은 피부와 기관의 경계 부위에 조직위축을 예방하기 위해 필요하다. 후두 누공의 크기가 유지될 때까지는 1~2주 동안 후두절개관을 유지해 둔다. 지속적으로 호흡수, 호흡 노력, 동맥혈가스분석, 맥박수를 측정한다. 기도 개방 유지를 위해 심호흡과 기침 격려, 기관지 확장제 투여, 흉부물리요법을 실시한다. 때로 수술 결과 상부기도와 연하기전에 변화가 생겨 음식물 흡인의 위험이 있

으므로 흡인예방을 위해서는 의식정도, 기침반사, 구개반사, 연하능력을 확인하고 폐기능 상태를 평가한다.

ㄴ. 통증관리

수술 부위의 통증 정도도 사정한다. 통증을 완화시키기 위해 수술 후 첫날은 morphine(Statex)을 정맥으로 투여하고 환자의 협조가 가능하면 자가통증조절기(patient controlled analgesia; PCA)를 적용한다. 상태가 호전되어 위관영양공급을 하는 환자라면 위관을 통해 acetaminophen과 codeine을 결합한 약이나 hydrocodone을 투여할 수 있다. 이는 정맥으로 투여하는 것보다 더 효과적이다. 구강으로 음식 섭취가 가능해지면 구강으로 진통제를 투여한다. 특히 방사선 치료를 받은 환자는 퇴원 후 통증관리가 필요하다. 비스테로이드소염제(NSAIDs)가 보조적으로 사용된다. 봉합선의 긴장을 완화시키기 위해 침상머리 부분을 30~45° 정도로 올린다. 이 자세는 호흡을 잘할 수 있고, 안면부종을 감소시키며, 순환을 증진하고, 근치경부 절제술 후 림프부종으로 인한 두통을 예방할 수 있다. 수술 후 첫날 기동(ambulation)하고, 수술 후 1주일이면 퇴원할 수 있다.

ㄷ. 수술 부위 감염 유·무 사정

수술 부위의 부종, 배액, 발적을 관찰하고 배액량을 기록한다. 수술실에서 Hemovac이나 다른 흡인장치를 절개 부위에 설치한다. 흡인장치를 두는 목적은 목의 상처에서 지속적으로 배액시키고 피부판의 압력을 예방하여 상처 치유를 촉진시키기 위함이다. 배액 양상은 첫날 혈액성 장액이 70~100mL, 2일에는 30~50mL, 3일에는 0~30mL 정도 배액된다. 배액관은 수술 후 5일에 제거하며 배액관 제거 후 부종이 있는지 주의 깊게 관찰해야 한다.

ㄹ. 수술 후 구강간호

구강간호는 매우 중요한데 특히 음식물을 삼킬 수 있을 때까지는 더욱 중요하다. 희석된 과산화수소로 2시간마다 구강간호를 하여 호흡 시 환자의 불편감을 제거하고 구강 청결을 유지하며 악취를 제거한다. 수술 후 환자가 안정되면 구강흡인 방법과 후두절개관을 제거하고 세척하는 방법, 새것으로 갈아 끼우는 방법 등에 대한 자가간호를 할 수 있도록 격려하며 교육한다. 후두절개관을 완전히 제거한 후에는 가벼운 옷이나 면으로 된 보호 덮개로 개구부를 덮어 준다.

ㅁ. 언어재활에 대한 교육

경부암 환자들은 개구부, 인공기도, 언어 변화, 음식 섭취 방법의 변화 등 영구적인 신체상의 변화를 경험하게 된다. 또한 무성증(aphonia), 영구적인 쉰 목소리, 발성 부족 등이 있으므로 그 상황에 맞게 자가간호를 할 수 있도록 다양한 의사소통 방법을 교육해야 한다. 초기에는 글을 쓰거나 몸짓으로 의사소통을 하나 시각장애, 청각장애, 문자해독능력이 없는 대상자에서는 의사소통이 어렵다. 대상자는 보통 식도언어, 인공언어 보조기(artificial speech adis), 외과적인 음성복구 방법(sugical prosthetic voice restoration) 등을 사용한다.

• 식도언어(Esophageal speech)

식도언어는 구강 안쪽에 공기를 가둔 후, 인두 식도를 진동시켜 목소리를 내게 하는 방법이다. 식도 공기는 식도벽과 인두 아래쪽에서 트림과 같은 진동으로 빠르게 밖을 나온다. 이 소리는 혀, 입술, 치아에 의해 수정되어 말소리와 비슷하게 된다. 이 방법을 배우는데 몇 달이 걸리며, 배우는 사람의 1/2 정도는 성공하지 못할 수 있다. 기술만 잘 익히면, 목소리는 깊고 크며 효과적이다. 식도언어는 수술 전부터 배우기 시작하는 것이 정신적 충격을 적게 한다. 처음 식도언어를 배울 때는 신경성 긴장, 복부근육의 긴장, 공기를 삼키는 것 등으로 소화기계 문제가 일시적으로 생길 수 있다.

• 인공후두(Artificial larynx)

인공후두는 수술 후 3~4일에 사용하게 되며, 교육과 연습으로 식도언어를 배우지 못하거나 처음부터 인위적인 언어를 배울 수 없을 때 권한다. 대부분 인공후두를 사용함으로써 정상적인 소리를 낼 수 있다. 구강형·목형·공기보고형 등 세 가지 형태가 있다. 단점으로는 기계소리의 음질, 가격, 기계를 손에 들고 있어야 하는 점, 기구가 눈에 보이는 점, 소리의 질이 단음이고 기계음인 점 등이 있다. 인공후두를 사용할 때는 문장을 짧게 말하며, 얼굴을 마주 보고 입을 다물지 말며 입술, 혀, 턱을 크게 움직여 말하도록 한다.

- 기관식도 누공(Tracheoesophageal puncture)

기관과 식도에 누공을 만들고 보철기를 삽입하여 식도언어와 마찬가지로 폐와 기도에서 나오는 공기가 식도를 거쳐 인두로 나와 인두괄약근을 진동시킴으로써 가음성(pseudo voice)을 만드는 것이다. 이 수술은 식도언어를 배우기 어려운 대상자에게 실시하며, 수술로 인한 상처 부위의 부종이 사라져야 하므로 수술 후 3~6개월 정도 걸린다. 기관식도언어의 장점은 목소리의 복구가 보다 빠르며, 말씨와 속도가 정상과 거의 가깝고 음색이 인공후두를 사용한 경우보다 좋다. 단점은 보철기에 대한 의존과 기관식도 누공의 협착이다.

간호사는 언어재활이 이루어지는 동안 인내와 이해로 대상자를 지지하여야 한다. 후두 음성을 사용하거나 글로 써서 의사소통을 할 때는 서두르지 않도록 가족에게 교육한다.

- 퇴원교육

퇴원을 위해 자가간호교육은 수술 전 병원에 있을 때부터 시행한다. 목욕이나 면도할 때 개구부에 물 또는 털이 들어가지 않도록 주의한다. 중성비누와 물로 개구부를 깨끗이 하고 주위에 윤활제를 바른다. 분비물이 진할 때는 처방에 따라 개구부 안으로 1일 10~15회 정도 생리식염수를 떨어뜨려 분비물을 묽게 하고 가습기를 사용하여 습도를 조절한다. 응급상황에 대비해 인식팔찌(medical alert)나 인식카드를 소지하도록 교육한다.

ㅂ. 금연교육

수술 후 금연은 매우 중요하다. 환자가 금연할 수 있도록 계속적인 지지와 강화를 하며, 필요하면 약물요법이나 정신과 치료를 받도록 한다. 또한 후두 절제술은 신체적·사회적·심리적 기능에 많은 변화를 초래하여, 대부분의 환자들이 삶의 질이 변했음을 인지한다. 이러한 변화에 효과적으로 적응할 수 있도록 환자와 가족을 준비시켜야 한다. 전체 후두 절제술을 한 환자는 웃거나 우는 동안 소리를 낼 수 없고, 갑자기 개구부로 분비물이 나와 당황할 수도 있으므로 이에 대해 교육한다.

(5) 외상성 장애

가. 안면 외상(Facial trauma)

① 정의

안면 외상은 얼굴 부위의 뼈, 연골, 연조직의 광범위한 손상을 초래한 것이다.

② 병태생리

하악 골절이 안면 골절의 대부분을 차지하며, 안면에는 혈관이 풍부하기 때문에 종종 많은 출혈이 발생한다.

③ 증상 및 징후

안면 외상의 우선적인 관리는 대상자의 기도를 사정하는 것이다. 상기도 폐색의 증상에는 협착음, 호흡곤란, 불안, 안절부절못함, 저산소증, 고탄산증, 의식상실 등이 포함된다.

④ 진단검사

기도가 확보되면 간호사는 연조직의 외상 정도와 위치, 출혈, 촉진되는 골절 부위 등을 사정한다. 부가적으로 연조직 부종, 비대칭성, 통증 귀나 코를 통한 뇌척수액의 누출 등도 사정한다. 측두골과 뇌저 두개골절일 경우 이러한 증상이 발생한다. 안와와 상악동 골절은 눈의 상태에 영향을 줄 수 있으므로 간호사는 시력과 외안근운동(EOM), 신경학적 변화 등도 사정해야 한다. 척수 외상과 두개골절은 종종 안면 외상과 함께 일어나므로 두개골 CT, 안면과 척수 촬영 등을 하도록 한다.

⑤ 치료

우선적인 처치는 기도 확보와 유지로 응급상황인 경우 기관절개술, 기관삽관, 윤상갑상연골절개술 등이 실시된다. 간호사는 대상자가 응급실에 도착했을 때 기도 유지, 출혈조절, 손상 범위 사정에 초점을 맞추어야 한다. 만일 쇼크의 증상과 징후가 보이면 수액요법을 실시하고 출혈 부위는 즉시 확인해야 한다.

하악 골절이 된 경우 골절 부위를 고정하여 치아배열과 치유를 도와야 하는데, 약 6~10주 정도 교합 상태를 유지해야 한다. 구강 상처의 감염 예방을 위해 처방된 항생제를 투여해야 하는데, 치료가 늦어지면 상처 부위와 인접한 치아의 감염이나 불량한 구강간호로 인해 하악골이 감염될 수 있다. 대상자는 외과적인 변연절제술과 정맥을 통한 항생제 치료가 필요하다.

안면 골절은 종종 수술용 뼈 미세판(microplating surgical system, Bone Source)을 사용해 고정한다. 이 판은 새로운 뼈가 자라날 때까지 뼈 조각들을 고정시킨다. 하악골절 시에는 titanium plate로 고정시키는데, 이 판은 영구적인 것으로 MRI 촬영을 방해하지 않는다. 상악골 내부 고정(inner maxillary fixation; IMF)은 뼈들을 재정돈시킨 후 철사로 고정시키는 방법이다.

⑥ 간호중재

안면 골절로 인해 외과적 수술을 받은 후에는 구강간호를 강조해야 한다. 부드러운 음식을 섭취하고 치과의사의 추후 관리 등이 필요하다는 것을 강조해야 한다. 특히 상악골 내부 고정을 받은 환자는 구강 세척기구를 이용하는 방법과 치과용 액체 식이, 구강 내 철사에 대한 자가간호법을 교육한다. 구토가 있을 경우 턱을 벌려 토물을 뱉어낼 수 없으므로 흡인의 위험이 있다. 만일 구토를 할 경우 적절하게 철사를 자르는 방법과 이러한 응급상황에 대비해 철사가위(wire cutter)를 가지고 다녀야 함을 교육한다. 철사를 잘랐을 경우 가능한 빨리 재고정시켜야 한다. 골절된 대상자는 영양상태가 매우 중요하므로 구강 고정, 통증, 수술 등으로 인한 영양장애에 대한 상담이 필요하다.

6) 하부호흡기계 건강문제와 대상자 간호

(1) 무기폐(Atelectasis)

가. 정의

무기폐는 폐용량의 손실로 이어지는 폐포의 허탈 상태(예: 공기가 없거나 줄어든 상태)인데, 무기폐의 원인(흡수, 폐쇄성, 또는 압축)에 의해 분류되며, 분절, 엽성 또는 전체 폐영역에 영향을 줄 수 있다. 폐를 확장시키는 힘의 감소, 국소적인 기도폐색, 폐계면활성제의 감소 또는 탄성 반동의 증가 등에 의해 초래된다.

나. 병태생리

흡수성 무기폐는 계면활성제의 불활성화나 흡입질소(질소 wash-out)가 정상 수준 이하일 때 발생한다. 계면활성제의 불활성화를 일으키는 가장 흔한 증상은 폐부종 또는 계면활성제의 생산을 감소되는 급성 호흡곤란증후군(ARDS)이다. 계면활성제의 손실은 폐포의 표면장력의 감소를 유발하고 이는 붕괴로 이어진다. 질소 부족은 흡입산소 수준이 높아($FiO_2>60\%$), 필요한 질소 가스의 양을 적게 흡입하는 경우에 발생하는 증상이다. 게다가 일반적인 마취약의 사용은 흡수성 무기폐를 일으키는 원인이 될 수 있다.

압축무기폐는 흉막 및/또는 폐조직을 압축하는 외력의 결과로 발생한다. 무기폐의 일반적인 원인은 흉수, 폐종양, 기흉, 혈흉 및 복부 팽만이다. 기도(분비물, 기도종양, 이물질) 또는 폐조직 붕괴의 원인(저환기 폐포 가스의 흡수 결과)으로 낮은 일회 호흡량에서 기계적인 방해가 있을 때 폐쇄성 무기폐가 발생한다.

무기폐는 조직에 산소공급을 저하시키는 탈산소 혈액을 관류함으로써 폐환기와 관류에 있어 불일치를 일으킬 수 있다. 무기폐의 가장 일반적인 원인은 분비물 점액, 이물질, 기관지종양 및 산소 독성에 의한 기도폐색이다.

다. 위험요소

수술 후 환자, 특히 복부 또는 흉부 수술을 받은 환자들은 전신마취 또는 마약에 의한 호흡 저하, 절개 통증, 복부 팽만 및 부동 등에 의해 깊이 숨 쉬는 것(폐용적 확장)과 기침(분비물 배출)하는 것에 영향을 주어 무기폐를 발생시킬 위험이 있다. 무기폐로 발생하는 추가적인 위험 인자는 만성 폐질환, 병적 비만, 흡연, 4시간 이상의 마취, 뇌혈관장애(CVA) 과거력, 폐암, 흉막삼출 및 비위관 위치 이탈 등이 있다(표 3-1).

라. 임상증상

징후와 증상은 호흡곤란, 기침, 백혈구 증가 및 객담이 포함된다. 발열은 종종 무기폐의 임상적 징후로 언급되지만, 흉부 방사선상에서 무기폐의 심각성과 발열은 상관관계가 없다. 신체검사 소견은 붕괴의 심각성과 관련이 있다. 작은 무기폐에서는 탁탁 치는 소리를 포함하여 호흡음이 감소되고 영향을 받은 폐 부위에서 촉각 진탕음이 감소된다. 큰 무기폐에서는 무기폐 영역 및 기관 편위를 포함하여 진탕음을 감소시키며 기관지 호흡음, 양명설음(egophony: 두 번째 폐엽의 붕괴), 가슴의 비대칭을 볼 수 있다.

기도종양이나 이물질에 의해 발생했을 경우 쌕쌕거리는 소리와 천명이 발생할 수 있다. 부분, 엽 또는 전체 폐 영역의 큰 부분을 포함하는 급성 무기폐 환자는 호흡곤란, 빈맥, 빈호흡, 불안, 안절부절못함, 흉막 통증, 저산소혈증과 같은 상당한 호흡곤란을 야기할 수 있다. 또한 발작성 호흡, 수축력, 보조적 근육 사용의 이상이 나타날 수 있다. 만성 무기폐는 급성 무기폐와 같은 양상을 가지며, 만성 환자는 폐렴에 걸릴 위험이 높다. 열은 흔히 38.3℃ 이하로 경미하지만 무기폐가 있는 노인의 경우 특이하게 발열이 없을 수도 있다.

마. 진단검사

무기폐는 흉부 X선 또는 컴퓨터단층촬영(CT) 검사 등의 방사선학적 연구에 의해 진단된다. 방사선학적 소견에서 무기폐는 불투명하거나 조직의 곳곳에 스며들어 있는 것을 볼 수 있다. 허탈이 크게 된 영역은 심장 경계부, 폐문맥관 및 한쪽 횡격막에 영향을 주는 것을 볼 수 있다.

흉부 X선에서는 흉수와 혈흉 또는 기흉을 발견할 수 있다. 흉부 CT 촬영은 폐결절 및 종양 덩어리를 평가하고, 삼출 또는 기흉의 크기를 평가하는 데 사용된다. 저산소혈증은 동맥혈액가스분석(ABGA)에서 PaO_2 및 산소 포화도 감소를 통해서 알 수 있다. 비침습적 맥박 산소 측정이 저산소혈증(SpO_2<90%)을 판단하는 데 사용될 수 있지만, ABGA가 주로 사용되는 표준 진단 방법이다.

무기폐가 심한 경우 신체사정상 다음과 같은 소견을 보인다.

- 기도가 무기폐 쪽으로 편위
- 무기폐 부위의 촉각진탕(tacitile fremitus)의 감소
- 무기폐 부위의 탁음
- 환측 흉곽의 운동 감소

이러한 소견은 무기폐에서만 특이한 것이 아니므로 전체적인 임상 상태를 고려해야 한다.

표 3-1 무기폐의 원인

증상	원인
폐확장력 감소	• 흉막강 침범(예: 기흉, 흉막삼출증, 흉막종양) • 흉벽질환(예: 척추측만, 연가양흉곽) • 횡격막운동손상(예: 복수, 비만) • 중추신경계 기능장애(예: 혼수, 신경근질환, 진정제 과다)
국소기도 폐쇄	• 점액으로 막힘 • 이물질 흡입 • 기관지확장증
폐계면활성제 부족	• 호흡기허탈증후군 • 흡입 마취 • 고농도 산소(산소독성) • 폐좌상 • 위 내용물 흡인 • 연기 흡입 • 탄성 반동 증가 • 간질성 섬유증(예: 규폐증, 간질성 폐렴)

바. 간호중재

무기폐 예방은 위험 환자의 일차 관리 목표이다. 환자는 환기 향상과 분비물 배액을 위한 교육과 훈련을 받는 것이 필요하다. 부동 환자는 자주 체위를 변경하고 모든 환자들은 폐확장과 분비물 배액을 향상시키기 위해서 가능한 한 빨리 조기이상을 실시해야 한다. 폐확장운동, 심호흡과 효과적인 기침 연습 및 강화 폐활량계의 사용은 수술 후 조기에 시작해야 한다. 천식, 만성 폐쇄성 폐질환(COPD), 폐암 및 흉부 또는 복부 수술을 받은 환자는 무기폐가 발생할 위험이 높다. 이러한 환자들은 무기폐를 예방하기 위한 추가적인 중재가 필요하다. 흉부 물리치료(흉부 타진과 자세 배액)와 기관지 확장제 및 점액 용해제의 분무를 권장한다(표 3-2).

표 3-2 건강 증진

무기폐 예방	• 특히 앙와위에서 수직 자세, 환기를 촉진하고 축적되는 분비물을 방지하기 위해, 자주 환자의 자세를 변경한다. • 조기이상에 따라 침대나 의자로부터 일찍 움직이는 것을 장려한다. • 강화 폐활량계의 적합한 기술을 가르치거나 강화한다. • 호흡 저하를 예방하기 위해 규정된 아편 유사제와 진정제를 적절하게 사용할 수 있다. • 해당 시 자세 배액과 흉부 타진을 수행한다. • 해당 시 기관지 분비물을 제거하기 위해 흡인을 실시한다.

① 강화 폐활량계

강화 폐활량계는 휴대용 폐활량계로서 천천히 호흡하도록 환자를 격려하는 시각적 피드백을 제공하는 심호흡 방법이다. 강화 폐활량계의 사용은 활성제 분비 폐포세포를 자극하여 폐포에서의 표면장력을 감소시켜 호흡근육의 기능을 향상시킨다. 강화 폐활량계의 사용 방법은 표 3-3에 논의되어 있다.

표 3-3 환자 교육

	강화 폐활량계의 사용
사용 목적	• 느리고 통제된 방식의 공기 흡입은 폐를 팽창하는 데 도움이 된다. • 폐활량계 내 지표는 각 호흡의 깊이를 측정할 수 있다.
사용 요령	• 가능하면 수직 자세(앉거나 반좌위)를 취한다. • 횡격막을 사용하여 호흡한다. • 3~4초간 숨을 내쉰 후 마우스피스를 단단히 물고 숨을 깊게 천천히 들이마신다. • 회당 6~10회 반복한다. • 깨어 있는 모든 시간에는 매 시간마다 (가까이에 두고) 폐활량계를 사용한다. • 폐활량계 사용 후 절개 부위를 지지하면서 기침을 한다.

② 분무기 치료

분무기 치료는 휴대용 또는 페이스 마스크 장치를 통해 환자의 폐에 연무화된 약을 분사한다. 약물은 환자가 흡기 시 가스 미스트의 형태로 압축공기 또는 산소의 흐름에 주입되며, 환자는 입으로 호흡하며 천천히 심호흡을 하고 몇 초간 숨을 보유하고 있는데, 이후 흉강내압을 증가시켜 객담의 배출을 증진하는 기침요법이 권장된다. 항생제, 기관지확장제 및 점액용해제를 분무할 수 있다.

③ 흉부 물리요법

흉부 물리요법은 분무기 약물 사용의 유·무에 관계없이 무기폐, 기관지장애물 및 폐렴 예방 및 치료에 사용할 수 있다. 흉부 물리요법은 체위 배액, 흉부 타진 및 진동과 재호흡이 포함되어 있다. 흉부 물리요법의 목표는 기관지 분비물 제거를 통해 통기성을 개선하고 호흡근육의 효율성을 증가시키는 것이다. 또한 환자에게 효과적인 기침 기술을 가르치는 것은 흉부 물리요법의 중요한 부분이다.

체위 배액은 중력을 이용하여 폐 분비물의 제거를 돕는 특별한 체위를 취하는 것이다. 앙와위로 누워 있는 환자는 폐의 후부 쪽에 축적된 배액물을 배액시키는 반면 수직 자세의 환자는 폐의 하부 쪽에 축적된 배액물의 배액을 촉진한다. 위치를 변경함으로써 영향을 받는 세기관지 안 기관과 기관지의 분비물이 기침과 흡인에 의해 배액될 수 있다. 체위 배액은 일반적으로 1일 2~4회 시행하며 식전(오심, 구토, 흡입 예방을 위해)과 취침 시에 하며, 분무기 요법은 체위 배액에 앞서 세기관지를 팽창시키고 기관지경련을 감소시키며 분비물이 잘 배액되도록 한다. 환자는 10~15분 동안 각 체위를 유지하도록 하며 흡기 시 코로 숨을 쉬고 호기 시 입을 오므려서 숨을 뱉도록 교육한다. 환자가 체위를 유지할 수 없을 경우 간호사는 환자가 편하게 있도록 한다. 체위를 변경할 때 간호사는 환자가 심호흡과 기침을 통해 분비물을 배액할 수 있도록 하거나 환자가 기침을 할 수 없는 경우 흡인을 해 주어야 한다.

흉부 타진 및 진동은 분비물을 묽게 하기 위해 각 체위에서 사용할 수 있다. 타진은 간호사나 호흡기 치료사에 의해 영향을 받는 폐엽에 컵 모양의 손을 '박수'하듯이 수행되는데, 각 자세에서 1~2분간 이루어진다. 진동은 수동 또는 기계장치를 이용하여 이루어지는데, 영향을 받는 영역에 손을 놓고 환자가 숨을 뱉는 동안 신속하게 환자의 팔과 어깨를 수축시키며, 폐 영역에 걸쳐 5~10회 수행된다.

사. 합병증

가벼운 무기폐는 일반적으로 폐 확장 수기, 흉부물리요법, 환자의 기동성으로 관리할 수 있지만, 어떤 경우의 환자는 심한 저산소증, 호흡곤란, 폐렴이 발생할 수 있다. 사망률은 삽관과 기계 삽관을 필요로 하는 환자들, 특히 48시간 이상 유지하고 있는 환자에서 가장 높다. 합병증은 출혈 및 기흉의 위험이 있는 환자에게 기관지경검사, 흉강천자 및 흉강 삽관술과 같이 무기폐를 치료할 때 발생할 수 있다.

(2) 호흡기감염: 폐렴(Pneumonia)

가. 정의

폐렴은 바이러스, 진균, 원충, 기생충, 세균 등의 다양한 미생물로 인한 하부 호흡기계의 감염으로, 상당한 사망률 및 이환율을 보인다.

나. 분류

폐렴은 다양한 방법으로 분류될 수 있는데, 가장 일반적인 분류는 지역사회 획득 폐렴(CAP), 원내(병원감염)폐렴(HAP), 인공호흡기 관련 폐렴(VAP), 의료 관련 폐렴(HCAP) 및 면역 저하 환자에서의 폐렴으로 구분할 수 있다.

① 지역사회 획득 폐렴 (Community acquired pneumonia)

지역사회 획득 폐렴은 지역거주자 또는 입원이나 보호시설입소 후 첫 48시간 이내의 대상자 중 하나에서 발생한다. 대부분의 경우 겨울과 초봄 사이에 발생하며 발병률은 남성에서 더 높다. 매년 환자의 약 20%는 입원을 필요로 하며 이러한 환자는 3.7~16%의 사망률을 보인다. 입원 필요성은 정신상태의 변화, 호흡 수 30 이상(혈중요소 수치 또는 질소 함유 화합물의 수치가 높은 경우), 질소혈증 등의 요인에 의해 평가되며 폐렴의 중등도에 따라 분당호흡, 저혈압(수축기 혈압<90 또는 확장기 혈압<60), 65세 이상의 연령, 저산소혈증(SpO_2<90%) 등을 보일 때 안정적인 약물치료를 위해 필요하다.

지역사회 획득 폐렴의 가장 흔한 원인이 되는 미생물은 그람양성 폐렴구균(폐렴구균)이지만, 원인균은 지역사회 획득 폐렴의 30% 미만에서 식별된다. 다른 원인균으로는 인플루엔자균, 황색포도상구균, 레지오넬라 및 바이러스가 있다.

② 병원감염 및 인공호흡기 관련 폐렴 (Hospital associated pneumonia & ventilator associated pneumonia)

병원감염은 입원 시 감염의 증거가 없는 환자에서 입원 후 48시간 이상에서 폐렴 증상이 발병될 경우로 정의된다. 병원감염 폐렴은 두 번째로 일반적인 병원감염이지만, 가장 높은 사망률(33~50%)을 보인다. 인공호흡기 관련 폐렴은 기관 내 삽관 및 기계적 환기에 관련되는 병원감염 폐렴의 유형인데, 적어도 48시간 동안 기계 환기를 받고 있는 환자에게 발병하는 폐렴과 같이 정의된다. 인공호흡기 관련 폐렴은 24~76%의 사망률을 보인다. 숙주 방어 체계가 손상(예: 중증의 급성 또는 만성 질병), 여러 가지 중복 이환, 앙와위, 흡입, 정신상태 변화, 영양불량, 장기입원, 저혈압 및 대사질환의 특정 요인은 병원감염 폐렴의 소인이 될 수 있다. 질병으로 인한 위 pH의 변화는 질병과 약물, 장내세균에 노출된 환자의 위 내벽을 파괴시킬 수 있다. 병원감염 및 인공호흡기 관련 폐렴의 일반적인 원인균은 그람음성간균 및 그람양성구균이 포함된다. 그람음성균은 녹농균, 대장균, 폐렴간균, *Acinetobacter* spp., *Serratia* spp., *Stenotrophomonas maltophilia*와 *Haemophilus influenzae*가 포함되어 있다. 그람양성균은 황색포도상구균(MSSA와 MRSA)과 폐렴구균을 포함한다. 바이러스와 세균은 면역부전 환자를 제외하고는 흔한 원인 물질은 아니다.

③ 의료 관련 폐렴(HCAP)

의료 관련 폐렴은 광범위한 의료접촉을 한 비입원 환자에게 발생한 것을 말한다. 가정간호 또는 장기요양시설, 최근 90일 이내 2일 이상의 급성 치료, 정맥 항생제 치료, 상처치료, 화학요법 또는 지난 30일 동안 병원이나 투석 클리닉에 방문한 경우 등을 통한 의료접촉에 의한 폐렴으로 원인 미생물은 의료감염이나 인공호흡기 관련 폐렴과 동일하다.

④ 면역결핍 숙주폐렴

면역결핍 숙주폐렴은 폐모자충 폐렴, 곰팡이성 폐렴 및 결핵균이 포함되어 있다. 면역결핍 숙주폐렴은 corticosteroids 또는 다른 면역억제제, 화학요법, 영양결핍, 광범위한 스펙트럼의 항균제 사용, 후천성 면역결핍 증후군, 유전적 면역장애 및 장기생명유지기술(기계적 환기)에 의해 발생한다.

환자는 면역결핍 유·무와 관계없이 폐렴의 임상증상은 비슷하지만, 면역결핍 숙주폐렴의 경우 진행성 호흡곤란, 발열, 건성기침과 같은 발견하기 어려운 증상을 가지고 있다.

다. 병태생리

모든 폐렴의 공통된 특징은 침입한 미생물이나 이물질에 대한 폐의 염증성 반응이다. 폐의 방어기전이 효과를 잃고 무균 상태인 하부기도에 미생물이 침투해서 염증이 발생하고 기계적 방어인 기침 및 섬모운동의 붕괴로 폐에 군락이 형성되고 감염이 일어나게 된다. 염증과 삼출액으로 차 있는 폐포낭에서는 산소와 이산화탄소의 효과적인 교환이 일어나지 못한다. 폐포 삼출액은 고형화되어 점점 더 배출해내기 어렵게 되며, 세균성 폐렴은 감염이 진행되면서 심각한 환기-관류 불균형을 초래할 수 있다.

일반적인 생체방어(기침, 섬모 청소율 및 폐포 대식세포) 및 상기도 손상 방어 메커니즘은 일반적으로 감염성 입자가 무균 하부기도에 도달하는 것을 잠재적으로 방지할 수 있다. 미생물이 하부기도와 폐포에 도달하면 그 존재는 삼출성 액체와 세포 파편이 보통 공기로 채워진 공간을 채우고, 백혈구(주로 호중구), 혈장액 및 면역 복합체의 폐포 이주로 염증반응이 활성화되기 시작한다. 이것은 폐포부종과 폐조직의 통합을 일으키며 게다가 어떤 미생물이 독소를 분비했을 때 호흡세포가 더 큰 손상을 일으킬 수 있다. 독소와 염증 매개체 및 면역복합체에 의해 발생하는 손상은 폐렴의 임상증상을 초래하며 산소와 이산화탄소의 확산을 방해하는데, 환기와 관류 사이의 불일치는 영향을 받는 부분에서 발생하고, 불충분하게 산소화된 혈액이 폐혈관에서 심장까지 되돌아오는 것은 동맥 저산소혈증에 의한 결과이다.

라. 위험요인

위험요인은 표 3-4에 요약되어 있다. 이러한 만성 폐쇄성 폐질환, 심부전, 당뇨, 만성 간 또는 신장질환 등을 동반질환으로 가진 환자는 동반질환이 없는 사람들보다 사망률이 높다.

마. 임상증상

폐렴은 증후와 원인생물 및 기저질환의 유·무에 따라 증상이 달라지지만, 임상증상에 따라 폐렴의 유형을 진단하는 것은 어렵다. 폐렴의 고전적인 임상증상은 발열, 기침(생산 또는 비생산), 호흡곤란 및 백혈구 증가가 있고, 오한, 흉

표 3-4 폐렴의 위험요인

폐렴	위험요인
지역사회획득폐렴 (CAP)	• 흡연 • 알코올 남용 • 기존의 저산소혈증 • 산증 • 독성 흡입제 • 장폐부종 • 정신상태 변화(예: 발작, CVA) • 요독증을 동반한 신장질환 • 영양실조 • 면역억제치료 • 기관지장애 • 65세 이상 • 정맥주사 약물 남용 • 낭포성 섬유증 • 기관지확장증 • 만성 폐쇄성 폐질환 • 이전 폐렴 과거력
병원감염 (HAP) 및 인공호흡기 관련 폐렴 (VAP)	• 쇠약 • 영양실조 • 변경된 정신상태 • 이전 항생제 노출(최근 90일 이내) • 5일 이상 병원 입원 • 높은 항생제 내성의 비율(병원 또는 단위별) • 면역억제치료 또는 면역억제질환 • 장기간(>48시간) 삽관 또는 기관절개술
의료 관련 폐렴 (HCAP)	• 지난 3개월 중 2일 이상 입원 경험 • 지난달 내 만성 투석 • 가정에서의 상처 치료 • 가정에서의 정맥수액 치료 • 전문간호 또는 확장의료시설 거주자

막염성 흉통, 빈호흡, 부가근육의 사용, 빈맥, 피로, 식욕부진이 나타날 수 있다. 일부 환자는 초기에 상기도 감염(코막힘, 인후통)을 보이며, 폐렴 증상 발병은 점진적이고 비특이적이다. 주요 증상은 두통, 미열, 흉막 통증, 근육통 및 인후통이며, 신체검사결과는 기관지호흡이 통폐합된 폐 영역에 걸쳐 소리를 낼 수 있고, 탁탁 치는 소리, 증가된 촉각 진탕음(촉진으로 감지된 소리의 진동), 타진 탁음, 양명설음, 속삭임 흉성(속삭임 소리를 쉽게 흉벽을 통해 청진할 수 있음)을 들을 수 있다. 화농성 객담 또는 호흡기 증상에 약간의 변화는 COPD 환자에서 폐렴의 유일한 징후일 수 있는데 증상 심화가 악화인지 감염과정인지 여부를 확인하기가 어려울 수 있다.

바. 진단검사

폐렴의 진단은 기록(특히, 최근 호흡기감염), 신체검사, 흉부 X선, 혈액배양, 객담검사(그람염색과 배양검사), 소변 및 구강 인두면봉의 박테리아성 항원검사에 의해 이루어진다.

객담 채취를 위해서는 (1) 일반적인 구강세균총에 의한 오염을 최소화하기 위해 물로 입을 헹군다. (2) 몇 번의 깊은 호흡, (3) 깊은 기침, (4) 무균 용기에 가래를 뱉는다. 가래 배양을 수집하는 가장 좋은 시간은 아침인데, 가래가 농축되고 침과 비인두 분비물이 오렴될 가능성이 적기 때문이다. 더 침습적인 절차가 객담 검체를 수집하는 데 사용될 수 있다(경비 또는 기관 내 흡인이나 기관지경).

폐렴에 관련한 흉부 X선 소견은 미생물의 원인에 따라 다르지만 새로운 폐침윤과 통합은 종종 증상의 발병 후 48시간 이내에 볼 수 있으며, 부분, 엽 또는 다엽성으로 침윤될 수 있다.

사. 간호중재

① 약물요법

폐렴의 치료는 적절한 항생제 투여를 포함한다(표 3-5). 항생제의 선택은 폐렴의 분류, 그람염색, 배양 감도, 항원검사 및 동반질환에 따라 결정된다.

객담 배양 및 감도 결과가 이용 가능하지 않는 한, 지역사회 획득 폐렴에 대한 초기 치료는 경험적이다. 비지역사회 획득 폐렴에 대한 경험적 치료는 일반적으로 광범위 항생제의 정맥주사요법으로 시작되고 단독 또는 병용 요법을 사용할 수 있다. 항생제의 선택은 발병과 다제내성 병원균에 대한 위험평가를 기반으로 한다. 미세 박테리아 배양과 감도가 준비되어 있으면 치료는 약물내성 병원균의 출현을 피하기 위해 좁힐 필요가 있으며, 다제내성 병원균이 발병할 위

표 3-5 폐렴의 치료

유형	약물
조기 발병(<5일)이고 다제내성 병원균에 대한 위험인자가 없는 경우	• Ampicillin-sulbactam 또는 Ceftriaxone • Levofloxacin, moxifloxacin 또는 ciprofloxacin 또는 ertapenem
후기 발병(≥5일) 또는 다제내성 병원균에 대한 위험인자가 있는 경우	• Cefepime 또는 ceftazidime 또는 piperacillin-tazobactam • Ciprofloxacin 또는 levofloxacin 또는 amikacin, gentamicin 또는 tobramycin • Linezolid 또는 vancomycin(MRSA)

험인자를 보여 준다(표 3-6).

환자에게 항생제의 신속한 투여는 중요하며, 폐렴의 원인으로 특정 병원체가 확인되는 경우에는 보다 구체적으로 덜 광범위한 항생제가 사용되어야 한다. 지역사회 획득 폐렴에 대한 치료 권장 기간은 최소 5일 정도이다. 항생제가 중지되기 전 환자는 적어도 2일은 무열성이어야 하며, 환자가 임상적 개선의 조짐을 보이고 있다고 하더라도 원내 폐렴 환자는 7~10일 정도 치료를 받고 있다.

항생제는 바이러스성 폐렴에 비효율적이며 이들의 사용은 부작용과 연관될 수 있다(중복감염, 다제내성 병원균). 인플루엔자 위험이 있는 폐렴 환자는 항바이러스제와 함께 치료한다.

표 3-6 다제내성 병원균의 위험인자

- 90일 이전에 항생제 사용
- 현재 입원 5일 이상
- 면역결핍(질환 또는 치료에 의한)
- 지역사회와 병원 단위에서 약제내성의 빈도 증가
- 의료 관련 폐렴 위험요인의 존재

② 산소 흡입 치료

산소 흡입 치료는 대기환경에서 발견되는 농도보다 높은 산소를 투여한다. 해수면에서 실내 공기 중의 산소 농도는 21%이다. 산소요법을 사용하는 목적은 산소 공급이 감소되는 조직 저산소증을 막거나 개선하는 것이다(표 3-7).

표 3-7 저산소증

발생	하나의 중증 폐질환(불충분한 산소 공급장치) 또는 세포 수준에서의 가스 교환에 영향을 미치는 폐외질환(불충분한 산소 공급)에서 발생 가능
종류	**설명**
저산소혈증	저산소혈증은 조직 내로 산소 확산의 감소로 인한 결과로 감소된 혈중 산소 수준을 말한다. 이것은 저환기, 높은 고도, (폐색전증처럼)환기-관류 불균형, (일반적으로 무기폐에 의한)폐포 붕괴, 혈액에 산소를 제공할 수 없는 단락(shunt), 폐확산 결함의 원인이 될 수 있다. 이것은 폐포 환기를 증가시키거나 보충할 산소를 제공함으로써 보정된다.
순환 저산소증	부적절한 모세혈관 순환에서 순환 저산소증을 제공한다. 이것은 심박출량 감소, 국소적 혈관폐색, 저유량 상태로 인한 충격 또는 심장마비의 원인이 될 수 있다. 산소조직 분압(PO_2)이 저하되지만 동맥혈 산소(PaO_2)는 정상적으로 유지된다. 순환 저산소증은 식별 및 근본 원인을 치료해야 한다.
빈혈성 저산소증	빈혈성 저산소증은 효과적인 헤모글로빈 농도의 감소로 인해 혈액의 산소운반능력이 저하되어 일으키는 결과인데, 거의 저산소혈증을 동반하지 않는다. 일산화탄소 중독은 헤모글로빈의 산소운반능력을 감소시키기 때문에 유사한 결과를 가져오지만 헤모글로빈 수치가 정상일 수 있기 때문에 엄격히 빈혈적 산소증이 아니다.
조직독성의 저산소증	조직독성의 저산소증은 유해물질이 사용 가능한 산소를 사용하는 조직의 능력을 방해할 때 발생한다.

③ 산소요법을 위한 적응증

저산소증 환자를 치료하기 위해 산소를 사용하는 것은 주관적 정보(호흡곤란, 흉통), ABGA, 신체검사 소견 등의 임상지표를 기반으로 한다. 호흡수나 양상(서맥, 빈맥, 체인스톡스 호흡)의 변화, 정신상태 변화(흥분, 불안, 혼미, 혼수, 혼동, 기면, 혼수), 혈압 변화, 심장박동 변화(서맥 또는 빈맥), 부정맥의 발생, 청색증(후기 증상) 또는 말단부위가 차가운 것은 저산소증의 징후이다.

산소 투여는 고위험 대상자에서 저산소혈증을 예방할 수 있다. 고위험 대상자들은 빠르게 저산소혈증으로 발전할 위험이 있다.

④ 산소 관리 방법

산소 유량계는 분당 리터의 산소 유동을 조절한다. 산소가 높은 유량(>6L/분)으로 주입될 때 기도 점막의 건조를 방지하기 위해 가습 시스템을 통과시켜 촉촉하게 해야 한다. 산소 공급 시스템은 다양하게 사용 가능하다(표 3-8). 각 시스템과 산소유량 흡기산소(FiO_2) 또는 산소 백분율의 특정 부분을 제공하도록 설계되었다. 산소요법은 대상자의 산소 상태를 나타내는 ABGA 결과에 의해 결정된다.

표 3-8 산소관리장치

장치		제안된 유량 (L/min)	O_2 비율 설정	장점	단점
저유량 시스템 캐뉼라	캐뉼라	1~2	23~30	가볍고, 편안하고, 저렴하고, 지속적으로 식사와 활동 시 사용할 수 있다.	코 점막 건조, 변하는 FiO_2
		3~5	30~40		
		6	42		
	구강인두 카테터	1~6	23~42	저렴하고, 기관절개술이 필요하지 않다.	코 점막을 자극한다. 카테터를 다른 비공에 자주 변경해야 한다.
	단순마스크	6~8	40~60	사용이 간편하고 저렴하다.	부족한 피팅, 변하는 FiO_2, 식사 시 반드시 제거해야 한다.
	부분 재호흡 마스크	8~11	50~75	적당한 O_2 농도	따뜻하고, 부족한 피팅, 식사 시 반드시 제거해야 한다.
	비재호흡 마스크	12	80~100	높은 O_2 농도	부족한 피팅
고유량 마스크	Transtracheal catheter	1/4~4	60~100	더 편리하고 옷에 숨길 수 있으며 비강 캐뉼라보다 분당 적은 양의 산소가 필요하다.	빈번하게 정기적인 청소가 필요하며 수술적 중재가 필요하다.
	벤추리마스크	4~6	24, 26, 28	보조 O_2의 낮은 수준을 제공해도 되며, 정확한 FiO_2, 사용할 수 있는 습도가 추가되어야 한다.	식사 시 반드시 제거해야 한다.
		6~8	30, 35, 40		
	에어로졸 마스크	8~10	30~100	좋은 습도, 정확한 FiO_2	약간 불편하다.
	Tracheostomy collar	8~10	30~100	좋은 습도, 편리, 상당히 정확한 FiO_2	
	Face tent	8~10	30~100	좋은 습도, 상당히 정확한 FiO_2	부피가 크다.
산소 보전장치	Pulse dose (또는 demand)	10~40mL/breath		흡기 시에만 산소 전달, 사용되는 O_2의 50~70%를 보존한다.	조심스럽게 개별적으로 기능을 평가해야 한다.

산소 전달 시스템은 저유량 또는 고유량 전달 시스템으로 분류된다. 저유량 시스템은 환자가 산소와 함께 일부 실내 공기를 호흡하는 것을 의미하는데, 환자 호흡의 변화에 따라 흡입 산소량이 변화한다. 저유량 시스템은 비강 캐뉼라, 단순마스크, 부분 재호흡 마스크, 비재호흡 마스크를 포함한다. 고유량 시스템은 산소의 총량이 환자의 호흡에 관계없이 독립적으로 전달되고 있어 일정하고 정확한 산소량을 요구하는 환자를 위한 시스템이다. Transtracheal 카테터, 벤추리 마스크, 에어로졸 마스크, tracheostomy collars, face tent를 포함한다.

비강 캐뉼라는 비교적 간단하고, 환자가 침대 안에서 움직일 수 있으며, 이야기하고 기침할 수 있으며, 산소의 흐름을 방해하지 않고 식사를 할 수 있다. 유량은 6~8L/min 초과 시 공기를 삼키거나 비강 및 인두 점막의 자극과 건조의 원인이 될 수 있다. 산소가 캐뉼라를 통해 투여되는 경우 폐에 도달하는 산소의 비율은 비강 점막이 팽윤했을 경우 특히 호흡의 깊이와 속도에 따라 변화하거나 환자가 입으로 숨 쉴 경우 등에 따라 달라진다(표 3-9).

산소 마스크는 여러 가지 형태로 제공한다. 단순 마스크는 저산소에서 적절한 농도의 산소를 투여하는 데 사용된다. 마스크 자체의 본체는 산소를 모으고 호흡 사이에 산소를 저장하는데, 환자는 마스크 본체의 개구부 또는 포트를 통해 직접 내쉰다. 널리 사용되고 있지만, 제어된 산소 농도를 이용할 수 없다. 피부 손상뿐만 아니라 공포를 일으킬 수 있으므로 마스크를 피부에 바짝 눌러서는 안 되며, 조절 가능한 신축성 밴드는 편안함과 안정성을 제공한다.

표 3-9 비강 캐뉼라 유량 흐름

- 1L/min = 24% FiO_2
- 2L/min = 28% FiO_2
- 3L/min = 32% FiO_2
- 4L/min = 36% FiO_2
- 5L/min = 40% FiO_2
- 6L/min = 44% FiO_2

FiO_2의 비강 캐뉼라 유량 흐름의 리터(L)당 약 4% FiO_2 추가

부분 재호흡 마스크는 저장 백을 가지고 있어 흡기 및 호기 모두에 팽창된 채로 유지해야 한다. 마스크와 백 모두 산소용 탱크로서 기능하기 때문에 고농도의 산소를 공급할 수 있다. 산소마스크와 백의 교차점에 연결하는 작은 구멍에 연결된 튜브를 통해 마스크로 산소를 주입한다. 환자가 흡입하도록 가스가 호기 포트를 통해 주머니에서, 그리고 잠재적으로 실내 공기로부터 마스크로 유입된다. 호기 가스의 나머지 부분은 호기 포트를 통해 배출되며, 전달되는 산소의 비율은 실제 환자의 호흡 패턴에 영향을 받는다.

비재호흡 마스크는 추가 밸브를 하는 것을 제외하고 부분 재호흡 마스크와 형태가 유사하다. 저장백과 마스크 사이에 위치하는 단방향 밸브는 흡입 마스크에 저장 주머니로부터 가스가 유입되게 허용하지만, 호기 중에 다시 저류백으로 흐르는 것을 막아 주며, 호기 가스가 날숨에 마스크를 통해 나갈 수 있다. 부분 재호흡 마스크의 저장백이 완전히 흡기에 축소되지 않도록 산소 유량을 조정하는 것이 중요하다. 비재호흡 마스크가 환자에게 적합하고 양쪽 호기 포트가 단방향 밸브를 가지고 있는 환자는 비재호흡 마스크가 고유량 산소 시스템을 만들어 이론적으로 100% 산소를 받는 것이 가능하다. 하지만 이것은 모든 환자에게 마스크의 정확한 착용감을 얻는 것이 곤란하며, 일부 비재호흡 마스크만 단방향 호기 밸브를 가지고 있으므로 대부분 100%의 산소를 전달하는 것은 불가능하기 때문에 저유량 산소 시스템이 만들어졌다.

벤추리 마스크는 비침습적 방법을 통해 정확한 산소 농도를 제공할 수 있는 가장 신뢰할 수 있고 정확한 방법이다. 마스크는 산소의 지속적인 흐름을 배합하여 실내공기의 지속적인 흐름을 허용하도록 구성되어 있다. 주로 COPD 환자를 위해 주로 사용하고 있는데 정확하게 낮은 산소 농도를 제공할 수 있기 때문이다. 벤추리 마스크는 제어된 산소 부화와 높은 공기 흐름을 제공하는 베르누이의 원리를 사용하고 있는데, 산소의 정확한 양은 분사구의 크기를 변화시켜 산소의 유량을 조정함으로써 전달될 수 있다.

마스크는 편안하게 착용 가능하지만, 환자 피부 상태를

주기적으로 확인해야 하고 분당 리터에 산소 비율을 변환하는 방법을 이해할 필요가 있다.

Transtracheal 산소 카테터는 기관 내에 삽입되어 장기적으로 산소요법이 필요한 환자를 위한 것이다. 이러한 카테터는 보다 편리하고, 호흡 패턴에 덜 의존하며 다른 산소 전달보다 명확하다. 산소가 주변 환경에 손실되지 않기 때문에 더 낮은 속도로 충분한 산소를 받을 수 있다.

다른 산소 장비들은 에어로졸 마스크, 기관절개관 collars, face tent, 에어로졸 장치(분무기)가 있는데, 27~100%(0.27~1.00)의 산소 농도를 주입할 수 있다. 혼합가스의 흐름이 환자의 요구를 밑돌면 실내공기를 끌어들여서 농도를 희석한다. 에어로졸 미스트는 흡기 단계 중에 사용될 수 있도록 한다.

고압산소요법은 1기압보다 큰 압력에서 산소를 투여하는 방법으로 혈장 용존 산소량은 조직의 산소 수준을 증가시키게 된다. 치료 중인 환자는 작거나(한 환자에게 사용), 큰(여러 환자에게 사용) 원통형 챔버에 눕게 된다. 고압산소요법은 공기색전증, 일산화탄소 중독, 괴저조직의 괴사 및 출혈 등을 치료하는 데 사용되는데 잠재적인 부작용은 귀 외상, 중추신경장애 및 산소 독성이 있다.

⑤ 합병증

산소는 대상자의 반응을 주의 깊게 평가하면서 투여해야 한다. 고농도 산소의 경우 COPD 환자에게 환기 자극을 감소시켜 폐포 환기를 악화시킬 수 있기 때문에 금기이다.

산소요법의 부작용은 산소 독성이다. 48시간 이상 FiO_2 수준이 60%보다 클 때 독성 수준에 도달한 것으로 볼 수 있다. 산소 독성의 증상과 징후로 가슴 통증, 감각이상, 호흡곤란, 안절부절못함, 피로, 권태감, 점진적인 호흡곤란, 무기폐, 폐의 침윤물 및 섬유증이 포함된다. 산소 독성의 예방은 임상적으로 필요한 산소의 최저 수준을 사용하여 수행해야한다. 저산소혈증 상태에서는 삽관 및 인공호흡기와 같은 추가적 조치가 필요하다.

산소 사용 시 화재의 위험이 있다. 흡연이나 화기는 산소를 사용하는 근처에서는 허용되지 않아야 한다. 또한 산소 공급장치(마스크, 튜브, 캐뉼라)의 교차오염과 같은 감염 문제가 있다.

⑥ 지지요법

폐렴에 대한 지지요법은 발열과 빈호흡으로 인한 수분 손실에 대처하기 위해 수화가 필요하다. 해열제는 두통, 통증, 발열을 치료하는 데 사용할 수 있다. 따뜻하고 습한 공기의 흡입은 기관지염증 완화에 도움이 된다.

영양평가 및 지원, 심부정맥혈전증의 예방, 분무 기관지 확장제와 점액 용해제 및 쾌적한 환경관리는 환자마다 개별화되어야 한다.

⑦ 노인의 고려사항

고령 대상자에서 폐렴은 일차적이거나 만성질환 과정의 합병증으로 발생할 수 있다. 노인은 폐감염이 빈번하게 일어나며 치료하기 어렵고, 젊은 사람보다 높은 사망률을 보인다. 악화, 쇠약, 복부 증상, 식욕부진, 혼란, 빈맥, 빈호흡은 폐렴의 발병 신호일 수 있다. 기침, 흉통, 가래 생산 및 발열의 전형적인 증상이 없거나 고령 대상자에게 마스크를 적용할 수 있기 때문에 폐렴의 진단을 놓칠 수 있다. 또한 몇 가지 징후로 인해 오해의 소지가 있을 수 있습니다. 종종 노인에게 볼 수 있는 폐렴 증상과 만성 심부전 증상을 구별하기 위해 흉부 X선이 필요하다. 보조치료는 수화, 산소공급 치료, 심호흡의 보조, 기침, 빈번한 체위 변경 및 조기이상이 포함된다. 폐렴구균과 인플루엔자 감염 예방접종을 하여 고령의 폐렴 환자의 심각한 합병증을 예방하는 것을 추천한다.

⑧ 예방

폐렴구균 백신은 건강한 인구의 폐렴을 50% 정도 예방한다. 백신은 폐렴구균성 폐렴 및 기타 폐렴 연쇄구균에 의한 감염(중이염, 다른 상기도 감염)에 대한 특이적인 예방을 제공한다. 백신 접종은 임신 초기 동안은 피해야 한다.

아. 간호과정

① 사정

간호평가는 폐렴을 알아내는 데 중요하다.

발열, 오한, 호흡곤란, 기침은 폐렴의 가능성을 알리는 증상이다. 호흡평가는 폐렴의 임상증상(늑막염성 통증, 피로, 빈호흡, 기침 및 화농성 객담)을 보여 준다. 간호사는 다음 사항에 대해 환자를 모니터링한다.

- 온도 및 맥박의 변화
- 분비물의 양, 냄새, 색깔
- 기침의 빈도와 정도
- 빈호흡 또는 호흡곤란의 정도
- 맥박산소측정기
- 실제 평가결과의 변화(주로 검사와 흉부 청진에 의해 평가)
- 흉부 X선 소견의 변화

특히 비정상적인 동작을 하는 노인 환자, 정신상태의 변화, 탈수, 과도한 피로 및 심부전이 수반되는 환자를 평가하는 것이 중요하다.

② 진단

적절한 간호진단을 포함한다.

- 다량의 기관·기관지 분비물과 관련된 비효율적 기도 청결
- 가스 교환장애
- 호흡 기능장애와 관련된 활동 과민증
- 발열, 빠른 호흡수 및 패혈증과 관련된 수액량 부족 위험
- (신체 요구사항보다 적은)불균형 영양
- 치료계획 및 예방위생 대책에 관한 지식 부족

③ 공동문제 및 잠재적인 합병증

- 치료 시작 후 계속적인 증상
- 쇼크
- 호흡부전
- 무기폐
- 흉막 삼출
- 혼동
- 중복감염

④ 계획

주요 목표는 기도 개방성 증진, 에너지 절약을 위한 휴식, 적절한 수액량 유지, 적절한 영양 유지, 치료 프로토콜과 예방법의 이해, 합병증이 발생하지 않는 것을 포함할 수 있다.

⑤ 간호중재

a. 기도 개방성 증진

분비물 정체가 가스 교환을 방해하고 회복을 지연시킬 수 있기 때문에 분비물을 제거하는 것은 중요하다. 충분한 수분은 폐 분비물을 묽게 하기 때문에 수화(2~3L/일)를 권장한다. 수화는 천천히 해야 하며 기존에 심부전 등의 조건이 있는 환자는 주의 깊은 모니터링을 해야 한다. 가습은 분비물을 묽게 하고 공기 순환을 향상시키기 위해 사용될 수 있다. 고습도 페이스 마스크는 (압축된 공기 또는 산소를 사용하여) 기관지 내 가지에 따뜻한 가습 공기를 제공하고 분비물을 액화하는 데 도움이 된다. 기침은 자발적 또는 반사적으로 시작할 수 있다. 폐 확장운동과 심호흡과 함께 강화 폐활량계를 사용하여 기침을 유발할 수 있다. 지시에 따른 기침은 기도의 개방성을 향상시킬 수 있다. 간호사는 지시대로 기침하기, 정확한 위치, 깊은 흡기운동, 성문 폐쇄, 닫힌 성문에 대한 호기 근육의 수축, 갑작스런 성문 개방 및 폭발성 분출을 포함해 효과적으로 수행할 수 있도록 환자를 격려해야 한다.

b. 활동의 지속성 증진

산소 요구를 증가시키는 상황, 즉 흡연, 너무 높거나 낮은 온도, 체온 증가, 스트레스와 같은 상황을 피하도록 교육한다. Pursed-lip 호흡과 횡격막 호흡은 에너지 사용을 줄이는 방법이므로 권장하고 피로를 느낄 수 있는 활동은 중간에 휴식을 취하면서 하도록 한다. 심리적인 지지와 조용한 환경을 제공하여 불안을 감소시키고 휴식을 촉진한다. 환자의 상태에 따라 간호를 조절하고 방문객을 제한한다.

c. 수분섭취 촉진

호흡수의 증가는 호기 중 의식하지 못하는 수분 손실의 증가로 탈수로 이어질 수 있으므로 금기가 아닌 한, 수분섭취(적어도 2L/일)를 장려하는 것은 중요하다.

d. 영양 유지

호흡곤란과 피로가 있는 많은 환자들은 식욕이 감소하며 체액만 소비한다. 전해질 및 단백질 보충음료와 수액이 환자에게 처방될 수 있고, 정맥 수액 및 영양소는 필요에 따라 투여할 수 있다.

e. 환자 지식 증진

환자와 가족은 폐렴의 원인, 폐렴의 증상관리, 증상과 징후에 대해 의료 서비스 제공자나 간호사에게 알려야 하며 후속 조치가 필요하다. 환자는 회복을 촉진하고 재발을 방해하기 위하여 폐렴 발생과 관련된 정보가 필요하다. 교육은 환자가 이해할 수 있는 간단하고 명확한 언어로 제공되어야 하며, 설명서와 정보가 필요한 경우 청력이나 시력 저하 환자를 위해 사용 가능한 대체 형식으로 제공되어야 한다.

f. 모니터링과 잠재적인 합병증관리

ㄱ. 치료 시작 후 지속적인 증상

환자는 항생제 치료에 대한 반응을 보기 위해 관찰한다. 일반적으로 항생제 치료가 시작된 후 24~48시간 이내에 치료에 반응하기 시작한다. 원인균의 배양과 감수성에 의한 평가 전에 항생제를 복용하기 시작했다면 결과에 따라 항생제를 변경해야 할 수도 있다. 흉부 X선에 변화에도 불구하고 폐렴이 치료되지 않는다면 폐암 등 다른 기저질환을 의심해야 한다. 폐렴의 지속적인 증상 모니터링 외에도 발생할 수 있는 쇼크나 다발성 장기 손상과 무기폐 등의 다른 합병증도 모니터링한다.

ㄴ. 쇼크와 호흡부전

폐렴과 같은 심각한 합병증은 중증 패혈증 및 패혈성 쇼크, 호흡부전이 포함된다. 이러한 합병증은 일반적으로 비특이적, 부적절한 치료 또는 특정 병원성 병원체로 지연된 치료 중인 환자에게서 발생한다. 이러한 합병증은 감염유기체가 치료에 저항성이 있을 때, 동반질환으로 폐렴이 발생하거나 환자의 면역이 결핍되었을 때 발생한다.

중증 패혈증은 하나 이상의 장기의 기능장애 또는 부전(예: 신부전, ARDS, 파종성 혈관 내 응고)과 같은 폐렴감염에 관련된 전신적인 염증반응으로 정의된다. 패혈성 쇼크는 정맥 수액 주입으로 인한 난치성 저혈압을 동반한 중증 패혈증일 때 발생한다. 중증 패혈증 및 패혈성 쇼크는 다발성 장기 기능부전으로 이어져 높은 사망률을 보인다.

ㄷ. 무기폐와 흉수

무기폐(축적된 분비물에 의해 기관지 또는 작은 기도의 폐쇄에서)는 급성 폐렴의 모든 단계에서 발생할 수 있다. 흉수는 세균성 폐렴에서 최소 40%에서 발생한다. 삼출액은 세균성 폐렴, 폐농양 또는 기관지확장증과 관련된다.

농흉은 4~6주간의 항생제 치료가 필요하지만, 때때로 외과적 관리가 필요하다. 흉수가 발생하여 이를 제거하기 위해 흉강천자가 시행된 경우 간호사는 절차를 돕고 환자에게 설명해야 한다. 흉강천자 후 기흉 또는 흉수의 재발을 모니터링해야 한다. 흉부 튜브를 삽입할 필요가 있는 경우 호흡 상태를 모니터링하고 가슴의 배액 시스템 기능을 평가한다.

ㄹ. 혼란

폐렴 환자는 혼란, 인지 상태에서 미묘한 변화에 대해 평가되고 있다. 혼란과 폐렴으로 인한 인지적 상태의 변화는 좋지 않은 예후의 징후이다. 혼란은 저산소혈증, 발열, 탈수, 수면 부족 또는 패혈증의 발달에 관련될 수 있다. 환자의 근본적인 우울상태는 혼란이 발생할 수 있는 부분적인 역할을 할 수 있으며, 근본적인 요인을 극복하고 환자의 안전을 보장하기 위해 간호중재는 중요하다.

⑥ 평가

기대되는 환자 결과는 다음을 포함한다.

- 환자는 기도 개발을 유지할 것이다. 그 증거로 기도 개방성을 유지하고 효과적으로 분비물을 배출할 것이다.
- 환자의 호흡 양상이 호전될 것이다. 그 증거로 정상 수준의 호흡수, 적절한 흉곽 확장, 깨끗한 호흡음, 호흡곤란 완화를 나타낼 것이다.
- 환자는 활동의 지속성 증진을 나타낼 것이다. 그 증거로 심한 호흡곤란이나 피로를 느끼지 않으면서 일상생활활동을 잘 수행하고 신체활동을 점진적으로 증가시킬 수 있다.
- 적절한 수화의 유지는 적절한 수분섭취와 요 배설량 그리고 일반적인 피부 탄력도에 의해 입증될 수 있다.
- 충분한 식이 섭취는 초과된 수분의 증가 없이 몸무게가 유지 또는 증가하는 것으로 입증할 수 있다.
- 합병증이 나타나지 않는다.
- 적절한 활력징후, POX 그리고 ABG 측정을 나타낸다.
- 시간이 지남에 따라 객담을 동반하는 기침이 감소되는 것을 보고한다.
- 쇼크, 호흡부전 또는 흉수의 증상과 징후가 없다.
- 중심과 주변의 인식 상태를 유지한다.
- 체중의 유지 또는 증가가 있다.

⑦ 건강 증진

간호사는 환자에게 금연하는 것을 장려하고 있다. 흡연은 하부기도의 첫 번째 방어선인 기관지 섬모작용을 저해한다. 흡연은 또한 기관지 점막세포를 자극하고 폐포 대식세포(청소)의 세포기능을 억제한다. 환자는 스트레스, 피로, 온도의 급격한 변화 및 과도한 알코올 섭취 모두 폐렴에 낮은 저항을 주므로 피하도록 지시해야 한다.

⑧ 예방

예방은 폐렴의 전파를 막는 것이 최선이다. 입원 환자에게 (1) 자주 손 씻기, (2) 적절한 장갑 사용, (3) 수분섭취 증가, (4) 2시간마다 체위 변경, (5) 심호흡과 기침을 적절히 할 수 있도록 통증 조절을 해 준다. 유인성 폐활량기를 자주 사용하도록 격려한다. 연하곤란이 있거나 비위관을 하고 있는 경우는 흡인의 위험을 감소시키기 위해 침상 상부를 45° 올려 준다.

(3) 호흡기감염: 폐결핵(Pulmonary tuberculosis)

가. 정의

결핵은 주로 폐실질에 영향을 미치는 전염성 질병이다. 주 감염원인 결핵균은 천천히 성장하고 열과 자외선에 민감한 항산 호기성 간균인데, 석회화 및 괴사성 병변의 지속과 성장을 반복하여 남아 있을 수 있는 내성박테리아이다. 결핵은 전 세계적인 공중보건문제이며, 사망률과 이환율의 비율이 계속 상승하고 있다. 결핵균은 세계 인구의 약 1/3이 감염을 보이며, 세계적으로 감염성 질환으로 인한 사망의 주요 원인이다.

나. 병태생리

결핵은 공기전염으로 사람에서 사람으로 퍼진다. 감염된 사람은 대화, 기침, 재채기, 웃음 또는 노래를 통해 비말핵(일반적으로 직경 1~5㎛ 입자)을 분비한다. 여러 요소는 결핵균 균주의 전파를 결정한다. 표 3-10은 위험인자를 나타낸다. 민감한 사람이 마이코 박테리아를 흡입하고 대식세포에 의해 세균이 포식되어 박테리아가 기도를 통해 폐포에 전이될 때 결핵이 시작된다. 간균이 대식세포의 항균활동을 벗어날 경우 감염이 시작된다.

일차 결핵이라는 이 단계는 일반적으로 임상적 침묵과 박테리아를 유발하는 만성적인 염증반응에 기인한다. 간균은 몸의 다른 부분(신장, 뼈, 대뇌피질)과 폐의 다른 지역(상부엽)의 림프 시스템과 혈류를 통해 운반될 수 있다. 림프관과 혈액을 통한 결핵의 확산을 속립성 결핵이라고 한다. 염증반응을 시작하여 신체의 면역 시스템은 응답한다. 식세포(호중구 및 대식세포)는 많은 박테리아를 삼키고, 결핵 특이 림프구는 정상조직과 함께 간균을 파괴한다. 이 조직은 폐포에서 삼출물의 축적을 초래하여 기관지반응을 일으킨다.

표 3-10 결핵의 위험요소

- 외국에서 태어난 경우(결핵 발병률이 높음)
- 의료 소외 및/또는 낮은 소득
- 노숙자
- 빈곤한 소수민족, 특히 15세 이하의 어린이와 15~44세 사이의 젊은 성인
- 거주자 또는 협력센터 직원, 노숙자 쉼터, 장기요양시설 거주자
- 고위험 환자를 접하는 보건의료 종사자
- 위험도가 높은 활동을 수행하는 의료 종사자
- 에어로졸 약물의 관리
- 흡입 및 기침 절차를 포함한 객담 유도 절차
- 기관지 내시경
- 삽관
- 결핵 환자에게 무방비로 노출된 사람
- 고령
- 풍토병 지역을 여행한 사람(동남아시아, 아프리카, 남아메리카, 카리브해 지역)
- 고위험 환자에게 노출된 유아와 어린이
- 물질 남용(IV/주사약물 사용자와 알코올 중독자)
- 면역력 약화
- 인간면역결핍바이러스(HIV) 감염
- 악성종양: 머리, 목, 폐, 혈액
- 장기간 코르티코스테로이드 사용
- 면역억제 약물 치료
- 장기이식
- 동반질환: 영양실조, 당뇨병, 규폐증, 만성 신장질환, 위 또는 장우회 수술

초기감염은 일반적으로 노출된 후 2~10주 후에 발생한다.

첫 번째 노출과 감염 후 활동성 질환으로 인해 손상되거나 부적절한 면역체계반응이 나타날 수 있다. 활동성 질환은 또한 잠재적인 세균의 재감염 및 활성화에 의해 발생할 수 있다. 이 경우에는 결핵 궤양화, 기관지에 하등한 구성 물질을 방출한다. 박테리아는 질병 추가 확산의 결과로 공기 중으로 퍼진다. 궤양성 결핵이 치료되고 흉터조직을 형성한다. 이것은 감염된 폐에 염증이 더 발생하고, 그 결과 기관지폐렴과 결절 형성이 발생할 수 있다.

과정이 저지되지 않는 한, 이것은 폐의 폐문에 아래로 서서히 확산되고 이후 인접 엽으로 확장한다. 과정이 장기화할 수 있으며, 새로운 활동 기간 다음에 질병은 긴 소강상태를 보이는 것이 특징이다. 약 10%의 사람들에게는 초기 감염 시 활동성 질병이 발병한다. 어떤 사람들은 재활성화 결핵이 발병한다. 이 결핵의 유형은 숙주방어의 파괴에서 발생한다. 그것은 가장 일반적으로 폐 안에 발생하는 것으로 보통 꼭대기 가장자리(위쪽) 또는 상부엽 또는 하부엽 상부의 후부 부분에 발생한다.

다. 원인

*Mycobacterium tuberculosis*는 공기를 통해 전파되는 비운동성의 서서히 증식하는 항산성 간균이다. 가장 잘 감염되는 사람은 아직 결핵 진단을 받지 않고 감염 환자와 반복해서 접촉한 사람들이다. 2~3주 동안 적절한 약물치료를 받으면 전염력은 감소하고 임상적으로 호전되며 객담 내 AFB (acid-fast bacilli)가 감소한다.

라. 임상증상

폐결핵의 징후와 증상이 없을 수 있다. 대부분의 환자는 낮은 수준의 발열, 기침, 식은땀, 피로 및 몸무게 감소 증상을 경험할 수 있다. 기침은 처음에는 비생산적이지만, 점액에서 고름으로 바뀐다. 병이 진행하면 호흡곤란, 흉통 및 각혈이 발생한다. 전신과 폐 증상 둘 다 만성적이며, 몇 주나 몇 달 동안 있을 수 있다. 노인 환자는 젊은 환자보다 덜 뚜렷한 증상이 일반적이다.

전체 병력, 신체검사, 투베르쿨린 피부반응검사, 흉부 X선, 항산균 도말검사 및 객담 배양검사는 결핵을 진단하는데 사용된다. 대상자가 결핵에 감염된 경우 흉부 X선은 일반적으로 상부 돌출부에 병변이 보이며, 항산균 도말검사는 마이코박테리아가 포함되어 있다.

마. 진단검사

① 투베르쿨린 피부검사

결핵 피부반응검사는 사람이 결핵균에 감염되어 있는지 여부를 결정하는 데 사용된다. 결핵 피부반응검사는 표준화 단계이며, 그 관리와 판독 훈련을 받은 사람에 의해서만 이루어

져야 한다. 결핵균 추출물(투베르쿨린), 정제 단백질 유도체(PPD)는 팔뚝의 안쪽 측면, 팔꿈치보다 약 4 inch 아래 외피에 주입한다. 중간 강도 PPD는 26 또는 27게이지 바늘이 있는 투베르쿨린 주사기가 사용된다. PPD 0.1mL를 팽진 또는 여과포가 피부에 만들어지도록 주입한다. 테스트한 부위, 항원 이름, 강도, 로트 번호, 날짜 및 시간을 기록한다. 시험 결과는 주사한 지 48~72시간 후에 판독한다. 72시간 후 판독검사는 경결(경화)의 실제 크기를 과소평가하는 경향이 있다.

주사 부위에 경결이 있으면 반응이 일어난다. 주사 부위에 경결이 있는지 검사 후 가볍게 경결의 여백 부위부터 정상 피부의 영역까지 주사 부위에 걸쳐 촉지한다. 경결의 직경은 가장 넓은 부분에서 mm 단위로 측정되며, 경결의 크기가 기록된다. 경결이 없는 홍반은 유의한 것으로 간주되지 않는다. 경결의 크기는 반응의 중요성을 결정한다. 0~4mm의 반응은 중요하지 않다. 5mm 또는 그 이상의 반응은 위험하다고 생각되는 사람으로 생각할 수 있다. 10mm 또는 그 이상의 경결의 치료는 일반적으로 정상 또는 가벼운 장애 내성을 가진 사람으로 유의하다고 생각하고 있다. 중요한 반응은 Bacille Calmette–Guerin(BCG) 백신을 이용한 결핵균과 예방접종에 대한 과거의 노출을 보여 준다. 최근 10년 이내에 BCG 예방접종을 받은 사람이라면 피부반응검사에서 양성으로 나타나기 때문에 해석이 어렵다. 보통 피부반응의 크기는 BCG 예방접종 후 매년 줄어든다. 이러한 대상자들은 결핵평가를 위해 흉부 X선 촬영과 QuantiFERON–TB Gold 검사를 해야 한다.

5mm 또는 그 이상의 반응은 HIV 양성이거나 HIV 감염의 위험인자를 가지고 있는 것으로, 미지의 HIV 상태 대상자에서 양성으로 정의된다. 활동성 결핵 환자와 밀접한 접촉을 하고 있는 대상자, 결핵과 일치하는 흉부 X선 결과를 가지고 있는 대상자, HIV 양성 환자는 손상된 세포성 면역에서 피부 알레르기가 발생할 위험 및 PPD 피부 테스트에 거짓 음성 반응이 있을 수 있다. 이러한 대상자들은 과민반응에 대한 평가를 위해 유행성 이하선염 및 칸디다균 항원과 결핵 피부반응검사를 거칠 수 있다.

유의한 (양성)반응이 반드시 활성 질병이 몸에 존재한다는 것을 의미하지는 않는다. 반응을 보인 대상자의 90% 이상은 임상 결핵이 발생하지 않는 투베르쿨린의 유의한 반응이다. 하지만 모든 유의한 반응은 활동성 결핵 후보이며, 유의하지 않은 (음성)피부 시험이 결핵감염이나 질환을 배제시키지는 않는다. 왜냐하면 면역이 억제된 환자는 양성 피부반응검사를 생성하기에 적절하며 면역반응이 발생할 수 있기 때문이다.

② QuantiFERON–TB Gold(QFT–G) 검사

QuantiFERON–TB Gold(QFT–G) 검사는 결핵균의 존재를 확인하는 데 도움이 되는 검사로서, 혈액분석에 의한 효소면역측정(ELISA)법을 이용한다. QFT–G 검사 결과는 24시간 이내에 판독이 가능하여, 결핵에 의한 증상인지를 결정하기 위한 급성기 치료 상황에서 많이 사용된다.

③ 객담 배양검사

객담 배양검사는 확진검사이다. 강화된 결핵균 배양검사와 자동화된 마이코박테리아 배양검사는 양성 또는 음성 결과를 결정하는 데 1~4주가 요구된다. 약물요법을 시작한 후에도 치료의 효과를 결정하기 위해 객담을 수집한다. 배양검사는 보통 치료를 시작한지 3개월이 지나면 음성으로 나타난다.

④ 분류

병력, 신체검사, TB검사, 흉부 X선 및 미생물학 연구의 데이터는 5개의 단계 중 하나에 결핵을 분류하는 데 사용된다. 분류 체계는 체계적인 역학을 모니터링하는 방법과 질병의 치료보건관리를 제공한다.

- Class 0: 노출되지 않은—감염되지 않은
- Class 1: 노출—감염의 증거가 없는
- Class 2: 잠재감염—질환이 없는(예: 양성 PPD반응이 있지만 활동성 결핵의 임상적 증거가 없는)
- Class 3: 질병—임상적 활성

- Class 4: 질병—임상적으로 활성화되지 않은
- Class 5: 질병 의심—진단 보류 중

⑤ 노인의 고려사항

TB는 노인에게서 정신상태의 변화, 발열, 식욕 부진 및 체중 감소를 포함하는 비전형적인 증상이 있을 수 있다. 많은 노인 환자에서 투베르쿨린 반응검사는 최대 1주일(리콜 현상)에 반응(면역기억상실) 또는 지역반응이 발생하지 않는다. 두 번째 피부검사는 1~2주 사이에 이루어진다.

바. 치료

① 약물요법

폐결핵은 활동적인 질병치료 또는 노출된 사람과 질병을 개발하기 위한 위험의 예방적 치료 중 하나로, 항결핵제로 치료한다. 장기 치료기간은 유기체의 박멸을 보장하고 재발을 방지하는 것이 필요하다. 효과적인 치료를 기획할 때 약제 내성의 몇 가지 유형이 고려되어야 한다.

a. 주요 약제 내성: 이전 치료를 받지 않은 사람들의 첫 번째 라인의 항결핵약 중 하나에 저항

b. 이차 또는 획득 약제 내성: 치료를 받고 있는 환자에서 하나 이상의 항결핵약에 대한 내성

c. 다제내성: 두 가지 약, 이소니아지드(INH)와 리팜피신에 대한 저항

다제내성에 대한 위험이 최대로 높은 집단은 HIV 양성, 집단 수용된 사람 또는 집이 없는 사람들이다.

② 치료계획

현재 결핵치료에서 4개의 첫 번째 라인의 약물은 INH, 리팜핀, 피라진아마이드 및 에탐부톨이다. 조합 등의 INH와 리팜핀(rifamate) 또는 INH, 피라진아마이드 및 리팜핀(rifater) 같은 약물 그리고 일주일에 2회 투여하는 다른 약물(예: rifapentine)은 환자의 순응도 개선에 도움이 된다. Capreomycin, ethionamide, para-aminosalicylate sodium 그리고 cycloserine은 두 번째 라인의 약물이다. 추가적으로 효과적인 약물치료는 다른 aminoglycoside, quinolone, rifambutin, clofazimine 및 약물의 조합이 포함된다. 초기 단계는 여러 약물(INH, 리팜핀, 피라진 및 에탐부톨)의 병용이다. 병용요법은 병원체를 가능한 한 빠르게 사멸시키고 약제 내성을 줄여 준다. 1차 치료제인 isoniazid(INH)와 rifampin을 전 치료과정 동안 사용하고 처음 2개월 동안 피라진아마이드를 추가한다. 이러한 방법은 6~12개월의 치료를 6개월까지 단축시킨다. Ethambutol은 4번째 약으로 추가할 수 있다. 이러한 약물은 2개 또는 3개를 병합하여 사용 가능하다. 환자가 표준 1차 치료를 견디지 못할 때 표준 치료제를 변형 투여하거나 다른 약물을 사용한다(그림 3-5, 표 3-11, 3-12).

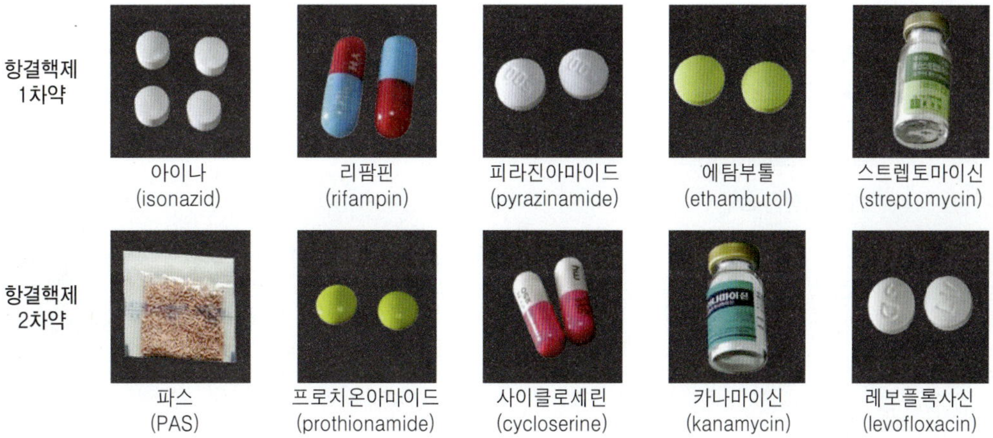

그림 3-5. 1, 2차 결핵약 견본.

표 3-11 1차 항결핵제

이름	1일 투여량	주요 부작용	모양
아이나 (isoniazid)	• 1회, 식전 또는 식후 • 최대량: 400mg • 체중당 용량: 5mg/kg	말초신경염, 간염, 과민증, 정신병	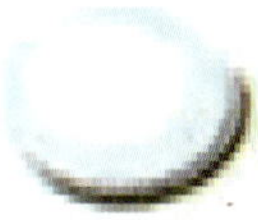 100mg
리팜핀 (rifampin)	• 1회, 식전 • 체중 50kg 미만 450mg, 체중 50kg 이상 600mg • 체중당 용량: 10mg/kg	간염, 발열, 자반증, 신부전 (요의 적색 변화는 정상 경과임)	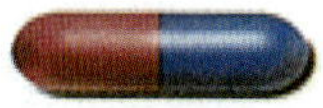 150mg 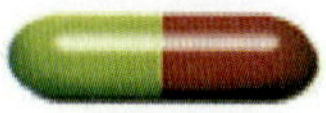 300mg 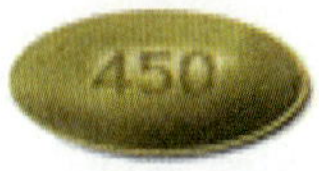 450mg 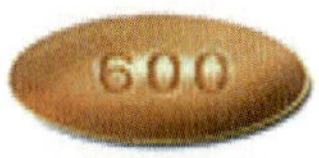 600mg
스트렙토마이신 (streptomycin)	• 1회 0.75~1.0g 근육주사 • 최대량: 1g • 체중당 용량: 15mg/kg	제8회뇌신경장애, 현기증, 운동실조, 입주위무감각 및 얼얼함, 신독증, 태아 제8신경장애	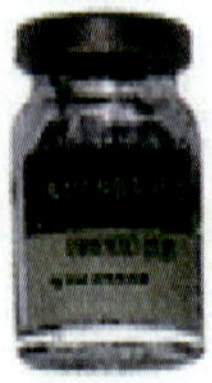 1gm
에탐부톨 (ethambutol)	• 1회, 식후 • 처음 2개월: 체중 50kg 미만 800mg, 체중 50kg 이상 1,200mg • 2개월 이후: 800mg • 최대량: 2g • 체중당 용량: 15mg/kg (20g 이상은 2개)	시력 감소, 중심암증 또는 주연성 시야협착증, 적녹색약	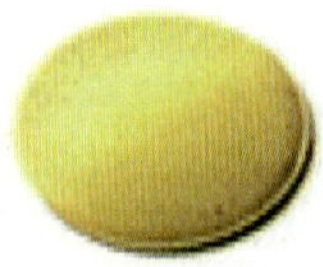 400mg
쓰베락틴	• 1회 1g 근육주사 • 최대량: 1g	이명, 현기, 난청, 신장애, 과민증	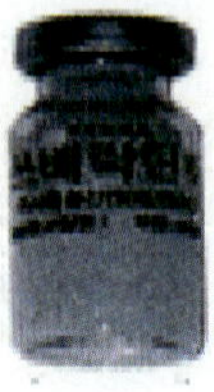 1gm

표 3-12 2차 항결핵제

이름	1일 투여량	주요 부작용	모양
프로치온아마이드 (prothionamide)	• 2회, 식후 • 최대량: 250~500mg	위장장애, 간독성	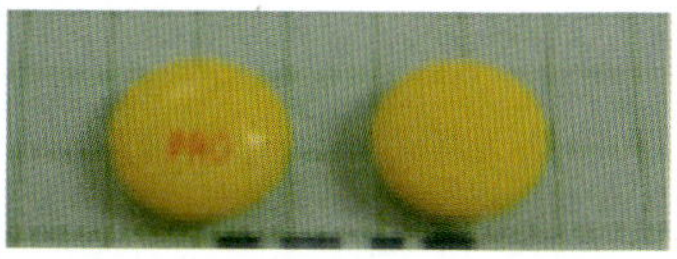
사이클로세린 (cycloserine)	• 2회, 식후 • 최대량: 250~500mg	우울증, 정신장애	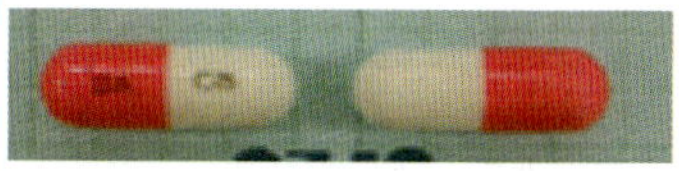
목시플록사신 (moxifloxacin)	• 1회, 식후 • 최대량: 400mg	위장장애, 두통, 어지러움, 관절통	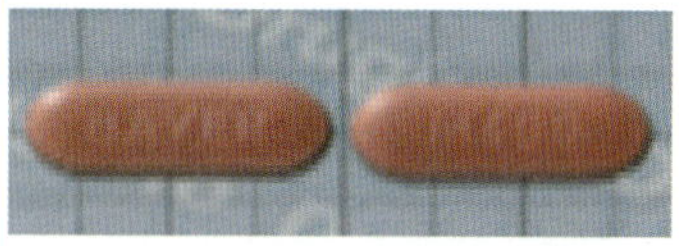
레보플록사신 (levofloxacin)	• 1회, 식후 • 최대량: 500~1,000mg	위장장애, 두통, 어지러움, 관절통	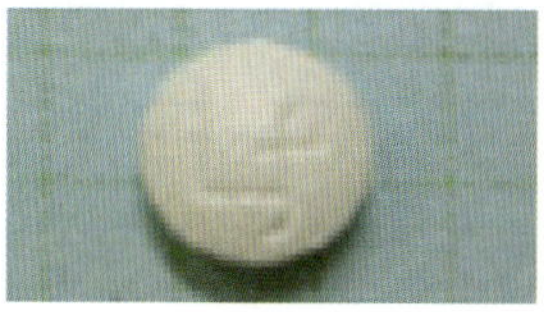 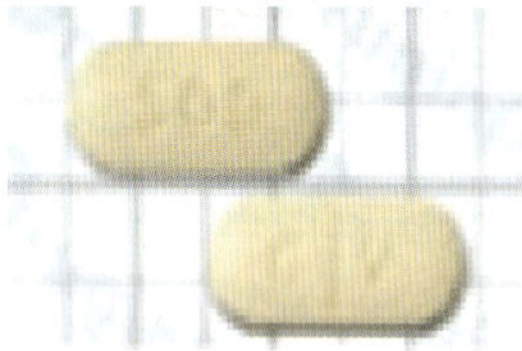
파스 (PAS)	• 3회, 식후 • 최대량: 3.3g(12g)	식욕부진, 오심, 구토, 복부 불쾌감, 간독성	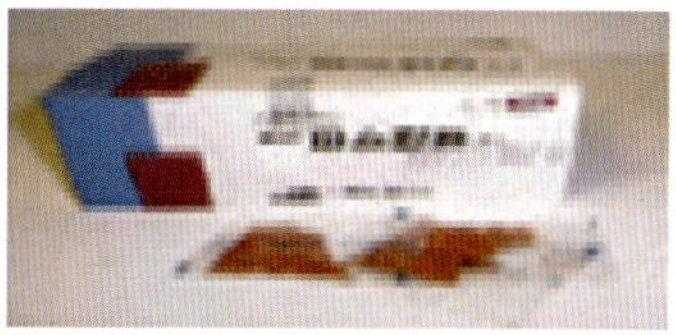
주사제: 카나마이신 (kanamycin) 아미카신(amikacin) 카프레오마이신 (capreomycin) 스트렙토마이신 (streptomycin)	• 근육주사 또는 정맥주사 • 체중당 용량: 50세 미만 15mg/kg(1.0g), 50세 이상 10mg/kg(750mg)	이독성, 신독성, 입주위 저린 증상	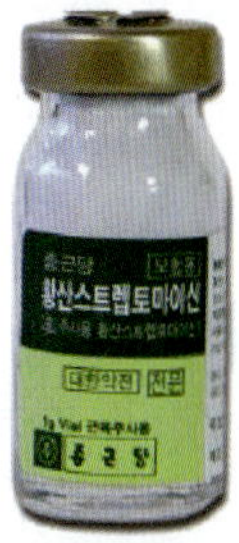
오플록사신 (dfloxacin)	• 1회, 식후 • 최대량: 300~600mg	위장장애, 간독성, 신독성, 건파열	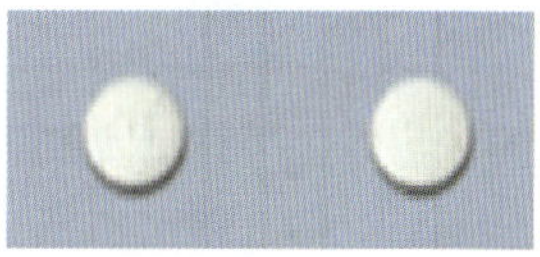 100mg

사. 간호중재

간호중재의 초점은 약물요법을 잘 지키도록 교육하는 것과 감염 통제이다. 사람들은 일반적으로 지속적인 약물치료를 2~3주 후 비감염성으로 간주하고 있다. 비타민B(피리독신)는 일반적으로 INH 관련 말초신경장애를 방지하기 위해 INH와 함께 투여된다. INH는 또한 다음과 같은 경우 예방을 위해 사용될 수 있다.

① 활동성 질환 환자 가정의 가족
② PPD 테스트 반응과 5mm 이상의 경결이 있는 HIV 감염 환자
③ 흉부 X선 및 5mm 이상의 경결과 PPD 반응이 있는 오래된 결핵을 암시하는 섬유성 병변을 가진 환자
④ 최근 결핵에 노출과 감염의 가능성을 시사하고 현재 PPD 시험 결과, 전자의 시험 결과에서 변화를 보여 주고 있는 환자
⑤ 10mm 이상의 경결 및 PPD 테스트 결과를 가지고 IV/주사약 사용자
⑥ 고위험 병발 조건과 10mm 이상의 경결 및 PPD 결과가 있는 환자

결핵 환자의 또 다른 간호문제는 감염 예방에 대한 교육과 질병에 대한 관찰 및 치료 활동에 참여이다. 환자가 건강이 호전되면서 급성기 의료기관을 떠나 가정에서 치료를 받게 된다. 이 경우 가족 구성원은 이미 균에 노출되었기 때문에 공기전염에 대한 주의가 필요한 것은 아니지만 가족구성원 모두 결핵검사를 받을 필요가 있다. 환자에게 약물로 감염이 억제될 때까지 기침을 하거나 재채기를 할 때 입과 코를 가리고 사용한 휴지를 플라스틱 주머니에 담으며, 일반인과 접촉할 때 마스크를 착용해야 함을 교육한다.

활동성 결핵으로 입원한 환자는 병실에서 공기 전파 예방 지침을 적용한다. 병실은 최소 분당 6회 신선한 공기를 유통시키고 바깥쪽으로 환기가 되도록 해야 한다. 모든 의료인들은 환자를 돌보는 동안 N95 또는 고효율 미립자 공기(high-efficiency particulate air; HEPA) 호흡장치를 작동시킨다. 손과 옷이 오염될 위험이 있을 때 적합한 보호장비(예; 가운, 장갑)를 사용하여 표준주의법을 지킨다. 환자 간호 전과 후에 철저한 손 씻기를 수행해야 한다. 환자가 더 이상 전염력이 없으면 예방 조치를 중단한다.

(4) 폐부종(Pulmonary edema)

가. 정의

폐부종은 폐사이질과 폐포 공간에 비정상적으로 수액이 축적된 상태를 말한다. 심인성 폐부종과 비심장성 폐부종이 있으며, 심인성 폐부종이 더 흔하다(표 3-13, 그림 3-6 ~3-8).

표 3-13 심인성 및 비심인성 폐부종

심인성 폐부종	• 모세혈관 쐐기압이 증가하여 25mmHg를 넘는다.
비심인성 폐부종	• 폐모세혈관쐐기압이 정상(6~12mmHg)이거나 낮다. • 성인호흡곤란증후군(ARDS) 환자와 유사하게 폐조직이 변화한다. • 폐는 딱딱해지고 신장성이 점점 감소한다.

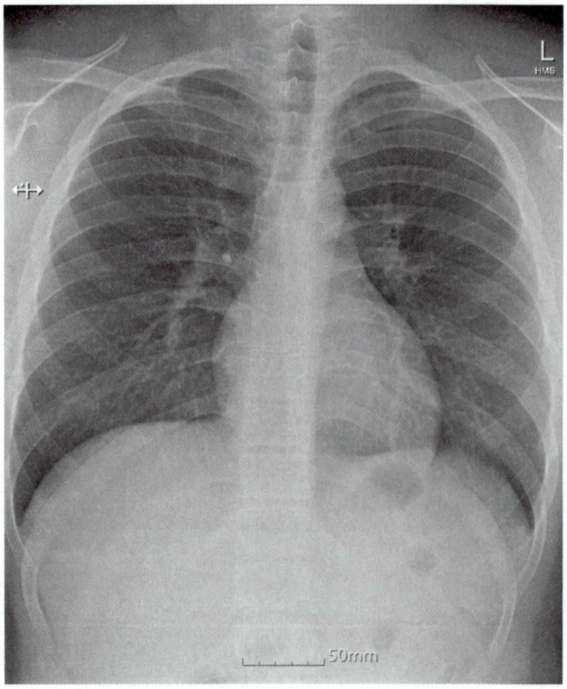

그림 3-6. 정상 흉부 X선사진.

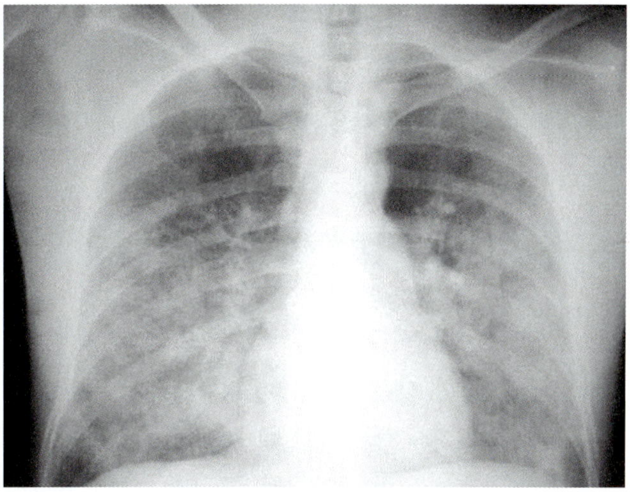

그림 3-7. 심인성 폐부종 X선사진.

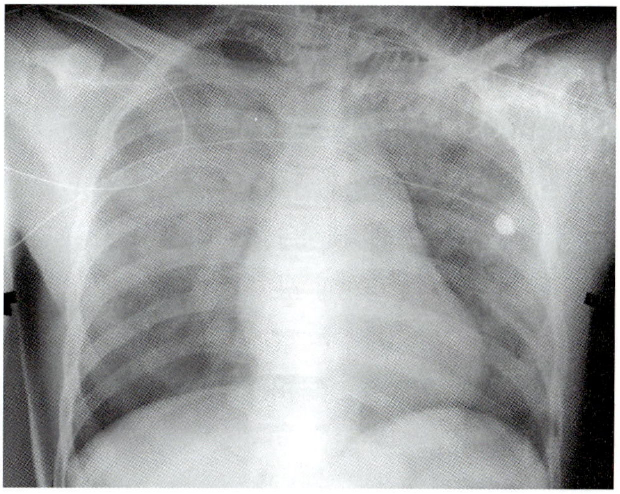

그림 3-8. 비심인성 폐부종 X선사진.

나. 병태생리

폐순환에서의 정수압과 교질삼투압의 불균형 상태로 발생한다. 정수압과 교질삼투압의 평형이 깨질 때 체액은 폐 모세혈관으로부터 사이질 공간으로 빠져나온다.

다. 증상 및 증후

폐부종이 진행되면 호흡이 점점 어려워져 불안이 더욱 가중된다. 급성 폐부종 환자는 호흡하는 데 힘을 너무 많이 쓰므로 쉽게 피로해져 말하는 것조차 힘들어한다. 산소장애로 인한 혼돈과 지남력장애 등이 발생할 수 있다.

라. 치료

폐부종은 응급상황이므로 즉각적인 이뇨제 사용과 함께 치료를 해야 하는데 원인을 제거하고 호흡 지지요법을 제공한다. 동맥혈액가스 분석검사 수치를 자주 모니터하여 저산소혈증과 과탄산증을 사정하고 이산화탄소 정체를 나타내는 증상들을 관찰하고 처방된 산소를 투여한다.

마. 간호중재

환자의 요구가 무엇인지 미리 알아서 묻기 전에 설명한다. 허파꽈리에 수분이 축적되어 저산호혈증이 점점 심해지고 폐신장성이 감소하므로 발을 밑으로 하는 앉는 자세를 취하게 한다. 이 자세는 호흡을 촉진하고 정맥 순환량을 감소시킨다. 호흡곤란으로 인해 입으로 계속 숨을 쉬게 되면 구강 점막이 건조해지기 쉽다. 함수 용액으로 자주 함수하게 하고 허락되면 물을 조금씩 마시게 한다.

(5) 급성 호흡부전(Acute respiratory failure)

가. 정의

급성 호흡부전은 폐포 내 가스와 폐모세혈관의 혈액 사이에 생긴 산소 및 이산화탄소의 교환장애가 급성으로 발생한 상태를 말한다.

나. 병태생리

급성 호흡부전은 혈액가스 이상으로 분류된다. 기준은 동맥혈산소분압(PaO_2) 60mmHg 이하, 동맥혈산소포화도(SaO_2) 90% 이하, 동맥혈이산화탄소분압($PaCO_2$) 50mmHg 이상이면서 pH<7.30 이하면 산증이 동반된 것이다. 급성 호흡부전은 환기부전, 산화부전 또는 환기와 산화부전이 복합된 것으로 분류한다. 근본적인 문제가 무엇이든지 상관없이 급성 호흡부전 환자는 저산소혈증이 나타난다.

① 환기부전(Ventilator failure)

환기부전은 환기-관류(V/Q)가 부적합한 것이며, 관류는 정상이나 환기가 불충분한 것이다. 환기부전은 공기가 폐의 안과 밖으로 이동하기에 충분하지 않을 때 발생하는데, 아주 소량의 산소가 폐포에 도달하게 되고 이산화탄소는 축적되어 저산소혈증을 유발한다.

환기부전은 흔히 폐나 흉벽의 물리적 이상, 뇌의 호흡 조절중추 결함, 호흡근 특히 횡격막의 기능 손상으로 인해 발생한다. 환기부전은 폐가 건강한 대상자에서 $PaCO_2$ 45mmHg 이상인 경우로 정의한다.

환기부전은 그 원인이 폐조직이 아닌 호흡기능에 영향을 미치는 폐외성(extrapulmonary)과 호흡기계문제로 인한 폐내성(intrapulmonary)으로 분류된다. 표 3-14에 일반적인 환기부전의 원인을 열거하였다.

표 3-14 환기부전의 일반적인 원인

폐외성 원인	• 신경근육장애 – 중증근무력증 – 소아마비 – 길랭-바레 증후군 • 늑간근신경에 영향을 주는 척수손상 • 중추신경계장애 – 뇌졸중 – 두개내압의 상승 – 수막염 • 화학적 억압 – 아편계 진통제, 진정제, 마취제 • 척추후측만증 • 과도비만 • 수면무호흡증 • 외부폐쇄/협착
폐내성 원인	• 지도질환 – 만성 폐쇄성 폐질환, 천식 • 환기-관류(V/Q) 불균형 – 폐색전 – 기흉 – 급성 호흡곤란증후군 – 아밀로이드증 – 폐부종 – 간질성 섬유증

② 산화부전(Oxygenation failure)

산화부전에 의한 흉곽압의 변화는 정상이고 공기는 쉽게 안과 밖으로 이동하지만 혈액을 충분히 산화시키지 못하는 것이다. 산화부전은 환기는 정상이나 폐관류가 감소된 환기-관류(V/Q) 부적합의 형태를 보인다.

많은 폐질환이 산화부전의 원인이 된다. 폐포 수준에서의 산소 확산 감소, 폐혈관의 혈액이 좌·우로 섞이는 문제, 환기-관류 불균형, 낮은 산소분압을 가진 공기로 호흡하는 것, 산소와 결합하는 데 실패한 비정상적인 헤모글로빈 등이 포함된다. 환기-관류 불균형의 한 형태는 폐의 일부에 관류는 유지되지만 가스 교환이 일어나지 않는 것으로 그 결과 저산소혈증을 초래한다. 환기-관류 불균형의 극단적인 예는 전신의 정맥혈이 폐에서 산화되지 않은 채 왼쪽 심장으로 단락되어 전신순환으로 돌게 되는 것이다. 정상적으로 심박출량이 5% 미만이면 정맥혈이며 이들은 산화가 된다. 폐에서 산화가 잘되지 않고, 정맥혈의 단락이 일어나면 동맥혈 역시 산화되지 않고, 100% 산소 적용으로도 문제가 교정되지 않는다. 이와 같은 환기-관류 불균형의 전통적 원인은 급성 호흡곤란 증후군(ARDS)이다. 표 3-15에 산화부전의 구체적인 원인이 열거되어 있다.

표 3-15 산화부전의 일반적인 원인

• 낮은 대기산소 농도 – 높은 고도, 밀폐된 공간, 연기 흡입, 일산화탄소중독 • 폐렴 • 폐부종을 동반한 울혈성 심부전 • 폐색전 • 급성 호흡곤란증후군 • 간질성 폐렴 – 섬유증 • 비정상 헤모글로빈 • 저혈량성 쇼크 • 저환기 • Nitroprusside 요법의 합병증 – Thiocyanate 독성, 메트헤모글로빈혈증(색소대사결함)

③ 환기와 산화부전의 복합

환기와 산화부전의 복합은 저환기(hypoventilation)와 관련된다. 폐포-모세혈관막에서 부적절한 가스 교환은 동맥혈로 가는 산소 확산을 저해하고 이산화탄소의 정체를 초래한다. 이 상태는 폐관류의 이상을 포함할 수도 있고 포함하지 않을 수도 있다. 폐관류가 적절하지 않을 때 환기-관류 불균형이 발생하고 환기와 관류 모두 부적절해진다. 이러한 호흡부전의 형태는 환기부전이나 산화부전이 단독으로 발생하는 것보다 더 심한 저산소혈증을 초래한다.

환기부전과 산화부전이 복합되는 것은 만성 기관지염, 폐기종 및 천식과 같은 비정상적인 폐를 가진 환자에게서 발생한다. 세기관지와 폐포가 이완되어 산화부전을 초래하고, 호흡근이 효과적으로 기능할 수 없을 때까지 호흡하는 노력이 증가하지만 환기부전을 초래하여 급성 호흡부전이 발생한다. 이 과정은 호흡부전을 동반한 심부전 환자에게도 발생하며, 순환계가 심박출량을 증가시켜 저산소증을 보상하지 못하기 때문에 심각하다.

다. 임상증상

호흡곤란(dyspnea)과 호흡부전의 특징을 사정한다. 호흡곤란 사정 지침을 사용한다. 근본적인 문제에 따라 환자는 호흡의 변화를 인지하지 못할 수 있으므로, 무호흡에 대한 감각을 인지하기 위해 명료해야 할 필요가 있다.

호흡곤란은 빠르게 진행될 때 더 심각하다. 천천히 진행되는 호흡부전은 운동 시 호흡곤란(dyspnea on exertion; DOE) 또는 누워 있을 때 처음 알게 된다. 환자는 똑바로 선 자세에서 호흡이 편안해지는 기좌호흡(orthopnea)을 하게 된다. 만성 호흡기질환 환자에서 약간만 호흡곤란이 증가되어도 이는 심한 가스 교환을 나타낸다.

환자의 호흡수나 호흡의 변화, 폐음의 변화 및 저산소혈증(창백, 청색증, 심박수의 증가, 안절부절못함, 혼동)과 과탄산혈증(hypercarbia)의 증상을 사정한다. 맥박산소측정기는 산소포화도의 감소를 보여 주지만, 산화에 대한 가장 정확한 사정을 위해서는 동맥혈가스분석을 한다. 의료진은 과탄산혈증과 저산소혈증의 정도를 확인하기 위해 동맥혈가스 분석 결과를 검토해야 한다.

라. 간호중재

산소요법(oxygen therapy)은 어떤 급성 호흡부전 환자에게도 적합하다. 호흡부전의 원인을 치료하는 동안 동맥혈 산소분압(PaO_2)을 60mmHg 이상으로 유지시키기 위해 산소요법을 하고, 산소요법이 만족스러운 PaO_2 수치를 유지시키지 못한다면 기계적 환기가 필요하다.

환자가 호흡을 쉽게 할 수 있도록 가능하면 상체를 올리는 자세를 취해 주고 호흡곤란으로 인한 불안을 감소시키기 위해 이완요법, 전환 및 심상요법을 하도록 돕는다. 최소한의 자가간호와 불필요한 처치를 없애는 것과 같은 에너지 보존 전략을 사용한다. 세기관지를 확장시키고 염증을 감소시켜 가스 교환을 증진시키기 위해 전신 또는 계량흡입기(MDI)로 약물을 투여한다. 환자에게 흡입기 사용법과 약물에 대해 교육하고 심호흡과 호흡운동을 격려한다.

(6) 급성 호흡곤란증후군(Acute respiratory distress syndrome; ARDS)

가. 정의

급성 호흡곤란증후군은 다음의 특성을 동반하는 급성 호흡부전을 말한다.

- 100% 산소 공급에도 불구하고 지속적인 저산소혈증
- 폐순응도의 감소
- 호흡곤란
- 비심인성 양측성 폐부종
- X선상 폐침윤 증가

나. 병태생리

급성 호흡곤란증후군은 이전에 폐질환이 없었던 대상자가 외상으로 인한 급성 폐손상(acute lung injury; ALI)을 경험한 후에 발생하며, 집중적 중재를 시행하여도 사망률이 높다.

급성 호흡곤란증후군은 폐손상의 원인은 다르지만 전신 염증반응은 공통적인 진행과정을 거치므로 그 원인에 관계 없이 증상은 비슷하다. 폐의 주요 손상 부위는 폐포-모세혈관막이고 이는 정상 상태에서는 아주 작은 입자만을 투과시킬 수 있다. 폐포-모세혈관막은 패혈증, 폐색전, 쇼크, 흡인 또는 흡인성 손상으로 인해 손상될 수 있다. 이 막이 손상되면 파편, 단백질과 같은 큰 분자를 통과시키고, 체액이 폐포 내로 이동하게 된다. 정상 폐의 간질은 상대적으로 건조하게 유지되나, 급성 호흡곤란증후군 환자에서는 폐 내 체액이 증가하고 높은 단백질을 함유한다.

폐포와 호흡세기관지에 다른 변화가 일어난다. 제2형 폐포세포는 폐조직의 탄성을 유지시키고 폐포허탈을 예방하는 계면활성제(surfactant)를 생산하는 역할을 한다. 급성 호흡곤란증후군에서는 제2형 폐포세포가 손상되고 계면활성제가 폐조직의 과도한 액체 증가로 인해 희석되어 그 활성도가 감소된다. 그 결과 폐포가 불안정해지고 허탈되며, 폐포는 더 이상 가스 교환을 할 수 없게 된다. 결과적으로 말단기도 주위에 부종이 형성되고 이로 인하여 기도가 압박되어 파괴될 수 있다. 폐용량이 줄어들고 순응도는 더 낮아진다. 체액이 계속해서 폐 주위로 누출되면서 체액과 단백질, 혈구가 폐포와 폐포 사이 간질공간에 모이게 된다. 림프관은 압박되고 더 많은 체액이 쌓이게 된다. 불충분하게 팽창된 폐포에 혈액이 모이지만 산화가 안 되어 단락이 증가하고 저산소혈증과 환기-관류 불균형이 초래된다.

수혈 관련 급성 폐손상(transfusion-related acute lung injury; TRALI)은 최근 혈장이 포함된 수혈로 인한 염증반응의 활성화와 관련된 비심인성 폐부종이다. 이는 전혈, 농축적혈구, 혈소판, 신선동결혈장을 포함하여 중환자에서 수혈 관련 급성 폐손상과 관련된다.

다. 원인

급성 호흡곤란증후군을 야기하는 급성 폐손상의 원인에는 폐조직에 직접적인 손상을 주거나 직접적인 영향을 미치지 않는 원인이 있다(표 3-16). 두부나 척수손상, 뇌졸중, 종양, 뇌척수액압의 갑작스런 증가와 같은 심한 신경계 손상은 광범위한 교감신경성 물질을 생성한다. 전신혈관이 수축하고 폐순환으로 다량의 혈액이 이동하면서 폐 압력의 증가로 폐손상을 야기한다. 뇌의 저산소증을 유발하는 문제는 급성 폐손상을 일으킬 수 있다.

표 3-16 급성 폐손상의 일반적인 원인

- 쇼크
- 외상
- 심한 신경계 손상
- 췌장염
- 지방과 양수색전
- 폐감염
- 폐혈증
- 독성가스의 흡인(흡연, 산소)
- 폐 흡인(특히 위 내용물)
- 약물 섭취(예: 헤로인, 아편계, 아스피린)
- 용혈성 질환
- 여러 번의 수혈
- 심폐우회술(cardiopuylmonary bypass)
- 익사 직전 상태(특히 담수에)

수혈 관련 급성 폐손상은 염증에 의해 매개된다. 수혈하는 동안 환자는 이종단백과 항체를 지닌 혈장에 노출되며, 백혈구를 활성화시켜 단백질과 응괴하여 폐로 가게 된다. 응고된 물질은 폐모세혈관을 손상시키고 모세혈관의 누출과 염증을 초래한다.

폐에 직접적인 손상을 주어 급성 호흡곤란증후군을 유발하는 다른 원인은 위 내용물의 흡인으로 기도를 폐색시키거나 부식시키는 것이다. 이러한 직접적인 손상은 제1형 폐포세포를 파괴한다. 손상된 모세혈관은 단백질과 세포를 혈관 밖 폐조직으로 새어나가게 한다. 방사선, 익사 상태 및 독성가스의 흡입은 폐포와 모세혈관 전송을 손상시킨다. 또한 외상, 패혈증, 익사 및 화상도 트롬보플라스틴(thromboplastin)을 방출시켜 말초혈액에서 섬유소 응괴를 형성하고, 이러한 응괴는 혈소판과 백혈구와 함께 폐로 여과된다. 많은 급성 호흡곤란증후군의 경우 특히 외상 후에 응괴 생성이 증가되고 섬유소 용해가 감소한다. 그 결과 작은 색전은 폐에 남게 되어 몇몇 환자에서는 파종성 혈관내응고(disseminated intravascular coagulation; DIC)가 나타난다.

라. 임상증상

급성 호흡곤란증후군의 위험이 높은 환자의 호흡을 사정하여 과호흡, 그렁거리는 호흡, 청색증, 창백증, 늑간이나 흉골하 퇴축으로 나타나는 호흡 노력의 증가를 확인하고, 발한과 정신상태의 변화를 기록한다. 급성 호흡곤란증후군의 부종은 처음에는 기도가 아닌 간질강에서 발생하기 때문에 청진 시 비정상 폐음이 나타나지 않는다. 저혈압, 빈맥, 부정맥을 사정하기 위해 적어도 1시간마다 활력징후를 측정한다.

마. 진단검사

급성 호흡곤란증후군은 동맥혈가스분석 결과의 감소로 진단한다. 폐포 산소 차이가 넓어지는 것은 혈액단락의 증가를 가져오기 때문에, 환자는 점차 더 높은 농도의 산소를 필요로 한다. 그러나 급성 호흡곤란증후군 환자는 고농도의 산소에도 잘 반응하지 않고(불응성 저산소혈증), 삽관과 기계적 환기가 필요하다. 실제 폐포의 산소와 예상 폐포 산소 사이의 큰 차이는 단락 형성을 의미한다. 또한 폐감염 여부를 판단하기 위해 기관지내시경과 기관을 통한 흡인으로 수집한 객담을 배양한다.

일반적으로 흉부 X선은 폐의 미만성 음영이나 흐린 모양을 보여 준다. 심전도(ECG)는 심장 문제를 배제하고 뚜렷한 변화를 보여 주지 못한다. 폐동맥 카테터(Swan-Ganz)의 삽입을 통한 혈역학적 감시로 급성 호흡곤란증후군을 진단하며, 급성 호흡부전 환자에서는 대개 폐모세혈관쐐기압(pulmonary capillary wedge pressure; PCWP)이 정상보다 낮은 반면, 심인성 폐부종에서 폐모세혈관쐐기압(PCWP)은 18mmHg 이상이다.

바. 간호중재

급성 호흡곤란증후군 환자는 때때로 기관내삽관이나 호기말양압(positive end-expiratory pressure; PEEP) 또는 지속성 기도양압(continuous positive airway pressure; CPAP)으로 기계적 환기를 한다. 중증도부터 심한 급성 호흡곤란증후군 환자에게 기도압해제환기(APRV)와 고주파진동환기법은 산화와 환기를 증가시키는 기계적 환기를 대체하는 방법이다. 적절한 환기와 조직의 산소요구를 감소시키기 위해서 진정과 마비가 필요하다. PEEP의 부작용 중의 하나가 긴장성 기흉이기 때문에 반드시 매시간 폐음을 사정하고 기도개방성을 유지하기 위해 필요시 흡인을 시행한다. 가스 교환을 증진시키는 데 있어 체위 변경이 중요한, 정확한 체위에 대해서는 아직 논란의 여지가 많다.

① 약물과 수액요법

코르티코스테로이드는 백혈구의 이동과 염증을 감소시키고 모세혈관막을 안정시키기 때문에 급성 호흡곤란증후군의 치료에 사용한다. 이 약물의 효과는 밝혀지지 않았지만 급성 호흡곤란증후군 말기에 발생하는 섬유화를 최소화시키는 것으로 알려져 있다. 미생물이 확인되면 감염을 치료하기 위한 항생제를 사용한다.

많은 중재법이 연구되고 있으나 그 어떤 것도 사망률을 낮추는 데 효과적이지는 않다. 중재는 염증반응과 산화자극을 완화시키는 약물(비타민C·E, N-acetylcysteine)과 산화질소, 계면활성제 대체물 사용이 있다.

연구 결과, 보존 수액요법을 받은 급성 호흡곤란증후군 환자가 많은 수액요법을 받는 환자와 비교했을 때 폐기능이 더 좋으며, 기계적 환기 지속 기간과 중환자실 재원 기간이 짧아졌다고 보고하였다. 보존적 수액요법은 체액균형을 유지하기 위해 이뇨제와 함께 IV 수액을 적게 사용하는 반면 많은 수액요법은 체액의 과다와 전신부종을 초래한다.

② 영양요법

급성 호흡곤란증후군 환자는 영양실조의 위험이 있는데 이는 호흡근육의 기능과 면역반응을 손상시킨다. 따라서 영양사의 자문이 필요하며 가능한 한 빨리 경관영양이나 비경구영양을 시작한다.

(7) 폐고혈압(Pulmonary hypertension)

가. 정의

폐고혈압은 평균폐동맥압(pulmonary artery pressure; PAP)이 휴식 시 25mmHg 이상(정상은 10~20mmHg), 운동 시 30mmHg 이상(정상은 20~30mmHg)으로 지속적으로 상승된 경우를 말한다. 심한 폐고혈압은 이차성과 특발성(일차성)으로 분류한다. 이차성 폐고혈압은 기본적으로 폐 또는 심장질환(예: 폐색전, 정맥폐쇄질환, COPD)을 가지고 있는 경우이다. 특발성 폐고혈압은 점진적으로 진행하여 우심부전과 심한 호흡곤란을 초래한다.

나. 원인

폐 순환계는 일반적으로 낮은 압력과 낮은 저항을 가진다. 건강한 사람이 운동을 하여 심박출량이 증가되면 PAP는 약간만 상승되는데, 이는 폐혈관의 예비 보유량이 크기 때문이다. 하지만 폐혈관 수축이 있다면 폐혈관이 증가된 혈류를 수용할 수 없기 때문에 압력이 상승된다.

가벼운 폐고혈압은 보통 만성 저산소증이나 산성증 또는 두 가지가 모두 있을 때 폐혈관 수축에 의해서 정상적으로 발생된다. 일반적으로, 산소공급, 산-염기 불균형 교정, 혈관확장제 투여에 의해 PAP가 완전히 또는 부분적으로 정상화된다.

다. 임상증상

가벼운 폐고혈압 환자의 경우 상대적으로 증상이 별로 없다. 중간 정도 및 심한 경우에 주된 증상은 호흡곤란이다. 피로, 실신, 협심증과 유사한 흉통, 심계항진, 근육 허약감이 동반된다.

흉부 X선검사에서 우심비대, 폐동맥확장, 폐문 혈관돌출, 정상이거나 감소한 폐내 혈관 윤곽이 관찰된다. 심도자 검사가 가장 정확한 진단 방법이다. 전형적인 결과로 PAP 상승과 동정맥 산소 차이도가 증가하지만 혈압은 정상이며 심박출량은 정상이거나 낮다. 폐동맥설압(PWPs)은 정상인데 이는 좌심 기능이 특별히 변화하지 않기 때문이다.

라. 간호중재

심한 폐고혈압의 전반적인 예후는 불량하고 이차성 폐고혈압의 경우 원인 질환을 치료하면 질환의 진행을 늦출 수는 있지만 폐고혈압 자체에 대한 치료 방법은 알려져 있지 않다. 산소 투여로 저산소증 감소에 도움이 되며, 항응고제는 혈전색전증을 예방에 사용된다.

기본 약물치료제는 혈관확장제이다. 일차적으로 사용되는 혈관확장제는 칼슘 통로 차단제로서 Nifedipine과 Diltiazem이 있다. 이 약물에 반응이 없는 경우 Epoprostenol 정맥주사가 효과적이며 이는 혈역학적 상태와 환자의 삶의 질을 유의하게 향상시키는 것으로 보고되고 있다.

프로스타사이클린(prostacycline)은 강력한 폐혈관확장제로서, 우심실확장증을 줄이고, 삼첨판 역류가 악화되는 것을 예방하며, 혈소판 효력에 관련된 항혈전 성질을 가지고 있다. 장기간 연구를 통해(12주 이상) 프로스타사이클린 치료를 받은 환자는 생존의 연장과 삶의 질 향상을 보여준다. 프로스타사이클린 치료는 비싸고, 장기간 지속적인 중심 주입을 필요로 하기에 관리하기가 쉽지 않다. 그러나 최근에 구강약인 bosentan이 소개되었고, 아산화질소는 폐혈류량을 증가시킴으로써 PAP와 PVR을 감소시킬 수 있기 때문에 폐고혈압(pulmonary hypertension) 환자를 대상으로 시험 중에 있으며, 증상을 호전시킬 수 있다는 것을 보여 주고 있다.

(8) 폐색전(Pulmonary embolism; PE)

가. 정의

폐색전은 폐혈관 일부가 색전에 의해 막히는 것이다. 색전은 혈전이나 지방세포 침전물 덩어리가 원발 부위에서부터 혈류를 타고 작은 혈관으로 이동하여 그 혈관이 막히는 것이다. 색전은 크기에 따라 치명적일 수 있다. 미국에서는 연간 355,000명 이상의 많은 사람들이 폐색전증 진단을 받는다고 추측되며, 그 결과로 연간 240,000명의 사망률을 초래한다.

나. 원인

사실상 폐색전은 모두 혈전으로 인해 발생하며, 이 중 대부분은 심부대퇴정맥, 대퇴정맥, 슬와정맥, 장골정맥에서 생긴 혈전이다. 색전의 기타 요인은 종양, 공기, 지방, 골수, 양수, 패혈성 혈전, 심내막염에서 발생한 판막 증식물 등이다(그림 3-9).

둔부, 무릎, 복부, 골반 등의 대수술로 인해 골반을 통과하는 혈류가 감소함으로써 혈전이 형성되기 쉽다. 장시간 여행하거나 또는 오랜 시간 앉아 있는 것은 울체(stasis)와 혈액응고와 관련이 있다. 수술 후 조기이상이나 잦은 다리운동, 탄력스타킹 착용 및 저용량의 예방적 해파린 사용 등은 폐색전 예방을 위해 필수적이다.

최근 임상에서는 PE와 심부정맥혈전증(DVT)을 포함하여 정맥혈전증(venous thromboembolism; VTE)으로 총칭하고 있다. 우리나라 주요 수술 후 VTE 발생률에 대한 한국건강보험심사평가원 자료에 따르면 고관절 치환술과 같은 정형외과 수술 후 1.6%, 대장직장암 수술 후 1.7% 정도가 발생하는 것으로 나타났다. 고령, 여성, 전신마취는 이러한 VTE의 독립적 예측 요인으로 보고되고 있다(표 3-17).

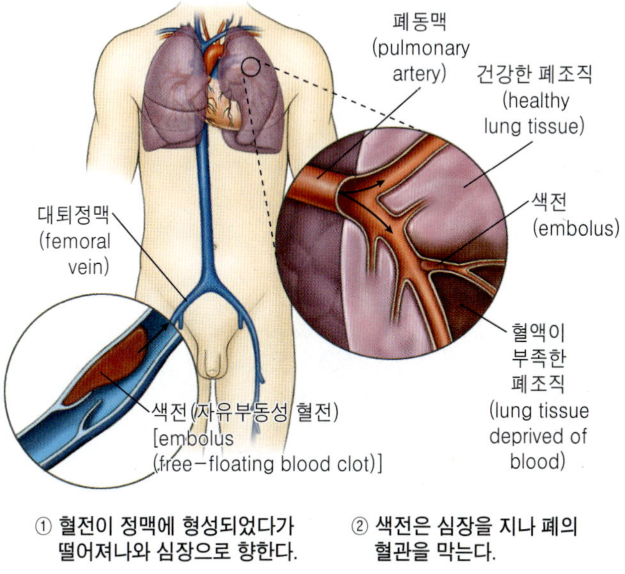

그림 3-9. 색전 및 혈전의 상태.

표 3-17 PE 고위험군에 대한 임상적 사정

변수	점수
DVT에 대한 증상과 징후가 존재함	3
PE가 강력히 의심됨	3
심박수 100회 이상	1.5
지난 4주 동안 부동자세 또는 수술력이 있음	1.5
DVT/PE의 과거력이 있음	1.5
객혈이 나타남	1
암치료 중이거나 6개월 이내 치료 경험 있음	1

4점 미만: PE의 가능성이 낮음
4점 이상: PE의 가능성이 있음
6점 이상: 헤파린 투여를 시작하고 임상적 모니터링과 평가 필요

다. 병태생리

폐로 이동한 색전물은 폐혈관에 머물게 된다. 위치는 색전의 크기와 수에 따라 결정된다. 색전으로 인해 혈류가 폐쇄되어 해당되는 폐 분절에 관류가 저하되고 이 부위에 환기는 지속되지만 관류가 일어나지 않기 때문에 V/Q 불균형으로 저산소혈증이 초래된다.

색전이 큰 폐혈관에 머물게 되면 근처 폐혈관 저항이 증가하게 되어 무기폐가 유발되고 결국 심박출량이 감소하게 된다. 색전이 작은 혈관에 머물게 된다면 아주 극단적인 임상증상은 발생하지 않으나 관류의 변화는 나타나게 된다.

이 과정에서 histamine, serotonin, catecholamines, prostaglandin이 유리되어 혈소판이 탈과립되고 이로 인해 세동맥이 수축된다. 또한 그러한 화학적 물질들로 인해 기관지와 폐동맥수축이 초래된다. 이러한 혈관수축은 폐색전에서 나타나는 혈역동적 불안정의 주원인으로 간주된다.

폐색전은 우심부전을 초래한다. 일단 응고물이 막히면 침범된 혈관에 해당되는 부위가 허탈되고, 허탈된 부위의 폐혈관 압력이 증가한다. 증가된 압력으로 우심부담이 증가되어 우심부전이 초래된다. 심한 폐색전은 관류 부족을 초래하여 심폐허탈과 함께 저산소증 및 산독증을 초래할 수 있다.

라. 임상증상

폐색전의 임상증상은 비특이적이며 일부 대상자에서는 심각한 경우에 이를 때까지 아무런 증상이 나타나지 않을 수 있다. 가장 일반적인 증상은 빈맥, 호흡곤란, 불안, 흉통이다. 색전의 크기에 따라 저산소혈증이 나타날 수 있다. 이러한 임상증상은 심근경색이나 기타 심혈관질환의 임상증상과 유사하여 잘못 진단 내리기 쉽다. 따라서 광범위한 감별 신난이 요구된다. 폐색선증에서 나타나는 통승은 흉막성이며 폐실질의 염증성 반응이나 작은 폐동맥분지의 폐쇄로 인한 폐경색이나 허혈로 인한 것이다. 전형적인 흉막성 흉통은 갑자기 발생하며 호흡에 의해 심해진다. 대상자는 보통 호흡곤란을 나타내는데, 특히 색전이 주요혈관이나 폐조직의 주요 영역을 막는 경우 항상 호흡곤란이 발생한다. 불안, 기침, 발한, 실신, 객혈이 나타날 수 있다. 객혈이 있다면 경색이나 무기폐로 인해 폐포 손상이 진행되는 것을 의미하는 것이다. 호흡이 증가되고 나음, 제2심음 증가, 빈맥, 발열이 나타날 수 있다. 드문 증상으로는 heart gallop, 부종, 심잡음, 청색증이 있다.

마. 진단검사

폐색전이 의심될 때 적절한 진단 방법은 건강력, 신체검진 및 선택된 진단검사를 통해 포괄적으로 접근하는 것이다. 심한 폐색전의 경우 동맥혈 가스분석에서 저산소증(낮은 PaO_2)과 저탄산증(낮은 $PaCO_2$)을 나타낸다. 이는 심한 호흡성 알칼리증으로 진행된다. 폐조직손상 시 LDH isoenzyme 중 LDH_3 증가를 보인다. 흉부 X선검사는 다른 폐질환과 구분하는 데 도움이 된다.

폐색전 진단에서 최선의 비침습적 진단 검사는 환기/관류 폐 스캔(V/Q lung scan)인데, 방사성 동위원소 폐 스캔(lung scan)은 I131 또는 technetium 99m을 붙인 혈장 알부민 입자를 정맥주사하여 시행한다. 이 입자는 폐 미세혈관에서 걸려 폐 혈류를 따라 퍼져나가 조사되며 방사성 물질의 양을 계산하여 폐쇄된 부위를 확인할 수 있습니다.

폐 스캔을 대신할 수 있는 검사가 흉부 spiral CT scan이다. 이 검사는 특히 근위부 폐혈관에서의 폐색전을 확인하는 데 효과적이다. 불안전하거나 제한된 심폐 예비력을 가진 환자들에게 폐혈관 조영술은 폐색전 진단을 확진할 수 있는 방법이다(그림 3-10). 방사성 조영제를 말초정맥에 삽입한 카테터를 통해 주사하여 우심방과 폐동맥에 주입한다. 심장과 오른쪽 폐동맥이 조영제로 채워지는데 연속적인 방사선 사진촬영을 통해 조영제가 잘 채워지지 않는 부분을 영상으로 확인할 수 있다. 이 검사는 침습적이기 때문에 다른 검사에서 확실한 진단결과가 나오지 않았지만 임상적으로 의심되는 경우에 한해 실시된다.

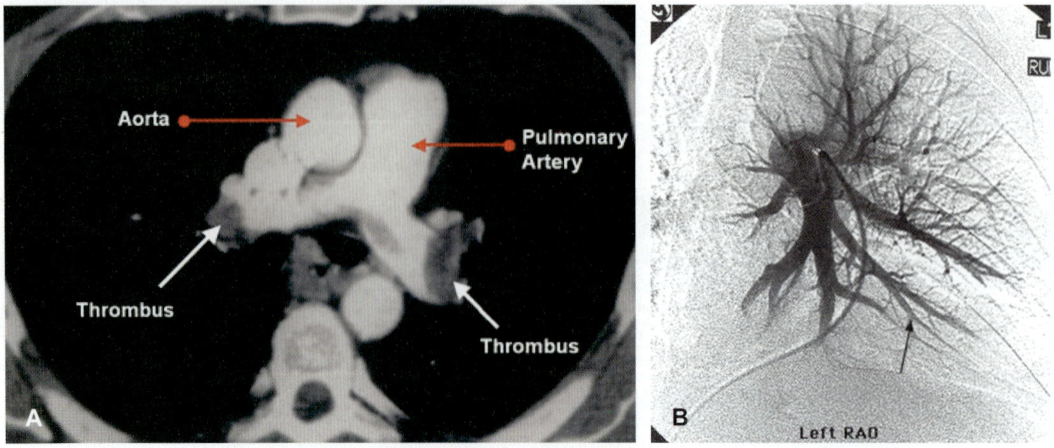

그림 3-10. 폐혈관 CT 촬영 및 조영술. A, CT 스캔. B, 폐혈관 조영술(pulmonary angiography).

바. 치료

① 내과적 관리

폐색전증의 성공적인 관리는 고위험 대상자들에서의 호흡곤란, 불안과 같은 증상에 대한 의심에 우선순위를 두는 것에 따라 달라진다. 치료목적은 항응고치료를 통해 심폐기관을 안정시키고 더 심한 폐색전의 위험을 감소시키는 것이며, 일부에서는 응고물을 용해시키기도 한다.

② 심폐기관의 안정

심폐기관의 안정을 유지하는 것은 우선순위 첫 번째이다. 심폐기관의 안정화는 대상자의 증상에 따라 다양한 방법이 적용되는데, 저산소증은 비강 캐뉼러를 통한 저유통 산소치료로 회복될 수 있다. 일부 대상자들은 PaO_2를 60mmHg 이상으로 유지하기 위해 기관내 삽관이 필요하다. 저혈압은 수액공급으로 치료한다. 수액공급이 혈압을 상승시킬 만큼 충분히 전부하(우심실의 이완기 말기 압력)를 상승시키지 못한다면 심근수축성 약물이 필요하다. 산독증은 강력한 혈관수축을 유발하므로 중탄산으로 교정한다.

③ 항응고치료

항응고치료는 표준 헤파린을 정맥주사하여 더 이상 혈괴가 생기지 않고 이미 형성된 혈괴가 퍼지지 않게 하는 것이다. 항응고제제는 이미 형성된 혈괴를 용해하지는 못하지만, 그들은 현재의 응고덩이가 커짐을 방지해야 한다. 폐색전 환자에게 저분자량 헤파린을 피하주사한 경우 표준 헤파린만큼 혈역동적으로 안전하고 효과적임이 임상적으로 제시되었다. 항응고제는 PTT가 치료적 수치가 될 때까지 투여하는데, 일반적으로 일차적인 International Normalized Ratio(INR) 목표는 2.5~3.0이다. 경구용 항응고제로 전환하기 위해서는 헤파린을 중단하기 3~5일 전부터 sodium warfarin 투여를 시작한다. Wafarin의 반감기가 길기 때문에 적절한 항응고 작용을 위해서 2~3일 정도가 필요하다. Wafarin은 3~6개월 정도 계속 투여한다.

④ 섬유소 용해치료

광범위한 폐색전에서 섬유소 용해치료의 효과가 명백하게 밝혀지지는 않았지만 혈역동적으로 불안정한 대상자에게는 매우 유용한 방법이다. 혈전용해제제는 혈괴를 용해하여 우심기능을 회복시키지만 일부 의사들은 혈괴 용해에도 불구하고 사망률을 낮추지는 못했다고 보고하고 있다.

⑤ 외과적 관리

폐색전에 대한 외과적 중재는 (1) 대정맥으로 유입되는 혈전을 차단하는 여과기를 삽입하는 방법(그림 3-11)과 (2) 폐색전 제거술이 있다. Greenfield 여과기는 우산 모양의 원뿔형으로 구부러진 철사를 연결한 것으로서 가장 일반적으로 이용된다. 외과의는 여과기를 다리 또는 목에 있는 정맥으로 삽입하여 신동맥 수준에 도달할 때까지 대정맥으로 넣어 여과기는 혈류를 통과시키면서 색전을 걸리게 한다. 그렇지만 대정맥 여과기는 항응고제보다 효과가 적으며 심정맥 혈전으로 진행될 수 있다. 그리하여 대정맥 여과기는 대체적으로 항응고제가 금기이거나 또는 효과가 없을 때만 사용된다.

색전 제거술은 색전으로 인해 혈역동적으로 심하게 불안정하며 순환에 문제가 있거나 혈전용해 치료가 금기인 경우에 적용한다. 이는 개흉술이나 색전 제거용 카테터를 통해 폐동맥에서 색전을 외과적으로 제거하는 방법이다. 새롭게 개발된 카테터는 카테터 끝으로 혈전을 이동시키기 위해 고속으로 식염수를 분사하여 분쇄시키도록 되어 있다.

(9) 정맥공기색전증(Venous air embolism)

가. 정의

정맥공기색전증은 정맥계통으로 공기가 들어가는 것을 말한다. 정맥공기색전증은 우심방 층위의 열린 정맥이 대기에 노출된 상태(예: 정맥 외상, 중심정맥 도관이나 폐동맥 도관의 삽입 또는 제거, 머리와 목에 외과적 처치), 트렌델렌버그 자세로 한 골반 수술 그리고 복강경검사에서 가스 흡입 시 일어날 수 있다.

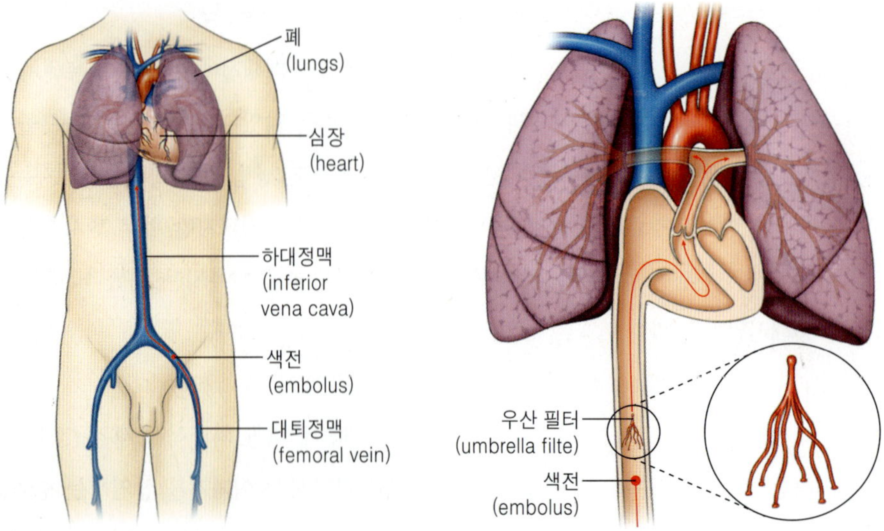

그림 3-11. 여과기 삽입. 색전이 폐로 이동하는 것을 방지한다.

나. 병태생리

정맥계통으로 공기가 들어가면 우심실, 폐순환, 또는 체순환(만일 오른쪽에서 왼쪽으로 가는 션트가 존재하면)에 증상을 일으킨다. 적은 양의 공기는 순환에서 제거되기 때문에 증상을 일으키지 않는다. 큰 공기 덩어리(3~8mL/kg)는 우심실 유출 폐쇄를 일으키고 결과로 심장성 쇼크와 순환 쇼크를 초래한다.

다. 증상 및 증후

색전 형성 이후 즉시 증상들이 나타나며, 폐혈전색전증과 비슷하다. 증상의 정도는 공기가 들어간 정도에 따른다. 증상으로는 호흡곤란, 흉통, 심장 청진 시 mill wheel murmur, 빈맥, 저혈압, 의식 저하, 순환 쇼크 또는 급사(심한 정맥공기색전증 시)를 포함한다.

라. 간호중재

만일 정맥공기색전증이 의심된다면, 어떤 종류든 중심선 절차(central line procedure)는 즉각 중단하고 선(line)은 잠겨야 한다. 즉시 대상자를 트렌델렌버그 자세로 놓고 왼쪽 옆으로 눕는 자세로 돌려 눕게 하는데, 이런 자세는 심실 맨 위로 공기가 모이도록 돕고, 폐동맥계통으로 분출되는 것을 예방하며, 우심방 배출을 유지시키는 데 도움이 된다. 대상자는 100%의 산소가 공급되고 심각한 호흡곤란 또는 불응성 저산소혈증을 교정하기 위해 기계적 환기가 필요하다. 만일 중심정맥도관이 존재한다면, 끝쪽 포트에서 공기를 빼내면서 제거하도록 시도해야 한다.

(10) 직업성 폐질환(Occupational lung disease)

가. 정의

직업성 폐질환은 여러 가지 화학물질, 먼지, 특정 조건하에 존재하는 다른 분진 등을 흡입함으로써 발생한다. 예를 들면, 광물질 분진(석면, 규산, 석탄), 금속성 분진, 생물학적 분진(홀씨, 균사체, 조류 분변), 화학섬유들(유리 또는 세라믹 섬유) 그리고 독성 가스(nitrogen dioxide, sulfur dioxide, chlorine, ammonia)를 포함한다.

직업적으로 흡입물질에 노출된 모든 대상자가 폐질환에 걸리는 것은 아니다. 해로운 효과는 다음과 같은 것들에 의해 결정된다.

① 노출의 성향

② 노출의 기간과 강도

③ 흡입 물질의 입자 크기와 수용성: 입자 크기가 클수록 하부 호흡기도에 도달할 가능성은 적어진다. 수용성인 흡

입 물질은 용해되어 상부기도에서 작용한다. 잘 녹지 않는 물질은 폐포까지 도달한다.

④ 대상자의 흡연력

⑤ 기존의 폐질환 존재 유·무

나. 병태생리

급성 호흡기 자극은 암모니아, 염소, 산화질소 등의 화학물질을 기체, 에어로졸, 또는 분진 형태로 흡입하여 생긴다. 이들 자극 물질이 하부기도에 도달하면 폐포 손상과 폐부종이 생길 수 있다. 비록 급성 자극 물질의 효과는 오래 가진 않지만 일부에서는 만성적인 폐포 손상이나 기도 폐색을 일으킬 수 있다.

진폐증의 각 유형별 병태생리는 흡입으로 시작되고 폐 안에 공업용 분진이나 입자가 쌓인다. 규산증의 경우 흡입된 실리카 입자들은 폐 전체에 결절을 형성한다. 시간이 경과하고 더 많이 노출되어 결절은 자라고 결합한다. 폐의 상부에 형성된 밀집된 덩어리들은 폐활량의 손실을 가져온다. 제한성 폐질환(완전한 폐확장에 제한을 주는 폐질환)과 이차적 폐기종의 결과로 폐쇄성 폐질환이 발생한다. 부가적 폐결핵의 결과로서 공동이 형성될 수 있다. 일반적으로 숨가쁨이 발생하고 질병이 발현되기까지 15~20년 정도의 노출이 요구된다. 폐조직의 섬유증 파괴는 폐기종, 폐고혈압 그리고 폐성심(우심부전)을 일으킬 수 있다.

다. 임상증상

진폐증 환자는 보통 만성적 기침과 객담이 있으며 만성 기관지염에서 접하는 증상과 유사하다. 질병이 진행함에 따라 호흡곤란, 기침이 심해지고 특히 흡연자라면 다량의 검은색 객담이 나타난다.

이 질환들이 진행함에 따라, 호흡곤란 악화와 저산소혈증이 발생한다. 결국, 환자는 호흡부전과 폐성심이 발생한다. 석면 분진에 노출되어 온 작업자의 높은 비율이, 특히 흡연력이 있는 이들은 폐암으로 사망한다. 늑막이나 복막의 희귀암인 악성중피종(malignant mesothelioma)은 석면 노출과 강력한 연관이 있고 또한 발생할 수도 있다.

심전도상 폐심장증 소견을 볼 수 있고 흉부 사진에서 진폐성 음영이 보이며 동맥혈 산소분압이 감소한다. 폐먼지증의 주된 합병증은 폐결핵이다.

직업성 천식은 작업장의 특정 물질에 의해 유발되는 다양한 기도폐색으로 정의된다. 모든 성인 천식 환자의 약 5~20%가 작업장 노출에 의한 것으로 추산된다. 훨씬 많은 수의 직업성 물질이 천식을 유발할 수 있는데 알레르기반응을 일으킬 수 있는 식물과 동물성 단백질, 예를 들어 밀가루, 면, 아마, 곡물 진드기와 같은 물질이 천식을 유발한다. 대부분의 경우 천식은 노출이 끝나면 호전된다. 하지만 기도의 과잉반응은 수년 후까지도 지속될 수 있다.

과민성 폐렴 또는 알레르기성 폐포염은 진균류, 세균 또는 동물로부터 나온 항원을 흡입하는 것이 가장 흔한 원인이다. 노출의 성향과 대상자의 면역학적 반응이 폐의 반응을 결정한다. 아토피성인 사람도 폐반응을 나타내기는 하지만 비아토피성인 사람이 아토피성인 사람보다 유기 분진에 대한 폐반응을 훨씬 더 나타낸다.

진폐증 혹은 '분진질환'은 광물, 특히 실리카, 석탄 분진, 석면 등을 흡입하여 생긴다. 이 질환은 광부, 건설 노동자, 모래 분사공, 도자기공, 주물공장 채석장 인부 등에서 흔히 발생한다. 진폐증은 보통 수년의 기간에 걸쳐 발생하여, 결국 미만성 폐 섬유화가 일어나며 폐용적을 감소시켜 억제성 폐질환을 일으킨다. 초기 임상증상은 기침과 활동 시 호흡곤란이다. 흉통, 가래가 동반된 기침, 휴식 시 호흡곤란 등은 병이 진행되면서 생긴다.

라. 치료

진폐증의 의학적 치료는 섬유증 진행이 비가역적인 것처럼 지지적 치료로 제한된다. 산소요법, 이뇨제, 흡입용 베타-아드레날린성 길항제, 항콜린약 그리고 기관지확장제 치료가 폐와 심장의 기능을 최대화하는 데 사용될 수 있고 활동 정도를 보전할 수 있다. 환자는 금연을 하고 부가적으로 환경적 노출을 피해야 한다. 규폐증을 가진 환자에게 결핵 발생이 많다. 그러므로 튜버클린 피부 검사와 흉부 X선 촬영을 반드시 시행하여야 한다. 이 질환을 예방하는 것이 중요한데, 그 이유는 효과적인 치료가 없기 때문이다. 대신 치료는 조기진단과 합병증관리에 초점을 둔다.

마. 간호중재

직업성 폐질환 환자의 간호중재는 다른 억제성 폐질환 환자와 유사하다. 지지요법은 환자들이 자신의 상황에 맞게 생활양식을 조절하는 데 도움을 줄 수 있다.

(11) 흉부 종양

폐종양은 양성이거나 악성이다. 악성 흉부 종양은 폐 내, 흉벽 또는 종격동에서 발생하는 일차적이거나 일차 종양 부위로부터 체내 어디든 전이될 수 있다. 전이성 폐종양은 일차 암으로부터 암세포가 혈류를 타고 폐에서 체내 어디든 이동되므로 빈번하게 발생한다.

가. 폐암(Lung cancer)

① 정의

폐암은 기도상피의 악성종양이다. 폐암의 분류에는 적어도 12가지의 다른 종양세포 종류들이 포함되는데 다음의 네 가지가 폐암의 주요 유형들이다.

- 소세포암(small cell lung cancer; SCLC)
- 편평상피세포암(squamous cell carcinoma)
- 선암(adenocarcinoma)
- 대세포암(large cell carcinoma)

폐암이라는 용어에는 육종, 림프종, 아세포종, 중피종 같은 것은 포함되지 않는다.

② 원인과 위험요인

a. 흡연

폐암의 가장 중요한 위험요인이다. 폐암 환자의 90%가 흡연가 또는 과거의 흡연가이다. 담배연기에는 타르, 니코틴, 일산화탄소, 포름알데히드, 수소시안회물, 벤젠 등이 포함되어 있다. 담배를 많이 피우는 사람은 그렇지 않은 사람에 비해 폐암 발생률이 약 13배 높고, 장기간 담배 연기에 노출된 간접 흡연자는 그렇지 않은 사람에 비해 1.5배 높다. 폐암의 사망률은 흡연 총량('담뱃값-흡연 횟수'로 종종 표현됨)과 관계가 있는데 하루에 2갑씩 20년 동안 흡연한 사람은 비흡연자에 비해 폐암 사망률이 60~70배 증가된다.

b. 유전적 소인

폐암의 발생에는 유전적 소인이 작용한다. 폐암 환자의 직계가족은 폐암이나 다른 암이 발생할 위험이 2~3배인데 많은 암들이 흡연 이외의 것과 관련이 있다. 유전성에 관한 역학연구 결과는 P450 효소나 염색체 취약성 유전자형과 폐암 발생 사이에 관련이 있음을 보고하고 있다.

c. 연령

40세 이하의 젊은 사람에서는 폐암이 거의 발생하지 않기 때문에 연령 또한 폐암 발생에 어떤 역할을 하는 것으로 생각된다. 마지막으로 결핵과 저용량의 방사선 조사도 폐암의 위험요인이다.

③ 병태생리

폐암은 크게 소세포암(small cell lung cancer; SCLC)과 비소세포암(non-small cell lung cancer; NSCLC)의 두 가지 범주로 나눌 수 있다. 비소세포암에는 편평상피세포암, 선암, 대세포암 등이 포함된다. 각각의 특징은 표 3-18과 같다.

암이 있는 폐조직은 산소와 이산화탄소를 교환하지 못하므로 생물학적 기능을 수행하지 못한다. 더욱이 종양세포는 자라면서 주위 폐조직을 침범한다. 기도가 침범되면 공기 흐름의 폐색이 일어난다. 암세포는 국소림프절과 흉부 림프관을 침범한다. 진단이 되기 전에 종양의 심각한 성장과 주위 조직 침범이 일어날 수 있다. 일반적으로 비소세포암, 특히 조기에 치료한 경우에 생존율이 높다. 그러나 지식과 기술의 발전에도 불구하고 폐암의 전반적인 생존율은 낮으며 특

표 3-18 악성폐암의 개요

세포 종류	빈도	특성	성장 속도
표피유사 [epidermoid (squamous cell carcinoma)]	30~35%	• 기관지 상피에서 발생 • 자라면서 종양 원위부 공동 형성, Pancoast 종양은 폐첨 및 상엽에서 발생 • 세기관지의 폐쇄성 종양으로 이차성 감염이 자주 발생	• 서서히 성장하며 전이는 잘 안 됨 • 전이가 된 경우는 주로 림프, 부신, 간에 발생
선암종 (adenocarcinoma)	35~40%	• 기관지 점액선에서 주로 발생 • 흉막하에서 자주 발생, 공동 형성은 드묾, 이전에 반흔이 형성된 폐조직에서 자주 발생 • 흡연과 발생 빈도는 매우 관련성이 높음 • 여성에서 발생률 증가 추세 • Bronchioloalveolar cell carcinoma가 한 유형	• 서서히 성장 • 폐 전체 또는 신체 다른 기관으로 전이
대세포 (large cell)	15~20%	• 주로 말초 부위에 단독 또는 다발성으로 발생 • 일반적으로 공동 형성 • 중앙, 폐중심, 또는 말초 부위에 자주 발생 • 폐문은 거의 침범하지 않음 • 진단 전에 종양 덩어리가 크게 자람	• 서서히 성장 • 신장, 간, 부신으로 전이
소세포 [small cell (oat cell)]	20~25%	• 65~75%가 폐문이나 중심에 발생 • 기관지를 누르기도 함 • 횡격막신경마비로 횡격막에 영향을 주며 회귀후두신경마비로 쉰 목소리가 나타남 • 흉막액과 심낭삼출 및 심낭압전이 자주 발생 • 공동 형성하지 않음	• 빠른 성장 • 종격동과 흉곽 및 흉곽 외 조직으로 조기 전이

히 소세포암의 경우는 더욱 낮다.

④ 임상증상

폐암의 경고 징후는 표 3-19에 표시되어 있다. 많은 경우에 폐암은 다른 폐질환과 유사하다. 호흡기 증상에 앞서 폐외 증상이 나타날 수도 있다. 특이적인 임상평가 징후는 종양의 종류와 위치, 정도 그리고 기존의 폐 건강상태에 따라 다르다.

중앙에 위치한 폐종양은 보통 공기의 흐름을 막아 기침, 천명음, 천음, 호흡곤란 등을 일으킨다. 폐쇄가 증가하면서 폐쇄 이하 부위에 감염이 종종 일어난다. 종양이 혈관 주위 신경을 침범하면서 흉부, 어깨, 팔 그리고 등에 통증이 생길 수도 있다. 편평상피세포암과 소세포암은 종종 각혈을 일으킨다. 소세포암은 심낭으로 퍼져 심낭삼출액과 심낭압전을 초래할 수도 있으며 부정맥도 생길 수 있다.

표 3-19 폐암의 경고 신호

- 호흡 형태의 어떠한 변화
- 지속적인 기침
- 혈액이 섞인 객담
- 객혈
- 녹슨 빛 또는 화농성 객담
- 이유 없는 체중 감소
- 가슴, 어깨, 등 또는 팔의 통증
- 흉막 삼출증, 폐렴 또는 기관지염의 재발
- 이유 없는 호흡곤란

말초부 폐종양은 종종 초기 사정에서는 드러나지 않는다. 그러다가 흡기 시에 증가되는 흉막 통증이 발생하고 이 통증은 예리하고 매우 심하며 보통 국소화되어 나타난다. 통증과 함께 흉막삼출증이 발생하여 폐의 팽창을 방해한다. 말초부 폐종양의 30%만이 기관지경검사와 세포학적 검사에 의해 성공적으로 확인된다.

Pancoast's tumor는 폐첨부에 생기는 종양으로 편평상피암이나 선암에서 발생할 수 있다. 종양은 주위 조직을 침범할 때까지는 무증상으로 있다가 제8경추신경 및 제1, 2 흉추신경이 분포하는 상완신경총을 눌러서 임상증상이 나타난다. 결과적으로 침범된 쪽의 팔과 어깨에 통증이 오며 팔과 손의 근육의 위축이 생긴다. 종양이 자라면서 종양 위쪽의 늑골이 침범되어 늑골의 통증이 생긴다. 나중에는 경부 교감신경절을 침범하여 동공축소, 안검하수, 침범된 쪽 얼굴의 무한증 등의 Horner 증후군이 생길 수 있다. 이 증후군에서는 축동, 부분적 안검하수, 침범된 쪽 얼굴에 무한증이 나타난다.

재발되는 열은 종양의 원위부에 있는 감염에 대한 반응으로 나타나는 조기증상이다. 사실, 폐암은 반복적으로 치료되지 않은 상부호흡기계 감염이 있는 대상자에서 의심해 보아야 한다. 만약 종양이 인근 장기나 국소적 림프절로 퍼졌다면 환자는 흉통과 가슴답답함, 변성(반복된 후두신경 침범), 연하곤란, 머리와 목의 부종, 흉막이나 심막액의 증상이 있을 것이다. 전이의 가장 흔한 부위는 림프절, 뼈, 뇌, 반대편 폐, 아드레날선 그리고 간이다. 허약감, 식욕 부진 그리고 체중 감소와 같은 비특이적 증상이 나타난다.

⑤ 진단검사

폐암의 진단과 정도를 알기 위해 여러 가지 진단검사가 수행될 수 있다. 객담세포검사와 흉부 X선 촬영이 가장 많이 사용된다. 전산화단층촬영은 상세한 해부학적 평가 소견을 제공하여 준다. 자기공명영상은 폐 및 종격동의 종양 침범을 평가하기 위한 고화질의 영상을 제공한다. 최신영상기법은 암세포의 친화력이 있는 단일클론항체를 이용하는데, 항체의 테크네튬을 붙여 대상자에게 주사하면 종양 주위에 농축되어 단일광자방출단층촬영술(SPECT)로 발견할 수 있다.

어떤 경우에는 암의 확진을 위하여 경피적 경흉부 바늘생검, 종격동 내시경 또는 수술적 생검이 필요한 경우도 있으며, 뼈·간·뇌로의 전이를 발견하기 위해 방사성동위원소 촬영이 사용되기도 한다.

⑥ 전이

종양이 직접 확장 또는 전이에 의해 퍼지게 되면 다른 임상증상이 생길 수 있다. 회귀후두신경에 직접 퍼지게 되면 목이 쉬게 되며 식도를 누르면 연하곤란이 생긴다. 상대정맥을 침범하거나 압박하면 상대정맥증후군이 생길 수 있는데 이것은 생명을 위협하는 응급상황이다. 정맥 혈류의 폐쇄로 호흡곤란, 얼굴, 팔과 가슴 부위의 부종, 경정맥의 종대, 흉통, 정맥울혈 등이 나타난다. 증상의 완화를 위한 즉각적인 수술이 필요할 수 있다. 국소림프절 침범은 림프의 흐름에 장애를 일으켜 증상이 생길 수 있다. 종격동림프절을 침범한 경우 성대마비, 연하곤란, 침범된 쪽의 횡격막 마비, 대정맥 압박, 악성 흉막 삼출액 등이 초래될 수 있다. 보통 종격동 림프절이 침범된 경우 폐종양의 수술적 절제는 불가능하다.

⑦ 치료

치료는 세포 유형, 병기, 환자의 신체적 상태(특히 심폐기능)에 따라 다르다. 일반적으로 치료는 수술, 방사선 치료 또는 화학요법, 병합치료이다. 면역체계를 조절하는 더욱 더 새롭고 구체적인 치료(유전자 치료, 규명된 종양 항원 치료)는 연구 진행 중이다.

a. 조기발견

조기발견은 폐암 환자의 생존율을 향상시키기 위한 열쇠이다. 암의 전구 변화가 시작된 경우 기관지내시경 및 객담세포검사로 이형성 세포가 발견될 수 있다. 이 시기에 병변은 완치 가능하다. 그러나 종양이 흉부 X선사진에서 발견되려면 적어도 직경이 1cm 크기는 되어야 한다. 불행하게도 종양이 이 크기가 되면 주위 조직 침범과 전이가 이미 일어난 이후이다.

폐암 환자의 치료는 암의 종류 및 병기와 함께 환자의 건강상태에 따라 달라진다. 진단 후 일차적인 치료 방법에는 수술, 방사선, 화학요법이 있다.

b. 내과적 치료

ㄱ. 방사선요법

방사선요법은 국소적으로 진행된 암이 있는 환자들 중 수술의 위험이 아주 높은 경우 기술적으로 수술 불가능한 종양, 흉부 절개를 거부하는 환자에서 완치 가능성이 있는 근치 치료로 사용된다. 방사선 치료는 또한 치료 결과를 개선시키기 위해 수술 혹은 화학치료와 병합하여 사용되기도 한다.

방사선요법은 5~6주의 기간 동안 연속적 또는 분할하여 실시된다. 조사량은 치료 부위 내의 다른 구조물의 존재 유·무 및 정상조직의 방사선내성에 따라 결정된다. 비가역적인 섬유화 변화와 폐의 다른 부작용이 일어날 수 있다. 조사 부위를 정밀하게 결정하기 위해 치료 전에 전산화 단층촬영을 실시하기도 하는데 이 방법은 주위 조직 손상을 최소화해 준다.

방사선요법은 또한 통증, 호흡곤란, 각혈, 기관지 또는 혈관이나 식도의 폐쇄나 압박이 있는 경우 증상 완화의 목적으로 사용되기도 한다. 뇌와 뼈의 전이 부위에 대한 방사선 조사는 전이에 의한 증상을 감소시켜 준다.

방사선요법은 소수의 환자에게 제공된다. 수술로 제거할 수는 없지만 방사선에 반응하는 조절되는 종양에서 유용하다. 방사능 조사는 또한 종양의 크기를 감소시키고 수술 가능한 상태로 만들거나 생체 구조에 종양의 압력을 완화시키는 데 사용된다. 이것은 척수 전이의 증상을 감소시키고 상대정맥의 압박을 완화시킬 수 있다. 고주파열치료법과 냉치료법은 둘 다 폐종양을 치료하는 데 사용되고 있는 비수술적 치료법이다.

ㄴ. 화학(항암)요법

화학요법은 종양의 성장 패턴을 변화시키고, 소세포폐암과 먼 거리 전이를 치료하고, 수술이나 방사선요법에 보조적인 방법으로 사용된다. 화학요법은 특히 통증을 완화시키지만 보통 질병 치료나 생명을 연장시키는 데 사용하지 않는다. 화학요법은 또한 합병증이 동반된다. 화학요법은 폐암의 증상을 감소시키고 뇌, 척수, 그리고 심장 주위로의 전이를 치료하는 데 가치가 있다.

ㄷ. 보존적 치료

보존적 치료는 통증 완화를 제공하기 위한 항암요법이나 방사선요법, 다양한 좁아진 기관지나 기도를 개방하기 위한 기관지 내시경적 중재 그리고 통증관리와 다른 편안한 방법들을 포함한다. 호스피스 치료의 평가와 의뢰는 환자와 가족의 편안하고 고귀한 여명기 치료를 위해 계획하는 것이 중요하다.

ㄹ. 외과적 치료

외과적 절제는 전이 근거가 없고 적절한 심폐기능을 유지하고 있는 국소적인 비소세포암 환자 치료법으로 선호된다. 외과적 수술의 치료율은 세포 유형, 병기에 달려 있다. 수술은 비소세포암에 일차적으로 사용된다. 왜냐하면 소세포암은 빠르게 성장하고 광범위하게 전이된다. 많은 기관지암 환자의 병변은 진단 당시에 수술할 수 없는 상태이다.

외과적 중재는 조기 비소세포암의 최선의 치료법이다. 암이 흉곽 내에 국한되어 있고 원격 전이가 없다면 완치가 가능하다. 그러나 비소세포암 환자의 20~25%만이 이러한 기준에 해당된다. 성공적으로 외과적 절제를 받은 환자의 5년 생존율은 약 35~40%이다.

소세포암의 치료에 있어서 수술의 역할은 제한적이다. 초기 소세포암 환자들에게는 병합치료의 한 부분으로서 수술이 효과적일 수 있다. 보다 진행된 경우 수술은 뚜렷한 효과 없이 불필요한 위험과 스트레스만 야기한다.

외과적 절제는 정상 폐조직을 가능한 한 많이 보존하는 한편 종양을 완전히 절제하는 것을 일차적인 목표로 한다. 수술의 범위는 종양의 위치와 크기, 병리학적 과정의 심각성에 따라 결정된다.

ㅁ. 수술 전 관리

수술 전 광범위한 폐기능검사를 실시하여 환자가 계획된 수술을 견딜 수 있는지 평가하여야 한다. 폐기능장애가 있는 환자는 항생제, 기관지확장제, 간헐적 양압호흡기구, 호흡능력을 개선시키기 위한 호흡운동 등으로 치료할 수 있다. 흡연은 폐의 분비물을 증가시키고 혈액의 산소포화도를 감소시키므로 수술 전 기간 동안 담배를 삼가도록 권장한다.

ㅂ. 수술

- 레이저 수술

레이저 치료는 외과적 치료 방법 중 하나로 절제 불가능한 기관지 폐색을 완화시키는 완화치료로 이용된다. 전신적 또는 축적되는 독성 효과가 없으며 환자가 잘 견딜 수 있다. 레이저 치료는 종양의 위치가 기관지경으로 접근이 가능해야 한다. 따라서 기관지 밖에서 기관지를 누르는 종양은 레이저 수술을 시행할 수 없다.

- 폐절제술(Pulmonary resection)

종양의 완전절제는 가장 좋은 치료기회이다.

- 쐐기절제술(Wedge resection)

폐 표면에 있는 작은 병변 부위를 제거한다. 절제되는 부위가 작으므로 수술 후 폐의 구조나 기능은 비교적 변하지 않는다.

- 폐분절 절제술 (Segmental resection, Segmentectomy)

하나 이상의 폐분절을 제거한다. 수술 후 빈 공간을 메우기 위해 남아 있는 폐조직이 과잉 팽창된다.

- 폐엽 절제술(Lobectomy)

기관지암, 폐기종성 수포, 양성종양, 전이성 악성종양, 기관지확장증, 폐농양의 경우와 낭종, 결핵, 진균성 감염 등으로 좌·우 폐엽의 하나를 제거하는 수술이다.

- 전폐 절제술(Pneumonectomy)

한쪽 폐 전체를 절제한다. 폐가 절제된 후 흉곽의 한쪽 부위는 빈 공간으로 남게 된다. 공동의 크기를 줄이기 위해서 의사는 횡격막을 거상된 위치에서 마비시키기 위해 횡격막신경을 절단한다. 공동의 크기를 더 줄이기 위해 몇 개의 늑골 또는 그 일부분을 절제하는 흉곽 성형술이 수행될 수도 있다.

밀봉흉곽배액은 폐 절제술 후 보통 시행되지 않는다. 비어 있는 흉곽 내 공간은 장액성 체액으로 채워져 결국 경화된다. 경화는 종격동과 심장, 남아 있는 폐의 편위를 막아준다.

ㅅ. 흉관

흉부 수술은 수술한 쪽에 기흉이 생기게 한다. 흉곽 절제 시 벽측 흉막을 절개하고 흉막강에 들어가면 대기 중의 공기가 흉막강 내로 밀려들어가게 된다. 따라서 정상적인 흉막강 내 음압이 양압으로 바뀌게 된다. 결과적으로 폐는 팽창되지 않은 크기로 줄어들어 허탈 상태로 남아 있게 된다. 늑골 골절과 같은 흉부 외상도 같은 이유로 기흉이 생긴다. 흉부 수술 중에는 보통 수술실에서 흉관이 삽입된다. 그러나 일부 응급상황에서는 처치실이나 침상 옆에서 흉관이 삽입되기도 한다.

절제술 후(폐 절제술을 제외한)에는 보통 2개의 도관을 삽입하게 된다. 첫째 도관은 중앙 쇄골선의 두 번째나 세 번째 늑간에 위치하며 흉막강 내의 공기를 배출해 준다. 두 번째 도관은 후액와선상의 여덟 번째나 아홉 번째 늑간에 위치하며 흉강 아래쪽에 축적되는 혈액장액성 체액을 배출시킨다. 체액 배출이 쉽도록 아래쪽의 흉관을 위쪽보다 직경이 큰 관을 사용할 수 있다. 흉관은 절개선 또는 다른 자상을 통해 흉벽을 빠져나올 수 있으므로 환자의 피부에 봉합하여 고정한다.

2개의 흉관을 1개의 Y자 모양의 접합점으로 합쳐서 하나의 밀봉흉곽배액장치에 연결하기도 하지만 2개의 배액 장치에 따로 연결하는 것이 선호된다. 이러한 배열은 공기와 체액의 배액을 각각 관찰할 수 있게 해 주며, 나중에 배출되지 않는 관을 제거할 때 다른 하나를 방해하지 않을 수 있다. 흉관과 배액 수집기구는 잘 구부러지는 배액 튜브로 연결한다. 보통 수술실을 나가기 전에 흉관을 밀봉흉곽배액장치에 연결한다.

⑧ 간호관리

a. 수술 전 간호

폐암 환자의 수술 전 준비는 다른 수술 준비와 동일하나 특별히 강조하는 점은 호흡기계의 사정과 준비이다. 수술 전 간호중재는 환자의 불안을 감소시키는 데 1차적인 목적을 둔다. 불안은 암과 그 예후에 대한 공포, 수술 절차에 대한 두려움, 외과적 절차 및 수술 후 자가간호 활동에 대한 지식부족으로 인해 초래된다. 환자와 가족은 다음과 같은 문제점에 대해 교육 받는다.

- 예상되는 수술 절차: 환자(그리고 가족)가 어느 정도 이해하고 있으며 부가적으로 필요한 정보는 무엇인지 사정한다.
- 수술 후 초기: 수술 후 어떤 일이 진행되며 회복기에 어떤 활동에 참여할 수 있을지 이야기한다. 흉곽의 존재(폐절제술 시 제외), 배액관, 기관내 삽관과 기계적 환기, 산소 치료, 사용 가능한 동통 완화 방법에 대해 특별한 설명이 필요하다.
- 수술 후 운동: 호흡운동, 이를테면 폐기능을 효과적으로 유지하기 위한 도구인 유인성 폐활량기 사용, 효과적인 기침과 심호흡을 촉진하기 위한 가슴 지지 방법, 혈전성 정맥염 예방을 위한 다리운동. 모든 운동에 대한 교육은 수술 전에 시행하도록 하며 실제 실행해 보도록 한다.

b. 수술 후 사정

수술 직후 철저한 사정이 필수적이다. 가능한 한 환자의 상태를 자주 관찰하도록 한다. 관찰을 통해 다음과 같은 요소들이 확인된다.

- 마취 정도와 환자의 반응
- 수술실에서 혈액 손실량
- 환자의 수술 전 상태(예: 당뇨, 심질환 같은 내과적인 선행질환)
- 통증에 대한 환자의 반응
- 기관의 프로토콜

c. 수술 후 간호

간호중재는 주의 깊은 사정과 함께 적절한 간호진단에 기초한다. 일반적인 수술 후 간호가 적용될 수 있다. 흉곽 수술의 간호는 간호과정에서 논의되었다. 모든 흉부 수술 후(폐 절제술 제외)와 일부 흉부 외상의 경우는 밀봉흉곽배액을 시행한다.

ㄱ. 밀봉흉곽배액

공기가 들어가지 못하게 막아 대기압의 영향을 차단하는 것을 의미한다. 밀봉흉곽배액은 유리병 밀봉기구(1, 2, 3개의 병)를 이용하며 기계적인 흡인 조절기가 연결되기도 한다. 요즈음은 대부분의 기관에서 유리병 밀봉기구 대신 Pleur-evac, Atrium, Aqua-Seal과 같은 일회용 1개의 병으로 대치하고 있다. 하지만 밀봉흉곽배액의 기본적인 원칙은 동일하다.

ㄴ. 밀봉흉곽배액 목적

개흉술이나 흉부 외상 후 다음과 같은 목적으로 밀봉흉곽배액이 이용된다.

- 흉막강 내 공기와 장액혈액성 용액의 배출을 촉진하고 그 역류를 막는다.
- 흉막강 내 정상적인 음압을 회복시켜 남아 있는 폐조직의 재팽창을 돕는다.
- 양쪽 흉곽의 압력을 같게 하여 종격동 변위와 기흉을 예방한다.

ㄷ. 밀봉흉곽배액 구성

- 수집병은 배액되는 용액을 수집하며 용량, 속도, 배액 양상을 관찰할 수 있다.
- 밀봉병은 일측성 판막 역할을 하여 공기나 용액이 환자의 흉곽으로부터 배액되고 역류되지는 못하게 한다.
- 흡인 조절병은 흉막강으로부터 배액이 촉진되도록 흡인하여(중력보다 더 큰 힘으로) 폐의 재팽창을 돕는다.

ㄹ. 흉곽배액 사정

흉막강에서 배액된 체액의 양을 측정하고 기록한다. 이 기록을 통해서 혈액 손실량과 흉막강으로부터 배액되는 속도를 확인할 수 있다. 1회용 플라스틱병에는 배액량을 표시할 수 있는 하얀색 눈금이 만들어져서 생산된다. 배액 속도와 높이를 관찰하면서 혈액 손실량을 사정한다. 혈압이 떨어지고 맥박이 상승한다면 출혈을 의심할 수 있다. 배액 용액의 높이가 올라가지 않는다면 관이 막히지 않았는지 사정한다.

다음과 같은 경우 담당의에게 보고한다.

- 수술 후 수 시간이 경과해도 선홍색 혈액이 배액되는 경우
- 배액 속도가 느려지다가 다시 출혈이 되는 경우
- 기타 출혈 증상이 있는 경우

ㅁ. 밀봉 기능 사정

물마개는 대기압과 대기압보다 낮은 흉막 내압 사이에서 일측성 판막 역할을 한다. 흉막강 내에서 공기와 체액이 배출되도록 하나 대기의 공기가 흉곽으로 역류하는 것을 막는다.

흉막강에 있던 공기와 체액은 호기 시 관을 통해 배액된다. 공기는 물마개를 통과해서 기포로 배출된다. 흡기 시 물마개는 대기 중의 공기와 흉막강으로 들어가지 못하도록 한다. 밀봉병에 있는 물은 흉곽 내로 들어가지 못하는 데 그 이유는 흡기 동안 흉막강 내 음압이 배액관을 통해 물을 끌어올릴 정도로 충분히 강하지 않기 때문이다. 하지만 호흡에 의해 밀봉병 안의 물이 오르내리는데 이를 '파동' 또는 동요라고 부른다.

밀봉흉곽배액기구는 흉막강과 밀봉병 공간 사이가 밀폐되어 있다. 흡기 동안 대기 내 공기가 흉막강 내로 유입된다면 양압이 형성되어 폐가 허탈될 것이다. 배액기구는 모두 공기가 새어들어가지 않도록 안전하게 연결되어야 한다. 하지만 밀봉병 자체에는 흉막강 내 공기가 물마개를 통해 빠져나갈 수 있도록 통기구가 있어야 한다.

ㅂ. 밀봉병 관찰

밀봉병 안의 물은 흡기 시 올라가고 호기 시 내려간다. 물의 파동이 관찰된다면 배액관은 개방된 상태이며 적절히 기능하고 있다는 증거이다. 물의 파동이 멈추는 경우는 폐가 재팽창되거나 흉관이 꼬이거나 폐쇄된 경우이다. 만약 물의 파동이 발생하지 않는다면 관이 꼬이거나 눌리지 않았는지 확인, 환자의 자세를 변경, 심호흡과 기침을 하도록 하고, 튜브를 짜 본다. 그래도 물의 파동이 돌아오지 않는다면 의사에게 보고한다.

ㅅ. 밀봉병의 기포

밀봉병의 기포는 흉막강 내 공기가 물마개가 있는 물을 통과하면서 생기는 것이다. 간헐적인 거품은 정상이며 흉막강으로부터 공기를 제거하기 위한 본래의 목적이 이루어지고 있는 것이다.

지속적인 거품이 호기 또는 흡기 시에도 있다면 이는 공기가 배액기구나 흉막강으로 새고 있음을 의미한다. 배액기구로 공기가 유입되면 흉막강 내로 들어갈 수도 있기 때문에 이러한 상황은 다음과 같은 방법으로 교정해야 한다.

- 공기가 유입되는 지점을 찾아 막을 수 있다면 막는다. 카테터가 삽입된 흉벽 부위를 살펴보기 시작한다.
- 흉관이 느슨하거나 부분적으로 빠져 있다면 조심스럽게 카테터 주변 피부를 누르거나, 삽입 부위 주변을 멸균된 바셀린 거즈로 대 준다. 이 방법을 통해 밀봉병에 지속적인 기포가 멈추었는지 확인한다.
- 만약 공기 유입이 지속된다면 관을 세밀히, 연결 부위마

다 점검해 본다. 관이 파손되거나 연결 부위가 느슨하다면 테이프를 붙인다.

- 여전히 유입 부위를 발견하지 못했다면 배액기구를 교환한다.

빠르게 기포가 나오지만 새는 부위를 발견하지 못했다면 흉곽 절개 부위 또는 흉막강의 손상으로 공기가 심각하게 유입되고 있음을 나타낸다. 이런 경우 즉시 의사에게 보고하여 폐가 허탈되거나 종격동 변위가 발생하지 않도록 (1) 흡인 적용, (2) 흡인 압력의 증가, (3) 개흉술과 같은 조치를 취해야 할 것이다.

밀봉배액기구를 가지고 있는 환자를 간호할 때에는 밀봉병에서 간헐적으로 거품이 생기는지 아닌지를 확인해야 한다. 배액 상태 변화를 정확히 사정하여 파악하고 있는 것이 중요하다.

o. 흡인

중력을 통한 배액이 적절하지 않거나 환자의 기침이나 호흡이 너무 약해 흉관을 통해서 흉막강 밖으로 공기나 체액이 배출될 수 없는 경우에는 100~200mmH_2O의 압력으로 흡인하도록 한다.

밀봉흉곽배액에 흡인장치를 연결해야 하는 경우로는 공기가 흉막강으로 유입되는 속도가 밀봉배액기구로 제거되는 속도보다 빠를 때, 흉막강으로부터 공기 제거의 속도를 올리고자 할 때이다. 흡인은 흡인병의 물의 높이에 의해 조절된다. 흡인병에 물이 많을수록 높은 흡인력이 생성된다. 수술 후 흉관이 필요한 환자의 대부분은 24~72시간 동안 흡인이 필요하다.

만약 흡인병에 물이 채워져 있지 않다면 흡인을 하자마자 대기의 공기가 통기구에서 흡인병으로 곧장 들어갈 것이다. 물을 통해서 서서히 공기가 통과하기 때문에 흡인력이 조절된다. 흡인력이 증가될수록 통기구를 통해 배출되는 공기의 양도 많아진다. 흡인이 되는 동안 환자는 안정을 유지해야 한다. 통기구가 막히면 위험하다. 왜냐하면 흉막강으로 직접 흡인이 유도되기 때문이다. 흡인력이 500mmH_2O 이상이라면 폐손상을 유발한다.

- 흡인기구 기능 사정

대부분의 흡인조절기는 잠재적으로 많은 양을 흡인하여 손상을 줄 수 있기 때문에 흡인량이 조절되어야 한다. 적절히 기능하고 있다면 흡인조절병에 지속적인 기포가 나타난다. 기포가 많이 난다고 흡인의 양이 증가하는 것은 아니며 오히려 병의 물을 빠르게 증발시킬 수 있다.

흡인조절병에 기포가 보이지 않으면 정확한 수준의 흡인이 유지되지 않는 것이다. 기계적인 흡인기구가 적절히 기능하지 못하는 경우는 흉막강이나 배액기구 내로 다량의 공기 유입, 조절기의 기계적인 문제이다. 가장 심각한 문제는 흉막강 내로 공기가 유입되는 것이다.

흡인조절병에 기포가 멈추면 환자 신체 가까운 쪽에서 흉부배액관을 잠그고 공기가 새는지 점검한다. 흡인조절병에 기포가 생기면 배액기구 또는 조절기에 아무 문제가 없는 것이다. 문제는 공기가 흉관 주위를 통해 흉막강 내로 유입되는 것이다. 만약 공기 유입을 막지 못한다면 즉시 의사에게 보고한다.

흉곽 튜브를 겸자로 잠근 경우 흡인조절병 내로 기포가 생기지 않는다면 문제는 배액기구 연결이나 조절기에 있다. 연결 부위가 느슨한지, 뚜껑 주위와 관에 공기가 새는지 기구를 주의 깊게 점검한다. 관이 꼬이지 않았는지, 위치는 올바른지, 아래로 늘어지지 않았는지 잘 살펴본다. 흡인력에 문제가 있다면 다른 흡인기와 조절기를 이용하도록 한다. 조사하는 동안 흉관이 잠겨 있으므로 긴장성 기흉에 대해 자세히 관찰하도록 한다.

새로운 배액기구는 흡인력을 조절하기 위해 물 대신에 스프링이나 다이얼을 이용하여 건성 흡인을 한다. 이 기구의 장점은 장치하기 쉽고 소음이 없으며 더 높고 정확한 흡인력을 적용할 수 있는 것이다. 그러나 이 기구는 거품을 통한 흡인력의 확인을 직접 눈으로 볼 수 없기 때문에 자주 흡인계기를 사정해야 한다.

ㅈ. 흉곽배액 촉진

밀봉흉곽배액기구는 항상 환자의 흉곽보다 낮은 위치에 놓아야 한다(60~90cm). 그래야 중력에 의해 배액이 유지되고 액체가 흉막강으로 되돌아가지 않는다. 흉곽배액기구는 바닥에 똑바로 놓이거나 침상다리에 매달려 있어야 한다.

배액기구가 바닥에 있다면 바닥이 울퉁불퉁하지 않아야 하고 침상난간에 걸리지 않도록 한다. 밀봉흉곽배액기구를 이동시킬 경우 항상 흉곽배액기구가 환자 가슴 아래에 놓이도록 한다.

만약 가슴보다 높은 위치에 놓이게 되면 순간적으로 배액병에서 용액이 흉막강 안으로 빨려 들어간다. 꼭 필요한 경우 기구를 환자의 가슴 이상으로 올려야 한다면 겸자로 잠시 동안 이중으로 잠그도록 한다.

체위 변경은 주의해서 시행한다. 흉관이 있는 쪽으로 누울 때 관이 눌리거나 꼬이지 않도록 눕는다. 이는 배액을 방해하고 역류되도록 하며 환자가 불편해한다. 배액관을 잘 감아 배액기구에 똑바로 내려오도록 하고 늘어지지 않게 주의한다. 관이 늘어져 중간에 체액이 고이게 되면 흐름을 막게 되고 거꾸로 압력을 주어 공기나 체액이 배액되는 것을 방해한다.

배액관이 너무 짧거나 길지 않도록 한다. 너무 길면 엉키거나 눌리게 된다. 환자가 앉거나, 돌아누울 때 당기지 않도록 충분한 길이를 두도록 한다. 환자가 돌아눕거나 움직일 때마다 잡아당겨지거나 위치가 변동되는지 관찰하도록 한다. 배액관이 적절한 위치인지 점검한다.

흉관을 통해 공기 또는 체액이나 혈액이 중력에 의해 잘 배출되면 관의 개방성에 문제가 없는 것이다. 그러나 혈전이나 폐조직 같은 조각이 관에 보인다면 쥐어짜는 방법이나 훑어내는 방법을 이용하여 흉관이 막히지 않도록 한다.

- 흉관을 훑을 때는 부드럽게 누르고 한 손을 관 아래쪽으로, 즉 환자의 가슴에서 배액기구 방향으로 미끄러져 내려온다. 다른 손은 관을 고정시켜 잡아당겨지거나 위치가 이동되지 않도록 한다.
- 흉관을 짤 때는 간헐적으로 관을 비틀거나 쥐어짜는 방법을 사용한다.

이론적으로 이러한 방법은 응고물을 관에서 이동시켜 배액병으로 밀어낸다. 하지만 연구에서는 이러한 조작의 유·무가 관의 개방성에 차이를 나타내지 못한다고 제시한다. 더욱이 흉관을 훑으면서 흉막강 내 과도한 음압이 발생하여 합병증을 유발할 수 있다. 따라서 이러한 방법은 매우 주의해서 사용하도록 한다.

ㅊ. 활동 격려

밀봉흉곽배액을 하고 있는 환자는 자주 기침과 심호흡을 하도록 격려한다. 이는 기관지 분비물을 깨끗하게 하며, 폐의 재팽창을 촉진하고 폐 내압과 흉막강 내압을 증가시켜 흉막강의 공기와 액체가 잘 배출되도록 한다.

흉곽배액을 하고 있는 환자는 침상에 앉아 있거나 침상밖으로 나올 수 있으며 기구가 넘어지지 않고 똑바로 있을 만큼 길이가 유지된다면 잠그지 않고 걸어다닐 수 있다. 하지만 관이 잡아당겨지지 않도록 주의한다. 여러 가지 방법들을 이용해서 흉곽배액기구를 걸어 다니는 동안 가슴 아래로 유지하도록 한다. 환자 앞에 휠체어를 놓고 기구를 그 위에 올려놓는 방법도 있다. 환자의 상태가 허락된다면 지시에 따라 걷는 동안 흡인기를 제거하고 중력에 의해 배액할 수 있다.

ㅋ. 휴대용 흉곽배액장치

휴대용 흉곽배액장치는 물을 이용한 밀봉병 대신 기계적인 일방향 판막을 사용하여 흡인조절병이 없는 좀 더 작은 흉관을 말한다. 공기는 일방향 판막을 통해 호기 시에 흉곽을 빠져나오게 되고, 일방향 판막은 흡기 시에 공기가 다시 흉곽으로 들어가지 못하게 한다. 휴대용 흉곽배액장치는 흉관은 필요하지만 폐를 재팽창시키기 위해 흡인이 필요하지 않거나 흉막강으로부터 많은 양의 체액을 배액시켜야 하는 환자들에게 사용된다. 또 장기간의 흉막삼출증 치료가 요구되거나 지속적으로 공기가 누출되는 환자들에게도 사용된다. 흉관의 크기가 작고 큰 배액병이 필요하지 않기 때문에 환자들은 회복기에 보다 더 빨리 그리고 더 많이 움직일 수 있다.

ㅌ. 흉곽배액관 잠금

보통 흉관을 잠그는 것은 금기이다. 공기 유입이 지속되고 있거나 기흉의 경우 흉관을 잠그면 공기가 빠져나가지 못해 긴장성 기흉이 생긴다. 만약 관의 연결이 빠지면 즉시 배액기구와 연결하거나 물마개를 만들어 주기 위해 멸균된 물이나 식염수가 담긴 병에 관의 끝을 담근다. 용액이 즉시 준비되지 못할 때는 긴장성 기흉이 관의 개방보다 더 심각하므로 관을 그대로 둔다.

다음은 흉관을 잠그는 것이 적절한 경우이다.

- 지속적인 공기 유입을 사정할 때
- 배액기구를 제거해도 좋은지 평가할 때
- 배액기구를 교환하고자 할 때

앞의 경우와 같이 명백히 잠가야 하는 이유 외에는 특별한 지시가 없는 한 절대로 잠그지 않도록 한다. 잠그는 것은 호기 후 실행하고 가능한 빨리 풀도록 한다.

ㅍ. 흉관 제거

밀봉흉곽배액기구의 제거는 의사가 결정한다. 폐가 재팽창되었다는 표시 중 하나는 밀봉병의 물의 오르내림이 중단되는 것이다. 흉부청진, 타진, 흉부 X선 결과를 통해서 폐의 재팽창이 확인된다.

보통 흉곽배액 수술 2~3일 후 폐는 완전히 재팽창된다. 공기와 과다한 체액 배액이 멈춘 후 24시간 정도 더 배액기구를 연결해 둔다. 환자가 흉관을 제거했을 때 얼마나 잘 적응하는지 보기 위해 일시적으로 관을 잠그기도 한다. 배액량이 하루에 50~70mL 이상이려면 흉관을 제거하지 않는다. 흉관 제거는 빠를수록 좋다. 이는 흉관은 수술 후 통증과 활동제한의 원인이기 때문이다. 또한 관이 오래 유치될수록 감염의 위험이 크다. 농흉 치료를 위한 흉관은 흉곽 수술 후 흉관보다 더 오래 유지한다.

흉관 제거 시 중 정도의 통증을 느낄 수 있다. 처방된 진통제를 제거하기 30분 전에 투약한다. 관을 고정한 봉합사를 안전하게 자를 수 있는 소독가위와 봉합세트, 상처를 덮기 위한 소독된 바셀린 거즈, 4×4 거즈, 테이프를 준비한다.

만약 흉관이 우발적으로 빠진 경우 삽입 부위를 소독된 바셀린 거즈로 덮고 의사에게 보고한다. 긴장성 기흉이 발생하지 않도록 환자의 호흡문제를 관찰한다. 만약 긴장성 기흉의 증후가 있다면 거즈를 제거하고 공기가 빠져나가도록 한다.

⑨ 치료 관련 합병증

다양한 합병증이 폐암치료의 결과로서 발생한다. 외과적 절제 시 특히 심폐 시스템이 수술 전에 손상되었다면 호흡부전이 발생할 수 있다. 수술 합병증과 지연된 기계 호흡은 잠재적 결과이다

방사선요법은 심폐기능의 감소를 가져오고 폐섬유증, 심낭염, 수초염 그리고 심성폐와 같은 합병증이 발생할 수 있다.

특히, 방사선요법과 병행하는 항암요법은 간질성 폐렴(pneumonitis)을 일으킬 수 있다. 폐와 전신 독성은 항암요법의 잠재적 부작용이다.

⑩ 노인 고려

폐암 진단 당시 대부분 환자는 65세 이상이고 3기나 4기인 경우가 많다. 비록 나이가 비소세포암이나 소세포암의 치료 반응과 전반적인 생존에 대한 의미 있는 예후의 요인은 아니지만, 고령의 환자는 특별한 요구가 있다. 노인 환자의 동반질환과 기능적 상태에 따라 화학요법의 약물, 용량 그리고 주기가 삶의 질 유지에 적용될 필요가 있다. 노인 폐암 환자 간호에서 고려되어야 하는 이슈는 기능적 상태, 동반상황, 영양상태, 인지, 복용 중인 약물, 그리고 심리적·사회적 지지를 포함해야 한다.

⑪ 환자 사례와 간호과정

환자 사례 1:

71세 남자 환자가 심한 호흡곤란과 기침으로 응급실을 통해 입원하였다. 내원 1년 전부터 기침 및 경한 호흡곤란이 있었으며 내원 이틀 전부터는 발열 및 오한을 동반한 심한 호흡곤란이 있었다. 과거력상 폐질환의 병력은 없었고 흡연은 하루 1갑씩 40년 이상 계속하였다. 단순 흉부 촬영상 오른쪽 폐 하부에 국소화된 기흉의 소견을 보였으나 종양과 감별하기 어려워, Chest CT와 MRI를 시행하였고, SPECT 검사, 기관지경 조직검사상 비소세포성 폐암, Stage T1N1 IIA로 진단을 받고 오른쪽 전폐 절제술을 시행하였다. 수술 부위에 흉곽배액병 하나를 가지고 있으며 음압은 적용하지 않으며 clamping된 상태이다.

수술 후 활력징후는 혈압 138/78mmHg, 맥박 103회/분, 호흡 32회/분, 체온 37℃이며, 환자는 숨이 차고, 숨 쉬기 힘들다고 호소한다. 통증 사정 결과 NRS 8점, 맥박산소 포화도는 91%이다.

간호진단	#1. 외과적 수술과 관련된 통증
간호목표(기대되는 결과)	통증사정 점수가 감소할 것이다. 환자는 보다 편안해할 것이다. 그 증거로 불편감이 감소되었고, 진통제 사용량이 줄었으며 침상에서 움직일 때 통증이 덜하다고 표현한다.

간호중재	이론적 근거
1. 통증사정도구로 통증의 강도와 양상 등을 사정한다.	1. 한 가지의 효과적인 측정 도구를 지속적으로 사용하여 통증의 정도를 정확히 파악하고 진통제의 효과를 평가하도록 한다.
2. 처방에 따라 진통제를 투여한다.	2. 마약은 수술 후 통증조절을 위해 일반적으로 이용된다. 마약은 아편수용체와 결합하여 통각을 저하시킨다.
3. 사용된 약물의 부작용을 관찰한다.	3. 부작용을 감시한다.
4. PCA 사용법에 대해 설명 후 통증이 심해지기 전에 스스로 자가통증조절기를 사용하도록 교육한다.	4. 예방적으로 진통제를 이용하면 보다 일정하게 편안함을 느끼며 불안도 감소시킨다.
5. 투약이 효과적인지 사정하여 약물 과다를 피한다.	5. 적절한 통증 완화가 이루어져야 하며 약물 과다는 호흡과 기침반사를 억압할 수 있다.
6. 동시에 비약물적인 통증 완화 방법을 적용한다.	6. 적절한 자세, 이완 요법 및 이러한 유사한 방법들은 약물의 효과를 증대시킨다.

간호진단	#2. 수술 절개 부위 통증과 관련된 가스 교환장애
간호목표(기대되는 결과)	환자의 호흡수가 안정적이며, 호흡곤란을 호소하지 않을 것이다. 맥박산소포화도가 95% 이상 유지될 것이다.

간호중재	이론적 근거
1. 통증을 사정하고 처방에 따라 진통제를 투여한다.	1. 진통제의 사용은 통증을 완화하고 호흡을 편안하게 한다. 마약성 진통제와 관련된 호흡 억제 증상과 징후를 관찰한다.
2. 처방된 산소를 투여하고, 호흡음, 호흡수, 깊이, 양상, 불안, 흥분 등의 저산소혈증 증상과 징후, 종격동의 위치를 사정한다.	2. 산소 보충은 폐포 산화를 증가한다. 전폐 절제술 후에는 환자를 수술받은 쪽으로 눕게 하여 종격동의 변위를 예방한다.
3. 처방에 따라 활력징후, 맥박산소 측정, 동맥혈 가스분석검사를 실시하고, 비정상적인 상태를 보고한다.	
4. 흉부 X선 촬영 후 종격동의 변위가 있는지 확인하고, 종격동의 변위 증상과 징후가 있는지 관찰한다.	4. 전폐절제술을 한 환자는 종격동 변위 증상과 징후가 있을 수 있으며 필요시 흉부 X선 영상으로 확인할 수 있다.

(계속)

간호진단	#3. 분비물 증가와 통증으로 인한 효과적인 기침 감소와 관련된 기도 개방 유지 불능
간호목표(기대되는 결과)	환자는 효과적인 기도 개방 유지를 나타낼 것이다. 그 증거로 깨끗한 호흡음, 효과적인 기침, 적절한 가스 교환이 이루어질 것이다.

간호중재	이론적 근거
1. 활력징후가 안정되면 반좌위로 앉는다.	1. 똑바로 앉은 자세는 폐의 확장을 돕고 적은 노력으로 환기를 촉진시킨다.
2. 수술 후 24~48시간 동안 최소한 1~2시간마다 기침과 심호흡을 하도록 돕는다.	2. 폐의 공기량을 증가시키면 분비물 배출이 용이하다.
3. 환자가 심호흡을 서서히 한 다음 3~5초간 숨을 참았다가 호기 하도록 교육한다. 두 번째 호기에서 두 번 기침하도록 한다.	3. 기침은 기관기관지 분비물이 폐 밖으로 이동하도록 돕는다. 심호흡은 기도를 팽창시켜 계면활성제 생산을 자극하고 폐조직을 확장시킨다.
4. 가능하면 진통제의 최대 효과 시간에 기침과 심호흡을 하도록 한다.	4. 수술 후 통증이 감소될수록 기침과 심호흡을 더욱 효과적으로 시행할 수 있다.
5. 기침 전·후의 호흡음을 사정한다. 환자를 지지하고 안심시킨다. a. 호흡운동으로 폐 또는 봉합선이 손상되지 않음을 설명한다. b. 기침과 심호흡하는 동안 절개 부위를 손으로 지지한다. c. 들이마시는 공기에 적절한 습도와 수화의 수준을 적절하게 유지한다. d. 흉부 X선 결과를 감시한다. e. 흡인이 필요한지 평가한다.	5. 이는 기침의 효과성을 평가하는 데 도움이 될 것이다. a. 봉합 부위가 벌어질 것이라는 공포로 인해 기침 노력이 방해된다. b. 절개선을 지지해 주면 편안하고 안심이 된다. c. 수분과 습기는 분비물을 묽게 하여 쉽게 배출되도록 돕는다. d. 자주 흉부 촬영을 하여 무기폐 또는 감염, 종격동 변위의 유·무를 확인하도록 한다. e. 기침이 효과적이지 않다면 흡인을 통해 폐 분비물을 제거해야 한다. 흡인은 폐 봉합 부위가 손상되지 않도록 주의해서 시행한다.

환자 사례 2:

65세 여자 환자가 건강검진상 흉부 X선 이상으로 병원에 방문하였다. 환자는 평생 비흡연자이고 주부로, 5년 전에 고혈압과 류마티스관절염을 진단받고 투약 중이었다. 좌상엽에 장경 3cm의 결절에 대한 경피적 폐세침생검 결과 폐선암으로 확진되었고, 다발성 폐전이로 4기에 해당하였다. 1차 항암제 Cisplatin과 Pemetrexed 병합요법을 6주기 받은 후, 암이 진행하여 항암제를 교체하였다. Erlotinib를 투여하면서 1년 동안 부분 관해와 안정상태를 유지하던 중, 반응 평가를 위해 시행한 흉부 전산화단층촬영상 좌상엽에 기존 원발암과 다발성 폐전이는 변화가 없었으나 우하엽에 새로운 폐결절(장경 2.9cm)이 관찰되었다. 우하엽 폐결절에 대한 감별진단을 위해 경피적 폐세침생검을 시행하였고 그 결과 소세포폐암으로 밝혀졌다. 환자는 담배도 피우지 않았던 자신에게서 폐암이 진단된 것에 우울해하였으며 폐선암으로 항암 치료를 받고 있는 도중에 소세포폐암을 진단받아 매우 불안해하고 있다. 최근 음식 섭취량이 감소되어 1달 사이에 체중이 5kg 줄었으며, 전반적으로 기운이 없어 보이고 한숨이 늘었다.

간호진단	#1. 상황적 위기와 관련된 불안
간호목표(기대되는 결과)	격심한 불안의 증상 없이 현재의 질병 상황에 대처한다.

간호중재	이론적 근거
1. 불안의 정도를 사정한다. 필요시 환자와 있어 주고, 기꺼이 들어줄 수 있다는 의사를 표명하여 환자가 말하도록 강요하지 않는다.	1. 언어적 의사소통은 조용하고 편안한 목소리로 할 때 가장 효과적이며 간단명료하고 직접적이어야 한다.
2. 정확하고 간결하게 필요한 정보를 제공한다.	2. 불안한 환자는 너무 많은 정보를 주게 되면 이해하지 못하고 더 불안해한다.
3. 환자의 말을 주의 깊게 경청하고 감정을 말로 표현하도록 도와준다.	3. 불안을 말로 표현하면 불안 정도가 경감된다.

(계속)

간호진단	#2. 식욕 부진과 관련된 영양 결핍
간호목표(기대되는 결과)	섭취량이 증가된다. 더 이상 체중이 감소되지 않는다.

간호중재	이론적 근거
1. 영양상태를 사정하고, 매일 같은 시간에 체중을 측정한다.	
2. 수분 섭취량과 배설량을 관찰한다.	
3. 혈중 전해질검사 결과를 확인한다.	1. 음식물의 섭취가 신체요구량에 못 미칠 경우 전해질 불균형과 질소 불균형이 나타난다.
4. 구강위생을 실시한다.	2. 구강위생은 미각을 증진시키고 염증을 예방한다.

나. 종격동종양(Mediastinal tumors)

① 정의

종격동종양은 신경성 종양, 흉선종양, 림프종, 생식세포종양, 낭종 그리고 중간엽종양을 포함한다.

이것은 보통 장소에 관련지어 기술된다.

② 임상증상

종격동종양의 증상 대부분은 중요한 흉곽 내부의 장기에 대항한 종양의 압력으로부터 발생한다. 증상은 기침, 천명음, 호흡곤란, 전흉부 또는 목의 통증, 흉벽의 튀어나옴, 심계항진, 협심증, 다른 순환장애, 청색증, 상대정맥증후군(얼굴, 목, 상지의 부종), 목과 흉벽의 정맥 두드러진 팽창(외부혈관의 압력이나 내부혈관의 침범에 의해 종격동의 큰 정맥 폐쇄의 근거), 그리고 연하곤란, 식도 내로의 침범이나 압력으로 인한 체중 감소이다.

③ 간호관리

만약 종양이 악성이고 주변조직을 침윤하여 완벽하게 외과적 절제가 어렵다면, 방사선요법, 화학요법, 병행요법이 사용된다.

많은 종격동종양은 양성이고 수술 가능하다. 종격동 내의 종양의 위치(앞면, 중앙, 후면)가 절개 유형을 결정한다. 보편적으로 사용되는 절개는 중앙 흉골 절개술(sternostomy)이다. 그러나 종양의 위치에 따라 흉부 절개술(throacotomy)이 사용되기도 한다. 추가로 양측 전면 thoracotomy (clamshell incision)과 video assisted thoracoscopic surgery(VATS)이다. 간호는 흉부 수술한 환자와 같다. 주요 합병증은 출혈, 횡격막 또는 후두신경손상, 감염이다.

(12) 흉부 외상

주요 흉부 외상은 단독으로 발생하거나 다양한 다른 손상과 함께 복합적으로 발생한다. 흉부 외상은 둔하거나 날카로운 것으로 분류된다. 둔한 흉부 손상은 급속한 감속 부상(자전거, 오토바이, 자동차 사고, 낙상 등)이나 직접적인 손상(학대, 충돌, 폭발 등)으로부터 발생한다. 날카로운 외상은 외부 이물질이 흉벽을 관통할 때(자상, 총상, 파편) 발생한다.

가. 흉부 타박상과 관통성 손상 (Blunt trauma & Penetrating trauma)

① 정의

둔상은 모든 외상의 약 13%에 달한다. 이것은 증상이 잠재적이거나 모호할 수 있기 때문에 손상의 범위를 규명하는 것이 어렵다.

② 원인

둔상의 가장 흔한 원인은 운전대, 안전벨트에 의한 상처, 낙상, 자전거 충돌(핸들 바에 의한 손상)이다.

③ 병태생리

둔상의 메커니즘은 증속(움직이는 물체가 흉부를 치거나 물건 안으로 떨어진 경우), 감속(갑작스런 속력이나 속도의 감소), 절단(흉부에 가해진 힘으로 찢기거나, 파역되거나 분리됨) 그리고 압박(충돌이나 폭력과 같이 흉부에 직접적으로 가해진 힘)이다. 흉부의 손상은 종종 생명을 위협하고 그 결과 한 가지나 그 이상의 다음과 같은 병리적 상태를 가져온다.

a. 기도 파열로 인한 저산소증: 폐실질, 늑골, 호흡기 근육 조직의 손상, 다량의 출혈, 무기폐, 폐 좌상과 기흉
b. 큰 혈관, 심장파열 또는 혈흉으로 인한 다량의 체액 손실로 인한 저혈량증(hypovolemia)
c. 심장압전, 심장좌상 또는 흉강 압력 증가로 인한 심부전

이런 병리적 단계는 자주 환기와 관류부전을 일으키고 이는 급성 호흡부전, 저혈량성 쇼크 그리고 사망에 이르게 한다. 총상과 자상은 관통상의 가장 흔한 원인이다. 총상은 뼈 구조, 흉부조직, 큰 혈관을 손상시킬 수 있고, 복부까지 손상시킬 수 있다. 만약 횡격막이 자상이나 총상으로 손상되었다면 흉강 내부까지 손상되었다고 볼 수 있다.

④ 흉부 손상 시 사정

흉부 손상의 초기 사정은 기도 폐쇄, 긴장성 기흉, 개방성 기흉, 다량의 혈흉, 동요가슴 그리고 심장압전이나 심장파열의 사정을 포함한다. 이들 손상은 생명 위협적이고 즉각적인 처치를 요한다. 2차 사정은 단순기흉, 혈흉, 폐좌상, 대동맥파열, 기관기관지파열, 흉골 골절, 식도천공, 횡경막 손상, 종격동의 관통상 등을 포함하며 치명적이다(표 3-20).

시간은 흉부 손상의 치료에 매우 중요하다. 따라서 환자를 즉각 사정하는 것은 필수이다.

- 손상이 발생한 시점부터 경과한 시간
- 손상의 메커니즘
- 의식수준
- 특이한 손상
- 출혈량
- 최근 약물이나 알코올 사용
- 병원 이전의 치료

⑤ 진단검사

초기 진단적 업무는 흉부 X선, CT, CBC, 응고 시간, cross-matching, 전해질, 산소 포화도, ABGA, EKG 등이다. 환자는 복합적인 간호에서 추가적인 손상을 놓치는 것을 피하기 위해 옷을 입히지 않는다. 대부분 흉부 손상 환자는 주의가 필요한 머리와 복부 손상과 연관된 흉부 손상이 많다. 환자의 치료에 대한 반응을 모니터링하고 임상

표 3-20 흉부 손상 사정 알고리즘 ATLS(Advanced Trauma Life Support)

항목		내용
A: Airway		호흡수와 깊이, 협착음, 청색증, nasal flaring, 부속근 사용, 침 흘림, 명백한 얼굴, 입 또는 목 손상을 포함하여 사정한다.
B: Breathing		흉부의 대칭적 움직임, 대칭적 호흡음, 개방 흉부 손상, 찔림, 경부 정맥 확장, 역설적인 흉벽 움직임을 사정한다. 흉부를 부드럽게 촉진하고 마찰음(피하기종)과 기관의 위치 또한 사정한다. 추가로 흉벽의 반점이나 파열, 화상 등을 사정한다.
C: Circulation		활력증후와 피부 색깔은 쇼크의 징후로 관찰한다.
D & E: Diability(neurologic) & Exposure	Diability(neurologic)	환자의 의식수준을 사정하고 머리와 척수 손상이 동반되었다면 알린다.
	Exposure	저체온이나 고체온과 같은 노출에 대한 손상을 사정한다.

적 악화를 가져오는 조기 증상을 파악하는 지속적인 사정이 필수적이다.

나. 늑골 골절(Rib fracture)

① 원인

늑골 골절은 흉부 손상에서 일반적이며 특히 노인에게서 자주 발생한다. 이는 주로 추락, 흉부 구타, 기침이나 재채기, 급속한 감속으로 인한 가슴이 운전대에 부딪히는 충격 등과 같은 둔탁한 손상에 의해 발생한다. 5~9번째 늑골이 가장 흔하다.

② 임상증상

임상증상은 흡기와 촉진 시 골절 부위의 국소적인 통증과 압통, 통증으로 얕은 호흡, 복합골절인 경우 골편이 튀어나와 있고 가슴막이나 폐를 찔러 기흉이나 혈흉이 생길 수 있다. 통증으로 인해 얕은 호흡을 하게 되고 효과적인 기침이 방해되므로 무기폐와 폐렴이 유발될 수 있으며 분비물이 축적되어 기관지가 폐쇄되면 이 부위에 감염이 일어난다. 얕은 호흡으로 폐신장성이 감소된다.

③ 치료

늑골 골절은 일반적으로 휴식, 국소적 열 적용, 진통제 등으로 보존적인 치료를 한다. 늑골을 붕대로 묶는 것은 호흡 시 통증을 감소시키나 심호흡을 제한하여 무기폐와 폐렴의 소인이 될 수 있으므로 사용하지 않는다.

기침이나 심호흡을 자주 하도록 하고 이때 가슴을 지지하여 더 편안하게 호흡하도록 도와준다. 만약 통증이 심하여 호흡을 방해한다면 국소적인 진통제를 골절 부위에 주사하거나 늑골 사이 신경을 차단하기도 한다. 기흉이 생기지 않았는지 확인하기 위해 통증조절 후 가슴 X선촬영검사를 한다. 늑골 골절로 인한 통증은 5~7일 정도 지속되고 완전한 치유는 대략 6~8주가 걸린다.

다. 연가양 흉곽(Flail chest)

① 정의

연가양 흉곽은 같은 쪽 인접한 늑골이 2개 이상 골절되어 각각 골절된 뼈가 2개 이상의 분절을 형성한다.

② 병태생리

연가양 흉곽은 보통 흉곽 양쪽에 발생한다. 부러진 갈비뼈 끝은 가슴막과 폐표면을 파열(혈기흉 유발)시키며 흉부좌상은 연가양 분절을 발생시킨다. 흉부가 좌상을 입으면 체액이 증가되고 손상된 부위에 모이면서 폐부종, 폐간질염, 무기폐가 급속히 진행된다. 가슴의 뼈가 더 이상 연결되지 못하므로 호흡 동안 흉벽과 독립적으로 움직여 흡기 시 정상적으로 흉곽 전체가 확장될 때 빨려 들어가고 호기 시 정상적으로 수축할 때 밖으로 부풀려 나오는 움직임을 보인다. 이런 모순호흡운동(paradoxical movement)으로 환자는 1회 호흡량이 감소되고 적절하게 기침을 하지 못해 환기저하와 저산소증이 초래되어 호흡부전이 된다.

③ 임상증상

환자는 일반적으로 극도의 통증에도 불구하고 호흡하고자 노력함으로써 심리적·신체적 고통을 경험한다. 보통 호흡은 빠르고 얕으며 힘이 든다. 이환된 쪽의 호흡음은 없거나 감소되어 있고 골절 부위에서 악설음이 들리거나 느껴진다. 호흡하기 위한 노력은 이미 감소된 산소 공급을 더욱 소모시켜 과탄산증과 저산소증을 악화시킨다. 자주 ABG 검사를 시행하여 호흡 상태와 산독증에 대해 감시한다.

④ 치료

기관내 삽관과 기계적 환기를 통해 적절한 환기를 회복하여 저산소증과 과탄산증을 교정한다. 양압호흡으로 흉벽이 내적으로 안정되어 모순호흡운동이 감소되며 골절된 늑골의 움직임을 감소시켜 통증을 완화한다. 흡인을 통해 기도개방을 유지하여 폐확장부전과 폐렴을 방지한다.

라. 폐좌상(Pulmonary contusion)

① 정의

폐좌상은 폐실질조직의 손상으로 폐의 부종과 폐포 내의 혈액의 유출로 정상 폐기능이 상실된 경우를 말한다.

② 증상 및 징후

늑골 골절, 연가양 흉곽, 가슴 부위의 멍은 폐좌상의 가능성을 의미한다. 흉부 X선이 중요한 진단 방법이다. 호흡부전, 객혈, 호흡음 감소, 악설음, 천명음이 나타난다.

③ 치료

환기와 산소화를 유지하는 것이 치료의 목표이다. 중심정맥압(CVP)을 주의 깊게 사정하고, 수분섭취를 조절한다. 폐좌상과 관련된 연가양 흉곽(flail chest) 또한 폐실질손상을 초래한다. 주요 합병증은 ARDS와 폐렴이므로 연가양 흉곽의 증상과 징후를 관찰한다.

④ 간호중재

호흡을 돕기 위해 High Flowler 체위를 취한다. 호흡 상태와 활력징후를 주의 깊게 관찰한다. 심호흡과 기침을 권장하고 필요시 기관흡인을 한다. 감염을 예방하도록 하고 감염징후에 대해 관찰한다. 신체적 상태가 안정될 때까지 환자를 침상안정시킨다.

마. 기흉(Pneumothorax)

① 기흉의 유형

기흉은 흉막강 내에 공기가 있는 상태이며, 이로 인해 완전한 폐 팽창이 억제된다. 폐는 흉벽 쪽의 벽측 흉막과 폐쪽의 장측 흉막이 흉막강 안을 음압으로 유지할 때 팽창이 가능하다. 이러한 구조의 연속성이 깨어지면 폐는 허탈되고 기흉이 발생된다. 기흉은 자발성과 개방성이 있다. 폐쇄성 기흉은 기관지, 세기관지, 폐포와 같은 내부 호흡 구조물에 구멍이나 열상이 생겨 공기가 흉막강으로 빠져나간 것이다. 가슴뼈 골절은 폐쇄성 기흉을 초래한다. 개방성 기흉은 흉벽이나 횡격막에 뚫린 구멍을 통해 공기가 직접 흉막강 내로 들어간 것이다.

바. 자발성 기흉(Spontaneous pneumothorax)

① 정의

자발성 기흉은 특별한 원인이 없는 특발성이거나 COPD, 결핵, 암과 같은 다른 질환의 결과로 발생한다. 자발성 기흉은 흉벽의 손상은 없고 기포가 파열되면 폐가 허탈된다.

② 증상

증상은 빈호흡, 호흡곤란, 환측 흉곽이 움직이거나 호흡 및 기침을 할 때 갑작스럽고 찌르는 듯한 통증, 비대칭적인 흉곽 팽창, 이환된 흉부의 과공명음, 안절부절못함, 불안, 빈맥이 나타난다. 심한 경우 경정맥팽대, 피하기종, 침범되지 않은 쪽으로의 기관 편위, 진행되는 청색증이 있다.

③ 진단검사

흉부 X선촬영검사로 침범되지 않은 쪽으로 기관의 편위와 폐허탈을 알 수 있다. 만일 기흉이 의심되나 호흡장애가 너무 심각해서 흉부 X선촬영을 할 수 없는 상황이라면 응급흉곽천자를 시행한다. 기흉이 회복될 때까지 정기적으로 흉부 X선촬영검사를 통해 폐의 재확장을 관찰하고 동맥혈가스분석을 실시한다.

④ 치료

침범 부위가 적은 경우 활동을 제한하고 침상안정시키면서 산소를 투여하면 흉막 안의 공기가 점차 흡수된다. 심한 경우 밀봉흉곽배액장치를 하여 공기를 제거하고 폐를 재팽창시킨다. 계속 공기가 나오면 vibramycin과 같은 항생제를 무균적으로 주입하여 흉막 유착을 통해 기흉을 치료한다. 이 치료는 심한 통증을 유발하고 발열이 동반되므로 적절한 간호가 필요하다.

외과적 치료로 비디오 보조 개흉술(video assisted thoracic surgery; VATS)로도 이루어진다. 개흉술보다 덜 침습적이기 때문에 통증을 덜 경험하고 흉곽 상처도 적으며 개흉술에 따른 부작용 없이 더 빨리 회복된다.

사. 개방성 기흉(Open pneumothorax)

① 정의

개방성 기흉은 흉부 상처로 인해 공기가 빨려 들어가서 발생한다. 호흡운동에 따라 대기의 공기가 자유롭게 들어가고 나간다. 흉부 외상을 통한 공기의 비정상적인 움직임은 조용한 환경에서 들을 수 있는 '마실 때 내는 소리(slurping)' 또는 '빠는(sucking)' 소리가 난다. 개방성 기흉은 사고로 인한 상해 또는 외상으로 생기는데 흉부 배액관이 빠졌을 때도 발생한다.

② 임상증상

개방성 기흉의 경우 호흡곤란과 환측 폐허탈 이외에 종격동 진전(mediastinal flutter)이 발생한다. 이는 공기가 환측 흉곽 안팎으로 드나들면서 초래된다. 흡기 시 종격동 구조물(심장, 기관, 식도)과 허탈된 폐는 비환측으로 밀려간다. 호기 시 환측 부위로 돌아오는데 이는 심폐기능장애를 초래하고 적절히 치료하지 않으면 사망할 수 있다.

③ 중재

개방성 상처는 즉시 상처를 안전하게 덮어 주어야 한다. 공기가 유입되지 않도록 덮어 주어 긴장성 기흉을 예방하며 반대쪽 폐의 환기를 유지시킨다. 무균적인 바세린 거즈 드레싱을 찾느라 시간을 낭비하지 말고 손에 닿는 물건은 무엇이든지 사용하여 즉시 상처를 막아 주고 무균적 바세린 거즈가 준비되면 드레싱하고 넓은 테이프를 이용하여 단단히 고정시킨다.

개방성 기흉 환자의 상처에 드레싱한 후 긴장성 기흉이나 종격동 변위가 나타나는지 주의 깊게 사정한다. 밀폐된 드레싱은 흉벽을 닫아 공기가 빠져나가지 못하도록 하여 긴장성 기흉이 발생할 수 있다. 긴장성 기흉이 발생하면 즉시 드레싱을 제거하여 공기가 빠져나가도록 한다.

아. 긴장성 기흉(Tension pneumothorax)

① 정의

긴장성 기흉은 흡기 시 공기가 들어가기만 하고 호기 시 나올 수 없어 숨 쉴 때마다 흉막강 안에 공기량이 다량 축적되며 흉막강 안의 압력이 증가한다. 즉시 치료하지 않으면 이환된 쪽 폐는 허탈되고 종격동은 건강한 다른 한쪽으로 변위된다.

② 병태생리

종격동 변위는 변위된 쪽의 폐를 압박하고 대혈관을 압박하게 되어 심장으로의 정맥귀환에 장애를 유발한다. 이로 인해 심박출량과 혈압이 떨어지게 된다. 긴장성 기흉은 심각한 심폐손상을 일으켜 갑자기 사망할 수 있다. 따라서 이는 최우선적인 응급상황으로 즉시 사정하여 중재해야 한다.

③ 임상증상

긴장성 기흉은 현저하게 심한 호흡곤란, 빈호흡, 목과 흉곽 상부의 피하기종, 진행성 청색증, 환측흉부의 급성 통증, 환측 부위 타진 시 과공명음, 빈맥, 비대칭적인 흉벽의 움직임, 환측 부위의 호흡음 감소 또는 소실, 극도의 안절부절못함, 흥분 등이 나타난다. 기타 증상으로 경정맥 팽대, 침범되지 않은 쪽으로의 후두와 기관 편위, 가슴 조임과 압박하는 듯한 느낌, 쇼크를 일으키는 심한 저혈압, 심음 감소가 나타난다.

④ 진단

의심되는 종격동 변위는 흉부 X선 촬영으로 확인한다. 후두와 기관이 침범되지 않은 부위로 변위되어 있는 것은 촉진이나 흉부 X선 촬영으로 확인한다. ABG 분석으로 저산소증과 호흡성 알칼리증을 확인할 수 있다. 종격동 변위가 심하고 즉시 교정되지 않을 때 호흡성 산독증이 유발될 수 있다.

⑤ 치료

즉각적인 중재 방법은 밀봉흉곽배액장치를 통해 공기를 제거하여 폐를 재팽창시키는 것이다. 만일 흉관삽관이 지연된다면 흉곽천자를 통해 공기를 제거한다. 긴장성 기흉으로 갇혔던 공기가 빠져나가면 긴장이 완화되어 폐가 재팽창되고 이와 함께 종격동 변이도 교정된다. 보조적인 산소치료가 필요하다.

자. 피하기종(Subcutaneous emphysema)

피하기종은 갈비뼈 골절이나 그 외 가슴 외상으로 공기가 피부 밑으로 들어간 상태이다. 공기는 피부밑조직을 통해 퍼지고 그 부분은 부어오른다. 피하기종은 대개 자연흡수되나 기도 압박으로 호흡곤란이 발생하기도 한다. 이 부위를 촉지하면 셀로판을 비비는 것과 같은 비빔 소리(마찰음, crepitus)를 들을 수 있다.

(13) 만성 폐쇄성 폐질환(Chronic obstructive pulmonary disease; COPD)

① 정의

만성 폐쇄성 폐질환은 기관지 점막 부종과 평활근수축으로 기도가 폐쇄되어 이차적으로 기도저항이 증가된 결과 초래된다. 즉, 폐로 공기가 들어오고 나가는 영향을 주는 몇 가지 장애들을 일컫는 말이며, 만성 기관지염, 기관지확장증, 폐기종, 천식은 각각 다른 질환이지만 증상이 비슷하고 병합되어 나타날 수 있다.

② 원인 및 병태생리

COPD의 원인은 뚜렷하지 않다. 흡연으로 초래되는 여러 가지 자극제의 영향(즉, 과다한 점액 분비와 기침, 섬모기능 파괴, 기관지와 폐포벽의 염증과 손상)으로 인해 흡연이 COPD로 진행되는 주요 위험요인이 된다. 흡연 시 흡입하는 일산화탄소(CO)는 혈색소와 친화력이 높아 산소보다 빠르게 혈색소와 결합하기 때문에 폐포에서부터 산소 운반 용량이 저하된다. 간접흡연은 환경성 흡연 또는 이차 흡연으로 폐기능 감소, 폐암 발병, 허혈 심장병, 사망률에 영향을 미친다.

만성적인 호흡기감염은 기도의 정상 방어기전을 파괴하고 세기관지와 폐포를 파괴시키며 노화와 함께 COPD로 진행되는 요인이 된다.

유전과 선천적 소인 또한 원인이 된다. α_1-antitrypsin(AAT)은 폐포에서 단백질용해효소가 폐포조직의 용해를 억제하는 효소인데, 이것이 결핍되면 호중구와 대식세포에서 유리되는 단백질용해효소가 폐포조직을 용해하는 것을 억제할 수 없게 된다.

가. 폐기종(Emphysema)

① 정의

폐기종은 폐포벽이 파괴되는 질환이다. 이로 인해 폐포의 영구적인 과다 팽창을 초래한다. 이러한 변화로 인해 폐기종에서는 만성 기관지염에서의 과다한 점액 분비보다는 공기통로 폐쇄가 주된 문제가 된다.

② 병태생리

폐기종의 정확한 원인이 알려진 바는 없지만 효소프로테아지(protease)와 엘라스타아제(elastease)가 폐의 결합조직을 공격하여 파괴하는 것으로 밝혀졌다. 폐기종은 이러한 효소에 대항하는 폐의 정상적인 방어기전[α_1-antitrypsin; AAT)]이 깨어짐으로써 초래될 수 있다. 폐기종에서 호기가 어려운 것은 폐포 사이의 벽이 파괴되고, 부분적으로 기도가 허탈되며 탄력성 반동이 상실되었기 때문이다. 폐포와 벽이 허탈됨에 따라 폐포 공간과 폐실질 사이에 공기주머니가 형성되며 이 과정에서 가스 교환에 참여하지 않는 영역인 사강이 증가하게 된다. 가스 교환하는 폐조직이 감소함에 따라 호흡 노력이 커지게 된다. 폐모세혈관이 파괴되므로 산소 확산장애가 오고 폐포 환기가 감소되어 이를 보상하려는 빠른 호흡을 나타내어 말기에는 저산소혈증이 나타난다.

③ 폐기종의 형태

a. 중심소엽성(Centrilobular)

중심소엽성 폐기종은 가장 보편적인 유형으로 세기관지의 파괴가 나타나며 주로 폐상부에 병변이 나타난다. 염증은 주로 세기관지에 발생하지만 폐포낭은 손상되지 않고 남아 있다.

b. 범소엽성(Panlobular)

범소엽성 폐기종은 세기관지와 폐포에 모두 영향을 미치며 일반적으로 폐하부 전체에 침범한다. 이는 흡연가에서 주로 나타난다. 범세엽성 폐기종은 폐하엽의 폐포가 파괴되어 폐말단에 격리된 공기주머니가 형성된다. 이로 인해 자연기흉이 유발된다.

c. 범세엽성(Panacinar)

범세엽성 폐기종은 노인과 선천적으로 AAT 결핍인 경우 발생된다. AAT가 결핍된 경우 폐포벽이나 기관지벽이 파괴될 위험이 높기 때문에 COPD에 걸릴 위험이 증가한다. 흡연에 의해 이런 효소 균형에 변화가 초래되어 폐조직파괴가 증가하는 것으로 보인다.

④ 증상 및 징후

일차질환으로 폐기종을 앓고 있는 환자는 운동 시 점진적으로 호흡곤란이 심화되다가 나중에는 휴식 시에도 호흡곤란이 나타난다. 호흡곤란이 온 후에 기침이 발생하고 가래의 양은 비교적 적고 점액성이며 감염 발생이 적어서 호흡부전은 보통 말기에 발생한다. 동맥혈가스 분석은 말기 상태가 되기 전까지 정상으로 유진된다. 호흡 노력 증가로 에너지 요구량이 증가되어 근육과 피하지방 소실과 함께 단백질과 칼로리 부족으로 체중 감소가 오고 2차적으로 만성 기관지염이 발생한다.

기도 폐쇄가 매우 심하고 항상 폐쇄되어 있으며 공기가 폐포에 갇혀 있어 폐포가 과팽창된다. 이에 흉곽 전·후경이 커지고 횡격막은 평평해져 술통형 가슴을 보인다. 타진 시에는 과공명음이 들린다.

나. 만성 기관지염(Chronic bronchitis)

① 정의

만성 기관지염은 기관지 염증으로 점액 분비 증가와 만성 기침이 유발된다. 급성 기관지염과는 달리 임상증상이 2년 연속 1년에 최소 3개월 동안 지속되는 상태를 말한다. 그리고 FEV1/FVC 비율이 75% 이하로 감소하고 만성 기관지염이 있다면 만성 기침을 동반하는 폐쇄성 폐질환 환자를 의미하는 만성 기관지염이라 할 수 있다.

② 병태생리(만성 기관지염의 특징)

- 큰 기관지 내의 점막하선의 수와 크기가 증가하여 점액 생산이 증가
- 배상세포(술잔세포)의 수가 증가하여 점액 분비가 증가
- 섬모 기능의 손상으로 점액 청소가 감소
- 폐 점액섬모의 방어 기능 손상으로 감염에 대한 감수성 증가

감염으로 인해 점액 생산이 증가하며 기관지벽은 염증으로 두꺼워진다. 만성 기관지염은 처음에는 큰 기관지에만 영향을 미치지만 결국 모든 기도에 다 퍼지게 된다. 진한 점액과 염증성 기관지는 특히 호기 동안 기도를 폐쇄한다. 기도가 허탈되면 폐 말단부에 공기가 갇히게 된다. 이로 인해 폐포 환기가 감소된다. 비정상적인 환기/관류 비율은 동맥혈 내 산소분압 저하로 이어지고 손상된 환기 결과 이산화탄소 분압이 증가된다. 저산소혈증에 대한 보상작용으로 다혈구혈증(적혈구 과다)이 생긴다.

③ 증상 및 증후

만성 기관지염은 발작적 기침, 운동 내구력 저하, 천명음, 짧은 호흡, 호기의 연장이 특징이다. 객담 생산량이 증가하며 폐감염도 자주 나타난다. 환자는 만성적인 저산소혈증과 과탄산증으로 고통받는다.

④ COPD의 진단검사

만성 폐쇄성 폐질환(chronic obstructive pulmonary disease; COPD) 환자의 진단과 중증도를 평가하기 위한 병력조사와 신체사정 그리고 폐기능검사는 매우 유용한 검사이다. COPD 환자의 폐기능검사 소견은 FEV1(1초 노력성 호기량)이 80% 이하이고 FEVI/FVC(1초 노력성 호기량/강제폐활량)가 70% 이하이다. 또한 잔기량(residual volume), 총폐활량(total lung capacity), 기능성 잔기용량(functional residual capacity)이 증가한다.

동맥혈가스 분석상 PaO_2 감소, $PaCO_2$ 상승, pH 감소의 소견을 보이면 만성 폐쇄성 폐질환의 말기 소견으로 해석한다. 심장초음파상 심장기능상실이 보이며 심전도에서 폐심장증 소견을 볼 수 있다.

⑤ COPD의 치료

COPD 환자의 치료 목적은 기관지 분비물 제거를 용이하게 하고 합병증을 예방하며, 임상증상의 진행을 늦추어 환기를 증진시키고 건강 유지와 질병관리를 증진시키는 것이다. 때로 환자의 악화 요인을 제거한다.

a. 금연

금연을 통해 생존율이 증가되고 심혈관질환과 폐암 발생률이 저하된다.

b. 감염 예방과 치료

매년 독감 예방접종을 실시하고 감염 발생 시 적절한 항생제를 투여한다.

c. 약물요법

COPD 환자에게 정량식 흡입기(MDI)나 네블라이저로 β_2 작용제를 사용한다. 항콜린제 중 Ipratropium 흡입 요법이 β_2 작용제(Albuterenol)와 항콜린제(Ipratropium)를 병용하여 MDI나 에어로졸 요법으로 사용하는 것도 효과적이다(표 3-21, 그림 3-12, 3-13).

경구 theophylline은 흡입제를 사용할 수 없을 경우나 다른 약제에 반응하지 않는 경우 추가한다.

d. 산소요법

COPD 환자에서 산소요법은 폐모세혈관수축을 감소하여 폐동맥 고혈압을 완화시키고 활동 내구성을 증가시키며 적

표 3-21 COPD의 약물

COPD 증상 완화에 가장 중요한 약제	
3대 기관지 확장제	• $Beta_2$-agonists: 과량 사용 시 hypokalemia – 속효성(short acting): Ventolin(살부타몰), Verotec(페노테롤) – 지속성(long acting): Serevent(살메테롤) • Anticholinergics – 속효성: Atrovent(Ipratopium) – 지속성: Spiriva(Tiotropium) • Methylxantine: Aminophylline, Theophylline
Glucocorticosteroids	• Prednisone, 기관지 확장제와 병행 • 천식에서보다 COPD에서 덜 효과적

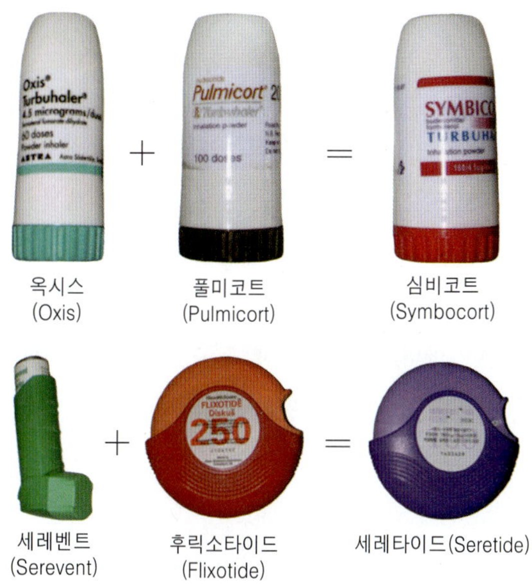

그림 3-12. COPD 완화 약제.

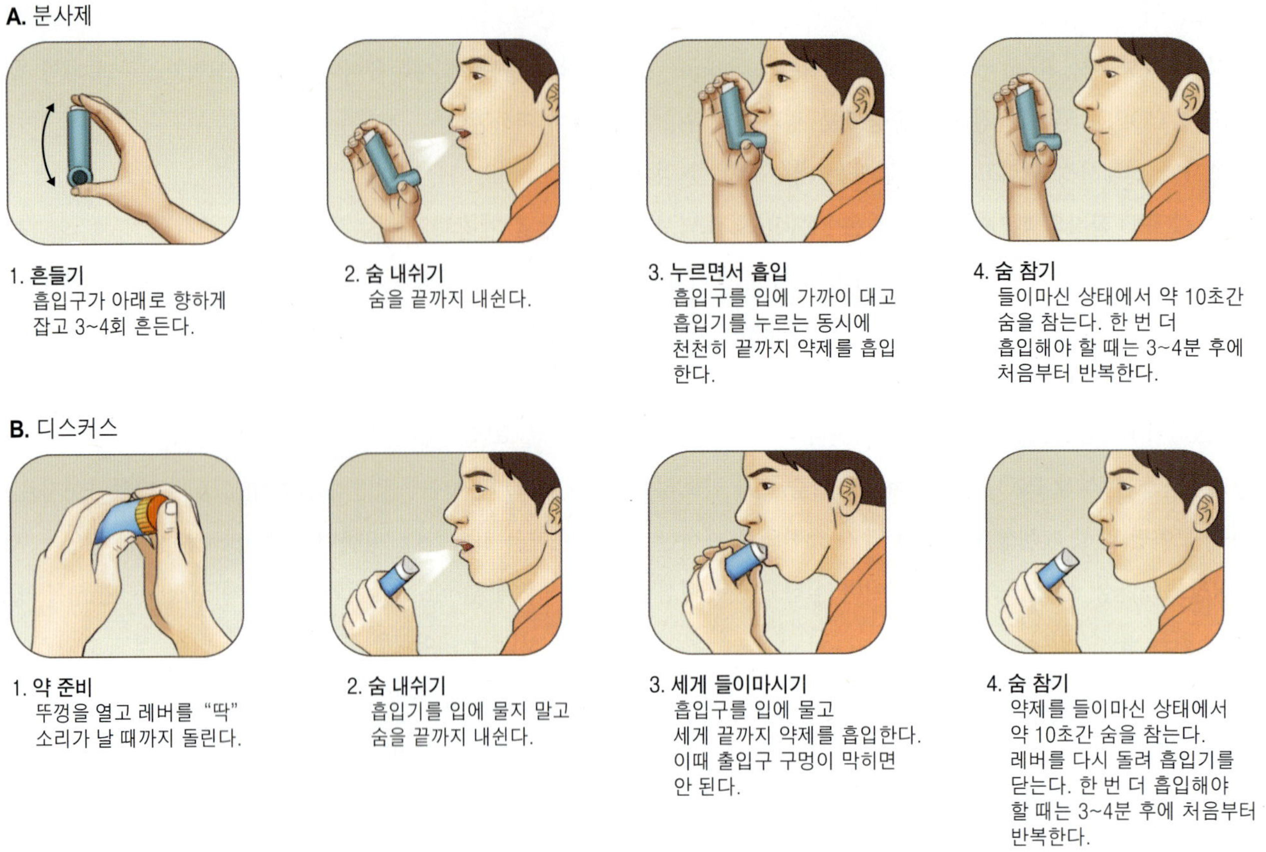

그림 3-13. 흡입제 사용 방법.

혈구증가증을 개선시키고 생존기간을 연장시키는 치료이다. 산소 투여는 안정상태에서 PaO_2 55mmHg 이하인 경우에 투여한다.

e. 호흡재활

증상이 있는 COPD 환자 모두에게 호흡 재활을 하도록 권장한다. 호흡 재활의 목적은 증상조절, 일상생활활동 수행 능력을 최대한 유지하도록 교육함으로써 삶의 질을 증진시키는 것이다. 그 내용으로는 물리요법(기관지 청결, 운동, 호흡 훈련, 에너지 보존), 영양, 교육, 금연, 환경조절, 건강증진, 심리상담 및 직업재활이 포함된다.

⑤ 간호진단

만성 폐쇄성 폐질환의 주요 간호진단은 표 3-22와 같다.

표 3-22 COPD 간호진단

간호진단	관련 요인
가스교환장애	폐포막의 변화, 기도협착, 공기 유통 제한, 호흡근의 피로, 점액 분비 과다
비효율적 호흡 양상	기도 폐쇄, 횡격막의 편평해짐, 피로, 에너지 감소
기도 개방 유지 불능	과잉 분비물, 피로, 에너지 감소, 효과적인 기침
영양 부족	호흡곤란, 과잉 분비물, 식욕 부진, 피로로 인해 신체요구량보다 적은 섭취
불안	호흡곤란 발작, 호흡곤란, 건강상태 변화, 상황에 따른 위기 중재 실패
활동의 지속성 장애	피로, 호흡곤란, 산소의 수요·공급 불균형

⑥ 간호중재

a. 간호사정

위험인자와 현재 문제를 사정한다. 문진 시 나이, 성별, 직업력과 인종, 문화적 배경을 고려한다. 흡연이 주요 위험요인이기 때문에 흡연 기간, 매일 피운 담배 개수 등을 사정한다. 대상자에게 현재의 호흡문제 특징을 말하게 한다. 간호사는 대상자가 말하는 동안 호흡곤란이 있는지 관찰한다. 완전한 문장으로 말하는지, 한두 단어 사이에 매번 호흡을 하는지 관찰한다. 천명음, 기침과 짧은 호흡, 기간, 악화에 관해 질문한다. 이런 증상들이 언제 나타나는지, 기침 양상은 어떠한지 사정한다.

ㄱ. 체중과 식사

COPD 환자는 호흡곤란이 심해짐에 따라 대사요구량이 증가한다. 객담 증가와 호흡곤란은 음식 섭취를 어렵게 한다. COPD가 심하면 체중이 감소하므로 환자의 체중을 측정한다. 환자의 일반적인 하루 식사량과 수분섭취량에 대해 사정한다.

ㄴ. 정신사회적 사정

기침, 다량의 객담, 호흡곤란 때문에 사람들이 환자를 피하게 되고 환자는 점점 고립된다. 사회활동 감소 여부, 화학약품·연기·분무·미립자에 대한 노출 여부, 가정환경, 생활양상 등을 사정한다.

b. 가스 교환 증진

비수술요법으로 COPD 관리는 기도 유지, 모니터링, 산소요법과 약물요법이다(표 3-23). COPD 환자에게 외과적인 수술요법으로 폐용적 감소 수술(lung volume reduction surgery)이 있다.

c. 호흡기능 향상

호흡 양상, 속도, 리듬, 깊이, 보조근육 사용 여부를 사정하며 호흡곤란을 일으키는 기도감염이 있는지 사정한다. 복식호흡과 입술 오므리고 하는 호흡법을 환자가 호흡곤란이 없을 때 교육한다. 이 호흡법은 호흡곤란 발작을 조절한다.

침대 상부를 상승시켜 환자가 직립자세로 앉도록 돕는다. 좌위는 흉부 팽창을 증가시키고 흉부근육을 이완시키며, 횡격막이 제 위치에 자리하게 하고 분비물을 쉽게 배출시키고 폐의 환기를 돕는다.

표 3-23 만성 폐쇄성 폐질환(COPD) 환자의 가스 교환 증진을 위한 치료 및 간호

치료	간호법
기도의 개방성 유지	환자의 머리, 목, 가슴을 일직선으로 유지하고 분비물을 액화시켜 배출한다.
모니터링	2시간마다 환자를 사정한다. 처방된 산소를 제공하고 치료반응을 평가한다. 합병증을 예방한다. 자발적인 호흡을 할 수 없는 호흡부전 환자에게 삽관하고 기계적 환기를 한다.
산소요법	저산소혈증의 증상 완화를 위해 산소를 투여하고 ABGA로 그 효과를 평가한다. 보통 비강 캐뉼라로 2~3L/분 또는 Venturi mask를 통하여 40%까지 산소를 제공한다. 저산소혈증과 만성 고탄산혈증이 있는 환자는 더 낮은 농도의 산소(비강 캐뉼라 1~2L/분)를 공급한다.
약물요법	Beta-adrenergic agents, 콜린성 길항제(cholinergic antagonists), methylxanthines, corticosteroid, cromolyn sodium/nedocromil, 점액용해제(mucolytics), leukotriene modifiers를 투여한다. 점액용해제는 진하고 끈끈한 분비물이 있는 환자에게 투여한다. 생리식염수나 Mucomyst(Airborn), dornase alfa(Pulmozyme)제는 분비물을 묽게 하고, 객담 배출을 돕는다.
환경자극물과 알레르기원 관리	

d. 기도 개방 유지

폐기종과 만성 기관지염 환자는 분비물을 제거하지 못해 호흡곤란과 부적절한 산소화가 초래된다. 정기적으로 호흡음을 사정하고 효과적인 기침, 수분 공급, 체위배액법, 적절한 약물 사용 등은 기도 청결에 도움이 된다.

e. 영양 섭취

ㄱ. 호흡곤란관리

오심, 조기 포만, 식욕상실, 식사로 인한 호흡곤란이 자주 있다. 칼로리와 단백질 필요량이 증가하나, 섭취량은 감소하여 단백질-칼로리 영양불량 상태가 된다. 영양불량은 체중, 호흡근육량, 호흡근 강도, 폐 탄력성, 폐포-모세혈관을 약화시켜 비효율적인 호흡 양상을 초래한다.

식전에 휴식을 취하면서 식사하는 동안의 호흡곤란을 경감시킬 수 있고, 기관지경련이나 분비물 때문이라면 식사 30분 전에 기관지 확장제를 사용한다. 식사는 소량씩 하루 4~6회 제공한다.

ㄴ. 식이

환자에게 씹기 쉽고 가스 형성하지 않는 음식을 선택하도록 교육한다. 또한 고칼로리, 고단백 식이를 먹도록 권장한다. 마른 음식은 기침을 자극하고, 우유와 초콜릿 같은 음식은 타액과 분비물 농도를 증가시킨다. 카페인 음료는 이뇨를 촉진하고 신경과민을 증가시키므로 피한다.

f. 불안 해소

불안은 호흡곤란을 유발하고 기능 상태에 영향을 미친다. 환자는 급성 호흡곤란과 분비물에 의해 질식할 것 같은 불안을 느낀다. 불안이나 공황을 느낄 때 입술 오므린 호흡과 복식호흡을 하도록 강조한다.

g. 활동 지속성 유지

하루의 활동을 계획하고 조율하는 것을 도와준다. 급히 서두르는 것은 호흡곤란, 피로, 저산소혈증을 증가시킬 수 있기 때문에 아침에 일어나 움직일 때 서두르지 않도록 한다. 또한 활동과 활동 사이에 휴식기간을 둔다.

환자가 자주 사용하는 물품을 손에 쉽게 닿을 수 있는 곳에 둔다. 걷는 것과 같이 에너지를 요구하는 활동을 하고 있을 때는 말하지 않도록 한다. 또한 활동하는 동안 호흡을 참지 않도록 한다.

h. 호흡기 감염 예방

COPD의 가장 흔한 합병증이 폐렴이다. 사람이 많이 모이는 곳은 피하도록 하고, 폐렴 예방 접종과 매년 인플루엔자 백신 접종이 중요함을 교육한다.

i. 환자 교육

환자와 가족에게 투약, 감염의 징후와 증상, 호흡기 자극의 회피, 식이요법, 활동 등에 대해 설명한다. 스트레스 요인을 확인하고 피하도록 한다. 입술 오므린 호흡, 복식호흡, 바른 자세, 이완술, 에너지 보존, 기침과 심호흡을 포함한 호흡법을 교육한다. 환자가 불안, 우울증, 비효율적 대응을 경험할 수 있음을 환자와 가족에게 설명한다.

⑦ 환자 사례와 간호과정

환자 사례:
65세 박 씨는 심한 호흡곤란으로 119를 타고 응급실로 이송되어 왔다. 간호사정 결과 지난 30년 동안 하루 1갑의 흡연을 하였으며, 신체사정 결과 술통형 가슴을 보이며, 곤봉형 손톱이 관찰되었다. 호흡음 청진 시 수포음(crackle)이 들리며, 얕고 빠른 호흡 양상을 보였다. 앉아 있을 때보다 누우면 호흡곤란이 더욱 심하며, 안절부절못하며 불안해하고 있다.
활력징후 측정 결과 혈압 100/50mmHg, 맥박 120회/분, 호흡 34회/분, 체온 37.4℃이다.

간호진단	#1. 폐포막의 변화, 기도협착, 공기 유통 제한, 호흡근의 피로, 점액 분비 과다와 관련된 가스 교환장애
간호목표(기대되는 결과)	적절한 조직 산화를 유지한다.

간호중재	이론적 근거
1. 100% 습화된 처방된 산소를 공급한다.	1. 산소 보충은 폐포 산화를 증가시킨다.
2. 폐음, 호흡 양상(속도, 리듬, 깊이, 보조근육 사용 여부), 저산소증 증상 등을 2시간마다 모니터링한다.	2. 이들 요소는 기초 사정 자료와 호흡기 손상 여부를 제공한다.
3. 동맥혈 가스 검사 범위, 산소 포화도 정도를 모니터링한다.	3. 저산소혈증 증상 완화를 위해 산소를 투여하고 동맥혈가스 분석으로 그 효과를 평가한다.
4. 처방된 약물요법을 적용한다.	4. 점액용해제는 진하고 끈끈한 분비물이 있는 환자에 투여한다. 생리식염수나 Mucomyst, dornase alfa제는 분비물을 묽게 하고, 객담 배출을 돕는다.

간호진단	#2. 호흡곤란 발작, 호흡곤란, 건강상태 변화, 상황에 따른 위기 중재 실패와 관련된 불안
간호목표(기대되는 결과)	환자는 불안 양상이 관찰되지 않는다.

간호중재	이론적 근거
1. 불안의 정도와 원인을 사정한다.	1. 폐기종과 만성 기관지염 환자는 급성 호흡곤란과 분비물에 의해 질식할 것 같은 불안을 느낀다.
2. 복식호흡과 입술을 오므리고 하는 호흡법을 교육한다.	2. 이완술, 최면술, 바이오피드백(biofeedback) 요법 등이 불안 완화에 도움이 될 수 있다.

⑧ COPD의 합병증

COPD 환자에서는 호흡기 감염이 흔하게 발생한다. 호흡기 감염은 정상적인 호흡기 방어기전의 변화와 면역저항력 감소로 초래된다. 주요 원인균은 폐렴연쇄상구균, 헤모필루스 인플루엔자, 바이러스 등이다. 이미 호흡기 상태가 나빠진 상태이므로 감염은 자주 급성 폐부전으로 진행되어 입원의 주요인이 된다.

자연기흉은 폐기종성 기포가 파열되면서 나타난다. 이는 폐쇄형 기흉을 유발하고 폐의 재확장을 위해 흉관 삽입이 필요하다.

만성 폐쇄성 폐질환은 폐포의 저산소증에 대한 반응으로 폐혈관이 수축하여 폐동맥 고혈압을 초래한다. 폐동맥 고혈압이 발생하면 폐로 혈액을 보내기 위한 우심실의 압력이 증가하여 우심장 기능 상실이 생긴다. 우심실 기능 상실로 인해 전신정맥울혈과 정맥압이 상승하고 비정상 심전도 소견이 나타난다. 만성 폐쇄성 폐질환은 심장 기능 상실 없이 우심실 기능 상실이 동반되는데 이를 폐심장증(cor pulnomale)이라 한다.

천식과 마찬가지로 만성 기관지염이나 폐기종은 밤에 악화된다. 수면 시 호흡근육의 긴장도와 활동이 감소되고 이로 인해 환기 저하가 발생되며 기도 저항과 환기/관류 비의 불균형이 증가한다. 이에 환자는 수면 시 호흡곤란으로 자주 잠을 깨거나 새벽에 깨게 된다.

COPD 환자는 기전이 정확하지는 않지만 코티코스테로이드 제제의 부작용이나 스트레스 상황으로 위궤양이 발생하는 것으로 알려져 있다. 대변 잠혈검사에서의 양성 반응으로 알 수 있다.

(14) 천식(Asthma)

가. 정의

천식은 기도 폐쇄, 기관지의 과민반응과 같은 다양한 증상과 재발을 특징으로 하는 일반적이고 복합적인 기도질환이다. 염증은 천식 증상-기침, 흉부 압박감, 천명음, 호흡곤란의 재발을 일으킨다. 1997년 초판, 2004년과 2007년 개정된 'Expert Panel Guidelines'은 천식 환자의 진단과 관리를 도와주는 근거 중심 정보를 제공한다(Expert Panel 3 Report, 2007). 1,600만 명의 미국 성인이 천식을 가지고 있는 것으로 추정된다. 더욱이 천식은 1,100만 명의 외래방문, 200만 명의 응급실 방문, 약 50만 명 입원, 그리고 연간 4,000여명이 사망한다. 성인에서 입원은 여성과 아프리카계 미국인이 더욱 일반적이다(Corbridge & Corbridge, 2010).

천식은 자연적이거나 치료에 의해서이거나 대체적으로 가역적이다. 천식 환자는 수분에서 수 시간 또는 며칠간 지속되는 급성 악화와 증상이 없는 시기를 교대로 경험할 것이다. 천식은 아동기의 가장 흔한 만성 질환이지만 노년기를 포함해 어느 연령대에서도 첫 발생이 가능하다. 천식은 학교와 직장생활, 직업 선택, 신체적인 활동 그리고 일반적인 삶의 질에 영향을 줄 수 있다.

나. 병태생리

천식의 병리는 가역적이고 광범위한 기도의 염증이다. 다음은 염증과 임상적 증상 사이의 상호작용을 나타낸 것이다. 급성 염증은 기도 흐름의 제한과 기도의 변화를 가져온다. 기도의 평편근의 수축인 기도수축은 다양한 알레르기원과 자극에 대한 반응으로 일어난다. 기도는 과민반응적이 된다(과장된 방법으로 자극에 반응한다). (기도를 따라 점막이 부어오르는)기도부종은 천식의 심각성이 증가됨에 따라 더 진행된다. 점액 과도 분비와 점액 덩어리가 발생한다. 천식 환자의 기도는 기도 구조의 영구적 변화와 기저하 섬유증 발달, 기도의 세포손상 그리고 기도의 평편근 비대를 포함한 '기도 변형'이 발생하기도 한다. 기도의 변화는 기도가 좁아지고 잠재적인 비가역적 기도 흐름의 제한이 발생한다.

많은 세포와 세포 구성 성분이 천식의 염증반응에 참여한다. 비만세포, 중성구, 호산구 그리고 림프구가 연관된다. 비만세포가 활성화될 때 매개자(mediator)로 불리는 여러 화학물질—histamine, bradykinin, prostaglandins, leukotriens—들이 유리한다. 이 매개자들은 염증반응을 영구화시키고 혈류 증가, 혈관수축, 기도 내로 fluid 누출, 그 부위로의 백혈구 집결 그리고 기관지수축을 일으킨다. 이 화학물질의 조절은 천식의 약물치료로 여기는 최근 많은 연구의 목적이다.

다. 위험요인

알레르기원에 대한 IgE 매개반응의 발단에 대한 유전적 소인인 아토피는 천식에 대한 가장 흔한 규명 가능한 유전적 소인이다. 기도의 만성적 알레르기원에 대한 노출은 IgE 항체와 기도의 세포를 민감하게 한다. 일반적인 알레르기원들은 계절적(예: 풀, 나무, 꽃가루)이거나 영구적(예: 곰팡이, 먼지, 바퀴벌레, 동물)일 수 있다. 아토피는 천식의 부재에도 발생할 수 있다.

T세포 발달에 영향을 주는 선천적 면역, 유전 그리고 환경적 요소들은 천식 발생에 영향을 준다고 생각되고 있다. 천식의 발생은 다른 아이들에게 노출된 아동, 밖에서 더 많은 시간을 보낸 아동, 항생제에 노출이 적은 아동은 더 낮다. 천식은 유전적 요소가 있지만 정확한 관계는 밝혀지지 않았다. 환경적 요소에 노출, 공기전염(air bone) 알레르기원, 바이러스성 호흡기 감염은 천식 발생 증가와 관련 있다.

흡연 노출, 공기오염, 식이는 천식의 발생에 연관이 있을 것이고 이것은 연구 중에 있다.

다양한 비알레르기원 유발 요인 또한 천식 증상과 악화의 원인이 될 수 있다. 대부분 천식 환자들은 알레르기원이거나 비알레르기원 모두의 다양한 유발 요인에 민감하다. 천식은 다양한 시간대에, 개인적으로 다양하게 발생할 수 있다. 외부환경에 노출된 양과 반응, 종사하는 일, 사용하고 있는 부분적인 천식조절 방법, 악화 빈도 그리고 다른 요인들은 개인의 질병과정에 영향을 준다.

라. 증상과 징후

천식은 과거력, 신체검진 그리고 폐기능 검사를 기반으로 진단된다. 증상은 가끔 밤이나 이른 새벽에 일어나 환자를 깨울 수 있다. 기도의 반응과 기관지운동 톤(bronchomotor tone)의 생체적 편차(carcadian variation)는 더 높은 야간 증상 발생을 설명할 수 있다. 천식 증상은 갑자기 발생할 수 있고 또는 몇 시간 내지 며칠 동안 발생할 수도 있다. 천식은 증상과 기도 흐름의 폐쇄에 대한 객관적인 척도에 의해 범주화된다.

완벽한 가족력, 환경적 그리고 직업의 과거력은 천식의 진단을 도와준다. 기침 특히 야간에 발생한 기침, 재발하는 천명음, chest tightness, 호흡곤란의 과거력은 천식의 존재를 나타낸다. 운동으로 인한 발생이나 악화, 알레르기원에의 노출, 자극, 직업적 자극원, 날씨 변화, 스트레스, 생리주기 또는 지나친 웃음이나 울음과 같은 강한 정서적 충격과 같은 증상 보고는 천식 발생의 의심을 증가시킨다.

기침, 점액 분비의 유·무는 오직 환자에 의해서만 보고되는 증상이다. 운동 유발 천식은 일반적이고 운동 중이거나 운동을 멈춘 직후 발생하는 증상으로 정의된다. 직업적 천식은 일하는 중에 악화되고 쉬는 중에는 호전된다. 많은 환자들은 직업적 유발 요인에 수년간 노출된 후에 만성적 천식으로 발생하고 일하지 않을 때에도 천식이 지속될 수 있다.

신체검진 결과는 호기 시 들리는 초기의 천명음으로 드러날 수 있다. 천식 에피소드 사이에는 신체검진 결과는 정상일 수 있다.

마. 진단

심하고 지속적인 반응의 발생은 천식 지속 상태(status asthmaticus)와 관련 있으며 치명적이다. 심한 에피소드일수록 발한, 흡기(inspiration) 천명음, 빈맥, 넓은 맥압(수축기압과 이완기압의 차이: 140/80mmHg의 맥압은 60mmHg이며 정상 맥압 40mmHg, 넓은 맥압 >50mmHg)은 저산소혈증과 동반되어 나타날 수 있다. Airflow rate가 매우 낮을 때 최소한의 공기 흐름인 'quiet chest'는 호흡부전의 신호가 될 수 있다.

폐기능검사는 폐쇄 패턴을 알려 준다(FEV1/FVC% <70%). 기관지 확장제 사용 후 FEVI, FVC 또는 두 가지 모두 12% 또는 200mL의 증가로 정의되는 가역성은 천식이라고 할 수 있다. Methacholine challenge, exercise challenge 또는 증상을 유도하는 cold air 흡입과 같은 특수한 폐기능검사는 단순한 폐기능검사가 정상이고 천식이 의심스러울 때 천식을 진단하는 데 사용된다.

호산구 수치나 IgE 증가를 알아보기 위한 혈액검사, 다른 진단을 제외하기 위한 흉부 X선, 심각한 악화의 증상을 경험했을 때 혈액가스 분석 등 다른 진단검사들도 가끔씩 시행한다. 천식과 같은 증상을 일으킬 수 있는 다른 질환으로는 성대기능장애, 이물질 폐쇄, 선천성 심부전, 폐색전, 약물[angiotensin-converting enzyme(ACE) inhibitors]로 인한 2차 기침, 기도를 폐쇄하는 양성 또는 악성 종양, 호산구성 폐렴 그리고 COPD를 포함한다.

바. 치료

천식이 진단되면 질병의 심각성을 사정하고 치료를 시작한다. Expert Panel Guidelines를 사용하여 천식을 간헐적, 경증, moderate, 중증으로 분류한다. 분류는 폐기능장애 정도, 증상의 빈도, 증상 조절 위한 SABAs 사용, 정상 활동에 대한 천식의 방해, 증상으로 야간에 깨는 것에 근거한다.

치료의 목표는 만성적이고 문제 있는 증상 예방, 정상적이거나 거의 정상적인 폐기능 유지, 정상적일 활동 유지, 재발이나 악화 방지, 최적의 약물치료 제공 그리고 환자와 가족의 치료에 대한 기대에 부응하는 것이다.

① 지속적인 모니터링과 사정

천식이 진단되고 병의 중증도가 결정되면 천식을 잘 조절할 방법과 치료에 반응하는 것에 대한 결정을 지속적인 사정과 모니터링에 포함한다. 환자의 악화에 대한 위험 정도를 결정하는 것 또한 매우 필요하다. 치료의 부작용을 모니터링하는 것은 치료의 변경을 가이드해 줄 수 있다. 시기적으로 천식을 사정하는 데 사용된 방법은 증상 완화와 증상의 보고(written or verbal report), 속효성 약물 사용 빈도, 정상 활동할 수 있는 개인의 능력, 악화 빈도, 그리고 시기적 폐기능검사나 가정에서 하는 최고 유속 측정에 의한 폐기능검사 모니터링을 포함한다.

가정에서 하는 최고 유속 측정은 천식 환자에게 유용할 수 있다. 최고 유속 측정기는 환자가 심호흡을 한 후 가능한 빠르고 힘들게 뱉어내는 가장 빠른 유속을 측정하는 작고 손으로 쥘 수 있는 기구이다. 최고 유속 측정은 가끔 정상 spirometry 결과를 가진 증상 있는 환자를 진단할 때, 천식의 악화가 심해질 때까지 처방이 어려운 환자나 잦은 악화의 과거력이 있거나 더욱 더 심해지는 환자의 질병을 모니터하는 데 유용하다. 최고 유속을 측정이 유용하기 위해서는 적절한 기법이 필수다. 환자의 최고 유속의 기본과 최고값이 결정되면, 최고 유속의 변화는 투약 프로토콜을 적용해야 할 필요를 결정하는 데 유용할 수 있다. 최고 유속의 변화 및 증상에 근거한 천식치료계획은 많은 환자들에게 유용하다.

② 환자 교육

천식은 만성 질환이고 치료의 목표를 달성하기 위해 환자와 의료진에 의한 장기적인 관리가 요구된다. 의료진과 환자는 치료와 목표를 위해 서로 도움을 주는 관계이다. 환자는 유발 요인 규명과 관리, 급성기의 조기경고 징후, 그리고 정확한 약 처방과 같은 다양한 분야를 배우고 관리해야 한다. 공존된 상태, 부작용, 경제적 문제, 일상생활 상태, 천식에 대한 다른 신념 그리고 다른 요인들은 천식관리계획에 대한 환자의 협력(순응도)에 영향을 줄 수 있다. Wilson과 동료들은(2010) 긍정적인 결과에 영향을 주는 파트너십 사용에 대한 좋은 예를 보여 준다.

③ 약물치료

천식의 약물관리는 단계적으로 접근한다. 투약 처방은 천식 증상의 조절과 중증도에 기반한다.

a. 속효성과 지속성 투약

속효성 투약은 천식 증상에 대한 즉각적인 치료에 사용된다. 지속성 투약은 지속적으로 천식을 조절하는 데 사용된다. 조절하기 위한 투약의 최소 용량이 권고된다. 환자가 3개월 동안 안정적일 때 약물을 감량하는 것이 필요하다.

경증 간헐성 환자를 위해 흡입제인 SABA가 처방된다. 지속적인 천식조절은 일차적으로 항염증제제의 규칙적인 사용이다. 코티코스테로이드 흡입이 최선의 치료이다. 흡입용 스테로이드제제의 용량은 환자의 증상과 천식조절에 기반한다. 흡입용 스테로이드제제는 spacer를 사용해야만 한다. 환자는 흡입용 스테로이드제제 사용 시 발생하는 아구창을 예방하기 위해서 물로 입을 헹구어 내고 약물 흡입 후 뱉어내야만 한다. 흡입용 스테로이드제제는 LABAs와 함께 사용하거나 단독으로 사용될 수 있다.

④ 기타 약물

Leukotrien 완화제(억제제)나 antileukotrienes는 montelukast(Singulair R), zafirlukast(Accolate), zileuton(Zyflo)를 포함한 약물군이다. Leukotrien 억제제는 Leukotrien 합성을 방해하거나 Leukotrien이 작용하는 수용체를 차단하는 작용을 한다. 이는 경증 지속성 천식 환자에게 흡입용 코티코스테로이드를 교대로 사용하거나 더 심해지는 천식을 호전하는 데 추가로 사용될 수 있다. Zileuton을 처방받은 환자는 간기능을 모니터링할 것을 권한다.

Cromolyn sodium과 nedocromil은 비만세포를 안정시킨다. 이것은 운동성 천식의 예방적 치료로서 사용되거나 흡입용 스테로이드제제에 조절되지 않는 환자에게 교대로 투약함으로써 경증 지속형 천식에 일차적으로 사용된다.

Omalizumab(anti-IgE)는 특히 알레르기원(고양이, 개, 바퀴벌레)에 민감한 중증 지속성 천식 환자에게 추가적으로 사용된다. Omalizumab는 정맥주입 한다. 투약 중 잠재적으로 심각한 알레르기 반응이 있으므로 세심한 모니터링을 해야 하며 아나필락시스의 치료가 요구될 가능성이 있다.

다른 경우 methylxanthines나 anticholinergics를 포함한 약물이 유용하다. Sustained-release 지속적으로 유리하는 theophylline 약물인 methylxanthines은 경증에서 중등도 기관지확장제이다. 이것은 지속성 기관지확장제가 야간 증상의 완화에 실패했을 때 주로 보조제로서 사용된다. Methylxanthines의 사용 범위는 좁으며 혈청 theophylline 수치를 모니터링하는 것이 필요하다. Anticholinergic ipratropium은 환자가 SABAs로 조절할 수 없을 때 속효성으로 교대로 사용될 수 있다.

경구용 스테로이드제제는 천식을 빨리 조절하고 급성 악화 동안에 사용된다. 적절하게 조절되지 않은 중증 지속형 천식 환자는 장기간 경구 스테로이드제제가 필요하다.

⑤ 환경조절, 치명적 환경 및 악화 요인 관리

천식 유발 요인에의 노출을 감소시키는 것은 천식 증상, 염증 그리고 더 높은 투약 용량의 감소를 가져올 수 있다. 피부검사는 특이 알레르기원의 규명에 필요하고 면역치료 가능성이 높은 환자에게 유용하다. 효과적인 알레르기원과 유발 요인의 회피는 환자의 천식이 다양한 알레르기원과 자극제에 의해 촉발될 때 복합적일 수 있다. 지속적인 교육과 개인의 특이 유발 요인의 원인을 우선시하는 것이 필요할 수 있다. 환자가 많은 유발 요인을 가지고 있을 때 특이 유발 요인 관리는 가장 문제가 되는 유발 요인을 먼저 관리하고 문제를 덜 일으키는 유발 요인은 나중에 관리하는 것으로 계획할 필요가 있다. 예를 들면, 환자가 바퀴벌레 항원에 심각한 반응을 하고 집먼지진드기에 덜 반응한다면 초기 노력은 직접적으로 바퀴벌레를 조절하는 것이어야 한다.

특히 알레르기성 기관지폐 아스필로시스(곰팡이균 감염), 역류성 식도염(GERD), 비만, 폐쇄성 수면 무호흡, 비염, 부비동염, 스트레스, 우울과 같은 복합적 상태는 천식관리를 복잡하게 만든다. 이런 상황을 적절하게 관리하는 것이 천식조절을 호전시킬 수 있을 것이다.

⑥ 악화와 합병증 관리

천식 악화는 숨가쁨, 기침, 천명음 그리고 가슴 답답함을 악화시키는 급성이나 아급성 상황이다. 천식 악화는 증상의 중증도, 치료반응 그리고 최고 유속 측정에 의해 분류된다. 표준 분류는 경증, 중등도, 중증 그리고 생명 위협적으로 분류된다. 경증 악화는 보통 집에서 환자가 치료한다. 중등도 악화는 외래방문이나 환자의 의료진을 만나는 것이 요구된다. 중증 악화는 일반적으로 응급실 방문과 입원이 따른다. 매우 심각한 중증 시기는 응급실 방문과 병원 입원이나 중환자실 입원이 요구된다.

⑦ 간호중재

간호사정은 환자의 증상에 대한 과거력, 사용된 자가간호, 최근 천식발작, 사용된 치료와 약물에 대한 반응을 포함한다. 약물의 알레르기반응, 과거력, 최근 처방 받은 약물과 비처방약물(보완대체요법), 최근 알레르기원과 유발 요인에의 노출, 이전 입원, 응급실 방문, 중환자실 입원, 기관지 삽관 그리고 환자의 천식 정도에 대한 인식 또한 간호사정에 추가적으로 포함된다. 신체검진은 COPD와 유사하다. 최고 유속 측정과 pulse oxymetry는 추가 사정도구이다.

천식이 악화되어 입원한 환자의 간호중재는 처방된 약물과 치료, 환자 반응 모니터, 퇴원 준비 그리고 치료에 대한 환자 교육, 약물 복용, 천식 유발 요인 규명과 관리, 악화에 대한 예방과 치료 그리고 의학적 추후관리를 포함한다.

천식 지속 상태에 있는 환자의 간호관리의 주요 초점은 치료에 반응하고 환자의 기도를 확보하는 것이다. 간호는 천식 지속 상태가 조절될 때까지 활력징후·산소 포화도·심전도의 잦은 모니터링, 탈수 증상과 수액 주입관리, (지속적 치료 위해)처방된 전신 코티코스테로이드와 기관지 확장제 그리고 다른 약물 주입, 에너지 보존을 돕는 일일 활동 지지, 향수 또는 청결제의 향을 포함한 호흡기를 자극하지 않는 조용한 환경 제공을 포함한다. 추가적으로 helixo나 magnesium sulfate의 주입이 필요할 수도 있으며 이는 세심한 모니터링이 필요하다.

응급실이나 병원 입원 후 퇴원한 환자는 천식 클리닉, 천식이나 폐 전문가 그리고 방문간호사에 의뢰되어 도움을 받을 수 있다. 가정방문은 특히 악화가 재발하는 환자와 응급실 방문한 환자에게 유용할 수 있다.

환자 교육은 천식 환자 간호의 임상적 요소이다. 다양하고 다른 흡입제 형태를 포함한 복합적인 치료 방법, 천식조절 모니터링, 항알레르기 요법, 기저질환치료, 조기경고 증상 규명 그리고 유발 요인의 회피와 인식은 장기적인 조절에 필수이다. 환자 교육은 만성 염증질환으로서의 천식 양상, 염증과 기관지수축의 정의, 각 약물의 목적과 용법(속효성 약물과 조절제), 회피할 유발 요인, 방법, 적절한 흡입 기법, 최고 유속 측정과 기록, 건강관리자와 함께한 계획 실행, 그리고 즉각적인 약물 지원이 필요하다는 것을 나타내는 증상이나 징후를 인지하는 것을 포함한다.

(15) 급성 환기부전(Ventilatory failure)

가. 정의

급성 환기부전은 신체가 호흡 유도를 할 수 없거나 흉곽과 근육이 기계적으로 움직여 폐로 공기가 드나들도록 하는 능력이 없는 상태이다. 환기부전의 특징은 CO_2 수치의 상승이다.

나. 병태생리

폐포환기는 호흡을 유발하는 호흡근과 신경에 작용하는 중추신경계에 의해 유지되는데, 폐포가 제대로 환기되지 않으면 환기/관류 불균형을 일으켜 고탄산증이 유발된다. 이산화탄소 상승으로 산독증(acidosis)이 진행되어 치료하지 않으면 환기부전으로 사망할 수 있다.

기능적 잔기량(FRC)은 정상 호기 후에 폐에 남아 있는 공기 용량이다. 호흡기폐쇄로 인한 환기부전은 잔기 압력을 증가시켜 흡기가 힘들어지고 호흡하는 데 더 많은 노력이 들게 한다. 호기말 폐포 용적이 폐쇄점(critical closing point) 이상이 되어야 폐포가 개방되어 산소가 혈류로 확산되도록 한다. 폐포가 허탈되면 혈액의 산화가 일어나지 못한다. 즉, 잔기량과 기능적 잔기량이 감소되면 폐내 단락이 일어나 산화되지 않은 채 관류된다.

일단 폐포가 허탈되면 재팽창은 매우 높은 개방 압력을 필요로 하므로, 호흡 시 힘이 들게 된다. 폐포허탈로 인한 저산소증과 호흡 노력 증가로 인한 산소 소모량 증가는 환자를 심하게 손상시킨다.

다. 증상 및 징후

환자는 치료에도 불구하고 호흡곤란이 증가한다고 말할 수 있다. 호흡 양상의 변화는 환기부전이 임박했음을 예고한다. 환자의 호흡은 얕고, 호흡수는 분당 50~60회까지 오를 수 있다. 기도 폐쇄가 원인이라면 흡기 동안 흉곽 내 저항으로 인해 수축기압이 하강한다. 즉, 흡기 동안 수축기압이 10mmHg 이상 하강하는 것을 말한다. 맥박산소 농도 측정에서 서서히 수치가 하강하며 ABG 분석 결과 PaO_2는 하강하고 $PaCO_2$는 상승한다.

라. 치료

① 기관지경련 회복

기관지 확장제에는 흡입형 β_2-선택 제제(Albuterol), Ipratropium, Theophylline, Corticosteroid가 있다. 만일 감염이 원인이라면 광범위 항생제가 처방된다.

② 산화 유지

마스크를 통한 산소공급은 산화를 돕는 데 적절하다. 마스크를 이용한 호흡법과 같은 CPAP 형태의 호흡법들은 흉곽내압을 극복하는 데 요구되는 힘을 감소시킴으로써 호흡하는 데 드는 노력을 감소시켜 준다.

③ 환기 유지

처음에 만약 환자의 의식이 명료하고 밀폐 공포증이 없이 코나 입 위에 마스크를 유지하고 있을 수 있다면, 비침습적 양압 환기(noninvasive positive pressure ventilation; NPPV) 기구가 사용되어야 한다. NPPV는 작은 기도를 개방시켜 가스 교환을 증진시킴으로써 산소 포화도가 90% 이상 유지되도록 해 준다. 적절한 산소화가 이루어진 것을 확인하기 위해 자주 동맥혈 가스분석을 실시한다.

만약 NPPV가 효과가 없다면 효과적으로 가스 교환(산화와 환기)을 증진하는 동안 호흡일을 최소화하기 위해 인공호흡기를 이용한 기계적 환기가 필요하다. 환자에게는 인공기도(보통 1차적으로 기관내 삽관)와 양압호흡(PPV)이 요구된다. 만약 삽관이 오래 유지되어야 한다면 기관 절개로 대치되어야 한다.

④ 삽관

기관내관은 가늘고 내강이 빈 긴관으로 주로 polyvinyl chloride로 만들어져 입이나 코를 통해 기관으로 삽입한다. 성대를 지나 관의 끝은 기관분기부(carina) 3~5cm 상방에 위치하도록 한다. 구강을 통한 기관내 삽관은 주로 단기간 기도 유지를 위해 이용된다. 비강을 통한 기관내 삽관은 부비동염의 위험 때문에 대부분의 병원에서 많이 이용하지 않고 있다.

환자는 앙와위를 취하도록 하고 의치는 제거한다. 환자의 머리를 과신전시키면 목의 아랫부분이 굴곡되어 입이 벌어진다. 이 자세는 구강, 인두, 후두가 일직선이 되도록 한다. 후두경은 기도를 개방시키고, 성대를 노출시키며, 기관 속 관의 길잡이가 된다.

기관내관을 삽입한 즉시 청진과 흉부 X선촬영을 실시하여 관의 위치를 확인함으로써 양쪽 폐의 공기 유통을 확인한다.

기관내관 삽관 후 기관내관을 안전하게 접착테이프 등으로 고정시켜 준다.

⑤ 커프 팽창

커프의 공기를 부풀림으로써 양압호흡을 돕고 이물질이 기도에 흡입되는 것을 막아 준다.

기관내관 커프에 투입되는 공기의 양은 곧 커프의 압력을 반영하는 데 적절한 cuff pressure는 20mmHg를 넘지 않도록 한다. 기관 점막 손상을 예방하기 위해 낮은 커프 압력은 필수적이다. 기관벽의 동맥압은 대략 20~25mmHg이며 정맥압은 18~20mmHg이다. 따라서 커프의 압력이 18~20mmHg 이상이라면 기관 점막에 손상을 주어 괴사가 진행될 수 있다. 커프의 압력은 8시간마다 사정한다(그림 3-14).

⑥ 커프 수축

일반적으로 기관지 커프는 대부분의 시간을 팽창된 채 유지해야 한다. 커프의 공기를 빼는 경우는 다음과 같다.

a. 기관을 흡인한다(흡인하기 전에 과환기 및 과산화시켜야 한다).

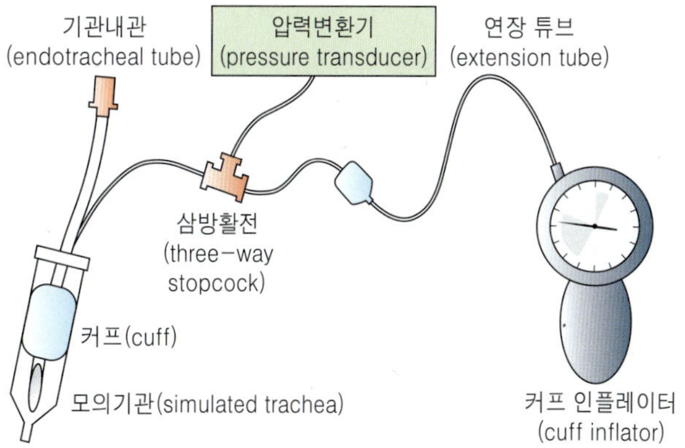

그림 3-14. Cuff pressure monitor를 이용한 cuff pressure 체크.

b. 커프 위에 있는 분비물은 일반적으로 구인두 안으로 깊숙이 흡인하여 청결하게 한다.
c. 기관내관의 끝까지 흡인 카테터를 진입시키고자 할 때 흡인하는 동안 커프의 공기를 빼서 커프 위에 있는 분비물을 제거할 수 있도록 한다.
d. 인두 흡인을 반복한다.

⑦ 커프 누출

커프가 새는 것은 중요한 문제이다. 이는 커프나 pilot system이 터지거나 찢어졌을 때 또는 기관내관이 기관 내에서 위치 변동했을 때 발생할 수 있다. 기관내관 커프 내부 또는 주변이 누출되는 신호는 다음과 같다.

- Pilot balloon에 공기 주입 시 채워지지 않는다.
- 커프에 공기가 있는데도 대상자가 말을 할 수 있다.
- 양압호흡 동안 공기 새는 소리가 들린다.

이러한 문제가 발생하면 기관내관을 교환하도록 한다. 교환하기 전에 1회 호흡량을 증가시켜 누출된 공기를 보충하면 환기 유지에 도움을 줄 수 있다. 커프가 누출되는 동안 흡인의 위험이 높다.

⑧ 지속적 기계호흡

정상 호흡은 흉곽을 음압으로 만들기 위해 횡격막과 호흡근육이 수축함으로써 시작된다. 음압 상태가 되면 공기가 폐 안으로 들어간다. 인공호흡기를 사용하면 양압에 의해 공기를 폐로 유입시킨다. 양압은 가스 교환과 폐포의 개방을 유지하기 위해 필요하다. 하지만 양압은 폐포에 손상을 입히며 정맥 귀환과 심박출을 방해할 수 있다.

지속적 기계호흡(continuous mechanical ventilation; CMV)의 목적은 다음과 같다.

- 적절한 환기 유지
- 정확한 농도의 FiO_2 전달
- 적절한 분당 환기 및 산화를 위하여 필요한 1회 호흡량 전달
- 스스로 적절한 환기를 유지할 수 없는 환자의 호흡 노력 감소

⑨ 인공호흡기의 유형

- 압력조절호흡기(pressure-cycled ventilator): 일정한 용량의 공기를 흡기 동안 양압을 이용하여 기도에 전달한다. 기도내의 압력이 기계에 미리 정해 놓은 양압에 도달할 때까지 흡기가 일어나며 미리 정해 놓은 양압에 도달하면 기계는 호기로 돌아간다. 압력조절 인공호흡기는 CMV가 필요한 대상자 중 일부에서 이용된다.
- 용적조절호흡기(volume-cycled, volume-controlled or volume-limited ventilator): 흡입되는 가스를 미리 정해 놓은 1회 호흡량만큼 전달한다. 미리 정한 1회 호흡량은 그 양을 전달하기 위해 요구되는 압력에 상관없이 대상자에게 전달된다. 기도압력이 위험하게 올라가는 것을 막기 위해 압력 제한을 설정할 수 있다.
- 시간조절호흡기(time-cycled ventilator): 정해 놓은 흡기 시간이 경과되면 흡기가 끝난다. 이러한 기구의 대부분 역시 압력 제한이 있다.
- 유량조절호흡기(flow-cycled ventilator): 정해 놓은 유량(flow)에 도달하면 중단된다.

a. 환기 방식

환기 방식이란 인공호흡기로부터 호흡을 전달받는 방법을 말한다.

ㄱ. 제동기전

모든 호흡은 시작되거나 제동이 걸려야 대상자에게 전달될 수 있다. 제동기전(trigger mechanism)은 (1) 시간, (2) 음압, (3) 속도, (4) 용적에 기초한다.

- 시간 제동 흡입(time-triggered inhalation): 스스로 호흡할 수 없는 대상자에게 적용한다. 이는 미리 설정한 시간이 되면 호흡을 시작한다. 설정된 것보다 호흡수가 떨어지는 대상자를 위해 사용된다.
- 음압 흡입(negative pressure inhalation): 처음에 음압

에 의해 흡기가 시작되도록 유도한다. 대상자가 호흡을 시작함과 동시에 인공호흡기는 흡입을 시작한다. 이는 호흡 노력을 줄여 주기 위한 목적이다. 압력의 변화(예: 기침, 누출)로 인해 조기에 호흡이 유도될 수 있다.

- 유량 제동 흡입(flow-triggered inhalation): 대상자가 스스로 호흡을 시작할 수 있을 때 가능하다. 인공호흡기는 흉곽의 공기 흐름을 감지함으로써 호흡이 완성된다. 이 체계는 호기말 양압(PEEP)과 함께 사용 시 효과적이다.
- 용적 제동 호흡(volume-triggered ventilation): 인공호흡기가 흡입한 공기량이 최대가 될 때 호흡이 완성되어 마친다.

ㄴ. 호기말 양압과 지속적인 양압

호기말 양압(positive end-expiratory pressure; PEEP)과 지속적인 양압(continuous positive airway pressure; CPAP)은 호기 동안 적용되며, 이것에 의하여 흉관 내 압력이 대기압 수준으로 되돌아오지 않는다. CPAP는 자발적으로 호흡하는 대상자에게 적용되며 PEEP는 기계적으로 환기되는 대상자에게 적용된다. PEEP와 CPAP는 호흡기도에 양압을 적용하여 폐포가 개방된 상태로 유지되어 혼입되는 공기의 양을 감소시키고 가스 교환을 유지하며 산소 독성을 예방할 수 있는 가장 낮은 수준의 FiO_2를 줄 수 있도록 한다.

⑩ 기계적 환기로 인한 생리적 변화

기계적 환기로 인해 여러 가지 생리적 변화가 발생된다.

a. 심박출량 감소

심박출량 감소가 가장 일반적인 현상이다. 정상적인 호흡은 대기압 이하에서 시작된다. 음압은 흡기 시 증가되며 호기 시 감소된다. 기도에 양압을 적용하는 것은 이와 반대되는 효과이다. 폐를 양압으로 팽창시킴에 따라 흉곽 내 압력이 생겨 대정맥으로 유입되는 혈류가 감소되며 이는 우심방으로 유입되는 혈류를 감소시킨다. 호기는 수동적이며 압력은 정상적인 휴식 상태의 대기압 이하 수준으로 되돌아간다. 양압호흡을 수분 이상 지속하게 되면 우심실로 들어가고 나오는 혈류가 감소한다. 이는 결국 좌심실을 충만시키지 못하므로 심박출량을 감소시킨다. 낮은 심박출량으로 인한 저혈압이 기계적 환기를 실시한 직후 보편적으로 나타난다. 따라서 혈압을 세심하게 감시하는 것이 필요하다.

b. 폐포에서의 신장성 손상

폐포에서의 신장성 손상(stretch injury)이 발생하면 염증 매개물질이 유리된다. 따라서 가능한 한 가장 낮은 1회 호흡량과 PEEP를 사용해야 한다.

c. 내장 혈류 감소

흡기 동안 횡격막은 복부 쪽으로 내려가기 때문에 내장에는 혈류가 감소되어 위점막 허혈이 초래. 위점막 허혈은 장시간 양압호흡을 하는 대상자에게 위장관 출혈이나 스트레스성 궤양이 초래되는 원인 중 하나이다. 내장 혈류 감소는 신장의 혈류 감소를 초래한다. 신혈류 감소는 뇌하수체에서 항이뇨호르몬(ADH) 분비를 증가시킨다. 항이뇨호르몬 증가는 산세뇨관에서 수분 재흡수를 일으켜 수분 정체를 증가시킨다.

7) 호흡기계 건강문제 관련 연구

(1) 비염

간호연구

일 연구에 따르면 특히 20대에 발생 빈도가 가장 높은 알레르기성 비염의 관리와 예방을 위해 대학생을 대상으로 유칼립투스 아로마 흡입법을 적용하여 알레르기성 비염 증상 완화와 이에 따른 집중력 향상으로서의 학습 몰입도 증가, 나아가 삶의 질 향상에 미치는 효과를 확인하였다. 48명의 대상자(실험군 24명, 대조군 24명)에게 아로마요법 적용 후 시기별 변화를 확인한 결과, 유칼립투스 아로마요법은 알레르기 비염의 자각 증상을 완화하는 데 효과가 있었고 적어도 4주부터 효과를 보인 것으로 나타났다. 학습 몰입도 향상 효과는 없었지만, 삶의 질 향상 효과는 있었다.

송미령, 김은경 (2014). 대학생에게 적용한 유칼립투스 아로마요법이 알레르기성 비염에 미치는 효과. 기초간호자연과학회지, 16(4) 300-308.

(2) 폐쇄성 수면무호흡증

간호연구

본 연구는 폐쇄성 수면무호흡증 환자들을 위한 삶의 질 모형을 구축하고 건강관련 삶의 질에 영향을 미치는 요인들의 직접적·간접적 경로를 도출하여 모형의 적합도를 검증하기 위해, 선행연구인 Wilson과 Cleary(1995)의 건강 관련 삶의 질 모형을 토대로 폐쇄성 수면무호흡증 환자의 건강 관련 삶의 질을 설명하는 영향 요인들을 종합하여 가설적 모형을 구축하였다. 서울 소개 1개 대학병원을 내원하는 병력 1년 이상, 18세 이상의 성인 남성 환자 201명을 대상으로 수정 모형의 효과를 분석하였다. 분석 결과, 나이와 증상은 직접적으로 삶의 질에 영향을 주었으며, 사회적 지지와 인지적 평가는 직접 효과는 없으나 간접효과를 통해 총 효과가 유의하게 삶의 질에 영향을 주는 것으로 나타났다. 따라서 폐쇄성 수면무호흡증 환자들의 삶의 질을 개선시키기 위해 증상뿐 아니라 인지적 평가를 개선시킬 수 있는 인지행동중재와 같은 포괄적이고 적극적인 중재를 적용할 필요가 있다. 또한 환자교육이나 치료과정에 가족 참여를 유도하는 등의 지지 체계를 증진시키는 전략을 적용하는 것은 효과적인 중재 방법이 될 수 있을 것이다.

최수정, 김금순 (2013). 폐쇄성 수면무호흡증 환자의 건강관련 삶의 질 구조모형. 대한간호학회지, Vol 43 No.1, 81-90.

(3) 두경부암

간호연구

두경부암 환자의 수술 후 삶의 질에 미치는 영향 요인에 대한 연구에서 두경부암 수술 환자는 일반인이나 다른 암 환자군보다 삶의 질과 기능 상태는 낮으나 다른 질환보다 우울의 정도는 높은 것으로 나타났고, 타인과의 식사, 말하기, 외모 등에 낮은 기능 상태의 점수를 보였다. 50~60대 환자군이 70세 이상의 환자군보다 삶의 질이 더 낮았으며 수술 후 신체적 기능 상태가 안 좋을수록 삶의 질이 낮았다.

Kim KH, Choi HR, Lee YS, Cho HJ, Lee SY, Lee SM (2006). 두경부암 환자의 수술 후 삶의 질에 미치는 영향요인. 임상간호연구, 12(2), 41~51.

(4) 폐렴

간호연구 1

경기도 소재 일개 대학병원 내과 중환자실과 신경외과 중환자실에 입실하여 인공호흡기를 48시간 이상 사용한 만 18세 이상의 환자를 대상으로 기관흡인술 유형에 따른 인공호흡기 적용 환자의 기관 내 균집락화와 폐렴 발생률을 확인한 결과 인공호흡기 사용 1일에서 8일까지 기관 내 균집락률은 개방형 흡인군이 폐쇄형 흡인군보다 높았으며, 기관 내 균집락화의 중앙값은 폐쇄형 흡인군의 경우 인공호흡기 사용 4일, 개방형 흡인군의 경우 2일로 폐쇄형 흡인군의 기관 내 균집락화가 더 느린 것으로 나타났다. 또한 인공호흡기 관련 폐렴 발생률에는 차이가 없었으나 인공호흡기 사용 기간이 8일 미만인 경우 폐쇄형 흡인술이 개방형 흡인술에 비해 기관 내 균집락률이 낮아 인공호흡기 관련 폐렴 발생 위험을 감소시키는 데 도움이 되는 것으로 나타났다.

차경숙, 박호란 (2011). 기관 흡인술 유형에 따른 인공호흡기 적용 환자의 기관 내 균집락화와 폐렴 발생률. 대한간호학회지, 41(2). Http://doi:10.4040/jkan.2011.41.2.175

간호연구 2

1995년부터 2009년까지 국내 논문 2편, 국외 논문 12편으로 총 14편의 연구 논문을 가지고 인공호흡기 회로 교환주기에 관한 과학적인 근거를 제시하기 위하여 인공호흡기 회로 교환주기에 관한 연구를 메타 분석한 결과 인공호흡기 회로 교환주기에 따른 인공호흡기 관련 폐렴 발생률의 위험비가 통계적으로 유의한 차이가 없는 것을 확인하였다.

송주현, 김경희 (2010). 인공호흡기 회로 교환주기가 인공호흡기 관련 폐렴에 미치는 영향에 관한 메타 분석. 임상간호연구, 16(3).

간호연구 3

우리나라 현실에 맞는 인공호흡기 회로 교환주기를 확립하기 위하여 인공호흡기 회로 7일 교환군과 14일 교환군을 비교함으로써 인공호흡기 관련 폐렴 발생률에 미치는 영향을 파악한 결과 인공호흡기 관련 폐렴 발생률은 인공호흡기 삽입일수 1,000일당 실험군 1.5건, 대조군 2.1로 통계적으로 유의한 차이가 없음을 확인하였다. 이상의 연구 결과에서 인공호흡기 교환주기 7일군과 14일군 비교연구는 가장 최근에 실시되었고, 인공호흡기 교환주기는 인공호흡기 관련 폐렴 발생률에 유의한 영향을 미치지 못하였으며, 이를 토대로 인공호흡기 관련 폐렴 발생을 최소화하면서 우리나라 병원 의료현실에 맞는 인공호흡기 회로 교환시기를 14일로 연장하여도 무리가 없다는 근거 중심의 실무 사례를 마련하였다.

최정실, 연정화 (2010). 회로 교환주기에 따른 인공호흡기 관련 폐렴 발생률 차이. 대한간호학회지, 40(6).

간호연구 4

1일 6회 구강간호를 시행한 실험군과 1일 3회 구강간호를 시행한 대조군 간의 인공호흡기 관련 폐렴 발생률에 미치는 효과를 본 연구에서 인공호흡기 관련 폐렴이 대조군 5건, 실험군 1건 발생하였고, 인공호흡기 사용 1,000일당 대조군은 12.59건, 실험군은 2.18건의 발생률 차이를 보였다.
이상의 결과로 볼 때 1일 6회의 구강간호가 인공호흡기 관련 폐렴 발생률을 낮출 수 있는 간호중재임이 밝혀졌다.

서효경, 최은희, 김진희 (2011). 구강간호가 인공호흡기관련 폐렴 발생률에 미치는 효과. 중환자간호학회지, 4(2).

(5) 폐암

간호연구

재가 폐암 환자를 대상으로 주기적인 상기(reminding)중재를 적용하여 재가 폐암 환자의 진통제 복용 이행 정도 및 자기효능감, 통증에 미치는 효과를 파악한 결과 재가 폐암 환자의 주기적인 상기중재가 재가 폐암 환자의 자기효능감을 증진하여, 진통제 복용 이행 정도를 높여 통증이 감소하는 효과를 확인하였다. 간호실무현장에서 항암치료 후 퇴원 시 주기적인 진통제 복용을 처방받은 대상자들에게 이러한 프로그램을 적용함으로써 그들의 삶의 질 향상에 기여할 수 있을 것으로 본다.

신진희, 김광숙, 이주희, 오석중 (2013). 주기적인 상기 중재가 재가 폐암 환자의 진통제 복용 이행 정도, 자기효능감, 통증에 미치는 효과. 임상간호연구, 19(3).

(6) COPD

간호연구 1

외래를 방문하거나 입원한 만성 폐쇄성 폐질환자의 증상과 우울의 관계에 미치는 극복력의 매개 효과를 확인한 결과 만성 폐쇄성 폐질환자들의 증상과 우울 간에는 정적 상관관계가 있었고, 극복력과 우울 간에는 부적 상관관계를 보였다. 또한 증상이 우울에 미치는 영향은 극복력을 통해 부분매개가 될 수 있음을 확인하였다. 즉, 매개효과가 있음이 검증되었다. 따라서 만성 폐쇄성 폐질환 환자들이 경험하는 우울을 감소시키기 위해서는 극복력 증진 프로그램의 개발 및 적용이 필요할 것으로 생각한다.

공경란, 이은남 (2015). 만성 폐쇄성 폐질환 환자의 증상경험과 우울의 관계에 미치는 극복력의 매개효과. 성인간호학회지, 2(14).

간호연구 2

만성 폐쇄성 폐질환 환자를 위한 호흡재활중재가 운동 능력 및 내구성, 일반적 건강상태에 미치는 효과를 메타분석한 결과 운동능력 및 내구성과 관련된 지수들 중 호흡재활의 제공으로 가장 효과가 큰 지수는 운동을 수행한 시간과 일정 시간 동안 땅 위를 걸은 거리 등이었으며 최대 운동 시의 1회 환기량이나 산소 소모량에 대한 효과는 통계적으로 유의하지 않았다.

호흡재활 프로그램은 대상자의 일반적 건강상태(신체적, 심리·정서적, 총체적 지수로 측정됨)에 통계적으로 유의한 효과를 가져왔으며, 특히 심리·정서적 차원의 지수에 있어 현저한 증진을 가져왔다. 프로그램의 주된 목표에 따라 프로그램의 유형과 내용을 달리할 필요가 있는 것으로 연구 결과 제시되었으며, 일반적 건강상태를 향상시키기 위해서라면 프로그램을 통합적인 내용으로 구성하는 것이 효과를 높일 수 있는 전략인 것으로 제시되었다. 신체의 어떤 부위를 운동시키는지에 대한 결정도 결과 변수에 큰 영향을 주는 요인으로 나타났는데 예컨대 다리만 운동을 시키는 것보다는 팔·다리를 모두 훈련시키는 것이 운동능력/내구성은 물론 특히 운동 시의 호흡곤란을 감소시키는 데 효과가 있는 것으로 나타났다.

오현수 (2003). 만성 폐쇄성 폐질환 환자를 위한 호흡재활중재가 운동 능력 및 내구성, 일반적 건강상태에 미치는 효과에 대한 메타분석. 대한간호학회지, 33(6).

CHAPTER

4 심장계 대상자 관리

1. 심장계 대상자 간호

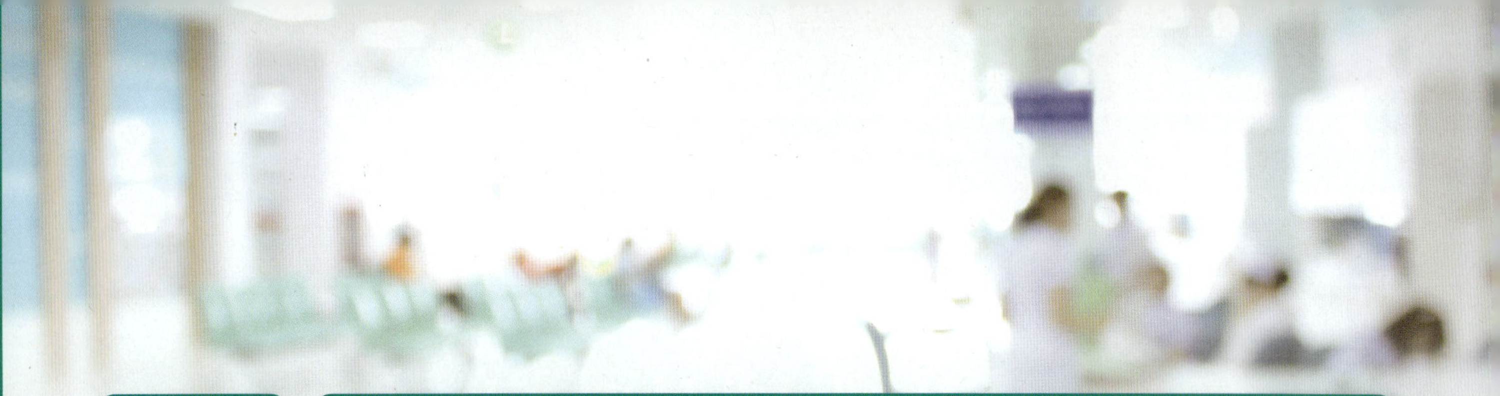

1 심장계 대상자 간호

학습목표

1. 심장의 구조와 기능을 이해한다.
2. 심박출량 조절기전을 이해한다.
3. 노화에 따른 심장계의 변화를 설명한다.
4. 정상 심전도의 파형과 관련 생리적 기전을 서술한다.
5. 관상동맥질환(허혈성 심질환)의 병태생리를 설명한다.
6. 관상동맥질환(허혈성 심질환)의 증상과 징후를 설명한다.
7. 심혈관질환의 위험요소를 사정한다.
8. 관상동맥질환(허혈성 심질환)의 간호문제에 적절한 간호진단을 도출하고 우선순위를 결정한다.
9. 관상동맥질환(허혈성 심질환)의 간호문제에 따른 간호중재를 수행한다.
10. 관상동맥질환(허혈성 심질환) 간호문제의 장·단기 목표에 따른 간호수행의 결과를 평가한다.
11. 심부전의 병태생리를 설명한다.
12. 심부전의 증상과 징후를 설명한다.
13. 심부전의 간호문제에 적절한 간호진단을 도출하고 우선순위를 결정한다.
14. 심부전의 간호문제에 대한 간호중재를 수행한다.
15. 심부전 간호문제의 장·단기 목표에 따른 간호수행의 결과를 평가한다.
16. 부정맥의 병태생리를 설명한다.
17. 부정맥의 증상과 징후를 설명한다.
18. 부정맥을 가진 대상자에게 나타나는 간호문제에 적절한 간호진단을 도출하고 우선순위를 결정한다.
19. 부정맥을 가진 대상자에게 나타나는 간호문제에 대한 간호중재를 수행한다.
20. 부정맥을 가진 대상자에게 나타나는 간호문제의 장·단기 목표에 따른 간호수행의 결과를 평가한다.
21. 주요 심장질환(관상동맥질환, 심부전 등)에서 나타나는 부정맥에 대한 간호중재를 설명한다.
22. 심장리듬전환술 간호를 수행한다.
23. 세동제거술 간호를 수행한다.
24. 염증성 심장질환(심내막염, 심근염, 심낭염, 류마티스성 심질환) 병태생리를 설명한다.
25. 염증성 심장질환(심내막염, 심근염, 심낭염, 류마티스성 심질환) 증상과 징후를 설명한다.
26. 염증성 심장질환(심내막염, 심근염, 심낭염, 류마티스성 심질환) 간호문제에 적절한 간호진단을 도출하고 우선순위를 결정한다.
27. 염증성 심장질환(심내막염, 심근염, 심낭염, 류마티스성 심질환) 간호문제에 대한 간호중재를 수행한다.
28. 염증성 심장질환(심내막염, 심근염, 심낭염, 류마티스성 심질환) 간호문제의 장·단기 목표에 따른 간호수행의 결과를 평가한다.
29. 구조적 심장질환(판막성) 병태생리를 설명한다.

30. 구조적 심장질환(판막성) 증상과 징후를 설명한다.
31. 구조적 심장질환(판막성) 간호문제에 적절한 간호진단을 도출하고 우선순위를 결정한다.
32. 구조적 심장질환(판막성) 간호문제에 대한 간호중재를 수행한다.
33. 구조적 심장질환(판막성) 간호문제의 장·단기 목표에 따른 간호수행의 결과를 평가한다.
34. 심근증의 병태생리를 설명한다.
35. 심근증의 증상과 징후를 설명한다.
36. 심근증 환자에게 나타나는 간호문제에 적절한 간호진단을 도출하고 우선순위를 결정한다.
37. 심근증 환자에게 나타나는 간호문제에 대한 간호중재를 수행한다.
38. 심근증 환자에게 나타나는 간호문제의 장·단기 목표에 따른 간호수행의 결과를 평가한다.
39. 심장질환(심부전, 관상동맥질환, 부정맥, 판막성, 염증성, 심근증)약물의 투여 목적, 작용 및 간호 시 주의사항을 설명한다.
40. 심장질환에 따른 영양문제를 사정한다.
41. 심장질환의 치료식이 유형을 확인한다.
42. 심장질환 진단검사(심전도, 심초음파 등)의 전·후 간호를 수행하고 검사결과를 설명한다.
43. 심장 수술의 원리 및 적응증을 설명한다.
44. 심장 수술 후 나타나는 합병증을 설명한다.
45. 심장 이식의 적응증과 간호관리를 서술한다.
46. 단계별 심장재활간호를 수행한다.
47. 순환보조장치를 가진 대상자 간호를 수행한다.
48. 중심정맥관을 가진 대상자 간호를 수행한다.

용어

- 경정맥(jugular vein)
- 경정맥팽만(jugular vein extension)
- 대동맥판막협착(aortic valve stenosis)
- 동방결절(SA node)
- 류마티스열
- 맥박(pulse)
- 방실결절(AV node)
- 부정맥(dysrhythmia)
- 속가지(bundle braches)
- 승모판역류(mitral regurgitation)
- 승모판협착(mitral stenosis)
- 심근증(cardiomyopathy)
- 심낭염(pericarditis)
- 심내막염(endocarditis)
- 심도자술(cardiac catheterization)
- 심박출량(cardiac output)
- 심방(atrium)
- 심부전(heart failure)
- 심실(ventricle)
- 심장(heart)
- 심장압전(cardiac tamponade)
- 심장주기(cardiac cycle)
- 심장지수(cardiac index)
- 심전도(electrocardiogram, EKG)
- 염증성 심장질환
- 운동부하검사(exercise electrocardiography stress test)
- 자율신경계(autonomic nerve)
- 전기생리학적 검사(electrophysiologic study, FPS)
- 청색증(cyanosis)
- 통증(pain)
- 판막(valve)
- 푸르키네섬유(Purkinje fiber)
- 혈청지질(serum lipid)
- 호르몬(hormone)
- His속(bundle of His)

1) 심장계 해부생리

(1) 심장의 구조

심장은 원추형 근육기관으로 흉곽(thorax)의 왼쪽, 횡격막(diaphragm) 위, 폐(lung) 사이의 공간인 종격동의 중앙에 위치하고 있다. 심첨(apex)은 앞쪽을 향하고 있어 정상 심실수축 시 만들어지는 박동인 심첨박동(apical impulse) 또는 최대 박동점(point of maximal impulse)이 쉽게 촉지된다. 심장은 300g 정도의 무게, 성인의 주먹만한 크기로 연령, 성별, 체중, 신체활동, 신체상태, 심장질환 등의 영향을 받는다.

심장은 4개의 방(chamber)이 있으며, 심장 윗부분 쪽으로 2개의 작은 심방과 심첨부위 쪽으로 2개의 큰 심실로 구성되어 있다. 심방과 심실은 섬유조직에 의해 분리되어 있고 4개의 판막이 있다. 근육성 막인 심장중격을 중심으로 우심방과 좌심방, 우심실과 좌심실로 나누어져 있다(그림 4-1). 휴식 시 심장박동은 1분당 72회 정도이고, 1회 약 70mL의 일회 박동량(stroke volume)을 내보내 1분당 5L 정도, 하루에 약 7,000L 이상의 혈액을 분출한다. 운동하는 동안의 심박출량(cardiac output)은 심박동수와 박동량의 증가로 5배 정도 증가할 수 있다.

가. 심장의 층

혈구는 골수에서 분화와 성숙 과정을 거친 후 말초혈액으로 유입되고 혈관이나 조직에서 본래의 기능을 다한 후 파괴

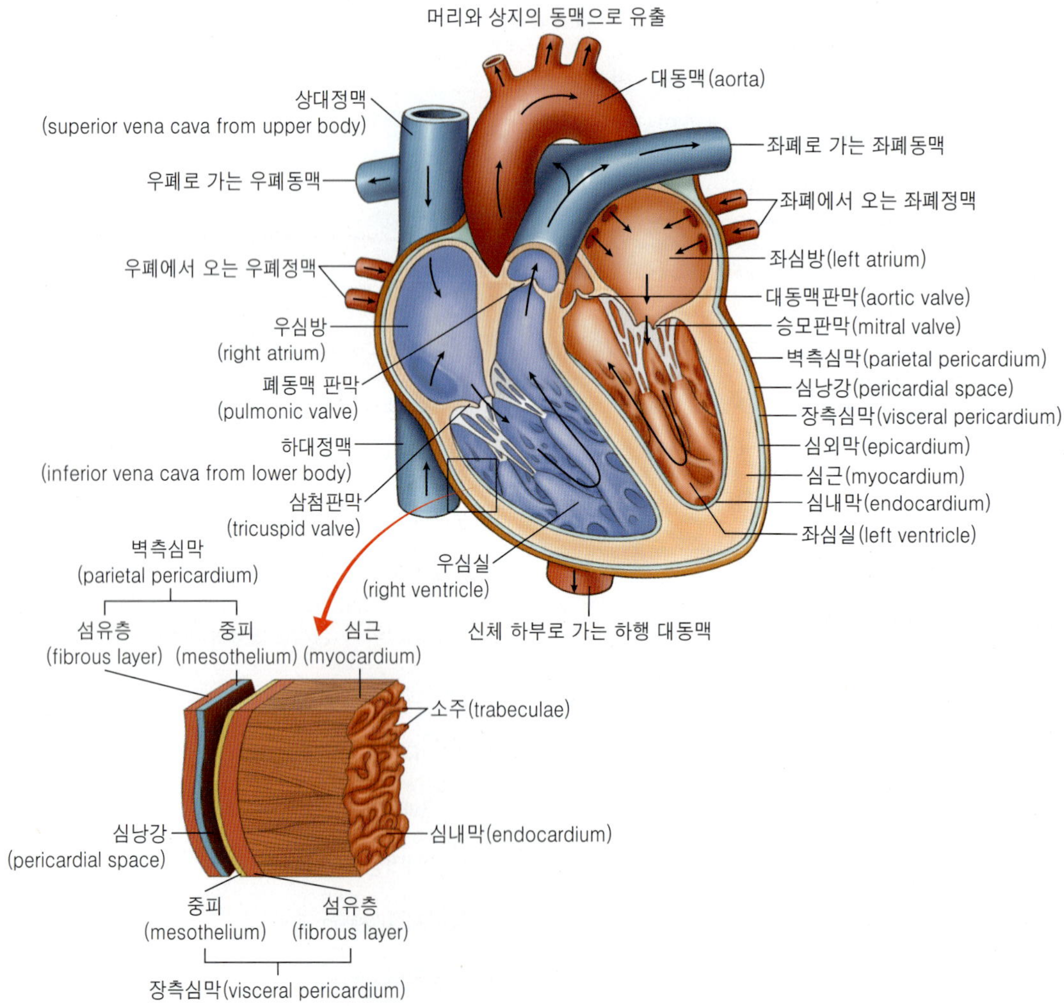

그림 4-1. 심장의 구조와 혈액순환.

된다. 태아기에는 난황주머니(yolk sac), 간, 비장, 골수, 림프절에서 생성되며, 출생 후에는 소아와 성인 모두 골수에서만 혈구가 생성된다. 특히 골반, 늑골, 흉골, 두개골, 견갑골 등의 편평골과 장골(long bone)의 말단에서 생성되며, 고령이 될수록 골수 내에 조혈이 가능한 적골수(red marrow)가 감소되고 조혈할 수 없는 황골수(yellow marrow)가 많아진다. 혈구는 완전히 성숙하여 기능을 발휘할 수 있게 되면 골수를 빠져나와 말초혈액으로 이동하는데, 혈구의 생성을 조절하는 곳은 주로 신장과 폐이다. 혈구마다 수명은 다르지만 노화하여 수명이 다한 혈구는 주로 비장이나 간 등의 혈관 벽에 있는 세망내피계(reticuloendothelial system; RES)에서 제거된다. 혈관에서의 수명을 다하고 조직으로 이동하여 활동하다가 파괴되는 혈구도 있다.

나. 심방과 심실

체순환을 마친 정맥혈(산소가 부족한 혈액)은 우심방으로 들어와 삼첨판이 열릴 때 우심실로 흘러들어 산소화하기 위해 폐동맥을 거쳐 폐로 이동한다. 우심방은 상·하 대정맥과 관상동맥 순환으로부터 혈액을 받는다. 혈액은 우심실이 수축하는 동안 일시적으로 우심방에 모인다. 우심실은 심실의 이완기 동안 우심방으로부터 받아들인 혈액을 폐동맥판을 통해 폐동맥으로 보낸다. 폐에서 산화된 혈액(산소가 풍부한 혈액)이 좌심방으로 들어와 심실 이완기 동안 승모판이 열릴 때 좌심실로 흘러 들어간다. 심실 수축기 동안 좌심실은 승모판을 닫고 대동맥판을 통해 전신 동맥계로 혈액을 방출한다. 좌심실은 우심실보다 2.5배 정도 더 두꺼운 근육조직으로 좌심실이 수축하는 동안 강력하게 수축하는 역할을 한다.

다. 판막

4개의 심장판막은 섬유조직의 얇은 피부판과 같은 약하고 부드러운 구조로, 심장에서 혈류가 한쪽 방향으로 흐르도록 한다. 판막은 심장 방안의 압력 차이에 의해서 수동적으로 열리고 닫힌다(그림 4-2). 판막은 두 가지 유형으로 방실판막(artrioventricular), 반월판막(semilunar)으로 구분된다. 방실판막은 심방과 심실 사이에 있는 판막으로 3개의 첨판으로 이루어진 삼첨판(tricuspid valve)과 2개의 엽으로 이루어진 좌심장의 이첨판(승모판, mitral valve)이 있다. 방실판막의 모서리에 부착된 부분은 건삭(chordae tendineae)이라고 부르는데, 강한 섬유성 건으로 심실벽의 유두근에 붙어 있다. 유두근과 건삭은 심실수축기 동안 방실판막이 심방 안으로 뒤집히지 않도록 한다.

반월판막은 3개의 컵 모양인 끝이 뾰족한 첨으로 구성되어 있고 심실의 수축기 동안 열리고 이완기 동안은 역류를

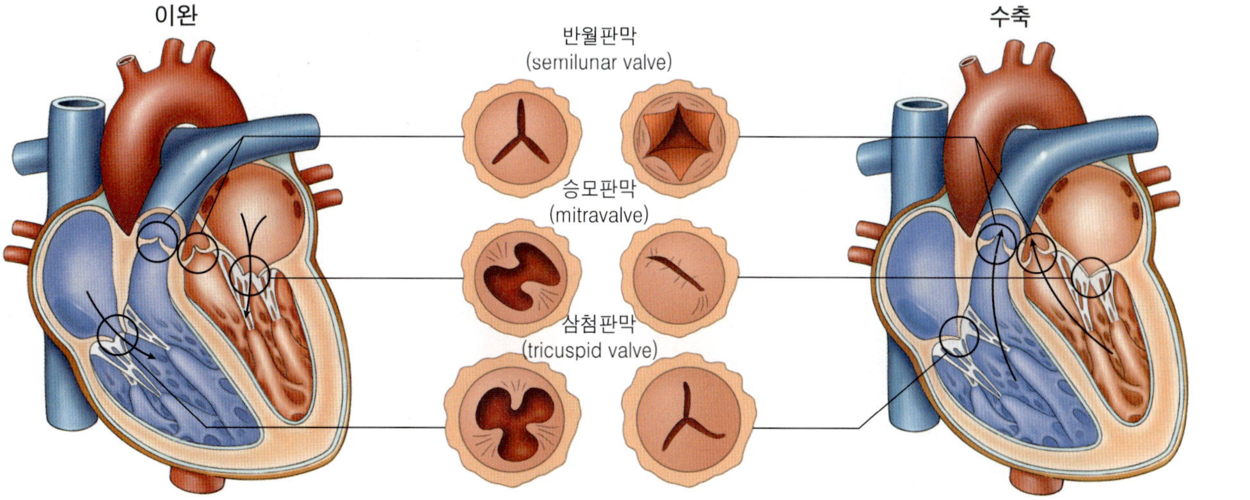

그림 4-2. 심장판막.

방지하기 위해 닫히게 된다. 방실판막과 달리 반월판막은 심실수축기 동안 열려 있게 되고, 폐동맥 판막(우심실과 폐동맥 사이)과 대동맥 판막(좌심실과 대동맥 사이)은 유두근에 연결되어 있지 않다.

라. 심장의 혈액공급

심근 대사요구량을 충족시키기 위해서는 충분한 산소와 영양분을 공급해야 한다. 이를 위해 심장에 분포된 혈관을 관상동맥이라 한다. 좌·우 관상동맥은 대동맥 판막 바로 위의 대동맥에서 기시하여 심장을 에워싸고 있으며 심근을 통과한다. 대동맥 판막 윗부분에서 시작하여 심장의 아래쪽으로 뻗어 있는 우관상동맥은 우측 심장을 둘러싼다. 좌관상동맥은 심장의 전벽으로 내려오는 좌전방하행가지와 심장의 좌측면을 따라서 순회하는 좌회선동맥으로 나뉘어 심장의 측부 좌측벽을 둘러싼다(그림 4-3). 관상정맥은 심장근육을 순환한 후 우심방의 관상정맥동(coronary sinus)으로 흘러 들어온다. 부위에 따라 우심장에서는 심장의 방으로 직접 유입되기도 한다.

(2) 심장의 기능

가. 전기생리학적 특성

심근의 전기생리학적 특성은 심박수와 리듬을 조절한다는 것이다. 이러한 특성에는 자동성, 흥분성, 전도성, 수축성, 불응성이 있다.

① 자동성(율동성)

심장박동을 자발적이고 연속적으로 자극을 생성하는 심장의 심박조절자(pacemaker) 세포의 능력을 자동성(automaticity) 혹은 율동성(rhythmicity)이라 한다. 심장은 적절한 상태가 주어지면 체외에서도 박동이 가능하다. 동방결절(SA node)은 정상 심장에서 가장 높은 자동성을 가지며, 이 동방결절세포의 자동성은 세포막의 이온 투과성 변화에 의해 나타난 것이다. 심지어는 휴식기에도 칼륨 투과성이 감소하고 느린 통로(slow channel) 투과성(Na^+과 Ca^{++})이 증가하여 세포막 전위가 역치값에 가깝게 변화한다. 역치에 도달하면 세포는 활동전위를 유발한다. 노르에피네프린과 아세틸콜린은 심박동수를 높이거나 낮출 수 있다(그림 4-4).

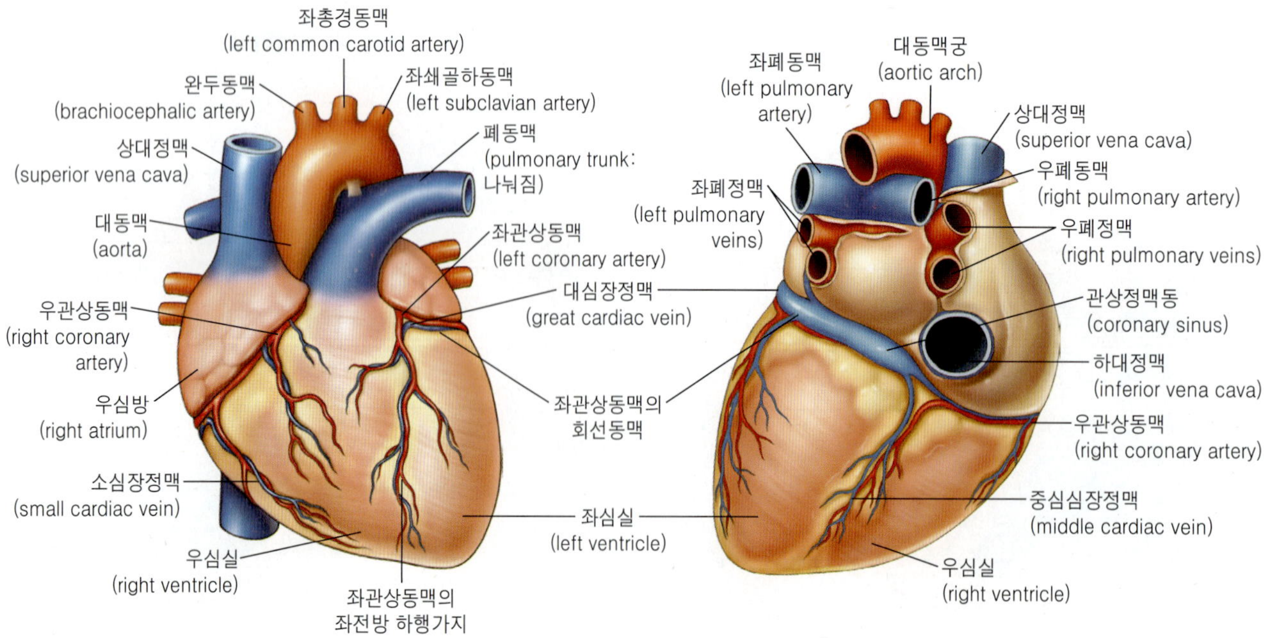

그림 4-3. 관상동맥과 관상정맥.

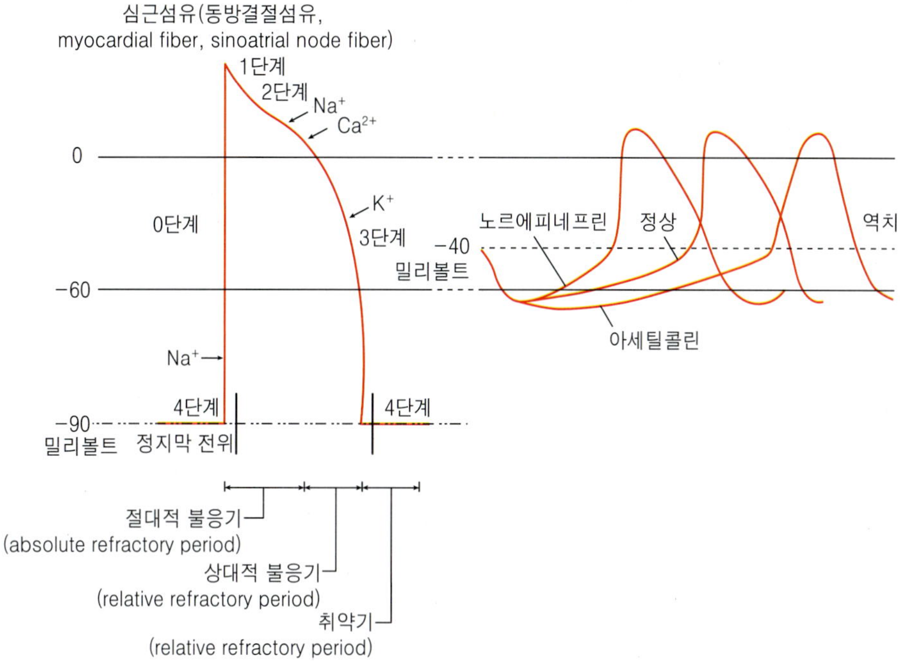

그림 4-4. 심장세포의 활동전위.

② 흥분성

어떠한 자극에 대해 심근세포를 탈분극시키는 능력인 흥분성(excitability)은 자율신경활동의 호르몬, 전해질, 영양공급, 산소공급, 약물, 감염 등의 영향을 받는다. 심근세포는 세포 내·외의 전해질 활동으로 인해 전기적으로 자극을 받아 활동이 계속하여 일어나고 있다.

전기적 활동이 휴식할 때에는 심근세포의 내·외에 칼륨 이온(K^+)과 나트륨 이온(Na^+)의 농도 차이에 의해 세포의 안쪽이 바깥쪽보다 음전기가 된다. 세포 안쪽에는 칼륨 농도가 높으며 세포 바깥쪽에는 나트륨 농도가 더 높다. 일시적으로 전기적 흐름이 없는 이 상태를 안정막 전위(resting membrane potential)라 한다.

심장세포는 어느 정도의 역치가 되면 자극을 받게 되고 이온 투과성의 변화에 따라 세포막 사이의 전위가 변화하게 되는데, 이것을 활동전위(action potential)라고 한다(그림 4-4). 활동전위는 탈분극기와 재분극기로 구성되어 있다. 탈분극(depolarization)은 나트륨의 세포막 투과성이 증가할 때 발생하고 재분극(repolarization) 동안에는 세포가 휴식기(이완기)로 돌아가게 되는데 나트륨 투과성은 현저히 떨어지고, 칼륨 투과성이 증가하며 세포막의 안정전위가 음전기로 돌아간다. 이처럼 탈분극과 재분극의 과정에서 소량의 나트륨이 세포 내로 이동하고 칼륨이 세포 밖으로 이동하게 된다. 세포는 나트륨을 세포 외로 내보내고 칼륨을 세포 내로 끌어들이는 능동적 펌프에 의한 보상을 하게 된다(Na–K Pump).

칼슘(Ca^{++}) 같은 다른 이온 또한 활동전위에 작용하여 수축을 일으키게 된다. 심장에서 칼슘은 수축을 유발하기 때문에 특히 더 중요하다. 탈분극기 동안 칼슘의 심근세포막 투과성은 증가하고 세포 내로 이동된다. 세포 내의 칼슘 농도가 증가하면 칼슘이 수축 요인으로 작용하여 심근섬유의 수축을 유발한다.

③ 전도성

세포막을 따라 전기적 자극을 전달하는 심근세포의 능력을 전도성(conductivity)이라 한다. 심장근육은 활동전위가 빠르고도 부드럽게 전도되어 심방과 심실이 각각 수축하도록 한다. 심근세포와 인접하게 연결되어 있는 내재판(intercalated disk)은 활동전위를 근육 전체로 이동시킨다(그

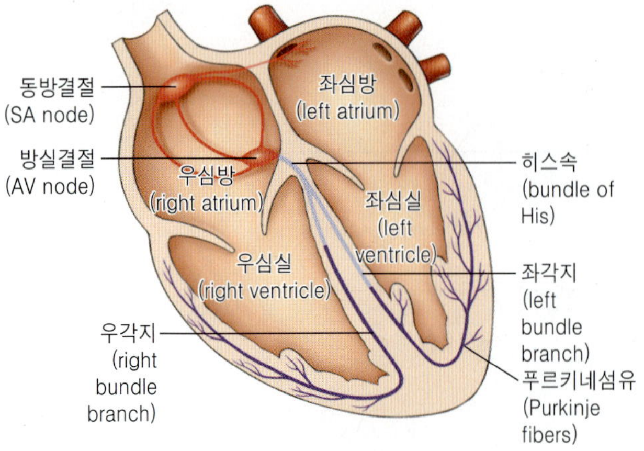

그림 4-5. 심장전도계.

림 4-5). 그러나 심방과 심실을 분리하는 조직섬유에는 내재판이 부족하다. 따라서 심방은 유일한 정상 전도로인 방실결절인 정상 전도로를 제외하고는 심실과 전기적으로 심실과 독립되어 있다. 심장근육의 전도 체계는 다음과 같은 요소로 구성되어 있다.

- 동방결절(SA node)
- 방실결절(AV node)
- His속(bundle of His)과 속가지(bundle branches)
- 푸르키네(Purkinje)섬유

a. 동방결절, 즉 심장에서 심박동을 조절하는 심박조절자는 상대정맥과 우심방의 접합 부위에 위치하고 있다. 정상적으로 동방결절은 분당 약 60~100회의 전기적 자극을 유발한다. 전기적 자극은 방실간 경로를 통해 우심방에서 방실결절과 좌심방으로 탈분극이 전달된다. 교감신경계와 부교감신경계가 동방결절의 자극을 조절한다.

b. 방실결절이나 방실접합부는 심방중격의 하부에 위치하며 이차적 심박조절자로 작용할 수 있다. 그러나 정상적으로는 동방결절에서 생성된 전기적 자극을 받아들이고 심방에서 심실로 전기적 자극을 전달한다. 방실결절에서 심방을 수축하는 데 걸리는 시간은 0.07초이다. 이 시간은 심실이 수축하기 전에 심방을 완전하게 수축시킬 수 있는 시간이다.

c. 심실간 중격에 위치한 His속은 상대적으로 길이가 짧고 좌·우로 뻗어 있다. 우각(right bundle branch; RBB)은 심실간 중격의 우측을 따라 내려오고, 좌각(left bundle branch; LBB)은 전섬유속과 후섬유속으로 나뉘어서 둘 다 좌심실로 뻗어나간다. 이 좌·우 속가지는 푸르키네섬유로 이어진다. 푸르키네섬유는 심실 내막 안에 널리 흩어져 있는 광범위한 전도체계로 탈분극을 빠르게 심실로 퍼뜨린다. 심실의 활성화는 중격에서 시작되어 심첨부로 이어진다.

d. 재분극은 각각의 세포에서 일어나고 전도계와 상관이 없이 일어난다. 재분극이 일어나는 순서 또한 전도계와 상관이 없이 일어난다. 재분극이 일어나는 순서는 탈분극과 반대이다. 따라서 가장 늦게 탈분극한 세포가 가장 먼저 재분극한다.

④ 수축성

심근은 동방결절에서 시작한 전기적 자극이 심근 전체로 전달되면 심방과 심실은 동시에 수축하게 되는데, 이러한 반응을 심장세포의 수축성이라 한다. 심장근육은 길고 좁은 세포 또는 섬유로 구성되어 있다. 심근섬유는 횡문근처럼 근섬유(myofibris), Z대(Z band), 근섬유분절(sarcomeres), 근섬유막(sarcolemmas), 근형질(sarcoplasm), 근형질세망(sarcoplasmic reticulum) 등으로 이루어져 있다.

활동전위(action potential)는 세포막의 T세관을 통해서 칼슘이 분비되면서 근육을 수축시킨다. 칼슘은 근형질세망에 도달하게 되고 추가로 칼슘을 방출하게 된다. 세포 내로 들어간 칼슘은 근섬유(myofibril)로 퍼져나가 거기에서 troponin과 결합하게 된다. Actin filament가 칼슘에 의해 활성화되면, myosin filament의 연결고리가 actin의 활동부위에 부착하게 된다. 이후 분출력에 의해서 수축이 일어나게 된다. 수축 후에 칼슘 이온은 근형질세망 안으로 능동적으로 이동하고 근육이완이 시작된다.

⑤ 불응성

심장이 먼저 온 자극에 의해 탈분극하는 동안 새로운 자극에 대해 반응하지 않는 심장의 특성을 불응성(refractoriness)이라 한다. 심장세포막의 나트륨 통로가 불활성화되어 흥분을 하지 않으므로 심장근육은 반복적인 자극에 반응하지 않는다.

절대적 불응기(absolute refractory period)는 탈분극기와 재분극의 초기에 나타난다. 이 기간 동안에는 심장세포가 어떠한 강한 자극에도 반응하지 않는다. 상대적 불응기(relative refractory period)는 재분극의 말기에 일어나고 불응성이 약해지고 정상적인 자극보다 더 강한 자극이 들어오면 심장을 흥분시킬 수 있다.

정상적으로 심실은 0.25~0.3초의 절대적 불응기를 갖는데, 이것이 대략적인 활동전위 시간이다. 심실의 상대적 불응기는 0.05초 정도 지속된다. 심방은 약 0.15초의 불응기를 갖기 때문에 심실보다 더 빨리 율동적으로 수축할 수 있다. 활동전위 기간과 불응기는 고정된 것은 아니지만 심박동수가 증가할수록 짧아질 수 있다.

나. 심장주기

심장주기(cardiac cycle)는 수축기와 이완기가 있으며, 이러한 주기적 활동을 심박동이라 하고, 심방수축의 시작에서 다음 심방수축 시작가지의 심박동주기를 말한다. 1회의 심장주기는 1회의 심박동과 같다.

① 수축기

a. 등용적성 수축기 (Isovolumetric contraction phase)

등용성 수축기(isovolumic contraction phase)는 심실이 수축하기 시작하고 방실판막이 닫히면서 심실 내의 압력이 증강된다. 방실판막이 닫힐 때 제1심음(S1)이 들린다. 이때 대동맥판과 폐동맥판은 닫힌 상태로 있기 때문에 혈액량의 변화는 없다.

b. 최대 심실박출기

최대 심실박출기(maximal ventricular ejection phase)에는 심실의 압력이 대동맥이나 폐동맥보다는 높아져 대동맥판막과 반월판막이 열리고 심실박출이 최대로 일어난다. 이때 체순환과 폐순환으로 혈액을 내보낸다.

c. 감소된 심실박출기

심실은 수축된 상태이나 심실로부터 대동맥으로 분출되는 혈액의 양이 감소한 상태이다.

② 이완기

a. 등용적성 심실이완기

심실이 이완되기 시작하는 이완기 초기 대동맥판막과 폐동맥판막이 닫히면 제2심음(S2)이 들린다. 이때 방실판막은 닫힌 상태로 있고 혈액이 심실 밖으로 이동하지 않는다. 이때를 등용적성 이완기(isovolumic relaxation)라고 한다.

b. 빠른 심실충만기

심실이 계속해서 이완되면 심실 압력이 심방의 압력보다 낮아지고 방실판막이 열리면서 혈액이 심방에서 심실로 빠르게 유입된다(빠른 심실충만기, rapid ventricular filling). 심실이 완전히 채워지면 심장주기는 다시 시작된다.

c. 느린 심실충만기

심실압력이 증가하기 시작하면 심실충만 속도가 느려진다(느린 심실충만기, slow ventricular filling).

d. 심방수축기

좌심방의 수축은 좌심방의 압력을 증가시켜 좌심실로 혈액을 분출하여 좌심실용적을 증가시킨다.

e. 기외심음

심실이 빠르게 채워질 수 있도록 심실벽이 확장되어야 한다. 심실벽의 유연성(compliance)이 떨어지면(예: 심부전이나 판막역류 등), 심실벽의 진동에 의해 제3심음(S3)이 들린다. S3는 30세 이전의 젊은 성인에게서는 정상으로 나타날 수 있다. 심실 이완기의 마지막 주기 동안 심방의 수축이 일어나고(심방수축 또는 atrial kick), 이는 심실로의 혈액유입을 5~30% 정도 증가시킨다.

f. 제4심음

제4심음(S4)은 심실충만기에 저항이 있을 경우 심방수축기에 들린다. 이 심음은 비정상적인 소견이며 좌심실벽의 비대, 질환이나 손상을 의미한다.

다. 심박출량과 심장지수

심박출량(cardiac output)은 좌심실에서 대동맥으로 1분 동안 박출하는 혈액의 양을 말한다. 1회 박동량(stroke volume)은 심실의 수축에 의해서 분출되는 혈액량으로 70mL 정도이고, 심박동수(heart rate, HR)는 분당 심박동수이다.

심박출량은 다음과 같이 계산된다.

$$CO = SV \times HR$$

안정시 성인의 평균 심박출량은 4~7L/min이다. 1회 박동량과 심박동수가 변화되면 심박출량에 영향을 미쳐 심박출량을 높이거나 떨어뜨릴 수 있다. 심장의 요구는 개인의 체격에 따라 다양하므로 심박출량을 계산하기 위해서는 심장지수(cardiac index; CI)를 구해야 한다. 심장지수(CI)는 체표면적 $1m^2$에 대한 분당 박출량이며 정상은 2.5~4.0L/min/m^2이다.

$$\text{심장지수(CI)} = \text{심박출량(CO)}/\text{체표면적}(m^2)$$

일회 박동량은 심박출량에 영향을 미치는 중요한 요소이며 이는 전부하, 후부하, 심장의 수축력으로 결정된다.

① 전부하

전부하(preload)란 심실의 이완기 말에 심근섬유의 신전 정도를 말한다. 이완기 말에 심실에 채워지는 혈액량은 직접적으로 전부하를 결정한다. Frank-Starling의 법칙에 따르면 휴식기의 심근섬유의 길이, 신전 정도가 클수록 수축력이 강해진다. 따라서 심실로 들어오는 순환혈액량이 늘어나면 전부하는 심근섬유가 많이 신장되어 증가하게 된다. 심실은 수축력이 더 강해지고, 1회 박동량이 증가하게 되고 따라서 심박출량이 증가하게 된다.

② 후부하

후부하(afterload)는 수축기에 심실에서 혈액 분출에 저항하는 정도이다. 좌심실 분출에 대한 주요 저항은 일차적으로 말초혈관저항에 의해 결정된다. 말초혈관저항의 정도는 대동맥의 순응도, 전신 혈관저항과 혈액점성 등과 직접적으로 관련이 있다. 동맥압이 높아지면 후부하가 높아지고, 심장이 혈액을 분출하기 위해 더 많은 힘을 필요로 하게 된다. 1회 박동량은 후부하와 역관계에 있는데, 예를 들어 말초저항 때문에 후부하가 증가하면 심근섬유 수축이 감소하고 분출이 힘들어져 일회 박동량과 심박출량은 감소한다.

③ 수축력

심근수축력(contractility)은 심근이 수축하는 힘이다. 수축력은 교감신경계 자극, 칼슘, 카테콜라민 등에 의해 증가하는데, 세포 내에 칼슘이 증가하면 수축력이 증가되고 일회 박출량을 증가시킨다. 또한 교감신경의 자극도 심근수축력과 심실 압력을 증가시키고 박동량을 증가시켜 더 많은 혈액을 박출하게 된다.

④ 동맥압

동맥압은 동맥벽에 미치는 혈액의 압력, 즉 혈압을 말한다. 수축기압(systolic pressure)은 심장이 수축할 때 좌심실에서 대동맥으로 혈액을 분출할 때의 최대 압력이다(100~140mmHg). 이완기압(diastolic pressure)은 심장의 이완기(충만기)에 동맥벽에 저항하여 혈액이 분출되는 압력이다(60~90mmHg). 혈압은 수축기압/이완기압으로 표시한다(예: 120/80). 심박출량은 동맥압을 결정하는 중요한 요소이다. 수축기와 이완기압의 차이(30~40mmHg)를 맥압(pulse pressure)이라 한다.

라. 자율신경계와 심장

심장은 심장에 분포되어 있는 자율신경계(Autonomic Nervous System; ANS)를 통해 기능을 조절한다. 자율신경계는 교감신경계와 부교감신경계의 두 가지로 나누어지며, 내·외적 요구에 맞추어 심혈관계를 적응시키기 위한 균형을 유지하고 서로 상반되는 작용을 한다. 자율신경계 반응은 불수의적이다.

교감신경계의 섬유는 제1흉추와 제5흉추 사이에서 나와 심장 전체에 분포한다. 자극이 생기면 신경말단에서 신경전달물질인 노르에피네프린을 분비하여 심박동수의 증가, 방실결절의 전도 속도 증가, 심방과 심실의 수축력 증가 그리고 아드레날린 수용체와 결합하여 G protein을 활성화하고 이온 통로를 열리게 하여 말초혈관 수축을 일으킨다. 또한 교감신경계는 부신의 활동에 영향을 미친다. 부신수질은 순환혈액으로 카테콜아민(노르에피네프린과 에피네프린)을 분비함으로써 자극에 반응한다. 노르에피네프린과 에피네프린은 심장과 혈관의 세포 안에 있는 아드레날린 수용체와 함께 작용한다.

부교감신경은 연수에서 시작하며 심방의 동방결절과 방실결절, 그리고 미약하지만 심실과 푸르키네섬유도 지배한다. 자극이 들어오면 부교감신경 말단에서 신경물질인 아세틸콜린이 분비되고 노르에피네프린의 반대 효과를 보여 동방결절의 흥분율을 낮추어 심박동수 감소, 심방과 심실의 수축력 저하 그리고 심방의 전도를 느리게 한다. 자율신경계는 이 2개의 상반되는 신경계 사이의 균형을 유지하여 심장 작용을 조절한다.

마. 호르몬과 다른 영향 요인

부신수질에서 분비되는 에피네프린과 노르에피네프린과 더불어 몇몇 호르몬들은 체액량(정맥압과 정맥귀환)을 조절함으로써 간접적으로 심박출량을 조절한다. 가장 중요한 것은 항이뇨호르몬(ADH)과 레닌-안지오텐신-알도스테론(renin-angiotensin-aldosterone)기전이다.

심장의 활동이나 혈압에 영향을 미치는 다른 요인들도 있다. 예를 들면 대뇌피질에 분노나 공포, 통증, 흥분 등의 감각이 입력되면 교감신경계 영향을 미칠 수 있게 된다.

바. 노화의 효과

노화에 따라 심장의 세포와 조직, 화학적 성분의 변화로 심장계 기능의 여러 면에 변화가 일어난다. 심장의 방이 커지고 수축력이 감소한다. 이는 1회 박동량에는 거의 영향을 끼치지 않으나 심장의 보유 능력은 감소하게 된다. 관상동맥은 두꺼워지고 뻣뻣해진다. 이러한 변화로 심장의 산소 요구량 증가에 반응하는 능력이 감퇴되고 관상동맥질환이 증가한다. 심장의 판막도 두꺼워지고 판막부전이 발생되어 수축기의 심잡음이 들리게 된다. 표 4-1은 노화 관련 심장계의 변화이다.

표 4-1 연령에 따른 심장계의 변화

심장계	구조 및 기능 변화
심방	• 좌심방 크기 증가 • 심방 흥분성 증가
좌심실	• 좌심실 증대 • 좌심실 경직과 순응도 감소 • 심박출량의 점차적 감소
판막	• 승모판막과 대동맥판막의 석회화 • 심장순환 동안 판막의 비정상적인 혈류
전도계	• 동방결절의 세포 수 감소와 섬유화 • 방실결절, 히스속, 좌·우 속지세포 감소 • 동방결절의 충격전도 지연 • 심전도계의 전도시간 지연
압력수용체	• 대동맥 압수용체의 민감도 저하 • 혈관성 긴장 및 심박수에 대한 압력수용체의 조절장애로 체위 변화에 대한 반응 지연

2) 심장계 건강사정

심장질환의 사정에서 가장 중요한 요소는 대상자로부터 심장과 관련된 건강력을 확인하는 것이다. 현재의 건강문제, 인구학적 자료, 과거력, 가족력, 심리사회적 건강력, 신체사정, 임상검사와 진단검사를 사정한다.

(1) 건강력

심장계 질환의 건강력은 대상자의 전반적인 건강력과 깊은 관련이 있다. 과거에 질환이 있었는지, 임상증상, 습관, 생활양식, 사회경제적 상태, 가족력은 사정되어야 하는 중요한 정보이다.

가. 일반적인 증상(현재의 건강)

심질환의 주요 증상은 흉통, 호흡곤란, 심계항진, 실신, 피로 등이다(표 4-2).

① 흉통

흉통은 심장질환의 가장 중요한 임상증상 중 하나이다. 흉통은 심인성 문제와 비심인성 문제로 유발되는 보편적인 증상이며, 심장과 관련된 것뿐만 아니라 폐나 장, 담낭, 근골격계 장애에 의해서도 나타날 수도 있다. 흉통은 다양한 상황에서 발생할 수 있기 때문에 특징과 양상이 매우 중요하다. 표 4-3은 심인성 흉통과 비심인성 흉통의 특징과 양상이다. 사정 시 간호사는 통증을 점수화(0=무통증, 10=매우 심각한 통증)하여 통증의 시작, 위치, 방사 여부, 통증 지속 기간, 통증의 질, 완화·악화 요인과 통증 시 동반되는 증상에 관한 정보를 수집하여야 한다. 다음은 간호사가 흉통이나 흉부 불편감을 호소하는 대상자를 사정할 때 알아야 할 내용이다.

- 흉통이나 흉부 불편감의 정도와 기간으로 그 원인 질환의 심각성을 미리 예견하지 못한다. 예를 들면, 식도연축(esophageal spasm)의 환자가 자신의 흉통을 '10/10'으로 느끼는 반면, 심근경색증의 환자는 중 정도의 흉부 압박감이라고 호소할 수도 있기 때문이다.

표 4-2 심장질환의 주요 증상

- 흉통
- 호흡곤란
- 심장 리듬의 불규칙성-심계항진
- 실신
- 피로
- 체중 증가, 의존성 부종(dependent edema)
- 청색증
- 객혈

- 심장의 증후는 동시에 여러 개가 발생할 수도 있다. 급성 심근경색증 환자는 심근허혈(심근조직에 부적절한 산소 공급)로 인한 흉통, 심부전으로 인한 숨가쁨(호흡곤란), 부정맥으로 인한 심계항진을 호소할 수 있다. 심부전과 부정맥은 모두 급성 심근경색증의 합병증이다.

② 호흡곤란(Dyspnea)

호흡곤란은 숨이 가쁘고 숨쉬는 것이 힘드는 상태이다. 흉통과 같이 호흡곤란도 대상자의 심폐기능에 영향을 미친다. 호흡곤란은 심장과 폐질환의 증상으로 나타나는데, 심질환에서는 보통 운동 시 발생하는 반면, 폐질환에서는 휴식 시와 운동 시 모두 발생한다. 호흡곤란의 유형으로는 운동 시 호흡곤란, 기좌호흡, 발작성 야간성 호흡곤란 등이 있다.

a. 운동 시 호흡곤란(Dyspnea on exertion; DOE)

심장성 호흡곤란의 가장 흔한 유형으로 안정시에는 정상이나, 중 정도의 운동이나 활동을 하는 동안 발생한다. 간호사는 대상자에게 호흡곤란이 발생하는 활동이나 운동수준을 사정해야 한다.

b. 기좌호흡(Orthopnea)

기좌호흡은 대상자가 똑바로 누웠을 때 폐의 정수압이 증가하여 호흡곤란이 생기는 경우이며, 상체를 높여 주거나 일어서면 완화된다. 기좌호흡 증상이 있는 대상자는 누울

표 4-3 통증의 특징과 양상

부위	특징	기간	촉진 및 악화 요인	완화 요인
협심증-급성 관상동맥증후군 [불안전협심증, 심근경색증] 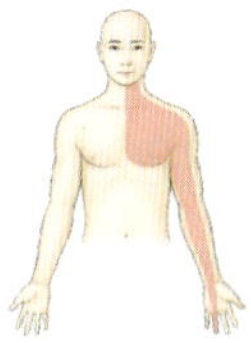 심근허혈 시 나타나는 일반적 통증 분포	협심증: • 불편한 압력, 흉골 아래 부위에서 쥐어짜는 듯한 느낌이나 포만감 • 한쪽이나 양쪽 손의 중앙면, 팔 또는 턱, 어깨, 등이나 명치 부위로 방사될 수 있음 • 팔과 손으로의 방사는 저린 감이나 무감각 또는 통증과 같이 묘사됨	협심증: 5~15분	협심증: • 신체적 운동, 감정적인 흥분, 많은 양의 식사 또는 극적인 온도에 노출	협심증: • 안정, 니트로글리세린, 산소
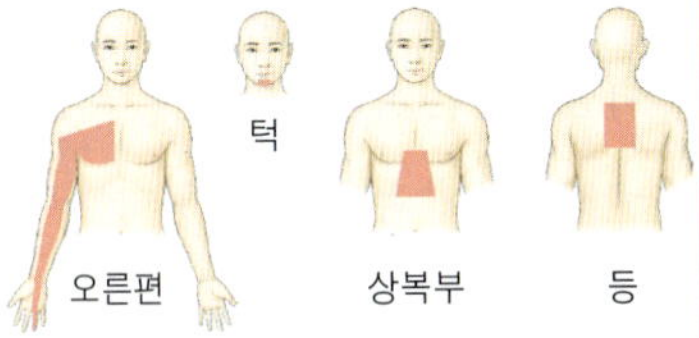 심근허혈 시 나타나는 일반적이지 않은 통증 부위	ACS: • 협심증과 동일한 증상 • 경-중증 사이의 통증이나 불편감 • 종종 숨참, 발한, 심계항진, 피로, 오심, 구토와 관련됨	ACS: 15분 초과	ACS: • 감정적 흥분이나 증상 발현이 24시간 내에 발생하는 일상적이지 않은 신체적 운동 • 수면 시나 안정시에 발생할 수 있음	ACS: • 불안, 경피적 관상동맥중재술이나 혈전이 있는 관상동맥의 재관류
심장막염 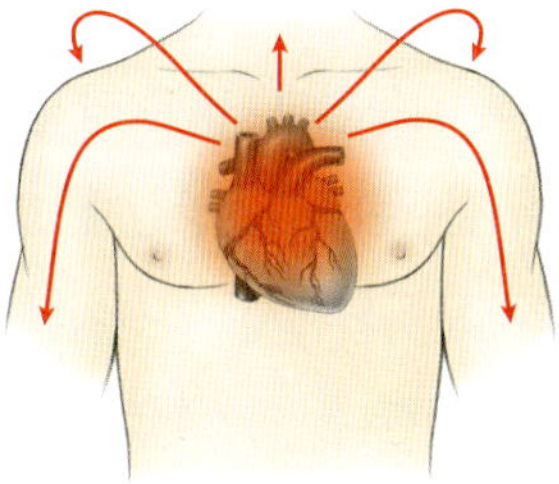	• 흉골하나 명치 부위의 날카롭고 심각한 통증 • 목, 팔 등으로 방사될 수 있음 • 관련된 다른 증상으로는 발열, 권태감, 호흡곤란, 기침, 오심, 현기증, 심계항진이 있음	간헐적	• 갑작스런 발현 • 흡기, 연하, 기침, 몸통회전 시 증가되는 통증	• 똑바로 앉은 자세, 진통제, 항염증제
폐질환(폐렴, 폐색전증) 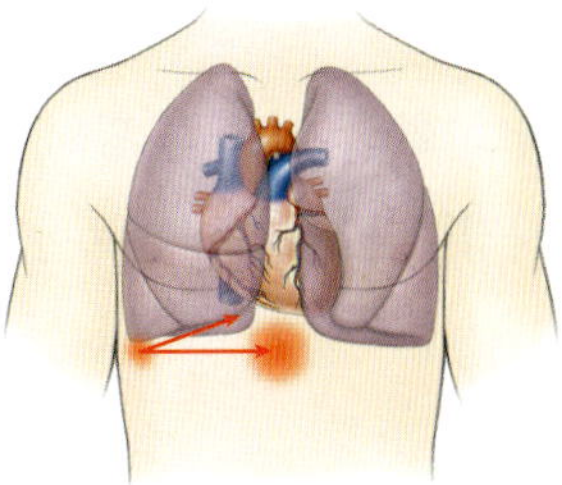	• 늑막의 안쪽에서 올라가는 날카롭고 심한 흉골하 통증	30분 이상	• 비감염성 절차나 감염성 절차가 선행함(급성 심근경색증, 심장 수술, 암, 면역질환, 요독증) • 늑막 통증은 흡기, 기침, 운동, 바로 누운 자세에서 증가함 • 지역사회성 또는 병원 내 폐감염(패혈) 또는 심부정맥혈전증(폐색전증)과 관련해서 발생함	• 기저 원인의 치료
식도질환 (열공헤르니아, 역류식도염, 연축) 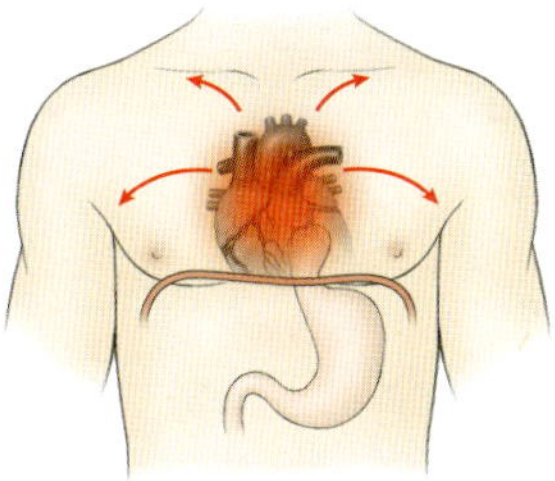	• 날카롭고 뜨거우며 무겁게 묘사되는 흉골하통증 • 중증협심증 증상을 모방함 • 목, 팔 또는 어깨로 방사될 수 있음	5~50분	• 횡와위, 찬 음료, 운동	• 식사, 제산제, 니트로글리세린, 연축경감제

때 베개를 사용하여 상체를 올려 주면 호흡곤란을 예방할 수 있다. 기좌호흡은 운동 시 호흡곤란보다 심질환이 더 심해졌음을 의미하며, 심질환이 진행됨에 따라 증상 완화를 위해 사용하는 베개의 숫자가 증가하므로 간호사는 대상자가 잠을 잘 때 베개의 숫자에 따라 증상의 정도를 파악한다.

c. 발작성 야간성 호흡곤란 (Paroxysmal nocturnal dyspnea; PND)

발작성 야간성 호흡곤란은 밤에 잠자는 도중 갑자기 발작적으로 일어나는 호흡곤란으로 흔히 잠든 지 2~3시간 후에 발생한다. 울혈성 심부전 환자에게 흔히 나타나며, 좌심부전이 심해지면 폐수종이 생기기도 한다.

③ 심계항진

심계항진은 심박동이 빨라지고, 맥박이 불규칙적으로 건너뛰기도 하며, 쿵쿵 두드리는 것 같은 느낌을 말한다. 심계항진의 원인은 동성빈맥, 심실 조기수축, 카페인이나 정서적 스트레스 등으로 인한 심근수축력 증가 등이다. 간호사는 대상자에게 복용한 약물, 심계항진의 발생 빈도, 예측 요인, 악화와 완화 요인, 심계항진 시 가쁜 호흡과 실신 등의 증상을 사정한다.

④ 실신

실신은 뇌의 조직관류가 불충분하여 일시적으로 의식이 상실되어 쓰러지는 것을 말한다. 실신의 원인은 심부정맥, 체위성 저혈압, 저혈량, 판막질환 등으로 심박출량이 갑자기 감소하여 나타날 수 있다.

⑤ 피로

피로는 심장질환 환자에게 흔히 나타나는 증상이다. 심장이 신체에서 요구하는 대사요구량만큼의 혈액을 방출하지 못해서 활동 후 쉽게 지치고 근육 쇠약감으로 정상적인 일상생활을 수행하기 어렵다.

⑥ 과거력

관상동맥질환(coronary artery disease; CAD), 뇌혈관질환(cerebrovascular disease; CVD) 환자가 현재 자신의 건강상태에 대해 어떻게 인식하는지를 파악하기 위해 다음과 같은 질문을 할 수 있다.

a. 당신의 건강상태는 어떻습니까? 당신은 작년 혹은 5년 전부터 자신의 몸에 변화를 느꼈습니까?
b. 당신은 심장 전문 주치의나 1차 건강관리 제공자가 있습니까? 얼마나 자주 건강검진을 합니까?
c. 심장질환에 대한 당신의 위험요인은 무엇입니까? 당신은 심장질환의 위험요인을 줄이기 위해 무엇을 하였습니까?

표 4-4는 CVD의 위험요인이다.

⑦ 투약력

간호사는 환자에게 최근까지 복용한 약물(처방약과 비처방 약) 등과 약물 과민성에 대해 질문한다. 많은 약들이 심혈관계에 영향을 미칠 수 있다. 혈관확장제, 강심제, 항고혈압제제, 이뇨제, 항응고제, 스테로이드제제, 기관지확장제, 경구피임약 등을 복용하는지 확인한다. 아스피린, 감기약, 비타민 등의 비처방 약물에 대해서도 확인한다.

⑧ 가족력

심장질환의 가족력이 있거나 고혈압, 뇌졸중, 당뇨, 신장질환이 있는 가족이 있는지 사정한다. 환자의 가족에 대한

표 4-4 CVD의 위험요인

구분	위험요인
조절 불가능한 위험요인	• 노령 • 남성 • 인종 등의 유전요인
조절 가능한 위험요인	• 고지혈증 • 고혈압 • 흡연 • 당뇨 • 비만과 과체중 • 신체활동 부족

자세한 건강력으로 심장에 영향을 미치는 유전질환이나 환경 및 생활양식 등을 확인할 수 있다.

⑨ 심리사회적 건강력

생활양식, 주거환경, 교육 정도, 직업, 취미 등에 관한 자료를 조사한다. 지지 체계 등의 심리사회적 자료는 심혈관계 질환 발생의 위험에 대한 정보를 제공하며, 이러한 자료는 환자의 생활양식을 조절하여 질환의 위험요인을 줄일 수 있다.

(2) 신체사정

신체사정은 환자의 기본 상태를 확인하여 치료에 대한 환자의 반응을 평가하기 위해 시행한다. 신체사정을 하는 동안 간호사는 정상적인 심혈관계의 기능에 문제가 있는지 다음의 내용으로 환자를 평가하여야 한다.

- 심장의 펌프 기능(맥압 감소, 분마성 심음, 심잡음, PMI의 위치 이탈)
- 심방과 심실의 충만량과 압력(경정맥 확장, 말초부종, 복수, 수포음, 체위에 따른 혈압)
- 심박출량(맥압 감소, 저혈압, 빈맥, 소변량 감소, 의식수준 저하)
- 보상기전(말초혈관 수축, 빈맥)

가. 전반적인 외모

간호사는 시진을 시작하는데, 단순한 관찰을 통해서도 많은 것을 얻을 수 있다. 통증이나 불편감, 숨가쁨과 불안 같은 증상을 관찰하여야 한다. 간호사는 환자의 체격을 확인한다(정상, 과체중, 저체중, 악액질 상태 등). 키와 체중을 측정해 BMI(체중kg/키m^2), 허리둘레도 측정한다. 이 방법으로 비만상태(BMI >30kg/m^2)와 복부지방량(남성은 허리둘레 ≥101cm, 여성은 허리둘레 ≥88cm)이 기준 이상이라면 CAD의 위험이 있다고 볼 수 있다. 환자의 의식수준(명료, 기면, 혼미, 혼수)과 정신상태(사람, 장소, 시간 등의 일관성)를 평가한다. 의식수준과 정신상태의 변화는 심박출량의 저하나 색전성 혈전의 문제(뇌졸중)로 뇌로 가는 관류가 부적절할 때 발생할 수 있다. 그러므로 일반적인 의식수준과 정신상태를 사정하는 것은 환자의 전반적인 정보를 제공해 주고 안위수준이나 불편감의 정도를 알 수 있게 해 준다.

나. 피부검진

피부색과 온도는 혈액순환의 중요한 지표이며, 피부색을 사정할 때는 창백과 청색증을 관찰한다. 피부의 창백은 산화헤모글로빈의 결핍으로 나타나며 빈혈이나 혈관이 수축하여 피부 혈류량이 감소해 나타난다.

청색증(cyanosis)은 중심성 청색증(central cyanosis)과 말초성 청색증(peripheral cyanosis)이 있다. 중심성 청색증은 심각한 심장질환이나 폐질환으로 인해 헤모글로빈이 산소와 충분히 결합하지 못해 피부가 거무스름하고 푸르스름하다. 말초성 청색증은 말초혈관의 수축으로 입술, 손톱과 사지에서 가장 잘 관찰된다.

모세혈관 재충전 시간(capillary refill time)은 손톱의 순환상태를 손톱의 끝부분을 눌러 모세혈관의 혈류가 일시적으로 멈추어 창백해지고, 누르던 손을 떼었을 때 혈액순환이 적절하면 손톱색깔은 2~3초 안에 원래 색깔로 되돌아온다.

① 부종(Edema)

말초부종은 침상생활을 하는 CVD 환자에게 있어서 발, 다리와 천골에 의존성 부종이 흔히 나타나며, CHF나 말초혈관장애 환자에게도 요흔성 부종이 나타난다. 부종의 정도는 손가락으로 특정 부위를 눌러 보아 자국이 없어지는 시간으로 평가하여야 한다.

② 혈압(Blood pressure)

혈압은 심실수축기와 이완기 동안 혈액이 동맥벽에 가하는 압력이다. 혈압은 처음에는 양팔에서 측정하며, 팔에서 측정하기 어려운 경우에는 대퇴와 슬와동맥, 종아리와 후경골동맥을 이용한다. 측정 결과는 수축기압과 이완기압(예:

120/80mmHg)으로 기록한다.

③ 맥압(Pulse pressure)

수축기압과 이완기압의 차이를 맥압이라 하며, 정상은 30~40mmHg이다. 이 수치는 적절한 심박출량으로 순환 상태가 잘 유지되는지에 대한 지표가 된다. 서맥, 고혈압, 죽상경화증 등의 경우에는 맥압이 증가하고 쇼크, 저혈량증, 승모판협착증, 대동맥판협착증 등에서는 맥압이 30mmHg 이하로 감소한다. 맥압이 30mmHg 이하로 낮아지면 심박출량이 심하게 감소함을 의미하므로 면밀한 심혈관계 사정이 필요하다.

④ 체위별 혈압

기립성(체위성) 저혈압(orthostatic hypotension)은 대상자가 똑바로 선 자세를 취할 때 혈압이 심각하게 저하되는 것으로, 심박동수가 안정시보다 10~20% 증가하면서 수축기압이 10~15mmHg 이상 감소하고, 이완기혈압이 10mmHg 이상 감소하는 경우를 말한다. 증상으로 현기증(dizziness), 어지러움(lightheadedness), 실신 등이 나타난다. 심장질환 환자에게 체위성 저혈압의 원인은 순환혈액량 감소, 부적절한 혈관수축, 자율신경부전(autonomic insufficiency) 등이다. 자세에 따른 혈압 변화와 건강력을 적절히 사정하여 그 원인을 확인하여야 한다.

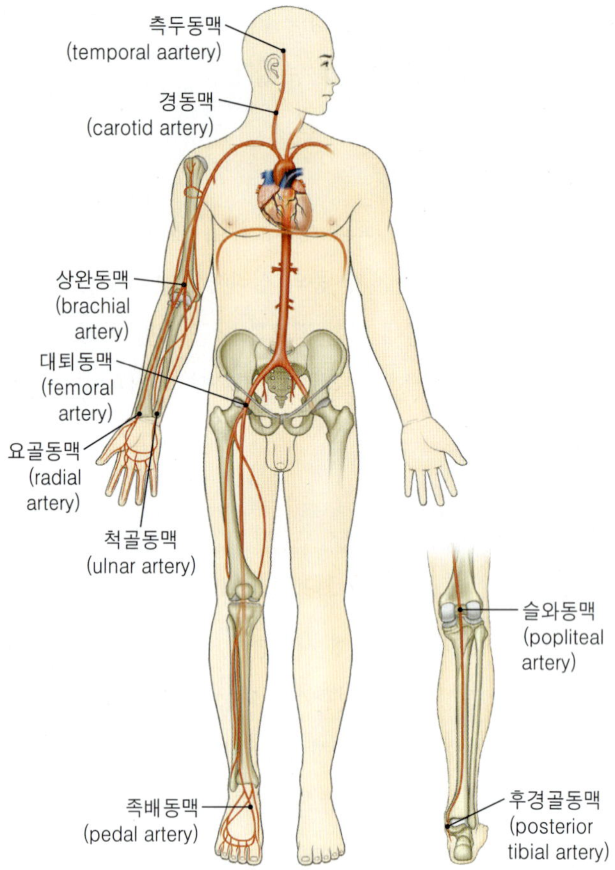

그림 4-6. 말초맥박 촉진 부위.

⑤ 맥박(Pulse)

맥박은 심박출량에 관한 중요한 정보를 제공하며 매우 다양하다. 맥박 검진 시 박동수, 리듬, 맥박의 질 등을 사정한다. 맥박의 촉진 부위는 측두동맥, 경동맥, 상완동맥, 요골동맥, 척골동맥, 대퇴동맥, 슬와동맥, 족배동맥, 후경골동맥 등이고 대칭성을 확인하기 위해 양측에서 동시에 촉진한다(그림 4-6). 정상 맥박수는 60~100회/분이다. 맥박 리듬이 불규칙적이라면 요골맥박을 측정하면서 동시에 1분 동안 심첨맥박을 청진하여 심박수를 확인해야 한다. 요골에서 측정된 맥박과 심첨맥박이 일치하지 않을 경우를 맥박결손(pulse deficit)이라 한다. 맥박결손은 심방세동, 심방조동과 심실부정맥과 같은 부정맥 대상자에서 나타난다. 맥박의 질 혹은 진폭은 말초 동맥순환을 측정하기 위해 좌·우 양쪽에서 사정한다.

⑥ 경정맥

경정맥의 촉진으로 우심방이나 우심실의 기능을 평가할 수 있으므로 중심정맥압(CVP) 측정에 사용될 수 있다. 내·외경정맥의 박동을 검사함으로써 순환혈액량의 적합성, 우심기능과 정맥압을 사정할 수 있다. 외경정맥은 쇄골 위에서 볼 수 있으며, 내경정맥은 외경정맥보다 크고 경동맥 근처의 흉쇄유돌근 심부에 있다. 경정맥 팽만(jugular vein distention)은 우심의 혈액 정체와 압력의 증가로 발생된다. 경정맥압 측정은 그림 4-7과 같으며, 침상머리를 45~90° 상승시켰을 때 경정맥 팽만이 나타나면 정맥계의 혈량이 비정

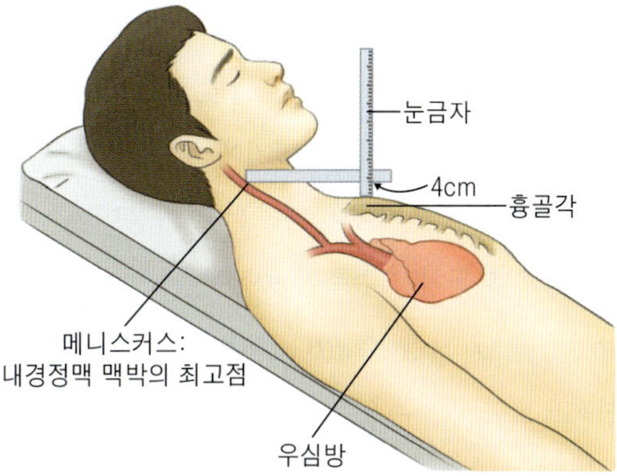

그림 4-7. 경정맥압 측정.

상적으로 증가된 것이며, 경정맥압의 증가는 우심방압이 증가한 것이고 중심정맥압 상승을 의미한다.

(3) 심장의 시진과 촉진

심장은 심장과 흉곽을 싸고 있는 전흉부의 시진, 촉진과 청진으로 검사할 수 있다.

대상자는 똑바로 누워 상체를 30~45° 정도 올려 반좌위를 취하게 하고, 간호사는 대상자의 오른쪽에 서서 전체 흉곽의 모양, 크기, 대칭성, 박동 등을 시진한다.

흉벽의 시진과 촉진은 6개 영역에서 검진된다(그림 4-8).

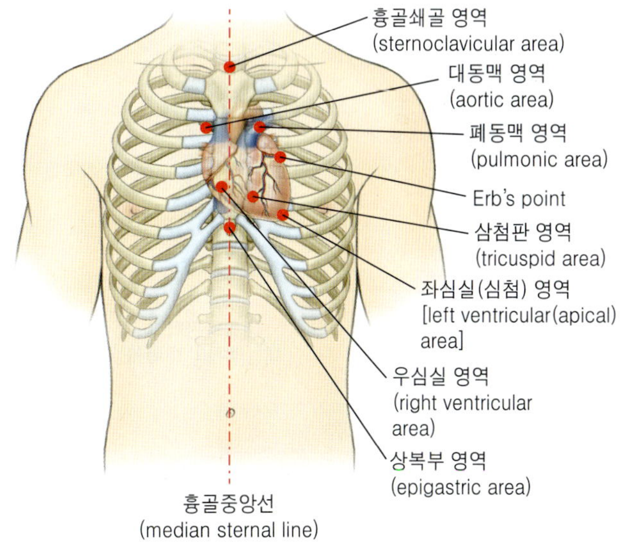

그림 4-8. 전흉부 검진 영역.

- 대동맥판막 부위: 흉골 오른쪽과 2번째 늑간이 만나는 지점
- 폐동맥판막 부위: 흉골 왼쪽과 2번째 늑간이 만나는 지점
- Erb's point: 흉골 왼쪽과 3번째 늑간이 만나는 부위
- 삼첨판 부위: 흉골 하부와 왼쪽 흉골 부위
- 승모판(심첨) 부위: 중앙 쇄골선과 왼쪽 5번째 늑간이 만나는 부위
- 상복부 부위: 검상돌기 아래

심첨박동은 심실이 수축할 때 심장의 첨부(apex)에서 나타나는 박동으로, 심첨박동 또는 최대박동이 나타나는 위치(point of maximal impulse; PMI)는 대부분의 경우 촉진이 가능하다(그림 4-9). 심첨박동은 심장의 크기, 특히 좌심실의 크기와 위치를 반영하는 지표가 된다. 만약 PMI가 5번째 늑간 부위 아래에 있거나 중앙 쇄골선보다 측면에 있다면, 이는 좌심부전으로 인한 좌심비대를 의심할 수 있다. 흉부 전체를 촉진하는 동안 묵직함(heaves)이나 떨림(thrills)이 촉지된다면 심잡(murmur)과 연관이 있다. 위치, 진폭, 시간 등에 따라 심장판막질환이나 심방과 심실의 중격결손 등의 비정상을 확인할 수 있다.

가. 심장 청진

심장 청진은 상복부를 제외하고 그림 4-9처럼 각각의 위치를 확인하여 심박동수와 리듬, 심실충만, 판막기능 등을 평가한다. 심장의 기저부(오른쪽 2번째 늑간)에서 청진기를

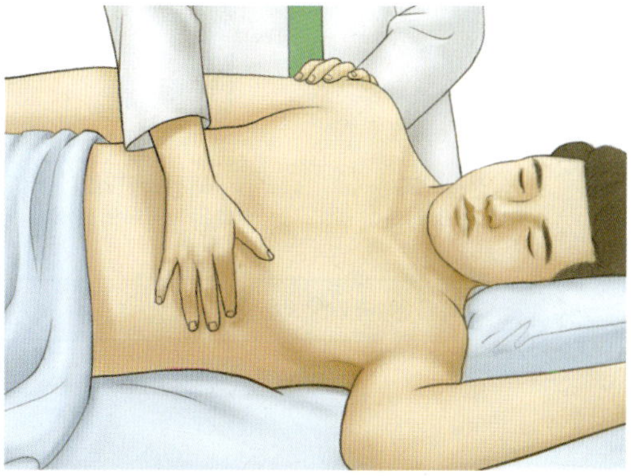

그림 4-9. 심첨부의 촉진.

조금씩 옮겨가면서 왼쪽 흉골경계 아래를 지나 심첨 부위에 이르기까지 청진한다. 청진을 통하여 정상 심음과 비정상 심음을 확인한다.

① 정상 심음

정상 심음은 승모판과 삼첨판(방실판막)이 닫히면서 나는 소리인 제1심음(S1)과 대동맥판과 폐동맥판(반월형 판막)이 닫히면서 생기는 제2심음(S2)이다(그림 4-10). S1은 심실 수축이 시작되어 심실 내에서의 진동이 흉벽을 통해 심음으로 전달되며, 심첨 부위(승모판)에서 가장 잘 들을 수 있다. S1은 비교적 부드럽고 길며 낮은 음조이며, 이 소리를 'lub'(쿵)이라고 표현한다. S2는 심실충만기를 의미하며, 대동맥과 폐동맥 부위에서 가장 크게 들린다. S2는 특징적으로 비교적 짧고 좀 더 높은 음조이고, 이 소리는 'dub'(쾅)으로 표현한다.

② 비정상 심음

여러 가지 비정상적 심음은 심장의 구조적·기능적 문제가 있는 경우에 발생한다. 간호사는 청진을 통해서 정상 심음과 비정상 심음을 구별할 수 있어야 한다.

a. 분마음(Gallop sound)

제3심음(S3)과 제4심음(S4)을 말발굽 소리와 비슷하여 분마음이라 하며, 심실 혈액충만기에 발생한다. S3는 빠르게 충만되는 이완기 초기에 발생하는 분마음이며, 심근질환이나 울혈성 심부전처럼 수축기 중 심실이 혈액을 완전히 박출하지 못했을 때 들을 수 있다. 어린이와 젊은 성인에게서는 정상적으로 들을 수 있는데, 이를 생리적 S3라고 한다. S4는 심방수축과 이완기 말에 발생하며, 심실이 비대하여 혈액충만에 저항할 때 생기는 소리로 심근경색, 고혈압, 심근증 등의 심장의 병리적 상태를 나타낸다.

b. 심잡음(Murmurs)

심잡음은 정상 또는 비정상인 판막을 통과하는 거친 혈류에 의해 발생한다. 심잡음은 좁아진 판막, 불완전한 판막으로 인한 혈액역류, 심실벽이나 대동맥과 폐동맥 사이의 선천적 결함 또는 정상 구조에서 혈류가 증가했을 때 들린다. 심잡음은 발생 위치, 시기, 강도, 음조, 방사 등으로 파악할 수 있다.

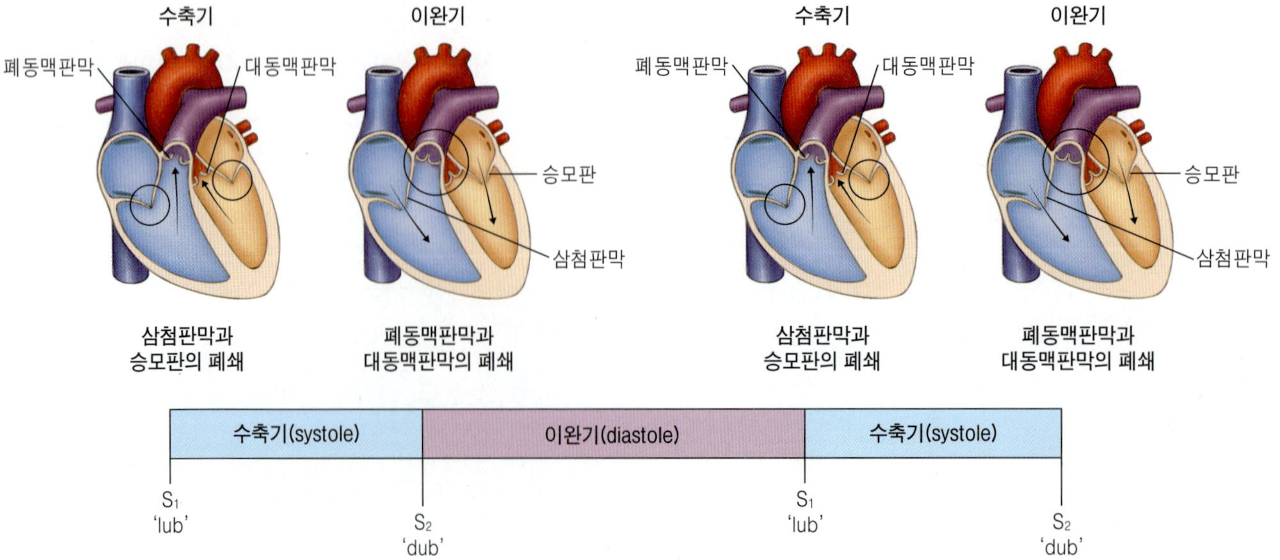

그림 4-10. 정상 심음.

c. 심낭마찰음(Pericardial friction rub)

심낭마찰음은 심장을 싸고 있는 장측막과 벽측막이 마찰을 일으켜 심장의 움직임에 따라 발생한다. 심낭마찰음은 심근경색과 심장압전(cardiac tamponade)으로 인한 심낭강에 염증(심낭염)이 있는 대상자에게서 들을 수 있다. 대상자가 앉아 앞으로 몸을 기대며 숨을 내쉴 때 마찰음을 가장 잘 들을 수 있다.

(4) 심장질환자의 기타 증상

가. 폐

① 기침(coughing): 잦은 마른기침은 심부전으로 인한 폐부종 시 나타난다.

② 객혈(hemoptysis): 분홍색의 거품이 섞인 객담은 급성 폐부종을 나타낸다.

③ 빈호흡(tachypnea): 빠르고 얕은 호흡으로 심근경색과 관련된 통증이나 불안 시 나타난다.

④ 수포음(crackle): 오랜 침상안정으로 인한 무기폐 또는 심부전, 통증으로 인한 부동자세, 진통제 또는 진정제 투여로 수포음을 유발한다.

⑤ 천명음(wheeze): 간질성 폐부종으로 인한 기도의 협착으로 초래된다.

나. 복부

① 복부팽만: 복수는 우심부전 대상자에게 발생하는데, 우심부전 시 정맥환류의 방해로 간과 비장의 울혈이 발생하며, 간과 비장비대로 문맥압이 증가하여 체액이 복강내로 이동하여 복수가 생긴다.

② 간경정맥 역류: 우심부전 대상자에서 간의 충혈로 간비대가 발생하고, 간경정맥 역류(hepatojugular reflux)로 간 부위를 30~60초간 강하게 압박하면 경정맥이 약 1cm 정도 팽만한다.

③ 방광팽만: 소변량은 심박출량의 주요한 지표이다. 소변량이 감소한 대상자에게 먼저 방광팽만 여부를 사정한다. 치골 상부가 두드러지게 올라와 있는지 촉진하고, 타진 시 둔탁한 소리가 나는지 확인한다.

(5) 진단검사

진단검사는 건강력과 신체사정 결과를 확인하기 위해서 시행되어야 한다. 모든 검사에 대해 간호사는 대상자에게 설명해야 하며, 검사 전 동의서가 필요하고 특별한 준비를 해야 하는 검사는 검사가 끝난 후에도 계속 모니터링을 해야 한다.

심맥관계 질환을 진단하기 위해서는 임상, 심전도, 방사선, 혈역학적 검사 등 여러 가지 검사 방법이 있다.

임상검사는 다음의 사항을 평가하기 위해 수행한다.

- 심장 관련 증상의 원인을 확인하기 위해
- 심혈관질환 환자의 예후에 영향을 미치는 혈액이상을 확인하기 위해
- 염증의 정도를 사정하기 위해
- 관상동맥질환 환자와 관련된 위험요인을 파악하기 위해
- 치료중재를 시작하기 전 기준 설정을 위해
- 치료약물(예: 항부정맥제와 warfarin) 유지량을 확인하기 위해
- 약물의 효과(예: 이뇨제의 효과와 혈청칼륨 수치) 확인을 위해 피부, 눈, 입, 림프절, 호흡 및 맥박, 복부, 근골격계, 신경계 등을 전반적으로 사정한다.

가. 심장생물학적 표지자 분석

① 심장효소검사(Cardiac enzymes)

신체의 기관이나 조직은 각기 특정한 효소를 가지고 있다. 심근세포가 지속된 허혈이나 손상으로 인해 괴사되면서 손상되면 심근의 특정 효소[creatine kinase(CK), myoglobin, troponin, lactic dehydrogenase(LDH)]가 혈청 내에 상승하며, 상승한 수치와 상승 기간으로 발생 시기와 손상 정도를 평가할 수 있다.

a. CK는 골격근이나 간 등의 다른 기관에서도 발견되므로 심근경색을 확인하기 위해서는 동종효소인 CK-MB의 상승이 중요한 진단 단서가 된다. 심근경색 발병 후 6~8

시간 만에 상승되기 시작하여 14~36시간 사이에 최고치가 되고 48~72시간 후에 정상으로 돌아온다.

b. Myoglobin은 심근경색 1~2시간 후에 증가하기 시작하여 6시간 후 최고에 달한 후 급격히 감소한다. Myoglobin은 가장 초기에 발견되는 표지로 심근괴사를 진단하는 데 유용한 지표이기는 하나 CK-MB와는 달리 어떤 형태이든 근육손상이나 외상, 신부전의 경우에도 증가하므로 심장손상만의 지표라고는 할 수 없다.

c. Troponin은 I, C, T의 세 가지로 구성되어 있고 이중 troponin I는 심장근육에만 존재하는 효소로 심근손상 3~4시간 이내에 발견되며, 4~24시간에 최고치에 도달되어 1~3주간 지속된다.

d. LDH의 다섯 가지 동종효소 중 LDH1과 LDH2는 심장에서 발견되며, LDH1이 LDH2보다 심근손상의 민감한 지표다. 심근이 손상되었다면 혈청 LDH1 수치가 LDH2 수치보다 높게 나타난다. LDH는 심근경색 후 24~72시간 이내에 상승하기 시작하여 3~4일에 최고치에 도달하고, 약 14일 후 정상으로 돌아온다.

② 혈액응고검사(Blood coagulation studies)

a. 혈액응고검사는 항응고치료의 효율성을 측정하고 혈청응고인자 중 결핍인자를 확인하는 것이다.

b. Partial thromboplastin time(PTT): 혈전의 치료와 예방을 위해 heparin 요법을 시행할 때 heparin의 적합성을 확인하기 위해 시행한다. 치료적 범위는 정상(30~40초)의 1.5~2.5배를 유지하도록 heparin 용량을 조절한다.

c. Prothrombin time(PT): Warfarin sodium(Dicumarol)과 같은 경구용 항응고제요법 시에 측정한다. 치료적 범위는 정상(11~12초)의 2~2.5배로 약물 용량을 조절한다.

d. 국제 표준화 비율(international normalized ratio, INR): Warfarin 치료를 하는 동안 PT와 함께 항응고 상태를 감시하는 방법이다. 표준 항응고치료에서 치료적 범위는 2.0~3.0 INR(정상: 1.0)이다.

③ 혈청지질(Serum lipid)

혈청지질의 주요 성분은 콜레스테롤, 중성지방(triglycerides), 고밀도지단백(HDL)과 저밀도지단백(LDL) 등이며, 이들의 평가로 관상동맥질환의 위험요소를 사정할 수 있다. 각각의 지단백들은 다양한 비율로 콜레스테롤, 중성지방, 단백질 등을 포함하고 있다. LDL과 HDL의 비율 증가나 총 콜레스테롤(LDL+HDL)과 HDL의 비율 증가는 관상동맥질환 위험을 증가시킨다.

④ 혈청전해질(Serum electrolytes)

a. 심장기능에 영향을 미치는 혈청의 전해질은 칼슘, 칼륨, 나트륨, 마그네슘 등이다.

b. 심장기능은 부분적으로 신체 내 전해질(electrolytes)에 의존한다. 심근은 수축력을 유지하기 위하여 적당량의 칼슘이 필요하며, 자극에 대한 심근세포의 반응을 촉진하기 위해 포타슘이 필요하다.

c. 칼륨: 심근의 전기생리학적 활동을 하며 심장장애에서 가장 흔히 볼 수 있는 불균형 전해질이다. 저칼륨혈증은 구토, 설사, 이뇨제 투여로 초래될 수 있으며, 심실 조기수축, 심실세동 등 심실성 부정맥 유발과 디기탈리스 독작용을 일으킨다. 고칼륨혈증은 신부전이나 과도한 칼륨 섭취로 발생하며, 심전도상 T파를 높이고 심실세동이나 심정지를 초래하기도 한다.

d. 칼슘: 신경근육활동, 동방결절과 방실결절의 자율성 활동을 한다. 저칼슘혈증은 신부전, 알칼리증, 하제나 제산제의 과도한 사용으로 발생하며, 심박동수 감소, 심근수축력 저하로 QT 간격 지연, 심실부정맥을 유발한다. 고칼슘혈증은 thiazide계 이뇨제 투여, 산증, 부동 등에서 나타나며, 심박동수 증가, 심근의 과도한 수축으로 QT 간격 단축, 방실차단, 디기탈리스 과민반응, 심장마비를 일으킨다.

e. 소듐: 소듐은 심장기능에 직접적인 영향을 미치지는 않으나 수분 균형 상태와 관련이 있다. 심부전 시 수분 과다로 인해 저나트륨혈증을 나타낸다.

f. 마그네슘: 마그네슘은 칼슘의 흡수와 칼륨 저장기능에 관여하며, 심근의 전기적 활동을 조절한다. 저마그네슘혈증에서는 심전도상 QT 간격이 길어지며 심실성 부정맥을 유발한다.

나. 심전도

심전도(electrocardiogram; EKG)는 심장의 전기적 활동을 그래프로 나타낸 것으로 심장의 리듬을 평가한다(그림 4-11). 심전도는 심장 내의 전기적 흐름이 신체 표면으로 전달되도록 대상자의 사지(limb)나 가슴(chest)에 전극을 부착시켜 전기자극을 감지하여 기록하는 것이다.

① 표준심전도

심장을 수직적으로나 수평적으로 12개의 여러 방향에서 심장의 상태를 관찰하며, 전극의 양극과 음극의 결합을 유도(lead)라고 한다. 표준 12유도 심전도는 6개의 사지유도와 6개의 흉부유도로 나뉜다. 사지유도는 2점 간 전위의 차를 기록하는 양극유도(bipolar lead)인 Lead I, Lead Ⅱ, Lead Ⅲ와 전극을 부착시킨 부위의 전위를 증폭시켜 기록하는 단극유도(unipolar lead)인 aVR, aVL, aVF가 있다. Lead I은 우측 팔목(RA)과 좌측 팔목(LA) 사이의 전기적 차이를 기록한다. Lead Ⅱ는 우측 팔목(RA)과 좌측 다리(LL) 사이의 전기적인 차이를 기록한다. Lead Ⅲ는 좌측 팔목(LA)과 좌측 다리(LL) 사이의 전기적 차이를 기록한다. 우측 다리(RL) 전극은 모든 유도(lead)에 대해 전기적으로 비활동 부위(접지)이다.

3개의 증폭 사지유도는 aVR, aVL, aVF(a-augmented: 증폭된, V-vector: 단극, R: 오른쪽 팔, L: 왼쪽 팔, F: 왼쪽 발 혹은 다리)이며, 심장 중심부와 오른쪽 팔, 왼쪽 팔과 왼쪽 다리 사이에서의 전기적 차이를 기록한다.

신체의 기관이나 조직은 각기 특정한 효소를 가지고 있다. 심근세포가 지속된 허혈이나 손상으로 인해 괴사되면서 손상되면 심근의 특정 효소[creatine kinase(CK), myoglobin, troponin, lactic dehydrogenase(LDH)]가 혈청 내에 상승하며, 상승한 수치와 상승 기간으로 발생 시기와 손상 정도를 평가할 수 있다.

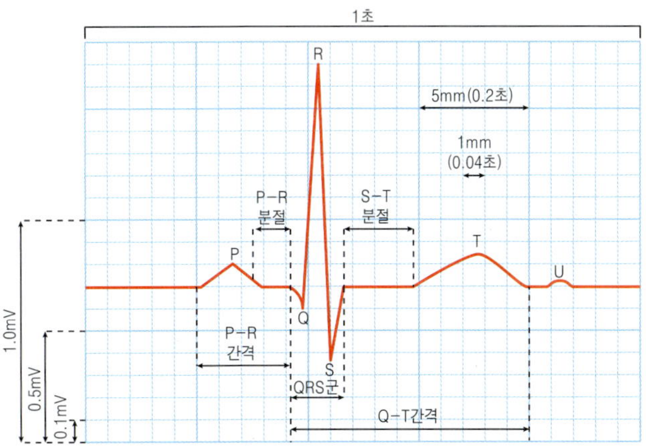

그림 4-11. 정상 심전도 파형.

② 이동식 심전도검사(Ambulatory electrocardiogram)

표준심전도는 단시간 내의 기록이지만 지속적으로 심전도를 관찰하기 위해서는 평소나 활동 시의 비정상적 심장의 전기적 활동을 측정하는 휴대용 심전도(Holter monitoring)를 이용한다. 휴대용 Holter monitor를 부착하고 24~48시간 동안의 심장 리듬을 기록하면서 대상자에게는 평상시처럼 활동하도록 하고 증상이 나타난 시기를 기록하도록 한다. 이 검사로 대상자의 통증이나 실신, 빈맥 등의 증상과 심장 리듬의 변화를 비교하여 항부정맥제 등의 약물, 운동, 식이 등 치료효과를 평가할 수 있다.

다. 운동부하검사

운동부하검사(exercise electrocardiography, stress test)는 대상자가 안정상태에서는 얻을 수 없는 처방된 특정 유형의 신체활동을 하는 동안 심전도, 맥박, 혈압 등의 심혈관계 정보를 기록하는 방법이다. 운동부하검사는 다음과 같은 경우에 시행한다.

- 관상동맥질환 환자의 흉통을 확인하기 위해
- 심장질환 환자의 활동계획을 확인하기 위해
- 심장 재활기 동안의 운동한계를 결정하기 위해

- 협심증과 부정맥 대상자의 치료효과를 확인하기 위해

운동부하검사 방법에는 정지된 자전거의 페달 밟기, 트레드밀 걷기가 있다. 이중 트레드밀 걷기가 가장 흔히 사용되고 있다. 검사 전에는 대상자에게 운동부하검사의 목적과 위험성을 설명하고 동의서를 받는다. 검사 4시간 전부터 커피, 차, 알코올과 흡연을 금하고 가벼운 식사나 금식을 한다. 검사 전 혈압, 맥박수, 호흡수를 측정하고 12유도 심전도검사를 한 다음 대상자의 가슴에 전극을 붙이고 이를 모니터에 연결한다. 이 검사는 심박동수를 최대치의 80~90%까지 올리면서 시행하는데 흉통, 피로, 호흡곤란, 과도한 빈맥, 저혈압이 나타나는 경우에는 이 검사를 즉시 중단해야 한다. 검사 중 위급한 증상이나 징후를 보이면 즉시 필요한 처치를 수행할 수 있도록 심폐소생술을 위한 응급물품이 준비되어야 한다. 검사 후 몇 시간 동안 휴식을 취하고 자극이나 심한 온도 변화를 피하도록 한다. 운동부하검사를 위한 대상자 교육 지침은 표 4-5와 같으며, 불안정협심증, 심장판막질환, 급성 심근경색증 후 2주 미만 등의 환자는 운동부하검사가 금기 사항이다.

표 4-5 스트레스 대상자 교육 지침

스트레스 검사	• 검사 전날 밤에는 충분한 휴식을 하도록 한다. • 검사 전에는 과식하지 않도록 하고, 1~2시간 전에는 가벼운 식사를 하도록 한다. • 검사 전 하루 동안은 흡연이나 음주, 카페인 함유 음료는 피한다. • 조이지 않고 편안한 옷을 입으며 고무바닥의 편한 신발을 신는다. 넉넉하고 단추가 앞에 달린 옷을 입도록 한다(여성은 브래지어를 착용한다). • 의사의 특별한 지시가 없으면 평소에 복용하던 약을 복용한다(이것에 관하여 의사에게 질문한다). • 검사 후에는 휴식을 취하고 심맥관계 증상이 나타나면 의사에게 보고한다(흉통이나 가쁜 호흡, 어지러움 등). • 검사 후 1~2시간 동안은 뜨거운 물 목욕을 하지 않는다. 저혈압이나 실신 위험이 있기 때문이다. 목욕을 하고 싶다면 미지근한 물로 하도록 한다.

라. 전기생리학적 검사

전기생리학적 검사(electrophysiologic study; EPS)는 심장 내 전기적 활동을 기록하는 침습적인 검사 방법으로, 형광투시경을 통해서 카테터를 대퇴정맥이나 경정맥을 통해 우심장으로 삽입한다. 검사의 목적은 부정맥의 원인 발견, 치료와 항부정맥제 효과 평가 등이다.

검사 전 준비는 심도자술과 같으며 치명적 부정맥을 유도하기 때문에 응급약, 응급장비가 즉시 사용될 수 있도록 준비한다. 항부정맥제를 복용 중인 대상자는 검사 며칠 전부터 약물복용을 중단하고 검사 6~8시간 전부터 금식을 해야 한다. 대상자에게 검사 목적과 유용성, 위험성 및 절차를 설명하고 동의서를 받는다.

전기생리학적 검사용 카테터는 자극 유발을 위한 4개의 전극을 검사 목적에 따라 삽입 부위를 His속, 우심방 상부에 위치한다. Wolf-Parkinson-White syndrome이 의심될 때에는 카테터를 우심실과 관상정맥동에 둔다. 심부정맥의 근원을 확인하기 위해 부정맥을 유발하여 대상자의 혈압과 심전도, 심장 내 카테터 삽입한 후의 심전도를 동시에 기록한다. 부정맥 유발 전·후의 심실빈맥의 모양과 속도를 비교한다.

항부정맥제의 효과를 평가하기 위해서는 자극을 주어 심실빈맥을 유발시킨 후 항부정맥제의 용량을 증가하거나 다른 약물을 투여하여 효과를 평가한다. 검사 후 활력징후를 4~6시간에 걸쳐 자주 측정하고 침상안정을 취한다. 카테터 삽입 부위의 출혈이나 혈종을 관찰하고 사지의 말초맥박, 피부색, 온도 등을 평가한다.

마. 방사선검사

① 흉부 X선검사

후전(posteroanterior; PA), 측위(lateral), 사위(oblique) 흉부 X선검사는 심장의 음영, 심방과 심실, 심장의 크기와 윤곽을 측정하여 심장의 해부학적 변화와 심장질환의 중요한 정보를 제공한다.

② 자기공명영상

자기공명영상(magnetic resonance imaging; MRI)은 심방과 심실의 크기, 심장박동, 심벽의 움직임, 판막의 기능, 대혈관의 혈류를 파악할 수 있다. MRI는 대동맥, 종양의 탐색, 심근증(cardiomyopathy), 심낭질환 등의 진단에 유용하다.

③ 양전자방출단층촬영

양전자방출단층촬영(proton emission tomogram; PET)은 심근의 국소적 생리적 기능과 생화학적 변화를 확인할 수 있는 영상진단기법이다. PET는 양전자를 방출하는 nitrogen-13과 같은 방사성동위원소를 정맥으로 주입하고 20분 동안의 혈류를 영상으로 촬영하며, 포도당을 주사하여 심근의 포도당대사를 영상으로 확인하여 손상된 심근의 심장관류와 대사 상태를 정상과 비교하는 비침습적 검사이다. 검사 전 24시간 동안 알코올, 카페인, 담배를 금해야 하며, 검사 중 정신적 활동을 수행해야 하는 경우도 있으므로 진정제나 정온제를 사용해서는 안 된다.

④ 심장 초음파

심장 초음파(echocardiography)는 초음파를 이용해 심장의 구조와 작용을 평가하는 비침습적 검사로 심장 주변의 삼출액, 심잡음, 판막질환, 울혈성 심부전, 심벽의 혈전증 등의 진단에 이용된다. 검사 전·후의 특별한 간호는 필요하지 않으며, 소요 시간은 대략 15~45분이다.

⑤ 경식도 초음파

경식도 초음파(transesophageal echocardiography; TEE)는 식도 내시경을 통해 초음파 탐침(probe)을 심장 바로 뒤에 넣어 심장을 촬영한다. 이 검사는 폐조직이 두껍거나 두꺼운 흉벽을 가진 사람 혹은 비만으로 일반 심장 초음파검사가 비효과적인 경우에 시행할 수 있다. TEE는 심장의 구조를 더 명확하게 볼 수 있어 인공판막기능, 동맥류, 후벽의 삼출액 등의 진단에 유용하다. 대상자는 검사 전 6~8시간 동안 금식해야 하며, 검사 후 연하반사가 돌아올 때까지 구강 섭취를 금한다.

⑥ 심근조사(섬광조영술)

심근조사(myocardial scintigraphy)는 방사성 동위원소를 주사하여 관상동맥 관류와 심실기능을 평가하는 비침습적인 검사이다. 많은 방사성 동위원소를 사용하는데, thallium-201과 technetium-99m pyrophosphate가 가장 흔히 사용한다. 어떤 방사성 동위원소를 사용하는지에 따라 사진의 형태가 다양하게 나타난다.

Thallium-201은 반감기가 짧고 신체에 방사되는 양이 적기 때문에 심근의 관류를 확인하기 위해 많이 사용된다. Thallium-201을 사용하면 정상 심근세포가 thallium을 흡수하기 때문에 스캔 사진에서 정상세포는 밝게 나타나고, 혈류 감소로 인한 허혈세포는 thallium을 흡수하지 못해서 심근경색증으로 괴사된 조직은 정상세포에 둘러싸인 냉점(cold spot)처럼 나타난다. 이와 반대로 technetium pyrophosphate는 허혈성 혹은 경색세포에 의해 흡수되어 온점(hot spot)으로 보인다(표 4-6). Thallium-201 영상은 휴식 시 또는 운동 직후 심근관류가 어떻게 변화하는지를 평가하기 위해 운동부하검사와 함께 자주 이용된다. 운동을 할 수 없거나 심근 조사 중에 운동을 할 수 없는 경우에는 dipyridamole thallium scan이 thallium 운동부하검사 대신 사용될 수 있다. Dipyridamole(Persantin)은 관상동맥 확장제로서 thallium 운동부하검사 시 가상적으로 운동부하효과를 평가할 수 있게 해 주기 때문이다.

Technetium-99m pyrophosphate는 좌심실의 움직임과 혈액을 박출하는 능력을 검사할 때 사용한다. 관상동맥이 협착되면 허혈을 유발하고 그 심근 부위 심근벽의 움직임이 희미해지고 수축력이 떨어지며, 심방의 충만과 분출을 통해 혈역학적 변화도 관찰할 수 있다.

단일광양자방출 컴퓨터단층촬영(single photon emission computer tomography; SPECT)은 thallium-201 검사가 단면촬영인 데 비해 SPECT는 생리적 과정을 3차원

표 4-6 심근 조사

질환	Technetium-99m Pyrophosphate	Thallium-201
없음(정상)	흡수되지 않음	희박하게 골고루 전반적으로 흡수됨
급성 심근경색증	'Hot' spot	'Cold' spot
심근허혈	'Warm' spot	휴식 시는 정상적 소견, 운동 중에는 'cold' spot
오래된 심근경색증	흡수되지 않음	'Cold' spot

표 4-7 심도자술의 적응증

- 관상동맥 내의 죽상경화증의 중증도와 위치를 확인하기 위해
- 심근질환, 심장판막질환 등을 진단하기 위해
- 심장근육의 기능을 평가하기 위해
- 심장수술이나 풍선 혈관 성형술의 치료 결과를 평가하기 위해
- 폐동맥압, 폐동맥쐐기압 및 심박출량 측정을 위한 도관 삽입을 위해

표 4-8 심도자술의 합병증

- 심실조기수축, 심실세동과 같은 부정맥
- 심장천공
- 혈전의 이동으로 인한 심근경색증이나 뇌졸중
- 혈전, 색전, 동맥류, 출혈과 같은 말초동맥 합병증
- 감염

의 영상으로 보여 준다. SPECT는 대상자 주위로 카메라가 180~360° 각도로 돌면서 심근의 관류(perfusion)가 저하된 부위를 보다 정확하게 보여 주어 허혈의 정도를 양적으로 파악해 준다. 검사 전·후 간호는 특별한 것이 없으나 소량이지만 방사선에 노출되는 검사이므로 검사 전 임신 여부를 확인해야 한다.

바. 심도자술

심도자술(cardiac catheterization)은 동·정맥 카테터를 심장과 주위를 둘러싸고 있는 혈관으로 삽입하여 심장내압, 심박출량, 산소포화도, 심장 내 구조 등에 관한 정확한 정보를 얻을 수 있는 침습적 검사이다. 심도자술의 적응증은 표 4-7이며, 심도자술의 합병증은 표 4-8과 같다.

① 우심도자술

우심도자술(right heart catheterization)은 정중정맥(basilic vein)과 상대정맥 혹은 대퇴정맥과 하대정맥을 통해 카테터를 우심방으로 삽입함으로써 심장내압(우심방, 우심실, 폐동맥, 폐모세혈관압)을 측정하고, 혈액을 채취하여 산소포화도를 측정한다. 검사하는 동안 심전도를 계속 관찰하고, 대상자에게 가슴이 울렁거리거나 심계항진이 있는지 사정한다(그림 4-12A).

② 좌심도자술

좌심도자술(left heart catheterization)은 우심도자술보다 더 침습적인 검사이며, 관상동맥의 개방성과 좌심실, 승모판과 대동맥판막의 구조와 기능을 평가하기 위하여 시행한다. 카테터는 대퇴동맥이나 상완동맥에서 대동맥으로, 그리고 좌심실로 역행하여 지나간다. 드물기는 하지만 우심도자술을 시행하는 동안에 특수바늘을 이용하여 심방중격을 통해 좌심방으로 카테터를 진입시키기도 한다. 카테터를 통해 조영제와 지시약물을 좌심실 내로 주입하여 혈류의 흐름, 심실벽의 운동성과 두께, 좌심실 이완기 말 용적, 수축기말 용적, 1회 박동량, 박출계수(ejection fraction) 등을 측정할 수 있다(그림 4-12B).

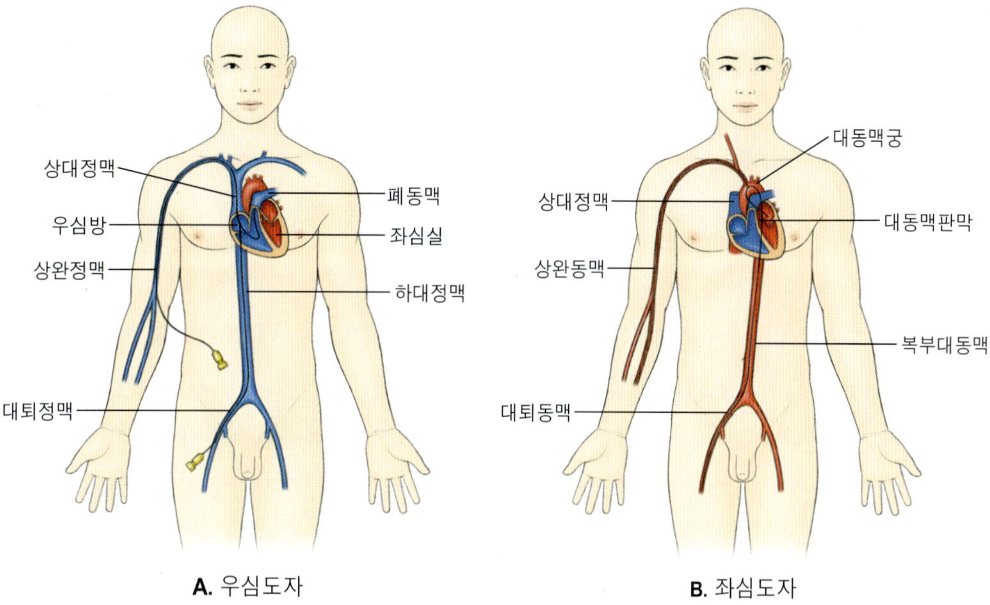

그림 4-12. 우심도자와 좌심도자.

③ 관상동맥조영술

관상동맥조영술(coronary arteriography)은 관상동맥의 구조와 협착 부위, 측부순환 등을 평가하기 위하여 카테터를 대퇴동맥이나 상완동맥을 통해 삽입하여 카테터의 끝이 대동맥궁의 시작 부위에 있는 관상동맥 입구에 도달했을 때 조영제를 투여한 후 관상동맥을 촬영하여 관찰한다. 조영제는 일시적으로 관상혈류를 차단하여 국소적 빈혈을 일으키기 때문에 흉통이나 열감, 오심 등을 초래할 수 있다.

심도자술 전 간호는 침습적 검사이기 때문에 대상자가 두려워하므로 정서적 지지가 필요하다. 간호사는 검사의 목적과 검사과정, 중요성 등의 적절한 정보를 제공한 후 승낙서를 받아야 한다. 대상자는 검사 전날 자정부터 금식한다. 대상자에게 검사하는 동안 경험할 수 있는 심계항진, 더운 느낌 혹은 화끈한 감각, 기침할 것 같은 느낌과 시술하는 동안 똑바로 누워 있어야 한다는 것을 미리 알려 준다.

심도자술 후 활력징후를 15분마다 4회, 그리고 30분마다 2회, 그 후 처음 24시간 동안은 4시간마다 측정한다. 카테터 삽입 부위의 출혈, 혈종형성이 나타나는지 관찰한다. 검사한 사지의 말초맥박(하지의 족배동맥, 후경골동맥, 상지의 요골동맥)은 1시간 동안 매 15분마다, 이후에는 맥박이 안정될 때까지 1~2시간에 1번씩 관찰한다. 침범된 사지의 온도, 색과 활력징후의 갑작스러운 변화와 절개 부위의 출혈, 종창, 염증, 부정맥 등을 관찰한다. 검사 후 4~6시간 동안 대상자는 삽입 부위 팔이나 다리를 구부리지 않고 편 채로 침상안정을 취한다.

사. 혈역학적 모니터링

혈역학적 모니터링(hemodynamic monitoring)은 중심정맥압, 폐동맥압, 심박출량, 동맥내압 등의 네 가지 요소를 사정하여 혈류역동 상태를 확인하는 것이다. 혈역학적 모니터링은 침습적인 절차로, 혈량, 수분균형, 심장이 혈액을 얼마나 잘 박출해내는지에 대한 정보를 제공해 준다.

① 중심정맥압

중심정맥압(central venours pressure; CVP)은 상·하대정맥과 우심방으로 들어오는 혈액의 압력이다. 중심정맥압은 우심실이 충만될 때의 압력(전부하)을 반영하는데 이는 대정맥, 우심방, 우심실의 압력이 이완기 말에는 동일하기 때문이다. 중심정맥압 상승은 과혈량 또는 우심실부전에 의한 것이며, 과도한 정맥 수액치료, 신부전, 수분 정체가 원인이다. 중심정맥압 감소는 순환혈액량의 감소를 의미하며 탈수, 다량의 출혈, 구토, 설사 등으로 저혈량이 발생한다.

중심정맥압은 상대정맥에 위치한 중심정맥 카테터나 폐동맥 카테터를 통해서 측정할 수 있다. 카테터는 외경정맥(external jugular vein), 전주정맥(antecubital vein) 또는 대퇴정맥(femoral vein)을 통해 우심방으로 삽입시킨 후 카테터를 고정시키고 카테터의 위치를 흉부 X선으로 확인한다. 카테터 삽입 부위는 무균적 드레싱을 하며 건조하게 유지하고 감염 여부를 매일 사정한다.

정확한 중심정맥압 측정을 위해 대상자를 똑바로 누이고 압력계(manometer)의 0 표시를 4번째 늑간과 액와중앙선이 교차하는 우심방 높이(phlebostatic axis)에 맞춰야 한다. 정상 중심정맥압은 보통 4~10cmH_2O이다.

중심정맥압을 간편하게 측정하기 위한 변환기(Transducer) 사용법은 변환기의 0 표시를 우심방 높이(phlebostatic axis)에 맞추고 똑바로 누운 대상자가 머리를 45° 이상 올리지 않아야 한다. 정상치 2~6mmHg이다. 중심정맥압 측정 과정의 합병증은 감염, 기흉, 공기색전, 폐색전, 부정맥, 정맥염, 패혈증 등이다.

② 폐동맥압

폐동맥압(pulmonary artery pressure; PAP)은 좌심실 기능, 쇼크의 원인과 진단, 치료에 대한 대상자의 반응을 평가한다. 폐동맥압을 측정하기 위해서는 끝에 풍선이 달린 Swan-Ganz 카테터를 삽입한다. Swan-Ganz 카테터에는 4개의 관내강(port)이 있다. 근위(우심방) 관내강은 우심방에 도달하여 CVP 측정, 수액 주입과 혈액 채취를 위해 사용된다. 원위(폐동맥) 관내강은 폐동맥에 도달하여 폐동맥 수축기압, 폐동맥 이완기압, 평균폐동맥압, 폐모세혈관압 등을 측정한다. 풍선팽창 관내강은 풍선에 공기를 넣거나 빼는 데 사용하고 4번째는 온도계 관내강(thermistor port)으로 심박출량을 측정한다. Swan-Ganz 카테터는 상완정맥, 경정맥, 쇄골하정맥, 대퇴정맥을 통해 지나 우심방으로 들어간다. 우심방에서 풍선을 팽창시키면 카테터는 혈류를 따라 삼첨판을 통해 우심실, 폐동맥에 이르는 동안 모니터로 파장과 심전도를 확인할 수 있다(그림 4-13). 카테터 삽입으로 인한 합병증에는 폐동맥경색, 폐동맥색전증, 심방판막의 손상, 심근손상 등이 있다.

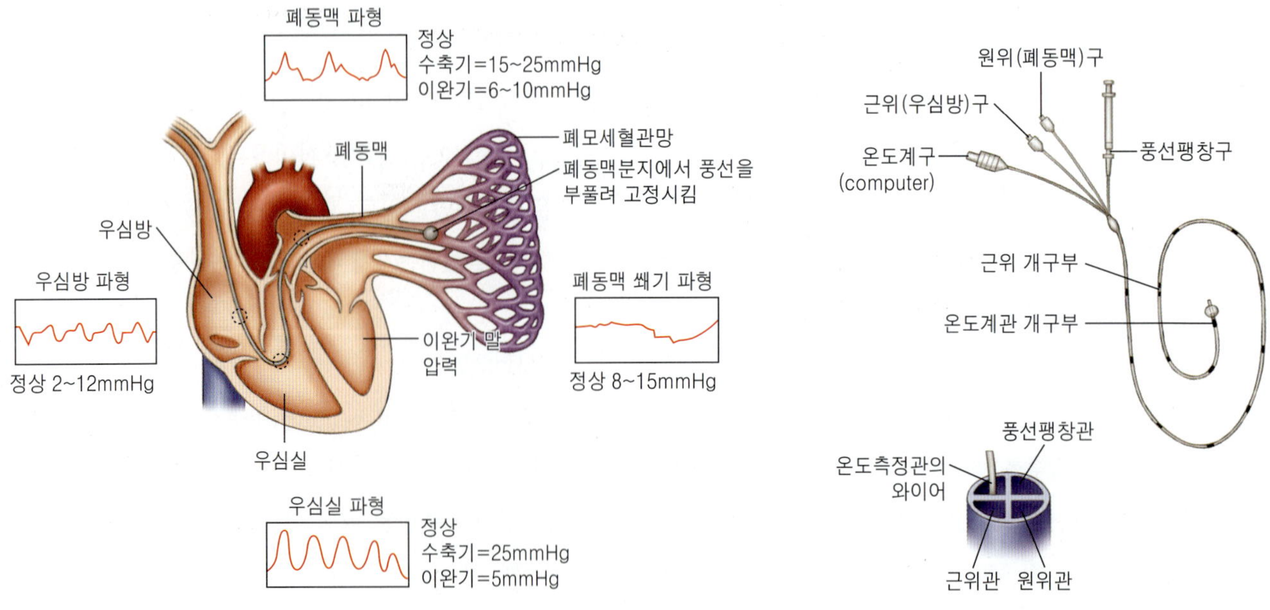

A. Swan-Ganz 모니터링과 카테터의 위치 **B.** 도관의 부분

그림 4-13. Swan-Ganz 카테터와 삽입 위치.

③ 심박출량

심박출량(cardiac output)은 좌심실에서 대동맥으로 내보내는 분당 혈액량을 말한다. Swan-Ganz 카테터를 사용하여 열 희석법으로 측정하는 경우 5~10mL의 차가운 생리식염수를 카테터를 통해 우심방에 주입한다. 카테터의 끝에 위치한 온도계가 우심방에서 혈액과 차가운 용액이 혼합된 혈액 온도 변화를 감지하여 그 시간적 변화로부터 측정하는 방법이다. 안정시 성인의 심박출량은 약 5L/분이다.

④ 동맥내압

동맥내압(intraarterial pressure)은 동맥 안에 카테터를 삽입하여 동맥압을 측정하는 것으로, 중환자의 혈압을 직접적이고 계속적으로 측정하기 위하여 흔히 사용된다. 이 동맥으로 삽입된 카테터는 동맥혈가스 분석검사와 같이 동맥을 천자해야 하는 혈액검사를 하기 위해 혈액을 채취할 때에도 이용된다. 동맥내압 측정 시 요골동맥, 상완동맥, 액와동맥, 대퇴동맥, 족배동맥 등에 카테터를 삽입할 수 있다. 주로 요골동맥에 카테터를 삽입하며, 시행 전 척골동맥의 순환상태를 평가하는 Allen test나 도플러 초음파검사를 하여 순환장애 여부를 확인해야 한다. 간호사는 동맥압을 정확하게 측정하는 것뿐만 아니라 동맥 카테터로 인한 합병증을 예방하기 위한 세심한 관찰이 중요하다. 만약 요골동맥에 카테터가 삽입되어 있으면 피부색깔, 온도, 모세혈관 충만, 말초감각 등 손가락의 순환 상태와 통증, 감각마비 등의 신경학적 상태를 2시간마다 관찰한다. 또한 카테터 삽입 부위의 발적이나 감염증상을 관찰하고 무균적 드레싱을 한다. 합병증으로는 출혈, 삽입 부위의 혈종, 카테터 삽입 부위의 감염, 말초동맥 부위의 동맥색전이 있다.

3) 심장계 건강문제의 일반적 간호중재

- 검사 전 시술승낙서를 받는다.
- 검사 방법에 대하여 사전 설명을 한다.
- 혈관 조영술 시에는 조영제가 주입되므로 이때에는 조영제 알레르기가 있는지 확인한다.
- 검사 동안 EKG를 확인하면서 검사한다.
- 카테터 주입으로 인하여 심실주기수축이 있는지 확인한다.
- 임신 중 검사인지를 확인한다.
- 공복이 필요한 검사인지 확인한다.
- 의사의 처방에 따라 검사 전 복용하지 말아야 하는 약물을 확인한다. 즉, 베타차단제, 칼슘차단제, 산탄(xanthines) 등은 검사 전에 금기하는 것이 좋다.
- 검사 중 흉통이 있다면 검사를 중지한다.
- 카테터를 삽입해야 하는 검사는 국소마취를 함을 설명하고 불편할 수 있음을 사전 설명한다.
- 중심정맥압 측정 시는 변환기의 0점 우심방 위치에 맞추어야 한다. 이때 측정 대상자는 편안해야 하고 머리 높이를 45° 이하로 하여야 한다.
- 폐색전의 위험이 늘 도사리고 있으므로 카테터 연결 부위나 주입구를 관찰하여야 한다.
- 감염 위험이 있으므로 멸균소독과 감염예방에 만전을 기한다.
- 합병증으로 기흉, 정맥염, 공기색전, 폐색전, 수분 과잉, 부정맥, 폐혈증, 국소전기쇼크 등이 올 수 있다.
- 검사 받은 부위에 감염 증후가 있는지 발적 압통, 열감 등을 관찰한다.
- 시술 부위의 드레싱도 멸균으로 시행하여 감염 예방에 도움을 준다.

4) 심장계 건강문제와 대상자 간호

(1) 부정맥(Dysrhythmia)

가. 부정맥

① 정의

부정맥(비정상 리듬)은 심장의 리듬이 불규칙하거나 심박동수가 비정상적인 상태를 말한다.

② 병태생리

모든 부정맥은 심박출량과 뇌와 혈관의 관류에 영향을 미친다. 정상 동성 리듬에서는 심방은 약 30% 이상의 혈액으로 심실을 채우고 신장시킨다. 이 과정을 atrial kick이라고 한다. 많이 신전되면 심실수축력이 증가하고 이에 따라 심박출량이 증가하게 된다. 흥분이 방실결절이나 심실에서 시작되면 심방과 심실의 수축이 더 이상 조화를 이루지 않는다. Atrial kick은 소실되고 심박출량이 감소된다. 예를 들면, 심실에서 흥분이 시작된 경우에는 심실이 수축하는 동안 흥분이 심실에서 시작되어 심장을 따라 거꾸로 이동하게 된다. 이 결과 심실 수축기나 혹은 그 후에 심방이 심실을 채우게 된다. 부정맥이 있는 동안은 심장의 펌프 기능이 제한된다는 것이 명백하며, 이때 심박출량의 변화에 따른 증상이 나타난다.

a. 원인

부정맥의 발생은 세 가지의 주요 기전의 장애에 의해 발생한다.

ㄱ. 자동성 기전의 장애

자동성은 심근에 있는 여러 심박조절(pacemaker)세포에 의해서 생성되는 정상 심박동을 설명하는 용어이다. 동방결절이 가장 자동능이 빠르기 때문에 심박조절자라고 부른다. 이것은 정상적으로 60~100BPM의 박동을 생성한다. 동방결절은 자율신경을 통한 신경계에 의해 조절된다. 교감신경계를 자극하면 심박동수가 빠르게 증가하고, 교감신경계의 자극이 감소되거나 미주신경이 자극(부교감신경)되면 심박동수가 감소한다.

동방결절이 흥분을 생성하지 못하면 심근에 있는 다른 근육세포에서 흥분을 생성한다. 심장질환이 있을 때 이 실패-안전 기전(fail-safe mechanism)이 손상된다. 잠재적 심박조절자인 방실연접부(atrioventricular junction)는 40~60BPM의 느린 자동능을 가지고 심박조절자의 역할을 한다. 이러한 심박조절자를 이탈박동(escape pacemaker)이라고 부른다. 질환으로 인해서 방실연접부(AV junction)가 심박조절자로 작동하지 못하면 속각(bundle branch)이나 푸르키네(Purkinje)섬유 등의 방실연접부 이하의 전도계에서 40BPM 이하의 이탈박동이 생성된다. 일반적으로 동방결절에서 멀리 떨어진 이탈박동일수록 전기적 흥분 생성이 느리다.

이러한 흥분은 동방결절이 정상적으로 흥분하기 전에 조기에 일어날 수도 있다. 조기흥분은 관상동맥질환으로 인한 심장 허혈 시 일어난다. 심근경색이나 심부전은 정상과 달리 석회화된 부분이나 약물과 니코틴, 카페인 등에 의해서 방실결절과 푸르키네 시스템, 심근 자극에 의해 발생한다.

여러 상황에서 어떤 심근세포가 잠재적 심박조절자세포이거나 아니거나 어느 부분이든지 심박조절자로 작용하여 심박조절자의 역할을 떠맡아 전기적 흥분을 유발시킬 수 있다. 다른 부위에서 흥분이 생성될 때 이것을 '이소성(ectopic)' 심박조절자라고 한다. 예를 들어 동방결절이 흥분 생성에 실패하면 심방의 다른 부분에서 박동을 생성할 수 있다. 심방이 박동을 생성하지 않으면 방실결절에서 시작될 수도 있고, 방실결절이 박동을 생성하지 못한다면 심실에서도 시작될 수 있다. 이소성 심박조절자에 의해 박동이 생성되면 심전도상 정상 동성 리듬과 다른 모양으로 나타난다.

심근에서 이러한 박동을 생성하는 고유의 박동수는 다음과 같다.

- 동방결절(sinus node): 60~100BPM
- 심방(atrium): 60~100BPM
- 방실결절(A-V node): 40~60BPM
- 심실(ventricles): 20~40BPM

잠재적 심박조절자세포는 고유 박동수보다 더 빠를 수도 있다. 이렇게 박동수가 빨라질 때를 '가속성(accelerated)'이라고 하고 '자동능 변화'로 분류한다. 예를 들면, 가속성 연접부성 빈맥은 60BPM 이상으로 발생할 수 있다. 비정상적 자동능은 보통 허혈, 고칼륨혈증, 저칼륨혈증, 저산소증, 카테콜아민 상승, 디기탈리스 독성, atropine 투여 등에 의해서 나타날 수 있다. 본래의 심박동수보다 빠른 리듬을 빈맥이라고 하고, 느린 박동을 서맥이라고 한다. 따라서 60BPM 이하는 동성서맥(sinus bradycardia), 100BPM 이상은 동성빈맥(sinus tachycardia)이라고 한다.

ㄴ. 전도(conduction)기전의 장애

전도성(conduction)은 흥분이 동방결절, 방실결절, 푸르키네섬유를 통해서 이동하는 속도를 말한다. 전도성의 문제가 발생되면 심장박동이 너무 빠르거나 너무 느려질 수 있다. 흥분전달이 느려지거나 차단됨으로써 나타나는 블록은 전도로 어디에서나 일어날 수 있으며, 그 원인을 살펴보면, 조직의 허혈이나 전도로의 상처, 상처조직에 의한 방실 속의 압박이나 방실결절의 염증, 심장의 고도한 미주신경자극, 전해질 불균형, 심방의 전부하 증가, 강심제 독성, β-차단제, 세포대사장애, 심근경색(특히 하부), 판막 수술 등에 의해서 일어날 수 있다.

블록은 심전도에서 모양의 변화로 나타난다. 전도가 차단되면 흥분전달에 더 많은 시간이 소요되기 때문에 정상보다 파형이 넓어진다. 전도장애는 심박출량을 감소시키고 치명적인 부정맥을 유발할 수 있다.

ㄷ. 흥분의 회귀(reentry)기전의 장애

회귀(reentry)는 같은 흥분이 근육을 2번 활성화하는 것이다. 전기적 흥분 파형이 구별되지 않으나 느린 전도와 블록이 혼합되어 지속적으로 나타난다. 따라서 전도계의 나머지 부분을 통하여 정상적으로 전도되는 동안에 전도계는 하나 이상의 분절이 지연되거나 차단된다.

어떤 세포가 충분히 재분극되어 그 세포들이 다시 조기에 탈분극이 될 때 이소성 박동과 리듬 발생이 문제가 된다. 회귀기전에 의해서 전도체계의 지연이나 차단을 유발시키는 가장 흔한 원인은 고칼륨혈증과 심근허혈이다. 회귀기전은 심방세동(AFib)과 심실세동(VFib)을 초래할 수 있다.

③ 증상 및 징후

부정맥으로 인한 심박출량 감소 증상으로 심계항진, 어지러움증, 실신, 창백증, 다한증, 의식수준 변화(불안정과 초조에서 기면과 혼수), 저혈압, 모세혈관 재충만 지연(sluggish capillary refill), 사지의 부종, 소변량 감소가 나타난다. 심계항진이나 어지러움, 실신 등은 이동용 심전도 모니터를 통해서 가장 효과적으로 평가할 수 있는 증상이다. 대상자는 심전도 모니터를 부착하게 되고 걱정스러운 문제가 나타나면 기록을 출력하여 나타난 증상과 심전도와의 관계를 파악한다. 가쁜 호흡(shortness of breath), 흉통, 피로 또한 부정맥에 의해 유발될 수 있다. 그러나 이러한 증상은 심근경색이나 심부전과 같은 다른 요인에 의해서도 발생할 수 있다.

부정맥의 유형에 따라 신체사정 결과가 다르게 나타난다. 즉 (1) 심박동수가 50BPM 이하이거나 140BPM 이상, (2) 매우 불규칙적인 맥박과 리듬, (3) 제1심음의 강도가 다양함, (4) 심부전이나 쇼크, 협심증 등이 갑작스럽게 나타남, (5) atropine과 epinephrine과 같은 약물이나 활동에 의해서 변화하지 않는 느리고 규칙적인 심박동 등으로 구분할 수 있다.

④ 진단검사

a. 심전도

심전도(ECG)는 심장의 리듬을 평가하는 기본적인 방법이다. 신체 각 부위에서 심근수축 시 심근세포의 탈분극과 재분극에 의해 일어나는 작은 전기적 흥분 상태를 증폭시켜 기록하는 것으로, 피부에 전극을 붙임으로써 전기적 흥분이 심장에서부터 피부로 전달되어 심장의 전기적 활동을 기록하는 것이다. 심전도는 가장 흔히 시행되는 비침습적인 검사이고, 40세 이상 성인에서는 수술 전 심장질환이 있는지 확인하기 위해 사용되며, 이미 알고 있는 심장질환이 있거나 심장질환이 의심될 때 사용된다.

진단검사에서 비정상적인 심전도를 보이는 부정맥 해석의 열쇠는 P파, PR간격, QRS군의 형태와 상관관계를 밝히는 것이다. 심전도는 심박동수, 리듬, 우세한 심박조절자의 위치뿐 아니라 P파와 QRS의 모양을 분석해야 한다. 어떤 심전도이든 대상자의 임상 상황을 고려해서 해석해야 한다. 즉, "모니터가 아니라 대상자를 치료하는 것이다."

심전도 리듬을 일관성 있게 분석하기 위해서는 심전도 파형을 분석해야 한다는 것을 기억해야 한다. 리듬을 분석하는 것은 두 가지 중 한 가지이다. 눈으로 보고 분석하거나 종이로 분석하는 것이다. 전체 리듬을 보고 심전도를 분석한다. 이런 기술을 습득하기 위해서는 지속적·정기적으로 리듬을 분석하고 많은 경험을 쌓아야 한다. 경험이 부족한 의료진은 심전도를 분석하는 방법을 개발할 필요가 있다. 부정맥을 규명하기 위한 기본 7단계가 있다. 심전도는 표 4-9와 같은 방법을 통해 차례대로 분석되어야 한다.

b. 전기생리학적 검사

전기생기학적 검사(electrophysiological study)는 심장의 전기적인 활동을 기록하는 침습적 검사이다. 이 검사는 (1) 부정맥의 기전을 밝히고, (2) 상심실성 부정맥과 심실성 부정맥의 차이를 구분하고, (3) 동방결절과 방실결절의 기능부전을 검사하고, (4) 심박조절자(pacemaker)의 필요성을 결정하거나 (5) 빈맥을 예방하기 위해 투여된 항부정맥제제

표 4-9 부정맥을 분석하기 위한 심전도 해석

	부정맥을 규명하기 위한 기본 7단계
Step 1	심박동수를 계산한다. 심박동수를 계산하기 가장 쉬운 방법은 ECG를 기록한 기록지의 15cm(=6초) 동안의 R파의 개수를 세어 여기에 10을 곱하는 것이다. 왜냐하면 ECG 종이는 7.6cm마다 표시가 되기(꼭대기에) 때문에 대략적인 심박동수를 빠르게 계산할 수 있다. 다른 방법으로는 R파 사이의 큰 칸(0.2초) 개수를 세는 것이다. 큰 칸 모서리에 걸려 있는 R파를 찾아 R파들 사이의 개수를 센다. 이때 대략적인 심박동수는 다음과 같다. • 큰 칸 1개 = 300BPM • 큰 칸 2개 = 150BPM • 큰 칸 3개 = 100BPM • 큰 칸 4개 = 75BPM • 큰 칸 5개 = 60BPM • 큰 칸 6개 = 50BPM • 큰 칸 7개 = 43BPM • 큰 칸 8개 = 37BPM • 큰 칸 9개 = 33BPM • 큰 칸 10개 = 30BPM
Step 2	R파(심실리듬)의 규칙성을 측정한다. 이때 RR간격을 대충 보거나 실제로 측정할 수도 있다. RR간격(박동 사이의 간격 <0.12초)이 규칙적으로 나타나면 정상이고, RR간격이 다르면(>0.12초) 심실리듬이 불규칙적인 것이다. 심실리듬이 규칙적인지 아닌지를 구별하는 것은 많은 부정맥의 기전을 규명하는 데 도움이 된다. 심방의 규칙성을 확인하고 심방의 박동수를 계산한다. P파(PP간격)의 규칙성(리듬)을 측정한다. 위의 방법을 이용하지만 연속적으로 2개의 P파 사이의 거리를 측정한다.
Step 3	P파를 검사한다. P파가 있고 QRS에 선행하면 동방결절에서 생성된 동성 리듬이다. P파가 없거나 QRS와의 관계상 비정상적이면 동방결절 이외의 부위에서 흥분을 생성하는 것을 의미하고, 흔히 이소성 심박조절자(ectopic pacemaker)가 있는 것이다.
Step 4	PR간격을 측정한다. 정상적으로 이 간격은 0.12~0.20초 이내가 되어야 한다. 이보다 짧거나 지연되는 것은 심방과 심실 사이의 전도장애를 의미한다.
Step 5	QRS군의 시간의 측정한다. Q파가 시작되는 지점과 S파로 끝나는 지점 사이의 간격이 0.12초(작은 칸 3개) 이상으로 넓어지는 것은 심실 간 전도장애를 의미한다.
Step 6	ST분절을 분석한다. 정상적으로 이 분절은 등전위(isoelectric)이고, 양전하와 음전하가 평형을 이루므로 상승하거나 하강하는 것은 의미가 있다. ST분절이 상승하거나 하강하는 것은 손상받은 심근의 회복기에 비정상적 소견을 의미한다(예: 급성 심근경색).
Step 7	T파를 분석한다. 정상적으로 T파 상향파이고 QRS군 높이의 1/3 정도이다. 심근경색 등으로 정상 재분극이 방해를 받으면 T파가 역전된다. 혈중 칼륨치가 높아지면 T파가 더 높아진다. 가끔은 QRS군도 커진다.

의 효과를 평가하기 위해 사용된다.

전기생리학적 검사를 위한 카테터는 끝에 감지 또는 자극을 주는 4개의 전극이 있으며, 형광투시경을 통해 카테터를 대퇴정맥이나 정중정맥, 쇄골하정맥을 통해 심장으로 삽입한다. 검사목적에 따라 카테터의 위치를 결정하게 된다. 카테터 하나는 방실결절 바로 밑의 His속(bundle of His)에 위치한다. 다른 하나는 우심방의 윗부분에 놓이게 된다. 볼프-파킨슨-화이트 증후군(Wolff-Parkinson-White syndrome; WPW syndrome)이 의심되는 경우에는 카테터를 관상정맥동과 우심실에 두게 된다. 심실빈맥이 있는 동안에는 카테터를 동맥을 통해 좌심실로 삽입한다.

이 검사의 목적은 부정맥의 원인을 발견하여 부정맥을 치료할 수 있도록 하는 것이다. 심장주기 동안 각각 다른 시기에 전기적 자극을 유발시키기 위해 계획된 자극을 이용하여 심실빈맥을 유발시킬 수 있다. 부정맥이 유발되면 대상자의 혈압과 혈액역동학적 반응들을 기록한다. 가능하면 동맥압과 피부에서 측정한 심전도, 카테터로 측정한 심전도를 기록하고 빈맥 시에 유발되는 리듬의 모양과 대상자의 자발적 심실빈맥의 리듬을 비교해 본다. 심실빈맥은 빠른 심실의 자극 속도가 감소하면 없어진다. 빈맥이 유발되지 않는 경우 빈맥을 유발할 수 있는 isoproterenol을 정맥주입하면 스트레스나 운동반응을 자극시켜 빈맥이 초래된다.

항부정맥제의 효과를 평가하기 위해서는 검사하는 동안 약을 복용한다. 항부정맥제를 투여한 후 심실빈맥을 유발시켜 본다. 심실빈맥이 나타나면 용량을 증가하거나 다른 약으로 조정할 수 있다. 전기생리학적 검사는 항부정맥제제 치료를 평가하기 위해 며칠 후 다시 시행할 수도 있다.

대상자의 전기생리학적 검사의 검사 전·후 간호는 심도자 간호와 비슷하다. 이러한 검사는 부정맥을 유발시키기 위해 조절된 환경에서 시행되기 때문에 응급약이나 응급장비, 세동제거기 등이 즉시 사용될 수 있도록 준비되어 있어야 한다.

⑤ 치료에 대한 간호중재

- 감소된 심박출량과 관련된 활동내구성 장애
- 변화된 전기적 흥분전도와 관련된 심박출량 감소
- 죽음, 건강 상태 변화와 관련된 공포
- 부정맥으로 인한 뇌혈류량 감소와 관련된 비효과적인 뇌조직 관류의 위험성
- 학습에 대한 흥미 표현과 관련된 지식 향상 가능성

나. 부정맥의 분류

부정맥 대상자 관리의 목표는 부정맥을 조절하거나 제거하는 것이며 부정맥으로 인한 잠재적인 합병증을 줄이는 것이다. 부정맥을 관리하는 구체적인 방법은 부정맥의 유형과 부정맥에 대한 대상자의 반응에 따라 다르다. 모든 부정맥은 심박출량을 감소시키고 이로 인해 대상자에게 증상이 없을 수도 있지만 여러 가지 많은 증상을 나타날 수도 있다.

부정맥은 심장의 어느 부위에서든 유발될 수 있다. 심부정맥은 부정맥이 시작된 심장 부위에 따라 분류하게 된다. 따라서 부정맥이 발생된 부위에 따라 분류하여 설명하고자 한다.

① 심방성 부정맥

a. 자동성 기전에 의한 장애

ㄱ. 동성빈맥

동성빈맥(sinus tachycardia)은 정상 P파와 QRS를 갖는 100~180BPM의 빠르고 규칙적인 리듬이다(그림 4-14A). 이 리듬은 보통 교감신경계의 자극이 증가하거나 미주신경(부교감신경)의 자극이 감소하여 나타나며, 원인은 다음과 같다.

- 발열
- 정서적·신체적 스트레스
- 심부전
- 체액 손실
- 갑상선기능항진증
- 고칼슘혈증

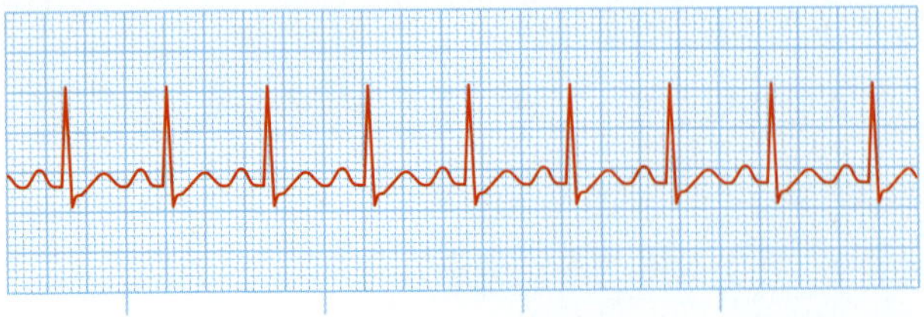

A. 동성빈맥: PR간격 규칙적, 125회/min(BPM), PR간격 0.16초

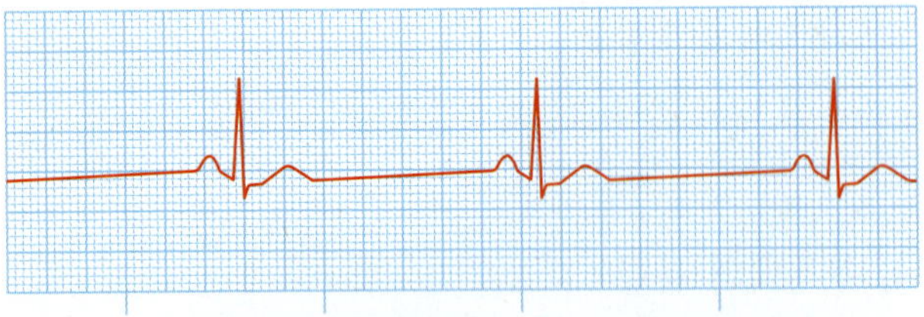

B. 동성서맥: PR간격 규칙적, 40회/min, PR간격 0.16초

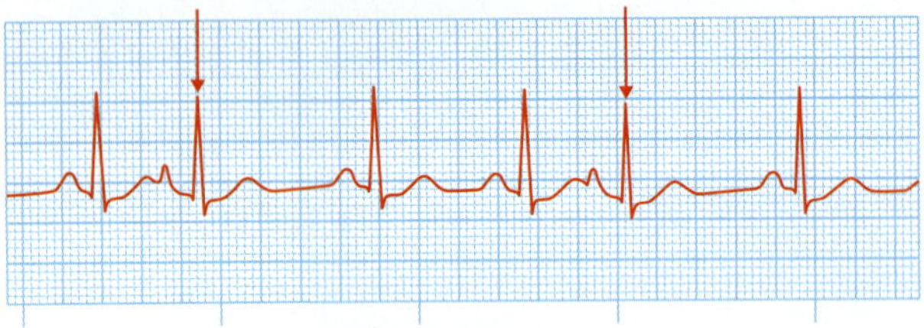

C. 심장조기수축: 2번째와 5번째 박동이 조기심방수축(PACs), P파의 모양이 다르고 RR간격이 짧아짐

그림 4-14. 심방성 부정맥.

- Atropine, nitrate, epinephrine, isoproterenol 등의 약물
- 카페인
- 니코틴
- 운동

대부분의 대상자들은 간혹 나타나는 심계항진 이외에는 다른 증상을 경험하지 않는다. 그러나 이러한 심계항진의 증상은 심박동수와 심박출량의 변화와는 관련이 있다. 빠른 박동으로 심실충만과 심방수축 시간이 짧아진다. 심장병이 있는 대상자는 심박동수 증가에 따른 심근의 부담 증가와 관상동맥혈류 감소를 조절할 수 없다. 이러한 대상자들에게는 저혈압과 협심증(흉통)이 나타나게 된다.

관리는 원인을 제거하고 더 이상의 심장 손상을 줄이는 것이다. 강심제(digitalis)와 β-차단제(propranolol 등), 칼슘통로차단제 등의 약물이 처방된다. 대사요구를 감소시키기 위해서 침상안정을 하며, 심근에 적절한 산소공급을 위해서 산소가 처방되기도 한다.

ㄴ. 동성서맥

동성서맥(sinus bradycardia)은 동방결절이 60BPM 미만으로 흥분할 때 발생한다. P파와 QRS군은 정상이다(그림 4-14B). 동성서맥은 다음과 같은 경우에 발생한다.

- Valsalva maneuver(배변 시 힘주기)에 의해 미주신경(부교감신경)긴장도가 증가할 때
- 약물(특히 강심제, propranolol, verapamil 등)
- 심근경색(대부분 하벽부 심근경색)
- 고칼륨혈증
- 갑상선기능저하증, 점액수종, 폐쇄성 황달과 같은 다양한 질환

어떤 경우에는 정상적으로도 동성서맥이 발생할 수 있다. 운동선수들은 심장이 정상 일회박동량(stroke volume)보다 훨씬 더 많은 양을 효과적으로 박출하기 때문에 동성서맥이 있을 수 있다. 심박출량이 일회박동량(stroke volume)과 심박동수로 결정되기 때문에 심박동수가 감소해도 심박출량이 적절하게 유지된다.

증상이 나타나는 것은 심박출량이 감소했다는 것을 뜻하기 때문에 대상자에게 증상이 없을 수도 있다. 피로, 저혈압, 몽롱함(lightheadness), 실신, 숨참, 의식수준 저하, 폐울혈, 심부전이 나타날 수 있다. 동방결절의 방출이 느려지면 방실연접부나 심실의 심박조절자가 흥분하여 이소성 박동을 생성한다.

관리의 목적은 동성서맥을 유발하는 원인을 교정하는 것이고 중재의 목표는 증상을 완화하면서 빈맥을 유발하지 않을 정도로 심박동수를 증가시키는 것이다. 증상이 있는 서맥에 atropine, 경피적 인공심박동기, dopamine, epinephrine, isoproterenol, 일시적 경정맥 심박동기(temporary transvenous pacemaker)를 사용한다.

ㄷ. 동성부정맥

동성부정맥(sinus dysrhythmia)은 동방결절의 자동능의 주기변화에 의해서 나타나며 이로 인해 다양한 속도로 흥분이 일어난다. 심박동수는 일반적으로 60~100BPM이

다. 심전도에서 P파와 PR간격, QRS군이 정상이고, 단지 PP간격만 불규칙적이다.

동성부정맥은 미주신경의 긴장도 변화와 흡기 시 심방의 충만이 지연되면서 나타난다. 흡기 시에는 흉곽내압이 증가하기 때문에 우심방으로의 정맥귀환이 지연된다. 안정 호흡 시에 심박동수가 약 5% 정도 감소할 수 있고, 심호흡 시에는 심박동수가 30% 정도까지 감소할 수 있다.

동성부정맥이 있는 대상자는 보통 원인을 없애는 것 이외의 다른 중재가 필요하지 않다. 심박출량에는 영향을 미치지 않는다.

ㄹ. 심방조기수축

심방조기수축(premature atrial contracture: PACs)은 심방의 이소성 부위에서 조기에 생성된 박동으로 정상 리듬을 방해한다. 일반적으로 심방근육의 자동능이 항진되어 나타나며, 심방조기수축은 정상 심질환에서 나타날 수 있다. 심방조기수축은 판막질환이나 심방확대와 관련이 있으며, 스트레스나 피로, 알코올, 흡연, 관상동맥질환(CAD), 심장허혈, 심부전, 심장계 약물(digitalis, quinidine, procainamide), 폐울혈, 폐고혈압일 때도 나타날 수 있다. 심방조기수축이 자주 나타나는 것은 심방세동(A Fib)이나 심부전의 시작됨을 의미하거나 전해질 불균형을 나타낸다.

심방조기수축이 나타나는 대상자는 P파가 조기에 나타나고 모양이나 크기가 정상 동성 리듬과 다르게 나타난다(그림 4-14C). 이소성 부위에서 발생한 조기박동은 불규칙적으로 나타나거나 박동이 빠질 수도 있다. 조기 심방수축이 많이 나타나는 대상자는 심계항진이 나타나거나 '박동이 빠질 수(missed beat)' 있다. 심방조기수축은 보통 양성(benign)이지만 맥박결손(skipped beat)이 점점 많아지거나 심계항진을 자주 느끼면 문제가 생길 수 있다. 보통 중재는 원인을 교정하는 데 초점을 두고, quinidine이나 procainamide를 투여할 수 있다.

b. 전도기전의 장애

ㄱ. 동방결절의 전도장애

어떠한 이유에 의해서 동방결절에서 자극이 생성되지 않거나(SA arrest), 동방결절로부터 전도가 되지 않을 수(sinus exit block) 있다. 동방결절의 전도장애가 나타나는 원인은 다음과 같다.

- 미주신경 긴장도가 증가된 상태
- 관상동맥질환
- 심근경색
- 강심제나 칼슘통로차단제 독성
- 고혈압성 질환
- 조직 저산소증
- 심방 내 경로의 반흔(scarring of intra-atrial pathways)
- 전해질 불균형

ㄴ. 동정지

동정지(SA arrest)는 심방이나 심실자극이 모두 일어나지 않아 리듬이 정지된다. PQRST군 전체가 한 주기 이상 빠진다. 동정지가 일어난 후에는 새로운 심박조절자 부위가 자극을 형성한다. 새로운 심박조절자는 그 부위의 고유박동수대로 심장을 자극하나 보통 본래 동방결절의 속도보다는 느리다. 새로운 자극 형성 부위는 흔히 심장의 다른 부위이거나 연접부 및 심실일 수도 있다.

ㄷ. 동방블록

동방블록(sinus exit block)은 동방결절과 심방근육 사이에 전도가 느려지는 것이다. 동정지와 다르게 동방블록에서 동방결절의 흥분은 일정하고 방해를 받지 않는다. 심전도상 간헐적으로 휴지기(pause)가 있는 동성 리듬이 나타난다. 휴지기는 PP간격의 배수가 된다. 동정지는 동방결절이 제때 흥분되지 않는다는 점에서 동방블록과 다르다. 그 결과 PP간격이 길어지지만 배수가 되지 않는다. 이러한 휴지기는 흔히 이소성 이탈박동에 의해서 사라진다. 동정지는 주로 예후가 좋지 않다.

대상자의 증상은 휴지기의 빈도와 시간에 따르며 흔히 증상이 나타나지 않지만 휴지기가 길어지면 어지러움이나 실신 등을 일으킬 수 있다. 대상자에게 증상이 나타나지 않으면 특별한 중재는 필요하지 않다. 불규칙한 박동이 촉지되거나 청진될 수 있다. 심방의 탈분극을 의미하는 P파의 출현을 통해서 동방결절에서 흥분이 형성됨을 알 수 있다.

중재를 위해서는 동방결절의 흥분을 자극하는 부교감신경차단제[vagolytic(atropine)]나 교감신경흥분제[sympathomietic(isoproterenol)]가 투여될 수 있다. 약물로 실패하면 심박동기(pacemaker)를 삽입해야 한다. 결국 의사는 부정맥의 원인을 진단하고 치료해야 한다.

c. 흥분회귀기전의 장애

ㄱ. 발작성 심방빈맥

발작성 심방빈맥(PAT)은 심방의 이소성 심박조절자에 의해 빠른 흥분 발생이 갑작스럽게 나타나서 갑자기 사라진다(그림 4-15A). 발작성 심방빈맥은 회귀(reentry)현상에 의한 것이다. 이 회귀과정에 의해서 (1) 심방자극이 불응성 전도 경로에서 His속(the bundle of His)으로 덜 전달되고, (2) 이전의 불응성 평행섬유(parallel fiber)를 따라서 역으로 전도되는 것이다. 이러한 과정에 의해서 빠르고 탈분극의 순환회로가 일어나게 된다.

발작성 심방빈맥은 가끔 정상인에게서도 나타나나 흔히 심장병 환자에게서 나타난다. 일반적으로 발작성 심방빈맥을 일으키는 심장 문제는 다음과 같다.

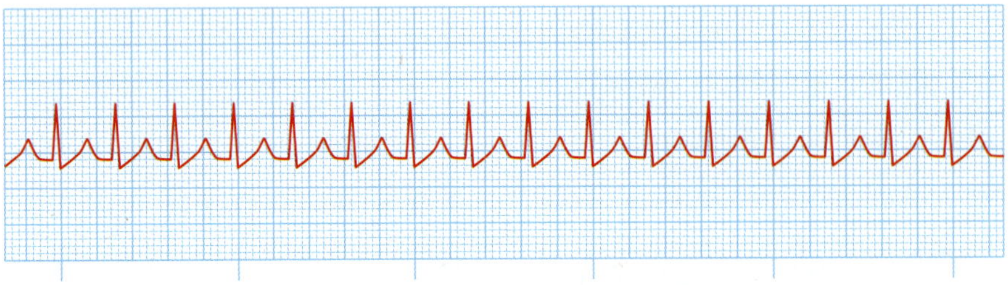

A. 발작성 심방성 빈맥(PAT): 박동수가 약 175회/min으로 빠르고 P파를 구별할 수 없고 QRS폭이 좁음, 이것은 흥분이 방실결절에서 생겨났음을 의미

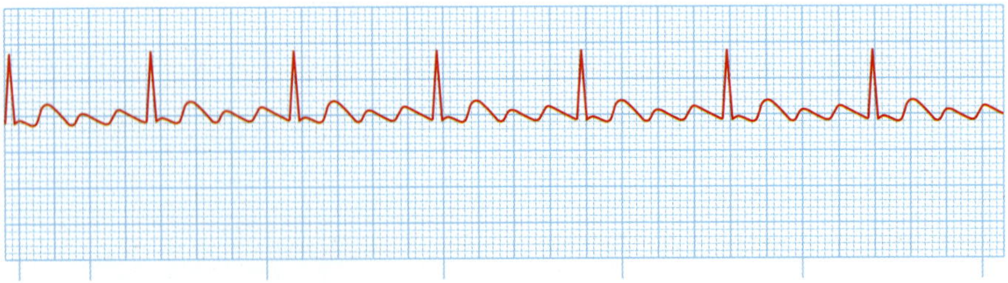

B. 심방조동: QRS 하나마다 톱니바퀴 모양의 P파가 3개 나타난 것으로 이는 3:1 block, 심방횟수는 75회/min

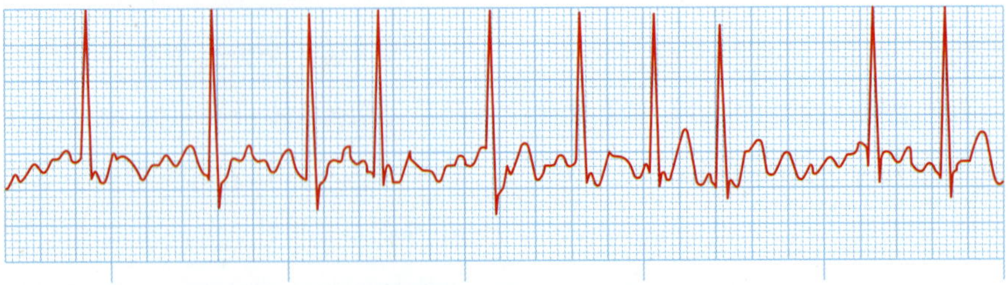

C. 심방세동: 비정형적인 P파, P파가 확실치 않고 RR간격이 불규칙적임

그림 4-15. 흥분회귀기전의 장애.

• 심근경색
• 심근증
• 정서적 흥분
• 카페인 섭취
• 피로
• 흡연
• 과도한 알코올 섭취

흔하지 않지만 류머티스성 심질환, 판막질환, 폐색전, 폐성심, 갑상선중독증, 강심제 독성(블록이 동반된 발작성 심방빈맥), 심장 수술 등이 원인이 될 수 있다.

동성 리듬에서 변화되어 심박동수가 150BPM 이상으로 뛰고 심방의 이소성 박동이 연속해서 3개 이상 나타나는 것을 발작성 심방빈맥이라고 진단한다. P파는 lead Ⅱ에서 보통 상향파이며 좁고, 뾰족하다. 심방박동수가 빠르면 P파가 T파 앞에서 사라질 수 있으나 PR간격은 정상이며 심방박동수가 빨라지면 방실결절의 전도장애를 초래하여 다양한 방실블록을 유발한다. 강심제 독성이 있는 경우 2:1 블록(P파 2개마다 QRS군 1개)이 있는 심방빈맥이 흔히 나타난다. 비정상적(aberrant) 심실전도로 인해 심방박동수가 빨라지거나 심실에서의 전도장애가 나타날 때라도 QRS군은 흔히 정상적이다.

발작성 심방빈맥은 심실 충만 시간과 평균동맥압을 감소시키고, 심근의 산소요구량을 증가시킨다. 대상자는 심계항진과 어지러움을 호소할 수 있다.

증상의 중증도에 따라서 관리 방법이 다양하다. 심박동수가 극도로 빠르거나 심각한 심맥관계 질환이 있는 경우 대상자는 실신을 하거나 심부전이 발생할 수도 있다. 그런 경우 심박동수를 빨리 떨어뜨려야 한다. 미주신경을 자극하여 발작성 심방빈맥을 성공적으로 중단시키나 방실블록을 발생시킬 수 있다. 미주신경을 자극하기 위해서는 경동맥동 마사지와 Valsalva's maneuver(bearing down)를 사용할 수 있다. 효과적인 약물로는 Adenosin, Verapamil, β-차단제 등이 있다. 진정제는 교감신경계의 자극을 줄일 수 있다. 또한 약물이나 미주신경자극이 효과가 없으면 심율동전환(cardioversion)을 실시한다.

회귀전도로를 파괴하기 위한 절제술 방법이 점점 많이 쓰이고 있다. 이런 시술과정은 장기적인 치유 효과를 가져올 수 있다.

ㄴ. 심방조동

심방조동(atrial flutter)은 이소성 심박조절자나 심방에서의 빠른 회귀전도로 부위에서 생성되는 부정맥으로 톱니바퀴 모양의 빠른 심방 파형과 느리고 규칙적인 심실반응이 특징이다. 심방조동은 심방박동수가 훨씬 더 빠르다는 점에서 발작성 심방빈맥과는 다르다. P파는 역전되거나 양방향성일 수도 있고 끝이 뾰족한 말뚝 모양이나 톱니바퀴 모양을 나타낸다(그림 4-15B). 심방 박동수는 일반적으로 220~350BPM이다. 방실결절은 심방에서 형성된 흥분을 모두 전달하지 못한다. 즉, 방실결절이 1:1 전도를 차단한다. 따라서 심실횟수는 심방박동수보다 항상 느리다. 따라서 맥박은 심실박동수를 반영하고 심방박동수가 매우 빠르더라도 맥박은 정상일 수 있다. 심방과 심실의 박동수 비율은 2:1, 3:1, 4:1, 7:1 등으로 일정할 수도 있고 변화하기도 한다. 다양한 블록이 불규칙적인 심실리듬을 형성한다.

심방조동은 일반적으로 관상동맥질환이나 승모판막질환, 폐색전(PE), 갑상선기능항진증 등의 기질적 질환과 가장 흔히 관련이 있다. 또한 심장 수술 후 발생하기도 한다. 대상자는 가끔 심계항진이나 흉통을 느끼기도 하며 특히 심실박동수가 빠를 때 느낀다.

중재는 빠른 심실횟수를 조절하는 데 목적이 있다. 심장율동전환(cardioversion)이 사용되며, 이 심장율동전환이 효과가 없을 때에는 강심제, quinidine, verapamil, propranolol, procainamide 등의 약물이 사용된다. 경동맥동 마사지도 심실의 반응을 늦추는 데 일시적으로 도움이 되고, 이로 인해 조동파형을 구별할 수 있게 된다.

ㄷ. 심방세동

심방세동(atrial fibrillation: A Fib)은 회귀장애로 인한

빠르고 무질서한 심방의 탈분극 상태이다. 심방의 이소성 부위에 의해 400~700BPM의 흥분이 생성된다. 그러나 극도로 빠른 박동에서는 심방 전체가 하나의 탈분극이 다시 시작될 때까지 회복될 수 없다. 이 결과 심방의 기계적·전기적 무질서가 나타난다. 심방조동과 같이 방실결절이 전달할 수 있는 것보다 더 많은 흥분을 생성한다. 이러한 흥분의 대부분은 차단되지만 이상한 심방 흥분의 결과로서 매우 불규칙한 심실 리듬을 볼 수 있다. 심실박동수는 160~180BPM이 된다.

심전도에서 P파가 비정상적이거나 아니면 존재하지 않고 심실리듬이 불규칙적이고 파동치듯 나타난다(그림 4-15C). 이러한 심방의 무질서로 인해서 'atrial kick'이 사라지게 된다. 이와 함께 부가적인 혈량(additional blood volume) 감소로 심박출량이 20~30%까지 감소하게 된다. 심실박동수가 증가하여 심박출량은 더 감소하고 협심증이나 심부전, 쇼크 등을 초래할 수 있다.

심실세동은 동방결절증후군(sick sinus syndrome), 저산소증, 동맥압 증가, 심낭염, 기타 질환과 관련이 있다. 대상자는 무증상일 수도 있으나 불규칙적 맥박과 심계항진을 호소할 수 있다. 대상자는 심첨맥박과 말초맥박의 차이가 나타나는 맥박결손이 있을 수 있다.

심장벽의 혈전형성으로 심각한 합병증을 초래할 수 있다. 심방근의 적절한 수축이 이루어지지 않기 때문에 '떨리는(quivering)' 심방 안으로 혈액이 들어오게 된다. 이렇게 들어온 혈액은 혈괴를 형성하고 뇌와 폐혈관의 색전을 형성하게 될 위험을 높이게 된다. 갑작스런 심방세동이 발생한 많은 대상자들에게 흥분이 조절될 때까지 뇌졸중이나 폐색전의 위험을 줄이기 위해서 항응고제인 heparin이 투여된다.

d. 심방성 부정맥의 관리

초기 치료목표는 diltiazem, verapamil, β-차단제, digoxin과 같은 약물을 투여하여 박동수를 조절하는 것이다. 화학적 심장율동전환술(chemical cardioversion)은 보통 항응고 치료를 실시한 후에 procainamide나 quinidine 등으로 시행한다. 전기적 심장율동전환술(electric cardioversion)은 3번째로 선택되는 치료법이다.

② 방실연접부성 부정맥

동방결절이 흥분하지 못하고 심방의 다른 이소성 부위에서도 흥분이 발생하지 않으면 방실연접부(AV junction)가 그 다음 심박조절자가 된다. 흥분이 연접부에서 발생하고 동시에 심방으로 퍼지며 심실로 내려간다. 연접부성 리듬(junctional rhythm)은 심실로 가기 위한 atrial kick이 부족하여 심박출량이 감소된다. 연접부성 리듬은 박동수가 느리고 더 불규칙하게 이소성 부위에서 자극이 발생하기 때문에 장기간 인공심박동기에 의존할 필요가 없다. 연접부성 리듬은 더 심각한 부정맥의 경고이거나 징조라고 생각해야 한다. 방실연접부에서 발생하는 부정맥의 두 가지 유형은 다음과 같다.

- 방실연접부의 조직이 심박조절자로서의 역할을 하는 자동능장애
- 방실연접부가 심방에서 심실로 가는 흥분을 차단하는 전도장애

이 두 가지 부정맥은 모두 심근경색이나 심장 수술 후 방실연접부의 외상이나 허혈에 의해 발생할 수 있다. Digitalis 독성, quinidine 독성과 고칼륨혈증 등도 방실연접부성 부정맥을 유발시킬 수 있다.

연접부성 리듬은 심방에서의 흥분이 정상 동성 리듬과 반대 방향으로 전달되기 때문에 심방의 흥분이 비정상적인 상향파로 나타난다(예: lead Ⅱ에서 P파가 뒤집힌다). 또한 PR 간격이 0.12초 이내로 짧아진다. 이 흥분은 방실연접부에서 생성되어 동시에 심방과 심실로 퍼진다. 이로 인해 P파가 QRS군에 묻혀버리거나 심전도에 나타나지 않을 수도 있다. 또한 심방수축이 심실수축 후에 나타날 수도 있다. 이런 경우 P파가 QRS군 뒤에 나타나기도 한다. 심실의 전도가 정상이라면 QRS군은 정상이다.

a. 자동성 기전에 의한 장애

자동성 장애(disturbances in automaticity)로 일어나는 연접부성 부정맥은 (1) 조기 연접부 수축(premature juctional contractions; PJCs), (2) 연접부성 이탈박동(junctional escape rhythm), (3) 연접부성 빈맥(junctional tachycardia)이 있다. 심방조기수축이 있는 경우 방실연접부의 이소성 부위의 자동능이 증가되고 조기에 흥분하여 심장의 탈분극을 일으키게 된다.

ㄱ. 조기 연접부 수축

접부의 이소성 부위에서 1개의 조기흥분이 발생하는 것이다. 박동수(intrinsic rate)가 느리기 때문에 속도가 더 느리게 나타난다. 보통 연접부성 리듬은 문제가 되지 않으며 심각한 심질환이 있는 경우에도 심박출량을 감소시키지는 않는다(그림 4-16).

ㄴ. 발작성 연접부성 빈맥

60BPM 이상의 연접부성 리듬은 연접부성 빈맥(junctional tachycardia)이라고 부른다. 이 리듬은 보통 갑작스럽게 시작해서 갑작스럽게 끝나기 때문에 발작성 연접부성 빈맥 혹은 PJT라고 한다. 평균박동수는 140~220BPM이다. 발작성 연접부성 빈맥(paroxysmal junctional tachycardia; PJT)은 대사불균형과 교감신경계 자극의 증가가 원인이다. 빠른 심실박동수는 심근의 산소요구량 증가와 혈액공급의 감소로 좌심실부전을 초래할 수 있다. 발작성 연접부성 빈맥은 심전도상 발작성 심방 빈맥과 구별할 수 없어서 상심실성 빈맥(supra-ventricular tachycardia; SVT)이라고 한다.

빠른 연접부성 리듬을 조절하기 위해서는 먼저 경동맥동 마사지와 같은 미주신경자극 방법을 사용해 본다. 증상이 심해지면, 약물치료나 심장율동전환술(cardioversion)을 실시할 수 있다. 흔히 사용되는 약물로는 propranolol, quinidine, digitalis가 있다. 강심제 독성과 칼륨 수치를 계속 평가해야 한다.

b. 전도기전의 장애

방실연접부에서 발생하는 2번째 문제는 방실블록(AV block)이다. 방실연접부를 통해서 전달되는 흥분이 다양한 정도로 차단된다. 그러므로 방실블록의 정도에 따라서 심방에서 심실로 흥분의 전도가 느리거나 완전히 차단된다. 정상적으로 동방결절에서 전달된 흥분이 방실 연접부를 거쳐 His속까지 가는 데 걸리는 시간은 0.20초 이하이다. 이 방실연접부가 허혈, 류머티스성 열, 약물독성 등에 의해 손상을 입었다면 방실연접부에서의 흥분전달이 느려지거나 완전히 차단된다.

ㄱ. 1도 방실블록

1도 방실블록(first-degree atrioventricular block)은 심방에서 심실로 넘어가는 자극의 전도가 느려지는 것이다. 이것은 보통 방실결절에서 일어난다. 리듬은 규칙적이

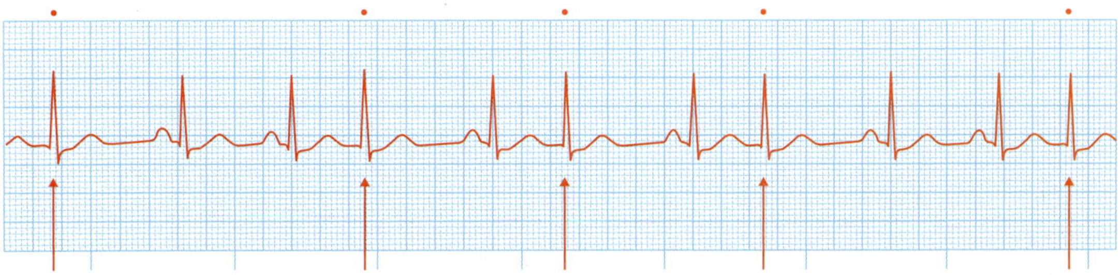

그림 4-16. 방실연접부 조기수축. 화살표로 표시한 부분이 방실연접부 조기수축으로 P파가 존재하지 않는 것을 제외하고 정상. 심실 상부에서 발생한 흥분자극을 의미한다.

고, QRS군 앞에 선행하는 P파가 있으나 PR간격이 0.20초 이상으로 지연된다. PR간격은 보통 일정하게 유지된다. 이 특성은 1도 방실블록과 다른 방실블록을 구별하는 데 중요한 요소이다. 1도 방실블록은 관상동맥질환이나 미주신경 긴장도 증가, 선천성 기형과 관련해서 흔히 나타나며 digitalis 투여 시에도 나타날 수 있다.

비정상적인 심전도만 나타나는 1도 방실블록은 증상이 없으며 특별한 중재가 필요하지 않다. 만약 강심제 사용으로 인한 방실블록이라면 약물을 중단한다. 1도 방실블록은 더 심한 방실블록으로 진행될 수 있기 때문에 대상자를 지속적으로 관찰하고 심전도를 관찰해야 한다(그림 4-17A).

ㄴ. 2도 방실블록

2도 방실블록(second-degree atrioventricular block)이 있는 대상자는 심장에서의 전도 지연이 더 심각해진 상태로 어떤 자극은 전도가 되나 어떤 자극은 차단된다. 2도 방실블록은 간헐적으로 QRS군이 탈락된다. 심방의 탈분극은 장애가 없이 지속되며 정상적인 P파가 규칙적으로 나타

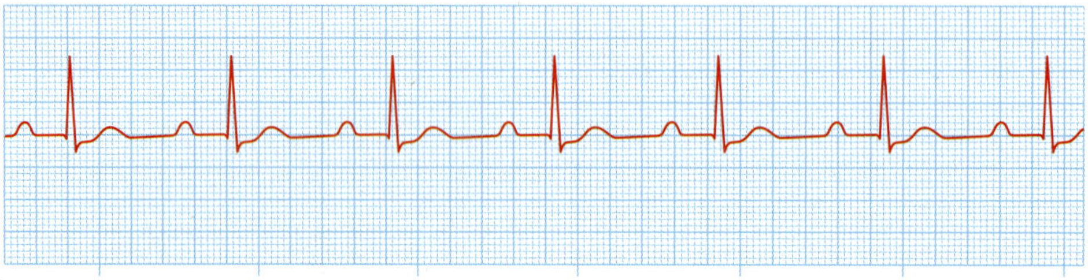

A. 1도 방실블록

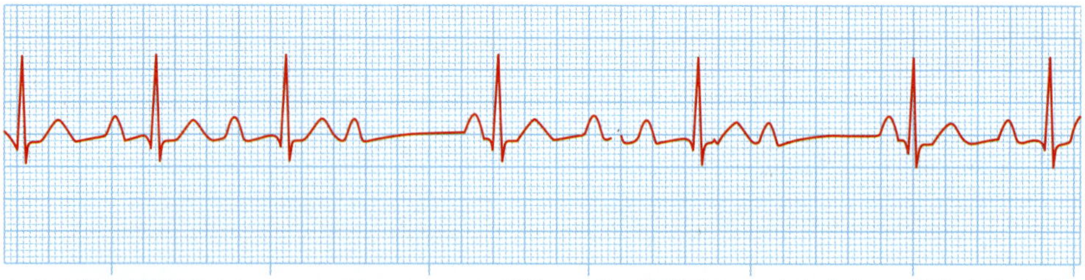

B. 2도 방실블록(Mobitz type I, Wenchebach 현상: P파는 규칙적으로 나타나나 PR간격이 길어짐)

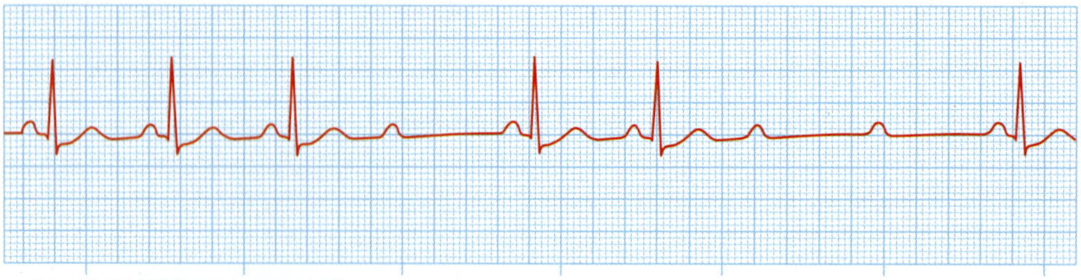

C. 2도 방실블록(Mobitz type II)

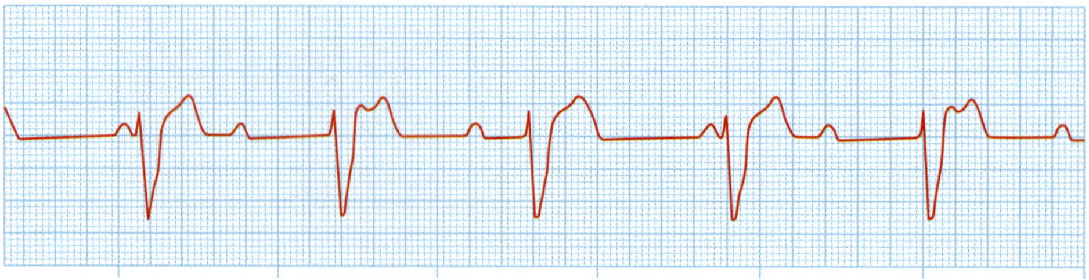

D. 3도 방실블록(PR간격이 다양하고 P파와 QRS군의 상관성이 없음)

그림 4-17. 방실연접부성 부정맥.

난다. 2도 방실블록은 심실을 통한 전도가 영향을 받지 않으며 QRS군이 정상적으로 나타난다. 2도 방실블록은 관상동맥질환이나 강심제 독성, 류머티스성 열, 바이러스 감염, 하벽부 심근경색 등에 의해 일어날 수 있다.

2도 방실블록은 Mobitz type Ⅰ(Wenckebach 현상)과 Mobitz type Ⅱ의 두 가지로 나눌 수 있다.

• Mobitz type I block

Mobitz type Ⅰ은 불응기가 비정상적으로 길어지면서 생기는 형태이다. 방실결절 수준에서 전도가 차단되며, P파가 심실로 전도되지 않을 때까지 심전도에서 PR간격이 점차 길어진다(그림 4-17B). 이것은 2도 방실블록 중 가장 경증의 형태이다. 이 부정맥은 미주신경긴장도 증가, 강심제 복용이나 선천성 기형에 의해 나타날 수 있다.

Mobitz type Ⅰ은 보통 심실박동수가 적당하기 때문에 임상증상이 나타나지 않지만, 대상자의 맥박이 불규칙적일 수 있다. 심실박동수가 현저하게 감소하면 현기증, 허약감이나 기타 심박출량 저하의 증상이 나타날 수 있다.

심실박동수가 조직관류를 적절하게 유지할 수 있을 만큼 적당하면 중재는 필요하지 않다. 대상자에게 더 심한 방실블록이 나타나지 않는지 관찰한다. 일차적으로 원인질환을 치료하는 데 초점을 두어야 한다. 중재가 필요할 때는 Mobitz type Ⅱ의 중재와 유사하다.

• Mobitz type Ⅱ block

Mobitz type Ⅱ 블록은 상대적 불응기가 짧아지거나 없어지고 절대적 불응기가 길어지면서 나타난다. 차단이 일어나는 곳은 방실결절의 아래 부분으로 보통 His속에서 일어난다. 정상 P파가 정상 QRS군 앞에 규칙적인 간격으로 나타나나 갑자기 QRS군이 빠진다(그림 4-17C). Mobitz type Ⅱ 블록은 허혈이나 digitalis 혹은 quinidine 독성, 전벽부 심근경색에 의해 초래된다.

Mobitz type Ⅱ 블록은 Mobitz type Ⅰ보다 심각한 상태로, 특히 전벽부 심근경색이 있는 경우 3도 방실블록으로 진행될 수 있다. 2도 방실블록이 있는 대상자는 완전방실블록으로 발전할 수 있으므로 심전도를 집중적으로 관찰해야 한다.

중재로는 (1) 전도 속도를 빠르게 하는 atropine과 isoproterenol 투여, (2) 일시적 혹은 영구적 심박동기 삽입, (3) 심장억제제 중단(강심제) 등이 있다. 심근경색 특히 하벽부 심근경색 후에 일어나는 2도 방실블록은 심근의 허혈이 호전되면 나아질 수 있다.

ㄷ. 3도 방실블록

3도 방실블록(third-degree atrioventricular block)은 방실결절과 His속 각(bundle branch)에서 차단되기 때문에 전기적 흥분이 완전히 없어진다. 3도 방실블록은 심방과 심실이 각각 독립적으로 활동하기 때문에 간혹 방실해리(AV dissociation)라고도 부른다. 심방은 동방결절에 의해서 흥분되지만 이 흥분이 차단되기 때문에 심실은 심실의 이소성 심박조절자에 의해 흥분된다(그림 4-17D). 완전방실블록에서는 심방의 박동수가 심실과 같거나 빠를 수 있다. 심실박동수는 일반적으로 40~60BPM이다.

심전도상 나타나는 완전방실블록의 특징으로는 (1) 규칙적인 PP간격, (2) 규칙적인 RR간격, (3) 일관성 없고 의미없는 PR간격, (4) 정상 모양의 P파가 있다. 완전방실블록에서 가장 위험한 것은 Adams Stokes 발작으로 특징짓는 심실완전정지(ventricular standstill)와 수축부전(asystole)이다. 심실에서 자극을 발생하지 않으면 수축부전으로 인해 의식을 상실하거나 급사할 수도 있다.

3도 방실블록은 다음과 같은 다양한 원인에 의해 발생한다.

- 전도계의 섬유성 변화 및 퇴행성 변화
- 심근경색(특히 전벽부 심근경색)
- 선천적 기형
- 심장수술
- 심근염
- 전도계의 바이러스 감염

- 약물 독성(digitalis, β-차단제, 칼슘통로차단제)
- 외상
- 심근증
- Lyme disease

심실박동수가 느리면 심박출량이 감소하고 순환장애를 초래한다. 대상자는 저혈압과 협심증, 심부전 등을 경험할 수 있다.

완전방실블록의 중재로는 atropine, 경피적 인공박동기(transcutaneous pacing), catecholamine 주입(dopamine, epinephrine), 경정맥 인공박동기(transvenous 심박조절자) 등이 사용된다. 수축부전이 발생하면 인공심박동기를 삽입할 때까지 심폐소생술을 시행한다. 드물지만 isoproterenol이 처방되기도 한다.

③ 각블록

각블록(bundle branch block)은 bundle branch(His속의 원위부)의 한 부분의 전도 기능이 손상되어 심실이 동시에 탈분극되지 않는 것을 말한다. 심실을 통한 비정상 전도로 QRS군이 넓어지거나 절흔(notch)이 생긴다. 각블록이 발생하는 원인은 다음과 같다.

- 심근섬유증
- 만성 관상동맥질환
- 심근경색
- 심근증
- 감염
- 폐색전
- 중증 좌심실비대
- 선천성 기형

심실의 전도장애는 우각블록(right bundle branch block; RBBB)과 좌각블록(left bundle branch block; LBBB)으로 나타난다. 좌각블록이 좌심실의 질환과 관련이 있기 때문에 예후가 더 나쁘고, 좌각의 전섬유속과 후섬유속 둘 중의 하나 혹은 둘 다 침범될 수 있다. 이러한 전도장애의 경우 특별한 중재가 필요하지 않다. 그러나 우각블록이 있으면서 좌각의 섬유속 중 하나가 차단되면 남아 있는 하나의 섬유속이 심실의 유일한 전도로가 된다. 따라서 이 상황에서는 심박동기가 요구된다.

④ 심실성 부정맥

심실성 부정맥은 방실연접부보다 하부에서 발생한다. 심방이나 연접부에서 발생하는 부정맥과 같이 심실성 부정맥도 자동능이나 전도장애로 인해 발생한다. 심실성 부정맥은 심장내부질환과 더 관련이 깊기 때문에, 일반적으로 심방성 부정맥이나 연접부성 부정맥보다 더 심각하고 치명적이다. 또한 심실성 부정맥은 저혈압이나 심부전, 쇼크와 같은 혈역학적 문제를 더 잘 유발한다. 심실의 독립적인 수축으로 1회 박동량이 감소되어 심박출량이 감소하게 된다. 빠른 심실박동수는 심실이 적절하게 충만될 수 없게 하고 1회 박동량을 더 줄이게 된다. 분당 40회 미만의 수축은 심박출량이 신체의 기능을 지지하기에 불충분하다.

심실성 부정맥이 나타나는 대상자의 심전도는 QRS군이 넓어지거나 모양이 이상해진다. 정상적으로 심실의 흥분이 가장 효과적이며, 가장 짧은 경로를 통해서 전도된다. 이러한 정상전도로는 좁은 QRS군을 만들어 낸다. 그러나 심실에서 흥분자극이 생성되면 심실의 근육조직을 통해서 비정상 경로로 전달된다. 따라서 심전도상 QRS군이 0.12초 이상으로 넓어지게 된다.

a. 자동성 기전에 의한 장애

자동능장애에 의해 발생하는 부정맥은 심근의 과민성이나 회귀(reentry)현상에 의한 이소성 박동이다. 자동성 기전의 문제로 인한 네 가지 심실성 부정맥은 다음과 같다.

- 조기심실수축(PVC)
- 심실세동(V Fib)
- 심실빈맥(VT)
- 다형성 심실성 빈맥(torsades de pointes)

조기심실수축

조기심실수축은 심실성 조기박동이라고도 하며, 동방결절 이외의 부분에서 자극이 형성되는 부정맥 중 가장 흔한 형태이다. 이 부정맥은 흔히 심실에 있는 흥분하기 쉬운 심박조절자의 흥분으로 유발된다. 조기심실수축은 심실의 자동능이나 회귀가 증가되어 나타난다. 조기심실수축을 잘 일으키는 요인은 다음과 같다.

- 심근의 저산소증
- 저칼륨혈증
- 저칼슘혈증
- 산증
- 알코올
- 카페인
- 니코틴
- 관상동맥질환
- 심부전
- 약물독성(예: digitalis, 삼환계 항우울제)
- 운동
- 대사과잉 상태(hypermetabolic states)
- 심장 내 도관

조기심실수축은 심전도상 쉽게 알아볼 수 있다. 흔히 정상 QRS군보다 빨리 나타나고 대상성 휴지기가 따른다. 심전도상 QRS군이 넓어지고 이상한 모양으로 나타나고 기본적인 리듬이 깨진다(그림 4-18A).

조기심실수축이 단독으로 나타날 때는 보통 치료가 필요하지 않다. 대상자의 심박출량이 감소함에 따라 증상이 나타나기 시작하면 lidocaine이나 다른 Class Ⅰ 항부정맥제를 사용할 수 있다. 급성 심근경색이 있는 대상자에게 조기심실수축이 나타나면 심근의 허혈을 나타내므로 그런 경우 이소성 부위가 과민해지고 더 흥분하게 된다.

위험한 조기심실수축은 다음과 같다.

- 빈도가 분당 6회 이상
- 정상 박동과 하나씩 엇갈려 나타남(bigeminy)
- 다양한 형태(multiform)(그림 4-18B)
- 조기심실수축 2개 후 3번째 정상박동 하나(trigeminy)(그림 4-18C)
- 급성 심근경색으로 인한 조기심실수축
- T파 위의 조기심실수축(그림 4-18D)

'T파 위에 조기심실수축이 겹치는 것'을 R on T 현상이라고 한다. T파가 하향파로 되는 시기는 심장주기 중 가장 손상받기 쉬운 상태이므로, 이때 심장이 자극되면 심근이 다양한 단계로 재분극되기 때문에 정해진 형태로 자극에 반응을 할 수가 없게 된다. 따라서 이 기간 동안 일어난 조기심실수축은 치명적인 심실성 부정맥인 심실빈맥이나 심실세동을 유발할 수가 있게 된다(그림 4-18E).

조기심실수축의 결과관리

위험한 조기심실수축의 관리를 위하여 심근활동을 억제하는 항부정맥제가 사용된다. 급성기에는 Class Ⅰ과 Class Ⅱ 항부정맥제를 정맥으로 투여한 후 계속 정맥주입을 한다.

다. 부정맥치료제(항부정맥제)에 따른 간호

① Class Ⅰ 항부정맥제

Class Ⅰ 항부정맥제는 국소마취 효과와 세포막 안정작용이 있는 약물로 0기의 박출 속도에 영향을 미친다. 0기에 대한 효과와 활동전위 기간, 효과적 불응기(effective refractory period)에 대한 작용에 근거하여 세부적으로 나뉜다.

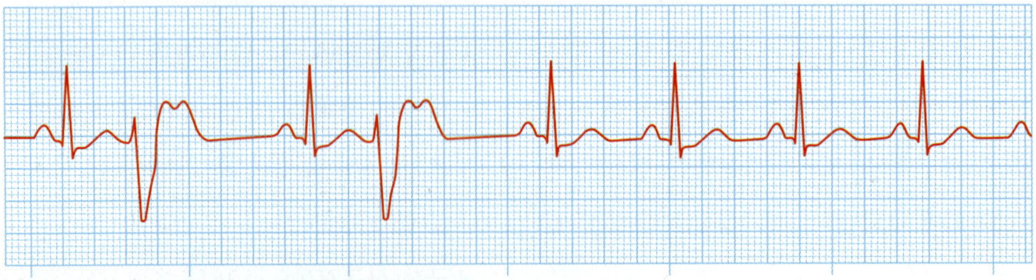

A. 2번째와 4번째 박동이 단일 부위에서 형성된(unifocal) 심실조기수축

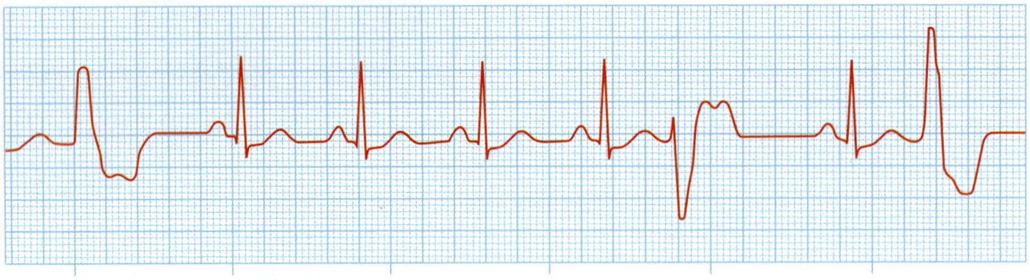

B. 다형성(multifocal) 심실조기수축

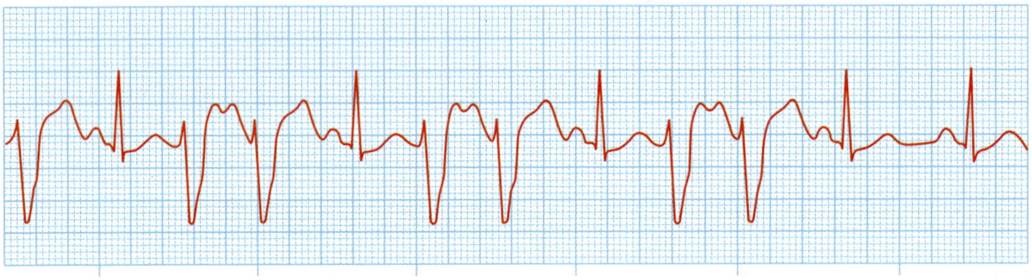

C. 짝지어 나타나는 조기심실탈분극(paired PVDs)

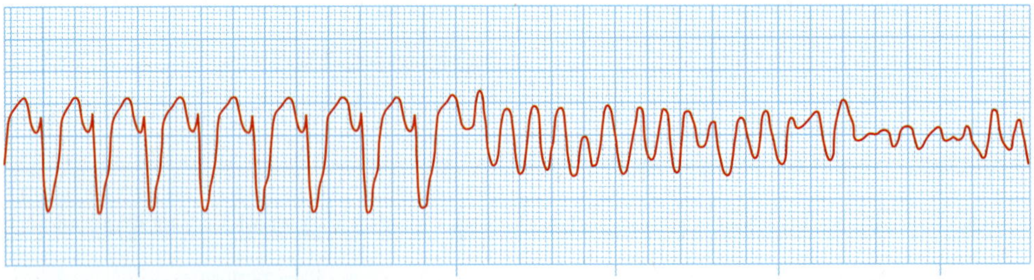

D. R-on-T 현상, 심실세동을 유발함

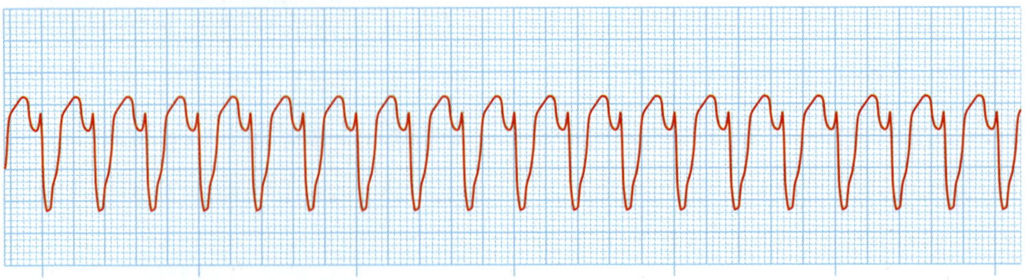

E. 심실성 빈맥(ventricular tachycardia)

그림 4-18. 심실성 부정맥.

a. Type ⅠA

0기의 작용을 늦추며(빠른 sodium channel), 활동전위를 연장시키고, 효과적인 불응기를 늘린다.

Quinidine

작용

- 말초와 심근의 α-아드레날린 수용체를 억제한다.
- 무스카린 수용체를 억제하여 교감신경계 긴장도를 증가시키는 반사를 유발한다.
- 전도를 느리게 한다.
- 효과적 불응기(effective refractory period)를 연장시킨다.

약물 효과

- 회귀활동을 감소시킨다.
- 심실성 심방성 부정맥을 줄인다.
- A Fib과 WPW에 대한 심실의 반응을 줄인다.

부작용

- 전도 지연과 부정맥을 평가한다.
- 치료를 수정해야 하는 때
- QRS >50%로 넓어질 때
- QRS >20%로 넓어지며, IVCD를 가지고 있고, QRS >0.14초로 지연되며, QT >0.5초인 경우
- 치료를 위한 혈중 quinidine 농도는 2.5~5.0mg/mL

간호중재

- α-차단제에 의해 저혈압이 나타나는지 모니터링한다(특히 정맥투여 시).
- 부정맥의 전조증상을 모니터링한다(교감신경긴장도가 증가하여 발생할 수 있다).
- 약물의 상호작용을 관찰한다[digoxin 농도를 상승시키고, warfarin(coumadin)을 투여받는 대상자 항응고력을 증진한다].
- 소화기계 문제를 일으킬 수 있으므로 식사와 함께 복용한다.
- 간기능이 저하되거나 고령의 대상자에게는 약 용량을 줄인다.

b. Type ⅠB

Type ⅠA와 유사한데, Phase 0의 반응을 느리게 한다(빠른 sodium channel). 활동전위 기간을 단축시킨다. Class ⅠB는 허혈성 조직이나 질환이 있는 부위에 선택적으로 작용한다.

Lidocaine(Xylocaine)

작용

- Fast sodium channel을 차단한다.
- 활동전위를 짧게 한다.
- 질환이 있거나 허혈 부위에 선택적으로 작용한다.

약물 효과

- 심장 수술과 관련된 부정맥을 억제한다.
- 심실성 빈맥(VT)을 억제한다.

부작용

- 24시간 이상 주입하면 반감기가 증가한다.
- 보통 혈역학적 변화와 관련이 없다.
- 드물게 결절 기능이나 전도를 손상시킨다.
- 기면이나 무감각, 구음장애가 있는지 살핀다.

간호중재

- 초기 IV 용량 주입 후 약물이 빠르게 흡수되며, 계속 치료적 농도를 유지하면서 주입해야 한다.
- β-차단제와 cimetidine과 병용 시 lidocaine 수치가 증가한다.
- 간질환이 있는 대상자에게는 용량을 줄인다.
- 노인에게는 용량을 감량한다.

c. Type IC

Fast soduim channel을 강력하게 억제해, 심장의 활동전위를 억제한다. His-Purkinje 전도를 억제한다(QRS가 넓어짐). 활동전위 기간을 단축한다.

Propafenone(Rhythmol)

작용
- Fast sodium channel 유입을 차단한다.
- PR간격과 QRS간격을 지연시킨다.
- QT간격에는 영향을 미치지 않는다.
- 약한 β-차단 효과가 있다.
- 약한 calcium channel 차단 효과가 있다.

약물 효과
- 심실성 빈맥성 부정맥(tachyarrhythmia)을 억제한다.
- 상심실성 빈맥(WPW 포함)을 억제한다.
- 심방세동이나 심방조동을 억제한다.

부작용
- PR간격 QRS를 지연시킨다.
- 전도를 차단한다.
- 동방결절을 억제한다.
- 심수축력을 약화시켜(negative inotrope) 심부전을 악화시킨다.

간호중재
- 구조적 심질환이 있는 대상자에게는 사용을 금한다.
- 약물 상호작용으로는 혈청 digoxin 수치 증가와 coumadin 복용 시 항응고효과 증가가 있다.
- 다른 전도차단제와 함께 복용 시 부작용을 모니터링한다.

② Class Ⅱ 항부정맥제: β-교감신경차단제

Class Ⅱ 항부정맥제는 상심실성 리듬장애와 심실성 리듬장애에 모두 사용되는 일반적인 심근억제제이다.

Metoprolol(Lopressor)

작용
- 동방결절의 교감신경자극을 차단한다.
- 푸르키네섬유의 자동능을 감소시킨다.

약물 효과
- 부적절한 동성 빈맥, 발작성 심방성 빈맥을 억제한다.
- 심실성 부정맥, β-교감신경활동 항진에 의한 부정맥을 억제한다.

부작용
- 비교적 안전하다.
- 서맥 관찰
- 기관지경련을 일으킬 수 있으므로 기관지천식, 기관지경련, COPD에는 금기이다.

간호중재
- 전도장애가 있는 대상자에게 사용 금지이다.
- 기관지천식에 금기이다.

③ Class Ⅲ 항부정맥제

활동전위 기간을 연장하고 효과적인 불응기를 연장한다.

Sotalol(Betapace)

작용
- 활동전위 기간을 연장한다.
- 심방과 심실의 불응기를 지연시킨다.
- 우회로에 의한 전도를 억제한다.
- Class Ⅱ와 Ⅲ를 혼합한 형태이다.

약물 효과
- 생명을 위협하는 부정맥 치료에 쓰인다.

부작용

- QT간격을 증가시킨다.
- QT간격이 0.5초 이상을 초과하지 말아야 한다.

간호중재

- 활력징후와 ECG를 주의 깊게 모니터링한다.
- QT간격을 모니터링한다.
- 전도장애가 있는 대상자는 피한다.

④ Class Ⅳ 항부정맥제: 칼슘통로차단제

Verapamil(Calan)

작용

- Slow calcium channel을 차단하고 교감신경 억제 효과가 약간 있다.
- 방실결절을 통한 상대적 불응기가 지연된다.
- 방실결절에서의 흥분의 회귀를 차단한다.

약물의 효과

- 심방세동과 심방조동에 대한 심실의 빠른 반응을 조절한다.
- 방실결절의 회귀에 의한 빈맥을 억제한다.

부작용

- 저혈압, 실신, 말초부종, 변비, 서맥, AV블록이 일어나거나 심부전이 악화될 수 있다.
- PR간격을 관찰한다.

간호중재

- 활력징후와 심전도를 모니터링한다.
- 폐음과 간기능 검사를 실시한다.
- 음식물과 함께 복용한다.
- 혈압과 PR간격을 모니터링한다.

⑤ 분류되지 않은 항부정맥제

Digoxin

작용

- 심방빈맥에 대한 심실의 반응을 조절하기 위해 방실결절의 전도를 감소시킨다.

부작용

- 심방과 심실의 이소성 박동 생성 부위의 과민성과 자동능을 증가시킨다.

간호중재

- PSVT를 정상 동성 리듬으로 전환하기 위해서는 정맥으로 빠르게 주입한다.

Adenosin(Adenocard)

작용

- 내인성 뉴클레오시드(endogenous nucleoside)로 방실결절의 전도를 감소시키고 AV 회귀로를 차단한다.

라. 조기심실수축 간호

① 사정

대상자에게 심박출량 저하 증상이 있는지 사정한다. 심전도를 통해 또 다른 문제를 의미하는 조기심실수축의 유형(예: PVC가 T파와 점점 가까워지는 것)을 지속적으로 관찰한다.

② 간호진단, 기대되는 결과, 중재

a. 심박출량 감소

- 간호진단: 흔히 빠른 박동이나 심방에서 심실로 혈액을 충분히 보내지 못해(atrial kick) 심실 충만 감소로 심박출량이 저하된다. 심실 충만 시간 감소와 관련된 심박출량 감소라고 간호진단을 내린다.
- 기대되는 결과: 대상자는 (1) 심박동수, 리듬, 맥박 촉지가능, 혈압 등이 정상을 회복하고, (2) 의식수준이 정상

으로 돌아오고, (3) 피부가 따뜻하고 건조하며, (4) 폐음이 깨끗하고, (5) S3나 S4가 들리지 않으며, (6) 부정맥이 없고, (7) 소변량이 적당할 때 심박출량이 적절하게 유지될 것이다.

- 중재: 심박동수와 리듬, 활력징후를 계속적으로 모니터링하고 필요시 컴퓨터를 이용한다. 피부 온도와 폐음, 심음, 말초맥박을 매 2~4시간마다 측정한다. 특히 심근경색이 의심되면 임상병리검사를 실시한다. 처방에 따라서 항부정맥제를 투여하고 혈청 농도에 따라 용량을 조절한다. 항부정맥제와 같은 약물은 특히 대상자가 간이나 신장, 전해질 불균형 등의 문제가 있을 때 독성을 일으킬 수 있다.

조용한 환경을 유지하고 통증을 조절하기 위해서 진통제를 투여한다. 자극은 카테콜라민 분비를 증가시켜 빈맥을 유발하고 산소요구를 증가시킬 수 있다.

혈중 산소 농도를 증가시키기 위해 비강(nasal prongs)을 통해 산소를 공급한다. 저산소증은 심근의 허혈과 부정맥을 악화시킬 수 있다.

치명적인 부정맥이 발생한 경우 훈련된 간호사가 대상자에게 제세동기를 사용할 수 있다. 기타 응급 중재로 심폐소생술, 다양한 약물치료, 경피적 심박동기나 영구적 심박동기 삽입을 위한 대상자 준비 등이 필요하다.

b. 불안

- 간호진단: 생명을 위협할 만한 부정맥이 갑자기 발생하면 대부분의 대상자는 위험을 느낀다. 이러한 간호진단은 불확실한 결과에 관한 공포와 관련된 불안이라고 표현한다.
- 기대되는 결과: 대상자는 (1) 불안이 감소되고 무력감이나 절망감을 표현하지 않으며, (2)수면과 휴식의 능력이 증진되고, (3)심박동수가 정상으로 회복되며, (4) 호흡곤란이 완화된 것으로 불안수준이 경감된 것을 느낄 것이다.
- 중재: 대상자의 불안을 확인하고 공포의 원인에 대해서 이야기하도록 격려하며 오해가 있는 부분을 명확히 한다. 일반적으로 대상자나 가족들은 심장병을 가지고 있고 이러한 경험에 의해 대상자의 대처능력이 직접적으로 영향을 받는다.

현재 방안에 있는 장비에 대해 설명한다. 대부분의 방은 여러 장비가 갖추어져 있고, 이것이 꼭 대상자 질환의 위중함을 반영하는 것은 아니다. 대상자와 함께 있도록 하고 대상자와 가족들에게 지금 어떤 일이 일어나고 있는지, 앞으로 어떤 일이 일어날지에 대해 설명한다(예: 곧 피를 뽑을 것이다).

마지막으로 대상자와 함께 일반적인 대처 방법을 조사한다. 보통 긍정적인 대처 방법을 지지하고 부적응 대처기전에 대해 논의하며, 대안을 생각해 본다. 예를 들어 흡연이 일반적인 대처기전이 될 수 있으나 이것은 심장질환이나 대부분의 병원에서 허용되지 않는다. 따라서 스트레스 시 흡연이 대처기전이라면 니코틴 패치나 껌 등 다른 대안을 찾아야 한다. 실제로 패치는 약물이 일정한 속도로 흡수되기 때문에 혈중 니코틴 수치가 올라갈 수 있다. 적게 흡연하는 대상자는 니코틴 농도가 낮은 것을 사용한다. 가장 낮은 농도로 시작해서 점차 패치 용량을 조절해 나가야 한다.

③ 평가

대상자에게서 치명적인 부정맥이 발생했다면 기대하는 목표 달성 정도를 매시간 혹은 더 자주 사정한다. 부정맥은 보통 즉시 치료가 이루어지고 치료가 시작되면 바로 멈춰진다. 치료에 불응성인 부정맥(recalcitrant dysrhythmias)은 몇 가지 약물이 필요하다. 불안은 간혹 빠르게 없어지기도 하나 보통은 며칠이 소요된다. 어떤 대상자들은 입원해 있는 동안 줄곧 불안해하기도 한다.

심실세동

심실세동(ventricular fibrillation; V Fib)은 극도로 빠르고 비정상적인 흥분을 형성하고 전도하는 특징을 지니는 치명적인 부정맥이다. 이 치명적인 부정맥은 효율적인 심박출을 갑작스럽게 중단시킨다. 이 부정맥은 흔히 심한 심근손상이나 저체온, R-on-T 현상, 저산소증, 고압전기에 감전,

전해질 불균형, quinidine이나 procainamide, digitalis 등의 독성에 의해서 유발된다.

심전도상 비정상적인 세동파형이 나타나고 P파, QRS, T파를 찾을 수가 없다(그림 4-19A). 심실세동(VFib)은 거칠기도 하고 미세하기도 하다. 치료하지 않으면 파형이 더 작아지고 결국 심실활동이 중단된다. 제세동(defibrillation)이나 심폐소생술, 약물치료 등 즉각적인 중재가 이루어지지 않으면 몇 분 내에 사망할 수 있다.

V Fib이 나타나면 제세동이 이루어지기 전까지 즉시 심폐소생술을 시작한다. 필요하면 제세동을 3번까지 할 수 있다. 제세동은 전문교육을 받은 간호사에 의해서도 이루어질 수 있다. 표준 에너지와 전류가 사용된다. 제세동은 200J(joules)로 시작하여 성공하지 못하면 300J에서 그 다음 360J로 높여 간다. V Fib이 여전히 없어지지 않으면 epinephrine을 투여한 후 360J로 1회 더 한다. 대상자의 심장 리듬과 전해질 및 산염기 불균형에 따라서 제세동과 함께 lidocaine, brethylium, magnesium sulfate, sodium bicarbinate 등 다른 약물로 사용될 수 있다.

심실정지

심실정지(심정지, ventricular asystole, cardiac standstill)는 심실의 전기적인 활동이 전혀 없는 상태이다(그림 4-19C). 대상자에게서 맥박이 촉지되지 않고(심박출량이 없음을 의미), 모니터상 대상자의 리듬이 없다. 의식이 있던 사람에게 갑자기 심실정지가 일어나면 실신을 하거나 몇 초 내에 의식을 잃고 경련과 무호흡이 일어난다. 부정맥이 계속 치료되지 않으면 결국 사망한다. 심실정지는 즉각적인 치료가 이루어져야 한다.

심정지는 단독 사건으로 일어나거나 V Fib이나 무박동성

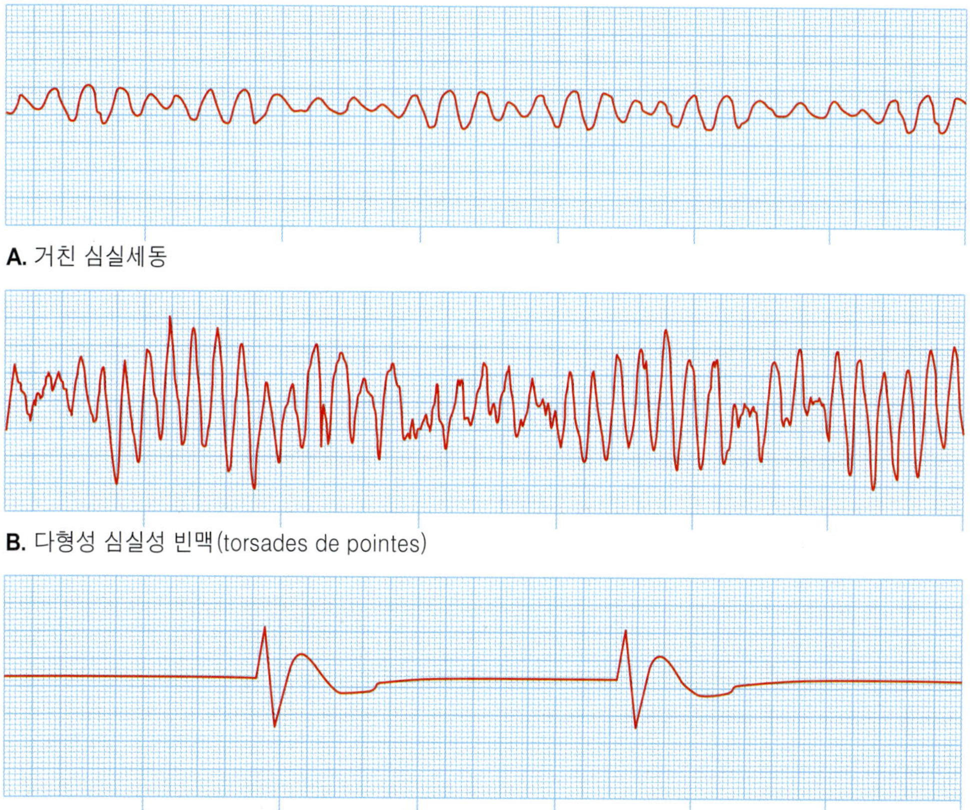

A. 거친 심실세동

B. 다형성 심실성 빈맥(torsades de pointes)

C. 임종 시 심무축 진행

그림 4-19. 심실성 부정맥.

전기적 활동(pulseless electrical activity)에 뒤이어 나타나기도 한다. 또한 심정지는 이탈 심박조절자(escape pacemaker)가 없는 완전방실블록 대상자에게서도 나타난다. 심실정지를 발생시킬 수 있는 가능한 원인은 다음과 같다.

- 저산소증
- 고칼륨혈증과 저칼륨혈증
- 기존 산독증(pre-existing acidosis)
- 약물 과용
- 저체온

선택할 수 있는 치료법으로는 심폐소생술, epinephrine, atropine, 경피적 심박동기, 원인 제거 등이다.

무박동성 전기적 활동

무박동성 전기적 활동(pulseless electrical activity)은 모니터상에 심실세동이나 심실빈맥이 아닌 어떤 전기적인 활동이 나타나지만 어떤 동맥에서도 맥박이 촉지되지 않는 것을 말한다. 일반적인 원인은 심장압전, 거대한 폐색전, 긴장성 기흉, 심각한 저혈량증 등이다.

빨리 원인을 찾는 것이 가장 중요하며, 원인이 발견될 때까지 심폐소생술을 시작하고 수분을 보충한다.

마. 흥분회귀기전의 장애

① 심실성 빈맥

심실성 빈맥(ventricular tachycardia; VTach 혹은 VT)은 심실에서 심박조절자로 작용하는 이소성 부위가 과도하게 흥분될 때 나타나는 부정맥이다. 관상동맥질환이나 심근증, 승모판 탈출, 심부전, 저산소증과 산증이 동반된 급성 심근경색, digitalis 독성 등 중요한 심장질환을 가진 대상자에게 나타난다.

심실성 빈맥은 정상 박동이 없이 조기심실수축이 계속적(3개 이상)으로 발생하는 상태이다(그림 4-18E 참조). P파가 없고, PR간격도 없으며, QRS군은 0.12초 이상으로 넓어지고, 모양이 이상해진다. 심실박동수는 100~220BPM의 범위로 보통 130~170BPM이다. 심실리듬은 약간 불규칙적이다. 심실성 빈맥은 심박출량이 매우 적고 뇌와 심근의 허혈상태가 빠르게 발생한다. 어떤 경우 심실성 빈맥은 심실세동으로 발전한다. 일반적으로 심실성 빈맥이 나타난 대상자는 곧 죽을 것 같은 절박함을 경험한다.

지속적이고, 혈역학적으로 안정적인 심실성 빈맥은 초기에 lidocaine이나 procainamide, bretylium 등 항부정맥제로 치료된다. 심장율동전환(cardioversion)이 동성 리듬으로 전환하기 위해서 시행된다. 의식 저하를 초래하는 심실성 빈맥은 제세동으로 즉시 치료되어야 한다. 항부정맥제를 정맥으로 투여하며 보통 lidocaine이 사용된다. 유용한 다른 약으로는 대상자의 magnesium 수치가 낮은 경우에 황산마그네슘(magnesium sulfate)이 사용된다.

② 다형성 심실성 빈맥

다형성 심실성 빈맥(torsades de pointes)은 일정하게 변화하는 QRS군을 나타내는 심실성빈맥이다. 심실의 재분극이 지연되어 QT간격이 지연되고, 선행하는 동성 리듬 시에 T파가 낮고 넓어진다. 리듬이 규칙적이거나 불규칙적일 수도 있고, 심실박동수는 150~300BPM이다(그림 4-19B). QRS군은 넓어지고 모양이 이상하다.

다형성 심실성 빈맥은 보통 약물독성(procainamide, quinidine, disopyramide)이나 전해질 불균형(저칼륨혈증, 저마그네슘혈증)에 의해서 나타난다. 증상으로는 심계항진과 실신이 나타난다. 이 리듬은 종종 심실세동에 선행하고, 급사를 초래한다.

다형성 심실성 빈맥은 단순히 QT간격이 지연된 경우에 일시적인 심실이나 심방 심박동기로 치료한다. 또한 원인이 될 만한 약물을 중단하고, 정맥으로 황산마그네슘을 투여할 수 있다.

③ 조기흥분증후군

조기흥분증후군(pre-existing syndrome)은 심방과 심실 사이에 선천적 혹은 후천적인 부경로(accessory pathway)를 따라 이동한 탈분극 자극이 심실의 일부분이나 전체로 다시 들어올 때 발생한다.

부경로는 심방과 심실에 연결된 비정상적 전도 조직이다. 정상적으로 방실결절은 심방과 심실 사이를 연결하는 유일한 통로이고, 빠른 심실박동을 예방하기 위해 빠른 심방박동을 차단한다. 부경로가 있을 경우 빠른 심방박동을 차단하는 것이 없어서 심실박동수가 급등한다.

조기흥분증후군은 몇 가지 유형으로 나누어 볼 수 있으며, Wolff-Parkinson-White 증후군(WPW)이 가장 흔히 나타난다. WPW 대상자는 매우 빠른 상심실성(supraventricular) 부정맥이 갑자기 발생한다. 대부분의 WPW 대상자는 심장이 정상이지만 빈맥성 부정맥(tachyarrhythmia)이 일어나는 경우에 심근의 피로와 심실부전을 초래하게 된다.

WPW 대상자는 빈맥성 부정맥이 없는 경우 중재가 필요하지 않다. 이러한 경우 이사는 미주신경자극과 심율동전환, adenosin이나 amiodarone(cordarone) 및 esmolol 등의 약물치료, 화학적 절제(chemical ablation)나 기계적 절제(mechanical abalation), 고주파 절제(radiofrequency ablation)가 시행될 수 있다. 절제술은 부경로를 파괴하는 중재이다.

바. 심실성 부정맥의 결과 관리

① 내과적 관리

관리의 목적은 부정맥을 즉각 중단시키고 정상 동성 리듬으로 전환하는 것이다. 부정맥이 존재하는 동안에 혈액관류가 불충분하거나 없다는 것을 기억해야 한다. 심폐소생술을 시행하고, 부정맥의 원인을 규명하고 치료한다.

생명을 위협하는 부정맥은 외부에서 전기충격을 줌으로써 효과적으로 치료될 수 있다. 심정지 후 생존에 가장 중요한 요소는 심정지의 치료, 특히 제세동이 이루어지기까지의 시간이다. 1분이 지날 때마다 생존율이 10%씩 감소한다. 전기충격 치료로는 (1) 심장의 비정상적인 전기적 흥분상태를 즉시 중단시킬 수 있고, (2) 전류의 흐름이 없던 부분에 전기적 흐름을 줄 수 있다. 전기적 치료방법으로는 제세동과 심율동전환이 있다.

a. 제세동

제세동(defibrillation)은 흉벽에 붙이는 전극 도자(paddles)를 통해서 심장으로 전류(쇼크)를 흘려보낸다. 이 전류는 충격(쇼크)를 가하는 순간에 심근 전체를 탈분극시키고 일시적인 심정지를 유발하여 심장의 내부 심박조절자(intrinsic pacemaker)가 다시 조절하도록 한다. 이러한 효과를 위해서는 대상자의 흉곽을 통과하는 저항(impedance)이나 전류 저항에 따라서 많은 양의 에너지가 필요하다. 이러한 이유 때문에 심장에 도달하는 에너지의 양은 제세동기의 양보다 적다.

이 과정은 잠재적으로 심근에 손상을 입힐 위험이 있다. 충격을 가하는 에너지의 양과 빈도가 높을수록 손상의 위험이 증가된다. 요즈음은 장비가 발달하여 흉곽의 저항을 측정할 수 있게 되어 있다. 저항이 결정되면 리듬을 회복하고 심박출량을 회복하기 위해 필요한 전류의 양을 제세동기가 자동으로 결정한다. 이러한 유형의 제세동기는 합병증 위험을 줄여 줄 수 있다.

경흉부 저항(transthoracic resistance)의 정도는 몇 가지 변수에 의해서 달라진다.

- 에너지 수준: 선택한 에너지 수준이 높을수록 더 많은 전류가 흐르게 된다.
- 충격 횟수와 빈도: 더 많은 충격(쇼크)을 가할수록, 충격 사이의 간격이 짧을수록 흉곽저항이 낮아진다.
- 호흡주기: 호기 시에 충격을 가하면 폐 안에 공기가 적어 직경이 좁아져서 저항이 낮아진다.
- 전극도자 크기(paddle size)가 클수록 저항이 낮아진다.
- 흉부 크기: 제세동기의 전극이 놓이는 간격이 가까울수록 저항이 감소한다.
- 전극도자와 피부 사이 접촉면의 물질: 피부와 전극도자 사이에 전도물질을 바르면 경흉부 저항이 감소한다.
- 전극도자 압력: 피부와 전극도자 사이가 밀착되도록 높은

압력을 가하면 경흉부 저항을 낮추는 데 도움이 된다. 각각의 전극도자에 약 11.3kg의 압력을 가한다.

- 전극도자 위치: 한 전극도자는 흉부의 위쪽 우측 흉골 부위에 놓고, 다른 하나는 좌측 아래, 즉 유두 부위의 왼쪽과 중앙액와선의 중심이 만나는 지점에 놓는다.

대상자가 영구적 인공심박동기나 내부 심장제세동기를 가지고 있다면 손상을 방지하기 위하여 전원(generator)으로부터 적어도 13cm 이상 떨어진 위치에 전극도자를 놓는다. 일시적 심박동기를 사용하고 있는 중이라면 제세동을 하기 전에 잠시 연결을 해지하고, 제세동 후 다시 연결한다.

대부분의 제세동기는 동시적 심율동전환(synchronized cardioversion)과 비동시적 심율동전환(unsynchronized cardioversion, defibrillation)이 모두 가능하다. 제세동은 심실세동의 경우에 사용하고, 의식이 없고 무맥인(pulseless) 심실성 빈맥인 경우에도 사용된다. 응급 상황에서는 특별히 교육을 받은 간호사나 응급기사(emergency medical technician) 또는 의사에 의해서 시행될 수 있다.

ㄱ. 제세동 전 간호

제세동을 시작하기 직전에 다음과 같이 대상자의 반응을 사정한다.

- 대상자가 반응이 없다면 EMS 체계를 활성화한다.
- 제세동기를 가져온다.
- 대상자의 기도를 확보하고 호흡과 순환(ABCs)을 사정한다. 기도를 개방하며 보고, 듣고, 느낀다.
- 대상자가 숨을 쉬지 않으면 천천히 2회 인공호흡을 한다.
- 대상자의 순환상태를 사정하고 맥박이 없다면 심폐소생술을 시작한다.
- 제세동을 실시할 때까지 심폐소생술을 실시한다.
- 심실세동이나 맥박이 없는 심실성 빈맥을 확인하기 위해서는 심전도를 확인한다.
- 선(leads)의 연결 부위가 느슨한 곳이 있는지 확인한다.
- Nitroglycerin 패치를 붙이고 있다면 제거한다.

응급상황이라는 것이 확인되면 방송을 통해 응급상황을 알리고 응급 팀을 호출한다. 이때에 한 사람은 심폐소생술을 시행하고, 의사는 200J로 제세동을 실시한다. 심실세동이 있을 때에는 synchronous mode를 사용하지 않는다. 필요시 정맥주사를 시작하고, 소생약물을 투약한다. 산소 공급을 위해 기관내 삽관이 시행된다.

ㄴ. 제세동 시 간호

심실세동이 발생하면 가장 먼저 제세동을 시도한다. 전도가 잘되게 하고 피부에 화상을 입지 않도록 전극도자에 전도 젤리(electrode paste)를 묻히거나 전도 패드(conductin pads)를 붙인다. 젤리는 너무 많이 묻히지 않도록 하고, 화상을 입지 않도록 편평한 곳에 놓는다. 전극도자를 흉부에 꽉 붙인다. 하나의 전극도자는 우측 흉골연과 두 번째 늑간이 만나는 지점에 높고, 다른 하나는 전액와선과 다섯 번째 늑간이 만나는 지점에 놓는다(그림 4-20).

제세동이 안전하게 이루어지도록 확인하고 제세동을 실시하는 사람은 다른 사람이 쇼크에 노출되지 않도록 주의하라는 말을 한다. 전기가 모든 금속 기구와 대상자를 통과하기 때문에 모든 의료진이 침상에서 멀리 떨어져야 한다. 개방성 흉부 제세동은 전류를 심장에 직접 통과시켜 시행한다.

ㄷ. 제세동 후 간호

제세동 후에 심전도와 맥박을 즉시 확인한다. 첫 번째 쇼크가 실패하였다면, 더 높은 에너지(300-360J)로 다시 실시한다. 제세동은 심실세동이나 무맥성 심실성 빈맥 시 세 번(200, 300, 360J) 실시할 수 있다. 제세동 후 심전도를 관찰할 수 있는 전극도자장치를 이용한다. 따라서 쇼크를 가한 후 좌측의 전극도자를 그대로 놓아 두어 심장의 반응을 빠르게 평가할 수 있다.

세 번의 제세동으로 성공하지 못했다면 심폐소생술이 계속되어야 한다. 다시 제세동을 실시하기 전 의료진은 적절한 약물을 투여한 후 실시하도록 한다. 세동이 멈춰진 성공적인 반응은 세동의 중단과 동성 리듬으로 전환, 규칙적인 맥박을 촉지함으로써 알 수 있다. 성공적인 제세동 후에는 심

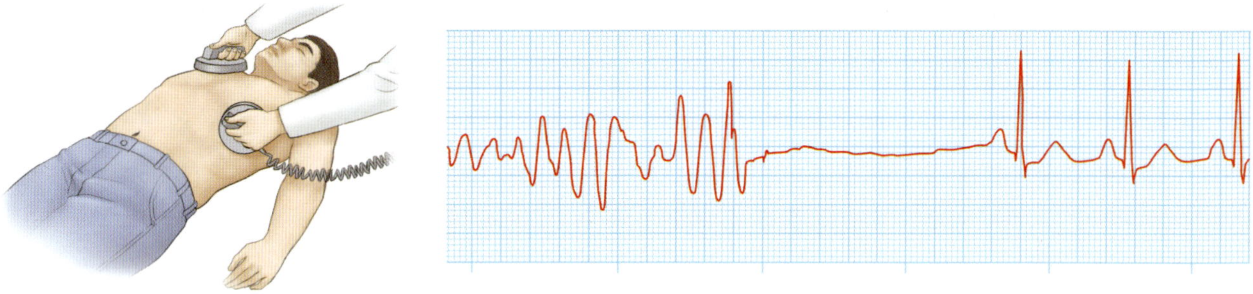

A B

그림 4-20. 제세동 시 간호. **A,** 외부에서 전기적 충격을 주기 위한 anterolateral(전측부) 전극도자. 전극도자 하나는 흉부의 위쪽 우측 흉골 부위에 놓고, 다른 하나는 전액와선과 다섯 번째 늑간이 만나는 지점에 놓는다. **B,** 심실세동이 정상 동성 리듬으로 전환됨.

전도를 계속 모니터링해야 한다. 대상자의 활력징후의 신경학적 상태를 계속적으로 사정해야 한다.

심박동기나 이식용 자동 심율동전환 및 제세동기(autonomic implantable cardioverter-defibrillator; AICD)를 가지고 있는 대상자는 제세동 후 입력된 내용이 변경되거나 고장날 수 있으므로 다시 검사해야 한다. 적어도 24시간 이상 심박동기의 이상을 계속 관찰해야 한다. 제세동 후 결과는 다음과 같이 기록한다.

- 시술 전 리듬
- 충격 시간과 전압
- 제세동 후 리듬 양상
- 투여한 약물 이름, 시간, 용량
- 제세동 전·중·후의 혈역학적 변화

ㄹ. 소생술 중지

일반적으로 리듬과 맥박이 정상적으로 돌아오지 않았다면, 기관 내 삽관을 하고, 정맥을 확보하며, 기본적인 심폐소생술을 실시하고, 약물을 투여했음에도 불구하고 심정지가 계속되면 Advanced Cardiac Life Support(ACLS) 팀이 소생술을 중단한다. 대상자가 제세동에 반응이 없을 수 있는 문제(산증, 저칼륨혈증, 고칼륨혈증, 저산소증, 저혈량증)을 파악하고 그에 대해 적절한 치료를 한다. 많은 경우 대상자는 소생술이 소용이 없는 다른 비심인성 문제를 가지고 있다.

b. 제세동 외 다른 형태

ㄱ. 자동 체외 제세동기

자동 체외 제세동기(automated external defibrillator; AED)는 기계가 심실성 빈맥이나 심실세동을 확인한 후 대상자에게 전기적 충격을 가한다. 이 장치는 부드러운 전선에 연결된 흉골-심첨 패드를 대상자에게 붙이는 'hand-free' 제세동기로 전통적인 제세동기처럼 사용할 수 있다. 또한 AEDs는 심실세동과 심실성 빈맥의 특징적 리듬을 분석하는 감별 체계를 가지고 있다. 심실세동이나 심실성 빈맥이 나타나면 AEDs는 작동자가 충격을 가하도록 '충고'한다.

AEDs는 기계가 자동으로 심실세동과 심실성 빈맥의 특징적 리듬을 분석한다. 성인에게 의식상실의 가장 흔한 원인이 심실세동이며 제세동이 유일한 효과적 치료법이다. 따라서 AEDs는 응급기관(Emergency response unit)에서 흔히 사용된다.

ㄴ. 이식용 자동 심율동전환 및 제세동기

이식용 자동 심율동전환 및 제세동기(automatic implantable cardioverter defibrillator; AICD)는 전원(pulse generator)과 심장 리듬 감지기(sensor)로 구성되어 있으며, 부정맥을 발견하면 자동적으로 충격을 가한다. 심실세동을 발견하면 AICD는 15~20초 안에 충격(countershock)을 가한다. 이 기계는 심실성 빈맥을 발견하고 심율동전환(cardioversion)으로 심실성 빈맥을 치료하기도 한다. 체외 제세동기와 비교하면 이 이식용 장치는 심장에 직접적으로 작용하기 때문에 적은 에너지를 필요로 한다. 도한 지원 심박동기(back-up pacemaker)가 리듬을 조절하는 데 도움이 된다.

AICD는 다음의 두 가지 경우에 수술을 통해 흉곽 절개 부위나 정맥을 통해 복벽에 주머니(pouch)를 삽입한다.

- 심실성 빈맥이나 심실세동으로 인해 심장성 돌연사(sudden cardiac death)가 있었던 경우
- 항부정맥제에 효과가 없고 심실성 빈맥이나 심실세동으로 발전할 가능성이 있는 치명적인 심실성 부정맥이 계속 재발하고 낫지 않을 때

AICDs를 필요로 하는 대상자는 극심한 불안을 경험하며, 죽을 뻔했던 경험뿐 아니라 죽음에 대한 불안이 생길 수 있다. 또한 AICD로도 부정맥을 치료할 수 없을지도 모른다는 공포를 경험하기도 한다. 이러한 생각들에 민감하게 반응하고 대상자와 대화하는 것이 좋다.

c. 심율동전환

심율동전환(cardioversion)은 가장 흔히 시술되는 전기적 시술로서, 동방결절이 심박조절자로 기능을 할 수 있도록 하기 위해 모든 세포를 동시에 탈분극시키기 위해 동시에(synchronized) 직류(direct current; DC) 전기로 충격을 가하는 것이다. 전기충격은 치명적인 심실세동을 유발할 수 있는 재분극기에 충격을 가하지 않도록 대상자의 QRS군에 의해 전기가 방출되거나 동시에 충격이 유발된다. 부정맥을 성공적으로 심율동전환하기 위해서는 QRS군이 존재해야 한다.

처음에는 50~100J의 낮은 전압으로 실시하며, 실패하면 더 높은 전압으로 반복할 수 있다. 단, 이 과정은 숙련된 의사에 의해 시행되어야 한다.

심율동전환은 약물에 내성이 있는 상심실성 빈맥이나 심방세동, 심방조동, 불안정한 대상자의 심실성 빈맥을 치료하는 데 사용된다. 불안정한 대상자는 저혈압, 호흡곤란, 흉통이 있을 수도 있으며 심부전, 심근경색, 허혈의 증상이 나타나기도 한다. 전기충격을 시행하기 전에 진통제나 진정제를 투여한다.

ㄱ. 심율동전환 시술 전 간호

심전도를 통해 부정맥의 유형을 파악한다. 일정이 정해지면 대상자로부터 동의서에 서명을 받고, 대상자와 가족에게 심율동전환에 대해 전체적인 설명을 해야 한다.

심율동전환은 일반적으로 중환자실에서 이루어진다. 심율동전환 후 치명적인 부정맥이 발생할 수 있으므로 방안에 응급장비와 숙련된 의료진이 있어야 한다.

Digitalis를 복용했다면 치료적 약물 농도가 유지되어야 하며 Digitalis 독성으로 심율동전환을 시행하는 동안 심실성 부정맥을 유발할 수 있다. 또한 혈청 칼륨치가 낮아도 치명적인 부정맥을 유발할 위험이 있다. 심율동전환 후 리듬을 유지하기 위해 시술 전 처방된 항부정맥제제를 복용하도록 한다. 심율동전환 전에 산소를 공급하고, 산소포화도가 정상이면 산소를 중단한다. 몇 시간 전부터 금식을 하고, 정맥으로 약물을 투여하며, 공포감을 줄이고 기억을 못하도록 하기 위해 항불안제를 정맥으로 투여한다.

ㄴ. 심율동전환 시술 중 간호

의사가 다음 단계에 따라 시행한다.

① 기계를 50~200J의 에너지로 조절한다(저항에 따라 달라질 수 있다).
② T파의 하강곡선을 피해 QRS군 동안 충격(쇼크)을 전달하기 위해 'synchronizer' 스위치를 누른다.
③ 전극도자에 유도 연고를 바르고 정확한 위치에 놓는다.
④ 모두 침상에서 물러서도록 큰소리로 말한다.
⑤ 침상에서 물러서서 쇼크가 전달될 때까지 전극도자의 버튼을 잡은 상태로 누른다.

대상자의 가슴과 등에 붙이는 새로운 피부용 전극도자도 있다.

ㄷ. 심율동전환 시술 후 간호

시술 후 심전도와 맥박을 측정해야 하며, 응급처치가 요구되는 심실세동이나 심실성 빈맥이 발생하기도 한다. 대상자의 심전도와 활력징후를 적어도 2시간 동안 계속 관찰하고, 리듬 변화와 합병증을 주의 깊게 사정한다. 성공적으로 시행되면 부정맥이 없어지고 정상 동성 리듬으로 돌아온다. 반응이 좋고 합병증이 없으면 대상자가 완전히 깨어나고 먹을 수 있게 된 후 퇴원하게 된다.

d. 심근의 산화 증진

산소는 부정맥관리, 특히 심근의 허혈에 의한 부정맥관리에 필수적인 요소가 되며 이러한 부정맥으로는 조기심실수축(PVCs)과 그 외 심실성 부정맥이 포함된다. 심정지 동안 또는 흉통이나 저산소혈증과 같은 심실성 부정맥의 위험이 있는 대상자에게 산소를 투여해야 한다.

e. 항부정맥제 치료

항부정맥제 가운데 주로 쓰이는 몇 가지 약물로 atropin, lidocaine, epinephrine, verapamil, procainamide 등은 기억하도록 한다. 이들 약물은 경구 혹은 정맥으로 투여되며, 약물의 효과와 부작용을 잘 관찰하도록 해야 한다.

f. 전도로 절제

비정상적 리듬을 정상 리듬으로 전환하는 데 약물이 효과가 없을 경우 (1) 화학적·기계적 절제(chemical & mechanical ablation), (2) 비정상 경로의 고주파 절제(radio frequency ablation)가 사용된다. 이러한 방법은 정상 전도조직에 손상을 줄 수 있으며 일시적 또는 영구적 심박동기(pacemaker)가 필요할 수도 있다.

ㄱ. 화학적 절제

혈관성형술 카테터(angioplasty catheter)를 통해 심근에 직접 알코올이나 phenol을 주입한다. 마지막으로 주입하기 전에 부정맥 소실 여부를 판단하기 위해 식염수나 lidocaine으로 시험 주입해 본다. 시술 후 간호는 혈관 성형술과 유사하다.

ㄴ. 기계적 절제

비정상 심장리듬을 효과적으로 차단하기 위해 비정상 전도로를 냉동소식자(cryoprobe)로 제거하거나 치료한다. 약물에 반응이 없는 상심실성 빈맥, 심방세동, 심방조동, WPW 증후군이 이 방법으로 치료된다. 시술 전 어떤 수술을 할 것인지(관상동맥우회술이나 판막대치술)을 결정하여 심근을 조사해야(mapped) 하며, 상세한 조사(mapping)를 통해 치료할 부위를 정한다. 이 과정은 개심술을 통해서도 가능하고 심장을 열지 않고도 가능하다. 시술 후 간호와 회복은 심도자술 후와 유사하다.

ㄷ. 고주파 절제

고주파 도관 절제(radiofrequency catheter ablation; RFA)는 치료하기 어려운 심실성 빈맥을 치료하는 데 성공적으로 사용되지만, 우선적으로 WPW나 방실결절 회귀에 의한 상심실성 빈맥 치료 시에 사용된다. 조정할 수 없는 pacing 카테터를 이용해 부경로에 낮은 전압의 고주파를 쐬고 심장의 일부분을 괴사시킨다. 이 전류가 적용되면 접촉한 조직의 온도가 올라가고 물이 나오면서 응고괴사가 일어난다. 조직손상 전동은 전달된 에너지의 양(5~50watts), 시간(10~90초), 카테터 끝의 저항에 따라 다른다. 고주파 절제(RFA)는 직류 전기절제(DC catheter ablation)보다 더 작은 병소가 생기며 보다 쉽게 조절할 수 있다.

고주파 절제(RFA)의 주요 장점은 성공률이 높고(99%), 유병률이 낮은 점이다. 고주파 절제(RFA)는 전통적 치료법이나 직류 절제(DC ablation)보다 성공률이 높고, 수술과 비슷한 수준의 성공률을 보인다. 고주파 절제(RFA)가 비교적 안전한 시술 방법이지만, 일어날 수 있는 합병증은 다음과 같다.

- 심장압전(1%)
- 심부정맥혈전증(1%)

- 혈관손상(1%)
- 일과성 허혈성 발작이나 뇌졸중(0.5%)
- 방실판 소엽 천공(극히 드묾)
- 삽입 부위 혈종(흔함)
- 인공심박동기 이식이 요구되는 방실블록(최고 10%까지)

시술 후 간호중재와 회복은 심도자술 후와 유사하다. 특별히 요구되는 간호는 (1) 검사 전 환자와 가족 교육, (2) 고주파 절제(RFA) 시행 전 불안에 대한 중재, (3) 시술하는 동안과 시술 후 활력징후와 하지의 관류 관찰, (4) 퇴원 지침이 포함된다. 환자는 보통 시술 후 24시간 이내에 퇴원하게 되고, 7~10일 정도 힘든 활동을 피하며 점차 활동을 증가시킨다. 심전도는 고주파 절제(RFA) 후 1, 3, 6, 9개월째 검사하고, 14일 동안 시술 부위에 혈전 형성과 혈소판 응집을 예방하기 위해 아스피린 325mg이 처방된다.

② 외과적 관리: 흥분 발생 회복

a. 인공심박동기

인공심박동기(pacemaker)는 인공동방결절이나 푸르키네섬유 체계를 제공하며, 인공심박동기는 영구적인 것과 일시적인 것이 있다.

인공심박동기는 전도계가 동방결절에서 심실흥분을 전달하지 못하고, 자발적인 흥분 생성에 실패하거나 심장의 pacing 기능을 일차적으로 조절하고 유지할 수 없을 때 사용된다. 잘못된 pacing을 일으키는 여러 가지 조건이 심장의 정상적인 전도체계에 영향을 미친다(표 4-10). 인공심박동기는 상태가 호전될 때까지 일시적으로 또는 예방적으로 사용될 수 있다. 또한 적절한 치료에도 불구하고 환자의 상태가 나아지지 않으면 영구적으로도 사용될 수 있다.

표 4-10 인공심박동기를 필요로 하는 상황

- 절제(ablation)
- 급성 심근경색
- 자율신경계 장애
- 심장 수술
- 약물 독성(항부정맥제)
- 전해질 불균형
- 심근허혈

인공심박동기는 심근을 탈분극시키기 위한 전도체계에 기능부전이 생긴 동안 심장에 생리적인 지지를 제공하며 심박출량을 유지해 준다. 심실의 탈분극이 부족하게 되어 심박출량이 감소하면, 인공심박동기가 심방이나 심실, 혹은 둘을 모두 수축시키기 위해 직접적으로 자극할 수 있다. 심실의 탈분극을 유도하는 이소성 심박조절자는 심실의 충만을 향상시키지 않고 박동수만 조절하기 때문에 심박출량이 조절되면 인공심박동기는 심장의 일차적인 pacing 기능을 위해 이소성 심박조절자와 경쟁적으로 작용하게 된다.

인공심박동기는 외부에서 자극을 형성하고 전달하며 심근조절을 자극하기 위한 에너지를 제공한다. 많은 종류의 심박동기들이 사용되고 있으나 각각 독특한 특성을 가지고 있고, 모든 심박동기는 박동을 생성하는 전원(pulse generator), 유도(lead), 전극(electrodes)으로 구성되어 있다. 전원(pulse generator)은 체외형과 체내형이 있으며, 체외형 장치는 일시적 심박동기로 설계되었고, 심박출량을 감소시키는 일시적인 부정맥을 치료하는 데 사용된다. 유도(lead)는 박동생성기에서 만들어진 전기적 흥분을 심근으로 전달하는 역할을 한다. 전극(electrodes)은 흥분을 심근벽에 직접적으로 전달하는 lead의 끝부분으로 이 부분은 대개 혈소판 침착을 막는 고전도성 물질인 platinum-iridium으로 만들어져 있다. 이 체계는 전기적 흥분을 전달할 뿐만 아니라 심장 내의 자발적인 자극에 대한 정보를 박동생성기 내의 감지기로 보낸다. 전극은 단극(unipolar)과 양극(bipolar)이 있다. 단방형 심박동기(single-chamber pacemaker)는 심실이나 심방 중 하나를 조율하며, 양방형 심박동기(dual-chamber pacemaker)는 심실과 심방을 동시에 조율할 수 있다.

b. 심박동기 분류

심근조직으로 흥분이 전달되는 인공심박동기는 체외형, 심외막형, 심내막형의 세 가지 유형이 있다.

ㄱ. 체외형(경피형) 조율

앞·뒤에 놓인 겔(gell)이 발라진 전극 패드를 통해 심장으로 자극이 전달되고 체외형 경피형 심박동기와 연결되어 있다. 경피형 인공심박동기는 일시적 경정맥박동기(transvenous pacemaker)를 삽입하는 동안이나 부정맥을 예방하기 위해 빨리 사용될 수 있기 때문에 응급상황에서 선택할 수 있는 방법이다. 또 이것은 침습성이 가장 적은 방법이다. 경피형 인공심박동기는 전극을 부착하기 위해서 혈관을 뚫을 필요가 없기 때문에 항응고제 치료나 혈전용해제 치료를 받고 있는 대상자에게 좋은 방법이다.

앞쪽의 전극(anterior electrode)은 흉골연의 좌측과 최대 박동점(PMI)이 만나는 지점에 부착하고 가슴에 털이 많은 경우에는 잘 부착되게 하기 위해 자르거나 면도하거나 다른 부위를 택해야 한다. 조율장치는 보통 80BPM으로 조절한다. 전기적 포획(electrical capture)은 QRS군이 넓어지고 T파가 넓어지는 특징이 있다. 많은 대상자들이 인공박동이 이루어질 때마다 심한 불쾌감을 느끼며, 이것이 경피형 인공심박동의 한계점이다.

의식이 있는 대상자나 불편감과 불안을 호소하는 대상자에게 마약성 진통제와 진정제를 투여한다. 체외형 경피형 인공심박동기의 합병증은 피부 화상, 근육 뒤틀림(muscle twitching), 심리적 반응, '포회' 부전(수축을 유발시키는 흥분을 생성하지 못함), 감지장애(failure to 'sense': 내재적 전기적 활동을 감지하지 못함)가 있을 수 있다(표 4-11).

ㄴ. 심외막형(경흉부형) 인공심박동기

이 유형의 인공심박동기는 전기적 에너지가 외부 심박동기에서 생성되어 흉부의 근육조직을 통과하는 유도 wire가 심장의 심외막 표면에 직접 연결되는 형태이다. 심외막형은 수술하는 동안 심외막에 직접 적용할 수 있어 개심술하는 동안이나 직후에 흔히 사용된다. 부작용으로 유도 위치 변화, 미세한 충격(microshock), 심장압전, 감염, 심리적 반응(psychological reaction), 포획장애, 감지장애가 발생할 수 있다.

ㄷ. 심내막형(경정맥형) 인공심박동기

심내막형 인공심박동기는 응급상황에 가장 많이 사용된다. 외과의가 정맥(전박정맥, 대퇴정맥, 경정맥, 쇄골하정맥 등)을 통해 전극을 삽입하고, 전극이 심내막에 직접 닿도록 하기 위해 우심방이나 우심실에 위치하게 한다. 이 과정은 침상에서 형광투시하에 보면서 시행하거나 심혈관검사실에서 시행된다. 주요 단점으로는 혈전정맥염, 삽입 부위 감염, 무균술을 지키지 않음으로 인한 패혈증, 대상자가 자세를 변경할 때 유도 위치 변경 가능성, 삽입 부위 부동으로 인한 사지의 불편감 등이 있다(그림 4-21). 기타 합병증으로는 심박동기로 인한 부정맥, 딸꾹질, 복부근육 뒤틀림(abdominal twitching), 심근의 불안정, 심방이나 심실 및 중격의 천공, 포획장애(failure to capture), 감지장애가 있다.

c. 일시적 심박동기

일시적 심박동기(temporary pacing)는 2주 미만의 짧은 기간에 제한적으로 사용하는 경우로 응급상황이나 선택적 상황에 사용된다. 박동생성기는 체외에 두며 피부나 흉곽을 통해서 wire가 삽입되고, 정맥을 통하여 삽입하는 것이 더 흔하게 사용된다.

심박동기의 원리는 일시적 심박동기와 영구적 심박동기가 비슷하지만 각 유형에 따라 간호사가 사정해야 하는 내용과 대상자와 가족에게 교육해야 하는 내용이 다르다. 일시적 심박동기를 가진 대상자에게 다음과 같은 내용이 요구된다.

- 심박동기에 대한 설명
- 심박동기의 반응에 대한 관찰
- 전기적 안전성 유지
- 조율과 관련된 요인[감지(sensing), 포획(capturing), 역치(threshold)] 관찰
- 손상이나 감염 예방

시술 전에 대상자와 가족에게 일시적 심박동기의 목적을 설명한다. 동의서에 서명을 받고 모든 질문에 답을 해 준다. 필요한 장비를 준비하고, 체외형 심박동기의 배터리와 감지 방식(mode) 및 조율 방식을 확인한다. 대상자의 활력징후

표 4-11 인공심박동기 기능장애와 간호중재

	문제	가능한 원인	간호중재
조율장애 (failure to pace properly)	• 인공박동이 간헐적으로 없어지거나 완전히 없음 • 빠르고 부적절한 인공박동(인공심박동기에 의한 빈맥)	• 전원 문제: 연결 부위가 빠져 있거나 느슨함 • 박동생성기 장애 • 전기회로 손상 • '과잉 감지'나 '과소 감지'	• 박동생성기 교체 • 건전지 교체 • 박동생성기와 유도 연결 부위 확인 및 조이기 • 인공심박동기의 감지 역치 조절 • 인공심박동기 부전에 대한 대상자의 내성(toleranmcce)을 사정하고, 응급약을 가까운 곳에 둔다. 처방에 따라 CPR을 시행
포획장애 (failure to capture)	• 인공박동이 존재하기는 하나 QRS군이나 P파에 선행하여 나타나지 않음	• 조율 역치를 증가시킴: 전해질 불균형이나 허혈, 약물 독성, 천공, 전극 부위 조직의 과도한 괴사와 관련될 수 있음 • 유도의 위치가 부적절하거나 박동생성기가 작동이 잘 안 됨(이리저리 비틀리는 twiddler증후군)	• 전압을 1~2mA로 높임(일시적 심박동기의 경우) • 심박동기의 output 진폭과 박동 기간을 증가시킴 • 심내막에 전극 접촉이 잘되도록 대상자의 자세를 변경해 보고, 일시적 심박동기의 경우 유도 wire가 전완 부위에 삽입되어 있다면 팔을 움직여 봄 • 심박동기의 위치를 확인하기 위해서 흉부 X선을 찍어 봄 • 응급약물을 가까이에 두고, 필요시 CPR을 시작
감지장애 (failure to sense)	• QRS군이나 P파가 있음에도 불구하고 인공박동이 나타남 • 경쟁적(competitive) 리듬이 생김	• 감지 역치가 너무 낮음 • 본인의 내재 박동이 너무 낮은 전압이어서 인공심박동기가 감지할 수 없는 경우 • 유도의 위치가 변하거나 끊어진 경우 • 전기회로 손상 • 전자기 간섭	• 박동생성기의 감지 역치를 증가시킴 • 대상자의 자세 변경 • 대상자의 본래의 리듬이나 횟수가 적절하면 인공심박동기를 끔 • 대상자의 본래 박동수 이상으로 조절하기 위해 인공심박동기 횟수를 늘림 • 이소성 자극을 감소시키기 위한 항부정맥제를 투여 • 의사에게 보고 • 전극의 위치를 확인하기 위해 X선 촬영
과잉 감지(over-sensing)	• 외부의 전기적 신호나 심근의 활동전위를 부적절하게 감지하여 생김	• 감지 역치가 너무 높음 • T파를 심근의 활동전위로 감지 • 전자기 간섭 • 2개의 유도가 접촉함	• 감지 역치를 낮춤 • 커다란 T파를 생성하는 상태를 교정

* 모든 문제를 해결하기 위해 심전도로 기계의 기능부전을 기록한다. 프로그램 기능이 있는 인공심박동기라면 프로그램을 교정한다. 인공심박동기의 기능부전에 대한 대상자의 반응을 관찰한다(V/S).
CPR: Cardiopulmonary resuscitation.

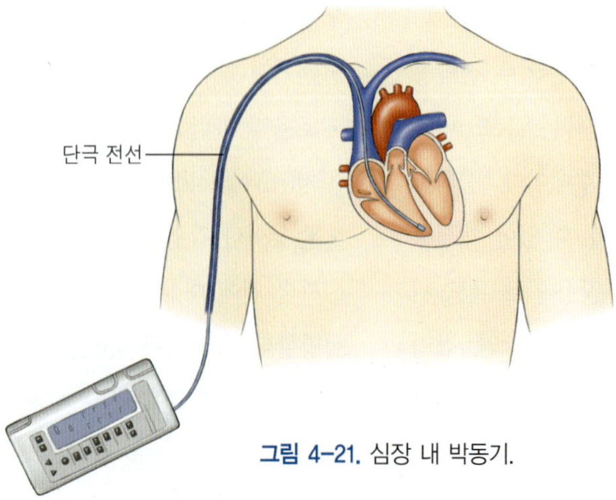

그림 4-21. 심장 내 박동기.

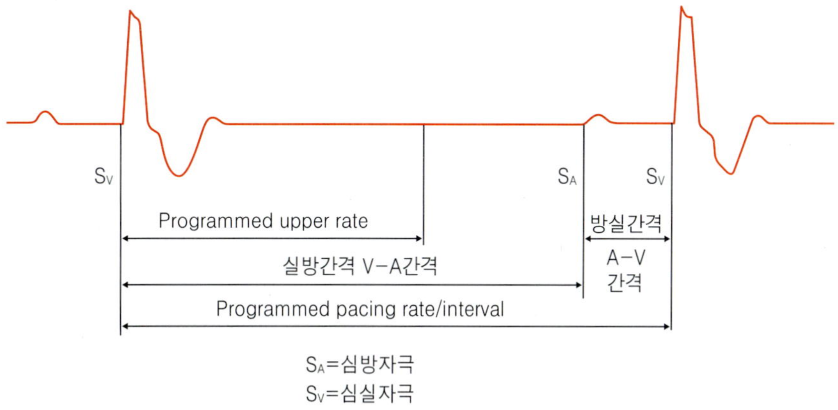

그림 4-22. 인공심박동 간격. 방실전도 시간은 인공박동에 의한 PR간격으로 생각할 수 있다. 입력된 프로그램에 의한 인공박동수나 간격은 심실 간 간격[ventriculo ventricular(V–V) interval]이라고 부르기도 한다. 인공심실박동은 V–V간격 내에서는 일어나지 않는다.

를 사정하고, 리듬을 기록하여 첨부한다.

시술 중에는 대상자의 심전도와 활력징후를 계속적으로 관찰한다. 카테터가 심방을 지나갈 때 P파가 커지고 심실에서는 QRS군이 커진다. 의사의 처방에 따라 자극과 민감도(sensitivity)를 세팅하고 유지한다. 삽입 부위에 전극을 붙이거나 봉합한다.

시술 후에는 활력징후를 규칙적으로 사정하고, 심장리듬과 정서적 반응을 사정한다. 모든 연결 부위가 안전한지 확인하며 배터리를 검사하고 세팅을 조절한다. 프로토콜에 따라서 절개 부위를 깨끗이 드레싱한다. 박동생성기를 건조하게 유지하고 오작동이 없도록 보호한다. 대상자는 미세한 전기적 자극이나 전기 마그네틱 간섭으로부터 보호되어야 한다. 전선을 조작할 때에는 고무장갑을 끼고 한다. 적절하게 접지가 되었는지 전기장치를 확인한다. 삽입 부위의 사지의 움직임을 제한하고 팔과 도관, 심박동기를 안전하게 하기 위해 팔 지지대(arm board)를 사용하며, 팔을 어깨 높이 이상으로 올리지 않도록 한다. 팔 아래에 있는 물건을 들어올리지 않아야 하고, 삽입 부위가 다리라면 다리를 움직이지 않도록 하고 특히 고관절을 굴곡하거나 외회전시키지 않도록 한다. 또한 상해로부터 보호하기 위해서 심박동기의 기능을 확인하고, 유도의 위치와 유형을 기록한다. 조율방식과 자극역치, 민감도 세팅, 조율속도, 간격, 내재리듬을 확인하고 기록한다. 조율 간격은 그림 4-22를 참조한다.

d. 영구적 심박동기

영구적 심박동기(permanent pacing)는 중증이며 약물에 반응하지 않고, 방실블록이나 동방결절 장애로 인해 발생된 만성 부정맥이나 재발하는 부정맥에 사용된다. 영구적 심박동기의 사용 여부는 심전도, 전기생리학적 검사, 홀터 모니터링을 통하여 결정한다. 영구적 심박동기가 필요한 경우는 세 가지로 나눌 수 있다. Class Ⅰ의 기준은 표 4-12를 참조한다.

느린 심박동으로 인한 증상은 일과성 뇌허혈 상태와 같이 일시적인 어지럼증(transient dizziness), 몽롱함(light-headedness), 실신 등이 나타나고 좀 더 일반적인 증상으로는 운동 내구성이 떨어지거나 심부전 등이 나타날 수 있다.

e. 인공심박동기 유형

인공심박동기의 기본적인 두 가지 유형은 다음과 같다.

ㄱ. 고정형

고정형 심박동기(fixed rate, non-demand, asynchronous pacing)는 대상자 심장의 전기적 활동과 상관없이 미리 정해진 박동수대로 일정하게 흥분을 유발한다. 이

표 4-12 영구적 심박동기를 사용해야 하는 경우 (Class Ⅰ criteria)

A. 다음의 합병증이 동반된 완전 방실블록(영구적이거나 간헐적) 1. 증상이 나타나는 동성서맥 2. 좌심부전 3. 이탈박동의 자동능을 억제하는 이소성 리듬과 이로 인한 증상이 동반되는 서맥 4. 3초 이상 심정지가 계속되거나 증상이 없으나 분당 40회 미만의 이탈박동수를 나타내는 경우 5. 일시적 심박동기로 해결되는 경우 6. 방실연접부 절제 후
B. 증상이 있는 서맥이 동반된 영구적, 일시적 2도 방실블록
C. 심방세동, 심방조동, 완전방실블록이나 더 발전된 방실블록이 동반된 상심실성 빈맥, 서맥은 디기탈리스나 방실전도장애를 유발시키는 약물과 관련되지 않아야 함

조율 방식은 전기적 활동이 없을 때(asystole) 적당하나 대상자의 고유(intrinsic)리듬이 있을 때는 절대 불응기 동안 흥분자극을 유발하여 치명적인 심실성 부정맥을 유발할 수 있기 때문에 위험하다.

ㄴ. 수요형

수요형 박동기(demand pacemaker)는 심장의 전기적인 활동을 감지하여 대상자 심장의 전기적 활동이 미리 정해진 속도보다 떨어진 때만 흥분을 유발하는 것이다(그림 4-23).

근래에 여러 가지 다양한 기능의 영구적 심박동기가 있어 특별한 프로그램과 빈맥성 부정맥을 교정할 수 있는 기능이 있는 것이 있다. 개별적인 심박동기의 기능을 모두 사용하기 위해 국제적인 코드가 개발되었으며, 5개의 문자코드로 표시된다. 마지막 2개의 문자도 의미가 있지만 흔히 처음 3개의 문자가 사용된다(표 4-13).

f. 인공심박동기 기능

250개 이상의 프로그램이 있는 다양한 심박동기가 있기 때문에, 우선 일반적인 기능에 대해 논의하고자 한다. 단순한 수요형 심박동기는 다음과 같은 방법으로 작동한다. 심장주기가 대상자의 고유의 박동에 의해 정상적으로 시작된다. 심박동기의 감지기(sensor)는 고유 박동의 발생 여부를 감지하며, 고유 박동이 없다면 박동기가 심근의 탈분극을 위하여 박동생성기(pulse generator)로부터 자극을 방출한다. 이 흥분생성기는 심근을 포획(capture)하므로 심장 리듬을 유지하게 한다.

박동기에 의한 박동 후에는 사전에 결정된 시간 동안 심박동기는 들어오는 신호를 감지할 수 없다. 따라서 심박동기가 방출한 전류를 감지하여 다시 흥분이 일어나게 하는 것을 예방할 수 있다. 불응기는 잡음-샘플링기(noise-sampling method) 뒤에 따라온다. 이 기간에 어떤 전자기 간섭(electromagnetic interference)이 감지되면 이러한 간섭이 사라질 때까지 심박동기는 고정된 박동수에 따라 작동을 하게 된다. 잡음-샘플링기가 끝나면 경계기(alert period)가 시작되고 심장주기가 다시 시작된다. 이때 조기심실수축(PVC)이나 조기심방수축(PAC)이 나타나면 심박동기

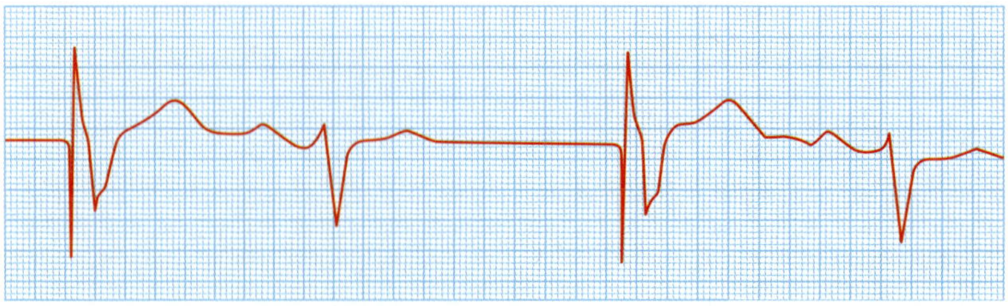

그림 4-23. 인공심박동이 필요한 경우. 동방결절이 심방흥분을 일으키지 못한 경우 인공심박동기가 전기적 충격을 생성한다.

표 4-13 인공심박동기의 분류 체계

문자 순서	기능	의미
첫 번째	조율 부위 (chamber-paced)	심장의 어느 부분에서 자극을 형성하는지를 뜻한다. V=Ventricle A=Atrium D=Dual-chamber(심방과 심실 모두 자극)
두 번째	감지 부위 (chamber-sensed)	Lead를 통해서 고유의 전기적 활동을 인식할 수 있는 부위를 말한다. V=Ventricle A=Atrium D=Dual-chamber(심방과 심실에서 모두 감지) O=감지 능력이 없음
세 번째	반응 유형 (mode of response)	심박동기가 감지한 정보에 근거해서 어떻게 반응할 것인지를 나타낸다. T=Triggered(흥분을 유발할 만한 에너지를 가지는 경우) I=Inhibited(고유의 활동이 있으면 조율을 억제함) D=Dual-chamber(심방과 심실에서 모두 억제하거나 유발함)
네 번째	프로그램 조작 기능	심박동기가 이식되는 경우 기능을 변화할 수 있는 능력을 나타낸다. P=1~2개의 프로그램 기능이 있음 M=박동수나 박출량 이외의 기능을 변화할 수 있는 다양한 프로그램이 있음
다섯 번째	빈맥성 부정맥에 대한 기능 (tachyarrhythmic functions)	빈맥성 부정맥을 차단하는 특별한 방법을 나타낸다. B=Burst N=Normal rate competition(정상 속도 경합) S=Scanning(검색)

사례(example)	조율 유형(pacing mode)
Single-chamber 심박조절자	• AAI(Atrial demand 심박조절자, 심방요구형 심박동기): 심박동기가 자발적인 P파를 감지하고, 이것이 사라지면 심방을 자극한다. • AOO(Atrial fixed-rate 심박조절자, 심방고정형 심박동기): 심박동기가 심방을 자극하나 감지는 하지 않는다. • VVI(Ventricular demand 심박조절자, 심실수요형 심박동기): 심박동기가 QRS군이 자발적으로 나타나는 것을 감지하고, 자발적 자극이 사라지면 심실을 조율한다. • VOO(Ventricular fixed-rate 심박조절자, 심실고정형 심박동기): 감지는 하지 않지만 심실을 조율한다.
Dual-chamber 심박조절자	• VDD(Atrial synchronous ventricular 심박조절자): 자발적으로 생성되는 P파와 QRS군을 감지하고, 완전방실블록과 같이 P파 후에 QRS군이 나타나지 않으면 심실을 조율한다. 심실조율은 정상적으로 심방이 수축한 후에 심실을 수축시키기 위해서 P파가 나타남과 동시에 이루어진다. 주요 장점으로는 심방과 심실의 조화를 이룰 수 있고, 신체적 요구에 따라 심박수를 다양하게 조절할 수 있다는 점이다. 안전장치가 장착되어 있어서 심방박동수가 너무 빠르게 되면 심실의 탈분극을 고정된 횟수만큼으로 조절한다. • VAT(AV synchronous 심박조절자): 심박동기가 심실을 조율하고 심방에서 감지하며, 감지한 자극에 대한 반응으로 자극을 유발한다. 심실조율 자극은 심방의 자발적인 탈분극을 감지한 후 설정된 시간에 일어난다. • DVI(AV sequential 심박조절자): 심박동기가 자발적으로 발생하는 QRS군을 감지하고 QRS군이 나타나지 않을 때 심방과 심실을 모두 조율한다(먼저 심방을 조율하고 잠시 후에 심실을 조율한다. • DOO(AV sequential fixed-rate 심박조절자): 심박동기가 심방과 심실을 모두 조율하나 감지하지 않는다. • DDD(Optimal sequential 심박조절자): 자발적인 P파와 QRS군을 감지하고 (1) sick sinus syndrome처럼 P파가 소실되면 심방을 조율하고, (2) P파가 자발적으로 나타나거나 조율을 한 후, QRS가 나타나지 않을 때 심실을 조율한다. 이 유형은 VDD처럼 심방이 수축한 후 심실이 수축이 뒤이어 오도록 하기 위해서 P파와 동시에 심실을 조율한다.

가 이것을 감지하여 다른 흥분을 방출하지 않고 다시 주기로 돌아간다.

g. 조율박동의 심전도

조율 리듬(paced rhythm)은 심전도상 정상 동성 리듬과 다르게 나타난다. 인공파형이 나타난다. 심방형 심박동기(atrial pacing)에서 P파 앞에 인공박동이 나타나나 어떤 lead에서는 나타나지 않을 수도 있다. P파에 선행하는 뾰족한(spike) 인공심박동의 여부를 확인하려면 lead Ⅱ와 V1을 검사한다. 심방조율 리듬 후에 QRS군이 정상적으로 나타나며, 자극은 정상 전도계를 따라 전달된다.

심실형 심박동기(Ventricular pacing)는 흥분이 심실에서 시작되기 때문에 심전도상 QRS군이 비정상적으로 나타난다. 우심실 심내막형에서 가성 좌각블록(pseudo-LBBB)과 같은 심전도가 나타난다. 좌심실이 조율되는 경우에는 가성 우각블록(pseudo-RBBB)이 나타난다.

심전도 파형에서 P파나 QRS에 선행하는 심박동기 spike를 사정한다. 탈분극 파형 후에 spike가 없거나 조율박동이 너무 느리거나 빠르게 나타나면 심박동기장애를 의미한다.

h. 심박동기장애

심박동기의 감지기나 박동생성기에 장애가 생길 수 있다. 심박동기 체계의 구성요소와 관련된 합병증은 다음과 같다(표 4-11 참조).

① 감지장애: 대상자의 고유박동을 발견하는 감지장애(failure to sense)로서 이로 인해 심박동기가 너무 빨리 자극을 생성할 수 있다(그림 4-24A). 이 장애는 도관의 위치가 부적절하거나 끝이나 유도(tip or lead) 이동, 배터리장애, 민감성이 너무 낮거나 도관 안에 있는 전선이 부러져서 생길 수 있다.

② 조율장애: 박동생성기의 장애이며, 심전도상 어떠한 충격(impulse)도 나타나지 않는다(그림 4-24B). 배터리에 문제가 있거나 lead의 이동, 도관의 lead wire가 끊어진 경우, 도관과 박동생성기(generator) 사이의 연결이 끊

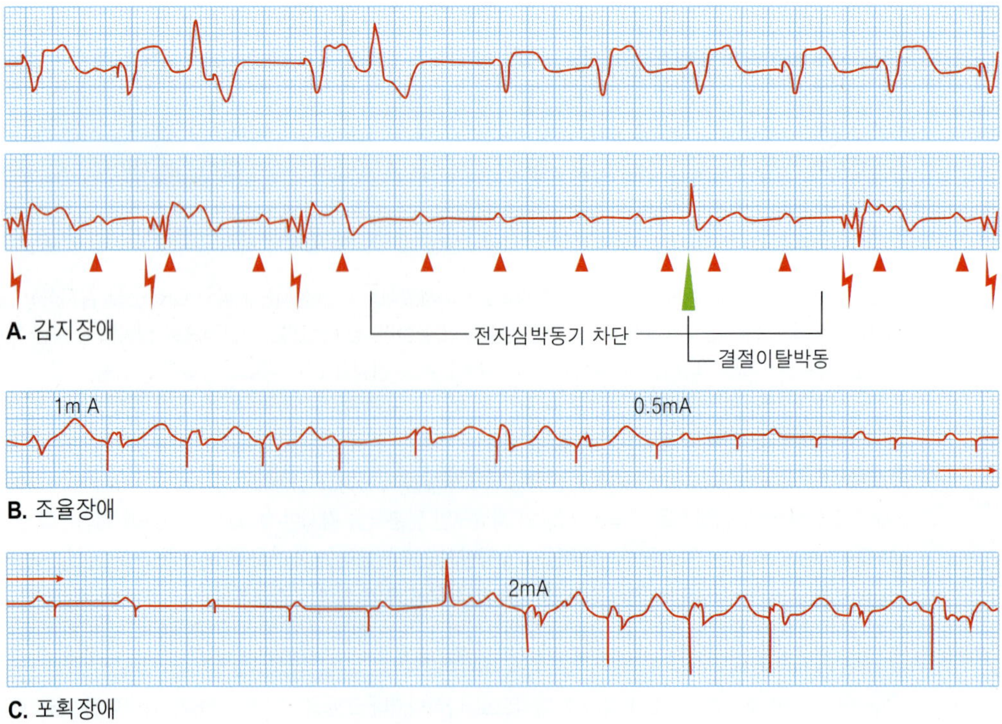

그림 4-24. 인공심박동기 조절장애.

어진 경우에 흥분을 발생시키지 못한다.

③ 포획장애: 심박동기 전극의 장애이며, 흥분이 탈분극을 유발할 수 없다(그림 4-24C). 이런 합병증은 전압이 낮거나 배터리장애, generator와 도관의 연결이 잘못되거나 도관의 위치가 부적절할 때, 도관 안에 있는 wire가 부러졌을 때, 도관의 끝에 섬유층이 생겼거나 도관이 부러진 경우 발생한다.

심박동기장애와 관련된 증상으로 실신, 서맥이나 빈맥, 심계항진이 있으며 이러한 증상이 나타나면 문제가 있는 심박동기나 유도(lead)를 교체해야 한다.

대상자와 가족들에게 심박동기 관리 방법과 주의사항을 교육한다(표 4-14).

(2) 심부전(Heart failure)

가. 심부전

① 정의

울혈성 심부전(congestive heart failure)은 좌심부전과 우심부전 두 부위로 나눌 수 있다. 심장이 신체의 대사요구

표 4-14 대상자 교육 지침

대상자 교육 지침
영구적 심박동기를 갖고 있는 대상자
상처간호 1. 상처를 매일 관찰한다. 2. 염증의 증상이 있으면 의사에게 보고한다(발열, 발적, 압통, 분비물, 열감). 3. 상처와 박동생성기에 과도한 압박을 가하지 않도록 꽉 조이는 옷은 피한다(조이는 브래지어 등). 4. 심박동기의 기능장애나 피부의 염증을 유발할 수 있으므로 심박동기를 만지작거리지(toying) 않는다.
심박동기관리 1. 손목이나 목에서 맥박을 매일 측정한다. 퇴원하기 전에 맥박 측정법을 배워야 한다. 2. 세팅된 맥박수보다 맥박이 느리면 의사에게 보고하고, 또한 심장이 '급하게 뛰거나(racing)' 호흡이 불규칙적이고 어지럼증이 있어도 보고하도록 한다. 3. 고압전류나 자기장, 방사선 등은 심박동기에 영향을 끼칠 수 있으므로 가까이 가지 않도록 한다. 4. 가스나 전기 모터 옆에 가지 않도록 하고, 고압선이나 전선, 라디오 트랜지스터, 산업용 대형 자석, 용접기계 등 옆에는 가지 않는다. 차안에 타는 것은 안전하나 작동 중인 엔진에서는 15~30cm 정도 떨어지도록 한다. 5. 전자레인지와 TV, 라디오, 전기담요, 잔디 깎는 기계, 청소기, 자동차와 적절하게 접지하고 잘 관리하면 대부분 계속 안전하게 사용할 수 있다. 6. 복사기, 컴퓨터, 노트북 등과 같은 사무용 기기와 산업장 기기와 적절하게 접지하고 잘 관리하면 안전하게 사용할 수 있다. 7. 공항검색대는 금속 케이스와 프로그램된 자석이 자극을 유발할 수 있으므로 안전요원에게 알리도록 한다. 검색대 자체는 심박동기에 해가 되지 않는다. 8. 항상 심박동기 확인 ID 카드를 소지하고(프로그램 정보와 제조회사, 응급전화번호 포함), 경고용 팔찌 등을 착용한다. 9. 박동생성기에 손상을 입힐 수 있는 축구나 심박동기를 이식한 쪽 어깨에 견착 하는 소총사격 등을 피하도록 한다. 10. 간혹 도난방지기를 설치해 놓은 가게는 심박동기에 영향을 미칠 수 있다. 갑자기 어지러워지면 그 장소에서 멀리 떨어지고 상점 주인에게 심박동기에 대해 알린다. 11. 박동생성기가 이식된 부분에 방사선 치료를 받는 경우에는 박동생성기의 위치를 재조정해야 한다. 12. 수술 후 6주 이내에는 2.3~4.5kg 이상의 물건을 들어 올리지 않는다(가득 찬 야채 바구니나 우유통 등). 6주 이내에는 팔과 어깨를 격렬하게 움직이지 말고 성생활을 포함한 정상 생활은 6주 후에 가능하다. 13. 처방된 약의 투여 목적, 용량, 스케줄, 부작용에 대해 간호사와 의논한다. 학습을 강화하기 위해서 서면 자료를 이용한다. 14. 심박동기를 검사하기 위해 의사와의 약속을 정한다. 심박동기의 기능을 재평가하고 필요시 프로그램을 조정하기 위해 정기적으로 방문을 해야 한다. 또한 전화로 확인할 수도 있으며 가능하면 지시를 받을 수도 있다.

에 따른 충분한 혈액량을 박출 하지 못할 때 일어나는 장애와 심박출량 저하로 인해 폐정맥과 전신정맥의 울혈, 조직의 산소 부족, 정맥계의 울혈이 초래되어 울혈성 심부전이라 한다.

② 병태생리

심장의 기능은 심근섬유의 길이와 심근의 수축력에 의존한다.

a. 전부하의 증가

심실수축 직전의 심실근육섬유의 길이로, 이완기 말, 심실압력이나 심실혈액량을 의미한다. 심실압력, 심실혈액량이 증가되어 전부하 증가를 초래하여 판막역류, 선천성 심장기형 요인이 된다.

b. 후부하의 증가

말초저항이 높거나 고혈압이 있으면 혈압 상승의 요인으로 심실이 장기적 수혈에 필요한 힘을 생성한다.

c. 심실수축력의 감소

심장질환, 즉 관상동맥질환이나 심근경색증, 심근염, 심실류 등과 외부에서의 심장압박, 즉 심장의 혈액 충만과 수축력 감소시킴으로 온다.

③ 원인

대개 좌심실부전 후 우심실부전이 발생한다.

a. 좌심실부전

고혈압, 허혈성 심질환(심근경색증), 판막질환, 류마티스성 심장질환, 심장전도장애, 수축성 심장질환 심근증이 원인이다.

b. 우심실부전

좌심실부전이 기인이다. 만성 폐쇄성 질환(COPD), 폐기종, 급성 호흡부전증후군, 삼첨판·폐동막관 이상

c. 2차적 심부전

빈혈, 감염, 갑상선중독증, 갑상선기능저하증, 부정맥, 세균성 심내막염, 폐질환, 파제트병, 영양결핍이 원인이 된다.

④ 위험 요인

a. 조절 가능 요인

죽상경화증, 심장 독성 약물(예: 알코올 등), 당뇨, 고지혈증, 고혈압, 대사증후군, 비만, 흡연 등

b. 조절 불가능 요인

관상동맥질환(CAD), 가족력, 연령, 성별, 유전 등

⑤ 임상증상

a. 좌심부전

협심증: 밤에 마른 기침, 호흡곤란, 기좌호흡, 야간 발작성 호흡곤란, 거품 섞인 분홍색 객담 등

b. 우심부전

경정맥확장, 의존성 부종, 손과 손가락 부종, 야간다뇨, 체중 증가 등

⑥ 치료적 중재

a. 심근수축 강화를 위해 강심제(digitalis, dopamine, dobotamine)를 사용한다. 이는 심근의 수축력을 증가시킨다.
   ※ 부작용으로 위장장애(식욕부진, 오심, 구토), 두통, 전신권태, 의식변화를 초래한다.
b. 투약 전 반드시 심장맥박을 1분간 측정하여 분당 60회 미만, 100회 이상인 경우 의사에게 보고한다.
c. 저칼륨혈증과 효과평가, 즉 호흡곤란, 기좌호흡 완화, 악설음 감소, 말초부종 감소를 확인한다.

⑦ 급성 심부전

급성 심부전 시에 dopamine, dobutamine을 쓴다. 특히 이뇨제를 같이 사용할 때는 저칼륨혈증의 부작용을 관찰해야 한다.

(3) 심근증(Cardiomyopathy)

가. 심근증

① 정의

심근증은 심근의 질환으로 기계적 또는 전기적인 기능부전과 관련이 있으며 기능적, 구조적으로 장애가 발생한다. 주로 심실확장성(ventricular dilatation), 심실비대성(ventricular hypertrophy), 억제성(restriction)으로 분류된다. 원인과 상관없이 심근증은 심각한 심부전, 치명적인 부정맥 그리고 사망으로 연결된다.

② 병태생리

모든 종류의 심근증은 심박출량의 감소를 초래한다. 박동량이 감소되면 교감신경계와 레닌-안지오텐신-알도스테론 반응을 자극시켜 전신의 혈관저항을 증가시키고 sodium과 수분 정체를 유발하여 심장의 부담을 가중시킨다. 이러한 변화는 심부전과 심근의 파괴 그리고 사망에 이르게 한다.

③ 증상 및 징후

세 가지 가장 대표적인 심근증(확장성 심근증, 비대성 심근증, 억제성 심근증)의 정의, 병태생리와 임상적 특징 등을 표 4-15에서 제시하였다.

④ 진단검사

심초음파는 심실의 구조와 기능을 쉽게 관찰할 수 있으므로 매우 유용한 진단 방법 중 하나이다. 심근조직생검이 심근세포를 분석하므로 확진에 사용된다. 유전적 소인이 있으므로 친족 간에 환자를 찾기 위하여 심초음파와 심전도를 이용하여 선별한다. 이를 통하여 조기 진단과 치료는 중요한 증상이나 심장돌연사를 예방하거나 지연시킬 수 있다.

⑤ 치료

a. 내과적 중재

심근증 환자들은 수년간 증상이 없이 안정을 유지하기도 한다. 질병이 진행되면서 증상도 나타난다. 치료는 심근증 유형에 따라 다르지만 유사하다. 심근증에는 심부전의 표준적 치료가 적용된다. 즉, 모든 유형의 심근증에 ACE 억제제, 알도스테론 길항제, 이뇨제가 처방된다.

확장성 심근증에서 치료는 심부전치료와 유사하다. 심근의 수축력을 강화시키고 심장의 부담을 덜어 주기 위해 근수축강화제(inotropic agent)가 사용된다. 전부하와 후부하 감소를 위하여 혈관확장제(NTG)가 사용된다. 폐울혈과 수분 축적을 막기 위해 이뇨제와 염분 제한 식이가 도움이 되며, 혈괴나 색전 예방을 위해 항응고제를 사용한다. 필요에 따라 자동심장내제세동기(automatic internal cardiac defibrillator; AICD)를 이식할 수 있다. 휴식을 취하도록 하고, 활동을 제한하며, 신체적·정신적 스트레스를 피하도록 한다. 생명을 연장하기 위하여 심장 이식이 필요하며 이 경우 70% 이상에서 5년 이상 생존률을 나타냈다.

비대성 심근증에서는 좌심실 유출구 폐쇄를 예방하기 위하여 propranolol과 같은 베타차단제와 칼슘차단제가 카테콜라민반응을 제한하기 위하여 사용된다. 이들은 심박수를 감소시키며 심근의 수축력과 산소 소모를 감소시키고 부정맥을 예방한다. 비대성 심근증에서 심박출량을 유지하기 위하여 전부하를 감소시키는 약물(nitrate, 이뇨제, morphine)과 탈수를 피하도록 하며 또한 수축력을 증가시키는 약물(isoproterenol, dopamine, digitalis)도 금기이다. 항부정맥제는 부정맥의 예방과 치료를 위해 시작한다. 정맥혈전으로 인한 색전이 침상안정 환자에게 생길 수 있으므로 전신적인 항응고제를 혈전색전증 예방을 위해 사용될 수 있다. 억제성 심근증에는 특별한 치료법은 없으며 심부전을 감소시키는 것이 목표이다. 혈관확장제, 이뇨제, 염분 제한이 필요하며 심박동기가 도움이 된다. 부정맥으로 급사할 수 있고 질환이 진행되면서 심각한 심부전으로 발전된다.

표 4-15 심근증의 유형

유형	정의	원인	병태생리	임상증상
확장성 심근증 (dilated cardiomyopathy; DCM)	• 심실이 심각하게 비가역적으로 확대되고 심근섬유가 변성되어 섬유조직으로 대치된 상태 • 수축력장애는 심부전, 심실성 부정맥, 심장 돌연사를 초래함	• 심근허혈, 고혈압, 독소, 자가면역, 특발성으로 발생 • 15~45%	• 섬유조직의 유연성이 없이 심장이 심각하게 확장되어 수축력은 감소되고 이를 보상하기 위해 심박수가 증가함 • 이는 심실성 부정맥을 동반한 심부전을 초래함 • 심실의 혈액 흐름이 원활하지 않고 정체되어 있어 심실과 심방에 혈전형성으로 타 기관에 색전 유발함	• 증상: 진행되면서 호흡곤란, 피로감, 혈액량 증가, 체중 증가, 관상동맥질환이나 폐색전으로 인한 흉통, 간비대로 인한 복부 불편감 • 징후: 승모판역류, 혈전색전증, 심실부정맥, 심장돌연사와 관련된 범수축기 잡음(S1) • 심부전이 서서히 진행되면서 호흡곤란, 기좌호흡, 빈맥, 심계항진, 말초부종, 경정맥 확대, 간비대 등을 볼 수 있음
비대성 심근증 (hypertrophic cardiomyopathy; HCM)	• 좌심실의 크기 변화는 없이 두께가 비대되어 수축 시 좌심방으로부터 들어오는 혈류의 저항을 증가시키고, 좌심실의 혈액 유출구를 좁아지게 함	• 비대성 심근증은 유전적 질환으로 가족력이 있음. 자녀의 50%에게 질환이 유전됨	• 심장근육이 심중격을 따라 비대칭적으로 증가되어 심실공간의 크기가 감소되므로 수축 후 이완이 안 됨 • 정상 좌심실보다 작아진 공간은 심실에서 대동맥으로 혈액을 유출하는 데 높은 유속으로 보냄. 좌심실 유출 경로가 폐쇄되므로 좌심실의 높은 수축기 압력은 심실의 이완을 연장시키고 심박출량을 감소시켜 이완기 기능부전을 일으킴 • 수축기 기능은 정상이거나 높아 박출률은 정상 이상임	• 비대성 심근증 대부분의 환자들은 무증상이나 일부에서는 심실성 부정맥을 보이거나 급성 심정지 또는 실신, 호흡곤란, 흉통 등 기타 증상을 보임 • 좌심방의 확대로 인하여 심방세동이 흔하게 나타남. 수축성 구출 잡음(S1에서 들림)이 환자가 서 있다가 쪼그리고 앉을 때 더 확실히 들림. 승모판 잡음은 역류로 인한 것
억제성 심근증 (restrictive cardiomyopathy; RCM)	• 심실벽의 과도한 경직이 특징이며 이로 인해 이완기에 혈액이 채워지기 어려움. 수축기에 수축력은 정상 • 임상적으로 드묾	• 주로 특발성으로 초래됨 • 유전분증(amyloi-dosos)과 심내막심근섬유증, 유육종증(sarcoidosis)과 관련됨(심장의 반흔) • 심장 이식 후 주로 발생함	• 심내막과 심근의 섬유소 침윤은 심실의 신전성을 상실하여 심박출량이 감소하고 심부전이 초래됨 • 심실벽 두께는 정상적이거나 약간 증가하고 심방은 확대되고 정상적인 수축기 기능을 갖는 것이 특징적임 • 방실블록과 증상을 보이는 서맥 나타남	• 증상: 초기에는 활동 지속성 장애, 피로, 가쁜 호흡(SOB), 경정맥팽대, 말초부종, 복수 등이 나타나며 말기에는 수축성 심낭염과 유사함 • 징후: 경정맥팽대, 부종, 복수, 전신부종, 폐부종, 청진 시 S3와 S4 들림

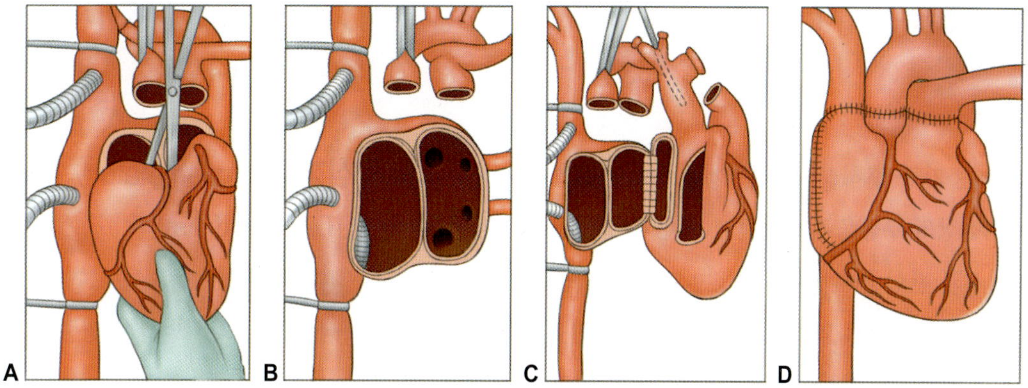

그림 4-25. 심장 이식: 동소성 이식 방법.

b. 외과적 중재

심부전이 진행되면서 내과적 치료는 더 이상 효과적이지 않으며 심장 이식을 포함한 외과적 중재가 고려되고 있다. 하지만 공여자의 제한으로 인하여 많은 환자들이 이식을 기다리다가 죽음을 맞이하고 있다. 심실보조기구(ventricular assiste device; VAD)는 심장 이식을 기다리는 동안 환자가 생명을 유지하도록 심장의 펌프 기능을 대체해 준다.

ㄱ. 심장 이식(Heart transplantation)

이식 전 다학제 팀은 이식 희망자를 대상으로 다양한 검사를 시행한다. 연령, 폐기능, 만성건강질환, 감염, 기타 이식 경험, 심리사회적인 상태, 가족의 지지, 순응성, 현재의 건강 상태 등을 고려해야 한다.

이식의 가장 큰 난제는 거부반응이다. 면역억제제의 사용으로 이식된 장기에 대한 거부반응이 유의하게 감소되었고 이와 함께 눈부시게 발전한 거부반응 감시체계로 인하여 생존률은 크게 상승되었고 이식 적용 범위가 넓어지게 되었다. 특별히 심부전이 악화되고 증상이 심각하여 내과적인 방법으로 더 이상 기능적 제한이 조절되지 않는 경우는 다른 외과적 치료법의 선택이 없으며 기대수명은 매우 짧다. 최근 시행되는 동소성(orthotopic transplantation) 이식 방법은 가장 보편적으로 이용되는 심장 이식 방법이다. 수여자의 심방과 대정맥, 폐정맥을 보존하고 공여자의 심장을 이식한다. 공여자의 심방과 수여자의 나머지 심방을 봉합하여 이식한다. 정맥과 심방의 문합이 끝나면 수여자의 폐동맥과 대동맥을 공여자 심장에 봉합한다(그림 4-25).

이식을 받은 환자는 지속적으로 거부반응의 위험성과 감염의 위험성을 동시에 가진다. 그들은 식이, 약물, 활동, 추후 진단적 검사, 이식된 심장조직검사, 병원 방문 등의 복잡한 처방을 수행해야 한다. 환자들은 cyclosporine, tacrolimus, azathioprine, mycophenolate mofetil, 그리고 corticosteroid 등 거부반응 최소화하는 약물을 복용한다.

이식된 심장은 신경이 절단된 상태이므로 교감신경과 미주신경의 영향을 받지 않는다. 이식된 심장은 휴식 시 분당 약 70~90회 정도의 심박수를 가지나 순환혈액 내에 catecholamine이 있다면 점차 증가한다. 환자들은 운동할 때 서서히 운동량을 증가시키고 서서히 감소시켜야 한다. Atropine은 이식된 심장의 심박수를 증가시킬 수 없다.

ㄴ. 기계적 순환 보조기구

기계적 순환 보조기구의 사용은 1960년대 후반 대동맥풍선펌프(intra aortic balloon pump; IABP)의 개발 이후 극적으로 증가하고 있다. 심실보조기구(VAD)와 인공심장은 환자의 심장이 더 이상 적절한 심박출을 감당하지 못할 때 환자의 순환을 지지하는 역할을 하며 최근 그 사용이 점차 증가되고 있다. 순환보조기구의 주요 세 가지 기능은 다음과 같다. 첫째는 심장의 부담을 감소시키거나 대신하며, 둘째는 체순환을 부분적으로 또는 전적으로 지원하고, 셋째는 심근의 산소화를 증진시킨다.

ㄷ. 대동맥풍선펌프

대동맥풍선펌프는 가장 흔히 사용되는 기구로서 좌심실 후부하를 낮추어 심장의 부담을 감소시킨다. 또한 관상동맥 관류 압력을 증가시켜 관상동맥 혈류를 촉진한다. 대동맥풍선펌프는 좌심실기능이 심하게 악화된 환자에서 수술 전·후, 심근경색 환자의 경피적 관상동맥중재술 시행 중, 그리고 급성심근경색으로 인한 유두근파열과 같은 합병증이나 외과적 처치를 기다릴 때 사용된다. 출혈, 사지허혈, 감염, 혈관손상 등이 잠재적 합병증으로 나타날 수 있으므로 순환과 혈역학적 불안정성이 악화되는지 감시하는 것이 간호의 최우선순위에 해당된다.

ㄹ. 심실보조기구(Ventricular assiste device; VAD)

VAD는 혈류를 생성하여 전신으로 보내는 심장의 기능이 손상된 경우 심장의 기능을 대체하는 기구이다. 처음에는 개흉술 후 인공심폐기(cardiopulmonary bypass)를 중단하기 어려운 경우 회복으로 가는 다리 역할(bridge to recovery; BTR)로 사용되었다. 최근에는 고위험 경피적 중재술을 실시하거나, 심인성 쇼크, 심성 심근염, 급성 가역적 심부전, 영구적 심실보조기구를 교체하기 전에 단기적으로 사용된다. VAD는 그 사용 범위가 확대되어 치료를 결정하는 사이, 이식으로 진행하는 사이, 치료 단계 사이에 사용된다.

⑥ 간호중재

a. 간호진단: 저산소증, 노력 시 호흡곤란, 활동내구성 장애

심근증 환자들에서 심부전이 악화되는 징후를 파악하기 위하여 호흡곤란, 폐울혈, 말초부종, 비정상적인 심음 등의 증상이 나타나는지 주의 깊게 살피며 포괄적으로 심혈관계 사정을 하도록 한다. 부정맥이 빈번하게 나타나므로 생명을 위협하는 부정맥에 대하여 심박동기 또는 제세동기를 고려해야 한다. 심장의 부담을 줄이기 위하여 침상안정을 유지한다. 신체적 활동은 서서히 증가시키며 활동 증가 시 증상이 있는지 보고하도록 한다.

(4) 염증성 심장질환(Inflammatory heart disease)

가. 심내막염(Endocarditis)

① 정의

심내막염은 심근의 내막에 발생한 염증이다. 감염성 심내막염(infectious endocarditis)은 주로 인공판막, 구조적 심장장애, 정맥주사 약물 사용으로 발생한다. 이 중 병원감염성 심내막염(nosocomial endocarditis)은 균혈증(bacteremia) 환자나 유치도뇨관 삽입 환자, 그리고 장시간의 정맥 수액 또는 항생제 치료를 받고 있는 환자에게서 호발한다. 면역억제제 또는 corticosteroids를 복용하는 환자는 진균성 심내막염(fungal endocarditis)에 걸리기 쉽다. 형질세포(plasma cell)가 비정상적으로 증식되어 전신적으로 뼈를 파괴시키는 혈액암으로 형질세포골수종(plasma cell myeloma)이라고도 한다.

② 병태생리

감염성 심내막염의 가장 흔한 감염균은 포도상구균(staphylococci)과 연쇄상구균(streptococci)이다. 미생물은 다양한 경로를 통하여 혈류로 들어와 심내막의 비정상적거나 손상된 부위(예: 인공판막)에 집락을 형성한다. 염증과 감염은 내피의 손상을 일으키고, 세균집락은 혈소판, 섬유소, 혈구와 얽혀 심내막에 증식(vegetations)한다. 이 vegetations은 온 몸을 돌면서 다른 조직에 색전을 일으킬 수 있다. 또한 감염은 심내막을 침범하여 심장 판막과 같은 기저 구조를 침식시키고, 판막이 찢어지거나 변형, 인공판막의 갈라짐, 건삭의 변형, 판막주위농양 등을 유발한다.

급성 감염성 심내막염은 주로 포도상구균 감염에 의해 유발되는데 발병이 급작스럽게 수일~수 주 내로 일어난다. 아급성 감염성 심내막염은 주로 연쇄상구균에 의해 유발되며 비교적 서서히 발생되고 장기간 지속된다. 조직 색전은 좌심장의 감염성 심내막염과 동반되며, 폐색전은 우심장의 감

표 4-16 감염성 심내막염의 위험요인

- 선천성 판막질환
- 심방중격결손(수술 전 또는 후)
- 이엽성 대동맥판(bicuspid aortic valve)
- 보디 피어싱(body piercing)
- 대동맥축착증(coarctation of aorta)
- 노인성 판막질환
- 감염성 심내막염 과거력
- 혈액투석 카테터의 장기간 유지
- 정맥주사 사용
- 승모판역류
- 판막역류 또는 두꺼워진 판막소엽
- 병원성 심내막염
- 위관영양 또는 중심정맥관 삽입
- 동맥관 개존
- 인공심장판막
- 심실중격결손

염, 특히 정맥주사 주입으로 인한 경우에 발생될 수 있다. 감염성 심내막염의 위험요인은 표 4-16과 같다.

③ 증상

감염성 심내막염의 임상증상은 식욕부진, 허약감, 발열, 오한, 체중감소, 요통, 관절통, 야간 발한과 같이 다양하고 모호하여 진단을 내리기 어렵다. 발열은 일반적인 증상이지만 간헐적으로 나타나거나, 항생제를 투여받는 환자에게는 나타나지 않을 수도 있다. 심잡음은 초기에는 드물지만 진행되면 거의 모든 환자에게서 나타난다. 심잡음이 악화된다면 vegetations으로 인하여 손상이 진행되거나 판막이나 건삭이 천공된 것을 의미한다.

발열이나 심잡음과 함께 오슬러 결절(Osler nodes), 제인웨이 병변(Janeway lesions), 로스 반점(Roth's spot)은 감염성 심내막염의 특징적인 증상이며 이는 미세색전의 결과로 초래된다. 오슬러 결절은 통증이 있는 홍반성 결절로서 손가락이나 발가락 끝에 생긴다. 제인웨이 병변은 통증은 없는 붉은 반점으로 손바닥이나 발바닥에 생긴다. 로스 반점은 검안경으로 보았을 때 가운데는 흰색이고 주변은 붉은 난형의 망막출혈로 관찰된다. 조하선상출혈(splinter hemorrhages)은 손톱과 발톱 밑에 나타난다. 또한 점상출혈(petechiae)이 목, 가슴, 복부, 결막, 점막에 나타나기도 한다. 중추신경계 증상으로 두통이나 뇌동맥의 색전으로 인해 발생되는 뇌허혈발작이 포함된다.

④ 진단검사

혈액배양검사 결과 양성인 경우 심내막염으로 확진할 수 있다. 하지만 음성인 경우에도 심내막염이 아니라고 단정할 수 없다. 실제로 환자가 항생제를 복용 중이거나 서서히 성장하는 세균인 경우에 음성으로 나타날 수 있다. 따라서 혈액배양검사는 항생제 투여 전에 수집되어야 한다.

심초음파를 통해 심내막에 vegetations, 농양, 인공판막의 손상, 역류, 심부전의 유·무 등을 판단할 수 있다. 임상검사에서 빈혈, 백혈구 수치 상승, ESR 상승, C반응단백 상승이 포함된다. 심전도에서 방실블록, 각블록 등이 보일 수 있다.

⑤ 치료

치료의 목적은 감염을 근절하고 합병증을 예방하는 것이다. 이를 위하여 장기간 비경구적으로 항생제요법을 실시한다. 항생제 치료는 고농도의 혈중농도를 유지하기 위한 용량이 투여되며 vegetations의 세균을 제거하기 위하여 6주 이상 투여한다.

지속적이고 반복적으로 감염이 발생하고, 심부전, 조직색전, 판막폐쇄, 판막성 또는 심근성 농양, 진균성 심내막염 등이 2회 이상 발생한다면 수술이 적용된다. 인공판막으로 인하여 심내막염이 발생한 경우에는 판막 교체가 필요하다.

⑥ 간호중재/진단

a. 급성 통증

- 관련 요인: 심근 또는 심외막의 염증, 감염에 대한 전신반응, 심근의 허혈조직

b. 활동 내구성 장애

- 관련 요인: 심근세포의 염증과 노화, 심실충만과 심근의 수축력의 제한, 심박출량의 감소, 세균의 독소

c. 심박출량 감소의 위험성

- 관련 요인: 심낭강의 수분 축적, 협착, 판막 불완전, 심실 기능 및 수축력 감소, 심근의 노화

d. 부적절한 조직관류 위험성

- 관련 요인: 혈전색전, 심내막염의 이차적인 판막 증식 (vegetation)(그림 4-26)

e. (질병 및 치료에 관한)지식 결핍

- 관련 요인: 질병, 재발 방지 및 합병증에 대한 정보 부족

간호사는 수 주간 지속되는 발열에 대하여 감시하고 심음을 청진한다. 심잡음이 새로 발생하거나 악화된다면 인공판막의 파손이나 농양의 파열, 판막의 손상을 의미한다. 또한 조직색전의 증상과 증후에 대해서 사정하며, 뇌졸중, 뇌수막염, 심부전, 심근경색, 폐색전, 사구체신염, 비장비대와 같은 종말기관의 손상이 초래되는지 감시한다.

환자 간호는 감염관리에 초점을 맞춘다. 항생제 투여는 혈액배양 검체를 수집한 직후 시작한다. 장기간의 항생제요법이 필수적이므로 중심정맥카테터 또는 기타 장시간 유지되는 정맥주사 통로를 사용한다. 간호사는 모든 침습적 도관과 주사 부위에 발적, 압통, 열감, 부종, 배액, 기타 감염의 증상이 나타나는지 매일 사정해야 한다.

환자와 가족에게 투약과 감염의 증상 증후에 관하여 교육한다. 간호사는 고위험 대상자와 가족에게 치과 치료 전에 예방적으로 항생제를 복용해야 하는 필요성에 대하여 교육한다. 예방적인 항생제가 필요한 고위험 대상자는 감염성 심내막염 과거력이 있거나, 인공판막 수술 후, 감염성 심내막염의 지속적 위험을 동반한 선천성 심질환 환자, 심장판막 질환을 동반한 심장 이식 수혜자가 포함된다. 감염성 심내

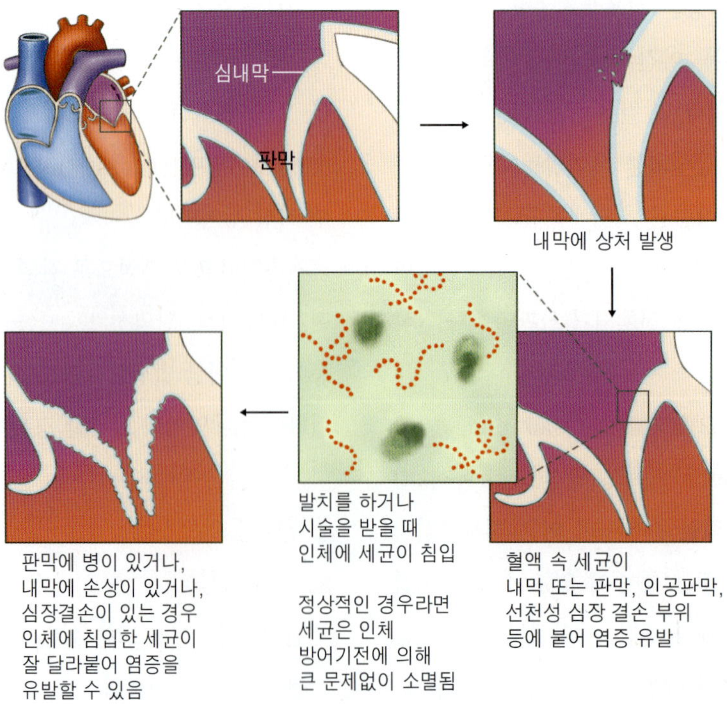

그림 4-26. 감염성 심내막염의 판막.

막염으로 진행될 위험이 낮은 경우 예방적으로 항생제를 복용하지 않아도 된다.

주기적으로 혈액배양을 실시하여 치료의 효과와 투여되는 항생제의 혈청 농도를 감시한다. 간호사는 환자와 가족에게 정서적 지지를 제공하고 감염과 항생제 치료의 긴 과정 동안 잘 대처하도록 격려한다. 만약 환자가 수술을 받아야 한다면 간호사는 수술 후 간호와 교육을 제공한다.

나. 심근염(Myocarditis)

① 정의

심근염은 심근에 생긴 염증이며 흔히 바이러스성 감염이 원인이다. 관련된 바이러스는 인플루엔자바이러스(Influenza virus), 콕사키바이러스(Coxsackie virus) A와 B, 파보바이러스(parvovirus B19), 이하선염바이러스, 풍진바이러스, 홍역바이러스, 아데노바이러스(Adenovirus), 거대세포바이러스(Cytomegalovirus; CMV), 엡스타인-바바이러스(Epstein-Barr virus)가 있다. 세균감염이나 독소와 같이 비바이러스성 병원균, 약물에 대한 반응, 자가면역반응 등에 의해서 유발되기도 한다. 흔히 원인은 잘 파악되지 않는다. 급성 또는 만성으로 나타나며 사망률은 증상의 정도에 따라 다양하다. 증상이 가벼운 경우 치료하지 않고 호전되기도 하며, 반면 심한 경우 심인성 쇼크로 사망할 수 있다.

② 병태생리

심근의 염증으로 근세포 괴사가 초래되는 것이 심근염의 특징이다. 급성 심근염의 경우 바이러스 감염, 자가면역, 기타 촉진 요인들이 선행된다. 대부분의 바이러스는 상기도 또는 위장관을 통해서 인체 내로 침범한다. 바이러스는 심근에 침투하여 자기복제를 하고 근세포를 파괴한다. 인체 면역체계는 이에 반응하여 근세포 항원(myocyte antigen)과 사이토카인이 분비된다. 아급성기(4~14일)에 T림프구와 B림프구가 심근에 축적되어 바이러스를 처리한다. 면역반응이 지속되면 감염된 근세포들은 용해된다. 심근수축력이 손상되면 1회 박동량을 유지하기 위하여 심실이완기 압력과 용적이 증가할 것이며 이로 인하여 부정맥이 유발되고, 심박출량이 감소되며, 심부전이 진행된다. 만성기 동안 근세포 손상이 지속되면 확장성 심근증으로 진행될 수 있다.

③ 증상 및 징후

바이러스성 심근염의 경우 최근 상기도나 위장관 감염의 병력이 있으며 보통 바이러스성 질환이 치료되고 심장의 증상이 나타나기 전에 수 주일의 기간이 있다. 심근염의 증후는 감염 유형과 심근손상의 정도, 심근의 회복능력에 따라 다르며 진단은 쉽지 않다. 임상증상은 발열, 근육통, 피로감, 호흡곤란과 같은 경한 전신증상에서 심실성 부정맥, 심인성 쇼크, 확장성 심근증에 이르기까지 다양하다. 환자는 짓무르고 쓰라린 흉통을 호소하기도 하는데 협심통과는 구별된다. 분마음, 동성빈맥, 빈호흡, 경정맥확대, 부종, 심전도이상, 기좌호흡, 심계항진 등이 포함된다. 전격적인 심부전이나 급성 심장정지가 급하게 진행될 수 있다.

④ 진단검사

심근염은 혈액검사에서 심장 효소의 증가와 백혈구 수 증가를 보이며, 많은 경우 ESR의 상승이 나타난다. 심초음파에서 심근기능의 손상이나 심낭삼출을 볼 수 있다. 심전도에서 각블록, 완전 방실블록, ST분절 상승과 T파 역전이 나타날 수 있다. 흉부 X선에서 심실비대와 심낭삼출액을 볼 수 있다. 확진을 위하여 심근조직검사(myocardial biopsy)가 요구된다.

⑤ 치료

치료의 목적은 혈역학적 안정성을 유지하고 증상을 호전시키는 것이다. 심낭삼출액과 부정맥, 심부전, 저혈압이 있는 경우 심인성 쇼크를 치료하기 위하여 중환자실에 입원하기도 한다. 내과적 관리는 감염을 치료하고, 심장의 부담을 줄여 주기 위한 침상안정과 산소 투여를 한다. 고열이 있을 때 해열제를 투여한다. 고열은 혈역학적으로 영향을 미쳐서 심근의 부담을 증가시킨다.

심근염 환자는 일반적으로 예후가 좋다. 대다수가 빠르게 회복하지만 일부는 재발하거나 만성 심근염으로 진행되기도 하고 사망하기도 한다. 심부전 증상이 있고 내과적 치료에도 불구하고 증상이나 혈역학적 상태의 호전이 없다면 심실보조기구(VAD), TAH 또는 심장 이식과 같은 외과적인 치료가 고려된다.

⑥ 간호중재

심근염 환자 간호는 감염성 심내막염이나 류마티스열 환자 간호와 유사하다. 환자의 증상이 호전되는지 악화되는지에 대한 사정이 필요하다. 간호사는 활력증후, 심음과 폐음 청진, 말초관류를 감시하는 것과 동시에 혈역학적 상태, 산소화 및 수분 상태를 사정해야 한다. 생명을 위협하는 심실부정맥의 위험이 크다면 응급 기구 사용을 준비해야 한다.

급성 증상이 사라지고 환자가 신체적·정신적 안정을 찾으면 교육을 시작한다. 환자가 자신의 맥박과 리듬을 측정하고, 갑자기 변화하거나 심계항진이 일어날 때 보고하도록 한다. 가족들에게 심폐소생술을 교육받도록 하여 응급상황에 대비하도록 안내한다. 치명적인 부정맥이 발생할 위험이 있다. 심근증의 다양한 증상과 과정으로 인하여 환자와 가족은 극도의 스트레스를 겪을 수 있으므로 간호사는 심리적 지지를 제공해야 한다.

다. 심낭염(Pericarditis)

① 정의

심낭염은 심장을 둘러싼 막주머니인 심낭에 염증이 발생한 것이다. 원인은 다양하나 바이러스성 질환에 의한 것이 가장 흔하며, 일종의 의학적 문제 또는 외과적 시술 이후에 일어나기도 한다. 가장 흔하게 발생하는 심낭염의 원인에 관하여 표 4-17에 제시하였다. 심낭염은 급성 심근경색증 발병 후 또는 심장 수술 동안 심낭을 여는 심낭절제술(pericardiectomy) 후에 진행될 수 있다.

표 4-17 심낭염의 원인

- 급성 심근경색
- 세균 감염(예: streptococci, staphylococci, meningococci)
- 흉부 외상: 흉부 손상, 심장 수술, 인공심박동기 또는 제세동기 이식
- 결합조직질환(예: 전신성 홍반성 낭창, 류마티스열, 류마티스성 관절염, 경피증)
- 인접조직의 질병: 박리성 동맥류, 폐질환(예: 폐렴)
- 진균감염(예: *Aspergillus*, *Candida*, *Histoplasma*)
- 특발성 또는 비특이적 원인
- 투약(예: procainamide, hydralazine, isoniazid)
- 신생물: 폐 또는 유방의 종양, 림프종으로부터 전이
- 가슴 또는 상지의 방사선 치료(치료 후 5~9개월에 최대 발생)
- 신부전 또는 요독증
- 결핵
- 바이러스 감염(예: Coxsackie, hepatitis B, influenza, mononucleosis, mumps, varicella)

② 병태생리

심낭은 2겹의 막인 벽측심막(외막)과 장측심막(내막)으로 구성되며 이들은 심장에 부착되어 있다. 2겹의 막은 소량의 액체(15~50mL)로 분리되어 있다. 심낭염의 경우 이 공간에 액체가 축적될 수 있으며 이를 심낭삼출액(pericardial effusion)이라고 부른다. 이 액체는 심장의 압력을 증가시키며 심낭압전(cardiac tamponade)을 초래한다. 심낭염은 급성 또는 만성으로 진행되는데 급성이 더 많다. 급성 심낭염(acute pericarditis)은 염증성 반응에 의해 급속하게 진행되는데 감염의 합병증, 면역질환, 급성 심근경색증과 같은 심장발작에 의해 초래되기도 한다.

a. 심낭삼출액을 동반한 급성 심낭염

심낭삼출액을 동반한 급성 심낭염의 경우 삼출액이 심낭강에 다량 축적되면 심장이 눌려 심실충만과 심박출량이 감소한다. 수분이 느리게 축적될 경우 섬유성 심낭은 잘 늘어나 압력을 증가시키지 않고 1~2L의 수분을 보유할 수 있고 무증상일 수 있다. 심낭 내에 수분이 빠르게 축적될 경우 80~120mL 정도에 심박출량이 감소한다. 환자는 불안정해

보이고 빈맥, 발한, 냉감, 말초의 청색증, 불안과 혼돈, 쇼크 등이 나타날 수 있다. 심초음파를 통해 심낭삼출액을 평가하고 심낭천자를 실시한다. 천자 시 채취한 심낭액은 검사실로 보낸다.

b. 만성 수축성 심낭염

만성 수축성 심낭염(chronic constrictive pericarditis)은 심낭이 두꺼운 섬유성 조직으로 변화하는 만성 염증성 상태이다. 심낭염이 빈발하거나 오래 지속되는 경우 심낭이 두꺼워지고 탄력성이 저하되며 장측과 벽측 심낭이 반흔으로 인해 융합될 수 있다. 이는 급성 심낭염에서 심낭삼출액과 함께 섬유성 변화가 진행되어 발생된다. 심낭은 석회화되고 더 나아가 이완기 동안 심실확장에 제한이 초래된다. 심실에 혈액이 제대로 채워지지 않으면 심박출량이 감소하여 심부전의 증상이 나타난다. 이완기 심실충만이 감소하면 전신의 정맥압은 증가하여 말초부종과 간장애를 유발한다.

③ 증상 및 징후

심낭염에서 무증상인 경우도 있지만 가장 특징적인 증상은 흉통이다. 이로 인해 ST분절 상승이 나타나 급성 심낭염은 급성 심근경색증과 유사하다. 통증은 특이하게 지속적이며, 날카로워 늑막염과 유사하다. 가슴 중앙부에서 주로 느껴지며 일부는 쇄골 아래, 목 또는 좌측 승모근 부위에 나타나기도 한다. 불편감은 주로 일정하게 지속되지만 심호흡, 기침, 눕거나 몸을 회전할 때 심해지며, 앞으로 기대거나 앉은 자세에서 완화되기도 한다.

심낭마찰음(pericardial friction rub)은 심낭염의 일반적인 증상이다. 이는 염증성 막이 서로 마찰되면서 들리는 삐걱거리며 긁히는 소리이며 간헐적으로 들리고 특히 호기말에 커진다. 간호사는 좌측 하부 4번째 늑간 경계부, 심낭이 좌측흉벽에 붙어 있는 지점에 청진기의 진동판을 밀착시키고 심낭마찰음이 들리는지 청진한다. 환자가 앉아서 앞으로 기대어 있을 때 마찰음을 가장 잘 들을 수 있다.

기타 증상으로 미열, 백혈구 수치 상승, 빈혈, ESR 또는 CRP 상승 등이다. 마른 기침이 날 수 있으며 휴식 시 호흡곤란, 빈호흡 등이 심낭압전과 관련된 심낭의 압박으로 인해 초래된다.

④ 진단검사

진단은 주로 병력과 증상 증후를 토대로 내려진다. 12유도 심전도상 전반적으로 오목하게 ST분절 상승이 나타나며 반대 변화 또는 T파 역전은 없다. ST분절 상승은 수 주간 지속될 수 있다. 심전도에서 PR분절의 하강 또는 심방성 부정맥이 나타날 수 있다. 심초음파를 통해 심낭삼출액 또는 심낭압전을 사정한다.

⑤ 치료

치료의 목적은 원인을 규명하여 치료와 증상을 완화할 방법을 처방하고 심낭압전의 증상 증후를 파악하는 것이다. 비스테로이드성 항염증약물(NSAIDs)이 급성기 동안 통증 완화를 위해 처방된다. Corticosteroid는 심낭염이 심각하거나 NSAIDs에 반응하지 않는 경우 처방된다. Corticosteroid와 NSAIDs는 급성 심근경색에서 막힌 부위를 파열시킬 수 있기 때문에 급성심근경색 후에 발생한 심낭염 환자에게는 사용하지 않는다.

심낭삼출증이나 심장압전을 치료하기 위하여 심낭천자를 실시한다. 수축성 심낭염의 경우 심낭의 염증과 반흔 부위를 외과적으로 제거(pericardiectomy)하는 것이 필요하다.

⑥ 간호중재

a. 심박출량 감소 위험성

- 관련 요인: 좌심실 수축력 감소

b. 급성 통증

- 관련 요인: 심근의 산소 요구와 공급의 불균형

c. 가스 교환장애

- 관련 요인: 폐포모세혈관막 변화로 인한 이차적인 폐울혈

d. 부적절한 호흡 양상의 위험성

- 관련 요인: 폐확장 부전

e. 영양 불균형: 신체요구량보다 부족

- 관련 요인: 섭취 부족, 오심, 구토

f. 활동 지속성 장애

- 관련 요인: 피로, 신체허약과 관련된

급성 심낭염 환자는 통증 완화를 위하여 진통제, 적절한 체위, 심리적 지지 등이 필요하다. 흉통이 있는 경우 통증이 심장발작으로 인한 것이 아니라고 알려주고 안심시키도록 한다. 환자가 심부전으로 진행되는지 감시하고, 심부전인 경우 혈역학적으로 불안정하거나 폐울혈에 대하여 치료해야 한다.

간호사는 심낭염 환자에서 발생 가능한 심각한 합병증에 대하여 인지해야 한다. 심낭염의 두 가지 주된 합병증은 심낭에 수분이 축적되는 심낭삼출액과 축적된 과도한 수분이 심장을 압박하는 심장압전이다.

라. 심장압전(Cardiac tamponade)

① 정의

심장압전은 심낭에 액체가 다량 축적되어 심장을 압박하므로 심실에서 혈액의 출입을 제한하는 생명을 위협하는 합병증이다.

② 병태생리

심낭에 수분이 축적되면 심실로 혈액이 유입되는 양이 감소하여 심실의 충만이 감소된다. 이에 따라 정맥혈이 우심방으로 충분히 유입되지 못하므로 정맥압이 증가하고 심박출량과 동맥이 감소하여 맥압이 감소한다. 심장은 이를 보상하기 위하여 빈맥을 유발하지만 이는 심박출량을 보상하기 어려우므로 쇼크로 진행되며, 적절한 처치가 이루어지지 않으면 심정지를 초래할 수 있다.

심장압전은 다량의 또는 갑작스럽게 발생한 심낭삼출액으로 인하여 유발된다. 주로 흉부 손상(충돌이나 관통)이 원인이거나 심근파열, 암, 요독증, 심낭염, 심장 수술 등에 의해 발생할 수 있다.

③ 증상 및 징후

환자에게 저혈압, 빈맥, 경정맥 팽창, 입술과 손톱의 청색증, 호흡곤란, 약한 심음, 발한, 기이맥(흡기 동안 수축기압이 10mmHg 이상 감소하는 것)이 나타난다. 액체가 빠르게 축적되면 환자는 심박출량의 급격한 감소로 인해 안절부절못하며 공황상태가 될 수 있다. 심장압전이 서서히 진행되는 경우 증상은 심부전과 유사하다.

④ 진단검사

심전도상 전압이 감소하고 QRS군의 높이가 변화한다. 주로 수축기압은 감소하나 이완기압은 유지되어 맥압이 감소되며 빈맥이 나타난다. 심초음파를 통한 심낭강의 액체 축적이 확인된다.

심낭강에서 액체나 공기를 빼내기 위하여 심낭천자(pericardiocentesis)가 시행된다. 심낭천자를 통해 심장의 압력을 감소시키므로 심장의 기능을 향상시키고 생명을 구할 수 있다. 심낭천자는 부드러운 카테터를 피부를 통해 심낭으로 유도하여 액체를 흡인한다(그림 4-27).

⑤ 간호중재

간호사는 심장압전의 주요한 증상 징후를 감시하고 의사에게 보고하며 진단적인 심초음파와 심낭천자를 보조하기 위하여 준비한다. 환자 곁에 머물면서 증상과 징후를 사정하고 기록한다.

기대되는 결과는 다음과 같다

a. 통증 완화

- 환자는 통증이나 피로감, 빈호흡이 없이 일상생활을 수행한다.

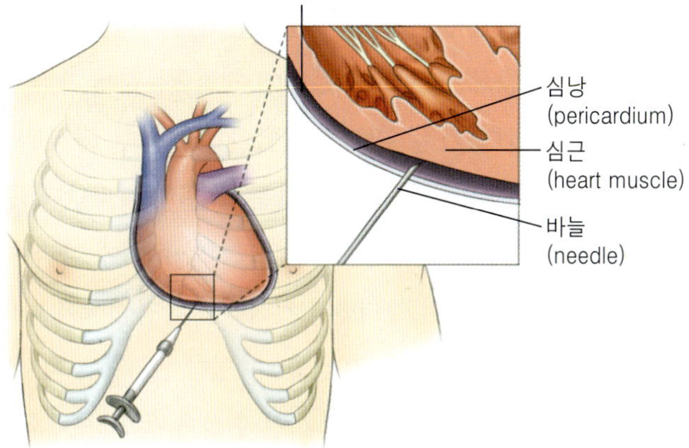

그림 4-27. 심낭천자.

- 정상 범위의 체온을 유지한다.
- 심낭마찰음이 나타나지 않는다.

b. 합병증이 나타나지 않음

- 혈압이 정상 범위로 유지된다.
- 심음이 강하게 청음된다.
- 심낭삼출액이나 심장압전의 증상이 없다.

마. 류마티스열(Rheumatic fever)

① 정의

급성 류마티스열(acute rheumatic fever)은 전신성 염증성 질환으로 학령기 어린이에게 A군 β-용혈성 연쇄상구균 인후염(group A beta-hemolytic streptococcal pharyngitis) 발병 후 가장 흔하게 발생한다. 류마티스열 환자는 류마티스성 심질환으로 발전하여 심잡음, 심장비대, 심낭염, 심부전 등이 나타나기도 한다.

류마티스열은 연쇄상구균 감염 후 약 3% 정도의 적은 비율에서 발병하고 있다. 따라서 숙주의 소인이 중요하다. 불량한 위생상태, 사람이 많이 붐비는 곳, 영양불량, 빈곤이 급성류마티스열의 위험요인이다. 연쇄상구균성 인후염이 발생한 경우 적절한 항생제 치료를 통해 류마티스열로 진행되는 것을 막을 수 있다.

② 병태생리

류마티스열은 세균에 의한 염증성 반응 또는 감수성에 의해 유발되어 심장, 관절, 피하조직, 중추신경계, 피부 등이 침범받을 수 있다. 즉, 백혈구가 세균에 의해 침범된 조직에 축적되어 결절은 형성하며 이는 반흔조직으로 대치된다. 염증과정은 영구적이고 심각한 손상을 초래하기도 한다. 류마티스열로 인한 합병증에는 판막성 심질환, 심비대, 심부전 등이 있다.

류마티스열은 심염(carditis)을 일으킨다. 심염은 심낭, 심외막, 심근, 심내막에 영향을 미친다. 류마티스열의 염증반응으로 인하여 심근에 괴사가 있는 주변에 국소적으로 섬유소가 침착된 미세결절인 Aschoff 소체가 생긴다. 류마티스성 심근염이 발생하면 심장의 수축력이 일시적으로 약화된다. 심낭에 침범하게 되면 류마티스성 심낭염이 급성질환으로 나타난다. 심근과 심낭에 침범한 경우는 주로 심각한 후유증 없이 해결된다. 하지만 류마티스성 심내막염은 영구적인 심각한 기능 손상을 초래한다.

류마티스성 심내막염은 작고 반투명한 핀머리 사이즈의 구슬 모양의 덩어리(vegetation)들이 판막 첨판 끝부분에 일렬로 생기는 것이 특징적이다. 이 작은 덩어리들이 판막을 손상시키지 않고 사라질 때도 있지만, 많은 경우 판막 첨판이 점차 두꺼워지고 짧아져 완벽하게 닫히는 것을 방해하는 심각한 결과를 주로 초래한다. 그 결과 혈류가 판막을 통해 역류하는 역류성 판막이 나타나는데 가장 빈번하게 나타나는 부위가 승모판막이다. 또한 손상된 판막 첨판이 건삭과 유착되어 판막 협착이 발생하므로 좁아진 판막으로 혈액을 분출해야 하는 경우가 발생한다. 이러한 판막의 협착과 역류는 심장에 부담을 가중시켜 심부전을 초래한다.

③ 증상 및 징후

Jones criteria는 류마티스열의 진단 기준의 하나이다. 이 기준에 따르면 환자는 A군 β-용혈성연쇄상구균에 감염되고 다음 대증상 중 최소 두 가지 이상에 해당되는 경우 류마티스열로 진단한다.

- 대증상: 심염(carditis), 다발성 관절염(polyarthritis), 피하결절(subcutaneous nodules), 윤상홍반(erythema marginatum), 무도병(chorea)

심염은 이 질병의 염증성 과정으로서 심장의 3층에 모두 침범하며 관절에도 영향을 미쳐 다발성 관절염이 4주 이상 지속될 수 있다. 둥글고, 단단한, 무통의 움직이는 피하결절이 뼈 표면과 건 위에 생길 수 있다. 결절은 보통 1~2주일 후에 사라진다. 윤상홍반은 반점이나 구진으로 번질 수 있으며 가렵지 않고 몸통과 사지에 발생하는 발진이다. 누르면 창백해지며, 단단하지 않고, 반흔을 남기지 않는다. 수 분 내에 사라지기도 하고 몸 여기저기에 이동하기도 한다. 무도병은 급성기 동안 갑작스럽고, 일정하지 않으며, 경련성의 조절되지 않는, 불수의적인 움직임이 사지와 얼굴에 나타나는 특징이 있으며 수개월간 지속된다. 무도병은 주로 6개월 이내에 완전히 회복된다. 류마티스 심질환은 판막부전, 심부전 그리고 사망으로 이어질 수 있다.

대부분의 류마티스열 환자는 3~4주 이내에 회복되나 일부는 다루기 어려운 심부전, 심각한 부정맥, 폐렴 등으로 인하여 임상적으로 중증 상태가 될 수 있다. 류마티스열이 회복되면 류마티스성 심내막염이 판막장애로 진행되기도 한다. 심장장애의 유·무와 정도는 급성기 동안 임상검사로 나타나지 않는다. 하지만 심잡음이 들리면 판막역류, 협착 또는 두 가지 모두 존재하는지 청진을 통해 파악할 수 있다.

심근은 판막장애를 보상할 수 있어 일정 기간 건강한 상태를 유지하지만 판막장애가 진행되면 심근은 더 이상 보상할 수 없다.

④ 진단검사

류마티스열의 첫 증상은 인후염으로서 5주 이내에 나타날 수 있다. 다른 증상은 발열, 두통, 체중 감소, 피로, 허약감, 발한 그리고 창백함이 포함된다. 드물게 흉통, 복통, 구토가 나타날 수 있다. 인후배양검사 결과 A군 β-용혈성 연쇄상구균 감염이 나타나면 확진이다.

류마티스성 심질환을 사정하면서 간호사가 명심해야 할 것은 류마티스성 심내막염을 확진할 특정한 진단적 방법이 없으며 류마티스열 발생 이후 수년 동안 진행되지 않기도 한다는 것이다. 증상은 어느 쪽 심장에 침범했는지에 따라 다르다. 승모판막이 가장 흔하게 침범되는데 이때 좌심부전 증상(악설음과 천명음을 동반한 가쁜 호흡)이 나타난다. 증상의 정도는 심장에 발생한 병소의 크기와 위치에 따라 다르다. 새로운 심잡음이 들리면서 전신적인 감염증상이 나타난다면 감염성 심내막염을 의심할 수 있다. 이 경우 폐, 신장, 비장, 심장, 뇌, 말초혈관에 색전 현상을 동반하는 후유증의 위험이 있다.

심전도에서 동성빈맥, 동성서맥, 동성부정맥, 1도 심장블록, 심방세동, 심방조동이 나타난다. 적혈구침강속도(ESR) 또는 혈청 C반응단백이 상승할 수 있다.

⑤ 치료

류마티스열과 류마티스성 심내막염은 구인두 연쇄상구균 감염에 대해 조기에 적절한 치료를 통하여 예방 가능하다. 간호사는 연쇄상구균성 인두염의 증상 증후(38.9~40℃의 고열, 오한, 인후통, 삼출물을 포함한 인후 부위 발적, 림프절 비대, 복통, 급성 비염)를 잘 알고 있어야 한다.

내과적 치료의 목적은 구인두염증을 파악하고 원인균을 제거하여 류마티스열과 류마티스성 심내막염과 같은 합병증을 예방하는 것이다. 인두염에 대하여 인두배양을 통해 원인균을 파악한다. A군 β-용혈성연쇄상구균인 경우 한 번 페니실린 근육주사를 맞거나 10일간 경구용 페니실린제제를 복용한다. 페니실린에 과민한 경우 erythromycin 또는 cephalosporin을 처방받는다.

초기에 류마티스열로 진단을 받은 경우는 A군 β-용혈성 연쇄상구균 감염과 동일하게 치료한다. 항생제 치료 후 류마티스열과 류마티스성 심질환의 재발을 막기 위하여 매 3~4주마다 예방적으로 페니실린 근육주사를 맞는다. 예방적 항생제요법은 심염을 경험하지 않은 경우 5년간 또는 21세가 될 때까지 처방하며 심염이나 판막성 심질환이 있는 경우 10년간 또는 40세까지 시행한다. 무도병 외에 다른 증상에 대해서는 항염증제[예: salicylates(aspirin), cortico-steroids(prednisone)]를 처방한다. 무도병은 치료가 필요하지 않지만 증상이 심한 경우 diazepam(Valium) 또는 phenobarbital을 처방한다.

⑥ 간호중재

a. 활동지속성 장애
b. 만성 통증
c. 영양 불균형: 영양 부족
d. 치료의 비효율적 관리 위험성

류마티스열과 류마티스성 심내막염 환자 간호의 핵심은 대상자에게 질환과 치료, 예방적 단계에 대하여 교육하여 재발을 최소화하고 잠재적인 합병증을 예방하는 것이다. 급성기의 항생제 치료 후에도 예방적 항생제요법을 규칙적으로 복용해야 한다. 장기간 심장의 상태를 재평가하고, 수화를 유지하며, 혈전색전 증상이나 심부전 증상이 나타나는지 의료진에게 보고하는 것이 중요하다.

(5) 구조적 심장질환(Structural heart disease)

후천적인 판막성 심장질환(acquired valvular heart disease)은 주로 만성적이고 서서히 진행되지만 일부에서는 급성적으로 발병하기도 한다. 주로 보상기전에 의해 평형이 일정 기간 유지되어 질환이 어느 정도 진행되어 확실한 증상이 나타나고 치료가 요구될 때까지 수년이 걸린다. 주된 원인은 퇴행성 질환, 류마티스 심질환, 감염성 심내막염이다.

판막성 심질환의 예후는 급사, 심부전, 부정맥, 뇌졸중 등으로 진행될 수 있다. 치료 및 관리의 목적은 혈전색전의 합병증, 심방세동, 심부전, 폐동맥 고혈압을 예방하는 것이다.

심장판막이 제대로 닫히거나 열리지 못하면 혈류에 영향을 미친다. 판막이 협착되면 개구부가 좁아져 있어 혈액을 제대로 유출시키지 못한다. 판막이 완전히 닫히지 못하는 경우 반대 방향으로 역류된다.

판막성 심질환은 증상의 정도에 따라서 외과적 치료나 판막 교체를 통한 문제를 개선이 필요하다. 폐동맥판막과 삼첨판막 부전은 빈도가 낮으며 증상이나 합병증이 별로 없다.

가. 승모판협착(Mitral stenosis)

① 정의

승모판협착의 경우 판막의 개구부가 좁아져 좌심방에서 좌심실로의 혈류가 방해를 받는다. 일반적으로 승모판협착은 서서히 진행되며 노년기에 갑자기 악화된다. 승모판협착의 가장 흔한 원인은 류마티스성 심질환이며 예방이 가능하다. 지역사회간호사는 베타용혈성 연쇄상구균에 감염된 사람을 발견하면 적절한 진단과 중재를 받을 수 있도록 해야 한다.

② 병태생리

정상적으로 승모판막이 열리면 직경은 손가락 3개 정도의 너비이다. 심하게 협착된 경우 개구부는 연필 정도의 너비로 줄어든다. 판막이 좁아져 좌심실로 혈액의 유입이 느려지므로 좌심방 압력은 상승하게 된다. 좌심방은 증가된 혈액량으로 인하여 확장되고 비대된다. 심방의 혈류가 느리므로 응고 혈전과 혈전색전이 유발된다. 폐정맥으로부터 유입되는 혈류량 또한 정체되므로 폐정맥압은 상승하고 순환은 정체된다. 결과적으로 폐고혈압과 우심실 및 우심방 비대가 유발된다.

③ 증상 및 징후

증상은 판막 개구부가 정상 크기의 1/3~1/2 정도로 감소된 이후에 나타난다. 운동 시 호흡곤란(DOE)이 폐울혈로 인해 초래된다. 심박출량의 감소로 인해 점차 피로를 느낀다. 발작성 야간성 호흡곤란(PND)과 심방세동이 나타날 수 있다. 심한 승모판협착의 경우 휴식 시 호흡곤란이 나타나기 쉽다. 기타 증상으로 심한 기침, 폐정맥 파열로 인한 객혈, 심계항진, 기좌호흡, 호흡기 감염의 재발 등이 있다. 말기에는 말초부종과 복수를 포함하는 우심부전 증상이 나타난다.

④ 치료

내과적 치료의 목표는 협착된 판막을 변화시킬 수 없으므로 증상관리에 초점을 둔다. 항부정맥제와 전기적 심장리듬전환술(electrical cardioversion)이 동성 리듬을 회복하기 위해 사용되며 심방세동이 지속된다면 항응고제를 사용한다. Digoxin, beta blocker, calcium channel blocker가 심실세동을 조절하기 위해 사용된다. 이뇨제를 통해 폐울혈을 감소시킨다.

운동 시 심박동수가 증가되면 증상이 나타나고 더 악화될 수 있다. 임신이나 폐감염 등 신체의 스트레스 상황에서 증상이 촉발되기도 한다. 승모판협착증 환자는 스트레스 활동이나 격렬한 운동은 피하도록 한다. 승모판협착으로 이완기 동안 좌심방에서 좌심실로의 혈류가 감소한다. 심박수가 증가하면 이완기가 짧아져 심방에서 심실로 혈류량이 더욱 감소되어 심박출량은 감소하고 폐동맥압은 증가한다. 증상이 악화되면 경피적인 중재술이나 수술이 고려되어야 한다.

a. 경피적 승모판막 성형술 (Percutaneous mitral valvuloplasty)

경피적 승모판풍선판막 성형술은 승모판 협착에서 첨판이 심하게 석회화되지 않은 경우 증상을 완화하기 위하여 시행한다. 수술 대신 시행하는 이 시술은 폐쇄의 심각성에 따라 결정된다. 좌심방혈전이나 심각한 승모판막 역류, 기타 개흉술이 필요한 심질환에서는 적용되지 않는다. 가이드와이어를 경피적으로 대퇴정맥에서 우심방으로 진입시켜 중격을 침투한 다음 승모판을 그림 4-28과 같이 통과하도록 한다. 풍선 도관이 승모판막을 가로질러 위치하도록 하고 풍선을 반복적으로 팽창시킨다. 팽창된 풍선이 판막소엽의 접합부위를 분리시키므로 판막입구가 넓어진다. 시술 후 판막이 넓어지면 도관을 제거한다. 삽입 부위에 모래주머니를 올려놓고 출혈을 관찰한다. 이 시술 후 일부에서는 판막이 과도하게 넓어져 승모판역류가 발생할 수 있다.

b. 판막대치술(Mitral valve replacement)

외과적 판막대치술은 협착이 경피적 시술로 해결되지 않고 승모판역류가 부가적으로 수반되거나 할 때 시행한다. 드물게, 개방형 승모판 경계절개술(open mitral commissurotomy)을 시행하여 판막이 석회화되지 않은 경우 붙어버린 첨판을 분리하여 승모판 개구부 직경을 넓힌다. 일부에서는 이 경계절개술을 통해 치료될 수 있지만 대부분의 경우 심각한 석회화로 진행되어 판막대치술이 필요하다.

나. 승모판역류(Mitral regurgitation)

① 정의

승모판역류는 수축기 동안에 판막이 제대로 닫히지 못하여 혈류가 심실에서 심방으로 역류되는 현상을 말한다. 이는 판막첨판, 승모판륜, 건삭, 유두근 등의 변형으로 인해 발생할 수 있다.

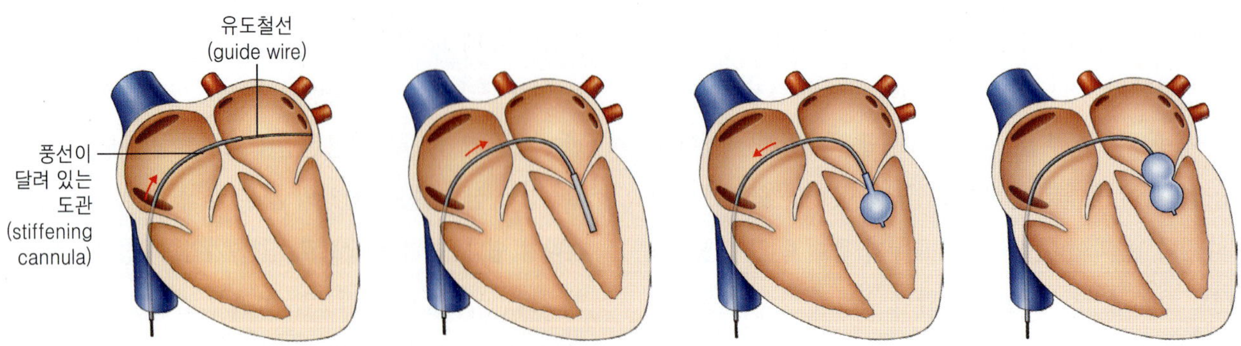

그림 4-28. 임의 삽입: 경피적 승모판막 성형술.

② 병태생리

승모판막 첨판이 두꺼워지고, 섬유화가 진행되고, 수축되면 제대로 닫히기 어렵게 된다. 매 심박동마다 수축기에 혈액이 심방으로 밀려가게 된다. 좌심방 쪽으로 혈액이 역류되면 좌심방 압력을 상승시키며 폐로부터 오는 혈액도 더해지면서 증가되는 용량을 수용하기 위해 좌심방은 비대되고 확대된다. 또한 심박출량을 유지하기 위하여 보상적으로 좌심실비대가 진행된다. 좌심실에서 좌심방으로 되돌아오는 혈액으로 인하여 폐로부터 심방으로 유입되는 혈액량이 감소되어 폐정맥압이 상승하게 된다. 폐울혈은 폐동맥압을 상승시키고 우심실에도 영향을 미쳐 우심실비대와 우심부전을 초래한다.

③ 증상 및 징후

만성적으로 승모판역류는 수년간 증상이 없이 진행되다가 서서히 증상이 나타나게 된다. 심박출량은 감소하고, 피로, 빈맥, 허약감이 나타날 수 있다. 기좌호흡, DOE, PND는 폐울혈의 결과로 초래된다. 심계항진은 좌심실의 과역동적인 상태와 심방세동으로 인한 증상이다. 말초부종과 부종은 우심실 문제로 인해 나타난다. 급성 승모판역류의 경우 심각한 좌심부전으로 나타난다. 환자들은 흉통과 함께 갑작스런 호흡부전을 보인다.

④ 치료

치료의 목표는 좌심방으로 역류되는 양을 감소시키고, 심박출량을 증가시키며, 폐울혈을 감소시키는 것이다. 만성적인 승모판역류에서는 후부하 감소를 위하여 ACE 억제제, nitrates, hydralazine를 사용한다. 혈관확장제와 이뇨제 사용 및 sodium 제한 등으로 전부하를 감소시킨다. 드물게 digoxin을 통해 수축력은 증가시키고 심박수를 느리게 하여 심실 충만을 증가시킨다. 심방세동이 있는 경우 항응고제를 시작한다. 급성의 심각한 승모판역류의 경우 혈관확장제를 정맥주사하고 대동맥내 기구 반대박동(intra-aortic balloon counterpulsation)으로 수술까지 후부하를 감소시키기 위해 노력한다. 내과적 노력에도 불구하고 증상이 악화된다면 좌심실 기능이 악화되기 전에 판막 성형술이나 판막 대치술과 같은 외과적 수술을 고려해야 한다.

- 외과적 치료: 판륜 성형술(annuloplasty), 소엽 수술(leaflet repair), 건삭 성형술(chordoplasty)

승모판역류의 외과적 치료 방법으로 판륜 성형술, 소엽 수술, 건삭 성형술 등이 시행될 수 있다. 판륜 성형술은 판막 역류를 치료하기 위해 판막 개구부의 직경을 좁히는 방법이다. 판륜 성형술에서는 고리형 보철물이 판막의 섬유성 환륜과 소엽에 봉합되어 그림 4-29와 같이 알맞은 크기가 된다.

소엽 수술은 그림 4-29와 같이 과잉의 소엽조직을 제거하고 늘어나거나 찢어져 손상된 소엽을 심낭이나 합성물질을 덧대어 보수한다. 소엽 수술 후 판륜 성형술이 시행되기도 한다. 승모판막소엽은 자주 건삭 성형술이 동반된다.

다. 대동맥판막협착(Aortic valve stenosis)

① 정의

대동맥판막협착의 경우 좌심실에서 대동맥 사이의 판막이 좁아져 혈액의 유출을 방해하게 된다.

② 병태생리

판막의 개구부는 점진적으로 좁아지므로 협착은 수년 또는 수십 년에 걸쳐 진행된다. 좌심실은 이를 극복하기 위하

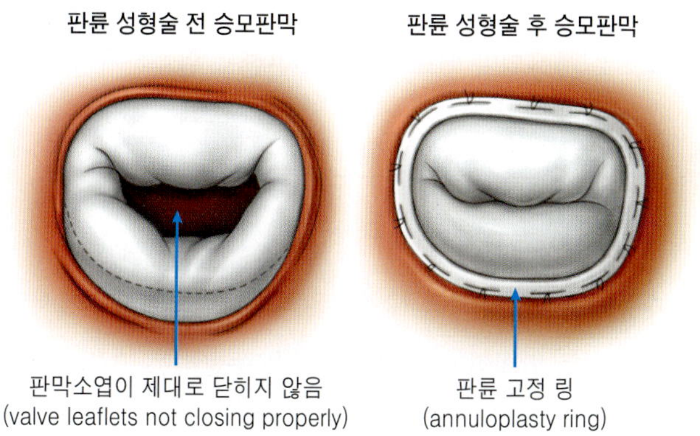

그림 4-29. 판막소엽 절제 및 링 판륜 성형술을 사용한 재건술.

여 정상보다 천천히 강력하게 수축하여 좁아진 개구부를 통하여 혈액을 힘 있게 쥐어짠다. 이로 인해 좌심실 압력은 상승하고, 심실벽은 비대되며 확장된다. 이로 인해 좌심실부전이 뒤따르게 된다. 이는 좌심방 압력을 상승시키고, 폐울혈이 발생하며, 궁극적으로 우심부전으로 진행된다.

③ 증상 및 징후

대동맥판막협착은 수십 년간 무증상으로 진행될 수 있다. 대동맥판막협착 시 나타나는 3대 증상은 좌심실비대로 인한 협심증과 관상동맥혈류 감소, 좌심부전으로 인한 폐동맥압 상승, 심박출량 부족으로 인한 활동 시 실신 등이다.

신체검진에서 전율이나 진동을 대동맥 부위(우측 흉골연 두 번째 늑간)에서 느낄 수 있다. 진동은 좁아진 개구부를 혈류가 통과하면서 요동치기 때문에 나타난다. (S1에서)수축기 분출 잡음을 대동맥 부위에서 크게 들을 수 있으며 목으로 방사된다. 이는 좁아진 협착성 판막을 통하여 혈류가 통과하므로 발생된다.

④ 치료

a. 내과적 치료와 간호

대부분의 대상자들은 수년간 중재 없이 무증상으로 지낸다. 내과적 치료의 목적은 합병증을 예방하는 것이다. 협심증의 경우 질산염(nitrates)을 처방할 수 있지만 체위성 저혈압과 실신이 발생되지 않도록 주의해야 한다. 심각한 대동맥판막협착 시 과격한 운동은 피하고 견딜 수 있는 범위 내에서 운동을 지속하도록 한다. Digoxin은 좌심부전의 치료약으로 사용되며 이뇨제는 호흡곤란을 완화하기 위해 사용된다.

b. 대동맥판막 교정과 대치술

대동맥판막의 외과적 대치술은 대동맥판막협착증에서 결정적인 치료 방법이며 심각한 증상을 동반하는 경우에 시행하도록 하고 있다. 수술 시기는 질병의 진행에 따라 결정되지만 일단 협심증, 심부전, 실신이 진행되면 생존율이 심각하게 낮아지므로 이에 대해 주목하도록 한다.

증상은 있지만 외과적 수술을 원하지 않는다면 경피적 대동맥판막 풍선성형술을 시행하는 것이 좋다. 대동맥판막 풍선성형술이 석회화된 판막에 별로 이득이 없고 재협착률이 높다는 이유로 선호도가 떨어지고 있지만 대동맥판막협착을 동반하는 노인이나 임산부와 같이 수술이 여의치 않는 경우 수술에 대한 대안으로 추천된다. 경피적 대동맥판막 풍선성형술을 위해서 대동맥판막으로 풍선카테터를 삽입하여 좌심실로 유입시킨다. 풍선을 확장시키면서 환륜을 분리시켜 개방하고 판막고리는 신전된다. 합병증은 대동맥 역류, 색전, 심실천공 대동맥판 환륜 파열, 심실성 부정맥, 승모판막 손상, 카테터 삽입 부위 출혈 등이 있다.

라. 대동맥판막역류(Aortic regurgitation)

① 정의

대동맥판막역류는 대동맥부전증이라고도 하며 혈류가 뒤로 향하여 이완기 동안 대동맥에서 좌심실 안으로 혈액이 역류하는 것을 말한다.

② 병태생리

대동맥판막이 불완전하게 닫히게 될 경우 이완기 동안 대동맥에서 좌심실로 혈액이 되돌아온다. 이것이 좌심방에서 유입되는 혈액에 더해져 좌심실은 혈액량 과다를 수용하기 위하여 비대해진다. 심박출량을 유지하기 위하여 심실은 확대되고 비대된다. 하지만 질환이 진행되면 심근의 수축력과 심박출량은 감소한다.

③ 증상 및 징후

대동맥역류는 수년간 증상 없이 지내지만 질병이 진행되면 1회 박동량 증가로 인한 증상은 명확해진다. 특별히 누운 자세에서 심계항진이 심해지고 경정맥 맥박이 눈에 띄는데, 이는 비대된 좌심실로부터 박출되는 혈액의 힘과 용량이 증가하기 때문이다. 증상이 악화되면 호흡곤란, 피로, 협심증, 기좌호흡, 폐울혈이 나타나고 심예비력이 심각하게 감소되며 좌심부전이 나타난다.

수축기압과 이완기압의 차이로 인하여 맥압이 넓어진다. 기타 대동맥역류의 특징은 맥박이 날카롭게 뛰다가 빠르게 허탈되는 water-hammer(Corrigan) pulse가 들리는데 이는 좌심실 압력의 증가와 감소된 말초저항으로 수반된다. 하지에 수축기혈압이 상지보다 높게 나타난다. 고음의 바람소리가 점차적으로 감소하는 이완기 심잡음(S2에 들림)이 좌측 흉골연 3~4번째 늑간에서 들린다.

④ 치료

a. 내과적 치료와 간호

내과적 관리의 목표는 질병의 진행을 늦추고 합병증을 예방하며 적절한 시기에 수술을 받도록 하는 것이다. 후부하 감소를 위하여 혈관확장제를 사용하여 좌심실의 용적과 과잉의 압력을 낮춘다. 칼슘차단제는 심근의 수축력을 저하시키므로 금기이며 서맥을 유발할 수 있다. 베타차단제는 보상성 빈맥에 사용하면 안 된다. 좌심실 기능 저하가 나타나면 대동맥판막 대치술을 권유한다. 급성 대동맥역류는 외과적 응급상황이다.

b. 판막 재건 및 대치술 절차

판막질환을 가진 대부분의 대상자는 증상이 나타나거나 심실에 기능부전이 올 때까지 내과적으로 관리한다. 하지만 약물로는 판막질환을 치료할 수 없다. 상태가 악화되거나 약물이 증상을 조절할 수 없다면 경피적 중재술이나 수술을 통하여 판막을 교정하거나 교체해야 한다.

판막 대치술은 경피적으로 또는 외과적으로 시행될 수 있다. 협착된 판막에 대한 경피적 풍선확장술은 외과적 대치술이나 교정술 외의 새로운 방법으로 추천된다. 판막 대치술은 판륜이나 소엽이 석회화되어 유연하지 않아 판막 재건술이 적절하지 않을 때 시행한다.

c. 판막 대치술의 유형

두 가지 종류의 판막보철물이 있는데 기계판막과 조직판막이다. 기계판막의 장점은 내구성이 뛰어나다는 점이지만 혈전이 형성되므로 항응고제를 사용해야 한다는 것이 주된 단점이다. 조직판막은 항응고제가 필요 없지만 내구성이 떨어진다. 나이, 생활양식, 병력, 판막의 위치에 따라 어떤 판막을 사용할지 결정한다.

ㄱ. 기계판막

기계판막은 내구성이 있으므로 기대수명이 15년 이상인 젊은 층에게 주로 사용하며 또한 신부전, 심내막염, 폐혈증이 있는 경우 조직판막만큼 감염되지 않으므로 추천된다. 기계판막의 주된 합병증은 혈전성 색전증이므로 장기간 항응고제를 사용해야 한다. 또한 기계판막으로 인하여 용혈이 나타나 임상적으로 심각해질 수 있다.

ㄴ. 조직판막

조직판막은 기계판막보다 내구성이 떨어지지만 가임여성과 같이 항응고제 사용이 금기이거나 피해야 할 경우 사용한다. 또한 노인이나 어린이, 약물요법을 잘 이행하기 어려운 환자, 출혈질환 환자에 조직판막을 권유한다. 사람을 통한 동종이식이나 소나 돼지의 것을 사용하는 이종이식이 있다.

5) 심장계 건강문제를 가진 대상자의 사례와 간호과정

환자 사례: 심근증 환자

45세 여성 김 씨는 허약감과 호흡곤란을 주호소로 입원하였다. 주로 계단을 오르거나 힘든 일을 할 때 숨이 차다고 호소하였고, 기좌호흡과 발작성 야간성 호흡곤란이 나타났다. 특히 잠잘 때 숨이 차서 베개를 여러 개 쌓아 놓고 자며, 실신 현상도 나타나는 것으로 사정되었다. 의사는 김 씨에게 심근증이라는 진단을 내렸으며 이뇨제와 염분제한식이, 베타차단제, ACE억제제를 처방하였다.

간호진단	#1. 심근증에 의한 구조적 장애와 관련된 심박출량 저하
간호목표 (기대되는 결과)	심박출량을 증진시킨다.

간호중재	이론적 근거
1. 호흡곤란을 완화하기 위하여 누운 자세보다 의자에 앉아서 다리를 아래로 내려뜨리는 자세를 취할 것을 권한다.	앉아 있게 되면 정맥혈이 하지에 모여 있어 전부하를 감소시키므로 호흡곤란을 완화시킬 수 있다.
2. 활동 시와 휴식 시의 산소포화도를 측정하여 보조산소가 필요한지 살펴보며 비강 캐뉼라를 통해서 산소를 투여한다.	심박출량이 감소된 상황에서 적절한 산소화 유지를 위하여 보조산소를 투여한다.
3. 환자를 따뜻하게 하고 자주 체위를 변경해 준다.	신체를 따뜻하게 하여 혈관이 수축되지 않도록 하며 체위 변경을 통하여 혈액순환을 활성화시키기 위함이다.
4. 적절한 심박출량을 유지하기 위하여 처방된 약물을 정확한 방법으로 복용하도록 돕는다.	a) 이뇨제는 비대성 심근증에서 전부하를 감소시키므로 사용하지 않는다. b) Digoxin 독성으로 인하여 혈중농도를 면밀하게 관찰해야 하며 저칼륨혈증에 빠지지 않도록 주의한다.
5. 저염식이의 중요성을 인지하고 식품을 선택하고 섭취하도록 한다.	체액량 과다의 경우 호흡곤란이 악화되기 때문이다.
6. 비대성 심근증 대상자의 경우 탈수되지 않도록 주의하도록 교육한다. 4시간 간격으로 배뇨가 이루어지는지, 소변량과 색깔을 살펴보도록 한다.	최소 4시간마다 소변을 보지 않거나, 소변이 진한 노란색이라면 수분섭취량을 늘리도록 하여 탈수가 되지 않도록 교육한다.
7. 매일 체중을 측정한다.	이뇨제에 반응하는지 살펴보기 위함이다.

평가 (기대되는 결과)	– 심기능을 유지 증진시킨다. – 심박수와 호흡수 측정 결과 정상 범위이다. – 호흡곤란이 감소되고 가스 교환이 원활하게 유지 증진되어 편안하다. – 체중 증가가 없으며 체중 유지가 적절하다. – 말초혈류가 유지 증진되었다.

6) 심장계 건강문제 관련 연구

카테터를 이용한 절제술이 심방세동 환자의 좌심방 크기와 기능에 미치는 효과

배경

심방세동(AF)에 대한 치료방법으로 카테터를 이용한 전도로 절제술(catheter ablation)은 매우 중요한 치료적인 방법이지만, CA 후 좌심방 기능에 대한 변화에 대한 결과가 심방세동 유형에 따라 다르게 보고되고 있어 이 고찰을 통해 심방세동(AF) 환자에게 적용한 CA의 효과를 분석하고 좌심방 크기와 기능을 분석하고자 하였다.

결론

2,040명의 환자에게 적용된 25개의 연구가 meta-analysis에 사용되었다. 결론적으로 AF 환자에게 CA 시술은 좌심방 직경과 좌심방 용량이 유의하게 감소되었으며, 지속적인 심방세동(persistent AF) 환자에게는 좌심방 박출계수(LA ejection fraction)에는 의미 있는 변화가 없었으나 발작적인 심방세동(paroxysmal AF)을 보이는 환자에 있어서는 좌심방 박출계수(LA ejection fraction)가 의미 있는 감소를 보이는 것으로 나타났다.

Xiong B, Li D, Wang J, Gyawali L, Jing J, Su L (2015). The effect of catheter ablation on left atrial size and function for patients with atrial fibrillation: An updated meta-analysis. PLoS ONE 10(7): e0129274. doi:10.1371/journal.pone.0129274.

심도자법을 받고 있는 이란 여성들의 불안, 활력징후 그리고 심부정맥의 치료적 접촉 효과

연구목적

심도자법을 받고 있는 이란 여성들의 불안, 활력징후 그리고 심부정맥에의 치료적 접촉(TT)의 효과를 확인하기 위해 시도되었다.

계획

이 연구는 유사실험으로 진행하였다. 참여자들은 환각, 불안이나 다른 심리적 문제를 가진 병력이 없었으며, 의식이 있는 상태였고 적어도 6학년 정도의 글을 읽고 쓰는 능력을 갖고 있었다. 참여자들은 무작위로 중재군(n=23: 접촉요법을 10~15분 받음), 위약군(n=23: 모의요법을 10~15분 받음), 그리고 통제군(n=23: 어떤 요법도 받지 않음)으로 나눠졌다. 자료들은 Spielberger의 불안검사, 심부정맥검사표 그리고 활력징후기록지를 통해 얻었다.

연구결과

69명의 여성들의 나이는 35~65세였으며, 치료적 접촉은 상태불안지수를 $p<0.0001$로 유의미하게 낮췄지만 특성 불안지수는 p=.88로 차이가 거의 없었다. 또한 심실성 기외수축(p=.01)을 제외한 모든 심부정맥의 발생률을 $p<0.0001$로 낮췄다. 중재군에서는 위약군과 통제군에 비해 활력징후가 $p<0.0001$로 조절되었다.

결론

치료적 접촉(theapeutic touch)은 이란의 여성 대상자들이 심도자법을 받는 등의 긴장된 상황에서 상태불안을 관리하고, 활력징후를 조절하며, 심부정맥 발생률을 낮춰 주는 데 효과적인 방법으로 나타났다.

Zolfaghari M, Eybpoosh S, Hazrati M (2012). Effects of therapeutic touch of anxiety, vital signs, and cardiac dysrhythmia in a sample of Iranian women undergoing cardiac catheterization. Journal of Holistic Nursing, 2012 Dec; 30(4): 225-34.

CHAPTER

5 혈관계 대상자 관리

1. 혈관계 대상자 간호

1 혈관계 대상자 간호

학습목표

1. 혈관계(동맥계, 정맥계, 모세혈관, 림프계)의 구조와 생리기전, 혈압조절기전을 이해한다.
2. 노화에 따른 혈관계(동맥계, 정맥계, 모세혈관, 림프계)의 변화를 설명한다.
3. 고혈압의 병태생리를 설명한다.
4. 혈압 기준에 따라 고혈압을 분류한다.
5. 고혈압의 증상과 징후를 설명한다.
6. 고혈압 간호문제에 적절한 간호진단을 도출하고 우선순위를 결정한다.
7. 고혈압 간호문제에 대한 간호중재를 수행한다.
8. 고혈압 약물의 투여 목적, 작용 및 간호 시 주의사항을 설명한다.
9. 고혈압치료식이를 교육한다.
10. 동맥질환(동맥경화, 대동맥류, 말초동맥질환 등)의 병태생리를 설명한다.
11. 동맥질환(동맥경화, 대동맥류, 말초동맥질환 등)의 증상과 징후를 설명한다.
12. 동맥질환(동맥경화, 대동맥류, 말초동맥질환 등) 간호문제에 적절한 간호진단을 도출하고 우선순위를 결정한다.
13. 동맥질환(동맥경화, 대동맥류, 말초동맥질환 등) 간호문제에 대한 간호중재를 수행한다.
14. 동맥질환(동맥경화, 대동맥류, 말초동맥질환 등) 간호문제의 장·단기 목표에 따른 간호수행의 결과를 평가한다.
15. 정맥질환(심부정맥혈전증, 정맥류 등)의 병태생리를 설명한다.
16. 정맥질환(심부정맥혈전증, 정맥류 등)의 증상과 징후를 설명한다.
17. 정맥질환(심부정맥혈전증, 정맥류 등) 간호문제에 적절한 간호진단을 도출하고 우선순위를 결정한다.
18. 정맥질환(심부정맥혈전증, 정맥류 등) 간호문제에 대한 간호중재를 수행한다.
19. 정맥질환(심부정맥혈전증, 정맥류 등) 간호문제의 장·단기 목표에 따른 간호수행의 결과를 평가한다.
20. 림프부종에 대한 간호를 수행한다.

용어

- 가성 동맥류(pseudoaneurysm)
- 간헐적 파행증(intermittent claudication)
- 고혈압(hypertension)
- 대동맥박리(aortic dissection)
- 동맥류(aneurysm)
- 동맥질환
- 동맥폐색질환(arterial occlusive disease)
- 레이노증후군(Raynaud's disease)

- 림프관염(lymphangitis)
- 림프부종(lymphedema)
- 림프질환
- 말초동맥장애(peripheral arterial disease)
- 말초혈관질환(peripheral vascular disease; PVD)
- 발목상완지수(ankle brachial index; ABI)
- 버거알렌운동(Buerger–Allen exercise)
- 복부대동맥류(abdominal aortic aneurysm; AAA)
- 전기적 저항혈량측정법(impedance plethysmography; IPG)
- 정맥류(varix, varicose vein)
- 죽상경화성 협착증(atherosclerotic stenosis)
- 죽종제거술(atherectomy)
- 중심정맥카테터(central venous catheter)
- 통증(pain)
- 파행증(claudication)
- 폐색성 혈전혈관염(thromboangiitis obliterans)
- 하지장애
- 혈관경(angioscopy)
- 혈관조영술(angiography)
- 혈전용해술(thrombolysis)

1) 혈관계 해부생리

(1) 혈관의 구조

가. 혈관의 일반적 구조

모세혈관을 제외한 모든 혈관은 내막(속막, tunica intima), 중막(중간막, tunica media), 외막(바깥막, tunica adventitia)의 3개 조직층으로 이루어진다. 내막은 가장 안쪽에 위치하며 얇고 느슨한 결합조직 위에 편평상피세포(squamous epithelial cells)가 밀집되어 있어, 편평한 혈관 표면을 형성하여 혈액이 쉽게 흐르도록 한다. 중간층은 평활근과 탄력조직, 교원질로 이루어진 두꺼운 층으로 근육의 수축과 이완작용을 통하여 혈관의 직경을 조절하는 층이다. 외막은 혈관을 지지하는 얇은 결합조직으로 구성되어 있으며 혈관세포에 영향을 공급하는 작은 동맥과 정맥인 혈관벽혈관(vasa vasorum)이 있다(그림 5-1).

나. 혈관의 분류

혈관은 대동맥(aorta), 동맥(artery), 세동맥(arteriole), 모세혈관(capillary), 세정맥(venule), 정맥(vein), 대정맥

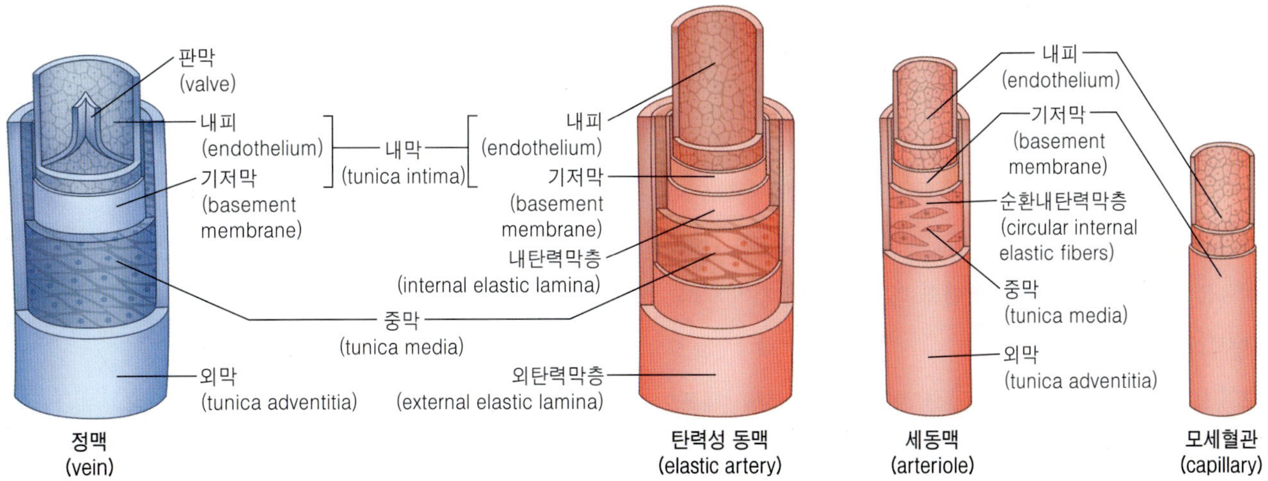

그림 5-1. 혈관의 구조.

(vena cava)으로 이루어진다. 대동맥은 직경 2~3cm의 매우 탄력적인 조직층으로 구성되어 좌심실 수축 시 박출되는 혈액을 탄력적으로 수용하며 혈압의 직접적인 에너지가 결정되는 곳이다. 동맥은 대동맥에서부터 이어져 수mm 이하의 직경까지 이어지며 5~100㎛의 세동맥과 연결되어 신체 각 부위의 모세혈관으로 연결된다. 모세혈관은 내막으로만 구성되어 있으며 5~10㎛ 직경으로 동맥측 모세혈관과 정맥측 모세혈관으로 이루어진다. 직경 10~100㎛의 세정맥은 모세혈관으로부터 혈액을 받아 정맥으로 이어지며 세정맥과 정맥 내에 있는 혈액의 양은 총 순환혈량의 약 75% 정도이다. 정맥은 표재성 정맥(superficial vein)과 심부정맥(deep vein)으로 구분할 수 있으며 이 둘의 정맥이 연결되거나 합쳐지는 통로가 되는 정맥을 교통정맥(communicating vein)이라고 한다. 주로 상지나 하지의 정맥에는 혈액의 역류를 방지하기 위한 판막이 존재하며 머리, 목, 간, 신장, 폐, 자궁 등의 정맥과 간문맥에는 판막이 존재하지 않는다. 대정맥은 상대정맥(superior vena cava)과 하대정맥(inferior vena cava)으로 이루어져 있으며, 머리와 상지, 체부를 순환한 혈액은 상대정맥으로, 하지와 간, 신장, 골반 등에서 심장으로 돌아오는 정맥혈은 하대정맥을 통하여 전달된다(그림 5-2).

(2) 혈관의 기능

혈관계는 약 5L의 혈액이 폐순환(pulmonary circulation)과 체순환(systemic circulation)을 거치며 동맥혈을 통하여 영양소와 산소 및 기타 구성 성분을 조직세포에 공급한 후 정맥혈을 통하여 대사산물을 제거하는 통로의 역할을 한다.

혈관근육의 이완 및 수축은 혈관저항에 직접적으로 관여하며 이는 혈관의 내부 직경, 혈액의 점도, 혈관의 길이에 따라 혈류에 영향을 준다.

모세혈관에서는 확산(diffusion), 여과(filtration), 세포흡수작용(pinocytosis) 등을 통하여 혈액과 조직세포 간의 영양분과 노폐물 교환이 이루어진다.

혈관을 통한 혈류의 국소조절이 적절히 유지되는 경우 신체 각 조직은 대사요구량 및 산소요구량에 맞는 혈류량을 공급받게 된다. 이는 경동맥소체(carotid body)와 대동맥토리(aortic body)에 있는 화학수용체에서 반응하여, 압수용체반사라는 음성 회환기전에 의해 동맥압 조절이 이루어진다.

2) 혈관계 건강사정

(1) 건강력

혈관 관련 질환은 순환계와 밀접한 관련이 있으므로 혈관장애 및 순환계장애를 줄 수 있는 상황들을 같이 확인해야 한다. 동맥질환이 있는 경우 간헐적 파행증이나 발기부전 등을 호소할 수도 있으며, 정맥질환의 경우 하지부종이나 정맥류, 정맥염 등의 질환이 발생할 수 있으며 운동이나 휴식과 관련이 적은 통증 등이 있을 수 있다.

대상자의 영양상태나 음주·흡연 여부, 오래 서 있는 직업이나 생활양식, 심리상태나 스트레스 수준, 수면습관, 가족력 등도 사정한다.

(2) 신체사정(표 5-1)

가. 시진

피부색과 피부상태, 털의 분포, 정맥의 양상, 부종 여부, 근육위축 정도, 손톱 및 발톱의 상태, 궤양이나 발진, 양쪽 대칭 여부 등을 살펴본다.

① 모세혈관 충전 시간

모세혈관 충전 시간(capillary refill time)은 손톱 또는 발톱의 끝을 창백하게 되도록 누르고 뗀 후 정상 색으로 돌아오기까지 걸리는 시간으로, 3초 이내인 경우 정상으로 간주한다.

② 혈관 충만 시간

혈관 충만 시간은 하지의 동맥질환 여부를 확인하는 방법으로, 다리를 30~45° 상승시킨 후 창백해지기까지 걸리는

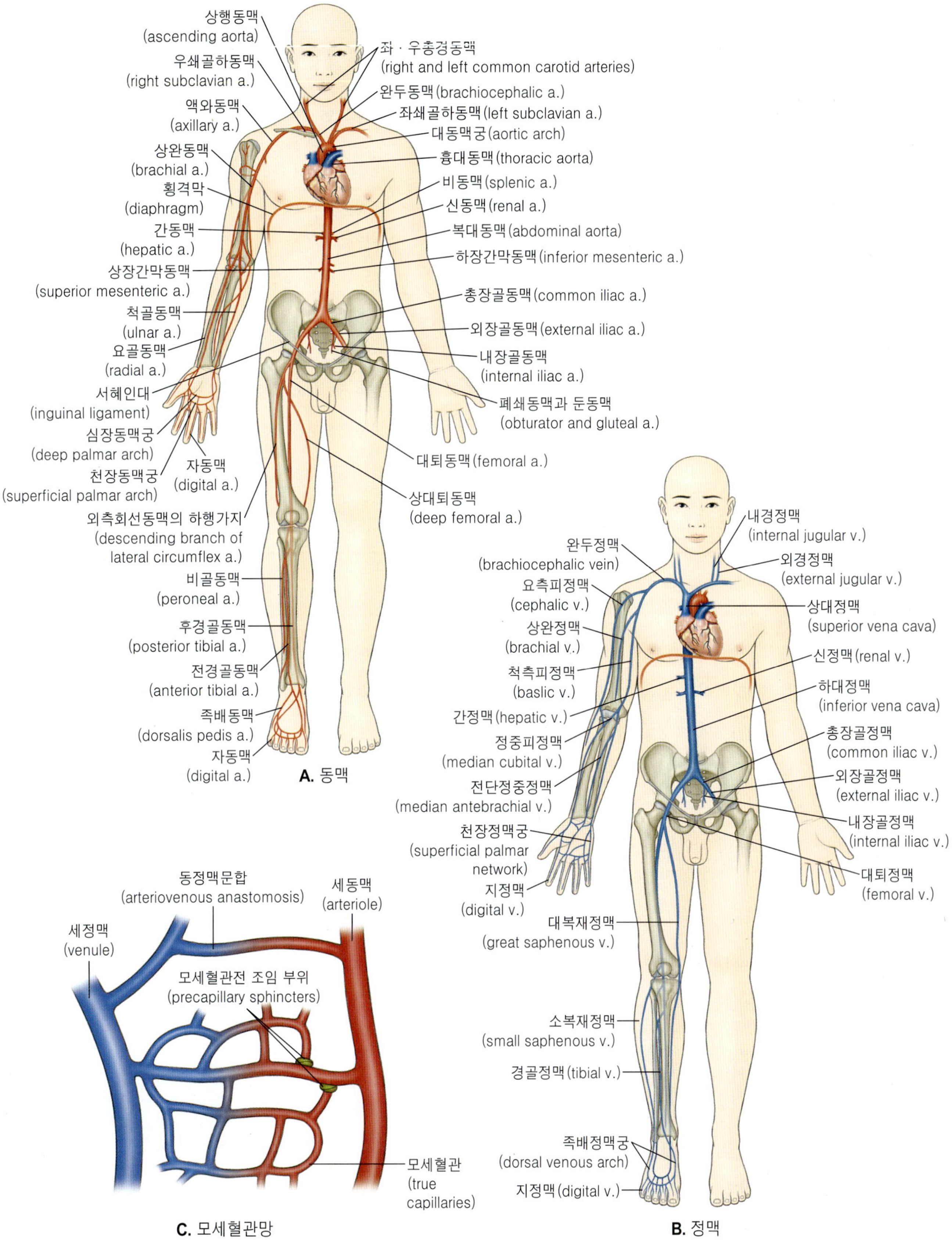

그림 5-2. 주요 동맥 및 정맥, 모세혈관망.

표 5-1 하지장애의 임상적 징후

증상 및 증후	동맥질환	정맥질환
통증	• 간헐적 파행증: 휴식 시 통증이 있거나 사지를 올릴 때 악화	• 둔통, 압박감 • 운동 시와 다리를 올리면 통증 감소 • 밤에 격심한 통증 • 오후나 저녁에 다리가 무거움
피부	• 만성일 때 털이 없음, 얇고 반짝이는 피부, 진균 감염 시 두꺼워진 발톱	• 갈색으로 변함 • 발톱은 정상
– 색깔	창백하고 의존성 발적	갈색으로 변함, 의존성 청색증
– 온도	차가움	변화 없거나 침범받지 않은 쪽보다 따뜻
감각	• 감각 저하: 저림, 무감각	• 소양증
맥박	• 감소되거나 없음	• 보통 정상이나 부종이 있을 때 촉지가 어려워짐
부종	• 있을 수 있으나 대부분 없음	• 보통 있으며 오후에 심해짐, 사지를 올리면 나아짐
근육 상태	• 만성 시 위축 있을 수 있음	• 정상
궤양	• 압박 부위, 외상 부위, 발가락 사이 혹은 말단 부위 특히 종관절 측부와 발가락에 작은 통증성 궤양	• 발목이나 하지 쪽에 가볍고 광범위한 표면의 통증성 궤양, 주변 피부가 갈색으로 변하고 섬유조직처럼 변함

시간을 관찰한다.

- 0: 60초 이상이 되어도 창백하지 않음
- 1: 60초에 창백함(60초 이상에서 창백함)
- 2: 30초에 창백함(30~60초 미만에서 창백함)
- 3: 30초 이내에 창백함(1~30초 미만에서 창백함)
- 4: 다리를 똑바로 펴고 누워 있어도 창백함

③ 역류 충전 검사

역류 충전 검사(trendelenburg test)는 복재정맥판막질환을 평가하기 위한 검사로 대상자를 누인 후 하지정맥이 비워질 때까지 다리를 90°로 들어 올린 후 대퇴 가운데를 표피정맥이 막힐 정도로만 지혈대로 편안하게 묶는다. 그 상태로 일어서게 하여 정맥이 아래에서부터 채워지는 시간을 확인한다. 정상인의 경우 30초 정도의 시간이 소요된다. 지혈대는 60초에 풀어야 하는데, 정상인에게서는 지혈대를 푼 후에도 정맥이 바로 채워지지 않으며, 채워지는 순서도 아래에서부터 채워진다. 그러나 지혈대를 푼 후 위에서부터 혈액이 빨리 채워지면 정맥 내 판막이상으로 혈액의 역류가 일어났음을 의미한다.

④ 부종

한쪽의 부종(edema)이 의심되는 경우 둘레를 측정하기도 하며 5초 정도 눌러 압점의 깊이를 확인하여 부종의 정도를 사정한다.

- 0: 부종 없음
- 1+: 정상 모양이며 누른 흔적은 약하게 발견
- 2+: 정상 모양이며 압점 깊이가 5mm
- 3+: 부종이 있으며 압점 깊이가 5~10mm
- 4+: 심한 부종이 있으며 압점이 1cm 이상

⑤ 곤봉형 손톱

곤봉형 손톱(clubbing finger)은 폐질환 등으로 인해 말초조직에 장기적인 산소공급이 부족한 상태로 손가락 끝이 곤봉처럼 뭉툭해지며, 손톱과 손톱바닥의 각도가 180° 이상

(정상인의 경우 약 160°)으로 증가하는 것이다.

나. 촉진

① 피부 온도

정상인 경우 양쪽 피부의 온도나 혈관장력이 동일해야 하나 표재성 혈관수축이 있는 경우 피부는 차고 창백하며 축축하다. 양쪽 혈관수축이 있는 경우는 흡연이나 낮은 주변 온도, 전신적인 동맥질환 등이 원인이 될 수 있으며, 한쪽 또는 국소적 혈관수축이 있는 경우는 말초혈관질환을 의심할 수 있다.

② 맥박

맥박사정 시 맥박 유·무, 횟수, 리듬, 질, 강도, 양쪽의 대칭성 등을 관찰한다.

- 0: 맥박이 없음
- 1+: 실낱같이 약함
- 2+: 정상
- 3+: 강하게 박동함

③ Allen test

Allen test를 하기 위해 요골동맥과 척골동맥을 동시에 압박하고 대상자에게 주먹을 꽉 쥐게 한 후 손을 펴면 창백해진다. 이후 요골동맥에서 손을 떼고 요골동맥의 폐쇄를 확인하는 데 6초 이내에 손의 색깔이 원래대로 돌아와야 한다. 동일한 방법으로 척골동맥의 폐쇄도 확인한다.

④ Homan 징후

혈전성 정맥염의 징후를 사정하는 것으로 발을 발등 쪽으로 젖힌 상태에서 장딴지근육의 통증 유·무를 확인한다. 그러나 혈전성 정맥염 대상자의 50% 정도만이 양성 반응을 나타내므로 Doppler 검사를 통해 혈전성 정맥염을 확진한다.

다. 청진

청진기를 이용하여 경동맥, 복부동맥, 대퇴동맥 등의 청진 시 느리고 희미한 소리인 경우 동맥의 부분적 폐쇄를 의심할 수 있으며, 복부 대동맥의 잡음은 복부대동맥류를 의심할 수 있다.

(3) 진단검사

가. 도플러 초음파 혈류검사 (Doppler ultrasound flow study)

도플러 초음파 혈류검사는 전자청진기를 이용하여 동맥과 정맥의 혈류 상태를 듣는 비침습적 감사로 맥박이 촉지되지 않는 경우에도 해당 혈관의 해부학적 위치에 도플러를 대고 측정할 수 있다. 정상인 경우 "휙휙" 하는 소리가 들리지만 폐쇄된 경우 느리고 희미한 소리가 난다.

나. 발목-상완 지수(Ankle-brachial index; ABI)

발목-상완 지수는 발목의 가장 높은 수축기압을 팔의 가장 높은 수축기압으로 나눈 값으로 사지의 전반적인 순환 상태를 평가하기 위한 검사이다. 정상인 경우 ABI는 1.0~1.2이며 0.9 이하는 말초동맥질환이 있음을 의미하며, 파행증이 있는 경우 0.5~0.7 정도이며 0.4 이하인 경우는 휴식 시에도 통증이 있는 심한 국소빈혈을 의미한다. 당뇨가 있는 경우 칼슘 침착으로 인해 ABI가 높아지므로 칼슘 침착이 덜 되는 발가락의 동맥을 이용한 발가락-상완 지수(toe-brachial index; TBI)가 더 신뢰성이 있다.

다. 간헐적 파행증(Intermittent claudication)

간헐적 파행증은 운동 시 주로 둔부나 장딴지 근육에 경련성 통증이 오고 휴식 시 통증이 완화되는 증상으로 동맥질환이 있는 경우 흔히 나타난다. 답차운동(treadmill exercise)이 가장 흔히 사용되는 방법으로, 대상자는 5~10분간 도플러혈류측정기로 발목의 혈압을 재는 동안 눕는다. 이후 일어나서 답차 위를 걷다가 통증이 발생하면 다시 누워 혈압을 잰다. 정상인의 경우 운동하는 동안에 팔이나 발목의 혈압이 상승하지만 파행증이 있는 경우 반대로 혈압이 하강한다. 이 외에도 대상자가 걷기 시작하여 통증이 발생할 때까지의 걸음 수를 세는 방법, 대상자가 1분간 120회 속도로 발판을 밟으며 6.3kg의 무게를 들게 하는 방법 등이 있다. 정상인의 경우 5~10분 경과 후 피로를 호소하지만 혈관질환자의 경우 수 초밖에 견디질 못한다.

라. 초음파 이중 스캔(Ultrasonic duplex scanning)

초음파 이중 스캔은 혈관폐쇄 부위를 국소화하여 정확한 폐색 부위를 찾아내고 혈관의 폐색 정도와 역류의 양을 평가하는 비침습적 검사이다. 심부정맥혈전증(deep vein thrombosis)의 진단에 가장 유용한 방법이다.

마. 전기적 저항 혈량측정법 (Impedence plethysmography; IPG)

전기적 저항 혈량측정법은 사지의 정맥 내 혈량 변화를 측정하기 위한 검사이다. 사지에 압력 커프를 감고 전극을 붙인 후 커프에 압력을 가하면, 전기적 저항이 증가하게 되어 정맥 혈류의 질을 평가할 수 있게 된다. 검사 시간은 30~60분 정도 소요되며 검사 부위를 심장보다 높게 위치시킨 채 앙와위로 누운 채 시행된다.

바. 혈관조영술(Angiography)

혈관조영술은 심도자실이나 방사선과의 특수검사실에서 무균상태로 실시되며, 국소마취하에 도관을 삽입하여 조영제를 동맥으로 주입시켜 동맥폐쇄, 혈관이상, 동맥류, 동맥혈류 등을 확인하는 검사이다. 검사동의서를 받아야 하며, 검사 전 2~6시간 전에 금식을 하고, 소량의 진정제를 사용할 수도 있다. 약 30~90분 정도의 시간이 소요되며 조영제 알레르기 등을 검사 전에 확인해야 한다. 검사 후 도관 삽입 부위는 압박 드레싱을 한 후 출혈이나 혈종이 발생하지 않는지 자주 관찰하며, 4~6시간 동안 원위부의 말초맥박을 사정해야 한다. 4~8시간 동안 안정을 취하게 하며 4~24시간 동안 조영제의 배출을 위해 정맥을 수액을 공급한다. 합병증은 조영제와 관련된 알레르기반응, 혈전증, 혈관 천공, 색전, 신부전, 가성 동맥류(pseudoaneurysm) 등이다.

3) 혈관계 건강문제의 일반적 간호중재

(1) 말초조직 관류 증진

말초조직 관류를 증진시키기 위하여 체위의 조정이나 말초혈관의 확장 등이 필요하다.

가. 체위

말초동맥질환이 있는 경우 수면이나 휴식 시 침상 머리를 15cm 정도 올려 사지로 혈액이 쉽게 전달될 수 있다. 말초정맥질환자의 경우 정맥 정체를 완화하기 위하여 다리를 자주 심장보다 높게 올리며 장시간 서 있거나 앉아 있는 자세를 피하도록 한다.

나. 보온

온요법은 말초혈관을 확장 및 순환 증진에 도움이 되므로 말초혈관질환자의 경우 보온은 반드시 필요하다. 추위를 느끼지 않도록 얇은 옷을 여러 겹 입도록 하며, 자주 따뜻한 물을 마시게 한다. 그러나 순환장애가 있는 경우 조직의 손상이나 화상이 발생할 수 있으므로 주의 깊게 관찰한다.

다. 혈관수축 예방

흡연, 정서적 흥분, 추위에 노출, 오한 등은 혈관을 수축시키므로 이러한 상황에 노출되지 않도록 한다.

라. 내·외과적 중재

교감신경절제술을 실시하여 말초혈관에 작용하는 말초신경을 절제하므로 세동맥을 이완시켜 혈류를 개선한다. 비수술적 방법은 피하주사로 요추 부위의 교감신경을 차단하여 피하 모세혈관의 혈류를 증진시킨다.

마. 혈관폐쇄의 예방

혈관폐쇄를 예방하기 위해 혈관확장제를 사용하기도 하나 당뇨병이 있거나 심한 혈관손상이나 경화에는 큰 효과가 없다. 오히려 비만조절, 콜레스테롤 제한 식이, 운동 등을 통하여 죽상경화 발생의 위험요인을 제거하는 것이 더 효과적이다. 아스피린과 같은 혈소판 작용 억제 약물은 혈관폐색을 예방하는 데 도움이 된다. 부동 상태인 경우 적절한 체위나 관절운동을 하며 헤파린과 같은 항응고요법이나 공기압박부츠를 신기도 한다.

바. 운동요법

처방된 운동 프로그램을 실시하며 발의 손상을 예방하기 위하여 적절한 운동화를 선택한다. 정맥순환부전 대상자는 정맥귀환을 증진하기 위하여 장딴지근육에 힘을 주었다 이완하는 방법을 가르친다. Buerger-Allen 운동은 혈관질환자에게 매우 좋은 운동 방법으로 하루에 4회, 한 번에 6세트씩 하도록 한다. 그러나 다리의 궤양, 안정시 통증이 있는 경우, 봉와직염, 심부정맥혈전증 및 괴사가 있는 경우는 이 운동을 하지 않도록 한다. 운동 방법(그림 5-3)은 (1) 발을 편한 의자 위로 1분 동안 올린다. (2) 편한 자세로 앉은 후 발을 양쪽으로 돌리고 발가락을 구부렸다 올렸다 하는 운동을 30초 동안 한다. 이때 발은 완전히 옅은 색이 되어야 하며 만약 발이 푸른색을 띠거나 통증이 있으면 발을 올리고 있도록 한다. (3) 1분 동안 다리를 바르게 하고 똑바로 눕는다.

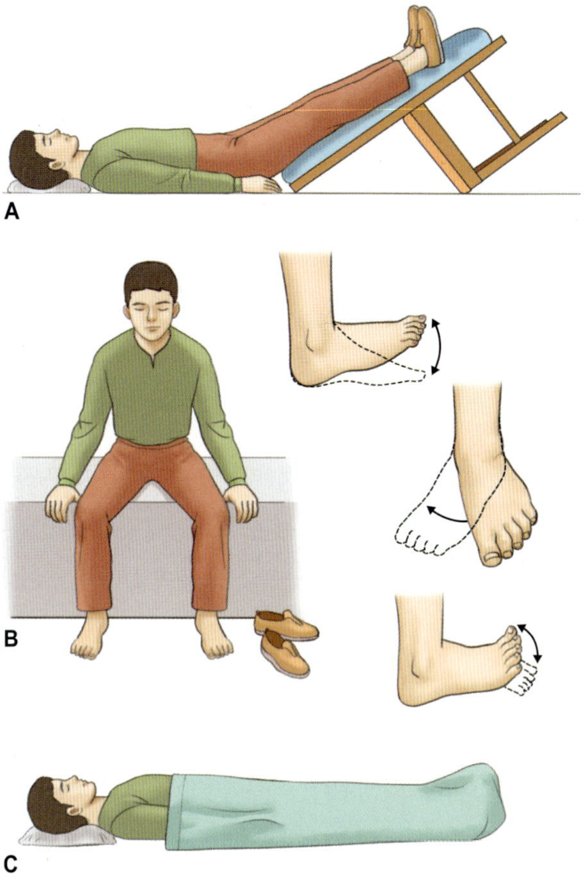

그림 5-3. Buerger-Allen 운동.

(2) 통증 예방

허혈성 통증은 만성적이고 지속되므로 대상자는 사회적 활동의 저하, 수면장애, 우울 등을 경험하게 되므로 통증 완화를 위해 측관술(bypass graft)이나 보온, 적절한 체위, 혈관확장제 투여 및 금연 등이 도움이 된다. 진통제를 사용할 수도 있으나 순환을 증진시키는 것이 더욱 도움이 된다.

(3) 피부손상 및 합병증 예방

순환부전으로 인하여 감염이나 궤양의 발병률이 높다. 특히 당뇨병이 있는 경우 치유가 매우 어렵고 심한 경우 사지절단을 하기도 한다. 동맥부전으로 인한 궤양인 경우 변연절제술을 시행한 후 베타딘과 식염수를 이용한 드레싱을 해주며, 감염이 없는 상태이면 습윤 드레싱이나 DuoDerm 같은 습윤 폐쇄 드레싱을 이용한다. 정맥 정체로 인한 궤양은 동맥부전에 의한 궤양과 유사한 간호중재를 시행하며 이 경우 재발률이 매우 높으며 완치가 어려우므로 평생 정기적인 병원 방문을 통한 관리가 필요하다. 또한 동맥부전에 의한 궤양이나 정맥 정체로 인한 궤양 모두 피부 이식이 필요할 수도 있다.

4) 혈관계 건강문제와 대상자 간호

(1) 동맥질환

말초혈관질환(peripheral vascular disease; PVD)은 동맥, 정맥, 림프 질환으로 구분된다. 동맥질환은 대동맥장애인 복부대동맥류와 대동맥 박리가 있다.

가. 대동맥장애(Aortic disorders)

동맥내 죽상경화증으로 혈관강이 좁아지고, 혈전증으로 혈관이 폐색되며 동맥류로 진전하거나 혈관이 파열할 수도 있다. 좁아진 동맥을 통해 혈액을 공급받는 장기의 영양결핍으로 인해 조직이 섬유화될 수 있다.

① 복부대동맥류(Abdominal aortic aneurysm)

a. 정의

동맥류(aneurysm)란 동맥이 영구적으로 확장된 상태를 의미한다. 동맥벽의 약해진 곳에서 방추형이나 주머니형 등의 형태로 나타난다. 동맥류는 형태로 구분된다. 가장 흔한 형태의 동맥류는 주머니형과 방추형 동맥류이다. 주머니형 동맥류는 혈관의 한쪽 면만 부풀어 오른 것이다. 만약 동맥의 전체가 이완된다면 방추형 동맥류로 발전한다. 동맥류의 정확한 원인은 밝혀지지 않았지만, 최근의 근거로는 죽상경화증과 고혈압이 해당된다. 복부대동맥류는 금속단백분해효소, 감염, 선천적으로 동맥벽 결합조직의 허약(marfan syndrome 혹은 Ehlers-Danlos syndrome), 진균 감염 혹은 드물게 손상에 의한 동맥벽의 손상에 의해 야기될 수 있다. 동맥경화성 동맥류가 가장 흔하게 발생하는 부위는 흉부대동맥과 복부대동맥, 장골동맥, 대퇴동맥과 슬와동맥이다. 부정맥(dysrhythmia, 비정상 리듬)은 심장의 리듬이 불규칙하거나 심박동수가 비정상적인 상태를 말한다.

동맥류의 특성을 보면 가성 동맥류, 진성 동맥류, 방추형 동맥류, 주머니형 동맥류, 박리상 동맥류, 동맥류 파열로 구분할 수 있다. 진성 동맥류는 동맥벽의 3층(내막, 중막, 외막)을 모두 포함하는 것이다. 낭상 동맥류(saccular aneurysm)는 약해진 부위 한쪽으로 튀어나온 형태이며, 방추상 동맥류(fusiform aneurysm)는 양방향으로 확장되는 형태이다. 박리상 동맥류(dissecting aneurysm)는 진성 동맥류는 아니지만 동맥벽의 분리된 막으로 혈종이 만들어진다. 가성 동맥류는 혈관벽이 파열되고, 새로 형성된 주머니에 혈괴가 고인다(그림 5-4).

b. 병태생리

복부대동맥류(abdominal aortic aneurysm)는 가장 흔한 퇴행성 동맥류이다. 50대 이상, 남성, 흡연, 가족력 그리고 고혈압이 위험요인이다. 복부대동맥류의 대부분은 신장동맥과 복부대동맥 분지 사이에 발생한다. 동맥류는 1년에 약 0.4cm씩 자란다. 만약에 복부대동맥류가 파열되면 치사율이 80% 정도 된다.

c. 증상 및 징후

대부분의 복부대동맥류는 전형적으로 무증상이다. 다른 이유 때문에 신체검사나 복부 혹은 허리 X선 검진 시 우연히 발견된다. 가장 흔한 임상증상은 대상자가 복부에 만져지는 덩어리가 있다고 호소하는 것이다. 특히 체격이 마른 경우 배꼽 근처에서 박동이 있는 복부 덩어리를 볼 수 있고

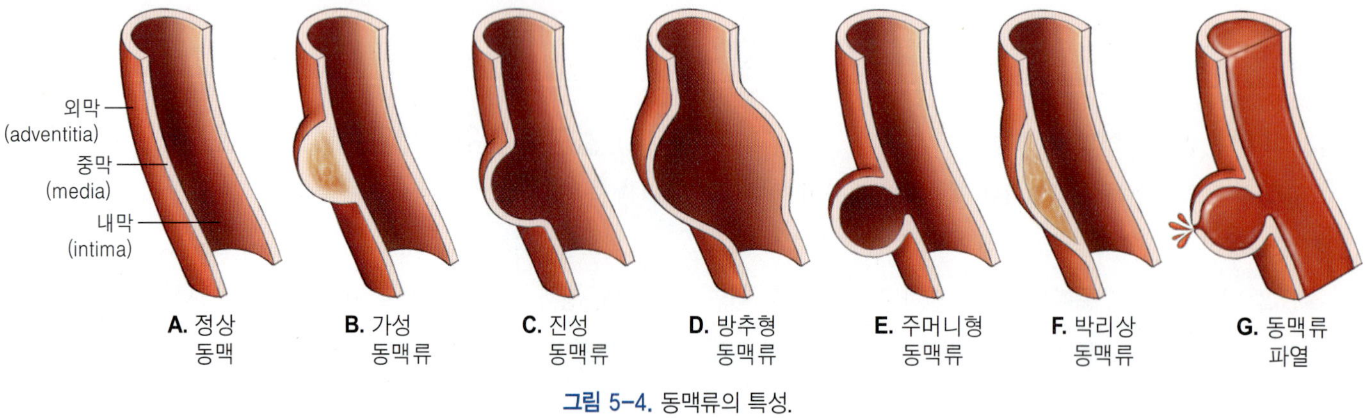

그림 5-4. 동맥류의 특성.

청진 시 잡음이 들릴 수 있다. 복부나 등 쪽의 통증이 있거나 없을 수도 있다. 지속적이거나 간헐적으로 나타나며 종종 복부 중앙이나 왼쪽 하복부의 통증을 호소한다. 다른 부분이 눌리면서 서혜부의 통증이나 옆구리의 통증이 생길 수도 있다. 기관, 기관지, 폐를 압박하여 호흡곤란을 초래하고, 빈번하고 발작적이며 쇳소리가 나는 기침, 쉰목소리, 협착음, 약해진 목소리, 무성증, 식도 압박으로 생기는 연하곤란 등이 있다. 가끔씩 사지에 붉은 점들이 생긴다거나 (mottling), 발끝에 생기는 색전으로 인해 이들이 복부에서 발생된 문제임을 암시해 주기도 한다. 복부대동맥류가 파열되면 급작스럽고 심한 등의 통증, 혈압이 떨어짐, 감소된 혈소판 수치가 나타난다. 복강으로 파열이 진행되면 매우 치명적이라 수술적 복구만이 환자를 살릴 수 있다.

d. 진단검사

가장 중요한 진단적 근거는 복부에서 박동성 덩어리를 확인하는 것이다. 이 동맥류는 비만한 사람만 아니면 촉진될 수 있다. 수축기성 잡음이 덩어리 너머 들릴 수도 있다. 초음파와 CT검사가 가장 정확한 진단검사법이다.

e. 치료

ㄱ. 내과적 관리

크기가 작은 동맥류는 매 6개월마다 크기의 변화가 있는지 보기 위해 초음파검사가 시행되고 항고혈압제를 복용하게 된다. 4~5cm 미만의 증상이 없는 복부대동맥의 경우에는 수술이 시행되지 않는다.

ㄴ. 약물치료

초음파로 동맥류의 크기가 안정적이라는 것을 확인한다면 혈압은 면밀히 검토한다. 증가된 이완기압, 크기의 증가와 파열 사이에는 연관성이 있다. 이뇨제를 포함한 베타차단제, 안지오텐신 전환효소제, 안지오텐신 Ⅱ 수용체 길항제, 칼슘채널차단제 등의 항고혈압제가 혈압을 유지하기 위해 처방될 수 있다.

ㄷ. 외과적 관리

확장된 복부대동맥류는 파열된다. 동맥류가 5.5cm보다 커지면 수술이 고려된다. 신장밑 대동맥류를 위한 치료에는 혈관내 우회술이 하나의 대안이다. 수술 방법은 동맥류가 있는 부위를 포함해서 동맥류의 위와 아래를 클램프하고 동맥류를 제거한 후 그 자리에 Dacron 같은 폴리에스테르로 이식한다. 동맥류낭은 이식 부위를 보호하기 위해서 주변을 감싼다. 자리를 적절하게 잡으면, 이식 부위는 필요한 만큼 직경을 늘린다. 그 다음에 카테터의 공기를 빼고 이식 부위로부터 제거한다. 이식 부위 끝은 동맥의 내막에 안전하게 걸리며, 이식 부위 동맥으로 혈액이 지속적으로 흘러 골반, 다리까지 흐르도록 한다. 동맥류 파열과 관련된 외과적 사망률은 50~75% 정도라 조기중재가 필요하다. 수술 후 간호는 일반적인 형태로 제공된다. 수술 부위에 부종이나 통증(혈종), 출혈이 있는지 관찰한다. 말초관류를 면밀히 관찰하고 기초자료와 비교한다. 수술 후 다음날부터 걸을 수 있다. 이식 부위를 확인하기 위해 CT, 초음파, X선 검사를 한다.

또 다른 하나의 방법은 동맥류가 6cm보다 큰 환자에게 흔히 권유된다. 동맥류 크기가 4~6cm에 해당하는 환자는 선택적 수술이 요구된다. 가장 전통적인 외과적 수술법은 검상돌기에서부터 치골결합까지 절개한다. 동맥류가 보이면 대동맥은 혈류를 막기 위해 동맥류의 위·아래를 묶고 동맥류를 연다. 그후 동맥류 안에 Dacron 이식을 한다. 이식 부위를 둘러싸게 된다.

f. 환자 사례와 간호과정

환자 사례:
65세 K씨는 건강검진 중에 복부대동맥류가 발견되어 수술 받기 위해 입원하였다. 6개월 전부터 상복부 통증이 있었으나 견딜 만하였다고 한다. 고혈압은 20년 전에 진단받고 약물 복용 중이다. 입원 시 활력징후는 혈압 110/800mmHg, 맥박 61회/분, 호흡 16회/분, 체온 36.5℃였다. 현재 상태는 동맥류 절제술을 받고 병실로 돌아온 직후이다.

간호진단	#1. 대동맥 이식의 누출과 파열과 관련된 출혈 위험성
간호목표 (기대되는 결과)	출혈의 징후를 보이지 않는다
간호중재	**이론적 근거**
1. 활력징후를 계속 관찰한다.	1. 활력징후의 변화는 출혈을 조기에 사정할 수 있다(맥박의 증가, 혈압의 하강).
2. 소변 배설량을 매시간 측정한다.	2. 시간당 30~50mL 미만의 핍뇨는 출혈을 의심할 수 있다.
3. 저혈량증을 나타내는 변화를 사정한다.	3. 차고 축축한 피부, 불안, 안절부절못함, 의식수준 저하, 창백, 청색증, 갈증, 복부둘레 증가, 흉관배액이 3시간 동안 100mL 이상, 허리의 통증(후복막 출혈의 경우) 여부를 사정하여 저혈량증의 변화를 확인한다.
4. 중심정맥압(CVP), 좌심방압, 폐동맥압, 폐모세혈관 쐐기압(PCWP)을 지속적으로 사정한다.	4. 이들 요소는 기초 사정자료와 동맥류 파열 여부를 제공한다.
간호진단	#2 동맥류 파열과 관련된 조직관류장애: 말초
간호목표 (기대되는 결과)	환자는 족배동맥 맥박이 촉지되고, 발이 따뜻하며, 모세혈관 재충혈 시간이 5초 이내이며, 손발 저림이 없고, 양발 모두 족저굴곡이나 족배굴곡이 가능한 것으로 보아 적절한 조직관류를 유지할 것이다.
간호중재	**이론적 근거**
24시간 동안 매시간마다 족배동맥과 후경골동맥의 맥박을 촉지한다.	맥박이 없거나 변화가 있으면 보고한다. 필요시에는 Doppler를 이용한다.
족배굴곡과 족저굴곡 및 감각기능(핀이나 바늘로 찌르는 느낌을 아는지)을 24시간 동안 사정한다.	수술 부위 원위부에서 감각기능을 사정하여 조직관류를 확인한다.
사지 피부에서 조직관류의 장애 증상을 확인한다.	피부에 붉은 반점이나 청색증, 냉감, 저림이 있는지 사정하여 조직관류장애를 확인한다.
간호진단	#3 신경을 압박하는 동맥류와 수술 후와 관련된 통증
간호목표 (기대되는 결과)	환자는 통증 수준이 감소하였다고 표현하고, 진통제 사용 횟수가 줄고, 극심한 통증 없이 활동과 기침을 하므로 안위가 증가할 것이다.
간호중재	**이론적 근거**
PCA나 경막 카테터로 진통제를 투여한다.	진통제 투여로 통증을 감소시킨다
통증의 양상을 사정하고 약물이나 다른 중재법으로 통증이 완화되는지를 기록한다.	통증의 강도, 질, 완화와 악화 요인을 파악한다. 비약물 중재법을 확인한다.
통증관리 약물 투여 경로는 주의 깊게 변경한다.	통증관리를 위해 경로를 구강으로 바꿀 때는 정맥투여를 끊기 전에 30분이나 그 이전에 구강약물을 함께 미리 처방한다.

g. 수술 전 간호

복부대동맥류 수술은 큰 수술로 약 4시간 정도가 소요된다. 그 시간 동안 환자는 전신마취를 하게 되며 심폐합병증이 생길 위험이 많다. 따라서 수술 전에 관상동맥질환이나 뇌혈관질환 등이 있는지 사정해야 한다. 수술 후에 비교할 수 있도록 모든 말초맥박을 측정한다. 대동맥이 파열된 경우 조직관류를 유지하기 위해 정맥으로 수액을 공급한다.

혈관내 시술의 경우 절차가 훨씬 간단하다. 그러나 수술을 할 수도 있으므로 모든 수술 전 간호가 이루어져야 한다.

h. 수술 후 간호

수술 후 간호는 복부대동맥류의 경우 수술 후 24~48시간 동안 중환자실에서 간호한다. 폐, 심혈관, 신장, 신경상태 등을 집중적으로 관찰한다. 복부대동맥류 수술 후 합병증은 전반적으로 환자가 가지고 있는 관상동맥질환이나 만성 폐쇄성 폐질환 등에 따라 달라진다. 이런 상태는 마취 시 분비물 감소로 인해 수술 후 무기폐의 위험이 증가하고 혈액 손실과 수분 불균형으로 인해 혈역동학적 내성이 감소한다. 가장 심각한 합병증 중 하나는 급성 심근경색증이다. 몇 가지 이유 때문에 신전성 부전(prerenal failure)이 생길 수도 있다. 신장은 대동맥으로부터의 혈류가 감소하고, 심박출량이 감소하거나 색전, 수분 부족, 수술 중 신동맥 윗부분의 대동맥을 묶기 때문에 허혈상태가 될 수 있다. 하지만 장간동맥에 색전이 생길 수도 있다. 다리에 급성 폐색이 왔을 때와 임상증상은 비슷하다. 장의 괴사가 있을 경우에는 고열이나 백혈구 증가증, 장폐색, 설사, 복부 통증 등이 있을 수 있다. 척수에도 허혈이 올 수 있으며 이로 인해 사지마비, 변실금이나 요실금, 통증과 온도감각이 없어질 수도 있다. 척수허혈은 복부대동맥류가 파열된 경우에 종종 생길 수 있다. 복부대동맥류 수술 후 성기능에 변화가 올 수도 있다. 복부대동맥류 환자 중 남성의 약 2/3에서 사정역류(retrograde ejaculation)가 일어날 수 있고, 1/3의 남성에게서 성욕이 감소한다.

환자에게 계단 오르기, 걷기 등 가능한 만큼 움직이도록 한다. 다리의 부종이 있으면 탄력스타킹을 신거나 압박스타킹을 신는다. 수술 후 6~12주 정도까지는 7~9kg 이상의 무거운 물건을 집어 올리는 활동은 제한한다. 밀거나 당기기, 꽉 쥐기 등도 제한된다. 운전도 수술 후 허약해지거나 반응속도가 느려지기 때문에 제한한다.

숨차지 않고 걸을 수 있으면 보통은 4~6주 안에 성생활도 가능하다(예: 2층 정도 걸을 수 있을 정도). 발기부전 위험이 있는 환자와는 퇴원 전에 이 문제에 대하여 논의해야 한다. 원인은 이전의 대동맥장골동맥질환이나 당뇨에 이환되었는지부터 시작하여 대동맥 클램프로 인한 영향까지 매우 다양하다. 환자가 따른다면 적절하게 의뢰해 준다.

② 대동맥 박리(Aortic dissection)

a. 정의

대동맥 박리는 대동맥의 근육층이 세로로 찢어져서 혈류가 그곳을 통과하게 되는 위험한 상태이다. 대동맥 박리는 40~70대 사이의 남성에게서 빈발하며 대부분 고혈압 환자들이다. 대동맥 박리는 동맥류와는 구별되는데 동맥류는 동맥벽이 확장되는 것이고, 대동맥 박리는 대동맥의 중막으로부터 내막이 분리되고 가성 관강(false lumen)이 형성된다는 것이 차이점이다.

b. 병태생리

대동맥 박리의 원인은 확실치 않다. 때때로 대동맥의 동맥경화증으로 발생한다. 대동맥의 중막이 괴사가 되거나 강도가 약해질 수 있다. 대동맥 박리는 내막이 찢어지거나 대동맥의 찢어진 중막과 내막 사이에 혈류가 들어가면서 발생한다. 대동맥 박리가 진행되면 대동맥에서 뻗어나가는 동맥가지의 혈류가 차단되고 이 동맥들이 혈류를 공급하는 장기로의 혈류공급 또한 줄어들게 된다.

c. 증상

가장 흔한 임상증상은 급작스럽고 매우 극심한 통증이다. 대동맥 파열 부위에 따라 흉부 앞쪽, 등, 목, 턱, 치아에서 통증을 느낀다. 대상자는 보통 '찢어지는 듯'하다거나 칼로 도려내는 듯하다는 표현을 한다. 심한 흉통과 등쪽으로 방사된 통증이 전형적인 증상이다. 대동맥 박리는 급성 심근경색증으로 잘못 진단될 수 있다. 심혈관계, 신경계와 위장계 증상 등은 동맥류가 박리되는 부위에 따라 나타난다. 대부분의 환자는 창백하고 발한이 있으며 빈맥을 보인다. 혈압은 올라갈 수도 있고 박리가 진행되는 팔의 쇄골하동맥이 박리되면 혈압은 양쪽 팔에서 다르게 측정된다. 임상증상은 대동맥 박리의 부위와 연관되기 때문에 조기진단이 어렵다.

d. 진단검사

흉부 X선상 종격동이 넓어져 있고 가끔은 늑골이 골절되어 있기도 하다. 심초음파를 이용해서 파열 부위와 모양, 크기를 알 수 있고, 응급실에서 시행한 혈액검사는 혈액 손실량과 수혈 필요성을 결정하는 데 혈색소나 적혈구 용적률을 제외하고는 다른 검사는 별 도움이 되지 않는다. 환자의 상태가 안정되면 대동맥 조영술을 통해 파열 범위를 알 수 있다.

e. 치료

스탠포드(Stanford) 분류 Type A는 즉각적인 수술적 중재가 필요하며, Type B는 즉각적인 수술은 필요하지 않고 내과적 관리를 제공한다. 내과적 관리는 적극적으로 혈압을 낮추는 것이다. 응급치료는 대동맥 파열 부위의 혈액 압력 감소를 위해 Nitroprusside와 같은 혈관확장제를 사용하여 혈압을 신속하게 떨어뜨린다. 베타차단제는 심근의 수축력을 감소시키기 위하여 사용될 수 있다.

환자의 상태가 안정되면 그 다음 목표는 통증 감소, 수혈(필요시), 심부전을 치료하는 것이다. 통증 정도는 필요한 치료법의 선택 기준이 된다. 대동맥 파열이 안정되면 통증도 완화된다.

심한 심부전이 있거나, 동맥류가 있거나, 주요 장기로 가는 동맥이 막힌 경우 수술은 환자의 상태가 안정되어야 가능하다. 수술을 통하여 찢어진 부위를 절제하고 인조혈관으로 대치한다. 이 수술은 복부대동맥 수술과 비슷하다.

f. 간호중재

간호는 혈압을 낮추는 데 중점을 둔다. 환자는 침상에서 반좌위를 취하게 하고 소음과 같은 불필요한 환경적 스트레스를 최소화한다. 통증이 있는 경우 진통제가 사용되고 신경안정제가 사용될 수도 있다. 항고혈압제가 투여되는 경우는 동맥관을 통해 혈압을 계속적으로 모니터링한다. 보통 원하는 혈압을 유지하기 위해서는 적절한 혈관확장제가 투여될 수 있다. 또 다른 파열의 증상이 있는지 관찰하고, 말초맥박과 불안 수준, 통증 정도, 맥압, 기이맥 등을 지속적으로 관찰한다.

내과적 관리를 해야 하는 환자라면 항고혈압제와 차단제의 필요성을 설명한다.

나. 말초동맥장애(Peripheral arterial disorders)

말초동맥질환(peripheral artery disease; PAD)은 동맥이 좁아지거나(stenosis) 폐쇄(occlusion)가 되어 나타난다.

말초동맥이란 대동맥궁의 분지동맥인 경동맥, 척추동맥, 상지동맥들과 그 원위부의 흉복부 대동맥과 각 내장동맥들 및 하지동맥이 포함되어 있어 이들 부위에 질환이 광범위하게 발병하며 그 빈도가 점차 높아지고 있다.

① 동맥폐색질환(Arterial occlusion)

a. 정의

폐쇄성 말초동맥질환은 동맥을 협착 또는 폐쇄시킬 수 있는 여러 가지 위험요인으로 인해 동맥혈류의 흐름이 감소되거나 차단되어 발생하는 것이다. 주된 원인은 죽상경화증이다. 죽상경화증을 일으키는 주요 위험요인은 고지혈증, 당뇨병, 흡연이며 그 외에도 정맥염, 수술, 자가면역질환 등이 있다. 동맥폐색의 또 다른 원인으로는 색전, 혈전, 외상, 혈관경련 등을 들 수 있다.

b. 병태생리

폐쇄성 동맥질환은 상지보다 하지에서 주로 발생하며, 장골동맥분지부와 대퇴동맥분지가 주요 호발 부위이다. 협착은 일반적으로 동맥의 분지부에 잘 생긴다. 사지의 주요 동맥의 급성 폐색은 건강하거나 이환된 동맥에서 모두 생길 수 있다. 약 90%가 하지혈관에서 발생된다. 동맥 색전은 종종 건강한 혈관에서도 생긴다. 동맥의 폐쇄는 심장에 혈전이 있을 때 빈번하게 일어난다. 또 다른 원인에는 심방세동, 심근경색, 인공판막, 류마티스성 심장질환 등이 있다. 때로는 혈소판 색전과 같은 혈액응고 덩어리가 분지 부위에 놓이면서 혈전이 형성되기 시작할 수 있다.

동맥의 직경이 좁아지면, 허혈이 발생하고 경색으로 진전한다. 말초동맥질환에서 말초동맥폐색은 노인이나 당뇨병 환자에게서 종종 나타난다. 죽상경화증은 죽종 혹은 플라크라고 부르는 혈관의 내막에 지질, 칼슘, 혈구, 복합 탄수화물, 섬유조직 등이 쌓이게 된다. 죽상경화증은 동맥협착, 혈진에 의한 폐색, 동맥류, 궤양과 혈관파열을 일으킨다.

동맥폐색에 따른 순환계의 변화는 매우 복잡하고 다양한 요인과 관련이 있다. 급성 폐색은 원위 동맥의 평균혈압과 맥압을 떨어뜨리고 조직관류와 산화를 감소시킨다. 정상 동맥에서 혈류는 측부순환을 통해서 보충된다. 급성 색전이 있는 경우 측부순환이 발달될 시간적 여유가 없다.

동맥혈전증과 동맥 색전을 구별하는 것이 중요하다. 급성 동맥혈전증은 보통 죽상경화증으로 인해 손상받은 동맥에서 형성된 혈괴로 인하여 동맥이 폐색되므로 발생된다. 또한 동맥혈전증은 동맥류, 특히 슬와동맥에 형성된 동맥류에서 발달되기도 한다. 동맥 색전은 동맥의 말단부위에서 형성되고 조직의 괴사를 가져온다. PAD의 주요 원인은 관상동맥질환의 위험요인과 유사하다(표 5-2).

표 5-2 말초동맥질환의 위험요인

1	가족력
2	연령(70세 이상의 연령의 20%가 PAD)
3	비만
4	흡연
5	이전의 건강상태: • 관상동맥질환 • 뇌동맥질환 • 당뇨병 • 고혈압 • 이상지질혈증 • 혈액응고장애 • 고호모시스테인혈증

c. 증상

대부분의 말초동맥질환 환자들은 무증상이다. 이 질환을 가진 환자의 거의 3/4이 증상이 없었다. 환자의 1~5%는 치명적인 사지 허혈(critical limb ischemia)을 지니고 있으며, 휴식 시에도 만성적인 허혈성 통증이나 괴사를 보인다. 소수의 경우에 급성 사지허혈(acute limb ischemia)을 나타내며, 그들은 갑자기 사지의 관류가 감소하고 사지의 건강을 위협할 수도 있는 새롭거나 악화된 증상이 나타난다.

죽상경화증으로 인해 나타나는 임상적 증상과 징후는 동맥혈액을 공급받는 말초기관에 나타난다. 손가락이나 발가락에 통증을 호소하며 관절이 아닌 사용하는 근육에 통증이 나타난다. 걷는 것은 다리근육에 통증을 야기하며, 신체적 활동은 상지근육에 통증을 야기한다.

통증의 양상, 촉발 요인, 피부의 색과 온도 사정, 말초맥박의 유·무와 특성은 동맥성 질환의 진단에 중요한 사정 변수들이다. 표 5-3은 급성 동맥폐색의 주요 임상증상을 요약한 것이다.

d. 통증

하지에서 발생한 말초동맥질환의 특징적 증상은 간헐적 파행증(intermittent caludication)이다(표 5-4).

말초동맥계의 협착이나 폐쇄로 혈류의 흐름이 감소하거나 차단되면 산소와 영양 공급에 균형이 깨지게 된다. 그 다음 단계(보상기전)에서는 부족한 산소요구량을 충족시키기 위해 혈관이 확장되고 측부순환이 발달하여 혈액공급을 개선

표 5-3 말초동맥질환의 주요 임상증상

	6P
1	Pain(통증)
2	Pallor(창백)
3	Pulselessness(무맥)
4	Poikilothermia(냉감)
5	Paresthesia(감각이상)
6	Paralysis(마비)

표 5-4 간헐적 파행증의 특징

- 근육에 경련 같은 통증이 나타난다.
- 같은 정도의 운동이나 활동으로 재발하는 것이 지속적이다
- 근육의 사용을 멈추면 완화된다.
- 증가된 수요에 혈류를 제공하는 동맥체계의 불능으로 야기된다.
- 동맥질환의 부위는 파행증의 부위에 의해 결정될 수 있다.
- 통증은 근육에서 먼 병소가 있는 혈관에서 발생한다.
- 70~80%의 환자는 증상이 악화되지 않는다.
- 1~2%의 경우에 치명적인 사지 허혈로 진전될 수 있다.
- 중력 방향으로 내리는 체위는 통증을 감소시킨다.

한다. 그러나 빠르게 생성된 젖산이나 피루비산 등의 대사산물로 인하여 산증을 유발하게 되고, 말초동맥이 충분한 양의 산소를 공급하지 못하여 산소공급이 수요량을 충족시키지 못한다. 이 결과 통증이 유발된다.

이 통증은 근육에 찌르는 듯하거나 쥐어짜는 듯한 양상을 보이며 운동이나 활동을 할 때 발생하고 휴식을 취하면 완화된다. 환자가 근육의 활동을 멈추게 되면 근육의 대사요구량이 줄게 되고 통증은 가라앉게 된다. 통증은 협심통과 유사하고 이것을 간헐적 파행증이라고 부르며 이는 말초동맥질환의 대표적인 증상으로 운동 기간 동안에 증가된 산소와 영양분의 요구에 조직으로 혈류공급이 원활하게 이루어지지 못하는 동맥체계에 의해 야기되는 것으로 근육의 저산소증과 대사산물의 축적에 의해서 초래된다. 간헐적 파행증은 혈류가 감소하는 팔, 다리, 턱 등 어느 근육에서나 파행증이 있을 수 있으나 파행증이 생기는 부위는 하지에 더 흔하다. 상지보다 하지에 폐쇄성 동맥질환에 이환될 위험이 더 많은 것은 상지에는 자연적인 측부순환이 존재하기 때문이다. 동맥질환의 진전 정도는 통증을 느끼기 전까지 얼마나 멀리 걸을 수 있는지를 측정하여 모니터링할 수 있다. 통증은 감소된 관류와 연관되기 때문이다. 간헐적 파행증은 다리 근육에 산소요구량을 증가시킬 수 있는 상황에서 발생하며 빨리 걷거나 경사진 곳을 걸으면 더 빨리 발생한다. 운동내구성은 보통 시간이 지남에 따라 감소하여 운동을 거의 하지 않을 때에도 발생하게 된다. 질환이 진행되면 임상증상이 더 심해진다.

파행증이 나타나는 부위에 의해 동맥질환 부위가 결정된다. 그 이유는 통증이 발생하는 것은 근육 말단에 있는 질환이 있는 혈관에서 나타나기 때문이다. 장딴지 통증은 표재성 대퇴동맥 혹은 슬와동맥의 혈류 흐름이 감소되어 나타날 수 있다. 반면에 엉덩이에 통증이 있는 것은 복부대동맥이나 총장골동맥 혹은 하복부동맥에 혈류가 감소하여 나타나는 것이다. 하지의 통증은 동맥질환 외에 몇몇 다른 질환에서도 나타난다. 이와 비슷한 통증을 유발하는 다른 질환에는 관절염, 척추디스크 돌출, 신경염, 근육경련이 포함된다. 만약 통증을 완화시키기 위해 환자가 앉아야만 한다면, 허리신경에 손상이 있는 것이거나 순환계가 원인이 아닐 수도 있다. 다른 질환으로 인한 통증은 지속적이거나 재발되지 않는다. 관절염이나 디스크 돌출, 신경염 등의 통증은 체위와 관련이 있을 수 있다.

환자가 쉬고 있을 때 발 앞쪽에 지속적으로 통증이 있는 것은 심각한 동맥의 부전을 의미하고 치명적인 허혈 상태임을 의미한다. 휴식 시 통증으로 알려진 이런 불편감은 밤에 악화되어 종종 수면을 방해한다. 환자가 의자에 앉아서 다리를 내린 채 자려고 하는 것을 볼 수 있는데 이것은 중력으로 인해 하지에 혈액공급이 증가하기 때문이다. 다리를 올리는 횡와위자세에서 수면 동안에 발의 기초대사률과 동맥압이 감소한다. 이런 통증은 말초조직까지 관류가 되도록 하기 위해서 하지를 중력 방향으로 낮추는 자세가 필요해지는

것이다. 이런 의존적인 하지에서는 의존성 부종이 나타날 수 있기 때문에 PAD와 부종이 연관이 되는 것이다. 휴식 시 통증은 사지의 치명적인 허혈과 관련이 있다.

상지의 죽상경화성 협착증은 운동할 때 팔에 통증과 피로감을 일으키고 물건을 잡지 못하게 할 수 있다.

e. 피부색과 온도의 변화

부적절한 관류로 사지는 차고 창백해진다. 사지가 상승될 때 발생하게 되는데 조직에 관류가 더 감소하면 사지의 피부는 하얗게 되거나 새파란 모습이 된다. 사지가 의존적 자세로 놓이게 되면 발적(rubor)이라 부르는 불그스레한 푸른 색의 모습이 된다. 이런 색의 변화는 혈관이 수축할 수 없어서 이완된 상태로 남아 있는 심각한 말초동맥의 손상을 나타내는 것이다. 이런 의존성 발적은 다리를 상승시키면 창백한 흰색으로 변화된다. 의존성 발적은 대동맥-장골동맥장애가 함께 있을 때 주로 나타난다. 얼룩이 지고, 마비와 감각이상이 있다면 즉각적인 혈류공급이 요구되는 상황이다. 청색증(cyanosis)은 피부가 푸르스름한 것으로 혈액 안에 남아 있는 산화된 헤모글로빈의 양이 감소할 때 나타나는 것이다. 반대쪽 사지와 비교하는 것은 피부색의 변화를 가장 잘 알아내는 방법이다. 모세혈관 재충혈 시간(capilary refill time)은 말초관류를 사정할 때 주로 사용된다. 3초 안에 피부색이 정상으로 돌아와야 하는데, 최근 연구에서 이 검사는 손상된 관류를 확진하는 지표이기보다는 말초관류의 다른 증상군이 있을 때 고려할 수 있는 보조적인 도구로 고려해야 한다고 하였다.

f. 맥박

사지에서 맥박이 동등하지 않거나 정상적으로 촉지되어야 할 맥박이 없다는 것은 말초동맥질환의 징후이다. ABI 점수가 낮아지는 것이 포함되며, 의존성 발적과 올렸을 때 창백해지는 사지, 두꺼워진 발톱, 조직위축, 궤양, 괴사 등이 포함된다. 맥박을 측정하는 것은 주관적인 것이다. 표 5-5에 맥박을 측정하는 요령에 대해 적어 두었다. 발에서 맥박이 잘 잡힌다는 것이 곧 말초동맥질환의 가능성을 배제해야 한다는 것은 아니며 다리 통증이 있는지 찾는 것이 더 필요하다.

표 5-5 맥박 촉진의 요령

- 손가락을 사용하며, 대상자의 맥박과 간호사 자신의 맥박을 혼동하지 않기 위해서 가볍게 촉진하고 집게손가락 하나만 사용하지 않아야 한다. 집게손가락은 손가락 중에서 가장 강한 맥박을 갖고 있기 때문이다. 엄지손가락은 같은 이유로 사용하지 말아야 한다.
- 동시에 양측을 촉진한다. 양측에서 횟수, 리듬과 질을 비교한다.
- 맥박의 유·무 혹은 결함이 있는지를 기록한다.

g. 감소된 상처 치유

동맥혈류의 감소로 아무리 작은 상처도 잘 낫지 않는다. 주치의는 상처의 존재를 잘 알고 있어야 한다. 임상검사에서 비정상적인 지질 프로파일을 확인한다. 만약 신동맥이 침범되었다면 요소질소와 크레아티닌이 상승될 것이다. 총호모시스테인 수치의 상승은 관상동맥, 뇌동맥과 말초동맥의 동맥경화성 혈관질환과 동정맥성 혈전색전증의 강력한 위험요인이 된다.

h. 진단검사

다양한 침습적과 비침습적 검사가 수행될 수 있다. 동맥혈류를 측정하기 위한 것으로는 단순하게 발목과 팔 지수(ankle brachial index; ABI)를 재는 것에서부터 자기공명영상(MRI)에 이르기까지 다양하다. 맥박이 촉진되지 않을 때 혈관의 신호를 듣기 위해서 지속적 파형 도플러 초음파(continuous wave Doppler ultrasound) 기구를 사용할 수 있다. 도플러는 조직에서 오는 신호, 즉 혈액세포에 반사되어 기구로 돌아오는 신호를 발신하는 장치이다. 도플러는 ABI와 병합하여 사용할 때 더 유용하다. 트래드밀(treadmill) 검사는 하지의 스트레스검사의 한 형태로 운동에 의해 동맥압이 떨어지는 것과 다시 정상으로 돌아오는 속도를 측정할 수 있다. 컬러 영상을 얻는 것은 혈관 내의 혈류의 흐름을 볼 수 있게 해 주고 혈관 내의 압력을 측정할 수도 있다. 미래에는 이러한 영상으로 동맥조영술을 대치할 수도 있을 것이다. 동맥조영술(arteriography)은 수술이 고려될 때 가장 확실한 검사법이다. 이 검사에서는 혈관의 내강을 볼 수 있다. 이 검사는 비침습적인 절차이기 때문에 실제적인 혈류를 측정하는 것은 아니나 대신에 방사선불투과성 물질로 인해 형성된 혈관내강의 형태를 볼 수 있다. 방사선불투과성 물질로 인하여 여러 가지 합병증이 발생될 수 있다. 검사에 대한 설명은 표 5-6에 정리하였다.

표 5-6 혈관검사

검사	목적
Doppler ultrasound flow studies	• 동맥 신호 평가 • 사지 혈압 측정 • 혈관의 크기와 압축성 사정 • 혈전의 사정 • 판막 기능의 사정
Exercise testing	• 트레드밀에서 걷게 하여 발목에서의 수축기 혈압을 사정(정상적으로는 운동 후에 발목의 수축기압은 아주 조금 떨어지거나 변화가 없음) • 파행증 사정
Duplex ultrasonography	• 혈관폐쇄 부위 • 협착의 평가 • 혈관역류의 사정 • 영상과 오디오 신호 모두 제공
Computed tomography angiography(CTA)	• 연조직의 횡단면 영상을 제공 • 비정상적인 동맥류, 이식 감염 혹은 폐쇄, 출혈을 진단
MRA	• 혈관을 구별해 내고 3차원 영상을 제공 • 변화, 동맥류, DVT를 발견 • 신기능의 저하나 조영제 알레르기가 있을 때 사용 가능
Air plethysmography	• 용량, 분출률, 잔류량을 측정 • 정맥역류와 장딴지 근펌프 분출을 수량화
Venous duplex	• 정맥역류를 사정 • 정맥의 압력 측정
Angiography	• 중재가 고려될 때 폐쇄성 동맥질환을 확진 • 주사 동안 따뜻한 감을 느낄 수 있으며 조영제의 요오드 성분에 대한 급성 혹은 지연된 알레르기반응이 있을 수도 있음
Venography	• 방사선불투과성의 조영제가 정맥으로 주사되어 정맥의 단면이 영상으로 보임 • 혈전용해 치료를 위한 정맥의 윤곽을 보기 위해 사용 • 사용 빈도는 낮음(정맥의 혈전을 진단하는 표준은 duplex ultrasound)
Vascular endoscopy(Angioscopy)	• 혈관 직경을 시각화하기 위한 광섬유 사용 • 플라크, 혈전, 출혈, 궤양 확인 • 정맥판막이나 debris 제거

i. 치료

ㄱ. 내과적 치료

내과적 치료에는 운동, 금연, 피부손상 예방, 약물치료와 침습적 처치를 포함한다. 혈관재관류화는 운동이나 약물적 치료에 대한 반응이 적절하지 않고 증상적 개선이 있을 수 있다고 판단될 때 추천된다. 침습적 처치에는 수술과 경피적 내시경적 절차가 있다.

ㄴ. 간헐적 파행증의 관리

간헐적 파행증이 있는 환자관리의 목표는 증상을 완화시키고, 운동 수행을 증진시키며, 기능적 활동을 향상시키는 것이다. 일반적으로 간헐적 파행증이 있는 환자는 운동할 때 더 좋아진다. 치료의 시작은 구조화된 운동 프로그램과 약물치료에 초점을 두어야 한다. 파행증이 있을 때 "아프지만 걸어라."라는 충고를 한다. 통증이 사라질 때까지 휴식하고 나서 그 다음에 지속적으로 또 걷도록 한다. 중 정도의 운동 프로그램 처방은 측부순환을 향상시키고 상태를 호전시킨다. 몇몇 연구에서는 운동 프로그램에 참여한 환자들이 감정상태도 좋아지고 걸을 수 있는 거리도 서서히 증가되었다고 보고하였다. 피부궤양이 없는 환자는 매일 걷도록 한다. 운동 프로그램은 신중하게 시작해야 하고 점차적으로 증가시켜야 한다. 만약 이런 프로그램이 체중 감량 및 금연과 함께 된다면, 활동 내구성은 증가될 수 있고 더 이상의 중재 없이 통증 감소를 경험할 수도 있게 된다.

ㄷ. 금연

흡연은 혈관병변에 영향을 미친다. 니코틴은 혈관을 수축시킨다. 환자가 금연하게 되면 트레드밀로 걸을 수 있는 거리가 증가된다. 니코틴은 중독성이 강한 물질이기 때문에 금연을 한다는 것은 극히 어렵다. 친구나 가족들의 사회적 지지는 환자들의 금연을 돕는 데 중요한 요인이다. 필요하다면 1차 기관에서 약물을 처방받을 수도 있다. 환자에게 담배의 위험성에 대해 교육하고, 역할 모델이 되게 하며, 작업장에서 담배를 피우지 못하게 하는 방침 등이 담배를 끊는 데 도움이 될 수 있다. 1차 건강관리자는 환자가 방문할 때마다 금연을 원하는지 질문하고 금연의 필요성에 대해 말해야 한다.

ㄹ. 손상 예방

발로 가는 혈류의 흐름이 감소하기 때문에 매우 신중한 피부간호를 해야 한다. 발은 깨끗하게 유지하고 수분 공급 크림을 발라 과도하게 건조되지 않도록 한다. 발에 잘 맞고 보호적인 신발을 신어 손상을 예방한다. 샌들이나 합성피혁으로 만든 신발은 숨을 쉬지 못하기 때문에 피한다. 탄력양말이나 스타킹도 피부의 혈류 흐름을 감소시키기 때문에 피한다.

ㅁ. 동반된 질환조절

당뇨, 비만, 고혈압, 비정상적 지질을 관리하는 것은 질환의 진전을 느리게 하는 데 도움이 된다. 저지방, 저콜레스테롤 식이에 이어서 체중을 감소시키도록 조언한다. 고지혈증이 있는 대상자에게 혈중 지질 수준을 낮추기 위한 중재가 필요하다.

ㅂ. 약물치료

- Cilostazol: 포스포디에스터라제 Ⅲ 억제제로 혈관확장을 시키며 혈소판 응집을 방해한다. 걷는 거리를 증가시키기 위해서 운동 프로그램과 함께 처방된다. 간헐적 파행증이 있는 대상자에게 첫 약물치료로 3~6개월 코스로 처방된다.
- Antiplatelet agents: 아스피린이나 클로피도그렐 같은 항혈전약물은 MI나 뇌졸중을 야기하는 혈전색전의 형성을 막아 준다. 아스피린은 MI와 뇌졸중과 혈관질환으로 인한 사망을 감소시키는 것으로 나타났다. 클로피도그렐은 말초동맥질환자에게서 심혈관성 허혈을 예방하는 것으로 나타났지만, 파행증의 치료제는 아니다.

ㅅ. 혈전용해술

혈전성 협착이나 폐쇄는 혈전용해술로 치료될 수 있다. 손상된 혈관에 카테터를 삽입한 후에 혈전용해제를 혈전에 직접 주사하여 혈전을 용해한다. 환자는 지속적인 모니터링을 위해 중환자실에 입원한다. 활력징후를 프로토콜에 따라 자주 측정한다. 혈전용해술 후의 가장 흔한 합병증인 출혈의 징후를 밀접하게 관찰한다. 간호사는 IV를 하거나, 혈액을 채취하기 침습 횟수를 최소화해야 하며, 근육주사를 피하고 조직손상을 예방하며, 침습적 절차가 이루어진 후엔 지혈을 위해 적어도 2배 정도는 더 압박을 가해야 한다. 표 5-7은 혈전용해제에 대한 설명이다.

ㅇ. 외과적 치료

장애를 초래할 파행증이나 절단의 위험성이 있다는 것은 외과적 혹은 경피적 중재의 지표이다. 급성 사지허혈(acute limb ischemia; ALI)의 초기 치료의 목표는 허혈의 악화와 혈전의 전파를 예방하는 것이며 통증을 관리하고 조직을 보존하는 것이다. 급성 허혈을 인지하고 나서는 즉각적으로 항응고제를 시작한다. 수술이 즉각적으로 시행되지 않으면, 폐색이 더 진행되는 것을 막기 위해 항응고제를 사용하기도 한다. 헤파린은 최소한 2~7일 정도 계속해서 사용하게 되고 이후 경구용 항응고제로 변경하게 된다. 치료 방향은 색전의 위험요인을 가진 모든 대상자와 장기간 항응고제 사용으로 폐색의 위험에서 벗어난 대상자를 모두 치료하는 것이다. 또한 혈전과 색전을 용해하기 위해서는 섬유소용해제가 사용된다. 재관류화(revascularization) 혹은 동맥우회술은 ALI 치료의 첫 번째 중재이다.

혈관의 외과적인 중재는 두 가지로 구분된다. 대동맥에서

표 5-7 혈전용해제

적응증	약물	용량(동맥)	용량(정맥)	장점	단점
14일 이하의 제자리에 있는 혈전	Alteplase	• 표준용량: 0.05~0.1mg/kg/h intra-arterially • 고용량: 30분 동안 5mg을 3분량으로 주고 4시간 이상 동안 3.5mg/h로 투여	12~24시간 동안 1~1.5mg/h 카테터로 infusion	• 6~72시간 사이에 피떡 용해 • 금기가 아니라면 피떡을 제거하기 위해 선택 • 침습적 외과수술을 피함 • 필요하다면 반복할 수 있음	오랜 infusion 시간으로 DVT 용해에는 제한되며 과용량에선 출혈의 위험, 합병증 있음
치명적이지 않은 사지허혈(동맥성)	Reteplase	0.5U/h intra-arterial infusion	1U/h로 카테터 infusion이 18~36시간 동안 유지. 이것은 정맥혈전증을 용해시키기 위한 FDA 승인을 받지 않은 것이나 급성 DVT/PE에서는 널리 쓰이고 있음		혈관성 합병증 위험: 고령, 저체중, 혈압 상승, 통제되지 않은 고혈압, 최근의 뇌졸중, 수술, 출혈장애, 울혈성 심부전
급성 말초동맥폐쇄를 지닌 환자들을 위한 초기 치료	Urokinase	초기 4,000U/min, 완전히 용해될 때까지 1,000~2,000, intra arterially	전신 용량: 4,400U/kg IV bolus로 유지, 400U/kg/h로 1~3일간 유지. Urokinase가 250,000U IV, 500U/kg/h로 infusion, 속도는 2,000U/kg/h로 올릴 수 있음		합병증: 출혈, 알레르기반응, 색전, 뇌졸중, 부정맥

대퇴동맥으로 혈액공급을 증가시키는 혈관내 치료와 대퇴동맥 아래의 혈관으로 혈액을 공급하는 혈관외 치료가 있다.

ㅈ. 혈관내 중재치료

혈관내 중재치료는 혈관경(angioscopy)과 혈관내 초음파, 풍선혈관성형술(balloon angioplasty), 레이저 죽종 제거술(atherectomy), 혈전용해치료가 있다. 이런 시술들의 목적은 동맥 내부의 막힌 부분을 부분적으로나 전체적으로 제거하기 위해서이다. 대부분의 절차들은 방사선과나 심혈관 조영실에서 시행될 수 있다. 혈관내 시술의 이점은 상처가 크게 남는 수술보다 삽입 부위는 작다는 것이다. 장시간 전신마취로 인한 합병증도 줄일 수 있으며 환자가 빨리 움직일 수 있고, 비용도 절감할 수 있다.

동맥폐쇄는 측관술로 재건될 수 있다. 수술을 위해서는 과거력과 신체검진 및 동맥조영술을 비롯한 진단검사 결과를 주의 깊게 관찰해야 한다. 동맥조영술은 폐쇄 정도나 범위를 확인할 수 있도록 하며, 측로를 교정하기 전에 다리의 동맥 흐름을 재구성하는 근간이 된다. 새로운 측로는 부적절한 혈액공급으로 인한 혈전화를 예방한다. 수술하는 동안 외과의는 혈관 내의 흐름(inflow)을 관찰하고, 대퇴동맥으로 가는 흐름이 적절한지 확인한 후에 원위부에 측로의 흐름(outflow)을 선택한다.

ㅊ. 혈관외 중재치료

혈관 수술이 발달하면서 과거에는 절단을 해야 했던 환자들도 오랜 기간 사지를 보존할 수 있게 되었다. 사지 허혈이 있는 대상자들에게 가장 먼저 고려되어야 하는 것이 재혈관화이다. 대퇴동맥은 하지의 혈관 3개 중 어느 혈관(후경골동맥, 전경골동맥, 비골동맥)에도 측관술이 가능하다. 다리 측관술의 성패는 이식혈관에 달려 있다. 대상자의 복재정맥이 가장 좋은 혈관으로 추천된다. 복재정맥을 이식한 경우 5년 개존율이 80%에 이른다. 반대로 인조혈관(polytetrafluoroethylene; PTFE)은 5년 개존율이 30%이다(PTFE의 일반적인 상품명이 Gore-Tex이다). 불행히도, 대상자의 복재정맥의 길이가 항상 충분하거나 크기가 적당한 것이 아니고 다른 수술을 위해 이미 사용되었을 수도 있다. 이런 경우 재건술에 PTFE가 사용된다. 동맥 측관술을 위해 대상자의 정맥이 사용될 수 있다. 정맥의 원위부와 근위부를 잘라 각각 동맥에 문합하므로 판막은 사용되지 않는다. 정맥이 동맥으로서의 역할을 하는 것이다.

액와-대퇴 측관술은 보통 심폐상태나 복부감염으로 인해 수술 위험이 높은 대상자를 위해 시행된다. 이식혈관이 액와동맥에서 시작하여 피하를 통해 흉부의 측면을 따라 대퇴동맥까지 내려오게 된다. 그러고 나서 양쪽 하지를 모두 재혈관화하기 위해서 대퇴-대퇴 동맥 이식혈관이 합쳐진다. 액와-대퇴 이식혈관은 대동맥-대퇴 이식혈관보다 폐쇄율이 더 높다. 5년 개존율은 60~70%이며 혈전이 생기는 경우 쉽게 제거할 수 있다.

수술 후 도플러로 이식혈관과 이식혈관 이후의 말초혈관을 평가하는 것이 보편적이다. 환자는 동맥 재건술 후에 퇴원 전에는 동맥검사, ABI, 동맥의 파형을 검사한다. 맥박이나 이전에 있었던 도플러 신호가 없다는 것은 이식혈관이 막혔다는 것을 나타낸다.

이식혈관에 혈전이 형성되는 것은 수술 후 중요한 합병증이다. 혈전은 혈류 흐름을 방해하여 사지는 차갑고, 창백하며, 통증이 있으며 맥박이 상실된다. 항응고제(예: 저농도 헤파린, heparin sodium) 혹은 항혈소판 응집 약물[예: 아스피린, clopidogrel(Plavix)]이 예방적으로 사용될 수 있다. 만약 측로가 막히면, 수술 후 경과 시간에 근거하여 혈전용해제가 사용될 수 있다.

j. 간호진단

- 조직관류 변화: 동맥폐쇄에 의한 혈류 차단과 관련된 조직관류의 변화: 말초
- 통증: 다리의 부적절한 혈류공급과 관련된 통증
- 피부손상 위험성: 말초혈류 감소와 관련된 피부손상 위험성
- 활동의 지속성 장애 위험성: 보행 후 다리의 통증과 관련

된 활동의 지속성 장애 위험성
- 지식 부족: 걷기 프로그램의 경험 부족과 관련된 지식 부족
- 건강 추구 행위: 동맥질환을 관리하기 위한 운동, 체중 감량, 금연에 대한 지식 부족과 관련된 건강 추구 행위

k. 노인 대상자에 대한 고려

동맥질환에 동반되어 일어나는 노화와 관련된 신체적 기능의 변화와 손상과 관련해서 다음의 간호진단이 가능하다
- 활동의 지속성 장애
- 조직관류의 변화: 말초
- 통증

노인들이 통증을 인지하는 것은 신체적·인지적 손상 및 계속적인 약물치료, 심리사회적 요인(예: 우울이나 사회적 고립 등)으로 인하여 어려울 수 있다. 또한 시야가 흐려지고 유연성이 감소되어 자가간호능력이 결여되거나 감소될 수 있다. 시야가 흐려지면 넘어지거나 다른 외상의 위험이 증가하고, 순환에 문제가 있는 대상자를 더욱 곤란에 처하게 한다.

l. 수술 환자 간호

ㄱ. 수술 전 간호

수술 전에는 기본 활력징후와 말초맥박의 특성을 기록해 두고 양쪽을 비교한다. 손으로 촉지되는 맥박과 도플러로 관찰되는 맥박을 정확히 구분할 수 있어야 한다. 말초맥박 촉지 부위를 표시해 두면 수술 후 맥박을 찾는 데 도움이 된다. 수술 후 맥박이 촉지가 되지 않는다면 폐색된 것으로 고려할 수 있다.

환자와 가족에게 여러 가지 절차에 대한 교육에 참여하게 하고 정신적 지지를 제공한다. 지침에 따른 규칙적인 약물 투약의 중요성에 대해 강조할 필요가 있다.

ㄴ. 수술 후 간호

수술 후에 간호사는 환자의 상태에 근거한 적절한 활동 수준에 대해 외과의와 협력한다. 일반적으로 환자는 사지를 움직이고 활동적이도록 격려하는 노력을 기울인다. 수술 후 우선적인 목표는 적절한 순환을 유지하는 것이다. 항응고제 치료는 수술 후 계속되어 이식혈관의 혈전형성을 예방한다. 대사의 비정상화, 신부전과 구획증후군이 동맥폐쇄 혹은 수술 후에 오는 잠재적인 합병증이다. 간호사는 사지의 신경혈관계 사정을 수행하여 출혈이나 혈전 같은 국소적 합병증의 근거에 대해 사정한다. 활력징후 측정, I & O, 신체적 사정과 임상검사로 전신적인 합병증의 근거를 사정한다. 어떠한 악화의 근거라도 외과 팀에게 즉각적으로 알려져야 한다(차고, 탁하며, 약한 맥박, 지연된 말초혈관 재충혈, 감소된 감각/운동 기능).

진통제는 순환이 정상적이 될 때까지 휴식 시 통증을 완화하기 위해 투여된다. 중재 후 통증관리는 다른 수술 후 간호와 유사하여 환자는 많은 용량의 진통제가 필요할 수도 있으며 증상을 완화하기 위해 더 많은 통증관리약물이 필요할 수도 있음을 명심한다.

봉합 부위 출혈이나 봉합선이 터질 수도 있으며 가동맥류가 형성되거나 봉합이 풀릴 수도 있다. 이런 문제들 때문에 재수술이 시행되기도 한다. 또한 이식혈관이 다시 막힐 수도 있다. 말초조직관류를 관찰해야 하고, 비침습적 검사를 통해 혈관의 개방성을 관찰한다.

측로술 후 감염은 흔한 합병증은 아니나, 특히 인조혈관을 사용한 경우 종종 생길 수 있다. 인조혈관에 염증이 생긴 경우에는 그 혈관을 제거해야 한다. 영양상태가 좋지 않은 환자는 치유가 지연되거나 감염에 노출될 위험이 더 높다. 감염되고, 치유되지 않는 궤양이 있는 사지는 악화될 수 있고 치유가 지연되고 비싼 치료가 요구될 수 있다. 조직 상실과 절단을 예방하기 위한 관리는 우선순위가 높다. 환자에게 손상을 예방할 수 있는 방법을 교육한다. 양말을 신고, 잘 맞는 신을 신으며, 중성 비누와 바디로션을 사용하도록 한다. 혈관질환을 지닌 환자는 주의할 사항과 발 간호에 대해 교육 받아야 한다.

구획증후군의 증상으로는 수술 영역 밖의 통증과 부은 다리의 압박과 근육이완 시 통증, 감각감소가 있다. 감각과 운

동기능이 상실되면 근육세포가 죽게 되고 myoglobin을 분비하여 신세뇨관에 급성 괴사를 초래할 수 있다. 구획증후군의 증상에는 수술한 부위 외의 통증이나 심하게 부은 다리와 근육신전 시 통증, 감각 저하가 있을 수 있다. 이러한 증상이나 소변색이 진한 갈색으로 변하는 증상은 즉시 보고해야 하는 증상이다.

다. 폐쇄성 혈전혈관염(Thromboangitis obliterans)

① 정의

폐쇄성 혈전혈관염은 젊은 사람에게서 나타나는 질환으로 사지의 작은 혈관이나 중 정도 크기의 정맥과 동맥에 생기는 혈관염이다. Burger씨병이라고도 하는 이 질환은 상지와 하지 모두에게서 나타난다.

② 병태생리

원인 불명인 이 질환은 담배를 많이 피우는 젊은 20~35세의 남성에서 가장 많이 발생한다. 담배에 함유된 물질을 피내주사 하면 많은 대상자들에게서 과민반응이 나타난다. 따라서 원인 기전은 과도한 자가면역반응이라고 추측한다. 통증은 일반적으로 양측성이며 국소적인 특징을 지닌다. 레이노드 현상, 궤양과 통증이 전형적으로 나타난다.

③ 증상

가장 대표적인 증상이 통증이다. 허혈로 인해서 말단의 궤양이나 통증이 생길 수 있다. 통증은 손가락의 색깔이나 온도 변화와 같은 허혈 증상이 동반될 수 있다. 색깔 변화와 통증이 동반된 냉감도 조기증상 중 하나이다. 하지에 다양한 형태의 감각이상이 나타날 수 있다. 발등의 통증은 흔히 파행증 같은 통증이다. 후경골동맥과 족배동맥의 맥박이 약해지거나 없어질 수 있다. 병이 더 진행되면 사지의 색깔이 비정상적으로 붉어지거나 청색증이 나타나고, 특히 서 있을 때 더 심하다.

궤양이나 괴저도 흔한 합병증이며 병의 초기에 나타난다. 이런 합병증은 표재성 혈전정맥염에서 나타나며 외상 후에도 나타날 수 있다. 괴저는 보통 한쪽 사지에 나타나며 심해지면 다리에 부종이 생긴다. 손톱이나 발톱, 피부색의 변화도 나타날 수 있으며 부분적인 혈전정맥염은 약 40%의 환자에게서 소정맥에 나타난다.

④ 진단검사

1차적 진단검사는 다리의 혈관조영술이다. 이후 조직검사를 통해 염증 부위를 발견할 수 있다

⑤ 치료 및 간호중재

휴식 시에도 통증이 있거나 허혈성 병변이 있는 환자를 위해서는 적절한 통증조절이 필수적이다. 칼슘차단제가 혈관확장에 도움이 된다.

혈관확장을 위해 국소적인 교감신경절제술이 추천되기도 한다. 과거에는 이것이 유일한 치료법이었으나 현재는 거의 사용되지 않는다. 흡연은 혈관을 수축시키므로 금연의 필요성을 환자와 가족에게 명확하게 설명해야 한다. 추운 곳에 나가면 혈관이 수축되므로 피해야 한다.

궤양을 치료하기 위해서는 상처간호가 필요하다. 보존적인 치료법이 실패하면 절단술이 필요하다. 혈전혈관염은 보통 생명을 위협하지는 않지만 통증이나 절단 등으로 인한 장애를 초래한다.

라. 레이노증후군(Raynaud's syndrom)

① 정의

원발성 레이노병(primary Raynaud's disease)은 추위나 스트레스로 발생하는 혈관경련을 의미한다. 공피증이나 전신성 홍반성 낭창 환자들은 이와 같은 증상과 징후를 보이기도 한다. 이것을 레이노증후군이라고 부른다.

② 병태생리

레이노병의 원인은 알려져 있지 않다. 아마도 면역장애와 연관된 것일 수 있다. 정서적 요인이나 추위는 사건을 촉발시킬 수 있다. 이 질환은 종종 16~40세 사이의 여성에게서

발생하며 추운 지역과 겨울철에 더 자주 발생한다. 이것은 피부와 근육의 위축을 야기한다. 예후는 다양한데 환자는 천천히 개선될 수도 있고, 점차적으로 악화될 수도 있으며, 혹은 변화가 없을 수도 있다.

③ 증상

환자의 피부는 혈관경련 때문에 창백해지고 혈관이 이완되면 발적이 생긴다. 원인이 될 만한 자극에 노출되면 말초의 동맥이 경련을 일으키고 창백해진다. 따라서 조직의 저산소증이 생기면 동맥이 약간 확장된다. 손가락에 산화되지 않은 혈색소가 모여들면서 청색증이 생기고 결국, 동맥경련이 완전히 멈추면 붉은 반점들이 생기게 된다. 무감각, 저린감과 타는 듯한 통증이 발생한다.

④ 진단검사

비침습적인 혈류검사를 통해 추위에 노출되기 전·후의 손가락 압력을 측정해야 하며 검사 도중 혈관경련이 나타나면 추위에 노출시키는 검사는 필요하지 않다.

⑤ 치료 및 간호중재

환자 교육과 생활양식 수정으로 장애는 점차적으로 누그러들고 자기 스스로 제한하게 된다. 혈관을 수축시키는 자극을 피하는 방법을 알려준다. 교감신경계 반응으로 인한 말초혈관수축을 예방하기 위해 추위로부터 몸을 보호하고, 손과 발을 따뜻하며 건조하게 유지하고, 환자에게 울 장갑이나 목까지 올라오는 스웨터를 착용시키거나, 온도조절기를 올려서 집을 따뜻하게 유지하도록 하고 외풍이 없도록 한다. 운전하기 전에 차안을 미리 덥힌 상태에서 차를 타도록 하고 심부를 따뜻하게 하는 것이 떨림이나 혈액이 사지에서 가슴으로 모이는 것을 예방할 수 있다고 설명한다. 카페인이나 초콜릿을 제한하고 금연하도록 한다. 스트레스도 혈관경련을 유발할 수 있으므로 스트레스 관리 워크숍이나 바이오피드백(biofeedback) 프로그램이 유익하다. 환자에게 처방된 약에 대해 교육한다.

혈관경련으로 인하여 일상생활에 불편함을 느낄 정도라면 약물을 사용한다. 약물로 평활근을 이완시키고, 경련을 완화하고, 동맥의 혈류를 증가시킬 수 있다. 혈관경련의 빈도와 지속 시간, 강도를 줄이기 위해서는 Nifedipine이나 Verapamil과 같은 칼슘길항제가 사용된다. 이러한 약물은 겨울에만 사용되기도 한다. 추운 날씨에 외출하는 경우는 추운 곳에 가기 1~2시간 전에 예방적으로 드물게 사용한다.

(2) 정맥질환

가. 정맥혈전증(Venous thrombosis)

① 정의

심부정맥혈전증(deep vein thrombosis), 혈전성 정맥염(thrombophlebitis)과 정맥혈전증(phlebothrombosis)은 동일한 질병과정을 반영하는 것은 아니지만, 임상적 목적에 의해 함께 취급된다.

② 병태생리

정맥혈전 형성과 관련된 많은 위험요인이 있다. 정맥혈전 형성에 대한 Virchow의 3대 원인은 (1) 정맥 정체, (2) 혈액 응고력 증가, (3) 정맥벽 손상이다(표 5-8). 이 중 적어도 두 가지에 해당되면 혈전이 형성될 수 있다.

표재성 혈전성 정맥염은 보통 쉽게 진단이 가능하고 정맥 카테터나 부식물 침투 등으로 인한 의원성(iatrogenic)

표 5-8 Virchow의 3대 원인

1	정맥 정체	부동에 의해 야기된다(침상안정, 자동차/기차 등의 긴 여행, 바짝 죄이는 기구, 마비, 부전마비, 최근의 수술, 정맥류, 임신)
2	정맥벽 손상	손상(골절, 타박상), 중심정맥카테터, 혈관기구(PICC, 중심관, pacemaker wire), 정맥약물, 항암치료(호르몬·화학·방사선 치료)에 의해 야기
3	응고력의 변화	에스트로겐이 포함된 경구 피임약, 호르몬 대치요법, 암(응집물질을 분비), 흡연, 탈수, 과응고 상태, 늦은 임신, 분만 후기

표 5-9 정맥혈전증 및 혈전성 정맥염과 관련된 위험요인

- 40세 이상
- 30분 이상 전신마취, 척수마취, 경막외마취를 필요로 하는 수술
- 골반 수술 후 부종
- 대퇴굴곡체위 지속
- 정맥정체(침상안정, 오랜 시간 여행, 뇌졸중)
- 심부정맥혈전 과거력
- 심장병(심부전, 심근경색, 심근증)
- 임신
- 외상, 특히 하지의 외상
- 에스트로겐 치료나 경구피임약
- 악성종양
- 비만
- 응고장애 가족력

인 경우가 있다. 심부정맥혈전증(DVT)은 심부정맥에 혈전이 생긴 것이다. 큰 수술을 받거나 급성 심근경색증이 있는 40대 이상인 대상자의 1/3에서 DVT가 발견되고, 암환자나 응고장애 가족력이 있는 경우 위험이 더 증가한다(표 5-9).

상지의 정맥혈전증은 하지보다는 일반적이지 않다. 그렇지만 정맥 카테터(IV line, pacemaker wire, chemo port, 투석혈관, 비경구영양 라인)를 하고 있거나 과응고장애를 가진 대상자라면 발생할 수 있다. 노력성 혈전증(effort thrombosis)은 혈관벽을 자극하여 감염을 일으키고 그 결과 혈전증이 나타나는 반복적인 동작(수영 선수, 테니스 선수, 건설 노동자)에 의해 야기된다.

손상된 정맥벽에 혈소판이 모이게 되고 혈액 파편이 축적된다. 혈소판은 정상적인 혈관내막에는 부착되지 않는다. 이러한 손상과 함께 혈류가 느려지고 과잉 응고 상태가 되면 혈전이 생기게 된다. 번식된 정맥혈전증은 종종 폐색전의 원인이 되므로 위험하다. 혈전은 자연적으로 분열되기도 하고 계속되는 부동 후에 근육의 활동 혹은 갑자기 일어설 때 정맥압이 증가하는 것과 관련되기도 한다. 심부정맥혈전은 1mm에서부터 주요 정맥을 가득 메울 정도의 크기까지 매우 다양하다. 작은 혈전이 보통 심부정맥의 판막에서 발견되고, 혈전이 커지기 때문에 결국 정맥을 막아 버리게 된

표 5-10 정맥염후증후군

- 정맥판막 손상으로 판막부전과 정맥의 역류가 나타난다.
- 수분, 혈소판과 적혈구가 세포 간 조직에 축적된다.
- 발목과 하지에 부종이 발생한다.
- 적혈구가 파괴되어 혈철소가 분비되므로 피부가 얼룩지게 보이다.
- 피하조직이 단단해지며, 섬유화된다.
- 피부와 피하조직의 탄력성이 떨어진다.
- 피부는 손상되고 궤양이 형성된다.

다. 혈전이 주요 정맥(예: 대퇴정맥, 대정맥, 액와정맥 등)을 막으면, 말초정맥압과 혈류량이 증가하게 된다. 반대로 심부의 작은 정맥(경골정맥, 슬와정맥 등)을 막으면 측부순환이 생겨 증가된 정맥압과 혈류량이 감소된다. 급성 심부정맥혈전증 후에는 혈관의 내경이 재소통되지만, 정맥의 판막은 열린 채로 남아 있어 비효율적이다. 시간이 지나면 결국 피부와 조직이 변화되어 정맥염후증후군이 발생한다(표 5-10).

③ 증상 및 징후

심부정맥혈전증(deep vein thrombosis; DVT)의 임상증상은 확실하지 않다. 약 50%가 무증상으로 나타난다. 가장 흔한 증상은 이환된 쪽의 원위부에서 부종이 나타난다. 이것은 정맥 유출이 억제되기 때문이다. 부종은 손상된 사지의 둘레를 측정하여 반대편 사지와 비교하여 알 수 있다. 다른 증상으로는 통증, 발적, 다리의 열감, 정맥팽창, 미열이 있다.

표재성 혈전성 정맥염의 증상은 침범된 정맥 부위를 따라 발적(rubor), 종기(tumor), 열감(calor), 압통(dolor)이 나타난다. 열을 가하면 불편감이 완화된다. 활동을 격려하고 탄력스타킹을 신도록 한다.

하지의 정맥장애는 초기의 징후를 잘 구별해 내는 것이 중요하다. 정맥류, 과응고력, 신생물장애, 심혈관계 질환 혹은 최근의 주요 수술 경험이나 손상은 고위험 요인이다. 그 외 비만, 부동, 고령 혹은 경구피임약을 먹는 여성이 고위험 집단이 된다. 고위험군에 대한 사정은 면밀히 진행한다. 장딴지에서 발목까지의 둘레의 변화를 양측을 비교하고 피부의

온도도 증가할 것이다. 사지에서 경골의 융기 아래 10cm 지점을 측정하여 다른 쪽의 장딴지보다 3cm 이상 둘레가 커지는 것은 잠재적인 심부정맥혈전증임을 알아야 한다.

④ 진단검사

신체검진상 Homan's sign(발을 강하게 족배굴곡시켰을 때 종아리 윗부분이 당기고 아픈 것)이 나타난다. 그렇지만 이것도 신뢰할 수가 없다. 심부정맥혈전증(DVT) 환자의 50% 이하에서만 나타난다. Homan's sign이 양성으로 나타난 환자의 50% 이상이 정맥혈전증이 없다.

정맥의 이중 스캔(duplex scanning)은 혈전이 있는 정맥을 눈으로 확인할 수 있기 때문에 심부정맥혈전증을 찾기 위해 일차적으로 시행되는 검사이다. 정맥조영술은 예전에는 진단을 확진하는 검사로 사용되었으나 조영제로 인한 부작용 때문에 거의 사용되지 않는다.

심부정맥혈전증을 진단하기 위해서는 D-dimer test가 더 많이 사용된다. D-dimer는 섬유소 분해산물이다. 혈전증을 유발하는 섬유소용해의 지표이다. 응고 덩어리가 분해될 때 섬유소 감소가 발생하고 D-dimer는 양성으로 나타난다. 양성으로 나타난다는 것은 심부정맥혈전증이나 폐색전증(pulmonary embolism; PE)에서처럼 응고 덩어리가 파괴된다는 것이지만, 이것은 최근의 수술, 출혈, 손상, 암, MI, 폐렴과 패혈증을 포함하는 비혈전증장애와도 관련이 있다. 그래서 D-dimer는 전신적인 질환으로도 자주 상승되지만, 음성적 D-dimer는 심부정맥혈전증이나 폐색전증의 가능성을 감소시킨다. 증상이 없는 심부정맥혈전증 환자를 진단하는 데 유용한 것은 D-dimer, risk assessment score, duplex 초음파 영상 등이다. 정맥계의 혈량측정검사(plethysmography)는 거의 사용되지 않으나, 환자의 기록지에서 이러한 검사들을 발견할 수 있다.

⑤ 치료

심부정맥혈전증의 치료목적은 혈전이 형성되어 파편이 되지 않도록 예방하는 것이며 혈전성 정맥염이 재발되지 않도록 하는 것이다. 혈전 형성을 예방하기 위한 중재는 혈전성 정맥염, 재발된 색전 형성, 심부전으로 인한 지속적인 다리 부종을 지닌 대상자와 부동이 오래 되어야 하는 대상자를 포함한다.

a. 약물치료

ㄱ. 헤파린

- 미분획된 헤파린(unfractionated heparin)

미분획된 헤파린은 심부정맥혈전증을 예방하기 위해 피하로 투여된다. 심부정맥혈전증이 있을 때 헤파린은 피하로 투여될 수 있지만, 일반적인 절차는 새로운 혈전이 생성되고 혈전의 확장을 예방하기 위해 IV로 투여될 것이다. IV로 헤파린을 투여하는 것은 즉시적인 항응고 효과를 준다. 미분획된 헤파린은 infusion pump로 점적률을 조심스럽게 조정하여 투여한다. 용량은 환자의 몸무게에 근거하여 설정하며, 치료 전에 응고 능력을 사정하여 출혈 경향 가능성을 감소시킨다. 만약 신부전이 존재한다면 헤파린의 용량을 낮추어야 한다. 주기적인 응고검사와 헤마토크릿 수치를 측정해 둔다. 헤파린은 aPTT가 1.5~2.5배가 될 때 치료적인 수준이다. 정상적인 aPTT 수치는 21~35초이다. 만약 PTT가 100초 이상이면 출혈 위험이 있게 된다. 간호사는 헤파린의 반감기가 60분이어서, 응급상황에서 헤파린은 적어도 1시간 동안은 중단되어야 한다는 것을 알아야 한다.

Coumadin은 경구용 약물로 헤파린 치료 시작 후 곧바로 투여되는데 이것은 치료적 효과를 달성하기 위해서는 3~5일 동안은 투여해야 하기 때문이다. INR이 달성되기 전까지 헤파린과 coumadin은 함께 투여된다. 약물 용량은 헤파린은 PTT를 근거로 하고 comadin은 INR을 모니터링하여 조절한다. 따라서 4~8시간마다 혈액검사를 통해 PTT나 INR을 검사하여 약의 용량을 조절해야 한다. 헤파린 치료의 잠재적 합병증을 사정하기 위해서는 혈소판 수치를 관찰한다.

- 저분자량 헤파린(low-molecular weight heparin)

저분자량 헤파린을 피하로 투여하는 것은 심부정맥혈전증

의 경우에 효과적인 치료이다. 이 약물은 미분획된 헤파린보다 반감기가 길어서 하루에 1번 혹은 2번 피하로 투여하면 된다. 용량을 환자의 몸무게에 따라 조정한다. LMWH은 혈전의 확장을 막고 새로운 혈전이 생성되지 않도록 하며, 미분획된 헤파린보다는 출혈합병증 발생이 낮으며 헤파린으로 야기되는 혈소판감소증의 위험도 낮다. LMWH는 신장에서 거의 제거되므로 신부전 환자라면 제거 수준이 다양할 수 있으므로 반감기가 지연되리라 예상할 수 있다. LMWH는 비용이 미분획된 헤파린보다 비싸지만 임신한 여성에게도 안전하게 사용할 수 있다.

b. 혈전용해치료

헤파린과 달리 혈전용해치료는 혈전을 용해하고 제거하는 것이다. 혈전용해제 치료는 혈전이 생성된 후 3일 안에 투여되는 것이 가장 효과적이다. 혈전용해치료의 이점은 정맥혈관에 대한 손상이 장기적이지 않다는 것과 혈전염후증후군과 만성 정맥부전의 가능성이 덜하다는 것이다. 그렇지만 헤파린보다 출혈 합병증은 증가한다. 만약 출혈이 발생한다면 혈전용해제 치료는 중단되어야 한다. 표 5-11은 혈전용해제에 대한 설명이다.

ㄱ. 경구용 항응고제

와파린은 광범위한 항응고치료에 자주 사용되는 비타민 K 길항제이다. 정기적 응고력을 사정하는 것이 필수이다. 비타민K와 다른 약물과 다양한 음식과의 관련성은 와파린의 항응고 효과를 감소시킬 수도 있고 강화시킬 수도 있다. 와파린은 치료 범위가 좁고 작용이 서서히 나타난다. 경구용 항응고제는 INR로 모니터링한다. 와파린의 최고 항응고효과는 3~5일 동안 지체되기 때문에 치료의 시작은 와파린의 효과가 나타날 때까지 헤파린과 동시에 투여되고 그 이후는 헤파린을 중단하고 와파린으로만 유지한다. 정상적인 INR은 1이다. INR의 범위는 2~3으로 하고 2.5를 목표로 한다. INR이 안정화되면 수치는 2~4주에 한 번씩 체크한다. 표 5-11은 INR의 치료적 목표치를 나타낸 것이다.

표 5-11 INR의 치료적 기준

	INR	Target
*수술 2주 전 경구용 항응고요법 시작		
Non-hip surgery	1.5~2.5	2.0
Hip sugery	2.0~3.0	2.5
DVT의 1차와 2차 예방	2.0~3.0	2.5
심방세동 환자에게 전신적 색전증 예방	2.0~3.0	2.5
재발된 전신 색전증	3.0~4.5	3.5
DVT의 재발 예방	2.5~4.0	3.5
심장 스텐트	3.0~4.5	3.5
기계적 심장판막을 지닌 환자의 심방 혈전증의 예방	3.0~4.5	3.5

c. 수술 치료

심부정맥혈전증의 수술은 항응고제나 혈전용해제 치료가 효과가 없어서 폐색전증의 위험이 높고 정맥 배액이 심각하여 사지 손상이 영구적일 수 있을 때 고려한다. 혈전제거술(thrombectomy)이 선택된다. 혈전 제거 때 혈류여과기(vena cava filter)를 삽입하여 큰 혈전을 거르고 폐색전증을 예방한다. 필터는 혈전 형성을 예방하지는 못한다. 풍선혈관성형술과 스텐트가 급성 혹은 만성 정맥질환이 있는 장골정맥에 사용될 수 있다.

⑥ 간호진단

- 출혈 위험성: 항응고제, 혈전용해제와 외과적 처치와 관련된 출혈 위험성
- 조직관류의 변화: 정맥정체, 정맥염증과 관련된 조직관류의 변화
- 통증: 다리의 부적절한 혈류공급과 관련된 통증
- 피부손상 위험성: 말초혈류 감소와 관련된 피부손상 위험성
- 활동의 지속성 장애: 통증, 부종, 출혈 위험성이 높은 정맥질환과 관련된 활동 지속성 장애

a. 예방

고위험군에게서 심부정맥혈전증을 예방하기 위한 간호의 목표는 혈전이 색전으로 변환되는 것을 막고 새로운 혈전 형성을 예방하는 것이다. 심부정맥혈전증은 예방이 가장 중요하다. 따라서 환자에게 심부정맥혈전증의 위험요인이 무엇인지, 어떻게 막을 수 있는지를 교육한다. 투여되는 약의 작용과 용량, 투여 시간, 부작용, 혈액응고검사를 해야 하는 중요성에 대해 교육한다.

b. 안위 증진: 체위, 운동, 진통제

손상된 사지를 상승시키고, 탄력양말로 압박을 가하며, 통증 완화를 위한 진통제 사용이 필요하다. 장딴지의 심부정맥에 혈전이 생기면 적어도 탄력양말을 3~6개월 정도 신어야 한다. 걸을 때는 탄력양말로 표재성 정맥을 압박하고 정맥압을 최소로 유지한다. 탄력붕대도 보기 흉하게 커진 다리에 효과가 있고, 탄력 있는 wrap으로 발가락에서 서혜부까지 단단하게 감싸 주며 4~8시간마다 바꿔 준다. 압박스타킹이 처방되는 경우 올바른 방법으로 신겨야 하며, 매일 잠깐씩 풀어 주어야 한다. 오랫동안 서 있거나 앉아 있는 것은 모세혈관의 정수압을 증가시키고 부종을 악화시키기 때문에 급성기에는 피해야 한다. 정맥압을 감소시키고 혈류를 증가시키기 위해 걷기와 운동을 격려한다. 다리를 심장보다 높이 올리게 되면 중력에 의해 혈액의 흐름이 원활해진다. 혈류가 증가하면 정맥 정체와 혈전 형성을 예방할 수 있다. 또한 다리를 올리면 정맥압이 감소하고 부종과 통증도 따라서 감소하게 된다. 무릎과 함께 침상 높이보다 다리를 15cm 정도 올리면 슬와동맥 압박을 막을 수 있다. 다리의 정맥이 우심방 높이에 놓이게 한다. 식사나 목욕 시에는 침상머리를 올려 준다. 다리를 올리고 따뜻한 팩을 해 주는 것이 불편감을 완화하는 데 도움이 된다. 어떤 환자들에게는 약한 진정제와 진통제가 필요할 수도 있다.

c. 폐색전증 예방

폐색전증은 심부정맥혈전증(DVT)의 급성적이고 심각한 합병증이다. 빈호흡과 불안은 폐색전증의 가장 흔한 증상이다. 늑막성 흉통이 발생할 수 있다. 이것은 갑작스럽고 숨쉴 때 악화된다. 늑막성 통증은 폐실질의 염증반응이나 폐의 작은 동맥의 폐색으로 인한 폐경색 시 발생한다. 다른 증상으로는 기침, 발한, 호흡곤란, 불안 등이 있다. 객혈은 폐경색이나 폐포의 출혈로 인한 무기폐를 의미한다. 폐색전은 매우 심각한 상황이기 때문에 이러한 증상이 나타나면 즉시 보고해야 한다. 환자 상태에 대한 자료를 남기기 위해서 폐색전 증상이 없다는 기록도 남겨야 한다.

d. 출혈 예방

헤파린 치료를 시행하는 첫날 교육을 시작하고 항응고제가 필요한 이유를 환자와 의논한다. 환자에게 항응고치료를 받는 동안 지속적으로 검진을 받아야 하는 것에 대한 정보를 제공한다. 항응고치료를 받는 환자에게서는 출혈이 있을 수 있다. 환자에게 소변색이 분홍빛이 돌거나 혈액이 발견될 때, 대변이 검붉은 색이거나 혈변이 나타날 때, 양치질 후 피가 날 때, 타박상, 옆구리 통증 같은 것들을 잘 관찰하여야 한다. ABGA 등 침습적인 검사가 필요한 경우 검사 후 30분간 천자 부위를 압박한다. 미분획된 헤파린을 오랫동안 사용하는 환자는 출혈 위험이 높기 때문에 항응고 작용이 없는 환자에게는 미분획된 헤파린 사용 기한을 오래하지 않는다. 헤파린과 동시에 시작하여 치료 시작 5일째 INR이 안정적이 되면 헤파린을 중단할 수도 있다. LMWH를 투여하는 것은 헤파린 유도 혈소판감소증과 관련성이 낮다. 혈소판감소증은 자가면역기전으로 혈소판이 파괴되는 것이다. 만약 그 과정이 끝나지 않는다면, 혈소판은 합쳐지고 부적절한 응고가 시작되어 혈전이 발생한다. 이런 심각한 합병증으로 혈전색전이 전신에 출현하고 예후는 극도로 심각해진다.

나. 정맥류(Varicose vein)

① 정의

정맥류는 정맥의 판막기능부전으로 인해 정맥이 영구적으로 확장되는 것이다. 이것은 하지, 복재정맥 혹은 하복부에서 빈발하지만 몸 전체 어디에서나 나타날 수 있다.

정맥류는 남성보다는 여성에게 더 흔하다. 오래 서 있는 직업, 즉 판매원, 미용사, 교사, 간호사, 건설 노동자에서 나타난다. 선천적으로 혈관벽이 약한 것은 정맥류를 발생시키는 원인이다. 정맥류는 사춘기 전에는 드물다. 임신은 자궁이 커지면서 압력이 증가되고 혈류의 흐름이 증가되며, 팽창성에 대한 호르몬의 효과 때문에 정맥류를 발생시킨다.

② 병태생리

정맥류는 원발성(심부정맥은 포함되지 않는)과 2차성(심부정맥의 폐쇄로 인한)으로 분류된다. 정맥혈류의 역류는 정맥정체를 야기한다. 불완전한 판막은 정맥압을 높이고, 표재성 정맥을 확장시키며 꾸불꾸불하게 한다. 대·소 복재정맥과 복사뼈 부위에 있는 천공정맥에서 흔히 발생한다.

③ 증상 및 징후

환자는 종종 무딘 통증, 근육경련, 하지의 근육 피로도의 증가, 발목 부종, 다리의 통증과 묵직함을 호소하며 외관상의 문제도 자주 호소한다. 야간에 발생하는 경련이 일반적이다. 심부정맥의 폐쇄로 인한 정맥류는 만성 정맥부전의 증상과 징후(부종, 통증, 착색과 궤양)를 보일 수도 있다. 가끔씩 표재성 염증은 정맥류가 있는 부위를 따라서 나타나기도 한다. 정맥류를 사정할 때는 밝은 불빛 아래서 양쪽 다리를 주의 깊게 관찰해야 한다. 정맥류 종창에서는 확장되고 꾸불꾸불한 정맥이 나타난다.

④ 진단검사

진단검사는 판막역류의 심각성을 양적으로 측정할 수 있고 역류의 해부학적 부위에 대한 기록을 보여주는 이중 스캔(duplex scan)이 있다. 공기혈량측정법(air plethysmography)으로 정맥혈량의 변화를 측정한다. 정맥조영법(venography)은 판막의 역류를 평가하기 위해 일상적으로 수행되지는 않는다.

⑤ 치료

a. 예방

정맥류 초기 단계에는 목표가 정맥 충혈을 줄이고, 합병증을 예방하고, 편안감을 증진시키는 것이다. 정맥류는 만성적인 문제임을 교육해야 한다. 증상이 완화되지 않을지라도 다양한 활동은 궤양이나 새로운 정맥염을 예방할 수 있다. 한 자세로 오랫동안 서 있는 것을 피하도록 한다. 다리는 앉을 때 올리고 있도록 하며, 부종이 있을 때에는 심장보다 높은 위치로 다리를 올려야 한다. 탄력스타킹이나 지지양말을 신어 정맥귀환을 돕는다. 탄력스타킹이 잘 맞는 것이 중요하다. 탄력성 랩으로 발목 부위 압력을 최대로 높이고 무릎 수준까지 점차적으로 압력을 낮추어 하루에 2번 감는다. 금기가 아니라면 환자는 하루에 1~2km 정도는 걷도록 한다. 엘리베이터나 에스컬레이터를 타는 것보다는 계단을 올라가는 것이 더 도움이 되고 수영은 아주 좋은 운동이다. 과체중 환자는 체중을 감량하도록 격려해야 한다.

b. 외과적 관리

ㄱ. 정맥 결찰 및 제거

정맥류의 수술 방법은 심부정맥이 개통되고 기능을 되찾도록 하는 것이다. 복재정맥은 결찰되고 분열된다. 어떤 경우에는 복재정맥과 서혜부의 대퇴정맥의 연결 부위를 묶어야 하는 경우도 있다. 이 경우는 국소마취하에 작은 절개선을 통해 이루어지고 입원이 필요하지 않다. 작게 여러 개의 절개를 낸 후 정맥을 제거하게 된다. 절개선은 복재정맥에서 발목까지이고, nylon wire를 서혜부에 있는 정맥까지 가지고 온 후 발목의 절제 부위에서 정맥과 wire를 잡아당기는 수술이다. 정맥을 벗겨내는 시술은 정맥 제거술에 의해 대치되고 있다.

ㄴ. 고주파 제거술

고주파 제거술은 정맥 안에 정기적 수축을 사용하는 것이다. 기구가 제거될 때 정맥은 봉합된다. 레이저 제거술은 레이저 섬유 팁을 이용하여 정맥을 봉인한다. 복재정맥의 경로를 따라 피부를 무감각하게 할 국소적 젤을 바른다. 주위 조직을 보호하기 위해서 작은 구멍을 정맥을 따라 만들고 초음파의 안내를 받아 혈관 주변에 희석된 리도카인을 100~200cc 투여한다. 이렇게 하는 것은 마취, 온도 보호(혈관과 신경 주변을 수액으로 테두리를 침)와 정맥의 외적인 압박을 하기 위함이다. 초음파의 안내를 받아 경피적으로 무릎 근처 복재정맥 안으로 들어간다. 그때 기구를 활성화시키고 제거하면 정맥이 봉해진다. 작은 붕대와 압박스타킹을 절차 후에 제공한다. 탄력붕대는 발에서 서혜부까지 착용한다. 적어도 48시간 동안은 스타킹을 제거하지 않도록 교육하며 프로토콜에 따른 기간 동안은 걸을 때 압박스타킹을 신도록 한다. 통증이 있는 경우 NSAIDs가 처방된다.

c. 경화치료

경화치료(sclerotherapy)는 정맥벽과 혈관내막이 손상된 정맥류 부위에 경화제를 주입하여 정맥을 막아 버리는 혈전을 형성시키는 것이다. 경화치료는 외관상의 이유뿐 아니라 보통 정맥류와 거미상 정맥으로 인한 불편감을 줄이기 위해 사용되는 방법이다. 이 방법은 정맥류 수술 후 남아 있는 경미한 정맥염치료에 가장 효과적이다. 경화치료는 수술 전에는 금기인데, 이는 정맥을 훑어내는 수술을 더욱 어렵게 만들기 때문이다. 주입 후 몇 분 안에 탄력붕대 압박과 걷는 운동을 시행한다. 걷는 운동은 혈류를 유지하고 심부정맥 안에 있는 경화제를 빨리 배출하기 위해 격려된다.

d. 합병증 예방

입원하는 경우는 드물며 출혈이나 감염, 신경손상 등의 합병증이 흔히 일어난다. 서혜부의 수술 부위에서의 출혈이 가장 흔한 합병증이다. 훑어낸 정맥에서의 출혈이 가장 먼저 일어난다. 발에서 서혜부까지 다리를 조심스럽게 감싸고 압박을 가하면 출혈의 위험을 줄일 수 있다. 훑어낸 정맥을 따라서 피부색의 변화가 일어나는 것은 정상적이다. 복재신경 손상이 생길 수도 있으며, 다리의 끝 1/3지점에서 복재정맥과 신경이 가까이 지나간다. 따라서 다리 끝부분이 이완된 경우 신경손상의 위험은 더 높다. 수술 후 예방관리(탄력붕대, 움직이기, 운동)가 이루어졌다면 정맥류 수술 후 심부정맥 혈전증, 색전, 감염은 거의 발생하지 않는다.

⑥ 간호중재

정맥 제거술 후 침상안정 하지 않도록 한다. 간호사는 환자가 가능한 한 조기이상 하도록 한다. 특별히 전체 사지에 탄력스타킹을 신고, 규칙적으로 움직이거나 다리운동을 하며, 침상에서 심장 높이보다 15~23cm 정도 다리를 올리는 것이 도움이 된다. 탄력스타킹은 수술 후 1~2주는 지속적으로 착용한다. 환자는 수술 후 바로 잠깐씩 운동을 하는 것이 좋으며, 서 있거나 앉아 있는 것보다 걸어야 한다. 걸은 후에는 다시 다리를 올린다. 조깅과 격렬한 운동은 피하는 것이 좋다. 보통 수술 후 24시간 후에 샤워할 수도 있다. 상처 부위는 깨끗한 타월로 밀지 말고 두드려 닦아서 건조하게 한다. 상처 부위가 완전히 낫기 전까지는 감염 위험이 있으므로 로션은 바르지 않도록 한다. 6개월 동안은 수술 부위가 햇볕에 노출될 때 선스크린이나 zinc oxide를 바르지 않도록 한다. 그렇지 않으면 색소의 과침착과 흉터가 만들어질 수 있다.

다. 만성 정맥부전(Chronic venous insufficiency)

① 정의

다리의 정맥판막이 폐쇄가 되어 정맥혈이 역류하는 것이다. 표재성과 심부 다리의 정맥이 포함될 수 있다. 판막부전으로 인해 생기는 만성 정맥부전은 정맥염후증후군(post-phlebitic syndrome)이라고도 하고 심부정맥혈전증의 가장 심각한 상태이다.

② 병태생리

만성 정맥부전은 판막의 기능장애로 오며 이로 인해 정맥귀환이 감소하고 정맥압이 높아지며 정맥정체를 초래한다. 피부궤양이 생길 수도 있는데 그 이유는 판막이 파괴되면서 정맥혈류가 양쪽으로 흐르게 되어 역류가 일어나면서 혈류가 불충분해지기 때문이다. 이러한 변화로 인해 정맥으로부터 우심방으로 들어가는 혈액의 무게 때문에 정맥 전체를 따라 이동하는 데 영향을 미친다. 정맥압이 발목까지 매우 높아지고, 소정맥의 정맥압까지도 높아지게 된다. 모세혈관이 비정상적으로 되면 적혈구가 혈관 외로 이동하게 되고(extravasation) 내막세포가 활성화되면서 백혈구 트랩이 생긴다. 결국은 말초혈관혈전증이 초래된다. 또한 피부궤양이 발생한다.

③ 증상 및 징후

a. 만성 정맥부전 증상

- 부종: 만성적으로 사지가 부은 상태로 됨
- 피부의 색소 침착: 발목 주변의 피부가 갈색빛으로 변함(혈철증)
- 피부경화증(dermatosclerosis): 발목 주변의 피부가 두껍고 거칠함
- 정맥 정체성 궤양

④ 진단검사

이중 초음파로 폐쇄를 진단하고 비정상적인 정맥판막을 확인한다.

⑤ 치료 및 간호중재

치료의 목표는 정맥귀환을 증가시키고 정맥압을 낮추는 것이다. 중력에 반대하는 처치가 심장으로의 정맥귀환을 증가시킨다. 이를 위해 중력을 이용하여 다리를 심장 높이보다 올리고 오래 서 있거나 오랫동안 앉아 있는 것을 피하고 탄력 압박스타킹으로 표재성 정맥을 압박한다. 환자에게 수면 시에 다리를 침상보다 15cm(6 inch) 정도 올리도록 하고, 적어도 하루의 1/3은 발과 다리를 심장보다 높게 하도록 한다.

탄력스타킹 지지는 정맥균형을 유지하여 정맥압을 상승시킨다. 따라서 양말이 환자의 다리에 꼭 맞아야 한다. 이때 발목과 장딴지의 둘레를 측정하고 무릎 아래 2.5cm(1 inch) 혹은 서혜부 아래 2.5cm(1 inch)에서부터 발바닥까지 측정한다. 측정할 때는 환자가 누운 상태에서 부종이 없을 때 측정한다. 무릎길이의 탄력 스타킹이 선호되나 다리 종창 환자는 가끔은 탄력랩을 더 선호한다. 정도에 따라 탄력랩을 적용하는 것은 다리 아래쪽에 더 긴장감을 준다. 탄력랩의 단점은 몇 번 세탁하는 동안 탄력성을 잃고 이전보다 오랫동안 효과적으로 압박할 수 없게 되는 경향이다. 또한 랩은 가끔 사용이 곤란할 수도 있으며 적절하게 압박되지 않을 수 있다.

라. 정맥 정체성 궤양(Venous stasis ulcers)

① 정의

정맥 정체성 궤양은 만성 정맥부전의 마지막 단계이다. 오랜 기간 동안 정맥압이 높게 되면 영양소 및 혈류공급을 방해하여 산소 및 포도당 등 다른 영양공급을 방해한다. 이렇게 혈액정체가 일어나면 다리의 피부에 궤양이 생기게 되고 특히 발목 부위에 흔하다. 치료를 시작하기 전에 궤양의 원인을 결정하는 것이 중요하다. 동맥성 질환이 존재하는지 여부가 중요하다. 압박기구는 동맥혈류를 억제할 수 있기 때문에 동맥질환에서는 금기이다.

② 병태생리

정맥성 궤양은 만성 정맥부전의 심각한 합병증이며 하지 순환에 영향을 미치는 다른 건강상태와 관련이 될 수 있다. 봉와직염 혹은 피부염은 만성 정맥부전과 정맥궤양을 복잡하게 할 수 있다. 정맥궤양은 증가된 정맥압이나 외부의 손상으로 발생한다.

죽상경화증은 말초동맥폐쇄질환의 가장 흔한 원인이다. 이것은 표재성 대퇴와 슬와 혈관에 영향을 미쳐서 하지로 가는 혈류를 감소시킨다. 궤양은 허혈의 결과로 발생한다.

③ 증상 및 징후

정맥궤양은 하지 하부에 발생하며, 발목의 내측과 부위에 생기는데 크기는 작은 것에서 큰 것까지 있다. 표재성, 불규

칙한 형태, 삼출물이 많으며, 궤양의 주변 피부에는 혈철소가 침착되어 있다. 피부는 건조, 갈라져 있고, 소양증이 있으며 피하조직은 섬유화되고, 위축되어 있다. 하지의 손상과 감염 위험이 증가한다.

전형적으로 동맥성 궤양은 작은 크기로 발가락 끝의 병소나 발가락 사이의 공간에 발생한다. 허혈과 압력의 결합에 의해 야기된다. 동맥성 부전은 발가락의 괴저를 야기하여 손상에 의해 촉발될 수도 있다.

④ 치료

a. 약물치료

모든 궤양은 박테리아가 군집한다. 대부분의 다리 궤양은 항생제가 필요하지 않다. 항생제 치료는 궤양이 감염이 되었을 때 처방된다. 경구용 항생제는 국소적 항생제가 다리 궤양에 효과적이지 않을 때 처방된다.

b. 상처 소독과 변연절제술(debridement)

동맥성 궤양치료에 대한 일반적인 원칙은 건조시키는 것이며, 변연절제술은 혈관 재형성 절차가 수행되기 전까지는 하지 않는다. 왜냐하면 말초의 관류가 불량하여 감염 위험이 높기 때문이다.

정맥성 궤양이 괴사조직이 있을 때는 변연절제술을 해야 한다. 치유를 증진시키기 위해 상처는 깨끗하게 유지한다. 생리식염수나 세포독성이 없는 상처 세척액으로 깨끗하게 소독한다. 세척액은 충분한 압력으로 상처에 뿌려져서 괴사조직이 떨어져 나가도록 한다. 만약 괴사조직이 상처에 남아 있으면 변연절제술이 필요할 수도 있다. 죽은 조직을 제거해 내는 것은 상처 치유에서는 중요한 것이다.

⑤ 간호중재

정맥정체성 궤양을 관리하는 데는 다리 올리기, 상처 간호, 습한 드레싱, 압박 등이 있다.

a. 다리 올리기

중력은 정맥정체성 궤양에 있어 중요한 적이다. 대상자는 다리를 15cm 정도 올려야 하고 규칙적으로 걷는 것이 좋다.

b. 상처간호

궤양이 생기면 감염 여부를 배제하기 위하여 통증이 있거나 냄새가 나며 진물이 나는 환자들의 분비물을 받아 배양검사를 한다. 감염이나 봉와직염(cellulitis)을 치료하기 위하여 항생제가 요구될 수 있다. 새로운 상피세포를 보호하기 위해서는 hydrocolloid 드레싱이 사용된다. 과립조직을 보호하기 위해서는 생리식염수를 적신 촉촉한 드레싱과 유성젤리(바셀린 젤리) 거즈, 습한 폐쇄드레싱이 사용된다. 대부분의 연고나 크림, 파우더, 국소적인 항생제 도포 등은 조직치유에 해롭다. 이런 것들은 피부민감성에 문제를 일으키고 치유과정을 방해한다. 궤양 소독을 위해 멸균생리식염수를 사용한다. 주변 피부가 아마도 건조하거나 표피가 벗겨져 있을 것이다. 알코올이나 향수가 함유된 로션은 피부를 건조하게 하거나 자극을 줄 수 있으므로 피하도록 한다. 감염조절을 위해 povidone-iodine(Betadine)과 같은 용액이 사용될 수 있으나 생리식염수가 보다 효과적이다.

c. 습한 드레싱

Unna boot는 calamine, zinc oxide, glycerin이 함유된 붕대 형태이다. 이 붕대로 다리를 느슨하게 감아 주면 운동 중에는 다리를 적당히 압박해 주고 다리를 올리는 경우에는 최소한의 압력이 가해진다. Unna boot는 궤양이 있는 부위에 직접 드레싱을 함으로써 삼출물이 빠져 나오게 한다. 이는 궤양 부위와 붕대 사이를 습하고 따뜻하게 유지해 준다. 이 붕대는 1~2주에 1번씩 교환하며 착용 시 이물감이 없어 이행을 증진시킨다. 단점은 알레르기, 피부자극, 불편감, 목욕하기 불편함, boot를 갈아 신을 때의 통증 등이 있다. Unna boot는 치유율이 70% 정도이다. 극히 드문 경우지만 피부 이식이 필요할 수도 있다. 정맥류나 정맥부전, 정맥 천공을 제거하기 위해서도 수술이 필요할 수 있다.

d. 압박

압박을 가하지 않고는 피부치료 중 어느 방법도 효과적일 수 없다. 점차적으로 압박되는 시스템은 ABI가 0.8 이상인 합병증이 없는 정맥성 하지궤양을 치료하기 위해 처음으로 선택되어야 한다. 스타킹이 가장 쉽게 사용되나 더러워지는 것이 문제이다. 더욱이 스타킹은 기형적인 다리나 궤양 부위에 드레싱을 한 환자에게는 잘 맞지 않기 때문에 치수를 조절할 수 있는 탄력성 랩이 대체 방법이 된다. 탄력성 랩은 발과 무릎을 가장 힘주어 감아야 하고 하루에 2번 정도 반복해서 감아 주어야 한다.

(3) 림프질환

가. 림프부종(Lymphedema)

① 정의

림프부종은 모세혈관에서의 수분과 림프의 이동에 문제가 생겨 부종이 발생한 것을 말한다.

② 병태생리

림프부종은 대부분이 팔이나 다리에 발생하며 때로는 다른 부위에도 생긴다. 림프부종은 1차성과 2차성으로 분류될 수 있다. 일차적 림프부종은 선천적으로 림프혈관이 손실되거나 장애가 있을 때 발생하고, 2차적 림프부종은 림프혈관이 상해를 입거나 림프절이 제거될 때 발생한다. 림프부종은 의존적 자세에서 특히 더 뚜렷하다. 처음에 부종은 부드럽고 피부를 누르면 들어간다. 진전이 되면서 단단해지고 피부는 눌러도 들어가지 않게 되며 치료에 반응도 하지 않게 된다. 가장 일반적인 형태가 선천적인 림프부종인데 이것은 하지의 림프계의 형성부전 때문이다.

폐쇄는 림프절과 림프관에서 발생한다. 때때로 유방암 환자에게서 액와 림프절을 제거한 후 팔에서 보이고 정맥류나 혈전성 정맥염이 있는 다리에서 나타난다. 후자의 경우는 만성적 림프염 때문에 림프성 폐쇄가 있는 경우이다.

림프액의 흐름이 손상되면 간질 내의 단백질 농도가 상승하고 삼투압이 증가되어 수분이 정체된다. 간질 내로 수분이 이동하게 되면 삼투압이 낮아지게 된다. 또한 림프관이 확장되면 판막의 기능부전이 생기게 되고 수분의 이동에 문제가 생겨 염증을 유발하며 림프혈전으로 인해 결국 괴사를 초래한다.

③ 증상 및 징후

1차성 림프부종은 사춘기나 사춘기 직후의 여성들에게 발목이나 다리 양측성의 약한 부종이 나타나거나, 남성과 여성 모두 한쪽 다리 전체에 나타나기도 하며, 선천성이나 조발성인 경우 양측성 부종이 나타나기도 한다. 선천성 림프부종이 있는 환자의 피부는 림프로 꽉 차서 소포(vesicle)가 형성된다. 둔하고 묵직한 감각이 있기도 하나, 실제로 통증은 없다. 다리를 올리거나 누우면 감소하나 이 감각이 아주 사라지지는 않는다. 부드러운 피부가 거칠어지고 요흔성 부종은 아니다. 급성 림프선염이나 봉와직염은 드물고 피부의 궤양은 발생하지 않는다. 그러나 사지가 아주 커지고, 불편하며, 보기 흉하게 된다. 조기에 진단하는 것이 조직의 파괴를 막는 지름길이다.

④ 진단검사

림프관 조영술과 림프계 방사성핵종 영상술이 림프계를 사정하는 진단검사이다. 림프관 조영술(lymphangiography)은 각각의 손(발)에 림프관 안으로 조영제를 투여하여 24시간 후에 X선 영상을 얻는 것이다. 조영제가 피하의 림프에 모이지 않고 수일 동안 조직에 조영제가 머물러 있다면 림프부종으로 진단할 수 있다.

동위원소 림프 촬영술(lymphoscintigraphy)은 림프관 조영술을 대치하고 있다. 방사성의 교질을 두 번째 손가락의 피하에 주사한다. 그 후에 림프계를 통해 흡수될 수 있도록 사지를 운동시키고 영상을 얻는 방법이다.

⑤ 치료

시작은 이뇨제(Lasix)를 처방하여 수분 과잉을 예방한다. 이뇨제 약물의 주요 작용이 혈액순환을 감소시켜 모세혈관의 여과를 제한하는 것이기 때문에 단독 사용은 별로 이득이 없다. 만약 림프관염이나 봉와직염이 있는 상태라면 항생제 치료를 시작한다.

a. 외과적 관리

림프부종이 심각하여 내과적 치료로 조절이 안 되어 움직임이 심각하게 손상되었다거나 감염이 지속적이라면 외과적 관리를 고려한다. 손상된 피하조직과 근막을 절제하여 손상된 곳을 덮는 피부 이식을 하는 것도 한 방법이다. 다른 절차로는 림프배액을 위한 도관을 제공하기 위해 피부판을 매몰하여 심부 림프계로 표재성 림프관을 외과적으로 대치하는 것이 있다. 수술은 드물게 수행된다.

⑥ 간호중재

치료목적은 이환된 사지에 가능한 한 수분을 제거하여 부종을 감소시키고 감염과 조직손상을 예방하여 정상적 외형을 유지하는 것이다.

a. 운동과 압박

부종이 이미 나타나면 림프부종을 치료할 방법은 없다. 팔이나 다리의 림프부종에 대한 물리치료는 이환된 사지의 정체된 림프액을 근위부로 보내기 위해 기계적으로나 손으로 짜내는 것이다. 그 후 림프액을 림프계로 흐르게 하고 최종적으로 혈류로 흐르게 하기 위해 수동적 및 능동적 운동을 실시한다. 간헐적으로 압박하는 공기 펌프기구를 사용하기도 하며, 이뇨제가 처방되기도 하고, 공기 펌프기구의 효과를 유지하기 위해 탄력스타킹이나 sleeve를 사용하기도 한다.

b. 감염예방

림프부종이 있는 대상자는 감염 위험이 높다. 피부가 손상되는 것을 피해야 한다. 이환된 사지에 발적이나 열감, 통증 등 감염의 징후가 없는지 관찰한다. 순한 비누나 로션을 사용하는 등 세심한 피부관리가 필요하다. 피부는 조심스럽게 말리고 손톱을 짧게 깎는다. 피부는 알코올, 염료, 라놀린, 미네랄 오일, 석유 산물, 활석, 향수 등의 사용을 피한다. 화학적 제모제와 면도기는 사용하지 않는다. 면도기를 사용해야 한다면 전기면도기를 사용한다.

간호사는 일반적으로 간질강 내에 2.5~3L의 체액이 축적될 때를 부종이라 한다는 것을 알아야 한다. 만약 의존성 부종이라면, 간호사가 부종이 있는 부위를 5초 이상 누르고 피부가 들어가는, 적어도 4.5L의 체액이 축적된 것이다.

부종을 경감시키기 위해서는 사지를 우심방보다 높게 하고 사지의 사이즈를 감소시키기 위해서 공기 펌프를 사용한다. 펌프를 사용할 때는 대상자에게 장치를 사용하는 방법과 적용 횟수, 사용 목적 등을 교육한다. 스타킹을 사용하면 스타킹이 잘 맞는지, 무릎 뒤에서 조이지 않는지를 살핀다. 앉거나 서는 것보다는 걷는 것이 좋고, 침상에서만 생활하는 대상자는 정맥귀환과 림프배액을 증진시키고 근육의 강도를 유지하기 위해서 침상운동을 하도록 격려한다.

수술 부위의 감염 증상을 잘 알고 보고할 수 있도록 교육한다. 피부 이식 부위의 괴사, 혈종, 농양 등이 일반적 합병증이다. 드레싱으로 상처관리를 하며 상처 주위의 비정상적인 배액이나 감염증상은 의료진에게 재빨리 보고해야 함을 교육한다. 대상자에게 피부 이식 주변에 감각상실을 경험할 수도 있음을 알려 준다. 피부 주위 화상이나 손상을 예방하기 위해 발열 패드에 가까이 가지 않도록 하고 태양에 노출되는 것을 피하도록 한다(표 5-12).

림프부종이 있는 대상자는 자신의 외형적인 모습 때문에 자아상의 변화로 괴로워한다. 대상자가 이러한 감정에 대해 이야기하도록 격려하고 이러한 감정이 정상적이라는 것을 이해하도록 돕는다. 옷 입는 스타일도 이러한 외형상의 변화를 고려해서 다양하게 변화시키도록 돕는다. 림프장애 대상자를 간호할 때는 이들 대상자가 이러한 어려움과 만성 질환에 대처해야 한다는 것을 기억하고 대상자와 가족에게 정서적 지지를 제공한다. 일생 동안 계속 관리를 해 주어야 할지도 모른다는 것을 강조한다.

표 5-12 림프부종 대상자 교육

- 피부는 깨끗하고 건조하게 유지한다.
- 처방된 압박기구를 착용한다.
- 손상된 사지에 혈압계 커프 감기, 바늘 삽입, 주사 등의 처치를 하지 않는다.
- 새로운 부종, 발적, 통증, 열감, 두드러기, 수포 혹은 발열이 있으면 의사나 간호사에게 보고한다.
- 꽉 끼는 옷을 입지 않는다.
- 궤양, 발적 혹은 갈라짐 등의 발의 상태를 거울로 관찰하여 체크한다.
- 손상(예: 동물 발톱에 긁힘, 벌에 쏘이는 것, 화상, 스포츠 손상, 찰과상)을 피한다.
- 베이거나 벌레에 물린 곳은 비누와 물로 깨끗이 닦고 항생제 연고를 바른다.
- 가능할 때마다 팔·다리를 올린다.

나. 림프관염(Lymphangitis)

① 정의

림프관염은 림프계의 급성 감염이다. 사지가 감염되었을 때 흔히 발생한다. 일반적으로 감염원은 용혈성 연쇄상구균이다.

② 병태생리

림프관염은 감염된 병소로부터 국소림프절을 따라 팔이나 다리에 발적, 열, 통증에 민감한 붉은 줄(streaks)이 퍼지는 것이 특징이다. 림프관을 따라 위치한 림프결절은 비대해지고 색이 붉어지며 압통이 있다(급성 림프관염). 괴사가 되고 농양을 형성한다면 화농성 림프관염이다.

③ 증상 및 징후

결절은 서혜부, 액와, 경추 부위에 있게 되는데 통증이 있거나 없거나, 단단하거나 거칠거나, 움직이거나 고정적이거나, 분리되어 있거나 분리되지 않을 수 있다.

④ 진단검사

림프절이 비대해진 정도나 발생 속도, 동반된 증상을 고려하여 원인을 추정하며 임상적인 증상만으로는 감별이 어려우므로 정확한 진단을 위해서는 필요시 조직검사를 실시한다.

⑤ 치료

세균 감염에 의한 염증인 경우는 항생제를 투여하고, 결핵이 원인인 경우는 항결핵제 치료를 시작한다.

⑥ 간호중재

감염은 대부분 항생제에 민감한 균에 의해 발생하기 때문에 농양이 형성되는 것은 드물다. 림프관염이 재발하는 것은 진행성 림프부종과 관련이 있다. 급성기 후에 부종을 예방하기 위해 몇 달 동안 발병한 사지를 탄력스타킹이나 붕대로 감고 있어야 한다.

(4) 고혈압

성인 고혈압(hypertension) 환자는 미국에서 6천5백만 명, 전 세계적으로 10억 명에 이른다. 이들은 주기적으로 의료진을 방문하고 있는 일반적인 상태를 가진 대상자이다. 우리나라의 경우 2017년 30세 이상의 26.9%가 고혈압 환자이다. 미국의 연구 결과를 보면 고혈압을 조절하고 있는 대상자의 대부분, 즉 고혈압을 개별적으로 치료받고 있는 약 70%의 대상자에서 적절한 혈압의 조절이 이루어지지 않고 있는데 이는 미국 보건복지부 국민건강 2010 목표의 50%에 미치지 못하는 것이다. 미국은 최근 국민건강 2020에서 새롭게 목표를 설정하여, 고혈압을 앓고 있고 합병증의 위험을 가졌지만 인지하지 못하는 대상자의 30%를 추가하였다.

국민건강 2020

매 10년마다 미국의 보건복지부(Department of Health and Human Services; HHS)는 10년간의 최근 자료, 경향, 혁신에 대한 새로운 과학적 통찰력과 교훈을 제시한다. 국민건강 2020(Healthy People 2020)은 건강과 웰빙의 중요한 위험요소를 사정하고 공공의 우선순위를 변경하고, 국가적으로 부각되는 문제에 대해 미리 준비하고 예방하는 데 기초자료로 반영될 내용이다.

가. 고혈압(Hypertension)

① 정의

미국국립보건원(2003)의 Joint National Committee (JNC)의 고혈압의 예방, 발견, 평가, 치료에 관한 7차 보고서에 혈압은 120/80mmHg 이하일 때 정상, 혈압이 120~139/85~89mmHg일 때 고혈압 전 단계(prehypertension), 혈압이 140/90mmHg이거나 높을 때 고혈압으로 규정한다. 고혈압은 중증도에 따라 1, 2단계로 분류된다(표 5-13). 1단계 고혈압은 수축기압력이 140~159mmHg이거나 이상 및 또는 이완기압력이 90~99mmHg이거나 이상일 때 발생한다. 2단계 고혈압은 수축기압력이 160mmHg이거나 이상일 때, 또는 이완기압력이 100mmHg이거나 이상일 때 발생한다. 만약 수축기나 압력이 다른 범주일 경우 상위 분류로 사용된다.

고혈압의 분류는 한 가지에 그치지 않고, 고혈압 전 단계에서부터 발생률과 사망률의 증가를 반영하여 1, 2단계 고혈압으로 분류한다.

수축기와 이완기 압력의 상승은 건강에 위험하다. JNC 7차 보고서에서 고혈압의 진단은 혈압을 측정할 때 2번 이상 의료진을 방문하여 방문마다 2번 이상 정확한 혈압을 측정한 평균에 기초한다고 규정하였다.

② 병태생리

혈압은 말초혈관저항에 의한 심박출량의 증가로 생성된다.

표 5-13 18세 이상 성인의 혈압 분류

혈압 분류	수축기혈압/이완기혈압 (mmHg)
정상	<120과 <80
고혈압 전 단계(prehypertension)	120~139 또는 85~89
1단계 고혈압	140~159 또는 90~99
2단계 고혈압	≥160 또는 ≥100
고혈압 위기	>180과 >120

심박출량은 1회의 수축으로 박출되는 양(stroke volum; SV)과 1분 동안에 수축하는 심장박동수의 곱에 의하여 생성된다. 말초혈관저항(peripheral vascular resistance; PVR)은 혈관의 직경과 혈액의 점도와 관련 있다. 혈액이 짙어지거나 혈관의 반경이 좁아지면 저항은 더 증가한다. 반대로 혈관 직경이 커지거나 혈액이 묽어지면 말초혈관저항은 감소한다. 고혈압이 진행되면 말초혈관이나 심박출량에 영향을 미치는 한 가지 이상의 요인은 변화해야 한다. 또한, 신체의 압력을 조절하거나 감시하는 체계의 문제가 있을 수 있다. 고혈압관리의 목적은 말초혈관저항, 혈액량, 심근수축력의 강도, 힘, 속도를 감소시키는 데 있다.

고혈압 환자의 95%는 1차성 고혈압이다(primary hypertension: 알 수 없는 원인에 의한 높은 혈압). 이 유형의 고혈압은 본태성 또는 특발성 고혈압이라고도 부른다. 나머지 5%의 고혈압 환자는 확인된 원인에 의한 2차성 고혈압(secondary hypertension)이다. 2차성 고혈압의 원인은 여러 개의 신장동맥이 좁아져 있거나, 하나의 신동맥의 협착, 신장질환, 고알도스테론혈증[hyperaldosteronism: 무기질코르티코이드 고혈압(mineralocorticoid hypertension)], 약물치료, 임신, 대동맥축착증(coarctation of the aorta) 등이다.

백의 고혈압(white coat hypertension)과 가면 고혈압(masked hypertension)은 전통적으로 적극적인 치료를 하지 않는 추가 형태의 고혈압으로 이는 최근 새롭게 나타난 합병증으로 알려졌다. 백의 고혈압을 가진 대상자는 일상생활에서는 정상 혈압 양상을 보이고, 의료 환경에 노출되면 혈압이 상승(>140/90)된다. 가면 고혈압은 의료환경에서는 정상 혈압을 보이고, 일상(집이나 직장)에서는 혈압이 상승된다. 가면 고혈압은 직장에서의 일상적 스트레스, 흡연, 음주, 경구 피임약 사용, 앉아서 일하는 습관과 관련이 있다. 간호사는 당뇨병이나 신장질환을 가진 남자 대상자에게 일시적인 혈압 상승이 동반되면 가면 고혈압을 의심해야 한다. 가면 고혈압 동반 대상자들은 대사 위험 인자, 장기 기능에 고혈압의 영향을 보여 주는 좌심실 비대, 경동맥 혈전의 유병률이 증가한다. 대상자가 개별적으로 위험에 노출되었을 때 간호사는 대상자가 집에서 진단과 치료를 위해 혈압을 측정할 수 있도록 지지해야 한다.

③ 증상

a. 위험인자

고혈압의 더 정확한 원인은 대부분의 경우 식별될 수 있지만, 이는 고혈압이 다원적인 조건인 것으로 이해된다. 고혈압은 노화와 함께 증가한다. 44세 이상의 정상 혈압을 가진 사람들도 고혈압으로 발전할 수 있는 위험을 90% 가지고 있다.

이완기혈압은 약 50세까지 상승하고 수축기혈압의 상승은 전 생애에 걸쳐 계속되며, 혈압은 향후 10년간 변동 없거나 동일하게 유지되고, 또는 이후에는 생활에서 하강할 수 있는 경향이 있다. 수축기 고혈압은 심혈관질환의 주요 위험인자이며 고혈압의 가장 일반적인 형태이다. 이완기 고혈압은 50세 이전에 두드러지고, 이완기 고혈압만 있거나 수축기 고혈압과 동반되기도 한다. 이완기 고혈압은 50세까지 수축기혈압(SBP)의 상승보다 더 강력한 심혈관질환의 위험인자이다. 50세 이후에는 수축기혈압(SBP)의 상승이 더 중요하다. 베이비부머 세대에서 고혈압 발생률 증가가 예상된다. 고혈압은 폐경 때까지 여성보다 젊은 남성에서 더 일반적이다.

비만은 고혈압으로 발전하는 일반적인 위험인자 중 하나이다. 소아비만의 증가는 성인 고혈압 환자의 수가 증가됨을 미리 경고한다. 고혈압은 죽상경화성 심장질환의 위험인자이고, 자주 이상 지질혈증, 당뇨병, 좌식생활습관과 동반된다.

대사증후군이나 증후군 X는 130/85mmHg 이상의 혈압 상승, 인슐린 저항성, 이상지질혈증, 복부비만 중 현재 증상이 세 가지가 존재할 때 발생한다. 대사증후군 환자는 심혈관질환과 당뇨의 위험에 노출되어 있다. 심혈관질환의 위험은 혈압이 115/75mmHg에서 각각 20/10mmHg만큼 이중으로 증가한다.

고혈압은 아프리카계 미국인에서 발생률이 높고 이들은 일찍 발병되며, 2단계 고혈압의 유병률이 높고, 뇌졸중·심질환으로 인한 사망, 신질환 말기의 발생률이 높다. 이는 아프리카계 미국인이 남자이고 과체중이거나 비만, 신체적으로 소극적이며 당뇨가 있을 때 증가한다.

경구 피임약의 사용은 수축기와 이완기 혈압의 약간의 상승을 초래하고, 흡연, 비만과 동반되었을 때가 위험요인과 동반되지 않았을 때보다 3배 더 고혈압을 초래한다. 담배를 흡연하는 것은 높은 혈압의 원인이 되지 않는다. 그러나 만약 고혈압 환자가 흡연했을 경우 심질환이나 관련된 장애로 사망할 위험이 의미 있게 증가한다.

고혈압은 교감신경계 활동과 신장에서 나트륨, 염화물질, 물의 재흡수를 증가시킨다. 레닌-안지오텐신-알도스테론 시스템 활동의 증가는 세포외액량을 많아지게 하고, 전신의 혈관저항을 상승시키며, 이는 고혈압 환자에게 혈관 내피의 기능부전을 일으킨다. 인슐린에 대한 저항은 일반적으로 고혈압, 2형 당뇨, 고중성 지방혈증, 비만, 포도당 과민증의 원인으로 관련이 있다.

b. 노화 관련 고려사항

노화와 함께 60~69세의 50%, 70세 이상의 75%가 고혈압이 증가되었다. 노화는 죽상경화증, 주요 혈관의 탄력성을 감소시키는 등 심장과 혈관에 구조적이고 기능적인 변화를 가져온다.

동맥혈관벽의 경직 때문에 좌심실로부터 전신으로 분출되는 혈액의 압력에 대한 완충 역할이 감소하여 좌심실에 분출되지 못한 혈액이 남아 있게 되고, 좌심실은 이완기에 좌심실로 들어오는 혈액의 공간이 작아져서 전신으로 분출되기 위한 에너지의 저장 역할을 할 수 없게 된다. 증가된 맥압을 동반한 수축기 고혈압은 노인에게 더 일반적이다. 이는 치매와 마찬가지로 심혈관질환의 이환율, 사망률과 관련된다.

심혈관과 뇌혈관 질환의 위험성을 줄이기 위해서, 노인은 생활습관을 바꾸면서 치료를 시작해야 한다. 만일 목표로 하는 140/90mmHg 이하의 혈압을 위해서 투약이 필요하다면, 시작하는 약의 용량은 젊은 환자들 약 용량의 절반으로 시작하고, 천천히 용량을 증가시킨다.

맥압

맥압은 수축기압력과 이완기압력의 차이를 말하는데, 정상 맥압은 40mmHg이다. 예를 들어, 혈압이 120/80mmHg이면 맥압은 40mmHg이다. 50mmHg 이상 맥압의 증가는 두개내압의 증가, 죽상동맥경화증, 대동맥부전, 고열일 때 동반되므로 규칙적인 혈압 측정이 필요하다.

노인들은 기억력장애가 있거나 치료비용이 많이 들면 치료를 하기가 어려울 수 있다. 간호사는 환자가 식이요법을 이해할 수 있게 하고, 약을 담은 용기를 잘 열며 설명서를 읽고, 볼 수 있게 하며, 복용할 남은 약이 없을 때 다시 처방받는 것을 할 수 있도록 해야 한다. 가족이나 돌봄 제공자에게는 환자에게 필요한 식이요법을 도와주고, 치료계획을 잘 이행할 수 있도록 격려해 주며, 환자와 관련된 질문이나 문제가 생겼을 때 누구에게 연락해야 하는지 등에 관한 교육 프로그램이 필요하다.

노인은 고혈압치료로 adrenergic 길항제인 이뇨제나 교감신경억제제를 복용하기 때문에 혈액량의 감소에 더 예민하다. 간호사는 환자가 눕거나 앉은 자세에서 선 자세로 자세를 바꿀 때는 천천히 해야 하고, 어지러움으로 인한 낙상 예방을 위해서는 난간이나 워커와 같은 보조기구를 사용해야 함을 환자에게 교육해야 한다.

혈압을 사정하는 데 있어 정확한 측정은 중요하다. 간호사는 반드시 정확한 측정기술로 혈압을 측정해야 하고, 혈압계는 눈금으로 된 것을 사용한다. 간호사는 환자 팔 둘레의 약 80% 길이와 팔 둘레의 약 40% 너비의 커프를 선택한다. 수축기혈압을 확인하여 청진상 괴리(auscultatory gap)로 혈압이 낮게 측정되는 것을 예방하기 위해, 간호사는 상완동맥을 촉지하고 맥박이 사라질 때까지 커프를 부풀리며, 맥박이 소실되는 지점부터 30mmHg 더 올린 다음 커프의 공기를 뺀다. 그리고 그때 혈압을 측정한다.

간호 주의사항

만약 차이가 난다면 양쪽 처음 혈압을 기록하고, 후에 제일 높은 숫자를 기록하여 환자의 팔에서 10mmHg나 그 이상의 차이가 난다면 혈압 낮은 쪽의 흉곽출구증후군이나 동맥협착을 암시한다.

고혈압은 전형적인 증상이 없기 때문에 신체검진 시 혈압의 상승 이외에 특이소견은 없다. 간호사는 문진으로 협심통증, 호흡곤란, 대화, 시력, 균형의 변화, 비강 출혈, 두통, 어지러움, 야뇨증 등의 증상과 징후를 사정해야 한다. 더 나아가 개인적·사회적·경제적 요인, 약물요법을 유지하는 데 방해가 되는 약물 부작용에 대한 사정도 포함한다.

고혈압은 증상이 없지만 수년간 유지될 수 있고, 증상과 증후가 나타났을 때는 혈관에 침범하여 장기와 관련된 혈관 손상이 발생한다. 협심증이 동반된 관상동맥질환이나 심근경색증은 고혈압의 흔한 결과다. 좌심실 비대는 높아진 조직 압력에 대항하는 수축력으로 심실의 부하가 증가하여 발생한다. 심장손상이 광범위해지면 심부전으로 진행한다. 울혈성 심부전의 90%는 그 전에 고혈압을 가지고 있었다. 신장에서의 병리학적 변화는 미세알부민뇨증, BNU의 상승, 혈청 크레아티닌 수준, 야뇨증으로 확인된다. 뇌혈관의 침범은 뇌졸중이나 일과성 뇌허혈(transient ischemic attack), 시력, 대화의 변화, 어지럼증, 근력약화, 반신마비 등에 의해 나타난다. 눈의 망막에서는 출혈, 삼출액, 좁아진 세동맥, 면모반(작은 경색)과 같은 변화가 일어난다. 중증의 고혈압에서는 유두부종(시신경의 부종)도 보인다. JNC 7차 보고서에 의하면 고혈압 위험요소에 대한 사정은 심혈관 손상에 위험한 고혈압을 가진 사람들에게 분류와 안내가 필요하다.

④ 진단검사

일반 혈액검사는 소변검사, 미세알부민뇨, 단백뇨, 혈액의 화학적 분석(나트륨, 칼륨, BUN, 크레아티닌, 당, HDL 콜레스테롤), 심전도 등을 포함한다. 좌심실 비대는 심초음파로 사정할 수 있다.

⑤ 치료

a. 대체요법

장치 유도 호흡은 부작용 없이 혈압을 감소시킬 수 있다는 증거를 제시한다.

낮은 호흡률은 교감신경의 유출, 미세혈관 톤, 말초저항을 감소시켜서 혈압을 낮춘다. 보조장치는 벨트형 센서와 헤드폰으로 구성되어 있다. 호흡 센서가 감지되고 흡기와 호기 시 멜로디가 만들어지는데 이는 환자가 연장된 호기를 통해 더 천천히 숨 쉴 수 있도록 안내한다. Intercure사의 RESPeRATE는 미국 식약청(FDA)이 공인한 고혈압 조절기로 수축기혈압은 14mmHg, 이완기혈압은 8mmHg 낮아지는 것을 보여 주었다. 모든 혈압 저하 중재 방법과 마찬가지로 일관된 사용이 핵심이다. 보완대체의학과 심신중재 방법은 혈압을 저하시키는 데 잠재적인 효과가 있다.

b. 혈압 관찰

간호사는 혈압이 높은 것으로 확인된 환자 모두에게 추후 관리를 제공해야 한다. 혈압 감소는 행동계획이 포함된 자가 관리교육과 자가혈압 모니터링, 주기적인 확인이 필요하다.

c. 약물치료

간호사는 50% 이상의 환자가 처방된 항고혈압제의 복용을 1년 이상 유지하지 않는다는 것에 대비해 환자와 협력해야 한다. 환자가 의사를 신뢰하고 긍정적인 경험을 가질 때 환자의 치료에 대한 의욕은 더 향상될 것이다. 공감은 신뢰를 구축하고 강력한 동기 부여를 해 준다.

합병증이 없는 고혈압 환자의 최초의 치료약물은 이뇨제(thiazide diuretics)이다. 이뇨제는 골파괴와 골보전을 보호하기 때문에 노인과 골다공증을 가진 대상자에게 유용하다. 의사는 적은 용량부터 약물을 시작한다. 만약 혈압이 목표 이하로 떨어지지 않는다면 약 용량을 서서히 증가시키거나 다른 약물을 추가한다. 최초 치료약물의 용량을 증가시키는 것보다는 다른 약물을 추가하는 것이 더 효과적이고 부작용을 피할 수 있다. 대부분의 고혈압이 다양한 원인을 가지고 있기 때문에 효과적인 치료를 위해 2개의 약물 투약이 필요하다.

당뇨병, 심부전, 심혈관질환을 가진 대상자에게는 안지오텐신 전환효소 억제제(angiotensin converting enzyme inhibitor; ACE), 안지오텐신 수용체 차단제(angiotensin receptor blocker; ARB)가 필요하다. 이 약들은 신장 기능을 보존하고, 혈관 내피를 보호한다. 베타차단제(beta blockers)는 추가적인 첫 번째 치료 방법으로 심혈관질환과 심부전이 동반된 대상자에게 사용된다. 심장 선택성 베타차단제는 천식이나 만성 폐쇄성 폐질환과 같은 폐질환을 가진 대상자에게 사용된다. Amlopidipine과 같은 칼슘길항제(calcium channel blocker)는 혈관에 영향을 주고, diltiazem 같은 약은 심장박동에 영향을 주어 심장 리듬 조절에 더 적합하다. Alpha2 자극제, 알파-베타 차단제, 혈관확장제도 사용된다.

ACE차단제와 ARBs를 NSAIDs와 함께 사용하면 항고혈압제 효과를 감소시킨다.

혈압이 거의 1년간 140/90mmHg 이하일 때 투약 용량을 점진적으로 감소시킨다.

의사들은 가능하다면 간단한 과정으로 치료 효과를 높이기 위해 매일 1번 1알로 처방하려고 노력함에도 불구하고 목표한 혈압으로 조절되지 않으면, 병행 투약을 다시 시도한다. 이는 인식의 부족, 치료요법 강화의 실패, 환자의 치료지시 위반 등과 관련이 있다.

간호사는 환자에게 약물 투약에 대한 것과 비약물 투약 시 목표 설정, 상담, 지지 그룹을 추천하는 등의 전략을 설명하고 지지할 필요가 있다. 저항성 고혈압을 진단받은 환자는 이뇨제를 포함하여 세 가지의 약물 전체 용량을 투여해도 목표 혈압 조절에 실패한다.

간호사는 항고혈압제의 투약요법과 다른 위험요인 조절이 병행되어야 함을 교육해야 한다. 예를 들어, 콜레스테롤저하제인 statin은 심혈관질환 위험 대상자나 장기손상을 가진 대상자에게 처방된다. 저용량 aspirin 요법은 심혈관 합병증을 제한하기 위해 사용된다. 우울증이 고혈압 약물 투약 지시를 잘 지키지 않는 것과 관련이 있고, 외상 후 스트레스 장애(post traumatic stress disorder; PTSD)가 고혈압과 관련 있어서, 간호사는 약물치료 중재와 심리적 치료의 협력을 강화해야 한다.

간호사는 기대되는 효과와 항고혈압제의 부작용, 환자가 갑자기 투약을 중단했을 때 반동성 고혈압(rebound hypertension)이 나타남을 서면으로 된 정보로 제공해야 한다. 남·녀 환자들에게 베타차단제를 복용했을 때와 같이 성적 기능부전이나, 불만족의 원인이 될 수 있다는 약물의 정보를 제공해 주어야 한다. 환자는 항상 최적의 혈압으로 조절될 수 있도록 의료진들로부터 건강관리에 대한 정확한 내용을 제공받아야 한다. 처방전이 필요하지 않는 OTC medication 중에 비충혈 완화제는 혈관수축제를 포함하고 있어서, 이는 혈압을 상승시킬 수 있기 때문에 주의해야 한다.

환자는 즉각적으로 건강관리에 대한 의견을 제공받기 때문에 혈압조절에 큰 의미를 가지게 되어, 활동적으로 혈압관찰, 식이, 운동 등의 자가관리를 하는 등 투약 사항을 잘 준수한다. 정직하며, 배려 있고, 경청하며, 친절하게 하는 태도는 직접적이고 명확한 지침을 제공하는 것과 동일하게 병원을 방문하는 대상자에게는 중요하다.

d. 합병증

지속된 혈압의 상승은 혈관과 특히 심장, 신장, 뇌, 눈과 같은 표적장기에 손상을 준다. 지속적으로 조절이 안 되는 고혈압은 심근경색증, 심부전, 좌심실 비대, 신부전, 뇌졸중, 시력장애를 야기한다. 말초기관의 손상을 동반한 급성 혈압 상승은 고혈압성 위기(hypertensive crisis)라 한다.

e. 고혈압성 위기

고혈압성 JNC 7차 보고서에 수축기혈압이 180mmHg보다 높거나 이완기혈압이 120mmHg보다 높은 것으로 규정한다. 대략적으로 고혈압 환자의 1~2%가 어떤 시점에서 고혈압성 위기로 진행된다. 고혈압성 위기는 고혈압 조절이 잘되지 않거나 항고혈압제의 투약을 중단한 환자에게서 발생하는데, 나이 든 성인 남자, 아프리카계 미국인에서 더 일반적이다.

고혈압성 위기의 다른 원인은 뇌손상, 갈색세포종, 식품-약물 상호작용, 자간(eclampsia), 물질 남용(코카인 등), 신장질환이 있다.

JNC 7차 보고서는 고혈압성 위기를 즉각적으로 중재가 필요한 두 가지 상황, 즉 hypertensive emergency, hypertensive urgency로 설명하였다. Hypertensive emergency는 혈압이 180/120mmHg보다 높은 상황이고, 표적장기의 손상을 멈추거나 방지하기 위해 혈압을 빠르게 감소시켜야 한다. 상태는 임신고혈압, 급성 심근경색증, 박리성 대동맥류, 두개내 출혈과 관련이 있다. 치료적 목표는 평균혈압의 감소인데, 치료의 첫 시간 이내에 최대 25%의 혈압의 감소를, 다음은 2~6시간 동안에 160/100mmHg로 목표 혈압을 감소시키는데, 이는 며칠에 걸쳐서 목표 혈압이 되도록 점진적으로 감소시켜야 한다.

혈압을 너무 빠르게 감소시키지 않도록 하고, 조직관류와 심근경색증, 뇌졸중의 원인을 감소시키는 것이 중요하다. 예외적으로 동맥박리를 치료하는 것은 수축기혈압을 100mmHg보다 낮게 감소시켜야 한다. 활력징후가 불안정할 때는 5분마다 혈압을 측정하면서 중환자실에서 치료받아야 한다. 간호사는 환자가 급하게 혈압이 감소되는지, 혈압이 정상 범위로 복원되기 위해 즉각적인 중재가 필요한지 평가한다.

Hypertensive urgency는 혈압이 심각하게 높지만 표적장기의 점진적인 손상의 증거는 없는 상황을 말한다. 혈압의 상승은 심각한 두통, 비출혈, 불안과 관련이 있는데 이를 긴급(urgency)으로 분류했다. 목표는 몇 시간에서 며칠 동안 혈압을 160/110mmHg으로 낮추는 것이다. 환자는 응급실에 몇 시간 머무르면서 혈압조절을 하거나, 경구 투약으로 외래에서 관리한다.

f. 고혈압 혈압성 위기의 약물관리

Hypertensive emergency에서 약물치료의 선택은 단

기 작용제인 항고혈압제인 titratable의 지속적인 정맥주입으로 관리한다. 간호사는 정확한 흡수 및 역학을 예측할 수 없기 때문에 설하 투여나 근육주사는 피한다. 약물치료는 labetalol, nicardipine, clevidipine hydrochloride, fenoldopam mesylate, enalaprilat, esmolol, hydralazine 또는 nitroglycerine 또는 sodium nitroprusside를 포함하고 이들은 단기 작용제이다. Nitroprusside는 thiocyanate 독성과 이상반응, 심각한 고혈압의 위험 때문에 초기 치료약으로는 적당하지 않다.

Hypertensive urgency의 치료를 위해 베타-아드레날린 차단제, ACE 차단제, Alpha2 자극제와 같은 단기 작용제의 경구 투약이 추천된다.

ACE 억제제와 ARBs 억제 알도스테론은 칼륨 보유 이뇨제나 칼륨에 포함된 염류 대체를 함께 사용했을 때 고칼륨혈증의 원인이 된다. 간호사는 칼륨 수준을 확인해야 한다. 간호사는 고혈압성 위기에 대해 교육하고 고혈압관리에 대한 역할을 잘 수행할 수 있도록 격려해야 한다.

⑥ 간호중재/진단

a. 비효과적 자기건강관리

- 영양 불균형(음식과 소화과정의 지식 부족으로 인해 신체의 대사요구량 초과)
- 강화된 자기-건강관리를 위한 준비가 필요

5) 혈관계 건강문제를 가진 대상자의 사례와 간호과정

환자 사례:
70세 Y씨는 몇 m도 다리가 아파서 걷질 못했다. 예전에는 휴식을 취하면 통증이 없어졌으나 최근에는 휴식 시에도 통증이 줄지 않았으며, 하지에 허혈성 궤양도 나타나 병원에 대퇴슬와측로를 만들기 위해 입원하였다. 현재는 측로술을 받은 후 1일이 경과한 상태이다.

간호진단	#1. 다리의 부적절한 혈류공급과 관련된 통증
간호목표 (기대되는 결과)	환자는 자가보고, 약물적·비약물적 통증경감법에 대한 지식을 앎으로써 편안함을 경험할 것이다.

간호중재	이론적 근거
다리로 가는 혈류를 증가시키기 위해서 침상머리를 높인다.	신체를 수평이나 아래로 유지함으로써 사지를 보호할 수 있다
같은 자세로 몇 분 이상 서 있지 않는다.	자세로 인한 압박이나 마찰을 예방할 수 있다.
다리를 꼬지 않는다.	압박이나 마찰을 예방한다.
가장 편안한 자세를 찾는다.	자세로 인한 압박이나 마찰을 예방할 수 있다.
부종을 잘 관찰하고 보고한다.	부종은 혈액 정체를 의미한다.
처방된 진통제를 투여한다.	약물로 통증을 완하한다.

간호진단	#2. 동맥폐쇄에 의한 혈류차단과 관련된 조직관류의 변화 위험성: 말초
간호목표 (기대되는 결과)	환자의 이완된 사지에 말초조직 관류가 적절히 유지될 것이다(이는 환자의 따뜻한 사지, 맥박이 촉지되는 건조한 피부, 정상적 피부색, 온도, 운동 및 감각기능, 모세혈관 충만 등을 통하여 증명된다).

간호중재	이론적 근거
수술한 사지에서 감소된 조직관류 증상과 징후를 사정한다.	진통제로 완화되지 않는 통증, 감소되거나 없어지는 맥박, 발과 하지의 냉기, 무감각 혹은 청색증, 부종의 증가, 모세혈관 충만 시간 3초 이상 지연 증상을 확인한다.

(계속)

동맥질환 환자는 혈류가 정맥이나 다리로 흐르도록 심장보다 하지를 낮추어 주는 자세를 취하고, 증상이 경한 경우는 바닥 위에 발을 편평하게 두고 앉아 있도록 한다.	수술한 사지에서 적절한 조직관류를 증진하기 위한 방법이다.
환자에게 흡연의 위험성을 설명하고 철저히 금연하도록 권장한다.	금연은 혈관수축을 유발할 수 있는 물질에 노출시키지 않게 한다.
환자가 정신적, 신체적 스트레스를 받지 않고 휴식할 수 있도록 격려한다.	스트레스는 조직관류를 방해할 수 있는 호르몬을 분비시킬 수 있다.
추위에 떨지 않게 하기 위해서는 추운 날씨에는 두꺼운 옷을 입도록 하고 겨울철 운전 시에는 승차 전에 실내를 따뜻하게 하도록 한다.	추운 날씨는 혈관을 수축시킨다.

간호진단	#3 순환장애, 영양상태 변화, 감염, 여러 가지 수술과정과확인필요 관련된 피부손상 위험성
간호목표 (기대되는 결과)	피부 표면이 회복되고, 감염의 징후가 없으며, 상처 치유의 징후 등 정상 피부를 유지할 것이다.

간호중재	이론적 근거
사지의 손상, 특히 발의 손상을 예방한다.	• 피부의 건조와 균열은 감염을 일으킬 수 있다. • 궤양의 조기발견은 치유의 가능성을 증가시킬 수 있다. • 부드러운 피부는 손상이 쉬우며, 뒷꿈치가 손상될 수 있다.
손상된 사지의 신경혈관 상태를 자주 점검한다.	• 한쪽 사지의 맥박 결핍은 급성 동맥 색전을 암시한다.
균형 잡힌 식이를 제공한다.	• 치유를 호전시키기 위해 균형 잡힌 식이가 도움이 된다.
하지 보호를 위한 전략을 수립한다.	• 보호신발을 신도록 격려한다. • 복도나 통로에 장애물이 없도록 한다. • 꼭 맞는 신발이나 양말은 피한다. • 손상된 피부에 반창고를 붙이지 않는다. • 목욕물의 온도가 적당한지 확인하도록 한다. • 발을 닦아 청결하게 유지하며 주의 깊게 건조시키며 관찰하도록 한다.
청결한 양말을 매일 갈아 신도록 격려한다.	• 겨울에는 울로 된 양말, 여름에는 면으로 된 양말을 신어 피부에 습기가 없도록 한다.
보고할 증상을 교육한다.	• 발적, 부종, 자극, 수포, 소양증, 작열감, 물집, 열상, 비정상적 피부, 새로운 궤양 형성 등은 의사에게 보고해야 할 증상이다.

간호진단	#4 보행 후 다리의 통증과 관련된 활동의 지속성 장애 위험성
간호목표 (기대되는 결과)	환자는 활력징후가 정상이고, 통증이 없으며, 활동과 운동을 점차적으로 증가시켜야 하는 필요성에 대해 말하므로 통증과 과도한 피로에서 벗어나 적정한 활동수준을 유지할 것이다.

간호중재	이론적 근거
환자가 걷기 프로그램을 시작하기 전에 건강력과 신체검진을 실시한다.	개별화된 전략을 수립하기 위해 환자의 건강상태를 확인한다.
발 외상을 예방하기 위해서는 보호용 신발을 신어야 한다.	매일 발관리의 중요성을 교육하며, 특히 외상을 예방하기 위해 편안한 운동을 위한 신발 신기를 권유한다.
측부순환혈류를 증가시키기 위해 관절범위운동을 실시하거나 걷는다.	운동은 대부분의 혈관질환 환자에게 도움이 되지만, 궤양이 있는 환자, 휴식 시에도 통증이 있는 환자, 심부정맥혈전증이나 괴사가 있는 환자 등은 운동을 피해야 한다.
통증의 양상을 사정하고 약물이나 다른 중재법으로 통증이 완화되는지를 기록한다.	통증 완화는 활동 지속성을 개선시킬 수 있다.

(계속)

간호진단	#5 걷기 프로그램의 경험 부족과 관련된 지식 부족
간호목표 (기대되는 결과)	환자는 점차적으로 걷기 프로그램을 잘 따를 것이다.

간호중재	이론적 근거
걸을 때 통증이 발생하면 휴식을 취한다.	환자에게 처음에는 짧은 거리를 걸어도 통증이 나타날 수 있으며 휴식을 위하여 자주 멈출 필요가 있다는 사실을 상기시켜야 한다.
피로하지 않을 때까지 가능한 한 많이 걷도록 한다.	가능한 한 많이 걷고 필요시 자주 휴식을 취한다.
계절에 따라 걷는 환경을 적절하게 갖춘다.	차가운 실외에서 혈관수축이 일어나는 것을 피하고 빙판에서 미끄러지는 것을 막기 위해 겨울에는 실내의 쇼핑몰 등에서 걷도록 한다. 여름에는 이러한 쇼핑몰이 무더위와 스트레스를 피해 주기도 한다.
운동량을 서서히 증가시킨다.	운동량은 극적으로 증가하는 것이 아니라 서서히 조금씩 증가하는 것이며 이것은 상태가 호전되고 있음을 나타낸다는 사실을 설명한다.

간호진단	#6 동맥질환을 관리하기 위한 운동, 체중 감량, 금연에 대한 지식 부족과 관련된 건강 추구 행위
간호목표 (기대되는 결과)	환자는 프로그램에 대한 구체적인 활동 내용을 설명할 수 있고 수행에 대한 목표를 평가한 후, 안위가 증진되었다고 말한다. 건강 증진 프로그램을 선택하여 참여함으로써 계속적으로 유지할 수 있다.

간호중재	이론적 근거
환자에게 관심 영역이나 흥미를 가지고 있는 영역에 대해 교육한다.	환자의 요구도를 파악한 후 건강 추구 행위를 위한 맞춤형 전략을 수립한다.
동맥질환 때문에 간헐적 파행증이 있는 환자는 적어도 3개월마다 정기적으로 재검을 받도록 한다.	정기적 검사로 동맥질환을 예방한다.
혈류를 손상시키는 자세를 피한다.	무릎 아래에 베개 대기, 다리 꼬기, 장시간 동안 앉아 있거나 서 있기 등의 자세를 피한다.
깨어 있는 동안 매 시간 5분간 능동적 발과 다리 운동을 한다.	능동적 운동은 혈류순환을 개선시킬 수 있다.
규칙적인 운동 프로그램을 유지한다.	걷기와 수영을 추천한다. 운동은 순환을 향상시킬 수 있다.
죽상경화증의 위험을 줄일 수 있는 생활방식으로 바꾸는 것을 인식하도록 지지한다.	금연하며 카페인 등 혈관수축 물질의 사용을 피하도록 한다.
포화지방산과 콜레스테롤을 줄이는 방법에 대한 지침을 제공한다.	동맥경화증을 유발할 수 있는 식이를 개선한다.
처방에 따라 지질저하제 복용을 지도한다.	지질저하제는 혈중 콜레스테롤 수치를 줄여 동맥경화증을 개선할 수 있다. 동맥경화증은 죽종성 플라크를 거칠게 만들거나 궤양을 초래함으로써 색전을 일으킬 수 있기 때문이다.

6) 혈관계 건강문제 관련 연구

- 말초동맥질환의 유병률은 나이가 들수록 높아지며, 대개는 40세 이후에 발병하기 시작한다. 한 연구에 의하면, 40세 이상의 2,174명에서 발목-상완 동맥압지수(ankle-brachial index; ABI)가 0.9 미만의 유병률이 40대에서 0.9%, 50대에서 2.5%, 60대에서 4.7%, 70대 이상에서 14.5%였다.
- 말초동맥질환이 진단된 경우 동반된 위험인자의 조절과 약물치료 및 하지동맥 병변에 대한 치료가 필요하다.
- 위험인자 조절 및 운동: 위험인자 조절로 관상동맥질환의 위험인자 조절과 마찬가지로 금연, 체중조절, 당뇨관리, 혈압관리 등이 필요하다. 운동요법은 파행증의 증상 개선과 통증 악화까지의 보행거리 연장, 최대 산소 소모량 증진 등에 효과가 있다고 알려져 있다. 주로 보행운동이 권장되며, 일주일에 3회 이상, 파행증상이 나타날 때까지 걷고 증상이 없어지면 다시 걷는 것을 반복하여 총 운동 시간이 30분 이상이 되도록 한다.
- 약물치료: 항혈소판제제의 사용은 통증이나 보행 거리 등의 증가는 없으나, 아스피린 100mg이 권장되며, 클로피도그렐은 아스피린 사용이 불가능한 경우 권장되는 2차 약제로 하루 75mg이 권장된다. Ciolostazol은 phosphodiesterase 억제제로 혈소판의 응집을 저해하며, 혈관을 확장하며, 이상지질혈증을 개선시키는 역할을 한다. Cilostazol을 24주간 치료했을 때 플라시보군이나 pentoxifylline을 투여한 그룹에 비해 파행 없는 보행 거리가 평균 54% 정도 개선되었다는 보고가 있으며, 메타분석 연구에서 cilostazol 100mg의 1일 2회 12주 내지 24주 투여로 최대 파행 없는 보행거리가 50%, 67%까지 증가하였다.
- 경피적 혈관 중재 시술: 적절한 약물치료와 재활치료에 환자의 통증이 반응하지 않는 경우에 경피적 혈관중재 시술을 고려해야 한다. 즉, 2005 ACC/AHA 권고안에 따르면 파행증으로 정상 활동을 할 수 없는 경우, 병변이 시술의 위험도가 적고 성공의 확률이 높은 경우, 경피적 시술이나 수술을 통한 재관류가 필요하다. 또한 휴식기 통증, 허혈성 궤양, 괴사가 있는 경우에는 빠른 중재적 시술이 필요하다. 경피적 혈관 중재 시술인 풍선혈관성형술 및 스텐트 삽입술은 많은 말초동맥질환 환자에서 증상을 경감시키는 데 유용하다고 알려져 있다. 과거에는 경피적 혈관 중재 시술은 대부분 부분적이고 짧은 병변의 협착이나 폐쇄 병변에 제한적으로 사용되었으나, 기술의 발전으로 경피적 혈관 중재 시술이 수술적 치료 전에 광범위하게 적용되고 있으며 수술적 치료가 어려운 환자에서도 사용될 수 있다. 경피적 혈관 중재 시술 후 장기적 성공을 위해서는 병변의 위치와 길이 등이 중요한데, 병변이 길 경우, 다수 부위에 협착이 있는 경우, 폐쇄 병변이 있는 경우, 석회화된 협착이 있는 경우에는 수술적 치료가 더 권장된다.

최동훈 (2011). 말초동맥 질환의 최신지견 대한내과학회지, 81(4), 444-447.

본 연구의 목적은 고혈압 노인이 스스로 약물을 관리하고 복용할 수 있도록 약물 자기관리 프로그램을 개발하고, 약물 자기관리 교육 프로그램이 고혈압을 가진 노인들의 처방약물에 대한 인지도, 의료진과의 의사소통, 약물 오용 행위, 혈압에 미치는 효과를 검증하기 위해 65세 노인 중 고혈압 진단 받고 1년 이상 고혈압 약물 복용 중인 실험군 26명, 대조군 23명으로 총 49명의 실험연구이다. 본 연구의 결과는 지역사회 고혈압 노인에게 약물 자기관리 교육 프로그램을 적용한 결과 약물에 대한 인지도를 증가시킬 수 있었고 의료진과의 의사소통이 증진되었으며 약물 오남용이 감소되는 효과를 가져왔다. 본 연구는 교육 방법에 있어서 일방적인 강의식 교육이 아니라 노인의 신체적 인지적 특성과 약물 복용과 관련된 다양한 요인을 고려하여 교육이 이루어졌다는 점에서 기존 연구와 차별화된다고 본다. 대상자의 약물을 일일이 점검하면서 모니터링하고 노인들이 가정에서 스스로 약물관리를 할 수 있도록 약물 복용의 문제점을 개별 상담을 하였고, 의료진과의 의사소통을 증진시키고 노인들의 기억을 보조할 수 있는 약물 목록이나 1주일 약물용기를 이용한 실습이 병행된 자기관리 교육 프로그램을 개발하였다는 점에서 기존 연구와 차별화된다고 볼 수 있다.

이종경 (2013). 고혈압 노인의 약물 자기관리 교육 프로그램의 효과, 대한간호학회지, 43(2) 267-275.

CHAPTER

6

혈액계 대상자 관리

1. 혈액계 대상자 간호

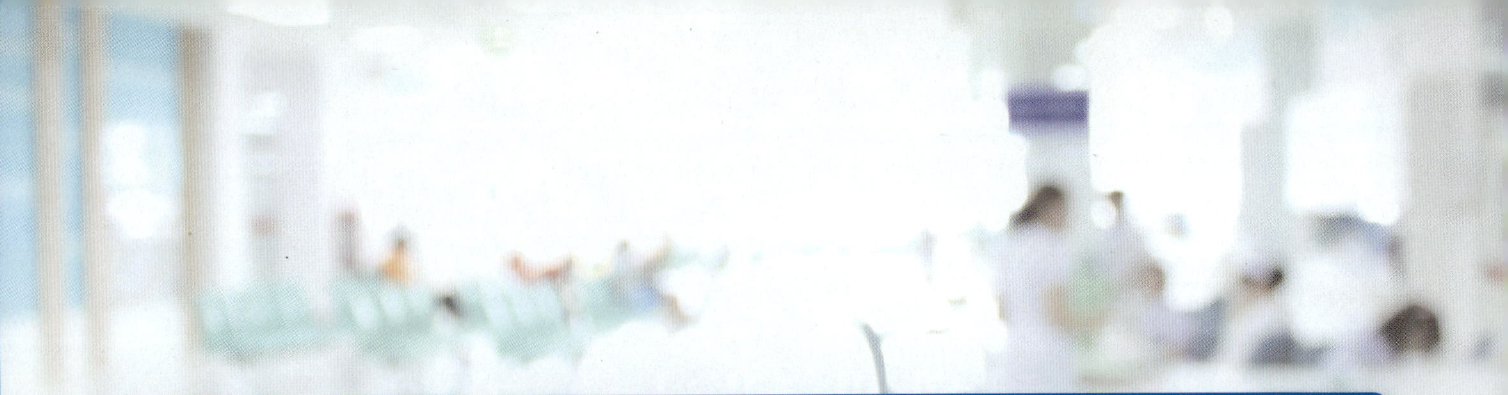

1 혈액계 대상자 간호

학습목표

1. 혈액계의 구조와 기능을 이해한다
2. 노화에 따른 혈관계의 변화를 설명한다.
3. 적혈구질환(빈혈, 적혈구과다증)의 병태생리를 설명한다.
4. 적혈구질환(빈혈, 적혈구과다증)의 증상과 징후를 설명한다.
5. 적혈구질환(빈혈, 적혈구과다증)의 간호문제에 적절한 간호진단을 도출하고 우선순위를 결정한다.
6. 적혈구질환(빈혈, 적혈구과다증)의 간호문제에 대한 간호중재를 수행한다.
7. 적혈구질환(빈혈, 적혈구과다증)의 장·단기 목표에 따른 간호수행의 결과를 평가한다.
8. 백혈병의 병태생리를 설명한다.
9. 백혈병의 증상과 징후를 설명한다.
10. 백혈병의 간호문제에 적절한 간호진단을 도출하고 우선순위를 결정한다.
11. 백혈병의 간호문제에 대한 간호중재를 수행한다.
12. 백혈병의 장·단기 목표에 따른 간호수행의 결과를 평가한다.
13. 응고장애(혈소판감소증, 산재성 혈관내 응고증, 혈우병)의 병태생리를 설명한다.
14. 응고장애(혈소판감소증, 산재성 혈관내 응고증, 혈우병)의 증상과 징후를 설명한다.
15. 응고장애(혈소판감소증, 산재성 혈관내 응고증, 혈우병)의 간호문제에 적절한 간호진단을 도출하고 우선순위를 결정한다.
16. 응고장애(혈소판감소증, 산재성 혈관내 응고증, 혈우병)의 간호문제에 대한 간호중재를 수행한다.
17. 응고장애(혈소판감소증, 산재성 혈관내 응고증, 혈우병)의 장·단기 목표에 따른 간호수행의 결과를 평가한다.
18. 림프종(호지킨, 비호지킨), 다발성 골수종의 병태생리를 설명한다.
19. 림프종(호지킨, 비호지킨), 다발성 골수종의 증상과 징후를 설명한다.
20. 림프종(호지킨, 비호지킨), 다발성 골수종의 간호문제에 적절한 간호진단을 도출하고 우선순위를 결정한다.
21. 림프종(호지킨, 비호지킨), 다발성 골수종의 간호문제에 대한 간호중재를 수행한다.
22. 림프종(호지킨, 비호지킨), 다발성 골수종의 장·단기 목표에 따른 간호수행의 결과를 평가한다.
23. 혈액계 약물의 투여 목적, 작용 및 간호 시 주의사항을 설명한다.
24. 조혈모세포(골수) 이식의 적응증과 방법을 설명한다.
25. 조혈모세포(골수) 이식술 전·후의 간호를 제공한다.
26. 혈액계 진단검사를 수행하고 그 결과를 해석한다.

용어

- 간(liver)
- 겸상세포빈혈(scickle cell anemia; SCA)
- 골수(bone marrow)
- 골수생검(bone marrow biopsy)
- 골수천자(bone marrow aspiration)
- 과립구감소증(granulocytopenia)
- 급성 골수성 백혈병(acute myelogenous leukemia; AML)
- 급성 림프성 백혈병(acute lymphatic leukemia)
- 길항제(antagonist)
- 내인성 경로(intrinsic pathway)
- 다발성 골수종(multiple myeloma)
- 만성 골수성 백혈병(chronic myelogenous leukemia; CML)
- 만성 림프성 백혈병(chronic lymphocytic leukemia)
- 모세혈관확장증(telangiectasia)
- 무과립구(agranulocyte)
- 반상출혈(ecchymosis)
- 백혈구(leukocyte, white blood cell; WBC)
- 백혈병(leukemia)
- 비장(spleen)
- 비타민B_{12}(vitamin B_{12})
- 빈혈(anemia)
- 산재성 혈관내 응고증(disseminated intravascular coagulation; DIC)
- 섬유결합소(fibronectin)
- 섬유소(fibrin)
- 악성 림프증(malignant lymphoma)
- 와파린(warfarin)
- 외인성 경로(extrinsic pathway)
- 용해(fibrinolysis)
- 유전성 구상적혈구증(hereditary spherocytosis)
- 응고(coagulation)
- 자반(purpura)
- 적혈구 침강 속도(erythrocyte sedimentation rate; ESR)
- 적혈구(eythrocyte, red blood cell; RBC)
- 점상출혈(petechiae)
- 진성 적혈구증가증(polycythemia vera; PV)
- 출혈(hemorrhage)
- 트롬빈(thrombin)
- 항응고(prothrombin)
- 항응고시간(prothrombin time; PT)
- 항응고제(anticoagulant drug)
- 헤마토크릿(hematocrit)
- 헤파린(heparin)
- 혈색소(hemoglobin)
- 혈소판(platelet; PLT)
- 혈소판 감소성 자반증(thrombocytopenic purpura)
- 혈액계(blood system)
- 혈액응고(hemostasis)
- 혈우병(hemophilia)

1) 혈액계 해부생리

(1) 혈액의 구조와 기능

혈액(blood)은 수분, 단백질, 탄수화물, 지방, 비타민, 전해질, 호르몬 등으로 구성된 혈장 55%와 적혈구, 호산구, 호중구, 호염기구, 림프구, 단핵구, 혈소판 등으로 구성된 혈구 45%로 이루어져 있다. 정상 성인의 총 혈액량은 4~6L로 체중의 7~8%에 해당되며, 혈액에 포함되어 있는 각종 성분은 생명을 유지하기 위한 고유의 기능을 가지고 있다.

가. 혈액의 생성과 파괴

혈구는 골수에서 분화와 성숙과정을 거친 후 말초혈액으로 유입되고 혈관이나 조직에서 본래의 기능을 다한 후 파괴된다. 태아기에는 난황주머니(yolk sac), 간, 비장, 골수, 림프절에서 생성되며, 출생 후에는 소아와 성인 모두 골수에서만 혈구가 생성된다. 특히 골반, 늑골, 흉골, 두개골, 견갑골 등의 편평골과 장골(long bone)의 말단에서 생성되며, 고령이 될수록 골수 내에 조혈이 가능한 적골수(red marrow)가 감소되고 조혈할 수 없는 황골수(yellow marrow)가 많아진다. 혈구는 완전히 성숙하여 기능을 발휘할 수 있게 되면 골수를 빠져나와 말초혈액으로 이동하는데, 혈구의 생성을 조절하는 곳은 주로 신장과 폐이다. 혈구마다 수명은 다르지만 노화하여 수명이 다한 혈구는 주로 비장이나 간 등의 혈관벽에 있는 세망내피계(reticuloendothelial system; RES)에서 제거된다. 혈관에서의 수명을 다하고 조직으로 이동하여 활동하다가 파괴되는 혈구도 있다(그림 6-1).

나. 혈액의 구성

① 혈장(Plasma)

혈장은 위장관, 내분비기관, 배설기관 등의 장기에서 나오는 물질들로 형성되며, 주요 성분은 물(92%), 단백질(6~8%), 탄수화물과 지방(1%), 비타민, 전해질, 호르몬 등이다. 혈장의 주요 단백질은 알부민(albumin), 글로불린(globulin) 및 섬유소원(fibrinogen)이다. 알부민은 혈장 단백질의 60%를 차지하고 있으며, 혈장삼투압을 유지하는데 중요한 기능을 한다. 글로불린은 탄수화물, 단백질로 구성된 당단백(glycoprotein)과 지방, 단백질로 구성된 지단백(lipoprotein), 면역 반응을 중개하는 면역글로불린(immunoglobulin)이 있다. 섬유소원은 혈액응고의 주 인자로서 혈장 단백질 중 가장 큰 단백질로서 섬유소 형태로 활성화 기능을 한다.

② 혈구(Hemocyte)

혈구는 적혈구, 백혈구 및 혈소판으로 분류된다.

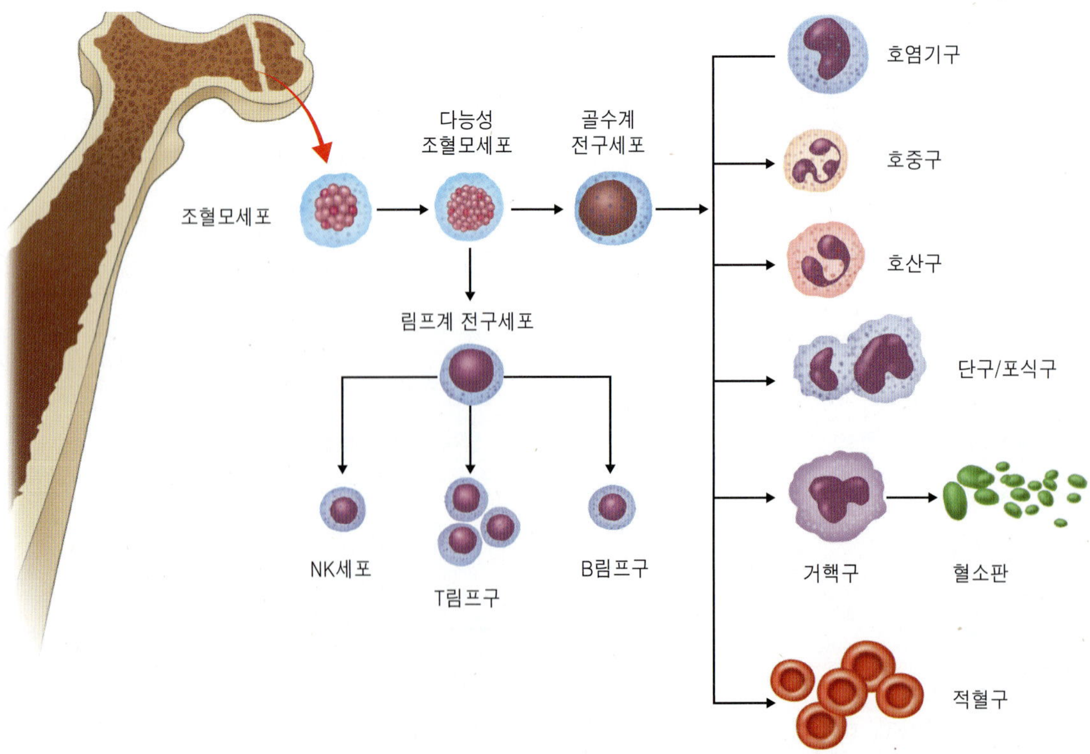

그림 6-1. 혈구의 형성과정.

a. 적혈구[Red blood cell(RBC), Erythrocyte]

적혈구는 도넛 모양으로 전체 혈액량의 42~47%를 차지하고 있으며, 혈액 1mL당 약 450~580만 개가 있다. 적혈구로 성숙되기 위해서는 적혈구 생성을 촉진하는 에리트로포이에틴(erythropoietin)이 있어야 한다. 즉, 에리트로포이에틴이 없으면 적혈구는 생성되지 않는다.

ㄱ. 적혈구의 생성

적혈구는 적골수에서 생성되는데, 적혈구가 생성되기 위해서는 위에서 나오는 철분, 비타민B_{12}, 내인성 인자(intrinsic factors), 엽산(folic acid), 구리, 단백질, 에리트로포이에틴 등이 필요하다.

- 철분(Iron)

철분은 식이로 10~20mg/day 섭취 시 1mg/day이 흡수된다. 신체 내 철의 2/3가 적혈구로 헤모글로빈이 주성분을 이루고, 붉은 육류, 간, 과일, 녹색 채소(시금치, 부추)에 많으며, 부족하면 철 결핍성 빈혈이 된다.

- 비타민B_{12}(Vitamin B_{12})

비타민B_{12}는 적혈구 생성과 성숙과정의 DNA 합성에 필요한 물질을 함유하고 있으며, 내인성 인자와 결합해야 장에서 흡수가 가능하며, 부족하면 미숙적혈구(거대적아구, megaloblast)가 나타난다.

- 내인성 인자(Intrinsic factor)

내인성 인자는 위벽의 벽세포에서 생성되는 비타민B_{12}의 장관 흡수에 필요한 인자이다.

- 엽산(Folic acid)

엽산은 적혈구 성숙 과정의 DNA, RNA 합성에 필요하며, 주로 녹색 채소, 콩, 땅콩, 간, 과일에 많이 있으며, 부족하면 거대아적아구성 빈혈을 야기하게 된다.

ㄴ. 적혈구의 성숙

적혈구는 핵이 있는 다능줄기세포에서 6단계를 거쳐 분화가 되며, 약 7일이 소요된다. 망상적혈구는 1~2일이 지나면 성숙한 적혈구가 되어 말초혈액으로 유출된다. 성숙한 적혈구는 말초혈액에서 약 120일 동안 수명을 유지한다(그림 6-2).

ㄷ. 적혈구의 파괴

오래된 적혈구는 약해져서 결국 파괴되며 비장, 간, 골수의 대식세포에서 처리된다. 적혈구가 파괴되면 혈색소가 유리되고, 혈색소는 heme와 globin으로 분해된다. Heme는 철분과 빌리루빈으로 다시 분해되며, 철분은 골수로 돌아가 재사용되고 빌리루빈은 담즙으로 배설된다. Globin은 아미노산이 되어 재활용되고, 간은 heme 내의 포르피린 분자를 빌리루빈으로 전환하여 담즙에 섞여 대변이나 소변으로 배출한다.

ㄹ. 적혈구의 기능

적혈구의 주기능은 산소를 폐에서 조직으로 운반하고 이산화탄소를 조직에서 폐로 가져오는 것이다. 또한 정맥혈에서 혈색소는 세포의 대사작용에 의해 생성된 수소 이온과 결합하여 다량의 산을 완충시키는 산의 완충작용을 한다.

b. 백혈구[White blood cell(WBC), Leukocyte]

백혈구는 과립구(60%)와 무과립구(40%)로 분류되며, 혈액 내 백혈구 수는 4,000~10,000/mm^3이고 수명 시간은 약 12시간이다. 핵이 있고 크기가 크며 염색이 가능하다. 몸에 염증이 있거나 심한 스트레스, 일부 약물을 복용한 경우 혈액내 백혈구 수가 급격히 증가한다.

ㄱ. 과립구(Granulocyte)

과립구는 박테리아를 파괴하는 리소좀 효소를 함유하고 있으며, 외부로부터 들어오는 이물질과 세균 등을 탐식하는 작용을 한다. 지름은 적혈구의 2~3배이며, 염색의 형태에

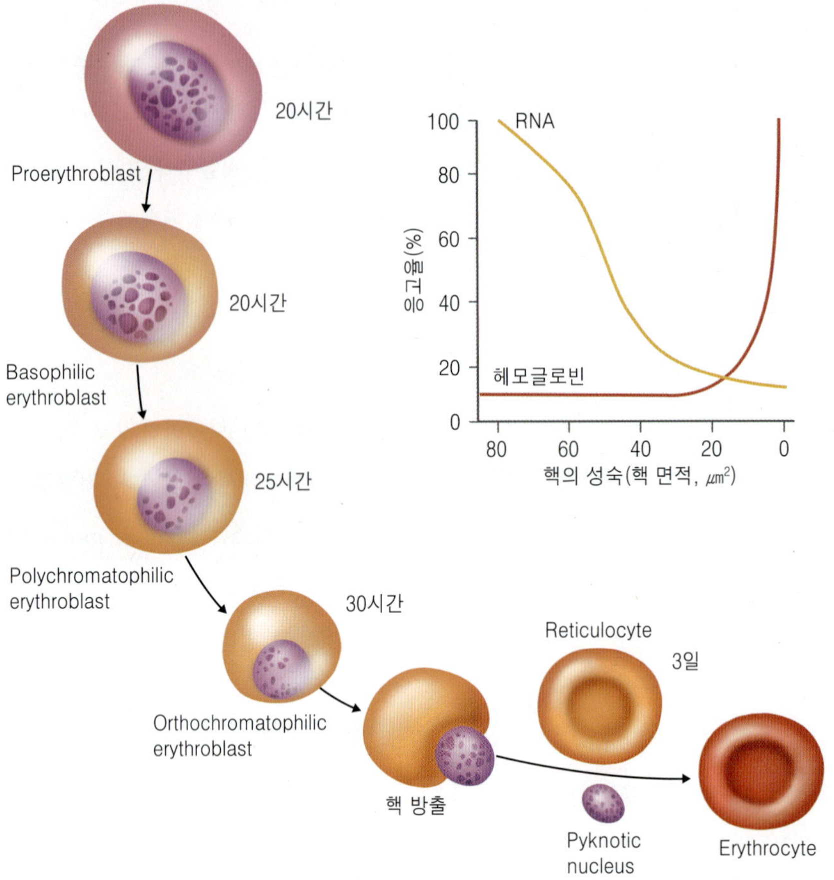

그림 6-2. 적혈구의 성숙.

따라 호산구, 호중구, 호염기구로 분류된다.

- 호산구(eosinophil, 2~4%): 절대수는 400~500/mm^3 이하이며, 조직에 침투하여 주로 알레르기 질환과 기생충 감염 등의 면역에 관여한다. 호산구가 증가하면 알레르기 질환, 기생충 감염 등을 의심할 수 있으며, 알레르기성 비염 환자의 콧물과 기관지 천식 환자의 객담에 많이 포함되어 있다.
- 호중구(neutrophil, 65%): 백혈구 중 가장 많은 수를 차지하며, 외부에서 이물질이 침범하면 가장 먼저 도착하여 세균을 잡아먹는다. 그래서 인체의 감염이나 조직 손상 시 호중구가 증가한다. 백혈구 중 호중구 수만을 나타내는 것이 절대호중구 수(absolute neutrophil count; ANC)이며, 혈액검사에서 개수로 나오지 않고 %로 결과가 나오므로 백혈구 수×호중구(%)/100으로 계산을 해야 한다. 심각한 호중구감소증은 절대호중구 수가 500/㎕ 이하인 경우를 말하며, 감염 위험성이 매우 높아진다.
- 호염기구(basophil, 0.5%): 과립 내 히스타민 등 염증 매개체를 저장하고 있다가 IgE에 특이항원이 결합하면 즉각적인 과민반응 증상을 나타내며, 히스타민과 헤파린의 저장 장소로 작용한다. 감염 시 혈류를 증진시켜 신체 방어기전을 도우며, 염증반응과 알레르기반응 그리고 제한적이기는 하지만 식균작용을 한다.

ㄴ. 무과립구(Agranulocyte)

- 림프구(lympocyte, 20~40%): 백혈구의 30%를 차지하며 림프절, 소장과 비장의 림프조직, 흉선의 림프성 조직에서 생성되고, 세포성(T cell) 및 체액성 면역(B cell) 반응을 한다. T림프구는 출생 전 골수에서 흉선으로 이동

하여 저장되며, 이물질에 부착된 후 세포독성 물질 분비하여 파괴하는 기능을 하며, B림프구는 출생 전 골수에서 나오며, 항원반응이 일어나는 경우 항체를 생산하여 체액성 면역에 관여하게 된다.

- 단핵구(monocyte, 4~8%): 백혈구 중 가장 큰 세포로 골수에서 생성되고 백혈구의 5%를 차지하며, 감염반응 후기에 유입된다. 세균이나 세포를 처리하는 식균작용을 장기간 지속하여 상처 치유를 하며, 혈관의 생성을 자극하고 성숙 후 대식세포로 전환되고, 염증 부위에서는 증식하게 된다.

c. 혈소판(Platelet)

혈소판은 골수의 간세포(stem cell)에서 생성되며, 혈소판의 수명은 약 10일 정도이다. 정상 수치는 15만~40만/mm^3이며, 혈액응고기전에 중요한 역할을 하며, 혈관이 손상을 입어 출혈이 되면 혈소판이 그 부위에 붙어서 혈전을 만들어 출혈을 멈추게 한다. 혈관의 파열이 없으면 점상 출혈을 야기하며, 거친 표면과 접촉 또는 혈액이 정체된 부위에서는 혈소판이 팽윤되어 서로 엉켜 붙는 특성으로 혈소판 유착이 있다. 또한 혈소판은 세로토닌을 유리시키는데, 세로토닌은 손상 부위에서 혈관수축을 일으킨다. 혈소판감소증(thrombocytopenia)은 10만/mm^3 이하인 경우를 말하는데, 혈소판 수가 충분하지 않기 때문에 혈관손상 시 지혈이 되지 않아 지속적으로 점상출혈이 나타난다.

d. 혈액응고기전

혈액 내에는 혈액을 응고시키는 데 관여하는 전응고물질(precoagulants)과 혈액응고(homostasis)를 방지하는 항응고물질(anticoagulants)이 항상 평형을 이루지만 보통은 항응고물질이 많아 응고가 일어나지 않도록 한다. 그러나 혈관이 손상을 받으면 전응고물질이 활성화되어 혈액이 응고된다. 혈관이 외상이나 질환에 의해 손상이 되면 출혈이 발생하는데, 출혈을 멈추기 위해 먼저 혈관수축이 나타나고 1차 지혈과정인 혈소판의 부착 및 응집에 의한 혈소판 마개(platelet plug)가 형성되며, 2차 지혈과정인 응고인자들이 활성화되어 섬유소(fibrin)가 생성되고 지혈마개(hemostatic plug)도 형성되어 손상된 부위는 완전히 지혈된다. 지혈은 prothrombin이 thrombin으로, thrombin으로 인해 fibrinogen이 fibrin으로 변환되어야 마지막으로 완성된다(그림 6-3).

ㄱ. 1차 지혈과정

혈관내피가 손상을 받으면 혈관의 수축, 혈소판 응집 및 부드러운 마개가 형성된다. 혈소판은 원반형, 구형으로 변화하여 혈관에 부착된 후 활성화되어 ADP(adenosine diphosphate), 세로토닌, 칼슘, 섬유결합소(fibrinonectin) 등의 물질을 분비한다. 분비된 ADP가 주변의 혈소판들과 결합하면 혈소판이 활성화되어 섬유소원(fibrinogen)을 매개로 혈소판 응집이 일어나 혈소판 마개가 형성된다.

ㄴ. 2차 지혈과정

혈액응고는 혈관벽이나 주위조직의 손상으로 시작되는 외인성 경로(extrinsic pathway)와 혈액 자체에서 시작되는 내인성 경로(intrinsic pathway)로 이루어진다. 진단검사에서 혈액응고와 관련되어 기본적으로 시행하고 있는 aPTT(activated partial thromboplastin time)검사는 내인성 경로의 이상 유·무를 알아보는 검사이며, PT(prothrombin time)검사는 외인성 경로의 이상 유·무를 확인하는 검사이다.

- 외인성 경로(extrinsic pathway): 혈관이나 조직이 손상되면 약 15초 이내에 응고가 시작된다. 응고과정은 3단계로 일어나는데, 조직 트롬보플라스틴(thromboplastin)이 형성되고, 10인자(factor X)가 활성화된 10인자로 변환된다. 활성화된 10인자는 프로트롬빈 활성인자가 된다.
- 내인성 경로(intrinsic pathway): 내인성 경로의 응고 시작은 보통 약 1~6분이 지나야 일어난다. 혈액이 손상을 받거나 혈관벽의 콜라겐에 노출이 되면 12인자가 활성화되고 혈소판 인지질을 유리하여 응고가 시작된다. 활성화

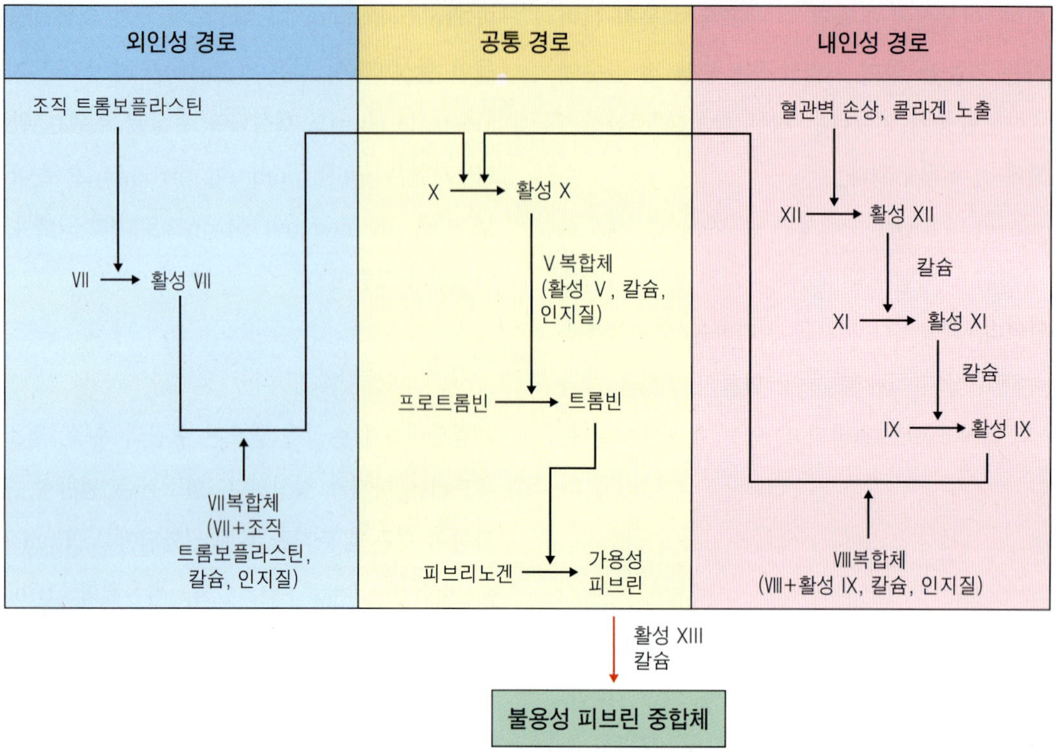

그림 6-3. 혈액응고과정.

된 12인자는 11인자를 활성화시키며, 활성화된 11인자는 9인자를 활성화시킨다. 활성화된 9인자는 활성화된 8인자, 혈소판 인지질, 손상된 혈소판에서 유리된 3인자와 함께 10인자를 활성화한다. 8인자와 혈소판이 부족한 경우 응고작용이 지연되는데, 8인자의 결핍으로 출혈 경향이 있는 경우를 혈우병(hemophilia) A라고 한다. 활성화된 10인자는 5인자와 결합하여 프로트롬빈 활성인자를 형성한다. 프로트롬빈 활성제는 프로트롬빈을 트롬빈으로 변환시킨다. 그리고 내인성 경로에서 칼슘은 매우 중요한 역할을 하는데, 칼슘이 없으면 혈액은 응고되지 않는다.

e. 혈액응고인자의 이상으로 인한 출혈

대부분의 혈액응고인자는 간에서 만들어지기 때문에 간에 이상이 생기면 출혈성 경향이 발생한다. 비타민K는 프로트롬빈 7, 9, 10인자의 형성에 필요하기 때문에 비타민K가 부족해도 출혈이 발생한다. 또한 8인자의 결핍과 혈소판의 수가 감소되면 출혈성 질환이 발생한다.

f. 항응고제, 섬유소용해제, 혈소판억제제

혈액응고 작용을 감소시키거나 응고를 파괴시키는 약물은 항응고제, 섬유소용해제, 혈소판억제제 등이다.

ㄱ. 항응고제

항응고제는 혈전증 및 색전증 치료의 기본이 되는 약물로 혈액응고기전의 일부 단계를 방해하여 새로운 섬유소 덩어리의 형성을 억제하며, 이미 형성된 덩어리에는 효과가 없다.

- 헤파린(heparin): 주사 약물로 antithrombin Ⅲ와 결합하여 트롬빈과 9, 10, 11, 12인자의 응고효소를 억제하여 항응고 작용을 일으킨다. aPTT를 모니터링해야 하며, 부작용으로는 출혈과 혈소판감소증 등이 있다. 태반은 통과하지 못하므로 임신 중에도 사용이 가능하다. 헤파린의 길항제로는 protamine sulfate가 있다.
- 와파린(warfarin): 경구용 약물로 coumadin이라고도 하며, 프로트롬빈과 7, 9, 10인자의 혈청 농도를 감소시

켜 혈액응고를 방지하는 약물이다. 비타민K에 대해 항응고 작용을 하기 때문에 PT를 모니터링해야 한다. 부작용으로는 태반을 통과하여 기형, 사산, 태아 사망 등을 유발되므로 임신을 했을 때는 금기 약물이다. Warfarin의 효과를 감소시키는 약물은 carbamazepine, phenytoin, oral contraceptives, rifampin, 비타민K 등이다.

항응고제를 처방받은 대상자는 매일 같은 시간에 복용하도록 하며, 항응고제를 복용하고 있다는 인식카드를 지니고 다니도록 한다. 정기적으로 혈액검사를 하며, 편식, 심한 체중조절, 항응고제의 길항작용을 하는 식품은 피한다. 다른 약물과 상호작용이 있을 수 있으므로 처방 없이는 임의로 약물을 복용하지 않도록 교육한다.

ㄴ. 섬유소용해제

u-PA, t-PA(tissue plasminogen activator)는 직접 plasminogen을 plasmin으로 활성화하여 혈전의 주성분인 섬유소를 용해시킨다. 형성된 섬유소 덩어리에 있는 섬유소사를 퇴화시켜 플라즈미노겐을 플라즈민으로 전환시키고, 플라즈민은 이미 형성된 섬유소 덩어리에 선택적으로 작용하여 파괴한다. 플라즈민 활성화 과정은 섬유소가 용해(fibrinolysis)되어 clot이 분해되고, 분해산물인 fibrin degradation product(FDP)가 생성되며, 약물로는 tPA, streptokinase, urokinase, anistreplase 등이 있다.

ㄷ. 혈소판억제제

혈소판의 활동이나 활성화된 혈소판이 응집되는 것을 막는 작용을 한다. 혈소판의 활성화 과정에 다양한 여러 단계에 작용하여 혈소판의 응집 능력을 억제하며, 급성 심근경색 및 심혈관, 뇌혈관 질환의 예방을 위해 사용한다. 약물로는 아스피린(aspirin)이 있는데, 심혈관계 질환의 2차적 예방으로 사용되기도 하며, 부작용으로 소화불량, 미란성 위염, 궤양성 질환, 위장관 출혈 등이 있다. 아스피린에 대해 알레르기가 있을 때는 투여를 금한다.

다. 비장과 간

① 비장(Spleen)

비장은 조혈(태아발달 중에 적혈구를 생성), 여과, 면역, 저장 기능을 하며, 림프계 중에서 가장 큰 기관으로 혈관이 많이 분포되어 있다. 혈액의 여과기관으로서 항원을 제거하고 노쇠한 적혈구를 파괴하며, 이물질을 포착하고 세균을 파괴하여 혈액을 정화하는 역할을 한다. 적혈구와 혈소판의 저장 장소의 역할을 하며, 파괴된 적혈구에서 유리된 헤모글로빈을 포획하여 철분의 대사작용을 돕는다.

② 간(Liver)

간은 정상적인 조혈에 중요한 역할을 하며, 프로트롬빈 등 응고인자를 생성하는 기관이다. 장에서 비타민K를 생성하는 데 결정적인 역할을 하며, 헤모글로빈을 빌리루빈으로 분해하고 철분을 ferritin의 형태로 저장하며, 소량의 적혈구 조혈인자를 생성한다.

2) 혈액계 건강사정

(1) 건강력

가. 인구학적 특성

연령이 많아짐에 따라 응고, 산소 운반, 감염 저항력이 취약해져 급·만성 질병 기간 동안 질병에 대한 보상하는 능력이 감소된다. 골수와 면역기능이 저하되며, 헤모글로빈치는 중년 이후에 감소되지만 노인은 낮은 정상 범위를 보인다. 노인에게 철분 섭취는 부족할 수 있으며, 총 백혈구 수치나 혈소판 수치는 노화과정의 영향을 받지 않으나 노화에 의한 혈관 통합성의 변화로 쉽게 멍이 들게 된다. 여성호르몬은 혈구 수를 희석시켜 적어지거나 골수 활동이 감소하게 한다. 또한 빈혈, 황달, 간기능부전, 적혈구장애, 응고장애, 악성종양 등을 조사하고 약물 복용 여부, 수술력 등을 파악한다.

나. 식이력

식이는 혈액장애의 원인을 파악에 중요한 단서이며, 평상시 먹는 음식을 조사하도록 한다.

다. 일반적인 증상 사정

좌상, 점상출혈, 비출혈, 잇몸 출혈, 토혈, 흑색변, 월경과다, 혈뇨 등의 출혈을 사정한다. 겸상세포 빈혈이 있을 경우에는 심한 안구 통증, 뼈, 관절, 복부의 통증을 호소하며, 혈우병은 관절의 통증을, 악성 혈액질환의 경우 심한 통풍성 관절염을, 비장비대와 림프종이 있을 경우에는 복통을 호소하게 된다. 발열은 림프종, 초기 호지킨림프종, 백혈병에서 전형적으로 나타나고, 용혈성 질환의 경우에는 심한 오한이 발생하며, 피로감과 권태감이 확인된다. 피부 변화로 창백, 홍조, 황달 등이 나타나며, 혈액계 기능의 장애를 사정한다. 신경계 변화로 두통, 시력장애, 감각장애, 심부건반사, 신경계 독성반응, 현기증, 지남력 상실, 의식수준 변화 등을 살펴본다. 심혈관계와 호흡의 변화로 빈혈 시 가쁜 호흡을, 운동 시 호흡곤란을 호소하며, 위장관계의 변화로 빈혈 시 구강점막의 위축으로 연하곤란, 구내염, 설염을 호소하기도 한다. 또한 사용 약물과 화학물질, 방사선 노출 등을 사정하며, 약물의 정상적인 혈액 기능 방해 여부 확인을 위해 복용 약물을 조사한다. 방사선과 화학물질 노출 여부를 사정하고 진정제, 수면제, 진통제, 배변 완화제, 아스피린 등은 혈액 기능의 이상이 발생하며, 알코올 남용은 간 손상을 유발하므로 상세한 사정이 필요하다.

(2) 신체사정

피부, 눈, 입, 림프절, 호흡 및 맥박, 복부, 근골격계, 신경계 등을 전반적으로 사정한다.

① 피부: 구강점막, 결막, 손톱, 손바닥 주름 등 피부 전체의 색을 시진하며, 간질환, 담낭질환의 경우 황달, 원발성 다혈구증의 경우에는 모세혈관 충혈과 검붉은 피부, 저산소혈증은 청색증이 있는지 사정한다. 혈소판 및 응고장애가 있을 경우에는 점상출혈(petechiae), 자반(purpura), 반상출혈(ecchymosis), 모세혈관확장증(telangiectasis) 등이 있는지 확인한다. 관절혈증(hamarthrosis)의 증상은 활액낭 안의 출혈로서 겉으로 보이지 않고 심한 관절 통증을 호소하며, 심한 유전성 응고장애이다.

② 눈: 공막황달은 과도한 용혈로 담색소가 축적되는 것이며, 결막 창백은 빈혈을 나타낸다. 시력의 이상은 백혈구증가증, 다혈구증을 의심하며, 망막이나 공막 출혈은 혈소판감소증에 의한다.

③ 코·입: 혈소판 수 감소로 비출혈이 나타나며, 혀가 매끄러운 경우는 악성 빈혈 및 철분결핍성 빈혈, 점막에 궤양이 있는 경우는 호중구감소증이나 백혈병, 종창과 발적 그리고 잇몸 출혈은 백혈병을 의심한다.

④ 림프절: 비후되고 단단한 림프절은 호지킨림프종을 예상할 수 있다.

⑤ 호흡·심박관계: 종격동에서 종양 발생 시 흉골을 촉진하면 압통을 호소하며, 빈혈은 빈맥이 나타난다.

⑥ 복부: 림프종, 단핵세포증가증, 백혈병의 경우 비장이 비후되며, 백혈병은 간이 비후된다.

⑦ 신장·요로계: 혈액질환 시 증가할 때 요단백이 나타난다.

⑧ 근골격계: 용혈성 질환과 혈액계 악성종양의 경우는 뼈의 통증이 나타나며, 출혈성 질환은 관절기형이 나타난다.

⑨ 신경계: 백혈병, 림프종성 세포의 침윤으로 뇌종양 증상이 나타난다.

(3) 진단검사

가. 적혈구측정검사(CBC)

혈액검사(complete blood cell count; CBC)로 적혈구, 백혈구, 혈색소, 헤마토크릿의 수치를 확인하며, 약 7mL의 정맥혈이 필요하게 된다.

① 적혈구(RBC) 수: 정상치는 남자의 경우 $4.5\sim6\times10^6/mm^3$, 여자는 $4\sim5.5\times10^6/mm^3$이다. 정맥혈 1mL 내에 순환하는 적혈구 수를 측정하며 빈혈, 호지킨병, 백혈병에서는 감소한다.

② 헤모글로빈 또는 혈색소(hemoglobin): 정상치는 남자의 경우 14~18g/dL, 여자의 경우 12~16g/dL이며, 적혈구

의 산소를 운반하는 색소이다. 빈혈 시 감소, 다혈구혈증과 화상 시에는 상승한다.

③ 헤마토크릿(hematocrit): 정상치로는 남자는 40~54%, 여자는 37~47%로서 전혈량에 대한 적혈구 비율이며, 빈혈에서는 감소하고, 다혈구혈증 시 증가한다.

④ 백혈구(WBC) 수: 정상치로는 5,000~10,000/mm^3이고, 정맥혈에서 1mL 내에 순환하는 백혈구 수를 측정하며, 급성 감염 시 증가한다.

⑤ 혈소판(platelet; PLT) 수: 정상치는 150,000~400,000/mm^3이다.

⑥ 적혈구 침강 속도(ESR): 정상치는 0~20mm/h이다.

나. 출혈과 응고 검사

① 혈소판(platelet, PLT): 정상치는 15만~40만/mm^3이다.

② Prothrombin time(PT): 정상치는 11~15초이고, 이 검사의 의미로는 외적 응고기전에 소요되는 시간 측정, 응고인자의 양과 기능 확인, 와파린 치료 감시, 비타민K 결핍을 나타낸다.

③ Activated partial thromboplastin time(aPTT): 정상치는 16~25초이며, 이 검사의 의미로는 부분 트롬보플라스틴 활성화 시간, 헤파린 요법을 사정하고 조절한다. 내인성 응고기전, 응고과정 이상이 있으면 시간이 연장된다.

④ 출혈 시간(bleeding time): 정상치는 1~7분이며, 이 검사의 의미로는 모세혈관을 인위적으로 손상시켜 출혈이 발생하면 자연적으로 지혈될 때까지의 시간 측정, 혈관, 혈소판 기능을 평가하게 된다.

다. 골수천자와 생검

골수천자(bone marrow aspiration)는 골수에서 세포나 골수액을 흡인하는 것이고, 골수생검(bone marrow biopsy)은 골수에서 고형조직이나 세포를 얻는 검사이다.

① 골수천자(Bone marrow aspiration)

빈혈, 급성 백혈병, 호중구감소증, 혈소판감소증, 호지킨병, 다발성 골수종 등의 진행과정을 알 수 있으며, 골수 내 질환을 진단하고 과정을 평가하기 위해 골수조직 채취를 한다. 검사과정으로는 먼저 검사 전 시술에 대해 설명하고 동의서를 받으며, 필요시 진정제를 투여한다. 검사 부위로는 후장골능을 선택하고 체위는 복위로 하며, 5~15분 정도 소요된다(그림 6-4). 천자바늘이 뼈에 닿을 때까지 밀어 넣고 골막을 관통한다. 대상자가 절대 움직이지 않도록 지지하며, 골수 표본을 채취한 후 바늘을 제거하고 멸균 거즈로 즉시 압박한다. 채취한 표본은 슬라이드 위에 도말하여 검사실로 보낸다. 간호로는 검사 전 과정을 설명하여 정서적 지지를 하고, 국소마취 시 날카로운 통증이 발생하고 바늘 삽입 시 심한 압박감이 있음을 설명한다. 검사 후 15분 정도 손으로 압박한 후 멸균 드레싱을 하며, 약 2시간 동안 모래주머니를 대고 절대안정을 취한다. 1시간 동안 15분마다, 그 후 24시간 동안은 2시간마다 출혈과 감염 증상을 관찰한다.

② 골수생검(Bone marrow biopsy)

골수 내 질환을 진단하거나 평가하기 위해 골수조직을 채취한다. 피부를 절개하여 큰 바늘을 삽입한 후 골수 조각이 바늘 안으로 들어오게 하여 골수 표본을 채취하고 표본은 방부제 용액에 담아 검사실로 보낸다. 생검 후 간호로는 생검 부위의 청결과 건조를 유지하며, 출혈과 감염증상을 관

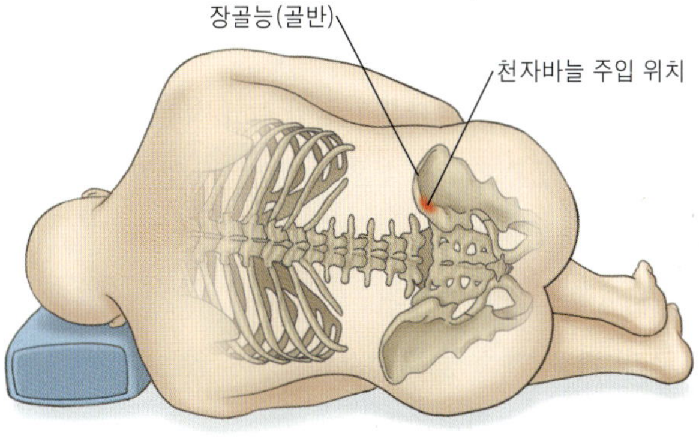

그림 6-4. 골수 천자 및 생검 부위.

찰한다. 생검 부위를 드레싱한 후 출혈을 예방하기 위해 모래주머니나 얼음주머니를 적용하며, 48시간 동안 젖지 않도록 주의한다.

3) 혈액계 환자의 일반적 간호중재

(1) 출혈 예방

- 출혈이 가능한 모든 부위를 관찰한다.
- 혈뇨, 혈변, 점상출혈 등의 증상을 관찰한다.
- 근육주사와 피하주사는 가능한 한 피한다.
- 정맥주사 제거 후 5~10분 동안 압박을 한다.
- 직장 체온 측정, 좌약 삽입, 관장, 튜브 삽입 등은 피한다.
- 점상출혈을 방지하기 위해 사지에 교대로 혈압을 측정한다.
- 구강청결 시 부드러운 칫솔이나 면봉, 스펀지를 사용하고 치실 사용은 피한다.
- 코를 세게 풀거나 건드리지 않는다.
- 외상, 낙상, 충돌, 자상 등을 피한다.
- 아스피린이나 항응고제 사용을 피한다.
- 침대 난간에 패드를 대어 손상받지 않도록 한다.
- 과격한 운동이나 발치를 제한한다.
- 전기면도기를 사용한다.
- 성관계 시 적절한 윤활제를 사용한다.

(2) 감염 예방

- 손 씻기를 철처히 한다.
- 1인용 병실을 사용한다.
- 구강위생, 회음부 간호, 목욕 등을 통해 청결을 유지한다.
- 식기나 목욕용품을 다른 사람과 함께 사용하지 않는다.
- 정맥주사와 튜브 삽입 부위의 감염증상을 모니터링한다.
- 정체 도뇨를 피한다.
- 깨끗한 환경을 유지한다.
- 고기, 과일, 채소 등을 날것으로 먹지 않는다.
- 감염된 사람과 접촉을 피한다.
- 방문객을 제한한다.
- 감염증상이 있을 때는 즉시 의사에게 보고한다.

(3) 피로 예방

- 활동과 휴식을 교대로 시행한다.
- 피로를 유발하는 활동을 피한다.
- 움직일 때 호흡곤란이 동반되거나 과도한 피로 증상이 있는지 사정한다.
- 조용한 환경을 제공한다.

4) 혈액계 건강문제와 대상자 간호

(1) 적혈구 관련 건강문제와 간호

빈혈은 순환하는 적혈구의 양이 조직 내 산소요구량을 충족시키지 못할 정도로 감소된 경우로 임상에서는 적혈구 수, 헤모글로빈치 또는 헤마토크릿치가 정상 이하로 감소되었을 때를 말한다. 빈혈이 있는 성인의 경우 남성은 헤모글로빈이 13g/dL 미만, 헤마토클릿이 39% 미만이며, 여성은 헤모글로빈이 12g/dL 미만, 헤마토클릿이 36% 미만이다. 임상에서 빈혈이 의심되면 일반혈액검사(CBC), 망상적혈구(reticulocyte), 말초혈액도말검사(PB smear), 대변잠혈검사(stool occult blood)를 우선 시행한다.

적혈구 수, 헤모글로빈치(Hb), 헤마토크릿치(Hct), 평균적혈구용적(MCV), 평균적혈구혈색소(MCH), 평균적혈구혈색소농도(MCHC), 적혈구용적분포(RDW) 등으로 진단한다.

가. 출혈로 인한 빈혈(Hemorrhagic anemia)

① 정의

급성 또는 만성 질환에 의한 혈액 손실에 의해 발생한다.

② 병태생리

급성 출혈의 원인으로는 외상, 수술 합병증, 출혈장애 등으로 발생하며, 정상 성인이 1,000mL 이상의 혈액을 소실한 경우에는 심각한 결과를 초래하게 된다. 헤모글로빈과 헤마토크릿의 감소는 혈액 소실 후 오랜 시간이 지날 때까지도 나타나지 않을 수 있다. 만성 출혈은 빈혈이 서서히 진행되면 신체가 적응하여 적혈구의 수가 50%로 감소하더라도 증상이 없을 수 있다.

③ 증상 및 징후

급성 출혈 초기에는 차고 축축한 피부, 저혈압, 빈맥, 허약감, 혼미, 불안감 등이 있으며, 후기에는 헤모글로빈과 헤마토크릿이 감소한다. 만성 출혈은 적혈구, 헤모글로빈, 평균적혈구용적(MCV), 평균적혈구혈색소농도(MCHC)가 감소한다.

급성 출혈로 혈액 10% 손실 시에는 증상이 나타나지 않고 20% 손실 시에는 안정시에는 무증상 그러나 운동 시에는 빈맥과 경증의 체위성 저혈압이 나타난다. 혈액 30% 손실 시에는 안정시 혈압과 맥박이 정상이지만 운동 시에는 체위성 저혈압과 빈맥이 나타난다. 혈액 40% 손실 시에는 안정시 혈압, 심박출량 감소, 빠르고 약한 맥박, 심박출량 감소, 차고 축축한 피부가 나타나고 50% 이상 손실 시에는 저혈량성 쇼크가 발생할 뿐만 아니라 사망까지 이르게 된다.

④ 진단검사

적혈구 수, 헤모글로빈치(Hb), 헤마토크릿치(Hct), 평균적혈구용적(MCV), 평균적혈구혈색소농도(MCHC) 등으로 진단한다.

⑤ 치료

산소요구량을 줄이기 위해서 침상안정을 취하고, 수혈이나 철분 제제를 보충한다. 대부분의 빈혈 시 적혈구 수치는 감소하나 혈량은 정상이기 때문에 전혈 투여 시 순환혈액량의 증가로 폐부종을 일으킬 수 있으므로 급성 출혈 시에만 전혈을 수혈하고 대부분은 농축적혈구 수혈을 한다. 일반적으로 헤마토크릿(Hct) 24% 이하의 실혈이 있는 정상 성인 남성에게 농축적혈구 1단위를 수혈하면 혈색소 1.0g/dL이 증가한다. 만성 혈액 손실 시에는 주로 ferrous sulfate 형태의 철분 보충제를 공급한다.

⑥ 간호중재

휴식과 활동을 교대로 하도록 격려하고, 적혈구 생성 요소를 충분히 고려한 균형이 잡힌 식이 섭취를 권장한다. 치료적 중재를 이행하며, 약물의 투여 목적, 작용 및 부작용을 대상자에게 설명한다.

나. 철분결핍성 빈혈(Iron deficiency anemia)

① 정의

가장 흔한 빈혈로 체내의 철분 함량이 정상 이하이며, 여성의 발병률이 높다.

② 병태생리

a. 철분 섭취 부족: 채식주의자 등 철분을 함유한 음식물의 섭취가 부족하거나 사회경제적 수준이 낮아서 성장에 필요한 철분을 충분히 섭취하지 못할 때 발생한다.

b. 철분 요구량의 증가: 유아 또는 10~20세까지의 성장기, 임신, 과다한 출혈 등으로 철분 수요가 증가했을 때 발생한다.

c. 철분 흡수장애: 위 절제술을 받은 경우 장점막이상(celiac disease), 흡수장애증후군, 만성 설사 등이 있을 때 나타난다.

d. 철분 소실의 증가: 급·만성 실혈(성인 남성은 위장관 출혈, 가임기 여성은 자궁근종 또는 기능성 자궁 출혈), 월경 과다 등으로 발생한다.

③ 증상 및 징후

피로감, 창백, 권태, 빈맥, 어지러움증, 운동성 호흡곤란이 있으며, 철분결핍성 빈혈이 장기간 지속되는 경우 혀의 유두위축(papillary atrophy), 구내염(angular stomatitis), 스푼형 손톱(koilonychia) 등이 나타난다.

④ 진단검사

혈색소치 12g/dL 미만이며, 평균적혈구용적(MCV), 평균적혈구혈색소(MCH), 평균적혈구혈색소농도(MCHC) 및 혈청 ferritin 수치는 감소하고 적혈구용적분포(RDW)와 총철결합능(TIBC)은 상승한다.

⑤ 치료

약물요법으로는 ferrous와 ferric의 경구용 형태의 철분제와 Ferrlecit와 Venofer와 같은 주사용 철분제가 있다. 경구용 철분제를 흔히 사용하며 부작용으로는 오심, 구토, 변비, 설사, 복부팽만감, 복통 등이 있다. 헤모글로빈과 헤마토크릿, 혈청 ferritin은 2~3주 내로 증가하지만 헤모글로빈치가 정상으로 회복된 이후에도 4~6개월 정도는 철분제를 계속 복용해야 하는데, 이는 세망내피계의 철분 함량을 보충하는 데 그 정도의 시간이 필요하기 때문이다. 주사용 철분제는 정맥주사로 점적하여 투여하나 근육주사용은 용액이 피하조직으로 누출되는 것을 막기 위해 주입 시 Z-track 기법을 이용해야 한다. 주사용 철분제의 부작용으로는 발열, 관절통, 피부발진, 아나필락시스성 쇼크 등이 있으며, 아나필락시스성 쇼크가 발생할 때에는 즉시 투여를 중단해야 한다.

⑥ 간호중재

경구용 철분제는 위내 산도가 산성을 유지할 때 철분의 흡수가 증가하므로 식전 공복 상태에서 복용하도록 하나, 위장장애가 심한 경우에는 식사 직후에 복용하도록 한다. 액상 철분제는 치아의 착색을 예방하기 위해 희석시켜 빨대로 복용하며, 비타민C 섭취는 철분 섭취에 도움이 된다. 변비를 예방하기 위해 고섬유식이를 섭취하며, 대변색이 암록색이나 검정색으로 변화된다는 것을 알려 준다. 일반적으로 가임기 여성에게는 철분 섭취를 권장하며, 균형 잡힌 식이와 소고기, 돼지고기, 닭고기, 난황, 굴, 건포도, 간, 미역, 다시마, 잣, 콩, 시리얼 등 고철분 식이를 섭취하도록 한다.

다. 거대적아구성 빈혈(Megaloblastic anemia)

① 정의

비타민B_{12}(cobalamin)와 엽산은 건강한 적혈구를 생산하는데 꼭 필요한 요소인데, 이 중 한 가지만 결핍이 되어도 세포내 DNA합성에 장애가 초래되어 거대적아구성 빈혈이 발생한다.

② 병태생리

거대적아구성 빈혈은 크게 비타민B_{12}의 결핍과 엽산 결핍으로 발생한다. 비타민B_{12} 결핍은 식이성 섭취 부족, 위 절제술 등으로 인한 장의 흡수장애 등으로 나타나며, 내적 인자가 분비가 되지 않는 경우에는 섭취한 비타민B_{12}가 회장에서 흡수되지 않아 악성빈혈로 진전된다. 엽산 결핍은 섭취 부족으로 발생하는 경우가 흔하며, 알코올중독, 마약중독, 청소년, 임산부, 만성 용혈성 빈혈, 혈액투석 환자 등에게 나타난다.

③ 증상 및 징후

일반적으로 허약, 청색증, 빈맥, 피로, 체중 감소, 권태, 창백 등의 빈혈 증상이 나타난다. 비타민B_{12} 결핍성 빈혈은 사지의 감각이상, 운동실조증, 기억력장애, 근력 약화로 인한 보행장애, 대소변 조절장애, 우울증, 망상, 치매, 정신병 등의 신경학적 증상이 초래된다. 엽산 결핍성 빈혈은 악성빈혈과 증상이 유사하나 신경계 증상은 나타나지 않는다.

④ 진단검사

Schilling test를 시행하며, 내적 인자 부족 시에는 양성으로 나타난다. 평균적혈구용적(MCV)과 적혈구용적분포(RDW)가 증가하며, 적혈구 수치와 헤모글로빈치는 감소한다. 혈청 비타민B_{12}(cobalamin)가 100pg/mL 미만이며, 혈청 엽산은 4ng/mL 미만이다.

⑤ 치료

비타민B_{12} 결핍은 대부분 흡수장애로 발생하기 때문에 비타민B_{12}(cyanocobalamin)를 보통 근육주사 한다. 1주 간격으로 1,000mcg/day을 8주 동안 주사하며, 이후에는 평생 동안 1~3개월 간격으로 1회씩 투여한다. 엽산 결핍 시에는 결핍 상태가 개선될 때까지 엽산을 1~5mg/day 투여하는데, 장의 흡수장애가 있을지라도 엽산을 경구 투여 시 성공적으로 흡수되기 때문에 대부분 구강으로 투여하고 비경구적으로 투여할 필요는 거의 없다.

⑥ 간호중재

비타민B_{12} 섭취 부족 시 간, 내장, 견과류, 녹황색 채소, 효모 등 경구로 보충한다. 엽산 결핍 시에는 육류, 내장, 달걀, 양배추, 브로콜리, 오렌지, 생야채 등을 섭취하게 하며, 알코올 중독자는 헤모글로빈 수치가 정상이 될 때까지 엽산을 계속 투여한다.

라. 재생불량성 빈혈(Aplastic anemia)

① 정의

골수의 조혈조직이 감소되어 지방조직으로 대체되어 범혈구감소증(pancytopenia)이 발생하는 질환이다.

② 병태생리

골수의 조혈 능력이 없어 적혈구, 백혈구 및 혈소판의 혈액세포가 결핍된 상태로 40~70%는 원인을 찾을 수 없는 특발성이다. 선천적 원인으로는 Fanconi 빈혈 등이 있고, 후천적 원인으로는 항암제, 항생제, 방사선, 바이러스 감염, 자가면역질환, 화학물질 등이 있다.

③ 증상 및 징후

대부분 서서히 증상이 발현되며, 가장 흔한 초기 증상은 혈소판 감소로 인한 출혈이다. 적혈구 감소로 인한 창백, 전신쇠약, 피로감, 운동 시 호흡곤란 등의 빈혈 증상과 백혈구 감소로 인한 발열, 상기도 감염, 폐렴, 패혈증 등도 초래될 수 있다.

④ 진단검사

혈액검사에서 적혈구, 백혈구, 혈소판 모두 감소하는 범혈구감소증이 나타나며, 골수검사로 정확한 진단이 가능하다.

⑤ 치료

원인을 규명하고 골수 기능을 위축시키는 약물이나 물질 투여를 중단한다. 최근에는 조혈모세포이식과 면역억제제를 주요 치료방법으로 사용하고 있다. 조혈모세포이식은 나이가 50세 미만이고 조직적합성이 일치하는 경우에 효과적이며, 수혈 경험이 없고 나이가 젊은 사람일수록 이식 효과가 크다. 면역억제치료는 항흉선세포글로불린(antithymocyte globulin)의 항림프구혈청을 이용하는데, 50%에서 혈액학적 개선이 나타난다. 최근에는 cyclosporin을 병행할 경우 70~80%까지 향상되었다는 보고에 따라 일반적으로 cyclosporin을 병용하고 있다. 그 이외 수혈, 비장절제술 등을 시행하기도 한다.

⑥ 간호중재

출혈 예방으로는 소변과 대변의 잠혈반응검사를 하고, 주사는 가능한 한 피하며, 자주 휴식을 취하여 피로를 예방한다. 감염 예방으로 구강간호, 회음부 청결, 목욕 등을 통해 청결을 유지하며, 침습적 도뇨는 피한다. 감염이 발생하면 원인균을 확인하여 적합한 항생제 투여하고, 감염된 사람과의 접촉은 피한다.

마. 용혈성 빈혈(Hemolytic anemia)

① 용혈성 빈혈의 정의

a. 적혈구의 파괴 속도가 너무 지나치게 빠르거나, 골수의 조혈이 비교적 낮아지거나, 골수를 보충할 만큼 미처 적혈구 생산을 증가시키지 못할 때 발생하는 질환이다.
b. 적혈구가 100~120일의 수명을 정상적으로 채우지 못하고 빠르게 파괴되어 초래되는 질환이다.
c. 종류는 지중해성 빈혈, 유전성 구상적혈구증, G-6-PD 효소 결핍성 빈혈, 겸상세포 빈혈, 후천성 용혈성 빈혈 등이 있다.

② 지중해성 빈혈

a. 병태생리

유전적 결함으로 인하여 적혈구 내 산소를 조직으로 운반하는 헤모글로빈의 결핍으로 장애를 일으키는 혈액질환이다. 헤모글로빈 분자의 이상으로 비정상적인 HbF(태아혈색소)와 HbA2가 높은 비율로 나타나 산소를 운반하는 능력이 감소하고 수명도 짧아 산소를 제대로 공급하지 못하여 문제가 발생한다.

b. 증상 및 징후

생후 4~6개월부터 심한 빈혈이 나타나며, 신체적, 정신적 성장이 지연되는 것이 특징이다. 피부의 창백, 숨이 참, 정신 혼미, 식욕 저하, 황달, 간비대나 비장비대로 인한 복부팽만, 만성 골수기능항진으로 두개골 비후와 몽고인 외양이 나타난다.

c. 진단검사

가장 정확하고 중요한 검사는 혈액검사인데, 임상적으로는 용혈성, 소적혈구성, 저색소성 빈혈이 나타난다. 비정상적인 HbF가 증가하므로 헤모글로빈 단백질의 전기영동법으로 진단한다. 비정상적인 용혈에 의해 혈청 빌리루빈, 대변과 소변 내의 urobilinogen이 증가한다.

d. 치료

유전자형의 종류에 따라 증상과 발현 시기가 다르기 때문에 치료방법도 조금씩 다르다. 증상이 가벼우면 특별한 치료 없이 적혈구 생산에 도움이 되는 엽산제를 섭취하면서 경과를 관찰한다. 중증일 경우에는 정기적으로 수혈을 시행하는데, 잦은 수혈로 인해 철분이 과도하게 축적되어 심근의 혈철소증이나 심부정맥을 초래할 있을 뿐 아니라 간이나 췌장 등에도 축적되어 진행성 손상을 일으킬 수 있다. 이를 방지하기 위해 신장에서 철분이 잘 배설되도록 desferrioxamine(Desferal)과 같은 약물을 투여하기도 한다.

e. 간호중재

피부와 안검의 황달, 복통, 복부팽만, 빈혈, 철분 과잉으로 인한 심혈관계 증상을 잘 관찰한다. 처방에 따라 안전하게 수혈요법을 수행한다.

③ 유전성 구상적혈구증

a. 병태생리

상염색체 우성으로 유전되며, 적혈구 외부막의 구성 성분 중 일부가 유전적인 이유로 부족하여 적혈구 모양이 공처럼 둥근 구상적혈구로 바뀌어 쉽게 용혈되고 수명이 단축되며, 빈혈, 황달 및 비장 종대를 일으키는 질환이다.

b. 증상 및 징후

적혈구의 용혈이 증가하여 비장이 비대되고, 빌리루빈이 많아져 담석의 생성이 증가하며, 권태, 빈혈, 황달 등의 증상이 나타난다. 비장비대로 좌상복부 팽만 및 복통이 초래되기도 한다.

c. 진단검사

혈액도말검사로 구상적혈구가 증가된 것을 확인할 수 있으며, 가족 조사, 적혈구막 단백검사 등으로 진단한다. 망상적혈구 수 증가, 적혈구와 헤모글로빈치 감소, 직접 항글로불린 검사 시 양성 반응이 나타난다.

d. 치료

근본적인 치료는 불가능하지만 증상을 없애기 위해 비장절제술을 시행한다. 5세 이전의 비장 절제술은 패혈증 발생빈도를 증가시키므로 6~9세가 가장 적절하며, 10세 이후는 갑자기 담석증 발생이 증가하므로 시행하지 않는다.

e. 간호중재

환자에게 질병과정에 대해 알려 준다. 빈혈이 나타나거나 악화될 때에는 즉시 병원을 방문하도록 교육한다.

④ G-6PD효소결핍증

a. 병태생리

어머니에게서 아들로 전달되는 반성 유전장애로 적혈구 효소인 G6PD의 부분적 또는 완전한 결핍으로 인한 빈혈이다. 가장 큰 특징은 발열이다. 또는 화학적 산화물에 속하는 약물이나 식품을 섭취한 후에는 정상인에 비해 적혈구 용혈이 쉽게 발생한다.

b. 증상 및 징후

G6PD 결핍자가 산화물질에 노출되면 혈관 내 급성 용혈이 약 7~12일 동안 지속되면서 빈혈과 황달이 나타난다. 용혈이 심하면 가쁜 호흡, 복통, 요통, 황달이 나타나고 진한 소변을 본다.

c. 진단검사

혈액검사로 G6PD의 수치를 측정하여 진단한다.

d. 치료

우선적으로 용혈을 일으키는 약물의 복용과 음식의 섭취를 피한다. 용혈이 심하면 농축적혈구(packed RBCs)를 수혈한다.

e. 간호중재

환자에게 질병과정에 대해 알려 준다. 용혈을 일으키는 약물과 음식에 대해 알려 주고 섭취하지 않도록 교육한다.

⑤ 겸상세포빈혈

a. 병태생리

적혈구가 헤모글로빈 유전자 변이로 낫 모양(겸상)의 비정상적인 모양을 띠면서 적혈구막의 유연성이 감소되어 쉽게 용혈되는 질환으로 소아기 때부터 발현하기 시작하며, 말라리아가 흔한 열대 지방의 흑인에게 흔하게 나타난다. 이는 말라리아의 원충이 생애 대부분을 적혈구 안에서 살면서 헤모글로빈에 손상을 주고 적혈구가 빨리 파괴하도록 만들기 때문이다.

b. 증상 및 징후

증상은 침범된 부위에 따라 다양하지만 일차적인 증상은 통증이다. 겸상적혈구는 모세혈관을 막아 혈류의 흐름을 차단하여 허혈성 손상과 심한 통증 및 장기기능부전까지 초래한다. 그 이외에도 발열, 흉통, 호흡곤란 등의 증상이 나타난다. 또한 용혈로 인해 빈혈이 발생되며, 비장비대로 복부팽만이 동반된다. 겸상화 위기(sickling crisis)는 아주 심하고 고통스러운 겸상화 발작 과정으로 혈관폐색성 위기를 초래한다. 겸상세포에 의해 혈류가 차단되면 혈관경련이 발생되고 결국 산소공급이 차단되어 조직의 허혈 및 경색, 괴사 등이 진행된다. 겸상세포 위기 유발요인은 조직의 저산소증, 춥거나 더운 날씨, 대사성 산증 및 감염 등이다. 위기는 갑작스럽게 시작되어 수일 또는 수 주간 지속되며, 적혈구 내 겸상세포혈색소 비율이 높을수록 중증의 증상을 유발한다.

c. 진단검사

적혈구의 겸상화를 확인하는 방법은 헤모글로빈 전기영동법이며, 분자유전학검사를 통해 질환돌연변이 검출로 확진이 가능하다.

d. 치료

겸상세포질환을 치료하기 위한 특별한 방법은 없으며, 일반적인 건강관리, 합병증 예방 및 치료 등이 있다. 겸상세포 위기를 예방하기 위해 생리식염수를 정맥으로 주입하고 혈관폐색으로 인해 통증이 심할 경우에는 진통제를 투여한다. 저산소혈증과 산혈증을 교정하기 위해 산소를 투여하기도 한다.

e. 간호중재

- 높은 고지에 오르는 것을 피하고 적절한 수분을 섭취하며 감염이 발생하면 즉각적으로 치료하도록 교육한다.
- 저산소증을 치료하고 대사요구를 감소시키기 위하여 안

정시킨다.

- 호흡기 증상이 있으면 광범위한 항생제와 산소를 투여해 주고 수분을 충분히 공급해 준다.
- 엽산요구량이 증가하기 때문에 엽산 결핍에 의한 빈혈을 예방하기 위해 매일 엽산을 경구적으로 보충해 주는 것이 좋다.
- 단백질, 칼슘, 비타민 등이 풍부한 식이와 충분한 수분을 섭취한다.
- 관절가동범위운동, 걷기, 수영 등을 규칙적으로 하도록 격려한다.
- 정맥귀환을 돕기 위해 조이는 옷은 입지 않는다.
- 급성기 환자에게는 통증이 가장 힘든 문제이므로 마약성 진통제를 투여한다.
- 조혈모세포이식은 치료할 수 있는 유일한 방법이지만 적합한 공여자가 드물다.
- 겸상세포 위기를 초래할 수 있는 상황을 피하도록 교육한다.

⑥ 후천성 용혈성 빈혈

a. 병태생리

흔히 약물이나 면역반응 및 자가면역장애로 발생하며, 그 외 외상, 감염성 질환, 독성 화학물질, 전신질환, 화상, 방사선 노출에 의해서도 나타난다.

b. 증상 및 징후

비교적 심한 상태로 황달, 만성 피로, 비장종대 등이 나타나며, 수면 중 용혈현상으로 수면 후 소변색이 암갈색 또는 붉은 포도주색을 띤다.

c. 진단검사

Coomb's test로 적혈구 항체를 확인한다.

d. 치료

Corticosteroid제를 투여하면 환자의 약 50%에서 효과가 있으며, 치료효과가 없으면 비장 절제술을 시행한다.

바. 진성 적혈구증가증(Polycythemia vera)

① 정의

골수 증식성 장애로 골수에서 지나치게 적혈구를 생성할 뿐만 아니라 과립구와 혈소판도 증가하는 질환이다.

② 병태생리

원인이 불분명하나 염색체이상이 발견되기도 하고 골수세포의 유전자이상을 보이기도 한다. 잠행성으로 시작하여 오랫동안 점진적으로 진행되며, 골수가 섬유화되거나 골경화성으로 변화되면 빈혈과 혈류 내 미성숙한 과립구가 나타난다.

③ 증상 및 징후

a. 범골수증: 적혈구, 백혈구, 혈소판이 모두 증가하고 비장이 비대해지며, 적혈구 수는 정상의 2~3배로서 혈액의 점성이 증가한다. 혈소판이 증가하면서 혈전이 형성되면 비장, 심장, 뇌경색이 초래되고 중추신경계의 증상도 보이면서 충혈로 정맥벽이 손상되고 과팽창된 정맥은 파열되기 쉽다. 혈구가 비정상적으로 과도하게 생산되어 혈구의 수명이 단축되고 쉽게 파괴된다.

b. 기초대사율 증가: 갑상선 기능의 변화가 없어도 기초대사율이 상승하여 체중 감소, 피로가 발생한다.

c. 고요산혈증: 백혈구의 증가와 파괴로 고요산혈증, 고요산요증 발생되어 통풍성 관절염으로 발전하게 된다.

d. 피부 변화: 피부가 붉어지고 얼굴과 손에 소양증, 습진 변화가 나타나며, 뜨겁고 찬 온도에도 민감해진다.

e. 심장의 부담 증가: 혈액 점성의 증가로 혈압이 상승하고 좌심실이 비대해지면서 심계항진이 발생하며, 심근의 부담 증가로 협심증이 발생하기도 한다.

f. 대뇌혈류장애: 두통, 현훈, 이명, 복시, 흐릿한 시야 등이 나타난다.

g. 식도정맥류와 출혈: 혈량의 증가로 정맥이 확장되어 식도

정맥류와 치질, 비출혈이 발생한다.

h. 소화성 궤양: 정상인보다 10배 이상 발생하고 이유는 불분명하다.

④ 진단검사

적혈구는 800~1,200만/mm^3, 혈색소는 18~25g/dL이며, 헤마토크릿은 남성은 45% 이상, 여성은 49% 이상 증가하며, 혈소판과 백혈구도 증가한다. 진성 적혈구증가증 환자의 최대 85%에서 혈청 erythropoietin(EPO) 농도가 감소한다.

⑤ 치료

치료의 목적은 적혈구의 농도를 낮추어 혈전증 발생을 예방하는 것이다. 주기적으로 정맥천자를 통해 혈액을 제거하는 정맥 절개술을 시행하며, 골수 기능을 억제하여 혈구의 생성을 감소시키기 위해 방사성동위원소인 인을 투여한다. 또한 골수 기능을 억제하기 위해 항암화학요법도 시행한다.

⑥ 간호중재

혈액의 점성이 높으므로 3L/day 이상의 수분을 섭취해야 하며, 조이는 옷은 피하고, 감염 증상이 있으면 즉시 보고한다. 처방대로 항고혈압제를 투여하고 앉을 때도 하지를 올린다. 흉통이 있을 때에는 운동을 즉시 중단하고 전기면도기, 부드러운 칫솔을 사용한다.

(2) 백혈구 관련 건강문제와 간호

가. 과립구감소증(Granulocytopenia)

① 정의

과립구감소증은 백혈구 중 과립구의 수가 급격히 감소되는 현상으로, 호중구감소증(neutropenia)이라고도 한다(과립구의 93%가 호중구).

② 병태생리

항암제, 알킬화제, 대사길항제, 항염증제, 항우울제, 항균제 등의 약물을 투여하거나 특발성 호중구감소증, 선천적, 재생불량성 빈혈, 악성빈혈, 백혈병 등의 혈액계 질환, 전신성 홍반성 낭창, Felty 증후군, 류마티스관절염의 자가면역 질환, 간염, 인플루엔자, HIV, 홍역, 발진티푸스, 속립성 결핵, 기생충, 리케차 등의 감염과 패혈증, 골수침윤, 비장비대 등으로 초래된다.

③ 증상 및 징후

생명을 위협하는 감염이 발생하고, 호중구가 500/mm^3 이하로 저하되면 탐식반응이 감소하여 전형적인 발적, 발열, 부종, 농의 형성 등의 감염증상이 나타나지 않을 수 있다. 중증 호중구감소증(ANC <500/mm^3)에서는 감염에 대한 위험도가 높아 여러 가지 세균에 의한 치명적인 감염이 발생하고, 발열, 심한 피로, 허약, 인후통, 구내염, 연하곤란, 빈맥 등의 감염 증상이 나타나고, 식욕부진, 두통, 권태감, 폐렴, 피부 농양, 심한 세균성 패혈증 등이 나타난다.

④ 진단검사

혈액검사 시 현저한 호중구 감소(500~3,000/mm^3 이하)가 나타나면서 백혈구 수치가 감소한다. 골수검사에서는 과립구의 감소, 과립구의 전구세포가 증가하며 비인후, 객담, 소변, 혈액, 대변에서 세균이 검출된다.

⑤ 치료

호중구 수치가 저하되면 즉각적으로 감염 예방을 위한 조치가 필요하다. 원인을 규명하여 제거하고 독성 약물에 의해 중단이 된 경우 2~3주 안에 호전될 수 있으며, 감염치료를 위해 균배양검사를 시행하고 발열이 있다면 배양검사 후 항생제를 투여한다. 광범위항생제를 장기간 사용함에도 불구하고 발열이 지속되는 경우에는 곰팡이균에 감염되었을 수 있으므로 항진균제도 사용한다. 또한 과립구 생산을 자극하고 호중구 기능을 증진시키는 약물(GM-CSF 또는 G-CSF)을 보통 정맥주사나 피하주사로 투여하기도 한다. 고단백, 고비타민, 고함수탄소 식이를 제공하고 수분은 하루에 2,500mL 이상을 제공하며, 굳은 대변은 장과 직장 점막에 상해를 입히고 감염의 위험이 증가할 수 있으므로 변비 예방을 위해 대변완화제를 사용한다.

⑥ 간호중재

감염 예방에 초점을 두고 병원체에 노출되는 것을 최소화한다. 환자를 격리시키고 방문객을 제한하며, 생과일, 생채소, 꽃이나 화분은 금지한다. 의사의 처방이 없이는 약물복용을 금지하고, 환자에게 피해야 할 약물과 독성 물질을 알려 준다. 체온을 측정하고 잠재적인 감염 부위를 관찰하며, 익힌 음식을 섭취하고 청결한 개인위생 유지, 격리 필요성 등의 감염 예방을 위한 교육을 실시한다.

나. 백혈병(Leukemia)

① 정의

백혈병은 혈액과 골수, 비장, 림프절 등의 조혈기관에 하나 또는 그 이상의 미분화된 백혈병세포들이 비정상적으로 증가하는 혈액의 악성질환이다. 백혈병세포는 지속적으로 증식하여 정상적인 백혈구, 적혈구 및 혈소판의 생성을 방해하여 수치를 감소시킨다.

② 병태생리

세포의 성장을 조절하는 유전자의 손상이 정상세포를 악성으로 변화시키고, 급성 백혈병의 골수 분석 시 50% 정도에서 염색체이상이 나타난다. 원인으로는 이온화 방사선, 화학물질이나 약물에의 노출, 골수 저형성, 바이러스, 유전적 소인, 항암제, 면역학적 요인, 환경적 요인 등이 있다. 백혈병은 기본적으로 급성과 만성, 백혈구의 유형에 따라 림프구성과 골수성으로 구분한다.

a. 급성 림프성 백혈병(ALL)

급성 림프성 백혈병(acute lymphocytic leukemia; ALL)은 소아기에 흔한 악성질환으로 2~9세에 호발하며, 백혈병 림프아구가 골수에 축적된다. 정확한 원인은 모르지만 유전적인 소인, 바이러스 감염, 흡연, 방사선 노출, 화약약품, 항암제 등이 원인이 될 수 있는 것으로 알려져 있다.

b. 만성 림프성 백혈병(CLL)

만성 림프성 백혈병(chronic lymphocytic leukemia; CLL)은 잠행성으로 발병하며, 50대 이후 중년 남성에게 호발한다. 우리나라에서는 매우 드물지만 미국에서는 흔한 혈액종양으로 림프절에 작고 비정상적인 B림프구가 축적된다. 만성 림프구성 백혈병, 골수종 또는 림프종의 가족력이 있는 경우 발병률이 3배 이상 증가하며, 면역결핍이나 다른 악성질환이 있을 때 발생할 수 있다.

c. 급성 골수성 백혈병(AML)

급성 골수성 백혈병(acute myelogemous leukemia; AML)은 가장 흔한 형태의 백혈병으로 15~39세에 호발하며, 연령이 증가함에 따라 발병률이 증가한다. 미성숙한 과립구가 비정상적으로 증식하여 골수에 축적되고 조혈과정을 방해한다. 유전적 소인, 흡연, 방사선 조사, 화약약품, 항암제 등이 원인이 되고 있다.

d. 만성 골수성 백혈병(CML)

만성 골수성 백혈병(chronic myelogemous leukemia; CML)은 30~50세에 호발하며, 성숙한 과립구가 골수와 혈액, 비장에 과다 축적되고 90% 이상에서 필라델피아(philadelphia) 염색체가 나타나는 유전자이상을 보인다. 천천히 발병하고 느리게 진행되는 것이 특징이지만 치료하지 않으면 점차 급성 백혈병으로 진행된다.

③ 증상 및 징후

a. 급성 림프성 백혈병(ALL)

급성 림프성 백혈병(acute lymphocytic leukemia; ALL)은 임상증상으로는 빈혈, 혈소판감소증(출혈, 멍), 호중구감소증(발열, 감염), 권태감, 피로, 체중감 등이 있다. 질병이 진행되면서 뼈의 통증, 잇몸비대, 간비대, 비장비대가 나타나며, 중추신경계를 침범(10%)한 경우에는 오심, 구토, 경련 및 뇌신경마비 등이 나타난다.

b. 만성 림프성 백혈병(CLL)

만성 림프성 백혈병(chronic lymphocytic leukemia; CLL)은 대부분 무증상이며 림프구증가증으로 발견되는 경우가 많으며, 백혈병세포가 증가함에 따라 림프절비대, 비장비대, 간비대가 나타난다. 또한 빈혈, 권태감, 발열, 발한, 운동능력 저하 등의 비특이적인 증상이 나타난다.

c. 급성 골수성 백혈병(AML)

급성 골수성 백혈병(acute myelogemous leukemia; AML)의 임상증상으로 빈혈이 있어 권태감과 피로를 호소하며, 호중구감소증(발열, 뼈의 통증, 항생제 치료의 효과가 없는 감염이 재발), 혈소판감소증(출혈, 멍)이 나타난다. 또한 발열, 식욕부진, 체중 감소가 있으며, 질병이 진행됨에 따라 잇몸비대, 비장비대, 간비대, 림프절비대 등이 나타난다.

d. 만성 골수성 백혈병(CML)

만성 골수성 백혈병(chronic myelogemous leukemia; CML)의 초기에는 증상이 뚜렷하지 않아 진단하기 어려우며, 특징적으로 비장비대, 간비대가 나타난다. 병기에 따라 증상이 다른데, 만성기에는 피로, 창백, 호흡곤란, 야간 발한, 체중 감소, 흉통, 비장비대, 간비대 등이 있으며, 가속기에는 염색체이상, 급성 백혈병과 유사한 증상이 나타나고 치료 후에도 만성적으로 증상이 재발한다. 급성기에는 중증도도 심하고 말기 단계로 진행하게 된다.

④ 진단검사

백혈병은 기본적으로 말초 혈액검사와 골수검사를 시행하며, 진행 정도를 확인하기 위해 면역학적·조직학적·유전학적 검사를 시행한다. 전혈구검사 시 한 종류의 백혈구가 현저히 증가되어 있으며, 말초혈액 도말검사상에서 미성숙한 비정상 백혈구가 증가되어 있음을 확인할 수 있다. 골수검사를 통해 백혈병 진단을 확진하게 되는데, 대부분 미성숙한 백혈구가 증식되어 있으며 만성 골수성 백혈병에서는 필라델피아염색체가 나타난다. 림프관조영술이나 림프절 생검을 통해 형태를 정확히 분류하기도 하고, 충추신경계에 침범이 되어 있는지 확인하기 위해 요추천자나 CT 촬영을 한다.

⑤ 치료

a. 급성 림프성 백혈병(ALL)

급성 림프성 백혈병(acute lymphocytic leukemia; ALL)은 정상적인 혈액을 만들어 내도록 관해유도 항암화학요법이 4~6주 동안 시행되며, 관해 후 재발을 방지하는 치료를 한다. 완전관해 후 중추신경계 침범을 예방하기 위해 뇌척수액에 함암제를 투여한다. 남아 있는 백혈병세포를 제거하기 위해 공고요법을 시행하며, 그 후 재발을 막고 완치율을 높이기 위해 항암제를 6개월~2년 동안 유지요법을 한다. 조혈모세포 이식은 재발 위험성이 높은 고위험군에서 1차 관해 시에 시행한다.

b. 만성 림프성 백혈병(CLL)

만성 림프성 백혈병(chronic lymphocytic leukemia; CLL)의 초기에는 특별한 치료 없이 경과를 관찰하며, 증상이 심해지면 항암화학요법, 방사선요법, 조혈모세포 이식 등을 시행한다. 방사선은 비장과 림프절 비대 등으로 압박증상을 완화하기 위해 조사하며, 혈액 속에 과다하게 증가한 림프구를 제거하는 치료를 하기도 한다.

c. 급성 골수성 백혈병(AML)

급성 골수성 백혈병(acute myelogemous leukemia; AML)은 항암제를 두세 가지 함께 사용하는 항암화학요법을 시행하고 완전관해가 되면 관해 후 치료를 하며, 관해 후 조혈모세포 이식을 시행하기도 한다. 백혈병세포가 국소적으로 침윤되거나 중추신경계를 침범했을 때에는 방사선 치료를 한다.

d. 만성 골수성 백혈병(CML)

만성 골수성 백혈병(chronic myelogemous leukemia; CML)은 증상 완화와 만성기에서 급성기로의 진행을 예방하는데 치료 목적을 두고 항암화학요법을 시행하며, 글리벡은 만성기, 가속기, 급성기 모두에 효과적인 항암제이다. 혈액학적 관해가 오지 않는 경우나 필라델피아염색체가 지속적으로 증가할 경우에는 동종조혈모세포 이식을 시행하기도 한다.

⑥ 간호중재

a. 감염증상 관찰: 활력징후와 혈액검사, 배양검사를 참고하며 호흡곤란, 기침, 가쁜 호흡, 배뇨 시 작열감, 빈뇨, 긴박뇨, 피부와 점막의 발적, 열감, 분비물, 구강상태를 관찰하며, 정맥주사 부위를 8시간마다 사정한다.

b. 감염 예방: 무균술을 적용하며, 처방에 따라 항생제를 투여하고, 충분한 영양과 수분을 공급한다. 심호흡과 기침을 격려하고, 꽃이나 식물을 두지 않으며, 생과일과 생야채의 섭취를 제한한다. 또한 방문객을 제한하고, 필요시 역격리를 하며, 근육주사를 금지한다. 부드러운 칫솔로 구강간호를 자주 시행하고 회음부 간호와 좌욕을 실시한다.

c. 출혈 예방: 출혈 증상 관찰, 저혈량성 쇼크의 증상, 소변, 대변, 구토물의 잠혈검사 결과, 혈소판 수치, PT, aPTT, 섬유소원 등의 혈액검사 결과 등을 참고한다. 전기면도기와 부드러운 칫솔을 사용하며, 근육주사와 피하주사는 피하고 직장 체온 측정을 금한다. 혈압 측정 시 커프를 지나치게 부풀리지 말고 매 측정 시마다 다른 위치에서 측정한다. 아스피린과 항응고제 약물의 사용을 금지하며, 비타민K가 풍부한 음식을 섭취한다. 코를 세게 풀거나 후비는 행동은 피하고 변비를 예방하며, 필요시 수혈(혈소판, 신선동결혈장)을 실시한다.

d. 통증조절: 초기의 통증조절은 약한 진통제부터, 시작하며 질병의 말기에는 매우 강한 마약성 진통제를 투여 한다.

e. 식이 및 수분섭취: 오심, 구토 시 진토제를 투여하고, 구내염이나 인후통이 심하면 진통제를 투여한다. 좋아하는 음식을 소량씩 자주 제공하며, 체중 감소 시 고단백과 고칼로리 식이를 제공하고 필요시 총비경구영양(TPN)을 공급한다. Corticosteroid의 부작용으로 인한 체액 정체 시 저염식이를 제공하고, 다량의 요산 배설을 위해 수분을 충분히 공급한다(3,000~4,000mL/일). 섭취량과 배설량을 관찰하고 체중을 측정하여 수액을 균형 있게 조절한다.

f. 기타: 환자의 표현을 격려하며, 탈모증에 대처하는 방법 등에 대해 설명한다. 일상생활, 직업, 활동과 휴식, 약물, 주의사항 등에 대한 환자 교육을 실시한다.

(3) 혈소판, 지혈, 응고장애

가. 혈소판 감소성 자반증 (Thrombocytopenic purpura)

① 정의

혈소판 감소성 자반증은 혈소판이 150,000/mm^3 이하로 감소되어 발생하는 지혈장애이다. 손상이 없이도 신체 모든 장기에서 자연적으로 출혈이 발생하고 아주 작은 상처에도 출혈이 오래 지속된다.

② 병태생리

a. 특발성 혈소판 감소성 자반증 (Idiopathic thrombocytopenic purpura)

특발성 혈소판 감소성 자반증은 원인 불명이나 면역체계의 이상에 의한 자가면역질환의 일종으로 말초혈액 내 혈소판 수가 감소되는 것으로서 자반증과 점막이나 피부 또는 조직 내에 비정상적인 출혈을 일으키는 질환이다. 급성과 만성으로 분류되며, 만성은 자가면역질환으로 간주된다. 급성은 소아에게 흔하며 대부분 상기도 감염, 생백신 접종이나 약물 복용 후에 발생한다. 만성은 20~30대 성인 여성에게 빈발하며, 혈소판 항원에 대한 자가항체의 생성에 의해 발생한다.

b. 혈전성 혈소판 감소성 자반증 (Thrombotic thrombocytopenic purpura)

혈전성 혈소판 감소성 자반증은 용혈성 요독증후군과 함께 혈소판 파괴에 의한 저혈소판혈증과 혈전미세혈관병증을 초래하는 희귀한 혈액질환 중 하나이다. 정확한 원인은 모르나 감염성 질환이나 자가면역반응이 주요한 원인으로 추정된다. 인체면역결핍바이러스(human immunodeficiency virus; HIV) 감염, 악성종양 및 조혈모세포 이식과도 관련되어 있다. 주로 20~50세 여성에서 나타난다.

③ 증상 및 징후

급성 특발성 혈소판 감소성 자반증은 피부의 점상출혈, 반상출혈이 많으며 비출혈, 점막출혈, 장출혈 등이 나타난다. 만성 특발성 혈소판 감소성 자반증은 쉽게 멍이 잘 들며, 지혈이 잘되지 않고 발치 후에 출혈이 오래 지속된다. 또한 월경 기간이 길어지거나 양이 많아지기도 한다.

혈전성 혈소판 감소성 자반증은 저혈소판증, 용혈성 빈혈, 정상 혈류의 흐름 방해, 신경계 증상(두통, 정신장애, 마비, 혼돈, 혼수), 신장의 손상으로 발생하는 증상(단백뇨, 혈뇨, 신장기능 저하), 피부의 발진과 자반, 피임약을 복용하는 여성에게 망막변성 등이 나타난다.

④ 진단검사

특발성 혈소판 감소성 자반증은 혈액검사와 골수검사를 시행하여 혈소판이 감소될 수 있는 다른 질환과 구별한다. 검사 결과 혈소판 수가 감소되고 출혈 시간이 연장되지만 혈액응고 시간은 정상이고 혈소판을 생산하는 거핵세포 수가 증가한다.

혈전성 혈소판 감소성 자반증은 빠른 진단과 조기치료가 중요하므로 철저한 임상검사를 통해 진단을 내린다. 혈액검사에서 혈소판 수 감소, LDH 상승 및 간접 빌리루빈 수 증가, 혈액응고검사 시 프로트롬빈 시간(PT)과 활성화 부분트롬보플라스틴 시간(aPTT)은 정상인 경우가 많으나 중증일 경우 범발성 혈관응고장애(DIC)의 발생으로 증가할 수 있다. 혈액도말검사상 적혈구의 용혈현상이 나타나며, 소변검사 시 단백뇨, 혈뇨 등이 나타날 수 있다.

⑤ 치료

특발성 혈소판 감소성 자반증은 증상이 심한 경우 이를 예방하기 위한 대증요법을 시행한다. 출혈이 심하면 혈소판 수혈을 하고 가임 여성은 피임약을 복용하여 월경으로 인한 출혈을 방지한다. 면역기능을 억제하기 위해 스테로이드를 투여하고 비장절제술을 받아도 효과가 없는 경우 면역억제제, 면역글로불린 주사, 혈장반출요법 등을 시행한다. 혈전성 혈소판 감소성 자반증은 원인질환을 먼저 치료하며, 혈장교환술을 시행하면 50~80%에서 회복할 수 있다. 면역치료로서 고용량의 스테로이드 제제(prednisone), Azathioprine, Cyclosporine 등의 면역억제제를 사용하며, 비장절제술을 시행하기도 한다.

⑥ 간호중재

출혈을 유발할 수 있는 외상을 피하며, 아스피린 또는 비스테로이드성 항염제는 금지한다. 혈소판 수, 활력징후 및 두개내압의 변화를 주의 깊게 사정하고 출혈이 있는지 자주 환자의 피부를 관찰한다. 변비가 있을 때 필요하면 배변완화제를 사용하며, 통증이 있을 때는 신체에 가해지는 압력을 감소시켜 주고 처방에 따라 진통제를 사용한다.

나. 혈우병(Hemophilia)

① 정의

혈우병은 유전성 응고장애로 혈액응고 Ⅷ인자 결핍(혈우병 A), Ⅸ인자 결핍(혈우병 B, Christmas disease), Ⅺ인자 결핍(혈우병 C)이 원인이다.

② 병태생리

선천성 출혈성 질환으로, 혈우병 A와 B는 반성 열성 형질로 전달되기 때문에 아들에게 유전되고 딸은 보인자로 증상이 발현되지 않는다. 발생 빈도는 혈우병 A는 85~90%, 혈우병 B는 10~15%로 A가 B보다 5~8배 정도 높으며, 혈우병 C는 2~3% 정도를 차지한다.

③ 증상 및 징후

작은 상처에 느리고 지속적인 장기간의 출혈, 작은 손상 후에도 출혈 지속, 부드럽지 않은 칫솔로 양치질 중의 잇몸 자극이나 발치 후 조절 불가능한 출혈, 안면 충격 시 비출혈, 위염과 궤양으로 인한 위장관 출혈, 낙상이나 복부 외상 후 비장파열 또는 생식기계 외상 후 혈뇨, 반상출혈이나 피하혈종, 혈종으로 인한 신경압박으로 나타나는 신경학적 증상, 심한 관절 손상으로 관절의 기형과 손상을 유발하는 혈관절증(hemarthrosis) 등이 나타난다.

④ 진단검사

응고인자 분석 시 혈소판 수, 출혈 시간, 프로트롬빈 시간(PT)은 정상이나 응고 시간 및 부분 트롬보플라스틴 시간(PTT)은 연장된다.

⑤ 치료

근본적인 치료는 없으며, 출혈을 예방하는 것이 중요하다. 주된 치료법은 정맥주사를 통해 응고인자(혈장유래응고인자, 유전자재조합응고인자)를 보충하는 요법과 주기적으로 응고인자를 보충하여 자연적인 출혈을 예방하기 위한 유지요법이 있다. 응고인자의 반감기가 짧기 때문에 지혈 상태를 유지하기 위해서는 규칙적·지속적으로 응고인자를 투여해야 하는데, 사소한 출혈 시에는 약 72시간, 외상이나 수술의 경우에는 10~14일 정도 치료를 해야 한다. 구강 수술 전에는 섬유소 용해효소억제제(Amicar)를 투여하면 효과가 좋다. 관절통과 출혈성 관절증이 있으면 관절에 부목을 대 주거나 석고붕대를 해 준다. 통증이 심한 경우 관절의 혈액을 흡인하고 관절 주변에 냉찜질하며, 진통제와 부신피질호르몬제를 사용한다. 관절변형과 근위축을 예방하기 위해 능동적 관절가동범위운동을 하도록 한다.

⑥ 간호중재

농축제제 주사가 필요한 초기 증상과 징후에 대해 환자와 가족에게 교육을 한다. 표재성 출혈 시 냉찜질을 적용하고, 출혈 예방을 위한 정보를 제공한다. 손상을 방지하기 위해 과격한 운동은 피하고 칼이나 망치 등의 공구 사용 시에는 장갑을 착용하며, 혈우병 표식을 항상 지니고 다니도록 한다.

다. 산재성 혈관내 응고증(Disseminated intravascular coagulation; DIC)

① 정의

산재성 혈관내 응고증은 지혈작용이 과다하게 활성화되어 필요 이상으로 응고작용이 심하게 발생하며, 그 결과 응고작용이 혈관 내 전체에서 혈전을 형성하고 혈액순환장애를 일으킨다. 과다한 응고작용으로 인해 응고 성분들이 소모되고 결국은 조절할 수 없는 출혈 상태를 유발하는데, 이렇게 응고 과다와 출혈이 동시에 통제 불가능한 상태를 산재성 혈관내 응고증이라고 한다.

② 병태생리

비정상적인 응고가 폭발적으로 일어나 광범위하게 미세혈전이 생겨 확산되고, 이 과정에서 응고인자, 혈소판, 섬유소원을 많이 소비하여 모두 고갈되어 출혈이 발생한다. 원인은 손상된 조직이 혈액 내로 순환하면서 발생하며, 출혈성 쇼크, 지방색전, 심한 화상, 심한 감염, 패혈증, 용혈과정 시 발생 가능하다(그림 6-5).

③ 증상 및 징후

출혈증상으로는 출혈, 창백, 점상출혈, 혈종, 잠혈, 빈맥, 객혈, 기좌호흡, 저혈압, 복부팽만, 혈뇨, 혈변, 시력 변화, 어지러움증, 두통, 의식 변화, 관절통 등이 있다. 혈전증상으로는 청색증, 허혈조직의 괴사, 출혈성 괴사, 빈호흡, 호흡곤란, 폐색전증, 심전도 변화, 정맥울혈, 복통, 마비성 장폐색, 핍뇨, 급성 신부전 등이 있다.

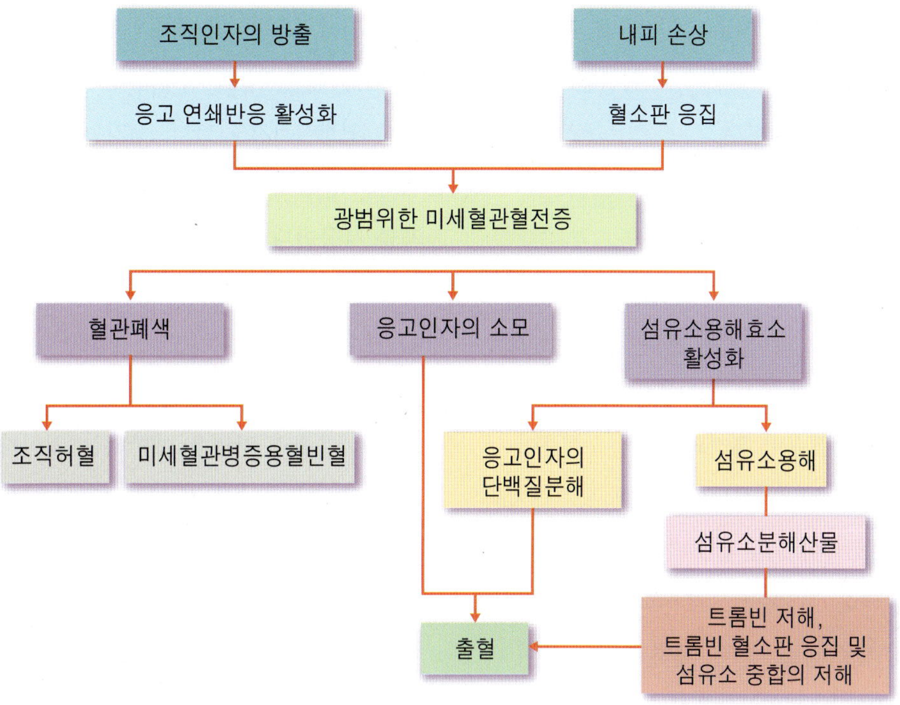

그림 6-5. 산재성 혈관내 응고증 발생 현상.

④ 진단검사

임상증상과 혈액검사로 진단하며, 혈소판 수 감소, PT와 PTT 지연, 섬유소원 감소, 섬유소 분해산물(FDP)이 증가한다.

⑤ 치료

원인이 되는 질환을 제거하고, 증상을 악화시키는 쇼크·탈수 및 산혈증 등의 치료를 한다. 출혈 또는 혈전으로 인한 합병증을 감소시키기 위해 항응고제와 안티트롬빈을 동시에 투여하기도 한다. 출혈이 심하고 혈액응고인자들의 감소가 심하면 혈소판 농축액, 신선동결혈장, 혈액응고인자 등을 투여한다. 출혈을 조절할 수 없을 때 aminocaproic acid(Amicar)를 투여하면서 심장, 신장 및 전해질 균형을 세심하게 관찰한다.

⑥ 간호중재

출혈과 혈전 증상을 사정하고 출혈을 예방한다. 수혈에 따른 합병증을 관찰하고, 잦은 수혈과 관계된 체액의 균형을 유지한다. 악설음이 증가하고 호흡곤란이 증가하며 폐음의 감소 등을 관찰하며 심박동과 폐음을 청진한다. 불안을 감소시키기 위해 차분하고 안정된 환경을 제공한다.

(4) 조혈기관장애

가. 다발성 골수종(Multiple myeloma)

① 정의

다발성 골수종은 형질세포(plasma cell)가 비정상적으로 증식되어 전신적으로 뼈를 파괴시키는 혈액암으로 형질세포 골수종(plasma cell myeloma)이라고도 한다.

② 병태생리

정확한 원인은 불분명하나 위험요인으로 고령, 방사선, 면역체계이상, 화학물질의 노출 등이 있다. 골수내에서 비정상적으로 형질세포가 증식하여 비정상적인 면역글로불린의 생산이 촉진된다. 골수종세포에서 분비되는 특이면역글로불린을 M-protein 또는 Bence-Jones protein이라고 하는데, 이것이 혈액과 소변에서 검출된다. 골수에서 생성된 악성형질세포는 뼈에 침투하여 두개골, 척추, 골반 등을 파괴하며, 림프절, 간비장, 신장에 침범하여 전신으로 확산된다. 40세 이상에서 발생하고 60대에 호발한다.

③ 증상 및 징후

가장 흔한 증상은 허리 통증이나 늑골 부위의 통증이며, 파골세포가 뼈를 파괴하면서 나타난다. 뼈의 통증은 움직일 때 심해지며, 전반적으로 뼈의 통합성이 상실되면 병리적 골절이 잘 발생하고 뼈에서 칼슘이 유리되어 고칼슘혈증이 나타난다. 골수억제증상으로 골수 성분이 혈장세포로 대치되어 적혈구, 백혈구, 혈소판이 모두 감소되어 빈혈, 감염, 출혈 증상을 일으키게 된다. 전신증상으로는 피로, 고혈압, 식욕부진, 오심, 구토, 체중 감소, 혼돈, 체액 불균형 등이 나타나고, 신부전증상으로는 면역글로불린이 신세뇨관을 손상시키고 고요산혈증으로 신기능의 장애가 발생한다.

④ 진단검사

X선검사, CT, MRI, 혈액검사, 소변검사, 골수생검 등을 시행한다. 혈액검사상 골수 기능 저하로 적혈구, 백혈구, 혈소판이 감소하고 ESR이 증가한다. BUN, 칼슘, 크레아틴이 증가하며, 단일 클론성 항체 단백질 monoclonal protein(M-protein)이 검출된다. 골수생검 시 미성숙 형질세포가 증가하며, 소변검사에서는 Bence-Jones protein이 검출(24시간 소변검사)되고, 단일 클론성 항체가 검출된다. X선사진 촬영상 뼈의 용해된 병변, 병적 골절, 압박골절을 볼 수 있어 진단에 도움이 된다.

⑤ 치료

완치를 위한 치료법은 없으며, 가장 기본적인 치료방법은 항암화학요법으로 악성 형질세포의 수를 감소시키기 위해 사용된다. 항암화학요법이 시행되는 동안 백혈구와 혈소판을 주기적으로 평가하여 혈구 감소가 적당한 선에서 유지될 수 있도록 약물 용량을 조절해야 한다. 골절된 경우에는 방사선요법이나 정형외과치료가 필요하다. 증상 완화를 위해 대증요법을 시행하며, 조혈모세포이식으로 생존기간을 연장시키기도 한다. 신기능 향상을 위해 이뇨제를 투여하고 통증이 심할 때 방사선요법 병용, 진통제, 근육이완제를 사용한다.

⑥ 간호중재

간호의 목적은 통증을 조절하고 적절한 신장기능을 유지하며 골절과 감염을 예방하는 것이다. 통증조절을 위해 NSAIDs 및 마약성 진통제를 투여하고, 1일 3~4L의 충분한 수분을 공급하여 적절한 신장기능을 유지한다. 골절을 예방하기 위해 지속적으로 걷는 운동을 실시하는데, 걷기 전에 미리 진통제와 근육이완제를 투여하기도 한다. 감염을 예방하고, 사고와 낙상의 예방을 통해 외상을 방지하며, 빈혈과 혈소판감소증으로 인한 출혈증상을 사정한다. 안전한 물품을 사용하고, 질병과정에 대한 심리적 지지를 제공한다.

나. 악성림프종(Malignant lymphoma)

악성림프종은 림프구의 비정상적인 증식으로 발생하며, 전신에 퍼져 있는 림프조직, 특히 림프절과 비장에서의 림프구가 증식하는 질환이다. 악성림프종의 정확한 발병 원인은 모르며, 위험인자는 화학물질, 바이러스 및 세균 감염, 가족 중에 악성림프종 환자가 있는 경우, 에이즈 환자, 장기이식 수혜자 등이다. 악성림프종은 조직 형태에 따라 Reed-Sternburg 세포가 있으면 호지킨림프종, 나머지는 비호지킨림프종으로 구분한다.

① 호지킨림프종(Hodgkin lymphoma)

a. 정의

호지킨림프종은 Reed-Sternberg 세포가 있는 림프종으로, 수년에 걸쳐 오랫동안 지속되면서 서서히 자라고 주로 림프계 내에 국한되어 발생하며, 신체 전체의 림프절에 영향을 미치는 질환이다.

b. 병태생리

Epstein-Barr 바이러스는 호지킨림프종 발병과 연관이 있으며, 위험요인으로 면역 저하, 환경오염물질, 방사선 등이 있다. 가족 중에 호지킨림프종 환자가 있으면 형제의 발병률은 일반인보다 약 7배 높고 다른 직계가족에서는 약 3배 정도 높다. 남성이 여성보다 많으며, 10세 전·후부터 청소년 시기까지 발생률이 증가하고, 흔히 20대 초반과 50대 이후에 발병된다. 예후는 비호지킨림프종보다 좋으며, 우리나라에서는 발병률이 낮은 편이다.

c. 증상 및 징후

가장 흔한 증상은 경부림프절비대이며, 그 다음으로 겨드랑이, 서혜부, 쇄골상부, 종격동 등의 림프절비대가 있다. 림프절은 천천히 커지며, 결절이 단단하고 종창은 있으나 비대된 림프절이 주변 신경을 압박하지 않는 한 통증은 없다. 종격동과 후복막 림프절이 비대해지면 심한 압박증상이 나타나는데, 기관 압박으로 호흡곤란, 식도 압박으로 연하곤란, 신경 압박으로 후두마비, 상완마비, 신경통 등이 발생한다. 또한 정맥 압박으로 사지부종이 나타나고 늑막삼출액과 복막삼출액이 생성된다. 특별한 피부질환이 없어도 소양증을 호소하기도 하고 체중 감소, 피로, 허약, 발열, 식욕부진, 야간발한 등의 전신증상이 나타난다.

d. 진단검사

조직검사를 시행하여 Reed-Sternberg 세포로 확진하며, 흉곽 X선검사, CT, 골수생검 등으로 비대된 림프절의 위치, 크기, 골수 침범 여부를 확인한다. 혈액검사로 소구성 저색소성 빈혈, 호중구 증가를 동반한 백혈구증가증, 림프구감소증, 혈소판 상승, 적혈구 침강 속도의 상승 등을 확인할 수 있다.

e. 치료

항암화학요법과 방사선치료에 예민하여 완치율이 높으며, 방사선치료는 4~6주 동안 3,500~4,500rad를 조사한다. 항암화학요법은 MOPP[mechlorethamine, oncovin(vincristine), procarbazine, prednisone]와 ABVD(adriamycin, bleomycin, vinblastine, dacarbazine)를 사용한다.

f. 간호중재

감염과 피부손상의 위험성을 감소시키며, 환자와 보호자에게 치료요법과 부작용에 대해 설명한다. 또한 치료의 효과를 사정하고 합병증을 예방하기 위해 추후관리를 철저히 받도록 한다.

② 비호지킨림프종(Non-Hodgkin's lymphoma)

a. 정의

비호지킨림프종은 Reed-Sternberg 세포가 존재하지 않아 호지킨림프종에 포함되지 않는 모든 악성림프종을 의미한다.

b. 병태생리

원인은 잘 모르나 종양을 억제하는 유전자의 기능을 잃게 하는 유전자의 손상, 바이러스 감염, 면역 저하, 방사선 또는 유해물질 노출, 만성 염증, 발암물질 등이다. 주로 림프절을 침범하지만 피부, 뇌, 눈, 비강, 부비강, 타액선, 갑상선, 유선(젖샘), 폐, 종격, 흉막, 위, 소장, 대장, 간, 고환, 난소, 뼈 등 전신에서 발생한다. 50~70세에 호발하며, 여성보다는 남성에게서 더 많이 발생한다. 비호지킨림프종은 크게 저급, 중급, 고급으로 분류되는데, 저급 림프종은 대부분 악성 B림프구에서 발생하고 치료가 잘되지 않으나 생존기간은 길다. 고급 림프종은 성장이 빠르지만 항암화학요법에 반응하며, 저급 림프종이 고급 림프종으로 전환되면 예후는 불량하다.

c. 증상 및 징후

초기에는 증상이 거의 없으며, 호지킨림프종의 증상과 유사하다. 경부, 액와, 서혜부, 대퇴부 등의 림프절이 무통성으로 비대해지며, 발열, 발한, 체중 감소, 피로, 소양증, 간과 비장 비대 등이 나타난다. 초기에는 결절 이외의 조직을 침범하나 피부, 위장관, 뼈, 골수 등 전신으로 진행된다. 응급 상황은 호지킨림프종보다 비호지킨림프종에서 더 많이 발생하며, 상대정맥폐색과 척수압박이 가장 흔하다.

d. 진단검사

조직검사, 면역학적 검사, CT, 골수생검, 뇌척수액검사 등을 시행하여 병기를 판정하고 치료 방침을 결정한다.

e. 치료

1기와 2기 림프종은 방사선치료가 효과적이며, 3기와 4기 림프종은 항암화학요법을 시행한다. 1기와 2기인 경우에도 악성도가 높은 경우에는 방사선치료 후 항암화학요법을 시행하는 것이 좋다. 흔히 사용되는 항암화학요법의 표준치료는 CHOP[cyclophosphamide, adramycin, oncovin(vincristin), prednisone]이다.

f. 간호중재

환자와 보호자에게 치료요법과 부작용에 대해 설명한다. 또한 치료의 효과를 사정하고 합병증을 예방하기 위해 추후 관리를 철저히 받도록 한다.

5) 혈액계 건강문제의 일반적 간호중재

(1) 합병증의 예방

출혈과 관련된 예방은 다음과 같다.

- 아스피린 복용을 제한하며 출혈 기능을 하는 약물을 제한한다.
- 근육이완제 주사를 피한다.
- 카테터 등 내관 삽입을 삼간다.
- 항문으로 하는 체온과 관련 약물 투입을 금한다.
- 배변제 등으로 배변을 원활히 한다.
- 주사기바늘 등을 작은 것으로 사용한다.
- 혈액 채혈 후 5분 이상 압력을 가한다.
- 구강이나 발바닥 관리를 위해 부드러운 솔을 사용한다.
- 혈압계 커프나 패킷 등을 사용할 때는 옷 위에 감아 사용하도록 한다.
- 가능한 한 suction 등을 능숙하게 하여 출혈을 막는다.
- 면도는 가능한 한 전기면도기를 사용한다.
- 팔다리억제대는 필요할 때 패드를 대 준다.
- 환자에게 출혈이 있을 수 있음을 교육한다.

6) 혈액계 건강문제 관련 연구

연구목적

호중구 감소 환자 식이가 필요한 경우 간호사와 환자가 특정 식품의 섭취에 대해 어떠한 입장을 보이는지 비교해 보고 특히 두드러진 차이를 보이는 식품을 파악함으로써 추후 이들 간의 차이를 최소화하기 위한 방안을 마련하는 데 도움을 주고자 한다.

연구대상

항암치료 병동에 1년 이상 근무하는 간호사와 만 18세 이상 65세 이하 암환자 대상

연구방법

자가보고형 설문지를 이용하여 자료 수집

연구결과

간호사의 88.8%와 환자의 76.1%가 호중구 감소 환자 식이가 필요하다고 응답하였으며, 호중구 감소 환자 식이를 결정하는 중요 기준은 각각 호중구 수, 환자의 경우 식품 종류였다. 생과일이나 생야채, 멸균통 주스, 구운 야채, 요구르트, 조리하지 않은 생두부나 젓갈류, 조리된 생선류나 조개류, 생곡물 식품, 묵, 집이나 제과점에서 만든 빵과 쿠키류, 견과류, 인스턴트 커피, 우려 마시는 차, 이온 및 탄산음료 등에서 간호사와 환자 간의 섭취 허용 수준의 차이가 있었다.

김미애, 정인숙 (2012). 호중구감소증 환자의 식품별 섭취허용에 대한 간호사와 환자의 인식 비교. 종양간호학회지, 12(4), 331-338.

연구목적

심상요법이 항암화학요법을 받는 급성 백혈병 환자의 스트레스, 불안 및 면역세포에 미치는 효과를 규명하여 대상자들의 부정적 정서관리를 위한 자기조절의 한 방법으로 활용하고자 한다.

연구대상

급성 백혈병 진단을 받고 항암화학요법을 시행할 예정인 18세 이상의 성인 환자 60명이다. 실험군은 항암화학요법 시작 후 1회 13분의 심상요법을 주 3회 4주간 총 12회(총 156분) 시행하였다.

연구방법

비동등성 대조군 전후시차설계의 유사실험연구

연구결과

스트레스 정도는 실험군이 대조군에 비해 감소의 폭이 컸고 수축기혈압은 실험군이 대조군에 비해 유의하게 감소했다. 상태불안 정도는 실험군이 실험 2주째와 실험 종료 후에 유의하게 낮아졌다. 총 백혈구, 절대호중구 수와 림프구 수는 시점별로 유의한 변화가 있었다. 이상의 연구결과를 통해 심상요법은 항암화학요법을 받는 급성 백혈병 환자의 스트레스와 불안을 감소시키고 혈압을 안정시키는 데 효과가 있었다. 따라서 심상요법은 급성 백혈병 환자의 불안과 스트레스 같은 부정적 정서관리를 위한 자기조절의 한 방법으로 활용될 수 있다.

심수경, 김남초 (2007). 심상요법이 항암화학요법을 받는 급성 백혈병 환자의 스트레스, 불안 및 면역세포에 미치는 효과. 성인간호학회지, 19(5), 115-126.

연구목적

혈소판 성분 헌혈을 처음으로 하는 공여자를 대상으로 혈소판 공여 시 경험하는 불안과 불편감 정도를 알아보며 불안과 불편감에 미치는 영향요인을 규명함으로써 혈소판 공여자를 위한 간호중재에 기초자료를 제공하고자 한다.

연구대상

혈소판을 처음으로 공여하는 대상자 309명

연구방법

질문지를 통해 혈소판 공여 시 경험하는 불안과 불편감 정도를 파악

연구결과

연령별 분포는 21~30세, 직업별 분포는 군인이 가장 많았다. 중·고등학생군의 불안이 가장 높았으며, 일반 헌혈 경험이 없는 군, 헌혈 전 신체상태가 '보통이다', '피곤하다' 군의 불안이 높았다. 불편감 점수는 시간 관련 영역이 가장 높았으며, 일반 헌혈 경험이 없는 군, 헌혈 전 식사를 하지 않는 군, 헌혈 전 신체상태가 '보통이다', '피곤하다' 군의 불편감이 높았다. 불안에 영향을 미치는 요인은 헌혈 전 신체상태, 학력, 일반 헌혈 경험이었다. 불편감에 영향을 미치는 요인은 직업, 헌혈 전 식사상태, 헌혈 전 신체상태였다. 이상의 결과로 미루어 처음 혈소판을 공여하는 대상자에게 헌혈 전 신체상태와 식사상태에 대한 문진이 필요함을 알 수 있었다.

홍숙임, 최소은, 박호란 (2001). 혈소판 공여자의 불안과 불편감—첫 공여자를 중심으로. 한국보건간호학회지, 14(1), 172–181.

참고문헌

가톨릭대학교 의과대학 방사선과학교실 (2010). 실전영상의학. 군자출판사.

강혜연, 구미옥 (2015). 노인 당뇨병 환자를 위한 동기강화상담 당뇨병 자기관리 프로그램의 개발 및 효과. 대한간호학회지, 45(4), 533-543.

공경란, 이은남 (2015). 만성 폐쇄성 폐질환 환자의 증상경험과 우울의 관계에 미치는 극복력의 매개효과. 성인간호학회지, 2(14).

권영은 외 (2016). 알기 쉬운 해부생리. 정담미디어.

권헌영 외 (2011). 기본혈액학. 범문에듀케이션.

기초간호학회 (2014). 인체 구조와 기능. 수문사.

김강미자 외 (2006). NANDA 간호진단과 중재 가이드, 개정판. 현문사.

김귀분 외 (2002). 사례로 풀어 본 성인간호학. 현문사.

김금순 외 (2012). 성인간호학, 제7판. 수문사.

김금순 외 (2016). 성인간호학, 제8판. 수문사.

김미애, 정인숙 (2012). 호중구감소증 환자의 식품별 섭취허용에 대한 간호사와 환자의 인식 비교. 종양간호학회지, 12(4), 331-338.

김분한 (2015). 호스피스 총론. FORNURSE.

김분한 외 (2004). 성인간호학. 정담미디어.

김분한 외 (2009). 성인간호학, 제2판. 정담미디어.

김분한 외 (2011). 성인간호학, 제3판. 정담미디어.

김분한 외 (2010). 임상간호매뉴얼. 퍼시픽북스.

김분한 외 (2015). 핵심기본간호술기 가이드북. 대한나래출판사.

김석배 (2013). 진단적 시술, 복수천자, In Single Topic Symposium. 대한간학회, 16-32.

김양호 외 (2016). 병리학, 제5판. 현문사.

김영경 외 (2016). 간호와 영양. 현문사.

김은주 외 (2007). 노인임상간호매뉴얼. 정담미디어.

김자옥 외 (2014). 만성 B형 간염 환자의 건강관련 삶의 질과 영향요인. 성인간호학회지, 26(3).

김조자 외 (2002). 성인간호학. 현문사.

김지숙, 홍해숙 (2014). 간경변증 환자의 건강관련 삶의 질 모형구축. 기초간호자연과학회지, 16(4).

노명희 외 (2011). 혈액학. 고려의학.

대한내과학회 (2013). Harrison's 내과학, 제18판. MIP.

대한생리학회 (2013). Ganong's 의학생리학. 대한의학서적.

대한임상병리학회 (2001). 진단검사의학: 임상병리학, 제3판. 고려의학.

대한종양간호학회 (2012). 종양치료와 간호. 포널스출판사.

대한진단검사의학회 (2009). 진단검사의학, 제4판. EPUBLIC.

박명화 외 (2013). 노인간호학, 제3판. 정담미디어.

박서희, 양진향 (2013). 만성 간질환 환자의 삶의 질 영향요인. 한국자료분석학회, 15(1).

배은숙, 염동문 (2015). 파킨슨병 환자의 우울, 불안 및 만성질환에 기대되는 낙인 중재를 위한 전화사용 인지행동치료 효과. Korea Society of Adult Nursing, 27(2), 223-232.

범문에듀케이션편집부 (2011). Robbins & Cotran 병리학. 범문에듀케이션.

변영순 외 (2014). 기본간호학, 제6판. 계축문화사.

병원간호사회 (2009). Sigma Theta Tau Lambda Alpha Chapter-At-Large 편. 최신임상간호매뉴얼, 제8판. 현문사.

병원간호사회 (2009). 최신 임상간호 매뉴얼, 현문사.

보건복지부 (2015). 암성 통증관리지침 권고안, 제6판. 국립암센터.

서효경, 최은희, 김진희 (2011). 구강간호가 인공호흡기 관련 폐렴 발생률에 미치는 효과. 중환자간호학회지, 4(2).

선우림, 주현옥 (2015). 만성 C형 간염환자의 질병에 대한 지식과 치료지시이행 간의 관계. 가정간호학회지, 22(1).

성인간호학회 (2014). 꼭 필요한 내용만 쏙 간추린 성인간호학. 정담미디어.

송미령, 김은경 (2014). 대학생에게 적용한 유칼립투스 아로마 요법이 아레르기성 비염에 효과. 기초간호자연과학회지, 16(4), 300-308.

송미순 외 (2012). 진단적 검사와 간호. 현문사.

송주현, 김경희 (2010). 인공호흡기 회로 교환주기가 인공호흡기 관련 폐렴에 미치는 영향에 대한 메타분석. 임상간호연구, 16(3).

신경림 외 (2009). 성인간호학, 제7판. 현문사.

신경림 외 (2015). 성인간호학, 제9판. 현문사.

신진희 외 (2013). 주기적인 상기중재가 재가 폐암 환자의 진통제 복용 이행 정도, 자기효능감, 통증에 미치는 효과. 임상간호연구, 19(3).

심수경, 김남초 (2007). 심상요법이 항암화학요법을 받는 급성 백혈병 환자의 스트레스, 불안 및 면역세포에 미치는 효과. 성인간호학회지, 19(5), 115-126.

양경희 외 (2018). 이론적 근거에 기반한 임상간호술기. 대한나래출판사.

에듀팩토리 편집부 (2017). 필통 간호학 핵심요약집 1 - 성인간호학 2. 에듀팩토리.

오복자, 장은수 (2014). 암 환자에게 적용한 심리사회적 중재가 코티졸과 면역기능에 미친 효과: 메타분석. 대한간호학회지, 44(4), 446-457.

오복자, 한숙정 (2013). 심리사회적 중재가 암환자의 통증 완화에 미친 효과: 메타분석. 대한간호학회지, 43(5), 658-668.

오현수 (2003). 만성 폐쇄성 폐질환 환자를 위한 호흡재활중재가 운동능력 및 내구성, 일반적 건강상태에 미치는 효과에 대한 메타분석. 대한간호학회지, 33(6).

원태빈 (2013). 수면무호흡 환자의 상기도 평가. 대한이비인후과학회지 두경부외과학(Korean Journal of Otolaryngology-Head and

Neck Surgery), 56(1), 7-13.

유철주 (2011). 혈액응고 기전에 대한 고찰. 대한신생아학회지, 18, 1-5.

윤해상 (2008). 수술실 환자간호, 개정3판. 청구문화사.

이강이 외 (2009). 인체생리학, 제4판. 현문사.

이성호 외 (2017). 인체해부학. 현문사.

이영휘 외 (2017). 성인간호학. 정담미디어.

이유진, 강현욱 (2014). 중년기 간암 환자 가족의 간호요구와 부담감. 대한종양간호학회, 14(4).

이종경 (2013). 지역사회 고혈압 노인의 약물 자기관리 교육 프로그램의 효과. 대한간호학회지, 43(2), 267-275.

이향련 외 (2007). 성인간호학. 현문사.

이홍수 (2009). (알기 쉬운) 수액·전해질 가이드. 한국의학.

이희진 외 (2009). 간경화 환자의 간호정보요구 분석을 통한 지침서 개발 및 만족도 증진. 한국의료QA학회.

전시자 외 (2005). 성인간호학. 수문사.

전시자 외 (2010). 성인간호학. 수문사.

전재희, 김경희 (2016). 만성 B형간염 환자의 자가간호 수행을 위한 스마트폰 애플리케이션 개발 소비자요구도 조사. 한국콘텐츠학회논문지, 16(4).

조경숙 외 (2013). 성인간호학. 현문사.

조경숙 외 (2016). 성인간호학, 제6판. 현문사.

중앙암등록본부 (2015). 2013년 국가암등록통계.

중환자전문간호교육과정협의회 (2007), 신경계 중환자간호. 군자출판사.

차경숙, 박호란 (2011). 기관흡입술 유형에 따른 인공호흡기 적용 환자의 기관내 균집락화와 폐렴 발생율. 대한간호학회지, 41(2).

차경숙, 유양숙, 조옥희 (2014). 청장년 직장인의 A형 간염에 대한 지식, 건강지각 및 건강증진 행위. 한국보건간호학회지, 28(2).

차영남 외 (2013). NANDA 간호진단과 중재 가이드. 현문사.

차영남 외 (2013). 간호진단과 중재가이드. 현문사.

최동훈 (2011). 말초동맥 질환의 최신지견. 대한내과학회지, 81(4):444-447.

최명애 외 (2004). 생리학. 현문사.

최수정, 김금순 (2013). 폐쇄성 수면무호흡증 환자의 건강 관련 삶의 질 구조 모형. 대한간호학회지, 16(1), 81-90.

최영희 외 (2014). 노인과 건강. 현문사.

최정실, 고지운, 박승미 (2015). 일 지역 대학생의 A형간염 관련 실태와 예방행위에 영향을 미치는 요인. 성인간호학회지, 27(2).

최정실, 연정화 (2010). 회로 교환주기에 따른 인공호흡기 관련 폐렴발생률 차이. 대한간호학회지, 40(6).

최철원 (2003). 외래에서 시행하는 빈혈의 진단과 치료. 가정의학회지, 24, 303-311.

하지수, 최스미 (2013). 간이식 환자의 수술 후 영양상태가 건강상태에 미치는 영향. 기초간호자연과학회지, 15(4).

한국해부생리학교수협의회 (2014). 생리학. 정담미디어.

한정희 외 (2015). 급성기 뇌졸중 환자에게 적용한 '연하 장애 간호 프로토콜'이 흡인성 폐렴 발생율과 일상생활 의존율에 미치는 효과. Korean Journal of Adult Nursing, 27(3), 304-313.

홍숙임, 최소은, 박호란 (2001). 혈소판 공여자의 불안과 불편감—첫 공여자를 중심으로. 한국보건간호학회지, 14(1), 172-181.

Ashikawa K. 간호사를 위한 검사 이야기, 제2판. 채석래, 권혜숙 역 (2010). 도서출판 의학서원.

Chulay M, Burns SM. 중환자간호. 김남영 외 역 (2013). 현문사.

Guyton AC 외. 의학생리학, 제10판. 의학계열 교수 27인 역 (2002). 정담.

Kim KH, Choi HR, Lee YS, Cho HJ, Lee SY, Lee SM (2006). 두경부암 환자의 수술 후 삶의 질에 미치는 영향 요인, 임상간호연구, 12(2), 41-51.

Novelline RA. 최신영상의학, 제6판. 양승오 외 역 (2005). 도서출판 한미의학.

Pagana KD, Pagana TJ. Mosby's 진단검사간호 핸드북. 정미영 외 역 (2010). 정담미디어.

Sigma Theta Tau Lambda Alpha Chapter-At-Large & 병원간호사회 편 (2009). 최신임상간호매뉴얼, 제8판. 현문사.

Ulrich SP, Canale SW 외. 성인대상자를 위한 간호계획 Ⅲ, 제5판. 박상연 외 역 (2006). 정담미디어.

Yabro CH. 암환자 증상관리. 김연희 외 역 (2011). 현문사.

2013 지역사회중심재활교육 재활치료(물리 · 작업)과정 (2013). 국립재활원.

Ahn SK, Kim YM, Chun NM, Lee SH (2012). Incidence of osteoporosis and falls and predictors of fracture risk in postmenopausal women. Korean Journal of Women Health Nursing. 18(4), p.237-47.

Altizer L (2004). Compartment syndrome. Orthopaedic Nursing. 23(6), p.391–6.

American Burn Association (2011a). Advanced burn life support (ABLS) course provider manual 2011.

Anders M, Turner L, Wallace LS (2007). Use of decision rules for osteoporosis prevention and treatment: Implications for nurse practitioners. Journal of the American Academy of Nurse Practitioners. 19(6), p.299–305.

Anderson J, Langemo D, Hanson D (2007). What you can learn from a comprehensive skin assessment. Nursing. 37(4), p.65–6.

Argur A, Dalley A (2005). Grants atlas of anatomy. Philadelphia: Lippincott Williams & Wilkins.

Atkinson LJ. et al (1996). Operating Room Technique (8th ed.). Mosby.

Bader RS, Santacroce L, Diomede L (2013). Basal cell carcinoma. Medscape; Available at emedicine.medscape.com/article/276624-overview.

Berman & Snyner (2012). Kozier & Erb's Fundamental of Nursing (9th ed.). Pearson Edu.

Bickley LS (2007). Bates' guide to physical examination and history taking (9th ed.). Philadelphia: Lippincott Williams & Wilkins.

Bickley LS (2010). Bates' guide to physical examination and history taking (11th ed.). Philadelphia: Lippincott Williams & Wilkins.

Black J, Baharestani M, Cuddigan J (2007). National Pressure Ulcer. Advisory Panel's updated pressure ulcer staging system. Dermatology Nursing. 19(4), p.343–9.

Black JM, Hawks JH, Keene A (2001). Medical-Surgical Nursing (6th ed.). W.B. Saunders.

Black JM, Hawks JH, Keene A (2009). Medical-surgical nursing: Clinical management for positive outcomes (8th ed.). Elsevier.

Boden SD (2005). The ABCs of BMPs. Orthopaedic Nursing. 24(1), p.49–52.

Burns E, Mulley GP (1992). Practical problems with eye-drops among elderly opthalmology outpatients. Age and Ageing. 21(3), p.168-170.

Carne K (2009). Osteoporosis: Maintaining bone health and preventing fractures. Journal of Community Nursing. 23(1), p.11–3.

Chaby G, Senet P, Vaneau M (2007). Dressings for acute and chronic wounds: A systematic review. Archives of Dermatology. 143(10), p.1297–304.

Cho HJ, Joo WH, Kim YN, Bae JM, Nam CM (2014). Cohort effects of female breast cancer incidence in Korea. J Health Inf Statis. 39(2), p.32-43.

Choi MJ, Park JS (2009). The Effects of Structured Preoperative Instruction on Anxiety and Hardy J. Supporting Patients Undergoing Cataract Extraction Surgery. Nursing Standard. 24(14), p.51-56.

Clinical and Laboratory Standards Institute (2007). Principles and procedures for blood cultures; Approved guideline. M47-A, Wayne, RA: CLSI.

Connor-Ballard PA (2009a). Understanding and managing burn pain: Part 1. American Journal of Nursing. 109(4), p.48–56.

Connor-Ballard PA (2009b). Understanding and managing burn pain: Part 2. American Journal of Nursing. 109(5), p.54–62.

Costanzo L (2010). Physiology (4th ed.). Saunders/Elsevier.

Davidson MB (2003). Effects of nurse-directed diabetes care in a minority population. Diabetes Care. 26(8), p.2281-2287.

Davis GC, White TL, Yang A (2006). A bone health intervention for older adults living in residential settings. Research in Nursing and Health. 29(6), p.566–75.

De Castro AB (2006). Handle with care: The American Nurses Association's campaign to address work-related musculoskeletal disorders. Orthopaedic Nursing. 25(6), p.356–65.

Doheny MO, Sedlak CA, Estok PJ, et al (2007). Osteoporosis knowledge, health beliefs, and DXA T-scores in men and women 50 years of age and older. Orthopaedic Nursing. 26(4), p.243–50.

DuBose T, Hamm L (2002). Acid-base and electrolyte disorders: a companion to Brenner & Rector's the kidney. Saunders.

Eaton LH, Tipton JM (2009). Putting Evidence into Practice. Oncology Nursing Society.

Faucher LD, Conlon KM (2007). Practice guidelines for deep venous thrombosis prophylaxis in burns. Journal of Burn Care & Research. 28(8), p.661–3.

Fauerbach JA, Pruzinsky T, Saxe GN (2007). Psychological health and function after burn injury: Setting research priorities. Journal of Burn Care & Research. 28(4), p.587–92.

Fischbach FT, Dunning MB (2008). A manual of laboratory and diagnostic tests (8th ed.). Lippincott Williams & Wilkins.

Fleming ID, Cooper JS, Hensen DE, et al (1997). AJOC Cancer staging manual (5th ed). Lippincott-Raven.

Folden S. Tappan R (2007). Factors influencing function and recovery following hip repair surgery. Orthopaedic Nursing. 26(4), p.234–40.

Fonder MA, Lazarus GS, Cowan D (2008). Treating the chronic wound: A practical approach to the care of non healing wounds and wound care dressings. Journal of American Academy of Dermatology. 58(2), p.185–206.

Fortenbaugh CC, Rummel MA (2007). Case Studies in Oncology Nursing. Jones and Bartlett.

Fry C, Edelman LS, Cochran A (2009). Response to a nursing-driven protocol for sedation and analgesia in a burn-trauma ICU. Journal of Burn Care & Research. 30(1), p.112–8.

Girard NJ (2005). Standards, Recommended Practices, and guidelines. AORN Journal.

Goodhart J, Page J (2007). Radiology nursing. Orthopaedic Nursing. 26(1), p.36–9.

Greenhalgh DG (2007). Burn resuscitation. Journal of Burn Care & Research. 28(4), p.1–10.

Halperin ML, Kamel S, Goldstein MB (2010). Fluid, electrolyte, and acid-base physiology: a problem-based approach (4th ed.). Saunders/Elsevier.

Harvey CV (2006). Complications. Orthopaedic Nursing. 25(6), p.410–1.

Heitz U, Horne MM (2005). Pocket guide to fluid, electrolyte, and acid-base balance (5th ed.). Elsevier/Mosby.

Hershberger RC, Hunt JL, Arnoldo BD (2007). Abdominal compartment syndrome in the severely burned patient. Journal of Burn Care & Research. 28(5), p.708–14.

Hogan SL (2005). The effects of weight loss on calcium and bone. Critical Care Nursing Quarterly. 28(3), p.269–75.

Holmes SB, Brown SJ (2005). Skeletal pin site care: National Association of Orthopaedic Nurses guidelines for orthopaedic nursing. Orthopaedic Nursing. 24(2), p.99–107.

Hong JH, Kang JY, Kim TJ, Lee JH, Kim DW, Yoon HK, Song JS (2011). A case of bronchiolitis obliterans organizing pneumonia after radiation therapy in breast cancer. Korean J Med. 80(4), p.458-463.

Huan, SH, et al (1989). Coronary care nursing (2nd ed.). W.B. Saunders.

Jang MJ, Bang SM, Oh D (2010). Incidence of venous thromboembolism in Korea, Journal of Thrombosis and Hemostasis. 9, p.85-91.

Jarvis C (2016). Physical examination and health assessment (7th ed.). Saunders.

Jo NC (2007). Treatment of Exudative Age-Related Macular Degeneration. Journal of Korean Mededical Association. 50(8), p.731-735

Jones KR, Fennie K. Lenihan A (2007). Chronic wounds: Factors influencing healing within 3 months, and non healing after 6 months. Wounds. 19(3), p.51–63.

Kealey GP (2009). Carbon monoxide toxicity. Journal of Burn Care & Research. 30(1), p.146–7.

Kelly M, Dowling M (2008). Patient rehabilitation following lower limb amputation. Nursing Standard. 22(49), p.35–40.

Kim HJ, Kim SH, Lee HK, Oh SE (2014). Factors affecting symptom experiences of breast cancer patients: based on the theory of unpleasant symptoms. Asian Oncol Nurs. 14(1), p.7-14.

Kobziff L (2006). Traumatic pelvic fractures. Orthopaedic Nursing. 25(4), p.235–41.

Knipe DM, Howley PK. (Eds)(2006). Fields Virology (4th ed.). Lippincott Williams & Wilkins.

Korea Centers for Disease Control and Prevention, National health and nutrition examination survey: The 4th (2008)/results report; 2008 National health statistics. Seoul: Ministry of Health, Welfare and Family. 2010.

Krasner D, Rodeheaver G. Sibbald G (2007). Chronic wound care: A clinical source book for healthcare professionals. HMP Communications.

Ladwig GB, Ackley BJ (2014). Mosby's guide to nursing diagnosis (4th ed.). Elsevier.

Landis DM (2005). Fracture risk in postmenopausal women. Nurse Practitioner. 30(11), p.53–8.

Lee AB, Moon BI (2014). Chemotheraphy in breast cancer. Ewha Med J. 37(2), p.75-82.

Lee BS, Hong SH, Kim KI, Kim TR, Lee KH, Lee TH, Park HK, Chun YS (2015). Clinicopathological characteristics and prognosis in old age breast cancer. Korean J Clini Onc. 11(1), 6-11.

Lee MG, Won JY, Kim HJ (2014). A Study on Prognostic Factors of Primary and Revision Myringoplasty. Korean Society of Otorhinolaryngology-Head and Neck Surgery. 57(7), p.454-459.

Lee SJ, Seo HC (2014). Effect of brain education program for developing quality of life whom burned patient on rehabilitation. Journal of Brain Education. 13, p.101-23.

Lewis GM, Heimbach DM, Gibran NS (2012). Evaluation of the burn wound: Manegement decision. In D. Herndon(Ed.). Total burn care (4th ed.). Saunders Elsevier.

Lewis SL, Dirksen SR, Heitkemper MM, Bucher L, Camera I (2011). Medical surgical nursing (8th ed.). Elsevier/Mosby.

Lewis SL, Heitkemper MM, Dirksen SR, Bucher L (2014). Medical-Surgical Nursing: Assessment and Management of clinical problems (9th ed.). Elsevier.

Licata AA (2007). Update on therapy for osteoporosis. Orthopaedic Nursing. 26(3), p.162–6.

Lin YS, Lin LC, Lee FP, Lee KJ (2009). The prevalence of chronic otitis media and its complication rates in teenagers and adult patients. Otolaryngology-Head and Neck Surgery. 140(2), p.165-170.

Lucas B (2008a). Total hip and total knee replacement: Preoperative nursing management. British Journal of Nursing. 17(21), p.1346–51.

Lucas B (2008b). Total hip and total knee replacement: Postoperative nursing management. British Journal of Nursing. 17(22), p.1410–4.

Marzen-Groller KD, Bartman K (2005). Building a successful support group for post-amputation patients. Journal of Vascular Nursing. 23(2), p.42–5.

Marzen-Groller KD, Tremblay SM, Kaszuba J, et al (2008). Testing the effectiveness of the Amputee Mobility Protocol: A pilot study. Journal of Vascular Nursing. 26(3), p.74–81.

Masters B, Wood F (2008). Nutrition support in burns—Is there consistency in practice? Journal of Burn Care & Research. 29(4), p.561–71.

Matthews E, Snell K, Coats H (2006). Intra-arterial chemotherapy for limb preservation in patients with osteosarcoma: Nursing implications. Clinical Journal of Oncology Nursing. 10(5), p.581–9.

McMurray A, Grant S, Griffiths S, et al (2005). Mapping recovery after total hip replacement surgery: Health-related quality of life after three years. Australian Journal of Advanced Nursing. 22(4), p.20–5.

Meeker MH, Rothrock JC (1995). Alexenader's Care of the Patient in Surgery (10th ed). Mosby.

Meschial WC, Oliveria MLF (2014). Initial care to burn victims: Nursing students knowledge a cross-sectional study. online Brazilian Journal of Nursing. 13(4), p.518-28.

Ministry of Health and Welfare. Korea Health Statistics (2011) Korea National Health and Nutrition Examination Survey (KNHANES V-2). Seoul: Ministry of Health and Welfare; 2012.

Ministry of Health and Welfare. Korea Health Statistics (2013) Korea National Health and Nutrition Examination Survey (KNHANES VI-1). Seoul: Ministry of Health and Welfare; 2014.

Murphy JL (2007). Nurse practitioners' prescribing reference. Prescribing Reference.

National Association of Orthopedic Nurses (2005). Palliative care: Improving the quality of care for patients with chronic, incurable musculoskeletal conditions: Consensus document. Orthopaedic Nursing. 24(1), p.8–11.

National Association of Orthopedic Nurses (2007). Core curriculum for orthopaedic nursing (6th ed.). Pearson.

National Osteoporosis Foundation (2008). Clinician's guide to prevention and treatment of osteoporosis. Washington, DC: Author.

Nelson A, Baptiste A (2006). Evidence-based practices for safe patient handling and movement. Orthopaedic Nursing. 25(6), p.367–79.

Neville JA, Welch E. Leffell DJ (2007). Management of non-melanoma skin cancer in 2007. National Clinical Practice of Oncology. 4(8), p.432–69.

O'Connor C, Murphy S (2007). Pneumatic tourniquet use in the perioperative environment. Journal of Perioperative Practice. 17(8), p.391–7.

Odedra KM (2014). Current clinical practice in atopic dermatitis. Nursing Standard. 28(49), p.45-51.

Palmieri TL (2007). Inhalation injuries: Research progress and needs. Journal of Burn Care & Research. 28(4), p.549–54.

Palmieri TL (2009). Long term outcomes after inhalation injury. Journal of Burn Care & Research. 30(1), p.201–3.

Park JH, Bae SH, Jung YS, Jung YM (2015). Prevalence and characteristics of chemotherapy-related cognitive impairment in patients with breast cancer. J Korean Acad Nurs. 45(1), p.118-128.

Patel MM, Eisenberg L, Witsell D, Schulz KA (2008). Assessment of acute otitis externa and otitis media with effusion performance measures in otolaryngology practices. Otolaryngology - Head and Neck Surgery. 139(4), p.490-494.

Pecoraro RE, Burgess EM (1992). Pathways to diabetic limb amputation: Basis for prevention. Diabetes Spectrum. 5, p.329-334.

Pellico LH (2013). Focus on Adult Health: Medical-Surgical Nursing. Walters Kluwer Health/Lippincott Williams & Wilkins.

Pellino TA, Owen B, Knapp L, et al (2006). The evaluation of mechanical devices for lateral transfers on perceived exertion and patient comfort. Orthopaedic Nursing. 25(1), p.4–10.

Pham TN, Cancio LC, Gibran NS (2008). American Burn Association practice guidelines burn shock resuscitation. Journal of Burn Care & Research. 29(1), p.257–66.

Phillips N (2017). Berry & Kohn's Operating Room Technique (13th ed.). Elsevier.

Phillips RE, Feeney MK (1990). The cardiac rhythms: A systematic approach is interpretation (3rd ed.). W.B. Saunders.

Phippen ML, Ulmer BC, Wells MP (2009). Competency for Safe Patient Care during Operative and Invasive Procedures. CCI.

Phippen ML, Wells MP, Duval DL (1994). Perioperative Nursing Practice. Saunders.

Phipps WJ, Sands JK, Marek JF (1999). Medical-Surgical Nursing (6th ed.). Mosby.

Porth CM, Matfin G (2009). Pathophysiology: Concepts of altered health states (8th ed.). Lippincott Williams & Wilkins.

Rantala M, Hartikainen S, Kvist T, Kankkunen P (2014). Analgesics in postoperative care in hip fracture patients with dementia - reported by nurses. Journal of Clinical Nursing. 23(21/11), p.3095-106.

Reider B (2005). The orthopaedic physical examination (2nd ed.).

Elsevier.

Resnik L, Dobrykowski E (2005). Outcomes measurement for patients with low back pain. Orthopaedic Nursing. 24(1), p.14–24.

Rim TH, Kim DW, Kim SE, Kim SS (2015). Factors associated with cataract in Korea: A community health survey 2008-2012. Yonsei Medical Journal. 56(6), p.1663-1670.

Rubin KM (2009). Dysplastic nevi and the risk of melanoma. Journal of the Dermatology Nurses' Association. 1(4), p.228-35.

Sadler C, Huff M (2007). African-American women: Health beliefs, lifestyle, and osteoporosis. Orthopaedic Nursing. 26(2), p.96–103.

Schoen DC (2005). Injuries of the wrist. Orthopaedic Nursing. 24(4), p.304–7.

Schoen DC (2006). Hip fractures. Orthopaedic Nursing. 25(2), p.148–52.

Sedlak CA, Doheny MO, Estok PJ, et al (2005). Tailored interventions to enhance osteoporosis prevention in women. Orthopaedic Nursing. 24(4), p.270–8.

Seong HK, Kim YH (2001). A Study on Urinary Tract Infections in Intensive Care Unit Patients with an Indwelling Urinary Catheter. Journal of Experimental & Biomedical Sciences. 7(No.3), p.117-125.

Shin DW, Jang JH, Kang WJ (2014). Pathophysiology and anesthetic management in burned patients. Journal of Kyung Hee University Medical Center. 29(1), p.60-6.

Simerville JA, Maxted WC, Pahira JJ (2005). Urinalysis: A comprehensive review. American Family Physician. 71(6), p.1153-62.

Smeltzer SC, Bare BG, Hinkle JL, Cheever KH (2010). Brunner and saunder's textbook of medical-surgical nursing (12th ed.). Lippincott Williams & Wilkins.

Smeltzer SC, Zimmerman VL (2005). Usefulness of the SCORE index as a predictor of osteoporosis in women with disabilities. Orthopaedic Nursing. 24(1), p.33–9.

Stomberg MW, Oman U (2006). Patients undergoing total hip arthroplasty: A perioperative pain experience. Journal of Clinical Nursing. 15(4), p.451–8.

Symbiotics series: Selecting the DDD patient (1984), Medtronic.

Thelan, LA, et al (1998). Critical care nursing (3rd ed.). Mosby-Year Book.

Tortora GJ, Derrickson BH (2012). Principles of anatomy & physiology (13th ed.). Wiley.

Van Twillert B, Bremer M, Faber AW (2007). Computer generated virtual reality to control pain and anxiety in pediatric and adult burn patients. Journal of Burn Care & Research. 28(5), p.694–702.

Van Meter KC, Hubert BS (2015). Gould's Pathophysiology for the Health Professions (5th ed.). Elsevier.

Weber JW, Kelley J (2009). Health assessment in nursing (4th ed.). Lippincott Williams & Wilkins.

Whaley L, Wong D (1987). Nursing Care of Infants and Children (3rd ed.). C.V. Mosby Company.

White B. (1994). Maintaining fluid and electrolyte balance, In V. B. Bolander (Ed), Sorenson and Luckmann's basic nursing: A psychophysiologic approach (3rd ed.). Philadelphia; W.B. Saunders.

Whiteing NL (2008). Fractures: Pathophysiology, treatment and nursing care. Nursing Standard. 23(2), p.49–57.

Widmaier EP, Raff H, Strang KT (2011). Vander's Human physiology (12th ed.). McGraw Hill.

Wiegand DLM, Carlson K (2005). AACN procedure manual for critical care (5th ed.). Elsevier-Saunders.

Wikehult B, Hedlund M, Marsenic M (2008). Evaluation of negative emotional care experiences in burn care. Journal of Clinical Nursing. 17(14), p.1923–9.

Williams C (2008). Fluid resuscitation in burn patients 2: Nursing care. Nursing Times. 104(15), p.24–5.

Williams LS, et al (2015). Understanding Medical-Surgical Nursing (5th ed.). FA Davis Corp.

Wong D, Baker C (1988). Pain in children. Comparison of scales. Pediatric Nursing 14(1), p.9-17.

Woodson LC (2009). Diagnosis and grading of inhalation injury. Journal of Burn Care & Research. 28(4), p.143–5.

Wurster J (2007). What role can nurses play in reducing the incidence of pressure sores? Nursing Economics. 25(5), p.267–9.

Xiong B, Li D, Wang J, Gyawali L, Jing J, Su L (2015). The effect of catheter ablation on left atrial size and function for patients with atrial fibrillation: An updated meta-analysis. PLoS ONE 10(7): e0129274. doi:10.1371/journal.pone.0129274.

Zaim B, Zaim S, Kutalek S (1994). Indications for use of permanent cardiac pacemakers. Heart Disease and Stroke.

Zolfaghari M, Eybpoosh S, Hazrati M (2012). Effects of therapeutic touch of anxiety, vital signs, and cardiac dysrhythmia in a sample of Iranian women undergoing cardiac catheterization. Journal of Holistic Nursing, 2012 Dec: 30(4), p.225-34.

참고 웹사이트

건강보험심사평가원: www.hira.or.kr
검안경: www.care24.co.kr
결막염: lookfordiagnosis.com
고막: www.joshualightmd.com
고신대학교복음병원 공식 블로그: blog.naver.com/lib3000/220484109813
국가암정보센터: www.cancer.go.kr
국립암센터: http://ncc.re.kr/cancerStatsView.ncc?bbsnum=459&searchKey=total&searchValue=&pageNum=1
네이버지식백과—ERCP(내시경적 역행성 췌담관조영술): tvcast.naver.com/v/297966
대한뇌졸중학회: www.stroke.or.kr
미국심장협회-의료진을 위한 BLS(2006): www.heart.org
미국연방긴급사태 관리 팀(Federal Emergency Management Administration): m.fema.gov
보건뉴스: www.bokuennews.com/news/article.html?no=161598
보건복지부: www.mohw.go.kr/react/al/sal0301vw.jsp?PAR_MENU_ID=04&MENU_ID=0403&CONT_SEQ=326276&page=9
보청기: www.kgdigital.co.kr
세계보건기구(WHO): www.who.int
소방청: https://www.nfa.go.kr/nfa/releaseinformation/statisticalinformation/main/?boardId=bbs_0000000000000019&mode=view&cntId=16&category=&pageIdx=
수술간호사회-수술간호지침: www.kaorn.org
중이염: healthosphere.com
질병관리본부: http://www.cdc.go.kr/board.es?mid=a20602010000&bid=0034&act=view&list_no=143574
질병관리본부 국가건강정보포털: health.mw.go.kr/HealthInfoArea/HealthInfo/View.do?idx=4720&subIdx=4
Alzheimer's association:
www.alz.org/asian/overview.asp?nL=KO&dL=KO
www.alz.org/asian/signs/10_warning_signs.asp?nL=KO&dL=KO
American Academy of Dermatology: www.aad.org
American Burn Association: www.ameriburn.org
American College of Sports Medicine: www.acsm.org
Amputee Resource Foundation of America, Inc.: www.amputeer-esource.org
Barclay L (2007). Behavioral strategies recommended to reduce risk for skin cancer. Medscape; Medical News. http://cme.medscape.com/viewarticle/556250.
Burn Foundation: www.burnfoundation.org
Burn Institute: www.burninstitute.org
Burn Prevention: www.burnprevention.org
Centers for Disease Control and Prevention (2005). Arthritis: Data and statistics: www.cdc.gov/arthritis/data_statistics/index.htm
Chemical Educational Foundation: www.chemed.org
Cope needle: www.dynamedical.com/pg3l.html
Dermatology online atlas, a cooperation between the Department of Clinical Social Medicine (University of Heidelberg) and the Department of Dermatology (University of Erlangen): www.dermis.net
Fulton J (2012). Acne vulgaris. Medscape. Available at: emedicine.medscape.com/article/1069804-overview.
HIRA Web Megazine: hirawebzine.or.kr/13488
Korean National Statistical Office: kosis.kr
National Amputation Foundation: www.nationalamputation.org
National Association of Orthopaedic Nurses(NAON): www.ortho-nurse.org
National Institute of Arthritis and Musculoskeletal and Skin Diseases, National Institutes of Health: www.orthonurse.org / www.niams.nih.gov
National Institute of Arthritis and Musculoskeletal and Skin Diseases: www.niams.nih.gov
National Osteoporosis Foundation: www.nof.org
National Psoriasis Foundation(USA): www.psoriasis.org
The Paget Foundation: www.paget.org
Tono-Pen: carletonltd.com
dearnurses.blogspot.kr/2007/12/simplifying-basal-skull-fracture.html
en.wikipedia.org/wiki/Myocarditis
en.wikipedia.org/wiki/Pericarditis
helpline.nih.go.kr/cdchelp/index.gst
hema-research.or.kr/newsletter/newsletter.php?sub=3&vol=11
news.joins.com/article/2379400
nurse-books.blogspot.kr/2014/12/ncp-6-nursing-diagnosis-for-pericarditis.html
nursing-concept.blogspot.kr/2009/02/nursing-care-plans-for-atrial-septal.html
sev.iseverance.com/heart/health_info/education/normal/
www.amc.seoul.kr/asan/healthinfo/disease/diseaseSubmain.do
www.cmaj.ca/content/169/9/931/F1.expansion.html

www.dailypharm.com/News/238919

www.dynamedical.com

www.ncpnanda.top/2013/05/nursing-diagnosis-related-to.html

www.nlm.nih.gov/medlineplus

www.repairincontinence.net

www.vitaminmd.co.kr/vm_health_disease_content_view.latte?cid=-002FY&type=INSPECTION&sub_type=&keyword=

www.youtube.com/watch?v=nLOefBV-TCA

www.youtube.com/watch?v=OAoApK68o9Q

www.youtube.com/watch?v=P5_BxsbmXcA

www.youtube.com/watch?v=s-shTquRT1M

youtu.be/hnvw2zFd-uM?list=PLwMWy6rnbmkCp_olxcm4yCq06LnpYTxxP

youtu.be/XOefpxm38bc?list=PLwYICl63HBzndxh3xYqKkPTcaH9otrNyp

찾아보기

Vol. I

국문

[ㄱ]

가스 경련 153
가스 교환과 운반 270
가족의 의사소통 89
각블록 414
간 232, 509
간경화증 244
간 · 담도계 232
간 · 담도계 대상자 간호 231
간생검 239, 240
간성뇌증관리 247
간염 240
간종양 249
간질환 240
간헐적 파행증 463
간호경고 82
간호력 105
갈증 153
감염 290
감염률 124
감염성 조직 139
감염 예방 117
감염 예방 표준 지침 127
강 수술 창상 감염 128
강화 폐활량계 310
개방성 기흉 354
객담 배양검사 322
객담 배출 274
객담 수집 285
객혈 274
거대적아구성 빈혈 514
거즈 붕대 137
거즈 스펀지 137
건조 드레싱 136
검사 전 · 후 간호 2
검체 수집 15
게실 205
결장직장암 217
결핵 321
겸상세포빈혈 517
경구 진통제 155
경막외마취 148
경막외 진통제 156
경식도 초음파 397
경정맥 390
경피적 에탄올 250
경화술 227
경화치료 486
계수 지침 108
고나트륨혈증 48
고마그네슘혈증 62
고인산혈증 60
고정형 심박동기 431
고칼륨혈증 53
고칼슘혈증 57
고혈당 129
고혈량 42
고혈압 491, 492
골수생검 511
골수천자 511
공기 125
과립구감소증 519
관 290
관상동맥조영술 399
관통성 손상 350
교육전략 143
교육 프로그램 145
교차감염 127
구강 167, 170
구강암 178
구강인두 기도관 288
구인두기도기 75
구조적 심장질환 449
구토 152, 175, 195
국소마취 163
궤양성 대장염 209, 211
급성 상기도 폐쇄 73
급성 췌장염 254
급성 호흡곤란증후군 329
급성 호흡부전 327
급성 환기부전 366
기계를 이용한 장 청소 130
기계적 순환 보조기구 439
기관 266
기관 수술 창상 감염 128
기관내관 288
기관 내 삽관 75
기관절개관 289
기관 절개술 289
기관지 266
기관지경 검사 285
기관지 커프 367
기도개방 증진 간호중재 287
기도의 유지 77
기도의 확보 74
기도 폐쇄 73
기생충검사 14
기생충 충란검사 15
기외심음 383
기좌호흡 386
기침 144, 274
기흉 290, 353
긴급 72
긴장성 기흉 354

[ㄴ]

나트륨 불균형 46
내시경검사 26
느린 심실충만기 383
늑골 골절 352
능동수송 37

[ㄷ]

다리운동 144
다발성 골수종 525
다형성 심실성 빈맥 422
단백질대사 233
단순 흉부 촬영 21
담관조영술 238

담낭염 253
담낭 절제술 251
담낭조영술 238
담도 234
담도계 질환 250
담석증 250
담즙 생산 233
대동맥 박리 469
대동맥장애 466
대동맥판막역류 452
대동맥판막협착 451
대동맥풍선펌프 440
대량사상자 89, 90
대변검사 14
대변 검체 수집 19
대변 성상 14
대변잠혈반응검사 14
대사성 산증 67
대사성 알칼리증 69
대장 169
대장 게실 206
대중매체 89
도플러 초음파 혈류검사 463
동결술 227
동맥내압 401
동맥압 384
동맥질환 465
동맥천자 16
동맥폐색질환 470
동맥혈가스분석 283
동맥혈가스분석검사 9, 16
동방결절 407
동방블록 407
동성부정맥 406
동성빈맥 405
동성서맥 406
동정지 407
두경부암 370
두드리기 287
드레싱 132, 136, 137
드레싱 교환 132
드레싱 스펀지 137
등용적성 수축기 383
등용적성 심실이완기 383
딸꾹질 161

[ㄹ]

레이노증후군 479
류마티스열 447
리턴 에어 시스템 126
림프관염 491
림프부종 489
림프질환 489

[ㅁ]

마그네슘 60
마그네슘 불균형 60
마취 147, 163
마취간호 163
마취 관련 합병증 147
마취 기술 147
만성 기관지염 356
만성 정맥부전 486
만성 췌장염 257
만성 폐쇄성 폐질환 355, 357
말초동맥장애 470
말초성 조절 270
말초신경차단 148
말초혈관질환 465
매개물 125
맥박 390
맥박산소 농도 측정 282
맥압 390, 494
면역결핍 숙주폐렴 312
면역 억제성 약물 210
멸균 123, 124
멸균 가운 131
멸균 복장 122
멸균 복장자 118
멸균 수술포 119
멸균 영역 117, 118, 120~123
모니터링 마취관리 147
모발 125
무균 상태 120
무균술 117, 118
무기폐 158, 308
무박동성 전기적 활동 422
문맥압 측정 239
물품 보존 및 관리 업무 142
미국마취학회의 신체등급체계 107
미세침 세포흡인술 31
미주신경 절제술 199

[ㅂ]

바레트식도 181
바셀린 거즈 137
박동량 384
반사조절 270
발견 92
발목-상완 지수 463
발운동 144
발작성 심방빈맥 408
발작성 야간성 호흡곤란 388
발작성 연접부성 빈맥 411
발포제 97
방사선검사 238, 396
방사선 고주파열치료법 250
방사선 물질 주입술 250
방사선 핵의학검사 29
방사성 핵종 정밀검사 238
방실연접부성 부정맥 410, 412
배설량 40, 43
배액관 스펀지 137
백혈구 505, 519
백혈병 520
범세엽성 356
범소엽성 356
범죄과학 증거 80
변비 153, 227
변연절제술 488
병원감염 관련 폐렴 311
병원응급대책계획 88
보툴리즘 95
복강경검사 239
복강경 담낭 절제술 251
복강천자 28
복막염 204
복부 172
복부 내 손상 82
복부대동맥류 466
복부 시진 235
복부 청진 235
복부 촉진 236
복부 타진 235
복수천자 239
복식호흡 287
복통 174
부분적 폐색 222
부분 절제술 199
부비동 280, 281
부비동염 298
부위마취 148
부정맥 401
부정맥치료제 415
부종 43, 132, 389
분마음 392
분무기 치료 310
불응성 383
비감염성 조직 139
비감염성 폐기물의 재활용 141
비강 265
비강 내 이물질 292

비강인두 기도관 288
비경구 진통제 155
비기관 흡인 288
비뇨생식기의 손상 84
비심인성 폐부종 326
비염 297, 370
비용종 292
비응급 72
비인두 281
비장 509
비정상 심음 392
비출혈 291
비호지킨림프종 527
빈혈 512
빠른 심실충만기 383
뼈관절 스캔 30

[ㅅ]

사회심리적 사정 105
삭모 129, 130
산소관리장치 315
산-염기균형 63
산-염기 균형조절 271
산-염기불균형 65
산-염기조절 63
산재성 혈관내 응고증 524
산증 66
산화부전 328
살균제 124
삼킨 독 85
삼투 37
삽관 75
상부기도 265
상부위장관 촬영 22
상부호흡기계 291
상처 81, 129
상처 간호 135
상처 감염 161
상처관리 136
상처 드레싱 131
상처 분류 133
상처 열개 138
상처 치유 132, 136
상처 치유 단계 132
상피화 133
생검 31
생물학적 무기 95
생물학적 제재 94, 95
설사 174
섬광조영술 397
섬망 163
섬유 508
섬유소용해제 509
섭취 독 85
섭취량 40, 43
성대마비 295
성대의 결절과 용종 295
성숙 133
성음 280
세기관지 266
세척 123
세포내액량 결핍 42
세포내액량 과다 44
세포외액량 감소 38
세포외액량 과다 42
세포 탈수 40
소독 123, 124
소독 간호사 104
소독제 124
소변검사 11
소변 검체 수집 18
소변배양검사 14
소수성 폐쇄제 137
소장 169
소화관질환 172
소화기계 건강사정 170
소화기계 대상자 간호 166
소화기계 소화액 170
소화기계 해부생리 167
소화성 궤양 192
소화성 궤양 치료 196
손 세척 131
쇼크 156
수리 142
수분중독증 44
수술 103, 128
수술복 130
수술 부위 감염 127
수술 부위 감염 발생 128
수술 부위 감염 예방 129, 130
수술 부위 감염 요인 129
수술 부위 감염의 CDC 분류 128
수술 부위 준비 145
수술실 118
수술실 간호사 104
수술실 감염관리 124
수술실 내 멸균관리 126
수술실로의 환자 이송 146
수술실 환경관리 138
수술실 환자복 130
수술 전 106, 118, 130, 134, 143, 145, 146
수술 전 간호 143
수술 전 샤워 130
수술 전 손소독 118
수술 전 스트레스 134
수술 전 점검표 146
수술 전 투약 145
수술 전 피부 준비 134
수술 전 항생제 투여 130
수술 전 환자의 신체적 사정 106
수술주기간호 102, 103
수술주기의 간호과정 143
수술 중 131
수술 중 간호 147
수술 중 합병증 148
수술 환자 117
수술 환자 안전관리 108
수술 환자의 간호사정 105
수술 후 132
수술 후 간호 149
수술 후 불편감 152
수술 후 세정 132
수술 후 심리적 장애 162
수술 후 통증 154
수술 후 합병증 156
수액대체 78
수요형 박동기 432
수직 층류형 환기 방식 126
수축 133
수축기압 384
수축성 382
순응 269
순회 간호사 104
스트렙토마이신 95
습윤-건조 드레싱 137
습윤 드레싱 137
승모판역류 450
승모판협착 449
시급한 수술 103
시안화물 중독 98
시안화수소 98
시진 277
시청각 자료 144
식도 168
식도게실 187
식도-공장 문합술 200
식도암 188
식도열공탈장 186
식도이완불능증 184
식도 점막 염증 184
신경 작용제 97
신경제재 97

신생물질환 302
신생 혈관 증식 133
신체사정 105
신체적 욕구 108
신체 항상성 유지 131
심근관류검사 30
심근수축력 384
심근염 443
심근조사 397
심근증 437
심낭마찰음 393
심낭염 444
심내막염 440
심도자술 398
심박동기장애 434
심박동수 384
심박출량 384, 401
심방 379
심방성 나트륨이뇨펩타이드 38
심방성 부정맥 410
심방세동 409
심방수축기 383
심방조기수축 407
심방조동 409
심부전 435
심부정맥혈전증 158
심실 379
심실박출기 383
심실보조기구 440
심실성 부정맥 414, 416, 421
심실성 빈맥 422
심실세동 420
심실정지 421
심와부 수술 부위 감염 128
심율동전환 426
심인성 폐부종 326
심잡음 392
심장 378
심장계 대상자 간호 376
심장계 해부생리 378
심장생물학적 표지자 분석 393
심장압전 446
심장 이식 439
심장주기 383
심장질환자 393
심장 청진 391
심장 초음파 397
심장효소검사 393
심전도 395
심정지 421
심혈관계 43
십이지장 169
십이지장과 담도 배액 분석 240

[ㅇ]

아나필락시스 반응 84
아데노이드염 300
아미노글리코시드 95
아미노살리실 208
아밀아질산염 98
악성 고체온증 148
악성림프종 526
안면 외상 307
알도스테론 38
알칼리증 68
암 222
압좌손상 84
야토병 95
약품 111
양전자방출단층촬영 31, 397
여과 35
연가양 흉곽 352
연령 134
연하장애 173
염증기 135
염증성 심장질환 440
염증성 장질환 208
염증 지연 단계 132
염화시안 98
영구적 심박동기 431
영양 부족 134
영적 욕구 108
예방적 항생제 130, 131, 134
오심 152, 175, 195
오염원 124
오염 제거 92
오일 베이스 거즈 137
완전폐색 222
외상간호 80
외상성 장애 307
요로 결석증 예방 216
요정체 160
요침사검사 13
용혈성 빈혈 515
우발음 279
우심도자술 398
우울 162
운동부하검사 395
운동 시 호흡곤란 386
위 168
위-공장 문합술 Billroth Ⅱ 200
위기상황스트레스관리 91
위-소장 문합술 199
위 수술 198
위식도 역류질환 180
위암 201
위염 189
위장관 튜브 175
유니버설 예방 지침 127
유문부 성형 199
유문부 절제술 199
유전성 구상적혈구증 516
유착 222
육아조직 형성 136
육안적 검사 14
윤상갑상막절개술 77
율동성 380
응고 검사 511
응고장애 522
응급 72
응급간호 71, 72
응급 수술 103
응급환자분류체계 72, 89
의료 관련 폐렴 312
의료폐기물 139, 140
의료폐기물 종류 139
의식상태의 진정 147
이급후증 226
이동 109
이물질에 의한 기도폐쇄의 관리 75
이식용 자동 심율동전환 및 제세동기 425
이완기압 384
인 59
인간의 실수 127
인공기도 288
인공심박동기 428
인공호흡기 368
인공호흡기 관련 폐렴 311
인두 168, 266, 280
인두염 299
인 불균형 59
인슐린 주입 131
인체의 방어기전 132
인플루엔자 297
일산화탄소중독 86
일시적 심박동기 429
임상검사 105
임상혈액검사 236, 237
입술을 오므리고 하는 호흡 287
입원 103
입원 수술 103

[ㅈ]

자가통증조절기 156
자기공명검사 238
자기공명영상 25, 284, 397
자동성 380
자동성 장애 411
자동 체외 제세동기 425
자발성 기흉 353
자연재해 93
자원 보존 141
자율신경계 385
잠재적인 감염성 폐기물 140
장간막경색 222
장갑 131
장루 간호 214
장염전 222
장중첩 222
장폐색 160, 221
장폐색증 173
재난간호 87
재사용 142
재생불량성 빈혈 515
재활용 141
저나트륨혈증 47
저마그네슘혈증 61
저산소증 314
저인산혈증 59
저체온 129
저체온증 114
저체온증의 예방 116
저체온증의 원인 114
저칼륨혈증 51
저칼슘혈증 55
저혈량 38
적혈구 505, 506
적혈구측정검사 510
전기생리학적 검사 396
전기장비 113
전기적 저항 혈량측정법 464
전기 지혈기 131
전도로 절제 427
전도성 381
전부하 384
전신마취 147, 163
전체 직장-결장 절제술 212
전해질 불균형 45
전혈구검사 4
절개 부위용 멸균 부착포 131
절개 부위의 감염 127
절개생검 32
절제생검 32
정규 수술 103
정맥공기색전증 335
정맥류 484
정맥 정체성 궤양 487
정맥질환 480
정맥천자 16
정맥혈전증 480
정상 심음 392
정신적 욕구 108
제4심음 384
제세동 423
젠타마이신 95
조기심실수축 415, 419
조기 연접부 수축 411
조기흥분증후군 422
조절성 회장루술 213
조절형 회장루술 217
조혈기관장애 525
종격동종양 350
좌심도자술 398
중간뇨 18
중독간호 85
중심부 침생검 31
중심소엽성 356
중심정맥압 399
중증 급성 호흡증후군 96
중추신경계 조절 269
증상기 135
증식 133
지방간 248
지방대사 233
지사제 208
지역사회 획득 폐렴 311
지중해성 빈혈 516
지혈 132, 522
직업성 폐질환 336
진단검사 3
진단영상검사 3, 19
진단의학검사 3, 4
진동 287
진성 적혈구증가증 518
질산나트륨 98

[ㅊ]

채혈 방법 16
척추마취 148
천공 198
천명음 274
천식 362
천연두 94
철분결핍성 빈혈 513
청진 279
체액 35
체액 부족 교정 41
체액 부족 예방 41
체액 불균형 35, 38
체액의 전해질 농도 46
체온 측정 부위 115
체위 배액 287
체위 변경 144
체위별 혈압 390
체중 감소 40
체중 증가 43
초기 간호사정 149
초기 간호중재 150
초기 간호진단 150
초기 유합 136
초음파검사 26, 236, 284
초음파 이중 스캔 464
촉진 278
최대 심실박출기 383
출혈 157, 197, 290, 511
출혈로 인한 빈혈 512
출혈성 쇼크의 등급 78
충수염 202
췌장 232, 234
췌장염 254
췌장질환 대상자 간호 231
치질 226
친수성 투과제 137

[ㅋ]

칼륨 불균형 50
칼슘과 인의 조절 55
칼슘 불균형 55
칼슘통로차단제 419
커프 누출 290
컴퓨터단층촬영 22, 238, 284
코 280, 281
코르티코스테로이드 210
코와 인후 배양 286
코의 오염 제거 130
코-인두 125
콜라겐 합성 133
콜린 억제제 210
크론질환 209

[ㅌ]

타진 279
탄수화물대사 233

탄저균 94
탈장 222, 225
토퍼 스펀지 137
토혈 174
통과장애 172
통원 수술 103
투명성 필름 드레싱 138
투베르쿨린 피부검사 321
투시진단법 284
투약 134
티오황산나트륨 98

[ㅍ]

판막 379
펀치 생검 32
페스트 95
편도염 300
편도주위농양 301
폐 267
폐결핵 320
폐고혈압 332
폐기능검사 282
폐기물 관리 139
폐기물 전용 용기 140
폐기종 355
폐동맥압 400
폐렴 159, 311, 371
폐부종 326
폐색전 332
폐색전증 159, 484
폐생검 287
폐쇄 198
폐쇄성 수면무호흡증 370
폐쇄성 혈전혈관염 479
폐쇄수면무호흡증 293
폐암 338, 372
폐 작용제 97
폐좌상 353
폐포 267
폐합병증 158
폐혈관 조영술 285
폐활량계 144
포식작용 132
표면장력 269
표재성 수술 부위 감염 127
표준 예방 지침 127
피부 124
피부 긴장도 사정 41
피부 소독 131
피하기종 290, 355

[ㅎ]

하부기도 266
하부호흡기계 308
하임리히 요법 75
하혈 174
합병증 197
항부정맥제 415
항부정맥제 치료 427
항상성 유지 간호 34
항생제 210
항암화학요법 250
항응고제 508
항이뇨호르몬 38
해독작용 233
허혈성 복통 222
헤파린 482
현미경검사 14
혈관 459
혈관계 대상자 간호 458
혈관계 해부생리 459
혈관 조영술 24, 464
혈관촬영술 238
혈구 504
혈소판 507, 522
혈소판 감소성 자반증 522
혈소판억제제 509
혈압 389
혈액 503, 504
혈액검사 4, 236
혈액계 대상자 간호 502
혈액계 해부생리 503
혈액 배양검사 10
혈액소실의 조절 78
혈액응고검사 394
혈액응고과정 508
혈액응고기전 507
혈액 작용제 97
혈액제재 98
혈액 채취 16
혈역학적 모니터링 399
혈우병 523
혈장 504
혈장 전해질의 정상 범위 46
혈전용해치료 483
혈중 삼투압검사 9
혈청전해질 394
혈청전해질검사 6
혈청지질 394
혈청화학검사 7
협착음 274
호르몬 38
호지킨림프종 526
호흡곤란 273, 386
호흡근육 269
호흡기감염 311
호흡기계 43, 265
호흡기계 대상자 간호 264
호흡기계 해부생리 265
호흡기 기능 평가검사 282
호흡 노력 269
호흡성 산증 66
호흡성 알칼리증 68
호흡 용적 267
호흡음 279
호흡조절 269
화농기 135
화학약품 112
화학제 124
화학제재 96
확산 36
환경적 위험 114
환기 268
환기-관류 폐 스캔 283
환기부전 327
환자 129
환자 교육 지침서 221
환자의 기본 욕구 108
환자의 이송 109
환자의 체온조절 110
환자 중심의 수술간호 107
활력징후 40
회복실 간호 149
회장낭-항문 문합술 213
회장 주머니-항문 문합 216
회장-직장 문합 216
회장-직장 문합술 213
횡격막 268
후각 282
후두 266
후두 내 이물질 296
후두부종 296
후두암 302
후두염 301
후두의 비감염성 장애 295
후부하 384
후천성 용혈성 빈혈 518
흉곽 268
흉곽천자 286
흉막 268
흉막생검 286
흉부 X선검사 284, 396

흉부 물리요법 310
흉부 밀어내기 75
흉부 종양 338
흉부 타박상 350
흉통 274, 386
흡인 159
흥분성 381
흥분회귀기전의 장애 422

영문

[A]

ABD 137
Abdominal aortic aneurysm 466
Abdominal breathing 287
Abdominal pain 174
Abdominal paracentesis 28
ABGA 283
ABI 463
Accidental decannulation 290
Achalasia 184
Active transport 37
Acute pancreatitis 254
Acute respiratory distress syndrome 329
Acute respiratory failure 327
Adenocard 419
Adenoiditis 300
Adenosin 419
ADH 38
Adhesion 222
AED 425
A Fib 409
Afterload 384
AICD 425
Air 125
Aldosterone 38
Alveole 267
Ambulatory surgery 103
Angiography 24, 238, 464
Ankle-brachial index 463
ANP 38
ANS 385
Antibiotic prophylaxis 131
Antidiuretic hormone 38
AORN perioperative nursing course 101, 104
Aortic disorders 466
Aortic dissection 469
Aortic regurgitation 452
Aortic valve stenosis 451
Aplastic anemia 515
Appendicitis 202
ARDS 329
Arterial blood gas analysis 283
Arterial occlusion 470
Artery blood gas analysis 9, 16
Artificial airway 288
Asthma 362
Asynchronous pacing 431
Atelectasis 308
Atrial fibrillation 409
Atrial flutter 409
Atrial natriuretic peptide 38
Auscultation 279
Automated external defibrillator 425
Automatic implantable cardioverter defibrillator 425
Autonomic nervous system 385

[B]

Barrett's esophagus 181
Basic needs 108
Betapace 418
Biliary tract 234
Billroth Ⅱ 200
Bleeding 157, 290
Blood 503
Blood coagulation studies 394
Blood culture test 10
Blood pressure 389
Blunt trauma 350
Bone marrow aspiration 511
Bone marrow biopsy 511
Bone scan 30
Bronchiole 266
Bronchoscopy 285
Bronchus 266
Bundle branch block 414

[C]

Ca^{2+} 55
Calan 419
Calcium 55
Cancer 222
Cardiac catheterization 398
Cardiac enzymes 393
Cardiac output 384, 401
Cardiac standstill 421
Cardiac tamponade 446
Cardiomyopathy 437
Cardioversion 426
Catheterization 398
CBC 4, 510
Central venours pressure 399
Centrilobular 356
Chemical 112, 124
Chest pain 274
Chest thrusts 75
Chest X-ray 284
Cholangiography 238
Cholecystectomy 251
Cholecystitis 253
Cholecystography 238
Cholelithiasis 250
Chronic bronchitis 356
Chronic obstructive pulmonary disease 355, 357
Chronic pancreatitis 257
Chronic venous insufficiency 486
Class Ⅰ 133
Class Ⅰ 항부정맥제 415
Class Ⅱ 133
Class Ⅱ 항부정맥제 418
Class Ⅲ 133
Class Ⅳ 134
Class Ⅳ 항부정맥제 419
Clean 133
Clean-contaminated 133
Cleaning 123
Collagen synthesis 133
Colorectal cancer 217
Community acquired pneumonia 311
Complete blood cell count 510
Complete blood count 4
Compliance 269
Computed tomography 22, 238, 284
Conscious sedation 147
Constipation 153
Contaminated 133
Continent ileostomy 213
Contractility 384
Contraction 133
COPD 355, 357, 372
Core needle biopsy 31
Coronary arteriography 399
Cough 274
Crohn 질환 207
Crohn's disease 207
Cross infection 127
Cryosurgery 227

CT 22, 238, 284
Counts 108
CVP 399

[D]

Debridement 488
Deep incisional SSI 128
Deep vein thrombosis 158
Defibrillation 423
Demand pacemaker 432
Dermal plateau 단계 114
Detection 92
Diaphragm 268
Diaphragmatic breathing 287
Diarrhea 174
Diastolic pressure 384
Diathermy 131
DIC 524
Diffusion 36
Digoxin 419
Dirty 134
Disinfectant 124
Disinfection 124
Disseminated intravascular coagulation 524
Disturbances in automaticity 411
Diverticulum 205
DOE 386
Doppler ultrasound flow study 463
Dry-to-dry dressing 136
Dysphagia 173
Dyspnea 273, 386
Dyspnea on exertion 386
Dysrhythmia 401

[E]

Echocardiography 397
Edema 132, 389
EKG 395
Elective surgery 103
Electrical equipment 113
Electrocardiogram 395
Electrophysiologic study 396
Emergency surgery 103
Emergent 72
Emphysema 355
Endocarditis 440
Endotracheal intubation 75
Endotracheal tube 288
Epidural anesthesia 148
Epistaxis 291
Epithelization 133
EPS 396
Erythrocyte 505
Esophageal cancer 188
Esophageal diverticulum 187
Esophagus 168
ESU 131
Evisceration 138
Excisional biopsy 32
Exercise electrocardiography 395

[F]

Facial trauma 307
Fatty liver 248
Fecal helminth egg test 15
Fecal occult blood test 14
Filtration 35
Fine-needle aspiration biopsy 31
First-degree atrioventricular block 411
Fixed rate 431
Flail chest 352
Fluffs 137
Fluoroscopy 284
Fomites 125

[G]

G-6PD효소결핍증 517
Gallbladder series 238
Gallop sound 392
Gas cramps 153
Gastric cancer 201
Gastritis 189
Gastroesophageal reflux disease 180
General anesthesia 147
Germicide 124
Granulocytopenia 519

[H]

Hair 125
Hair removal 129, 130
Hand decontamination 131
Hand scrubs 118
HCAP 312
Heart failure 435
Heart rate 384
Heart transplantation 439
Heimlich maneuver 75
Hematemesis 174
Hemocyte 504
Hemodynamic monitoring 399
Hemolytic anemia 515
Hemophilia 523
Hemoptysis 274
Hemorrhage 157
Hemorrhagic anemia 512
Hemorrhoid 226
Hemostasis 132
Heparin 482
Hepatic tumor 249
Hepatitis 240
Hernia 225
Hesmia 222
Hiatal hernia 186
Hiccups 161
Hodgkin lymphoma 526
Hormone 38
Hospital associated pneumonia 311
*H. pylori*균 제거 195
HR 384
Human error 127
Hydrophobic occlusive 137
Hypercalcemia 57
Hyperglycemia 129
Hyperkalemia 53
Hypermagnesemia 62
Hypernatremia 48
Hyperphosphatasis 60
Hypertension 491, 492
Hypervolemia 42
Hypocalcemia 55
Hypokalemia 51
Hypomagnesemia 61
Hyponatremia 47
Hypophosphatasis 59
Hypothermia 129
Hypovolemia 38

[I]

IBD 208
Ileal pouch-anal-anastomosis 213
Ileorectal anastomosis 213
Ileus 173
Impedence plethysmography 464
Incentive spirometry 144
Incise drape 131
Incisional biopsy 32
Infection 290
Inflammation lag phase 132
Inflammatory heart disease 440